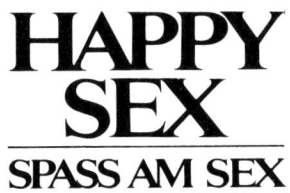

HAPPY SEX

SEX

SPASS AM SEX

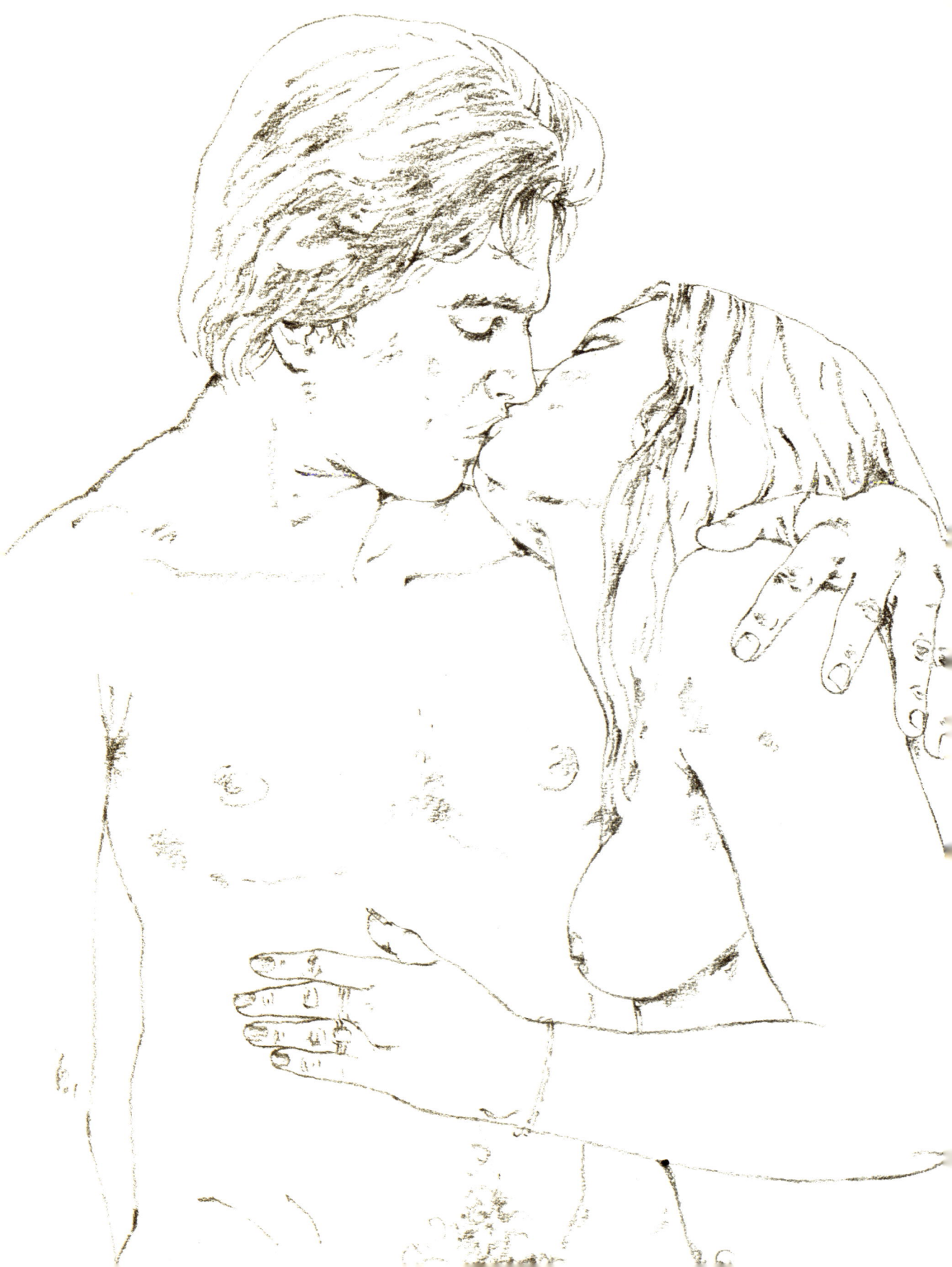

Dr. Maurice Yaffé · Elizabeth Fenwick

HAPPY SEX
SPASS AM SEX

Ein praktischer Ratgeber

Fachliche Beratung
der englischen Originalausgabe
Professor Dr. Raymond C. Rosen
Rutgers Medical School, New Jersey

Fachliche Beratung der deutschen Ausgabe
Professor Dr. Helmut Kentler
Universität Hannover

Illustrationen
Charles Raymond

GONDROM

Sonderausgabe für Gondrom Verlag GmbH & Co. KG, Bindlach 1992
mit Genehmigung des Wilhelm Heyne Verlages, München
Titel der englischen Originalausgabe: »Sexual Happiness - A Practical Approach«
ins Deutsche übertragen von Michael Kubiak und Renate Zeschitz
Redaktionell bearbeitet von Regina Conradt und Matthias Wolf.
Copyright © 1986 by Dorling Kindersley Limited, London
Copyright © 1986 der deutschen Ausgabe
by Wilhelm Heyne Verlag GmbH & Co. KG, München.
ISBN 3-8112-0986-8

Inhalt

Inhalt

ZWEITES BUCH: MÄNNER

Einleitung

Schon wieder ein Buch über Sex? Sexuelle Beziehungen — und auch die damit verbundenen Schwierigkeiten — haben im Leben vieler Menschen einen hohen Stellenwert. Seit etwa fünfzehn Jahren werden brauchbare Konfliktlösungs- und Behandlungsmethoden angeboten, doch erst jetzt läßt sich beurteilen, wie wirksam sie sind.

Die Lösung sexueller Probleme

Dieses Buch handelt von den sehr komplexen Äußerungen menschlicher Sexualität und legt besonderen Wert auf die Bewältigung der mit dem Sexualleben verbundenen Probleme. Die meisten Menschen, die sexuelle Probleme haben, sind nicht in der Lage, diese genau zu beschreiben, doch sie quälen sich mit allerlei Schwierigkeiten herum. Beispiele für solche Schwierigkeiten, unter denen meist auch der Partner leidet, sind: Unfähigkeit, sich zu entspannen, Hemmungen beim Vor- und Nachspiel, Nachlassen des sexuellen Verlangens oder ganz einfach die Unfähigkeit, eine Beziehung lebendig zu erhalten.

Es ist sinnvoll, sexuelle Probleme als Beziehungsprobleme anzugehen. Dieser Auffassung entspricht der Aufbau dieses Buches: Damit die Probleme von beiden Seiten einer Partnerschaft aus betrachtet werden können, besteht dieses Buch eigentlich aus zwei Büchern. Die beiden gleich langen Teile — der erste für Frauen, der zweite für Männer — sollen in leicht verständlicher Form auf die Unterschiede und Ähnlichkeiten in der Gefühlswelt der beiden Geschlechter aufmerksam machen. Die einander entsprechenden Buchteile regen zu Vergleichen an. Damit soll nicht nur Interesse geweckt werden. Es ist auch der erste Schritt, um die Hindernisse aus dem Weg zu räumen, die die Freude am Sex beeinträchtigen.

Rat von Fachleuten

Im Unterschied zu anderen Sexualratgebern bietet dieses Buch neben einer ausgewogenen Darstellung sexueller Probleme auch klinisch getestete Problemlösungen. Fragebögen und Problemanalysen basieren auf praktisch erprobten Erkenntnissen. Sie sollen Ihnen helfen, nicht nur Ihre eigenen Schwierigkeiten zu erkennen, sondern auch die Gefühle Ihres Partners besser zu verstehen. Wenn Sie erst einmal erkannt haben, was Sie daran hindert, sich sexuell zu entfalten, werden Sie einander auch besser dabei helfen können, größere sexuelle Befriedigung zu finden.

Der Weg zur sexuellen Entfaltung

Dieses Buch ist systematisch aufgebaut und sollte entsprechend benutzt werden. Beide Buchteile haben die gleiche Gliederung. Im ersten Kapitel IHR SEXUALPROFIL erfahren Sie, wie es um Ihre sexuelle Einstellung und Ihre sexuel-

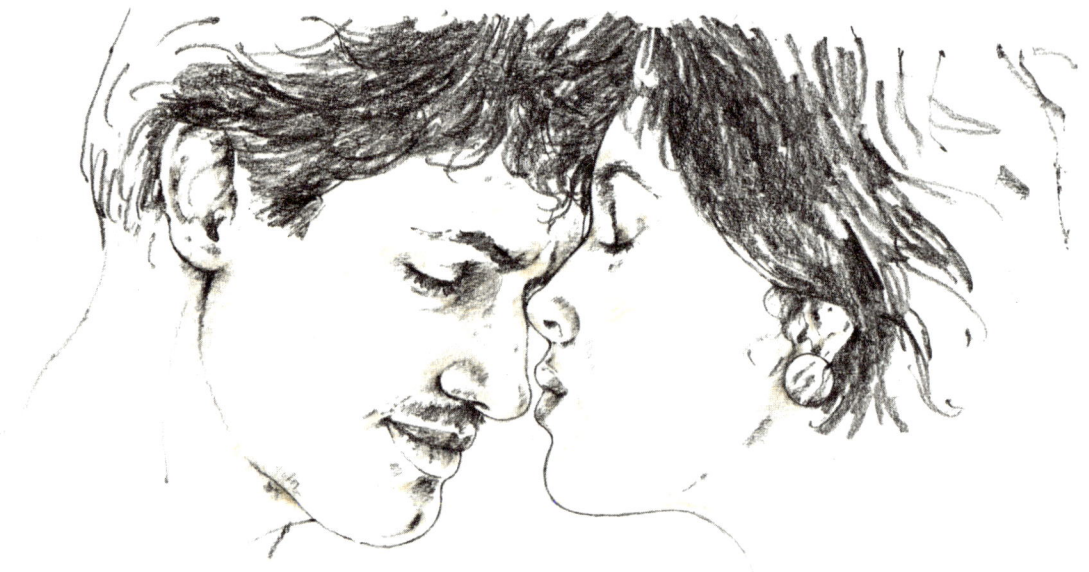

len Kenntnisse bestellt ist. Die Auswertung der Fragebögen führt Sie zu einzelnen Beiträgen, die Sie studieren sollten, und zu den PROBLEMANALYSEN des zweiten Kapitels. Diese helfen Ihnen, Ihre sexuellen Schwierigkeiten zu diagnostizieren. Sie bekommen dann entweder sogleich einen Rat oder Sie bekommen Hinweise auf das dritte Kapitel WEGE ZU EINEM BESSEREN SEXUALLEBEN. Hier finden Sie Selbsthilfeprogramme.

Die Problemanalysen sollen die für Ihr Problem typischen Eigenarten herausarbeiten. Dadurch lernen Sie, Ihre Situation aus der Sicht eines erfahrenen Therapeuten zu beurteilen. Die entscheidende Voraussetzung zur Überwindung Ihrer sexuellen Probleme ist, daß Sie sie frühzeitig und zutreffend erkennen. Damit Sie bei den anschließenden Therapieprogrammen möglichst wenig enttäuscht werden, ist eine absolut ehrliche Selbstprüfung notwendig.

Ein Buch für beide Partner

Wenn auch Ihr Partner dieses Buch benutzt — das sollte unbedingt freiwillig und keinesfalls auf Druck von Ihrer Seite aus geschehen —, dann erfahren Sie beide so viel über die Gefühle des anderen, daß Sie die Schwierigkeiten gemeinsam angehen können. Das dritte Kapitel jedes Buchteiles hilft Ihnen beiden dann herauszufinden, wie Sie Ihre sexuelle Partnerschaft wirklich verbessern können.

Sie können Ihr Sexualleben bereichern

Es ist der Sinn und Zweck des Kapitels WEGE ZU EINEM BESSEREN SEXUALLEBEN, Sie so zu befähigen, daß Sie das Beste aus Ihrer Sexualität machen können, gleichgültig, ob Sie Probleme haben oder nicht. Hier wird Ihnen er-

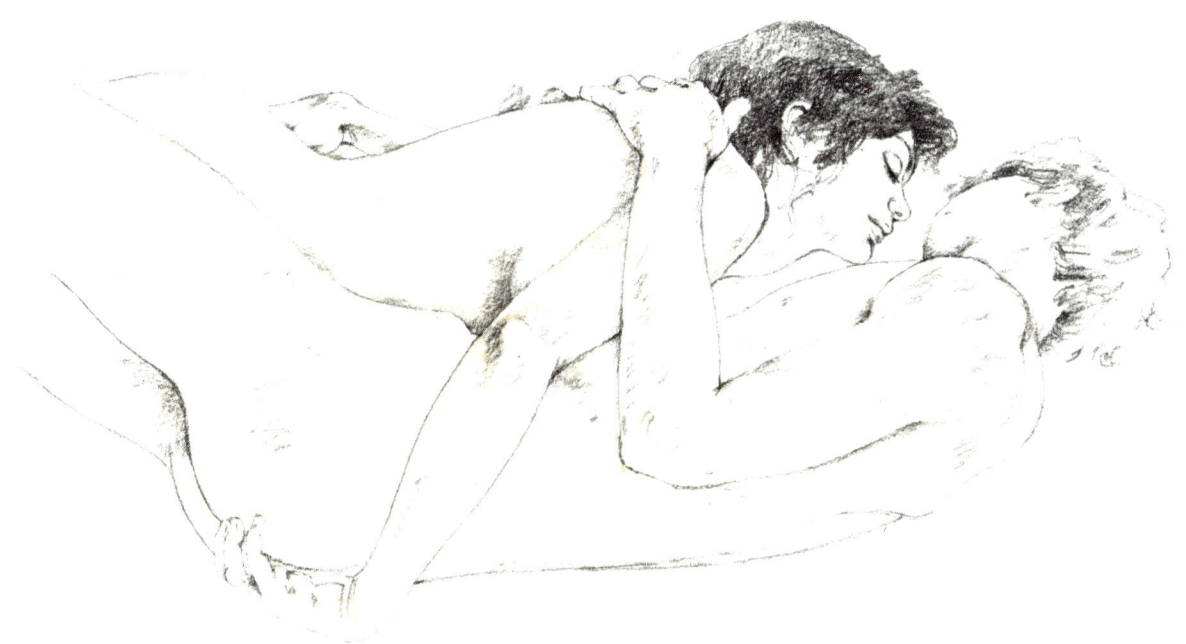

klärt, wie Sie Schritt für Schritt bestimmte Schwierigkeiten mit vielfach erprobten Techniken überwinden können. Sie bekommen Tips, um mit Angst- und Schuldgefühlen besser fertig zu werden, die sonst andauernde sexuelle Probleme verursachen können.

Die vorgeschlagenen Übungen helfen nicht nur, sexuelle Probleme zu lösen, sie können auch die Beziehung insgesamt nachhaltig verbessern. Haben Sie erst einmal die schlimmsten Schwierigkeiten überwunden, können Sie gemeinsam Ihr Sexualleben nach Ihren Wünschen glücklicher gestalten, sei es, indem Sie Stellungen herausfinden, die Ihnen besser gefallen, sei es, daß Sie die erogenen Zonen Ihres Partners erforschen oder vielleicht auch einfach nur lernen, sich zu entspannen und sexuelle Lust mehr zu genießen.

Fester Partner — ja oder nein?

Die vierten und fünften Kapitel jedes Buchteiles befassen sich mit Menschen, die einen festen Partner haben, und solchen, die allein leben. Normalerweise setzen Sexualratgeber voraus, daß die Leserin oder der Leser eine feste Beziehung hat. Wir aber gehen davon aus, daß es viele Menschen gibt, die aus verschiedenen Gründen keinen Partner haben. Oft hängen diese Gründe mit der Sexualität zusammen. Klinische Erfahrungen haben wiederholt gezeigt, daß Menschen vertrauensvoller an den Aufbau einer Beziehung herangehen, wenn sie ihre sexuellen Vorbehalte erkannt und überwunden haben.

Natürlich bergen auch feste Partnerschaften reichlich Zündstoff für sexuelle Probleme. Deshalb untersucht das vierte Kapitel DIE FESTE PARTNERBEZIEHUNG die Probleme des Zusammenlebens: Es geht darum, den Partner und seine Sexualität besser verstehen zu lernen. Außerdem wird auf sexuelle Langeweile, Untreue und Eifersucht ausführlich eingegangen — sie können in jeder

Beziehung zerstörerisch wirken. Schließlich werden sämtliche Methoden der Empfängnisverhütung behandelt und auch günstige Stellungen beim Geschlechtsverkehr während der Schwangerschaft.

Die Bedürfnisse der Alleinstehenden

Das fünfte Kapitel DIE ALLEINSTEHENDE FRAU/DER ALLEINSTEHENDE MANN enthält jeweils eine Fülle von Informationen sowohl für diejenigen, die sich bewußt zum Alleinleben entschieden haben, als auch für jene, die aus Mangel an Gelegenheit allein sind. Ratschläge finden hier alle, die Schwierigkeiten haben, einen geeigneten Partner zu finden oder die gerade dabei sind, eine neue oder auch die erste sexuelle Beziehung aufzubauen.

Im Anhang gehen wir dann noch auf medizinische Aspekte ein, wir befassen uns mit Krankheiten und Drogen, die sich negativ auf das Sexualleben auswirken können und geben eine knappe Darstellung der sexuell übertragbaren Krankheiten. Schließlich nennen wir Ihnen Bücher für eine weiterführende Lektüre und Adressen von Sexualberatungsstellen und Selbsthilfegruppen.

Einen wirklichen Nutzen werden Sie von diesem Buch erst dann haben, wenn Sie es gemeinsam mit Ihrem Partner eingehend studieren. Die Alleinstehenden werden weniger unglücklich sein, wenn sie die entsprechenden Ratschläge wirklich befolgen. Sie sollten das Buch in der angegebenen Reihenfolge durcharbeiten und sich gewissenhaft an die vorgeschlagenen Übungsprogramme halten. Damit sind Sie auf dem besten Weg zu einem erfüllten Sexualleben.

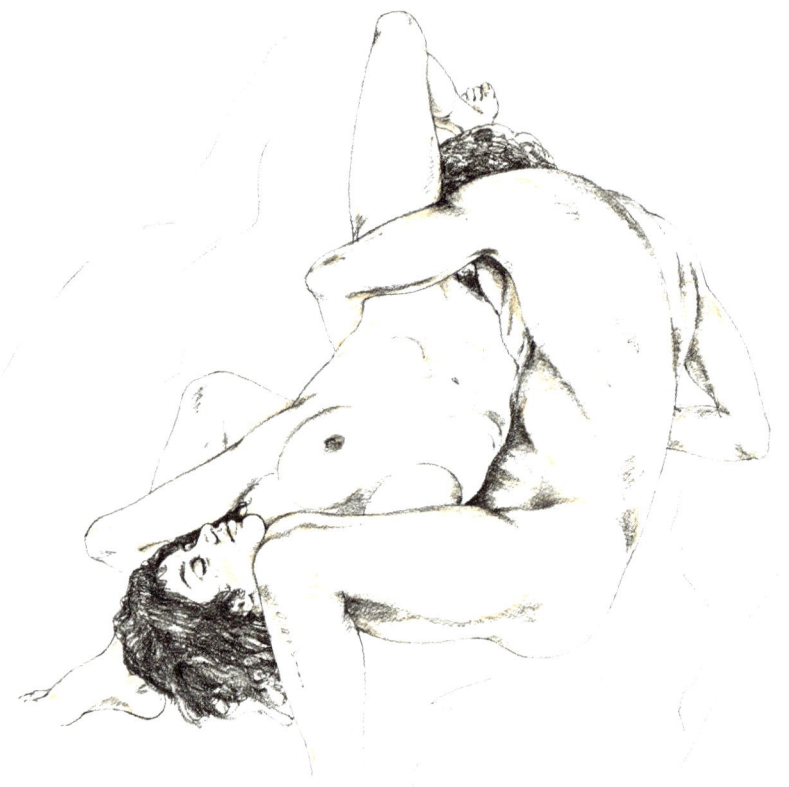

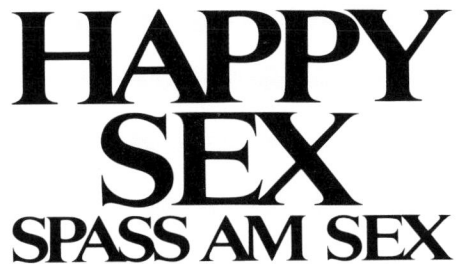

Erstes Buch

FRAUEN

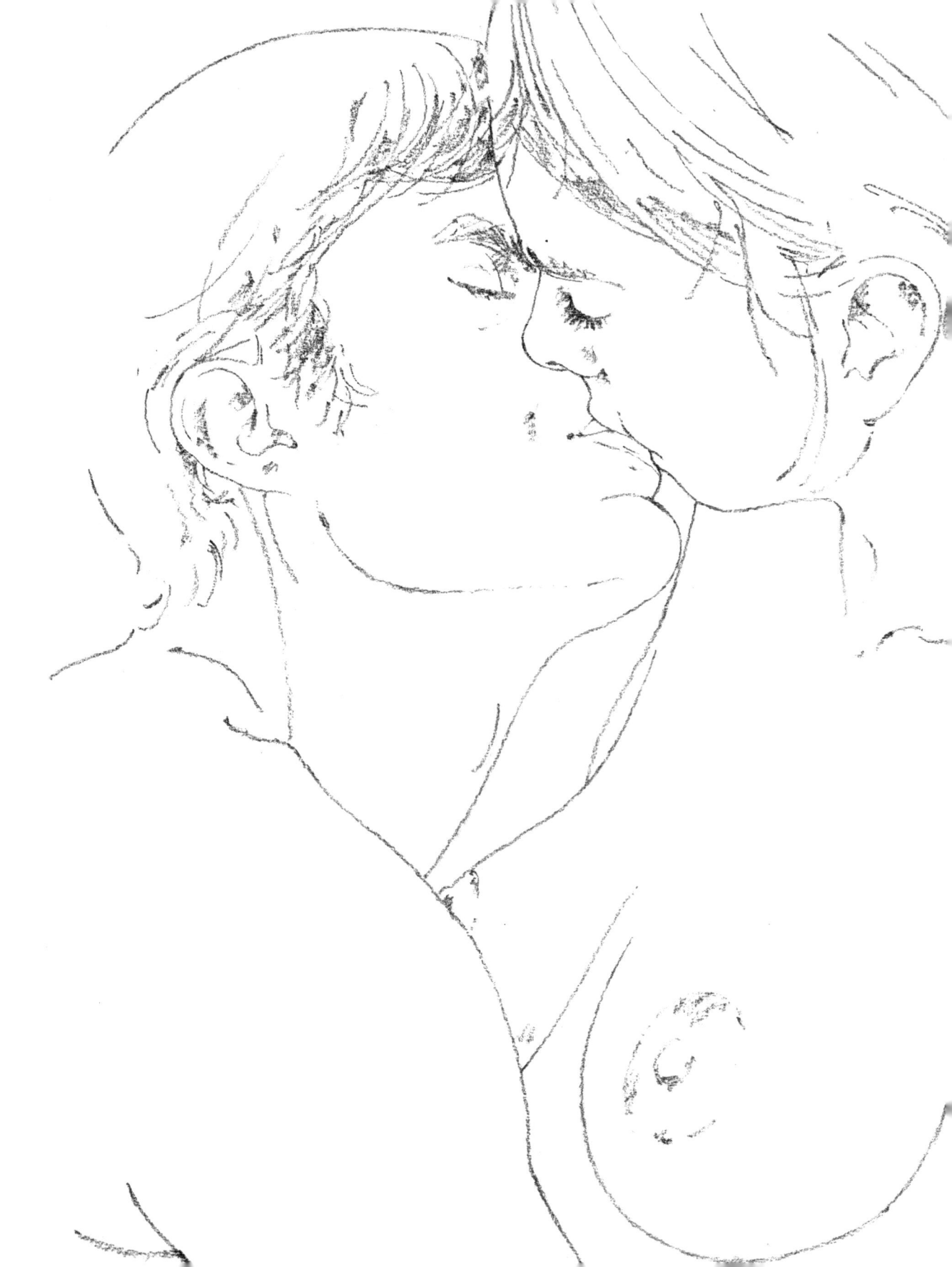

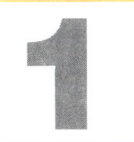

IHR
SEXUALPROFIL

Aus Ihren Antworten in den folgenden Fragebögen ergibt
sich ein Gesamtbild Ihrer Einstellungen und Verhaltensweisen, und
damit zeigen sich die wesentlichen Faktoren, die Ihre Beziehungen steuern und Ihre Freude am Sex beeinflussen: Ihr soge-
nanntes Sexualprofil. Wenn Sie die Ergebnisse der Fragebögen in eine Graphik übertragen, können Sie Ihr persönliches Sexualprofil ablesen, genauere Anleitungen dazu finden Sie
auf den Seiten 24/25.
Jede Ihrer Antworten wird mit einer bestimmten Punktzahl
bewertet. Zählen Sie die Ergebnisse zusammen und lesen Sie in der
Rubrik **Auswertung** am Ende jedes Fragebogens nach,
was daraus hervorgeht. So erfahren Sie recht genau, wie Sie sich in
dem jeweils zur Diskussion stehenden Bereich Ihres Ge-
schlechtslebens einzustufen haben. Der Fragebogen auf Seite 23
hat keine Punktzahlen; er soll klären, was Ihnen Angehörige
des eigenen und des anderen Geschlechts bedeuten.
Eine niedrige oder mittlere Punktzahl deutet darauf hin,
daß sich bestimmte Aspekte Ihres sexuellen Verhaltens negativ bemerkbar machen und Ihr Wohlbefinden einschränken.
Um dem abzuhelfen, werden Sie zunächst auf das entsprechende
Kapitel verwiesen. Sehr oft sind die auftretenden Schwierigkeiten tatsächlich zu beheben, denn fast jeder Aspekt Ihres Ge-
schlechtslebens, der problematisch ist, kann verändert
werden. Und dabei will Ihnen dieses Buch helfen.

SEXUALWISSEN

Was wissen Sie über Sex?

Schreiben Sie in das Kästchen hinter jeder Frage entweder ein R oder ein F, je nachdem,
ob Sie die Aussage für richtig oder für falsch halten. Die Auswertung erfolgt am Ende des Fragebogens.

1 Masturbieren ist schädlich, weil dadurch das Interesse am Sex mit einem Partner verlorengeht. `F`

2 Geschlechtsverkehr während der Menstruation ist ungefährlich und lindert häufig schmerzhafte Krämpfe. `R`

3 Die Wechseljahre müssen nicht zwangsläufig das sexuelle Verlangen einer Frau verringern. `R`

4 Auf einem Toilettensitz kann man sich mit einer sexuell übertragbaren Krankheit anstecken. `F`

5 Die meisten Frauen, die masturbieren, kommen auf diese Weise zum Orgasmus. `R`

6 Ein älterer Mann braucht länger, um zum Höhepunkt zu kommen. `F`

7 Der gleichzeitige Orgasmus beider Partner ist die Grundvoraussetzung für befriedigenden Sex. `R`

8 Die Eichel ist der empfindlichste Teil des Penis. `R`

9 Wenn ein Mann morgens aufwacht und eine Erektion hat, ist das ein Anzeichen dafür, daß er sexuelle Befriedigung braucht. `F`

10 Allein der Gedanke an Sex bewirkt bei einem Mann eine Erektion. `F`

11 Es ist sehr schmerzhaft für einen Mann, nach sexueller Erregung und Erektion nicht zum Höhepunkt zu kommen. `F`

12 Manche Frauen können mehrere Orgasmen kurz nacheinander haben. `R`

13 Die meisten Homosexuellen ziehen gelegentlich gern Frauenkleider an. `F`

14 Eine stillende Frau kann nicht schwanger werden. `R`

15 Ein potenter (zum Geschlechtsverkehr fähiger) Mann ist auch zeugungsfähig. `F`

16 Die Sterilisation kann bei der Frau immer rückgängig gemacht werden. `F`

17 Eine Empfängnis ist in der Mitte des weiblichen Monatszyklus am wahrscheinlichsten. `F`

18 Die Scheidenspülung ist kein probates Mittel zur Empfängnisverhütung. `R`

19 Ein beschnittener Penis ist weniger empfindlich. `F`

20 Wenn Ihr Partner Erektionsprobleme hat, begehrt er Sie nicht wirklich. `F`

Die richtigen Antworten finden Sie auf Seite 23.

Für jede richtige Antwort gibt es einen Punkt.

AUSWERTUNG

Hohe Punktzahl (16—20): Ihr Sexualwissen ist in Ordnung. Füllen Sie jetzt den Fragebogen SEXUALTECHNIKEN, S. 21, aus, um sicherzugehen, daß Sie Ihr theoretisches Wissen auch in die Praxis umsetzen können.

Mittlere Punktzahl (9—15): Überprüfen Sie Ihre falschen Antworten (siehe unten) und schließen Sie Ihre Wissenslücken. Beantworten Sie den Fragebogen SEXUALTECHNIKEN, S. 21.

Niedrige Punktzahl (0—8): Befassen Sie sich eingehend mit den falsch beantworteten Fragen (siehe unten) und füllen Sie anschließend den Fragebogen SEXUALTECHNIKEN, S. 21, aus.

Ausführliche Antworten auf die Fragen finden Sie wie folgt: Frage **1** — S. 46; **2** — S. 49; **3** — S. 42; **4** — S. 159; **5** — S. 86; **6** — S. 125; **7** — S. 69; **8** — S. 93; **9** — S. 125; **10** — S. 125; **11** — S. 123; **12** — S. 69; **13** — S. 129; **14** — S. 138; **15** — S. 139; **16** — S. 137; **17** — S. 139; **18** — S. 137; **19** — S. 93; **20** — S. 125.

SEXUALTRIEB

Wie stark ist Ihr Verlangen nach Sex?

Kreuzen Sie nach jeder Frage die entsprechende Punktzahl an. Vergleichen Sie anschließend Ihr Gesamtergebnis mit der Auswertung am Ende des Fragebogens.

FRAUEN ♀ 1 IHR SEXUALPROFIL

1 Wenn Sie jünger als 55 Jahre sind, haben Sie Geschlechtsverkehr:
Häufiger als dreimal in der Woche? 2
Ein- bis zweimal in der Woche? 1
Seltener als einmal in der Woche? 0

Wenn Sie 55 Jahre oder älter sind, haben Sie Geschlechtsverkehr:
Häufiger als einmal in der Woche? 2
Selten oder nie? 0
Ein- oder zweimal in zwei bis drei Wochen? .. 1

2 Hatten Sie Ihren ersten Geschlechtsverkehr:
Früher als die meisten Ihrer Freunde? 2
Etwa zur gleichen Zeit wie Ihre Freunde? 1
Später als Ihre Freunde? 0

3 Wie oft masturbieren Sie?
Ein- oder zweimal in der Woche 1
Mehrmals die Woche 2
Selten oder nie 0

4 Wie schnell sind Sie sexuell erregt?
Schnell und leicht 2
Ziemlich leicht 1
Nur nach längerer Stimulation 0

5 Wie lange ungefähr müssen Sie sexuell stimuliert werden, um zum Höhepunkt zu kommen?
Fünf Minuten 2
Etwa eine Viertelstunde 1
Ich komme selten oder nie zum Orgasmus 0

6 Wie oft denken Sie an Sex?
Mehrmals am Tag 2
Selten oder nie 0
Fast jeden Tag 1

7 Wie oft geht die sexuelle Initiative von Ihnen aus?
Oft 2
Manchmal 1
Selten oder nie 0

8 Hatten Sie schon mit mehr als einer Person gleichzeitig sexuelle Beziehungen?
Selten 1
Mehrmals 2
Noch nie 0

9 Werden Sie durch erotische Magazine erregt?
Immer 2
Manchmal 1
Niemals 0

10 Wie reagieren Sie, wenn die sexuelle Initiative von Ihrem Partner ausgeht?
Fast immer freudig 2
Überwiegend positiv 1
Wenn überhaupt, dann eher gleichgültig oder aus Gefälligkeit 0

AUSWERTUNG

Hohe Punktezahl (16—20): Ihr Sexualtrieb ist stark ausgeprägt, aber wenn Sie Probleme mit Ihrem Partner haben, lesen Sie nach bei WAS STIMMT NICHT IN IHRER BEZIEHUNG?, S. 119. Falls die Partnerlosigkeit ein Problem für Sie ist, beschäftigen Sie sich mit dem Fragebogen WARUM LEBEN SIE ALLEIN?, S. 142.

Mittlere Punktzahl (9—15): Befassen Sie sich mit dem Kapitel SIND SIE MIT IHREM SEXUALLEBEN ZUFRIEDEN? auf S. 116. Dort erfahren Sie, wo sich Ihre sexuellen Bedürfnisse mit denen Ihres Partners treffen.

Niedrige Punktzahl (0—8): Wenn Ihr Partner öfter Sex haben möchte als Sie, siehe MANGELNDES INTERESSE, S. 28, und UNTERSCHIEDLICH STARKER SEXUALTRIEB, S. 122.

PSYCHE UND SEX

Sind Sie in der Lage, Sex ohne Angst oder Schuldgefühle zu genießen?

Kreuzen Sie nach jeder Frage die entsprechende Punktzahl an.
Vergleichen Sie anschließend Ihr Gesamtergebnis mit der Auswertung am Ende des Fragebogens.

	JA	NEIN		JA	NEIN
1 Meinen Sie, daß Sex nicht so wichtig ist und in Ihrem Leben eine untergeordnete Rolle spielt?	(0)	1	**6** Haben Sie Angst vor dem Geschlechtsverkehr, weil Sie glauben, er könnte weh tun oder gar körperliche Verletzungen verursachen?	0	(1)
2 Sind Sie eine Einzelgängerin und unfähig oder nicht gewillt, sich emotional zu binden?	0	(1)	**7** Halten Sie Sex für etwas Schmutziges? Empfinden Sie Ekel beim Anblick oder beim Berühren von Samen oder Scheidensekreten, oder haben Sie das Verlangen, unmittelbar nach dem Geschlechtsverkehr ein Bad nehmen zu müssen?	0	(1)
3 Haben Sie Angst, Ihren Partner sexuell nicht befriedigen zu können?	(0)	1	**8** Fällt es Ihnen schwer, sich beim Liebesakt gehen zu lassen?	(0)	1
4 Verdirbt Ihnen die Angst vor einer Schwangerschaft die Freude am Sex, auch wenn Sie entsprechende Vorsichtsmaßnahmen treffen?	0	1	**9** Fühlen Sie sich in sexuellen Beziehungen sehr unsicher; haben Sie Angst, Ihr Partner könnte Sie verlassen?	0	1
5 Hat man Ihnen in Ihrem Elternhaus das Gefühl vermittelt, Sex sei etwas, dessen man sich nicht schämen müsse?	(1)	0	**10** Sind Sie sich völlig sicher, daß Sie heterosexuelle Beziehungen gleichgeschlechtlichen vorziehen oder umgekehrt?	(1)	0

AUSWERTUNG

Hohe Punktzahl (8—10): Sie können sich entspannen und beim Sex ganz natürlich reagieren. Jedoch wird die sexuelle Funktionsfähigkeit allzuleicht gestört; daher sollten Sie überall dort, wo Ihre Antwort mit 0 Punkten bewertet wurde, die entsprechenden Problemanalysen zu Rate ziehen (siehe **Niedrige Punktzahl**).

Mittlere Punktzahl (5—7): Furcht vor Sex oder Schuldgefühle hindern Sie daran, eine sexuelle Beziehung voll auszukosten. Bei allen 0-Antworten sollten Sie die entsprechenden Problemanalysen nachlesen (siehe **Niedrige Punktzahl**).

Niedrige Punktzahl (0—4): Sie sind psychisch unausgeglichen — das beeinträchtigt Ihr Lustempfinden und Ihr Interesse an Sex. In den verschiedenen Abschnitten dieses Buches wird auf die Faktoren eingegangen, die normalerweise das seelische Wohlbefinden und die Einstellung zum Sex beeinflussen. Bei allen 0-Antworten sollten Sie die entsprechenden Abschnitte nachlesen.

Frage **1** — MANGELNDES INTERESSE, S. 28; **2** — ANGST VOR INTIMITÄT, S. 77; **3, 4** — NEGATIVE EINSTELLUNGEN, S. 30; **5** — GERINGES SELBSTWERTGEFÜHL, S. 34; **6** — UMGANG MIT SEXUALÄNGSTEN, S. 77; **7, 8, 9** — NEGATIVE EINSTELLUNGEN, S. 30; **10** — KONFLIKTE MIT HETERO- UND HOMOSEXUALITÄT, S. 50.

BEFRIEDIGUNG

Sind Sie mit Ihrem Sexualleben zufrieden?

Kreuzen Sie nach jeder Frage die entsprechende Punktzahl an.
Vergleichen Sie anschließend Ihr Gesamtergebnis mit der Auswertung am Ende des Fragebogens.

	JA	NEIN		JA	NEIN
1 Bekommen Sie so viel Sex, wie Sie gern hätten?	1	0	**6** Werden Ihre sexuellen Erwartungen im allgemeinen bestätigt?	1	0
2 Werden Ihre sexuellen Ansprüche befriedigt, d. h. können Sie normalerweise das tun, was Ihnen am meisten Spaß macht?	1	0	**7** Empfinden Sie Sex immer oder häufig als enttäuschend?	0	1
3 Finden Sie Ihren ständigen Partner in sexueller Hinsicht nach wie vor erregend?	1	0	**8** Fühlen Sie sich nach dem Geschlechtsverkehr gewöhnlich entspannt und glücklich?	1	0
4 Finden Sie, daß Sex insgesamt überbewertet wird?	0	1	**9** Ist Ihr Partner beim Sex so zärtlich und liebevoll, wie Sie es sich wünschen?	1	0
5 Freuen Sie sich im allgemeinen auf den Geschlechtsverkehr?	1	0	**10** Stellt Ihr ständiger Partner sexuell zu hohe Anforderungen?	0	1

AUSWERTUNG

Hohe Punktzahl (8—10): Offensichtlich sind Sie qualitativ und quantitativ mit Ihrem Sexualleben zufrieden. Wenn Sie einen ständigen Partner haben, dann füllen Sie den Fragebogen SIND SIE MIT IHREM SEXUALLEBEN ZUFRIEDEN?, S. 116, gemeinsam aus. Daraus können Sie erkennen, wie gut Sie sexuell zueinander passen und ob Ihr Partner auch mit Ihnen zufrieden ist. Dazu siehe auch PASSEN SIE ZUEINANDER?, S. 112.

Mittlere Punktzahl (5—7): Fragen Sie sich selbst, ob es hauptsächlich an einer bestimmten Person liegt, wenn Sie unbefriedigt sind, oder an Ihren eigenen übersteigerten Vorstellungen vom Sex. Die Fragebögen PASSEN SIE ZUEINANDER? und SIND SIE MIT IHREM SEXUALLEBEN ZUFRIEDEN?, S. 116, sind im ersten Fall hilfreich. Im zweiten Fall wird Ihnen die Problemanalyse UNERFÜLLTE ERWARTUNGEN, S. 32, helfen, eine realistischere Betrachtungsweise zu entwickeln. Siehe auch BEREICHERUNG DES SEXUALLEBENS, S. 54, und LUST ZU ZWEIT, S. 90.

Niedrige Punktzahl (0—4): Die Fragebögen PASSEN SIE ZUEINANDER?, S. 112, und SIND SIE MIT IHREM SEXUALLEBEN ZUFRIEDEN?, S. 116, können Ihnen darüber Aufschluß geben, wo Ihre Partnerschaftsprobleme liegen. Außerdem sollten Sie sich mit dem Kapitel UNERFÜLLTE ERWARTUNGEN, S. 32, befassen, da Ihre Unzufriedenheit weitgehend daher rühren kann, daß Ihre Vorstellungen vom Sex zu unrealistisch sind. Könnte es vielleicht auch sein, daß Sie nicht gelernt haben, Ihre Wünsche klar auszudrücken? Dann kann Ihnen das Kapitel STEIGERUNG DES SELBSTWERTGEFÜHLS, S. 79, helfen. Außerdem siehe BEREICHERUNG DES SEXUALLEBENS, S. 54, und LUST ZU ZWEIT, S. 90.

SINNLICHKEIT

Wie wichtig ist für Sie der Körperkontakt in einer Liebesbeziehung?

Kreuzen Sie nach jeder Frage die entsprechende Punktzahl an.
Vergleichen Sie anschließend Ihr Gesamtergebnis mit der Auswertung am Ende des Fragebogens.

	JA	NEIN		JA	NEIN
1 Macht es Ihnen Spaß, wenn Ihr Partner Ihren Körper streichelt?	(1)	0	**6** Wenn Sie nicht einschlafen können oder deprimiert sind, hilft es Ihnen dann, fest umarmt zu werden oder jemanden im Arm zu halten?	(1)	0
2 Macht es Ihnen Spaß, den Körper Ihres Partners zu streicheln?	(1)	0	**7** Irritiert oder frustriert Sie ein langes Vorspiel beim Sex?	0	(1)
3 Haben Sie Schwierigkeiten, Ihre Zuneigung zu anderen durch körperliche Berührung auszudrücken?	0	(1)	**8** Ist das Bedürfnis nach Umarmung oft Anlaß für Sie, sexuell aktiv zu werden?	1	(0)
4 Neigen Sie dazu, hin und wieder jemanden anzufassen, wenn Sie mit ihm reden?	(1)	0	**9** Umarmen oder küssen Sie Ihren Partner oft, um Ihre Zuneigung auszudrücken, auch wenn Ihnen nicht unbedingt nach Sex zumute ist?	(1)	0
5 Wenn Sie die Wahl hätten, würden Sie dann lieber in getrennten Betten schlafen?	0	(1)	**10** Ist es Ihnen wichtig, nach dem Liebesakt umarmt und gestreichelt zu werden?	(1)	0

AUSWERTUNG

Hohe Punktzahl (8—10): Sinnlichkeit und körperliche Nähe, die Grundvoraussetzungen für sexuelle Erfüllung, sind für Sie etwas Selbstverständliches. Im Abschnitt BEREICHERUNG DES SEXUALLEBENS, S. 54, finden Sie Hinweise, wie Sie aus dieser Fähigkeit den größtmöglichen Gewinn ziehen können.

Mittlere Punktzahl (5—7): Sie haben durchaus die Fähigkeit, körperliche Nähe zu genießen, doch sollten Sie sie noch weiter entwickeln. Befassen Sie sich mit den Kapiteln SELBSTBEFRIEDIGUNG, S. 86, und LUST ZU ZWEIT, S. 90.

Niedrige Punktzahl (0—4): Eine gewisse körperliche Reserviertheit könnte für die mangelnde Wärme in Ihrer Beziehung verantwortlich sein. Die Kapitel NEGATIVE EINSTELLUNGEN, S. 30, und **Angst vor Intimität**, S. 77, können Ihnen Aufschluß geben, warum Sie körperliche Nähe meiden. Siehe auch LUST ZU ZWEIT, S. 90.

KOMMUNIKATION

Wie gut ist die Verständigung zwischen Ihnen und Ihrem Sexualpartner?

Kreuzen Sie nach jeder Frage die entsprechende Punktzahl an.
Vergleichen Sie anschließend Ihr Gesamtergebnis mit der Auswertung am Ende des Fragebogens.

	JA	NEIN		JA	NEIN
1 Fragen Sie Ihren Sexualpartner gelegentlich, was er beim Geschlechtsverkehr besonders mag und was nicht?	(1)	0	**6** Macht es Ihnen etwas aus, selber die Initiative zu ergreifen, wenn Ihnen nach Sex zumute ist?	0	(1)
2 Fällt es Ihnen schwer, Ihrem Partner zu sagen, was Ihnen am Geschlechtsverkehr mit ihm besonders gefällt und was nicht?	(0)	1	**7** Sie haben von Ihrem Partner etwas Erotisches geträumt: Können Sie ihm davon erzählen, ohne daß es Ihnen peinlich ist?	(1)	0
3 Können Sie es Ihrem Partner sagen, wenn Ihnen nicht nach Sex zumute ist, ohne daß er sich abgelehnt fühlt?	1	(0)	**8** Ist es Ihnen unangenehm, Ihrem Partner zu sagen, daß Sie Ihre Periode haben?	0	(1)
4 Wenn Ihnen nicht nach Sex zumute ist, weil Ihr Partner Sie gekränkt hat, können Sie ihm dann klarmachen, woran es liegt, daß Sie nicht zu Intimitäten aufgelegt sind?	(1)	0	**9** Haben Sie Angst, Ihrem Partner gegenüber ärgerlich oder kritisch zu sein, weil Sie glauben, damit Ihre Beziehung zu gefährden?	0	(1)
5 Täuschen Sie öfter lieber einen Orgasmus vor, anstatt Ihrem Partner zu sagen, daß er Sie nicht auf die richtige Weise stimuliert?	0	(1)	**10** Wenn Sie sich gestritten haben, dauert es dann lange, bis Sie sich wieder versöhnen, und bleibt bei Ihnen beiden ein ungutes Gefühl zurück?	(0)	1

AUSWERTUNG

Hohe Punktzahl (8—10): Die Verständigung mit Ihrem Partner ist eindeutig gut. Sie können Ihre Bedürfnisse ausdrücken und seine verstehen. Im Kapitel BEREICHERUNG DES SEXUALLEBENS, S. 54, können Sie feststellen, ob Ihre bereits so gute Beziehung vielleicht sogar noch zu verbessern ist.

Mittlere Punktzahl (5—7): Wahrscheinlich ist es Ihnen immer ein bißchen peinlich, mit Ihrem Partner über Sex zu sprechen. Wenn dann sexuelle Schwierigkeiten auftauchen, neigen Sie dazu, sie zu verleugnen. Dadurch wird die Sache nur schlimmer. Lesen Sie dazu das Kapitel WIE MAN SICH DEM PARTNER MITTEILT, S. 120.

Niedrige Punktzahl (0—4): Ihr Sexualleben leidet mit Sicherheit darunter, daß es Ihnen — wie vielen Frauen — schwerfällt, Ihrem Partner Ihre sexuellen Wünsche mitzuteilen. Beschäftigen Sie sich mit dem Kapitel WIE MAN SICH DEM PARTNER MITTEILT, S. 120. Lesen Sie **Wie man sich selbst behauptet**, S. 81, da Ihnen das auch sonst von Nutzen sein kann.

SELBSTVERTRAUEN

Wie beurteilen Sie selbst Ihre sexuelle Attraktivität und Ihre Fähigkeit als Liebhaberin?

Kreuzen Sie nach jeder Frage die entsprechende Punktzahl an.
Vergleichen Sie anschließend Ihr Gesamtergebnis mit der Auswertung am Ende des Fragebogens.

	JA	NEIN		JA	NEIN
1 Suchen Sie auf einer Party oder in einer Gruppe von Menschen hauptsächlich die Gesellschaft von Frauen, weil Sie Männern gegenüber schüchtern sind?	0	①	**6** Ist es Ihnen wichtiger, Ihrem Partner gefällig zu sein, als ihre eigene sexuelle Befriedigung zu erlangen?	0	①
2 Kleiden Sie sich absichtlich unauffällig, um der männlichen Aufmerksamkeit zu entgehen?	0	①	**7** Muß man Ihnen auch in einer sehr engen Beziehung ständig versichern, daß Sie geliebt werden?	⓪	1
3 Wenn Sie allein sind, können Sie dann die Initiative ergreifen und einen Mann, der Ihnen gefällt, ansprechen oder sogar um ein Rendezvous bitten?	1	0	**8** Ist es für Sie nur schwer vorstellbar, daß irgend jemand Sie wirklich lieben kann?	⓪	1
4 Wenn ein Mann einen Annäherungsversuch bei Ihnen macht, den Sie nicht besonders gut kennen oder den Sie nicht mögen, können Sie dann damit umgehen, ohne wütend, aufgebracht oder peinlich berührt zu sein?	①	0	**9** Werden Sie oft eifersüchtig oder aufgebracht, wenn Ihr Partner sich mit jemand anderem gut versteht?	0	①
5 Halten Sie sich für sexy?	①	0	**10** Finden Sie es ganz natürlich, sich Ihrem Partner nackt zu zeigen?	①	0

AUSWERTUNG

Hohe Punktzahl (8—10): Sie verhalten sich in Ihren Sexualbeziehungen sehr selbstsicher. Wenn allerdings das Selbstvertrauen Ihres Partners oder der Männer, mit denen Sie Umgang haben, nicht ebenso stark ausgeprägt ist, kann es Schwierigkeiten geben. Sollten Sie damit nicht klarkommen, dann empfiehlt es sich, daß Sie sich nach einem Partner umschauen, der ebenso selbstbewußt ist wie Sie oder zumindest nicht an der traditionellen Vorstellung der männlichen Überlegenheit festhält.

Mittlere Punktzahl (5—7): Ihr leichter Mangel an Selbstvertrauen läßt Sie scheu erscheinen, und manchmal werden Sie vielleicht sogar für unfreundlich gehalten.

Wenn das auf Sie zutrifft, beschäftigen Sie sich mit der Problemanalyse GERINGES SELBSTWERTGEFÜHL, S. 34.

Niedrige Punktzahl (0—4): Ihr Selbstwertgefühl ist zu gering und muß dringend gestärkt werden. Sehen Sie sich die Problemanalyse GERINGES SELBSTWERTGEFÜHL, S. 34, an. Wenn Sie unter Eifersucht leiden, lesen Sie Kapitel EIFERSUCHT, S. 134. Falls Ihre Hemmungen allerdings so stark sind, daß Sie selten oder nie eine feste Partnerschaft erreichen, dann sollten Sie sich mit der Problemanalyse SCHWIERIGKEITEN BEI DER PARTNERSUCHE, S. 144, befassen.

SEXUALTECHNIKEN

Inwieweit sind Sie fähig, Ihren Partner sexuell zu erregen und zu befriedigen?

Kreuzen Sie nach jeder Frage die entsprechende Punktzahl an.
Vergleichen Sie anschließend Ihr Gesamtergebnis mit der Auswertung am Ende des Fragebogens.

	JA	NEIN		JA	NEIN
1 Kennen Sie die »erogenen Zonen« Ihres Partners (die Körperstellen, an denen er besonders gern berührt werden mag)?	1	0	**6** Ergreifen Sie hin und wieder die Initiative zum Geschlechtsverkehr?	1	0
2 Streicheln Sie Ihren Partner gern?	1	0	**7** Können Sie Ihren Partner bis zum Orgasmus masturbieren?	1	0
3 Wissen Sie, wie Sie Ihre Vaginalmuskeln um den Penis Ihres Partners anspannen können?	1	0	**8** Benutzen Sie Mund und Zunge, um den Penis Ihres Partners zu stimulieren oder ihn zum Orgasmus zu bringen?	1	0
4 Gelingt es Ihnen, Ihren Partner auch dann sexuell zu erregen, wenn er müde oder nicht besonders dazu aufgelegt ist?	1	0	**9** Werden Sie ärgerlich, wenn Ihr Partner Erektionsprobleme hat?	0	1
5 Täuschen Sie oft einen Orgasmus vor?	0	1	**10** Haben Sie das Gefühl, daß sich Ihre Freude an Sex Ihrem Partner mitteilt?	1	0

AUSWERTUNG

Hohe Punktzahl (8—10): Sie sind eine erfahrene Sexualpartnerin. Aber die Liebeskunst ist eine komplexe Angelegenheit. Wenn Ihre Punktzahl bei SINNLICHKEIT, S. 18, oder bei KOMMUNIKATION, S. 19, erheblich niedriger war als bei diesem Test, dann sollten Sie Ihre Möglichkeiten, wie Sie Ihren Partner sowohl emotionell als auch körperlich befriedigen können, noch erweitern. Siehe Hinweise unter **Niedrige Punktzahl.**

Mittlere Punktzahl (5—7): Ihre Fähigkeit als Liebhaberin wird durch irgendwelche Hemmungen beeinträchtigt. Die Problemanalyse NEGATIVE EINSTELLUNGEN, S. 30, gibt darüber Auskunft. Vielleicht liegt Ihr eigentliches Problem aber auch nur in einer gewissen Unerfahrenheit. UNERFÜLLTE ERWARTUNGEN, S. 32, kann Ihnen nützliche Hinweise geben.

Niedrige Punktzahl (0—4): Lassen Sie sich durch Ihre niedrige Punktzahl nicht entmutigen. Sexuelle Techniken sind erlernbar, und dafür ist es nie zu spät. Überprüfen Sie Ihre Einstellung zum Sex anhand der Problemanalysen NEGATIVE EINSTELLUNGEN, S. 30, und UNERFÜLLTE ERWARTUNGEN, S. 32. Wenn Ihre Schwierigkeiten aber eher auf mangelnde Erfahrungen als auf die Einstellung zurückzuführen sind, dann sollten Sie nachlesen STIMULIERUNGSTECHNIKEN, S. 57, STELLUNGEN BEIM GESCHLECHTSVERKEHR, S. 63 und LUST ZU ZWEIT, S. 90.

EXPERIMENTIERFREUDIGKEIT

Wie groß sind Ihre sexuelle Toleranz und Experimentierfreudigkeit?

Kreuzen Sie nach jeder Frage die entsprechende Punktzahl an.
Vergleichen Sie anschließend Ihr Gesamtergebnis mit der Auswertung am Ende des Fragebogens.

	JA	NEIN		JA	NEIN
1 Lieben Sie sich mit Ihrem Partner immer nur im Dunkeln?	0	(1)	**6** Sind Sie von erotischen Stellen in Büchern oder Filmen eher peinlich berührt?	0	(1)
2 Verwenden Sie orale Sexualtechniken oder hätten Sie Lust dazu?	(1)	0	**7** Ekelt es Sie bei der Vorstellung, mit jemandem während der Periode Geschlechtsverkehr zu haben?	0	(1)
3 Probieren Sie gern neue Stellungen beim Geschlechtsverkehr?	(1)	0	**8** Würde sich Ihre Einstellung zu einer Freundin ändern, wenn Sie erführen, daß sie lesbisch ist?	0	(1)
4 Haben Sie Ihrem Partner schon einmal vorgeschlagen, eine neue Sexualpraktik auszuprobieren, von der Sie gehört oder gelesen haben?	1	(0)	**9** Wären Sie einverstanden, wenn Ihr Partner Analverkehr vorschlagen würde?	1	0
5 Befriedigen Sie sich manchmal selbst, einfach weil es Spaß macht, ohne es als Ersatz für Sex mit einem Partner anzusehen?	1	(0)	**10** Würden Sie beim Partnertausch mitmachen?	1	(0)

AUSWERTUNG

Hohe Punktzahl (8—10): Sexuellen Experimenten stehen Sie aufgeschlossen gegenüber. Sind Sie sich jedoch ganz sicher, daß Ihr Interesse an neuen Techniken nicht Ausdruck einer gewissen Langeweile in Ihrem augenblicklichen Sexualleben ist? Falls Ihr Gesamtergebnis beim Fragebogen BEFRIEDIGUNG, S. 17, nicht ebenfalls hoch ist, dann lesen Sie nach bei UNERFÜLLTE ERWARTUNGEN, S. 32. Dort werden Ihnen mögliche Gründe für ein Unbefriedigtsein genannt und Lösungsmöglichkeiten angeboten.

Mittlere Punktzahl (5—7): Sie sind wahrscheinlich mit Ihrer zurückhaltenden Einstellung zum Sex durchaus zufrieden. Wenn Sie jedoch das Gefühl haben, daß Ihr Enthusiasmus in diesem Bereich nachgelassen hat, dann

befassen Sie sich mit der Problemanalyse MANGELNDES INTERESSE, S. 28. Sollten Sie allerdings Sex nie so besonders aufregend empfunden haben, wie Sie es gern gehabt hätten, dann könnte die Problemanalyse UNERFÜLLTE ERWARTUNGEN, S. 32, eine Hilfe für Sie sein.

Niedrige Punktzahl (0—4): Ihre niedrige Punktzahl läßt vermuten, daß Sie in puncto Sex ziemlich prüde sind, ihn vielleicht sogar als Laster oder als Sünde empfinden. In der Problemanalyse NEGATIVE EINSTELLUNGEN, S. 30, erfahren Sie etwas über die allgemeinen Vorurteile beim Sex. Das wird Ihnen helfen, zu einer etwas ausgewogeneren Betrachtungsweise zu gelangen, die Ihr sexuelles Wohlbefinden nicht mehr so stark einschränkt.

SEXUELLE ORIENTIERUNG

Sind Ihre Neigungen eindeutig hetero- oder homosexuell oder liegen sie irgendwo dazwischen?

Lesen Sie die Aussagen und kreuzen Sie diejenige an, die am ehesten auf Sie zutrifft. Sollten Sie noch keine sexuellen Erfahrungen haben, dann versuchen Sie sich vorzustellen, welche Aussage auf Sie zutreffen könnte.

	TYP		TYP
Sexuell erregt werde ich ausschließlich von Männern, und ich habe nur Sex mit Männern.	A	Ich habe Sex mit Frauen und Männern, doch in meiner Phantasie überwiegt der Sex mit Frauen.	E
Sexuell erregt werde ich von Männern, aber in meiner Phantasie spielt gelegentlich Sex mit Frauen eine Rolle.	B	Ich bevorzuge Frauen und habe an Männern als Sexualpartner nur wenig Interesse.	F
Ich bevorzuge Sex mit Männern, habe jedoch gelegentlich auch lesbische Begegnungen.	C	Sexuell erregt werde ich ausschließlich von Frauen, und ich habe auch nur Sex mit Frauen.	G
Männer und Frauen erregen mich gleichermaßen, Sex macht mir mit beiden Spaß.	D		

AUSWERTUNG

Mit Ihren Angaben zu den obenstehenden Aussagen haben Sie Ihre Position auf einer Skala sexueller Orientierung bestimmt, wie sie in ähnlicher Form von dem Sexualwissenschaftler Alfred Kinsey entwickelt wurde. Ihre Einstufung finden Sie in dem Schlüssel auf Seite 162. Diese Einstufungen sind keinesfalls als Werturteile zu verstehen; wenn Sie mit Ihrer sexuellen Orientierung glücklich sind, sollten Sie daran nichts ändern. Wenn es jedoch ein Problem für Sie ist, Ihre sexuelle Neigung mit anderen Bereichen Ihres Lebens in Einklang zu bringen, dann sollten Sie die Problemanalyse KONFLIKTE MIT HETERO- UND HOMOSEXUALITÄT, S. 50., zu Rate ziehen.

AUFLÖSUNG ZUM FRAGEBOGEN SEXUALWISSEN (S. 14)

RICHTIG: Fragen 2, 3, 5, 6, 8, 12, 17, 18

FALSCH: Fragen 1, 4, 7, 9, 10, 11, 13, 14, 15, 16, 19, 20

GRAPHISCHE DARSTELLUNG DES SEXUALPROFILS

Benutzen Sie den Vordruck auf Seite 162 und tragen Sie das Ergebnis jedes Fragebogens ein, indem Sie den entsprechenden Punkt in der Wertskala ankreuzen. Wenn Sie die Punkte miteinander verbinden, erhalten Sie Ihr persönliches Sexualprofil.

Ziel dieser Aufgabe ist es, den Grad Ihrer sexuellen Befriedigung zu ermitteln. Sie werden wahrscheinlich feststellen, daß es neben Faktoren, die einer sexuellen Befriedigung förderlich sind, auch andere gibt, die diese eher behindern.

Ihre Ergebnisse aus den vier Fragenkomplexen PSYCHE UND SEX, SELBSTVERTRAUEN, EXPERIMENTIERFREUDIGKEIT und SEXUALTRIEB lassen Rückschlüsse auf Ihre Grundeinstellung zum Sex zu. Hohe Ergebnisse zeigen an, daß Sie sexuell selbstsicher sind, niedrige Ergebnisse lassen dagegen vermuten, daß Sie in diesem Bereich gewisse Hemmungen oder nur sehr wenig Interesse am Sex haben. (Diese beiden Faktoren gehen oft Hand in Hand; hinter einem ständigen Desinteresse können sich in Wirklichkeit erhebliche Hemmungen verbergen.)

SINNLICHKEIT, KOMMUNIKATION, SEXUALTECHNIKEN und SEXUALWISSEN beschäftigen sich mit jenen Aspekten Ihrer sexuellen Persönlichkeit, die etwas aussagen über Ihre Fähigkeit, sich einem Partner zu öffnen und ihm nahe zu sein, und über Ihre sexuellen Erfahrungen.

Niedrige Ergebnisse, gleichgültig in welchem Bereich des Sexualprofils, weisen auf Probleme hin. Ratschläge finden Sie in den Auswertungen am Ende jedes Fragebogens. Eine deutliche Unausgewogenheit bei Ihren Ergebnissen verlangt ebenfalls eine besondere Beachtung. So kann eine übertriebene Selbstsicherheit durchaus einen Mangel an sexuellen Techniken verdecken, oder auch die Unfähigkeit, die Gefühle des anderen zu verstehen.

Es ist möglich, daß Sie in einem Bereich ein niedriges Ergebnis erzielen, ohne daß Ihnen bewußt ist, daß die Ursachen dafür in einem anderen Bereich liegen. Es ist zum Beispiel denkbar, daß Sie selbst trotz niedriger Ergebnisse im rechten Halbkreis sexuell befriedigt sind, Ihr Partner aber frustriert ist. So kann ein Mangel an sexuellem Selbstvertrauen oder eine verklemmte Einstellung zum Sex sehr wohl darin begründet sein, daß Sie nicht fähig sind, Ihrem Partner ein Gefühl von Wärme zu vermitteln. Das kann dann auch zu Schwierigkeiten beim Liebesakt führen. Solche Probleme zeigen sich in niedrigen Werten der entsprechenden Bereiche im linken Halbkreis.

Möglicherweise macht Ihnen ein niedriges Ergebnis im linken Halbkreis keinerlei Kopfzerbrechen, weil Ihnen diese Punkte weniger wichtig erscheinen als Ihrem Partner. Eine niedrige Punktzahl in den Fragebögen zu Sexualtechniken und Sinnlichkeit könnte zum Beispiel bedeuten, daß Sie in dem Glauben erzogen sind, der Mann müsse immer der aktive Partner sein. Viele Frauen ahnen nicht, wie positiv es sich auf ihre Beziehungen auswirken kann, wenn sie die Sexualität des Mannes besser verstehen lernen.

PROFIL-BEISPIELE

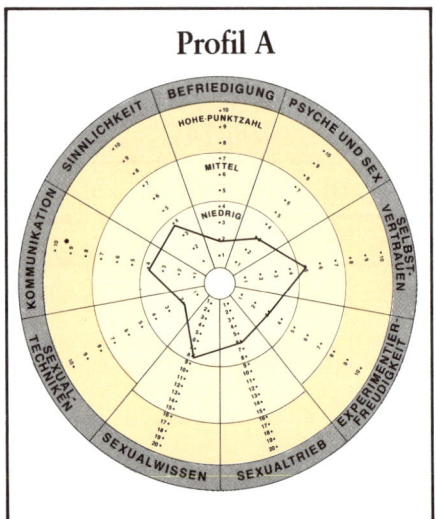

Profil A

Es ist nicht verwunderlich, wenn **A** wenig Spaß am Sex hat. Sie wuchs in einer Familie auf, in der dieses Thema selten erwähnt wurde und nie offen zur Sprache kam. Ihr Sexualleben war nie sehr aktiv, aber sie hatte sich immer eingeredet, auch kein besonderes Interesse an Sex zu haben. Ihre Ergebnisse im rechten Halbkreis deuten darauf hin, daß nicht nur ein mangelndes Interesse vorliegt. Die niedrigen Punktzahlen in den Bereichen »Experimentierfreudigkeit« und »Psyche und Sex« beweisen, wie negativ ihre gesamte Einstellung zum Sex ist. Die natürlichen Wünsche und Sehnsüchte sind dermaßen unterdrückt, daß jeder Versuch, eine sexuelle Beziehung aufzubauen, von vornherein zum Scheitern verurteilt sein muß. Das Profil zeigt, daß **A** wenig eigene Aktivitäten in ihre Liebesbeziehungen einbringt.

Die Problemanalysen MANGELNDES INTERESSE, S. 28, NEGATIVE EINSTELLUNGEN, S. 30, und LUSTLOSIGKEIT, S. 36, könnten **A** Aufschluß darüber geben, ob ihr Sexualtrieb von Natur aus schwach ausgeprägt ist oder ob sie ihre Bedürfnisse unterdrückt, weil sie ihr Angst machen. Die entsprechenden Empfehlungen könnten ihr helfen, ihre Sexualität zu entwickeln oder wenigstens die sexuelle Antriebsschwäche zu überwinden, die ihr so oft Probleme bereitet hat.

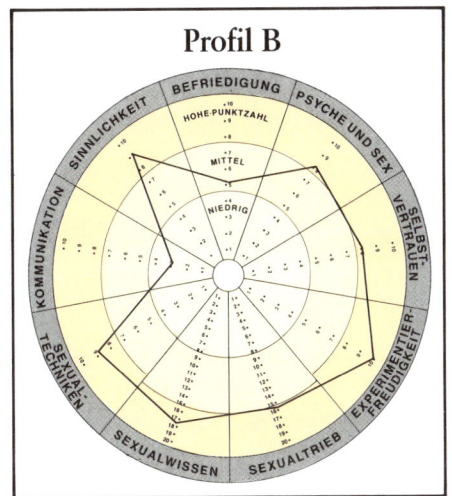

Profil B

Die rechte Seite des Profils von **B** zeigt einen stark ausgeprägten Sexualtrieb und läßt wenig Schwierigkeiten erkennen; die linke weist sie als sinnliche und einfallsreiche Geliebte aus. Demgegenüber ist ihre Punktzahl im Bereich »Befriedigung« erstaunlich niedrig. Das muß in diesem Fall mit dem mangelnden Kommunikationsvermögen zusammenhängen. Tatsächlich hat **B** beim Geschlechtsverkehr noch nie einen Orgasmus erlebt, aber da sie sehr romantisch veranlagt ist und völlig unrealistische Sexvorstellungen hat, bringt sie es nicht fertig, mit Ihren Partnern darüber zu reden. Statt dessen stürzt sie sich von einer Liebesaffäre in die andere, immer in der Hoffnung, diesmal wie durch ein Wunder zum Orgasmus zu kommen.

Ganz eindeutig sind die Phantasievorstellungen, die **B** von Sex hat, nie bestätigt worden. Dieses Problem wird in den Kapiteln UNERFÜLLTE ERWARTUNGEN, S. 32, und UNFÄHIGKEIT ZUM ORGASMUS, S. 40, analysiert. Wenn **B** eine realistischere Einstellung zum Sex findet, kann sie ihr Problem angehen. Aber wenn sie wirklich einen gemeinsamen Nenner mit ihrem Partner finden will, muß sie auch an ihrer Kommunikationsfähigkeit arbeiten. WIE MAN SICH DEM PARTNER MITTEILT, S. 120, kann ihr den Weg dazu ebnen.

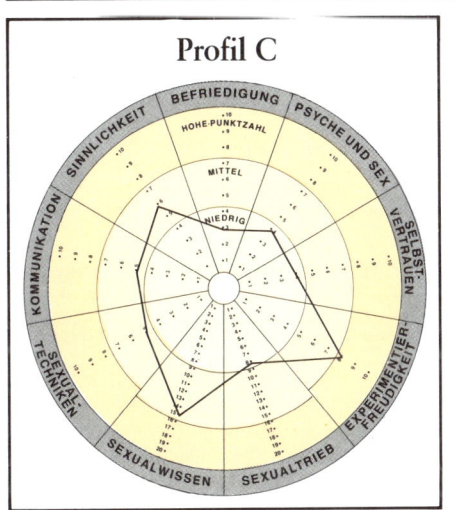

Profil C

C ist verheiratet und hat zwei Kinder. Aus ihrer Punktzahl geht her vor, daß sie unbefriedigt ist, weil sie glaubt, ihr Sexualtrieb sei zu schwach ausgeprägt, so daß sie sich von ihrem Mann ständig unter Druck gesetzt fühlt. Einerseits zeigt sie sich ziemlich aufgeschlossen, doch die Punktzahlen, aus denen ihre Grundeinstellung zum Sex hervorgeht, sind wiederum ziemlich niedrig. Dies läßt auf eine gewisse Ambivalenz ihrer sexuellen Gefühle schließen. **C** hatte immer sehr enge, emotionelle Bindungen zu Frauen. Aber erst nach ihrer Verheiratung hat sie sich widerstrebend eingestehen müssen, daß sie sich sexuell mehr zu Frauen als zu Männern hingezogen fühlt.

Die Problemanalysen mit dem Titel KONFLIKTE MIT HETERO- UND HOMOSEXUALITÄT, S. 50, und das Kapitel über LESBISCHE LIEBE, S. 107, könnten **C** helfen, zu ihren Empfindungen zu stehen. Falls sie jedoch an ihrer Ehe festhalten will, muß sie mit ihrem Partner einen Kompromiß zustandebringen, der ihren unterschiedlichen Einstellungen zum Sex gerecht wird. Das Kapitel BEREICHERUNG DES SEXUALLEBENS, S. 54, könnte dazu verhelfen, mit ihrem Partner eine Beziehung aufzubauen, die nicht ausschließlich auf sexueller Befriedigung durch den Geschlechtsverkehr beruht.

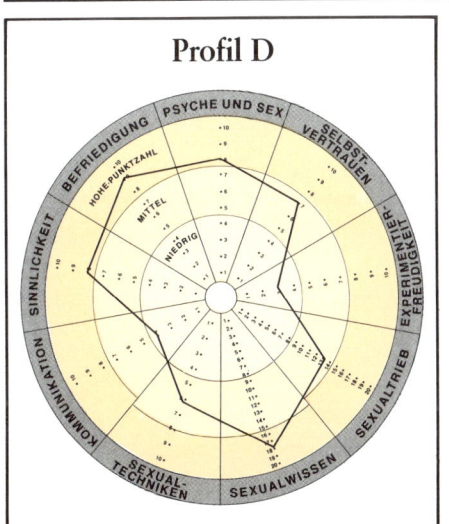

Profil D

D erlebt gerade ihre erste sexuelle Beziehung. Sie ist ein zurückhaltendes Mädchen, hatte wenig Freunde und war in puncto Sex ein »Spätzünder«. Zu ihrer eigenen Überraschung hat sie sehr viel Spaß am Sex, daher die hohe Punktzahl in der Rubrik »Befriedigung«. Doch ist sie noch unerfahren, wie aus den mittleren bis niedrigen Ergebnissen in den Bereichen Sexualwissen und Sexualtechniken hervorgeht.

Da die übrigen Punktzahlen im linken »aktiven« Halbkreis hoch sind und die Werte im rechten Halbkreis auf eine sehr positive Einstellung zum Sex hindeuten, sollte sie eigentlich trotz ihres noch geringen Selbstvertrauens auf die Dauer glückliche sexuelle Beziehungen erreichen.

Die Auswertung des Profils kann **D** klarmachen, daß sie gute Aussichten auf sexuelles Wohlbefinden hat. Darum braucht sie nicht ein so geringes Selbstvertrauen zu haben. Theoretisches Wissen kann sie in den Kapiteln DIE GEFÜHLSWELT DES MANNES, S. 124, und BEREICHERUNG DES SEXUALLEBENS, S. 54, erwerben. Ihr Selbstbewußtsein läßt sich vielleicht mit Ratschlägen aus dem Kapitel GERINGES SELBSTWERTGEFÜHL, S. 34, aufbessern.

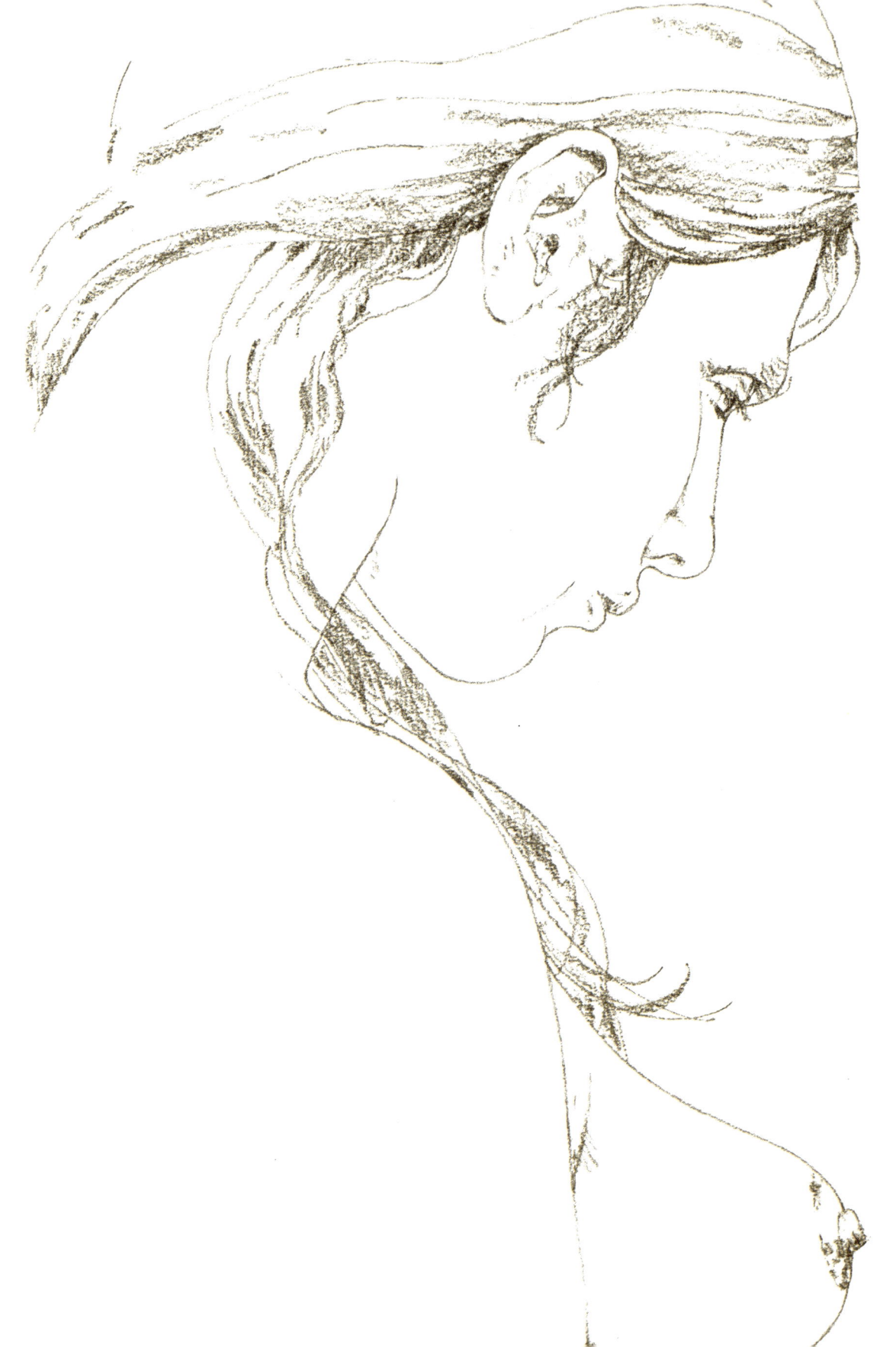

PROBLEMANALYSEN

Jede der folgenden Tafeln kann Ihnen Hilfestellung geben, um die Ursachen für bestimmte sexuelle Schwierigkeiten aufzudecken; außerdem finden Sie Ratschläge, wie diese Schwierigkeiten zu beseitigen sind. Ein nach logischen Gesichtspunkten aufgebautes System von Fragen, die mit JA oder NEIN zu beantworten sind, führt Sie zu Schlußfolgerungen, die auf wissenschaftlichen Untersuchungen und Auffassungen von Fachleuten beruhen. Beginnen Sie stets mit der ersten Frage und folgen Sie den Anweisungen bis zu dem Endpunkt, der Ihren besonderen Lebensumständen entspricht. Hier finden Sie entweder kurzgefaßte Ratschläge oder, was weitaus häufiger geschieht, Sie werden auf diejenigen Teile und Abschnitte des Buches verwiesen, in denen das jeweilige Problem ausführlicher behandelt wird und Selbsthilfeprogramme angeboten werden. Folgen Sie in jedem Fall den Querverweisen, um alle Aspekte Ihres Problems sowie die dazugehörigen Problemlösungen kennenzulernen. In einigen Fällen wird Ihnen auch empfohlen, die Problemanalysen zu ähnlich gelagerten Schwierigkeiten zu Rate zu ziehen oder sich eventuell an einen Arzt oder Therapeuten zu wenden.

MANGELNDES INTERESSE

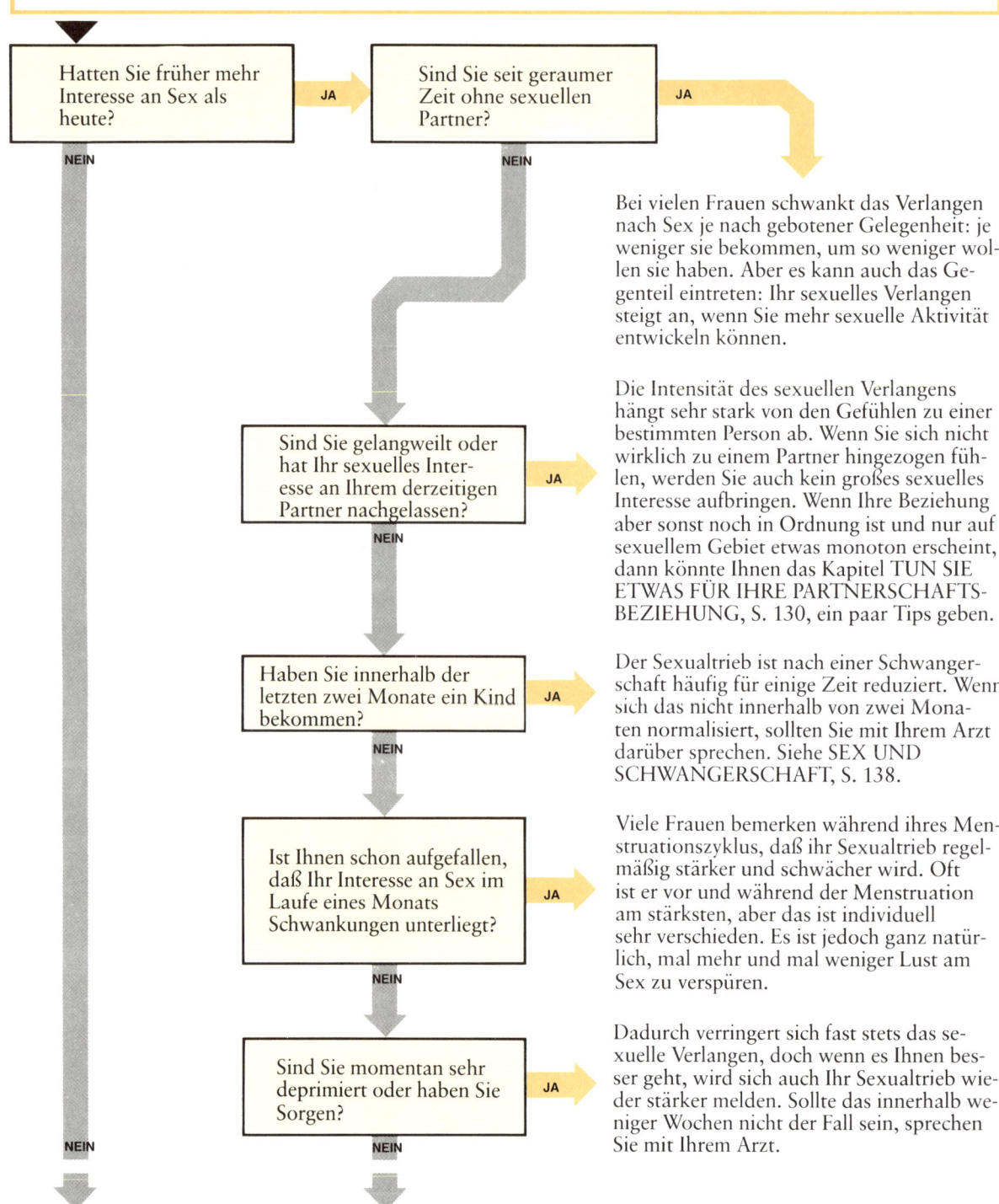

Hatten Sie früher mehr Interesse an Sex als heute?

JA → **Sind Sie seit geraumer Zeit ohne sexuellen Partner?**

JA → Bei vielen Frauen schwankt das Verlangen nach Sex je nach gebotener Gelegenheit: je weniger sie bekommen, um so weniger wollen sie haben. Aber es kann auch das Gegenteil eintreten: Ihr sexuelles Verlangen steigt an, wenn Sie mehr sexuelle Aktivität entwickeln können.

Sind Sie gelangweilt oder hat Ihr sexuelles Interesse an Ihrem derzeitigen Partner nachgelassen?

JA → Die Intensität des sexuellen Verlangens hängt sehr stark von den Gefühlen zu einer bestimmten Person ab. Wenn Sie sich nicht wirklich zu einem Partner hingezogen fühlen, werden Sie auch kein großes sexuelles Interesse aufbringen. Wenn Ihre Beziehung aber sonst noch in Ordnung ist und nur auf sexuellem Gebiet etwas monoton erscheint, dann könnte Ihnen das Kapitel TUN SIE ETWAS FÜR IHRE PARTNERSCHAFTS-BEZIEHUNG, S. 130, ein paar Tips geben.

Haben Sie innerhalb der letzten zwei Monate ein Kind bekommen?

JA → Der Sexualtrieb ist nach einer Schwangerschaft häufig für einige Zeit reduziert. Wenn sich das nicht innerhalb von zwei Monaten normalisiert, sollten Sie mit Ihrem Arzt darüber sprechen. Siehe SEX UND SCHWANGERSCHAFT, S. 138.

Ist Ihnen schon aufgefallen, daß Ihr Interesse an Sex im Laufe eines Monats Schwankungen unterliegt?

JA → Viele Frauen bemerken während ihres Menstruationszyklus, daß ihr Sexualtrieb regelmäßig stärker und schwächer wird. Oft ist er vor und während der Menstruation am stärksten, aber das ist individuell sehr verschieden. Es ist jedoch ganz natürlich, mal mehr und mal weniger Lust am Sex zu verspüren.

Sind Sie momentan sehr deprimiert oder haben Sie Sorgen?

JA → Dadurch verringert sich fast stets das sexuelle Verlangen, doch wenn es Ihnen besser geht, wird sich auch Ihr Sexualtrieb wieder stärker melden. Sollte das innerhalb weniger Wochen nicht der Fall sein, sprechen Sie mit Ihrem Arzt.

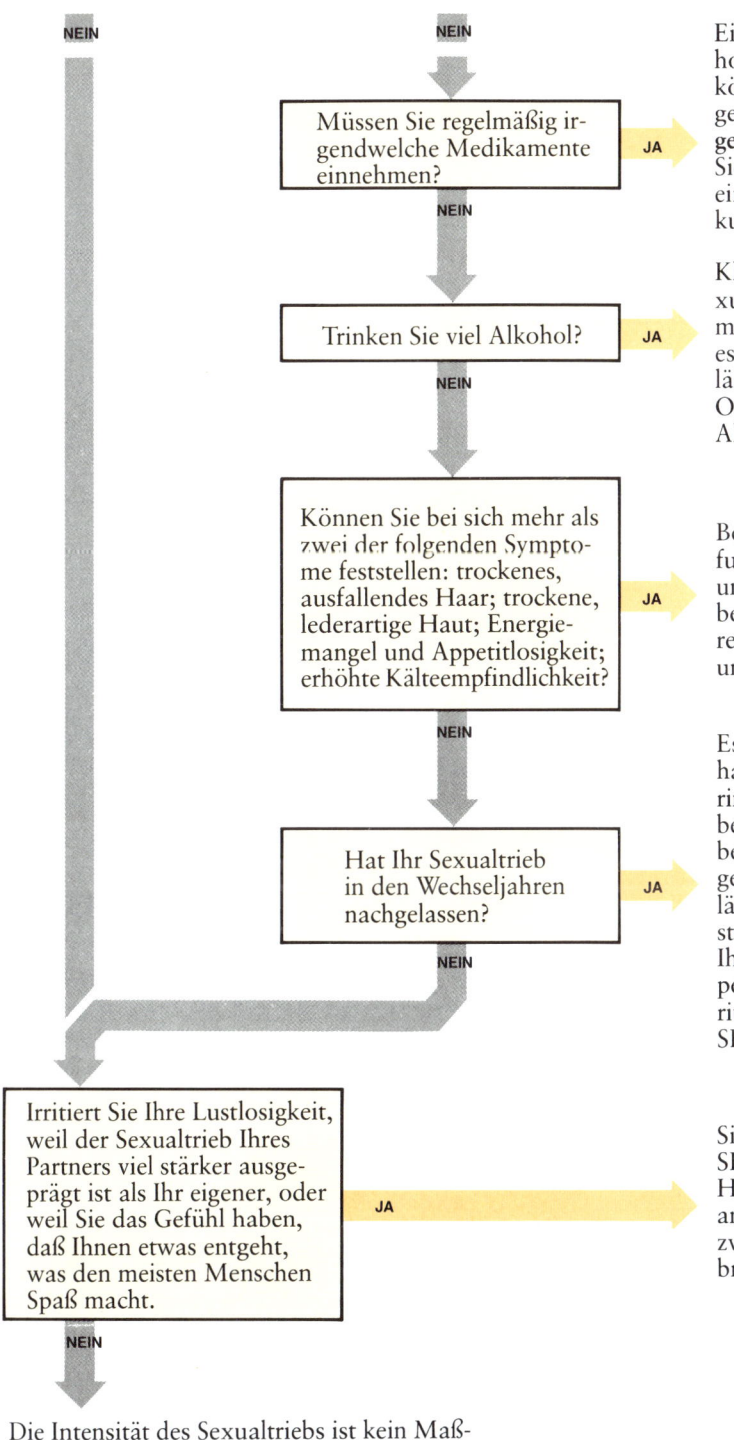

NEIN NEIN

Müssen Sie regelmäßig irgendwelche Medikamente einnehmen?

JA

NEIN

Einige Arzneimittel (besonders solche gegen hohen Blutdruck und gegen Schlaflosigkeit) können das sexuelle Verlangen beeinträchtigen. Siehe **Die Nebenwirkungen von Drogen auf das Sexualleben**, S. 158. Sprechen Sie mit Ihrem Arzt. Er kann Ihnen vielleicht ein Medikament mit geringeren Nebenwirkungen verschreiben.

Trinken Sie viel Alkohol?

JA

NEIN

Kleine Mengen Alkohol steigern das sexuelle Verlangen. Wenn Sie dagegen regelmäßig viel Alkohol konsumieren, dann ist es wahrscheinlich, daß Ihr Sexualtrieb nachläßt, und es wird schwieriger für Sie, zum Orgasmus zu kommen. Versuchen Sie, den Alkoholgenuß einzuschränken.

Können Sie bei sich mehr als zwei der folgenden Symptome feststellen: trockenes, ausfallendes Haar; trockene, lederartige Haut; Energiemangel und Appetitlosigkeit; erhöhte Kälteempfindlichkeit?

JA

NEIN

Bei Ihnen könnte eine Schilddrüsenunterfunktion vorliegen, wodurch Ihr Sexualtrieb und Ihre geistige und körperliche Energie beeinträchtigt werden. Konsultieren Sie Ihren Arzt. So etwas läßt sich relativ einfach und wirksam behandeln.

Hat Ihr Sexualtrieb in den Wechseljahren nachgelassen?

JA

NEIN

Es besteht kein unmittelbarer Zusammenhang zwischen den Wechseljahren und verringertem Sexualtrieb. Die meisten Frauen bemerken überhaupt keinen Unterschied, bei einigen steigert sich das sexuelle Verlangen sogar. Wenn Ihr Interesse an Sex nachläßt, dann hat das wohl eher mit Ihrer Einstellung zum Älterwerden oder zum Verlust Ihrer Fruchtbarkeit zu tun als mit den körperlichen Gegebenheiten des Klimakteriums. Sehen Sie sich die Problemanalyse SEX UND ALTER, S. 42, an.

Irritiert Sie Ihre Lustlosigkeit, weil der Sexualtrieb Ihres Partners viel stärker ausgeprägt ist als Ihr eigener, oder weil Sie das Gefühl haben, daß Ihnen etwas entgeht, was den meisten Menschen Spaß macht.

JA

NEIN

Siehe UNTERSCHIEDLICH STARKER SEXUALTRIEB, S. 122. Dort finden Sie Hinweise, wie Sie Ihr sexuelles Verlangen anregen und auf diesem Gebiet die Kluft zwischen sich und Ihrem Partner überbrücken können.

Die Intensität des Sexualtriebs ist kein Maßstab für Ihre Befriedigung. Auch hier ist Qualität viel wichtiger als Quantität. Jeder hat unterschiedliche Bedürfnisse, aber wenn Sie und Ihr Partner dennoch auf Ihre Kosten kommen, dann ist Ihr Sexualleben in Ordnung.

NEGATIVE EINSTELLUNGEN

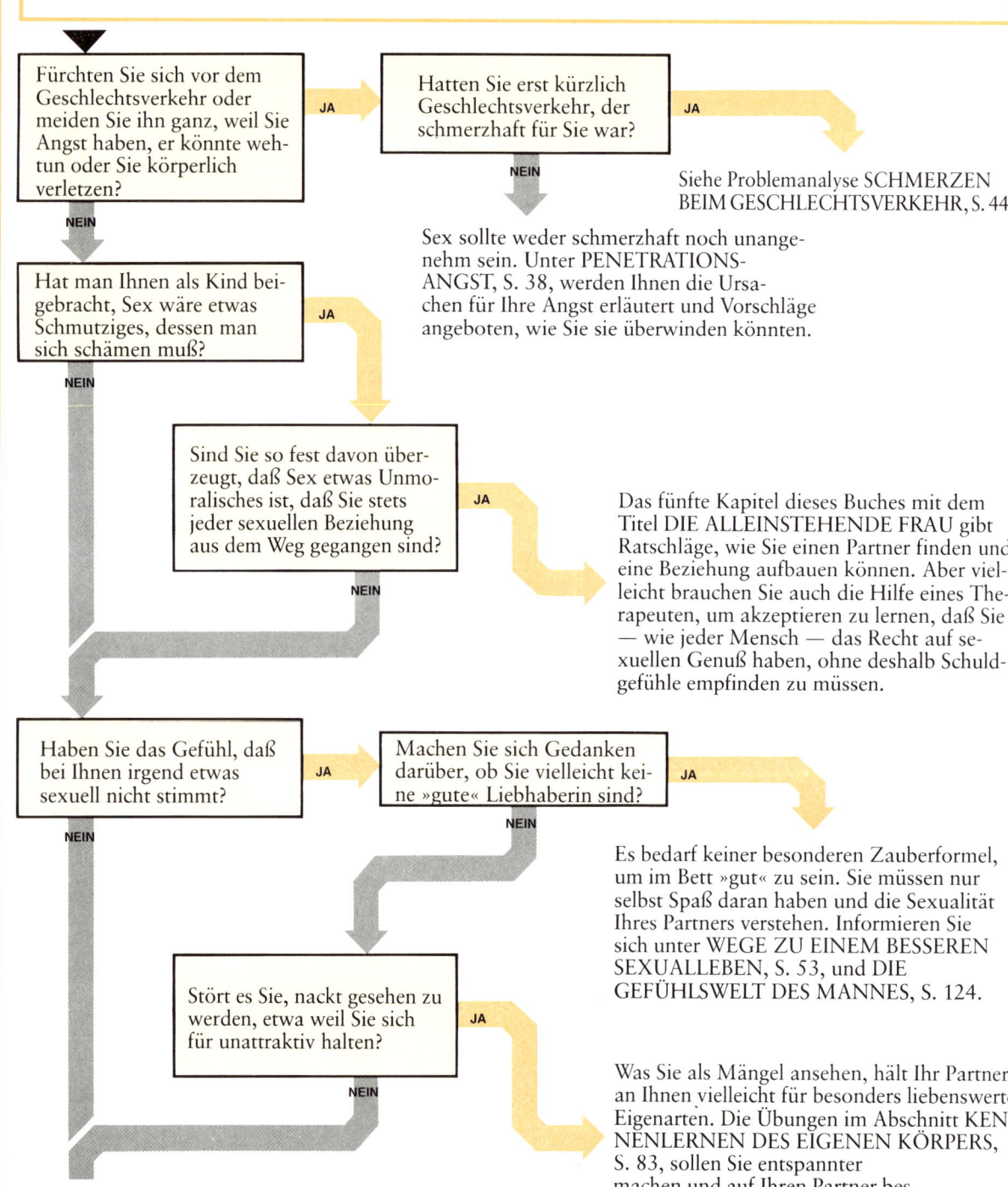

Fürchten Sie sich vor dem Geschlechtsverkehr oder meiden Sie ihn ganz, weil Sie Angst haben, er könnte wehtun oder Sie körperlich verletzen?

JA →

Hatten Sie erst kürzlich Geschlechtsverkehr, der schmerzhaft für Sie war?

JA →

Siehe Problemanalyse SCHMERZEN BEIM GESCHLECHTSVERKEHR, S. 44.

NEIN ↓

Sex sollte weder schmerzhaft noch unangenehm sein. Unter PENETRATIONS-ANGST, S. 38, werden Ihnen die Ursachen für Ihre Angst erläutert und Vorschläge angeboten, wie Sie sie überwinden könnten.

NEIN ↓

Hat man Ihnen als Kind beigebracht, Sex wäre etwas Schmutziges, dessen man sich schämen muß?

JA

Sind Sie so fest davon überzeugt, daß Sex etwas Unmoralisches ist, daß Sie stets jeder sexuellen Beziehung aus dem Weg gegangen sind?

JA →

Das fünfte Kapitel dieses Buches mit dem Titel DIE ALLEINSTEHENDE FRAU gibt Ratschläge, wie Sie einen Partner finden und eine Beziehung aufbauen können. Aber vielleicht brauchen Sie auch die Hilfe eines Therapeuten, um akzeptieren zu lernen, daß Sie — wie jeder Mensch — das Recht auf sexuellen Genuß haben, ohne deshalb Schuldgefühle empfinden zu müssen.

NEIN

Haben Sie das Gefühl, daß bei Ihnen irgend etwas sexuell nicht stimmt?

JA →

Machen Sie sich Gedanken darüber, ob Sie vielleicht keine »gute« Liebhaberin sind?

JA →

NEIN ↓

Es bedarf keiner besonderen Zauberformel, um im Bett »gut« zu sein. Sie müssen nur selbst Spaß daran haben und die Sexualität Ihres Partners verstehen. Informieren Sie sich unter WEGE ZU EINEM BESSEREN SEXUALLEBEN, S. 53, und DIE GEFÜHLSWELT DES MANNES, S. 124.

NEIN ↓

Stört es Sie, nackt gesehen zu werden, etwa weil Sie sich für unattraktiv halten?

JA →

NEIN ↓

Was Sie als Mängel ansehen, hält Ihr Partner an Ihnen vielleicht für besonders liebenswerte Eigenarten. Die Übungen im Abschnitt KENNENLERNEN DES EIGENEN KÖRPERS, S. 83, sollen Sie entspannter machen und auf Ihren Partner besser einstellen.

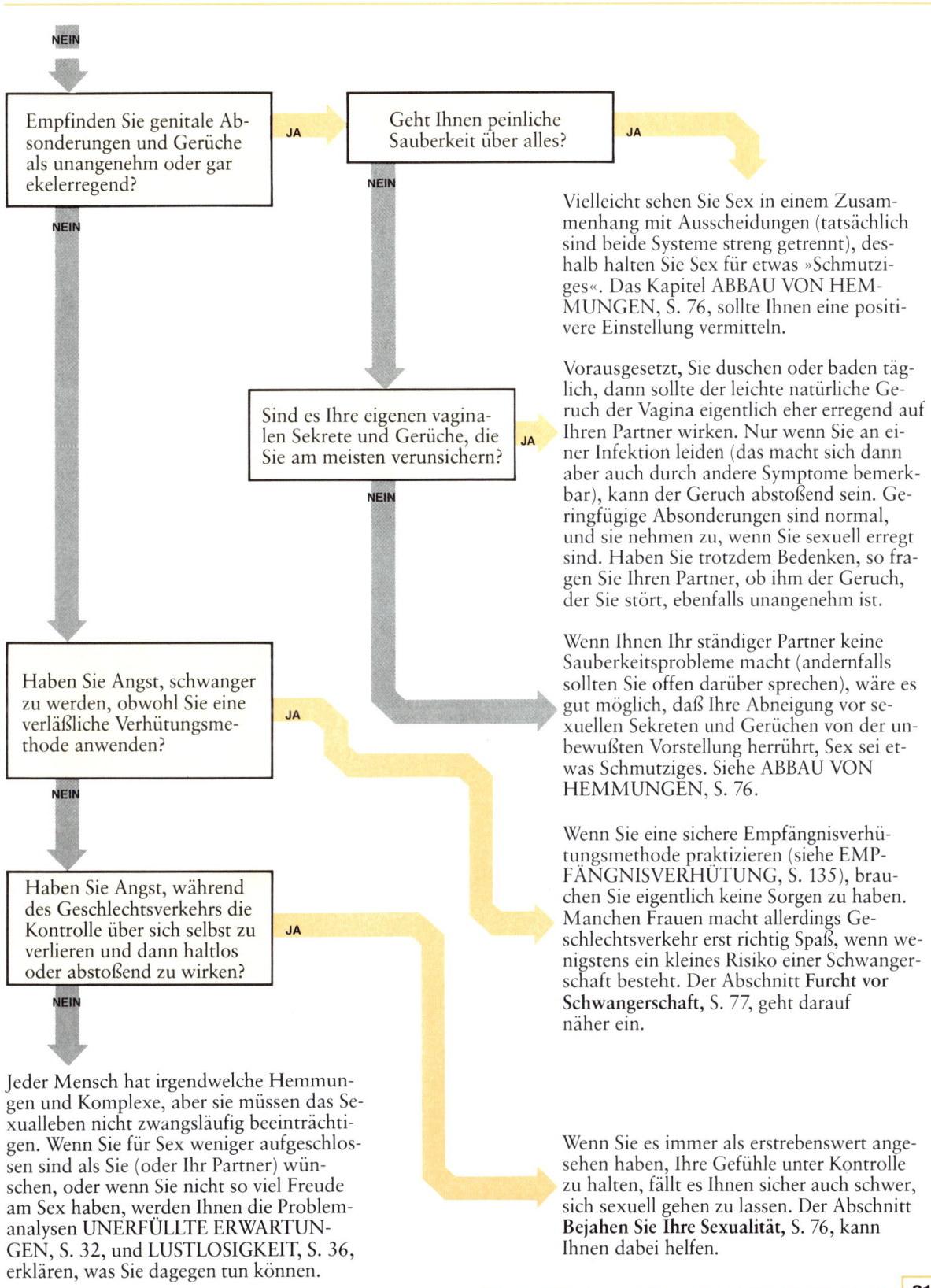

NEIN

Empfinden Sie genitale Absonderungen und Gerüche als unangenehm oder gar ekelerregend?

JA → Geht Ihnen peinliche Sauberkeit über alles?

JA →

NEIN

NEIN

Vielleicht sehen Sie Sex in einem Zusammenhang mit Ausscheidungen (tatsächlich sind beide Systeme streng getrennt), deshalb halten Sie Sex für etwas »Schmutziges«. Das Kapitel ABBAU VON HEMMUNGEN, S. 76, sollte Ihnen eine positivere Einstellung vermitteln.

Sind es Ihre eigenen vaginalen Sekrete und Gerüche, die Sie am meisten verunsichern?

JA →

NEIN

Vorausgesetzt, Sie duschen oder baden täglich, dann sollte der leichte natürliche Geruch der Vagina eigentlich eher erregend auf Ihren Partner wirken. Nur wenn Sie an einer Infektion leiden (das macht sich dann aber auch durch andere Symptome bemerkbar), kann der Geruch abstoßend sein. Geringfügige Absonderungen sind normal, und sie nehmen zu, wenn Sie sexuell erregt sind. Haben Sie trotzdem Bedenken, so fragen Sie Ihren Partner, ob ihm der Geruch, der Sie stört, ebenfalls unangenehm ist.

Haben Sie Angst, schwanger zu werden, obwohl Sie eine verläßliche Verhütungsmethode anwenden?

JA →

NEIN

Wenn Ihnen Ihr ständiger Partner keine Sauberkeitsprobleme macht (andernfalls sollten Sie offen darüber sprechen), wäre es gut möglich, daß Ihre Abneigung vor sexuellen Sekreten und Gerüchen von der unbewußten Vorstellung herrührt, Sex sei etwas Schmutziges. Siehe ABBAU VON HEMMUNGEN, S. 76.

Wenn Sie eine sichere Empfängnisverhütungsmethode praktizieren (siehe EMPFÄNGNISVERHÜTUNG, S. 135), brauchen Sie eigentlich keine Sorgen zu haben. Manchen Frauen macht allerdings Geschlechtsverkehr erst richtig Spaß, wenn wenigstens ein kleines Risiko einer Schwangerschaft besteht. Der Abschnitt **Furcht vor Schwangerschaft,** S. 77, geht darauf näher ein.

Haben Sie Angst, während des Geschlechtsverkehrs die Kontrolle über sich selbst zu verlieren und dann haltlos oder abstoßend zu wirken?

JA →

NEIN

Jeder Mensch hat irgendwelche Hemmungen und Komplexe, aber sie müssen das Sexualleben nicht zwangsläufig beeinträchtigen. Wenn Sie für Sex weniger aufgeschlossen sind als Sie (oder Ihr Partner) wünschen, oder wenn Sie nicht so viel Freude am Sex haben, werden Ihnen die Problemanalysen UNERFÜLLTE ERWARTUNGEN, S. 32, und LUSTLOSIGKEIT, S. 36, erklären, was Sie dagegen tun können.

Wenn Sie es immer als erstrebenswert angesehen haben, Ihre Gefühle unter Kontrolle zu halten, fällt es Ihnen sicher auch schwer, sich sexuell gehen zu lassen. Der Abschnitt **Bejahen Sie Ihre Sexualität,** S. 76, kann Ihnen dabei helfen.

UNERFÜLLTE ERWARTUNGEN

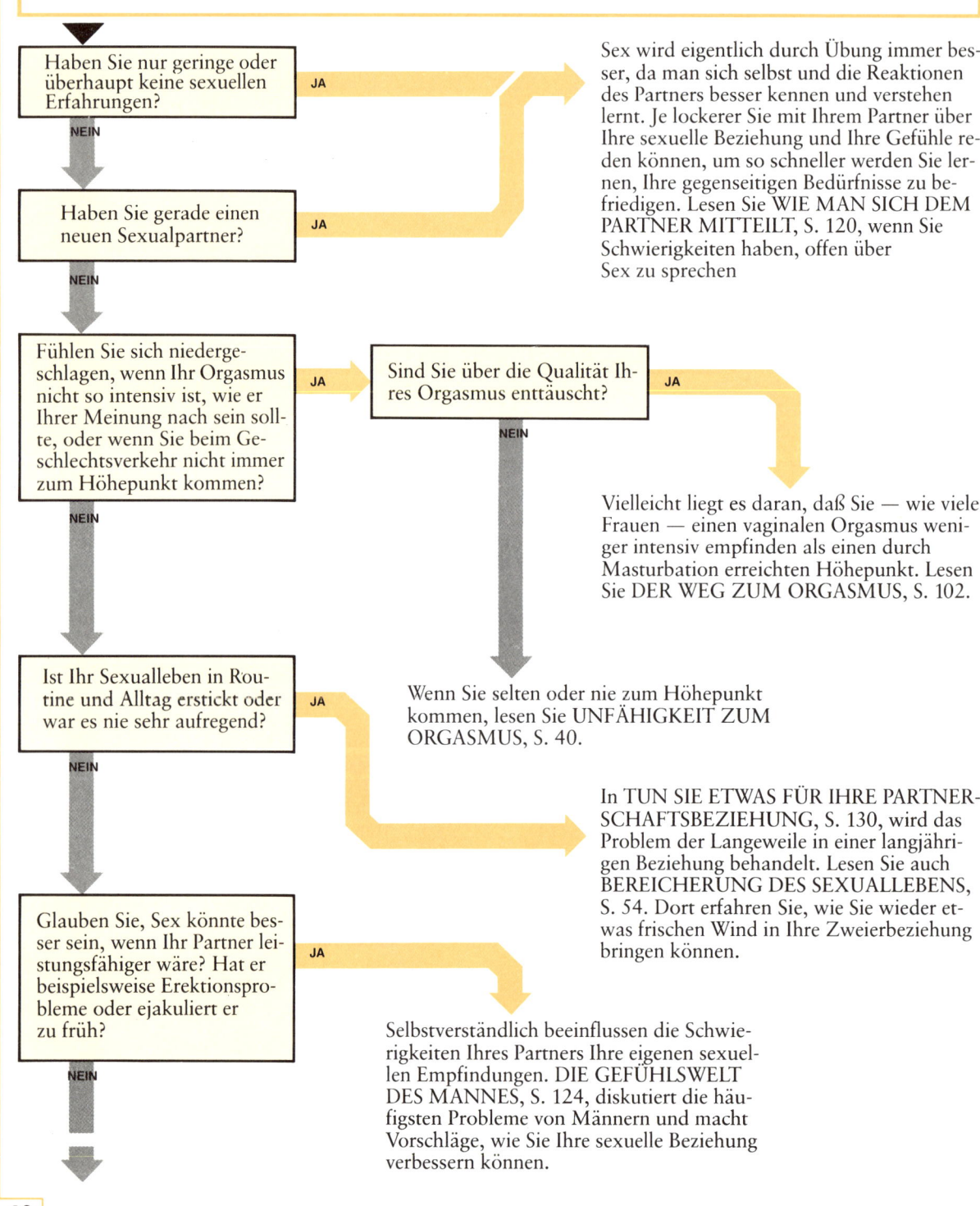

Haben Sie nur geringe oder überhaupt keine sexuellen Erfahrungen? — **JA**

Sex wird eigentlich durch Übung immer besser, da man sich selbst und die Reaktionen des Partners besser kennen und verstehen lernt. Je lockerer Sie mit Ihrem Partner über Ihre sexuelle Beziehung und Ihre Gefühle reden können, um so schneller werden Sie lernen, Ihre gegenseitigen Bedürfnisse zu befriedigen. Lesen Sie WIE MAN SICH DEM PARTNER MITTEILT, S. 120, wenn Sie Schwierigkeiten haben, offen über Sex zu sprechen

NEIN

Haben Sie gerade einen neuen Sexualpartner? — **JA**

NEIN

Fühlen Sie sich niedergeschlagen, wenn Ihr Orgasmus nicht so intensiv ist, wie er Ihrer Meinung nach sein sollte, oder wenn Sie beim Geschlechtsverkehr nicht immer zum Höhepunkt kommen? — **JA** → Sind Sie über die Qualität Ihres Orgasmus enttäuscht? — **JA**

NEIN

Vielleicht liegt es daran, daß Sie — wie viele Frauen — einen vaginalen Orgasmus weniger intensiv empfinden als einen durch Masturbation erreichten Höhepunkt. Lesen Sie DER WEG ZUM ORGASMUS, S. 102.

NEIN (unter "Sind Sie über die Qualität...")

Ist Ihr Sexualleben in Routine und Alltag erstickt oder war es nie sehr aufregend? — **JA**

Wenn Sie selten oder nie zum Höhepunkt kommen, lesen Sie UNFÄHIGKEIT ZUM ORGASMUS, S. 40.

NEIN

In TUN SIE ETWAS FÜR IHRE PARTNERSCHAFTSBEZIEHUNG, S. 130, wird das Problem der Langeweile in einer langjährigen Beziehung behandelt. Lesen Sie auch BEREICHERUNG DES SEXUALLEBENS, S. 54. Dort erfahren Sie, wie Sie wieder etwas frischen Wind in Ihre Zweierbeziehung bringen können.

Glauben Sie, Sex könnte besser sein, wenn Ihr Partner leistungsfähiger wäre? Hat er beispielsweise Erektionsprobleme oder ejakuliert er zu früh? — **JA**

NEIN

Selbstverständlich beeinflussen die Schwierigkeiten Ihres Partners Ihre eigenen sexuellen Empfindungen. DIE GEFÜHLSWELT DES MANNES, S. 124, diskutiert die häufigsten Probleme von Männern und macht Vorschläge, wie Sie Ihre sexuelle Beziehung verbessern können.

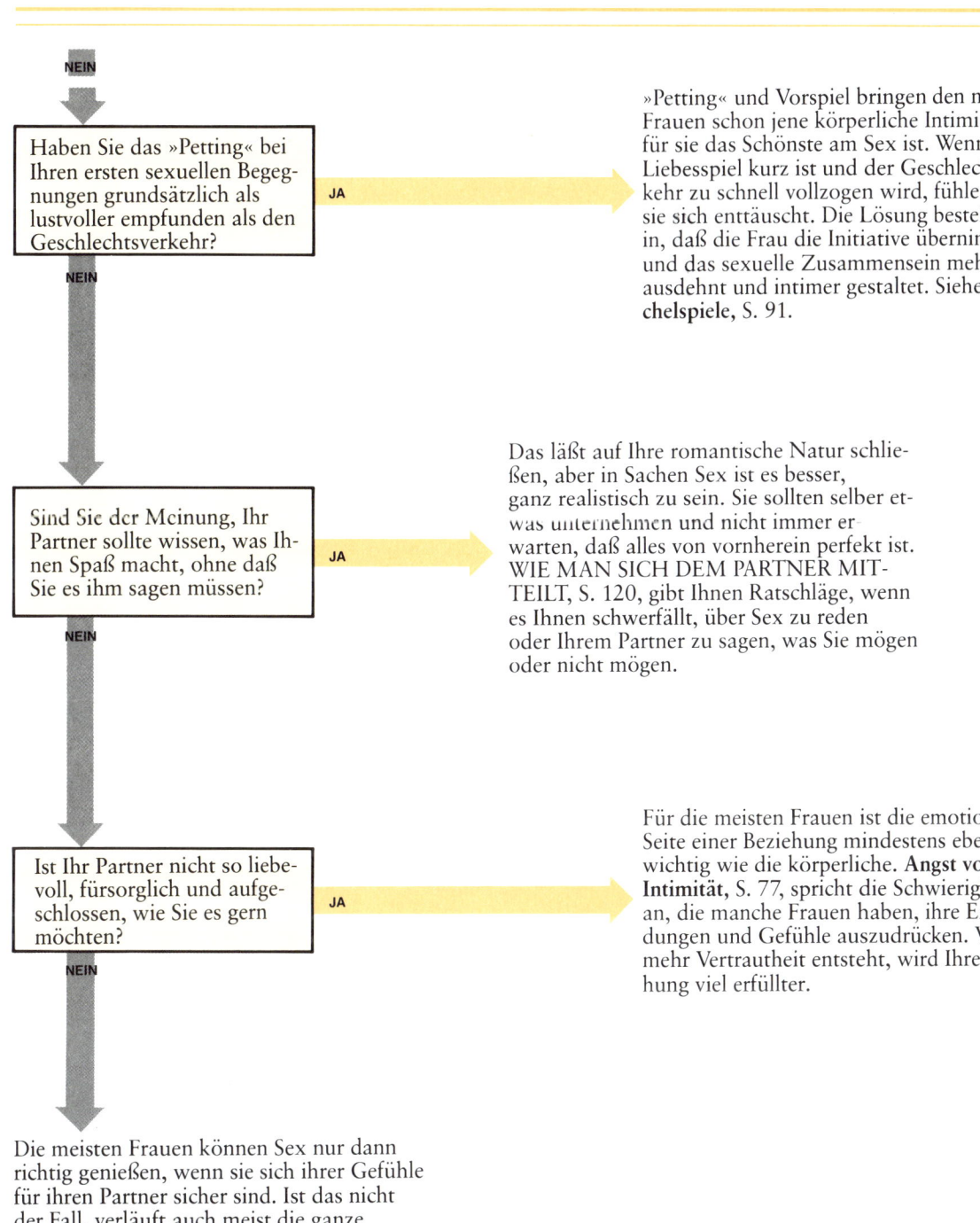

Haben Sie das »Petting« bei Ihren ersten sexuellen Begegnungen grundsätzlich als lustvoller empfunden als den Geschlechtsverkehr?

JA

»Petting« und Vorspiel bringen den meisten Frauen schon jene körperliche Intimität, die für sie das Schönste am Sex ist. Wenn das Liebesspiel kurz ist und der Geschlechtsverkehr zu schnell vollzogen wird, fühlen sie sich enttäuscht. Die Lösung besteht darin, daß die Frau die Initiative übernimmt und das sexuelle Zusammensein mehr ausdehnt und intimer gestaltet. Siehe **Streichelspiele**, S. 91.

NEIN

Sind Sie der Meinung, Ihr Partner sollte wissen, was Ihnen Spaß macht, ohne daß Sie es ihm sagen müssen?

JA

Das läßt auf Ihre romantische Natur schließen, aber in Sachen Sex ist es besser, ganz realistisch zu sein. Sie sollten selber etwas unternehmen und nicht immer erwarten, daß alles von vornherein perfekt ist. WIE MAN SICH DEM PARTNER MITTEILT, S. 120, gibt Ihnen Ratschläge, wenn es Ihnen schwerfällt, über Sex zu reden oder Ihrem Partner zu sagen, was Sie mögen oder nicht mögen.

NEIN

Ist Ihr Partner nicht so liebevoll, fürsorglich und aufgeschlossen, wie Sie es gern möchten?

JA

Für die meisten Frauen ist die emotionale Seite einer Beziehung mindestens ebenso wichtig wie die körperliche. **Angst vor Intimität**, S. 77, spricht die Schwierigkeiten an, die manche Frauen haben, ihre Empfindungen und Gefühle auszudrücken. Wenn mehr Vertrautheit entsteht, wird Ihre Beziehung viel erfüllter.

NEIN

Die meisten Frauen können Sex nur dann richtig genießen, wenn sie sich ihrer Gefühle für ihren Partner sicher sind. Ist das nicht der Fall, verläuft auch meist die ganze Beziehung enttäuschend. Versuchen Sie, Ihre Beziehung in allen Lebensbereichen zu verbessern und bestehenden Problemen nicht auszuweichen, dann wird auch Ihr Sexualleben reicher. Die Fragebögen PASSEN SIE ZUEINANDER?, S. 112, und SIND SIE MIT IHREM SEXUALLEBEN ZUFRIEDEN?, S. 116, werden Ihnen dabei helfen.

FRAUEN ♀ **2** PROBLEMANALYSEN

GERINGES SELBSTWERTGEFÜHL

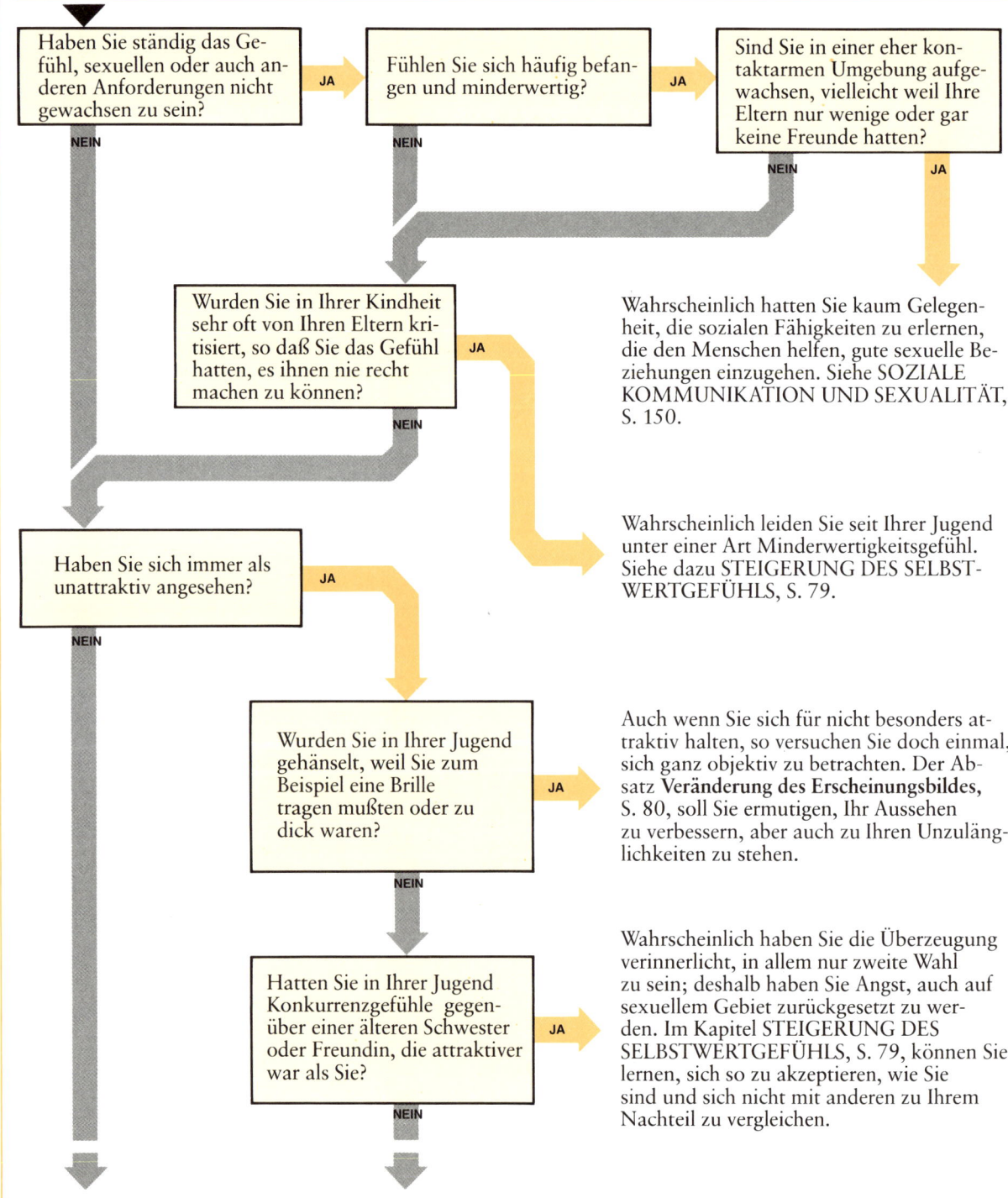

Haben Sie ständig das Gefühl, sexuellen oder auch anderen Anforderungen nicht gewachsen zu sein? **JA** → Fühlen Sie sich häufig befangen und minderwertig? **JA** → Sind Sie in einer eher kontaktarmen Umgebung aufgewachsen, vielleicht weil Ihre Eltern nur wenige oder gar keine Freunde hatten?

NEIN **NEIN** **NEIN** **JA**

Wurden Sie in Ihrer Kindheit sehr oft von Ihren Eltern kritisiert, so daß Sie das Gefühl hatten, es ihnen nie recht machen zu können? **JA**

NEIN

Wahrscheinlich hatten Sie kaum Gelegenheit, die sozialen Fähigkeiten zu erlernen, die den Menschen helfen, gute sexuelle Beziehungen einzugehen. Siehe SOZIALE KOMMUNIKATION UND SEXUALITÄT, S. 150.

Haben Sie sich immer als unattraktiv angesehen? **JA**

NEIN

Wahrscheinlich leiden Sie seit Ihrer Jugend unter einer Art Minderwertigkeitsgefühl. Siehe dazu STEIGERUNG DES SELBST-WERTGEFÜHLS, S. 79.

Wurden Sie in Ihrer Jugend gehänselt, weil Sie zum Beispiel eine Brille tragen mußten oder zu dick waren? **JA**

NEIN

Auch wenn Sie sich für nicht besonders attraktiv halten, so versuchen Sie doch einmal, sich ganz objektiv zu betrachten. Der Absatz **Veränderung des Erscheinungsbildes,** S. 80, soll Sie ermutigen, Ihr Aussehen zu verbessern, aber auch zu Ihren Unzulänglichkeiten zu stehen.

Hatten Sie in Ihrer Jugend Konkurrenzgefühle gegenüber einer älteren Schwester oder Freundin, die attraktiver war als Sie? **JA**

NEIN

Wahrscheinlich haben Sie die Überzeugung verinnerlicht, in allem nur zweite Wahl zu sein; deshalb haben Sie Angst, auch auf sexuellem Gebiet zurückgesetzt zu werden. Im Kapitel STEIGERUNG DES SELBSTWERTGEFÜHLS, S. 79, können Sie lernen, sich so zu akzeptieren, wie Sie sind und sich nicht mit anderen zu Ihrem Nachteil zu vergleichen.

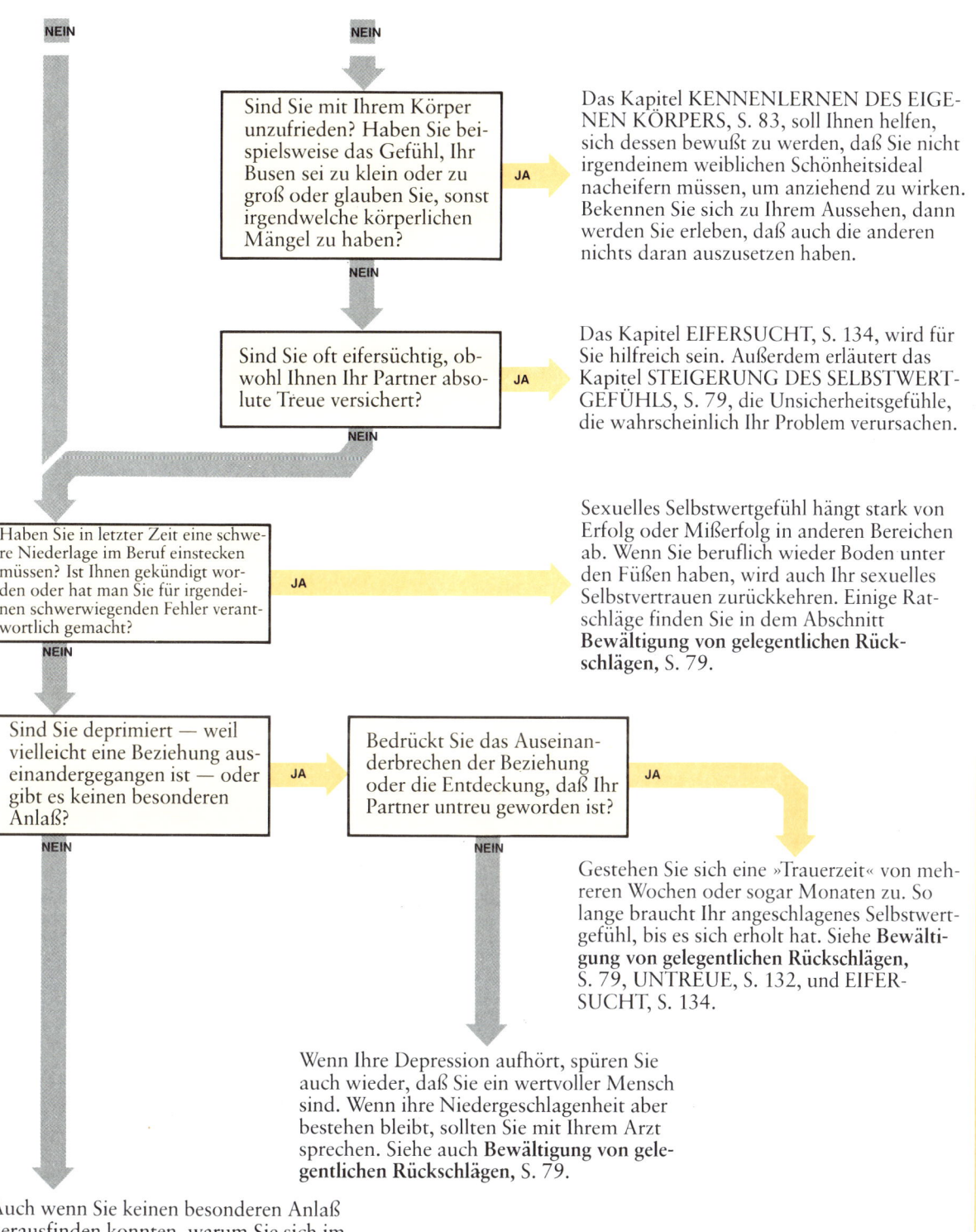

NEIN

NEIN

Sind Sie mit Ihrem Körper unzufrieden? Haben Sie beispielsweise das Gefühl, Ihr Busen sei zu klein oder zu groß oder glauben Sie, sonst irgendwelche körperlichen Mängel zu haben?

JA

Das Kapitel KENNENLERNEN DES EIGENEN KÖRPERS, S. 83, soll Ihnen helfen, sich dessen bewußt zu werden, daß Sie nicht irgendeinem weiblichen Schönheitsideal nacheifern müssen, um anziehend zu wirken. Bekennen Sie sich zu Ihrem Aussehen, dann werden Sie erleben, daß auch die anderen nichts daran auszusetzen haben.

NEIN

Sind Sie oft eifersüchtig, obwohl Ihnen Ihr Partner absolute Treue versichert?

JA

Das Kapitel EIFERSUCHT, S. 134, wird für Sie hilfreich sein. Außerdem erläutert das Kapitel STEIGERUNG DES SELBSTWERTGEFÜHLS, S. 79, die Unsicherheitsgefühle, die wahrscheinlich Ihr Problem verursachen.

NEIN

Haben Sie in letzter Zeit eine schwere Niederlage im Beruf einstecken müssen? Ist Ihnen gekündigt worden oder hat man Sie für irgendeinen schwerwiegenden Fehler verantwortlich gemacht?

JA

Sexuelles Selbstwertgefühl hängt stark von Erfolg oder Mißerfolg in anderen Bereichen ab. Wenn Sie beruflich wieder Boden unter den Füßen haben, wird auch Ihr sexuelles Selbstvertrauen zurückkehren. Einige Ratschläge finden Sie in dem Abschnitt **Bewältigung von gelegentlichen Rückschlägen,** S. 79.

NEIN

Sind Sie deprimiert — weil vielleicht eine Beziehung auseinandergegangen ist — oder gibt es keinen besonderen Anlaß?

JA

Bedrückt Sie das Auseinanderbrechen der Beziehung oder die Entdeckung, daß Ihr Partner untreu geworden ist?

JA

Gestehen Sie sich eine »Trauerzeit« von mehreren Wochen oder sogar Monaten zu. So lange braucht Ihr angeschlagenes Selbstwertgefühl, bis es sich erholt hat. Siehe **Bewältigung von gelegentlichen Rückschlägen,** S. 79, UNTREUE, S. 132, und EIFERSUCHT, S. 134.

NEIN

NEIN

Wenn Ihre Depression aufhört, spüren Sie auch wieder, daß Sie ein wertvoller Mensch sind. Wenn ihre Niedergeschlagenheit aber bestehen bleibt, sollten Sie mit Ihrem Arzt sprechen. Siehe auch **Bewältigung von gelegentlichen Rückschlägen,** S. 79.

Auch wenn Sie keinen besonderen Anlaß herausfinden konnten, warum Sie sich im Augenblick sexuell unwohl fühlen, kann Ihnen doch das Kapitel STEIGERUNG DES SELBSTWERTGEFÜHLS, S. 79, helfen, Ihr Selbstvertrauen wiederherzustellen.

LUSTLOSIGKEIT

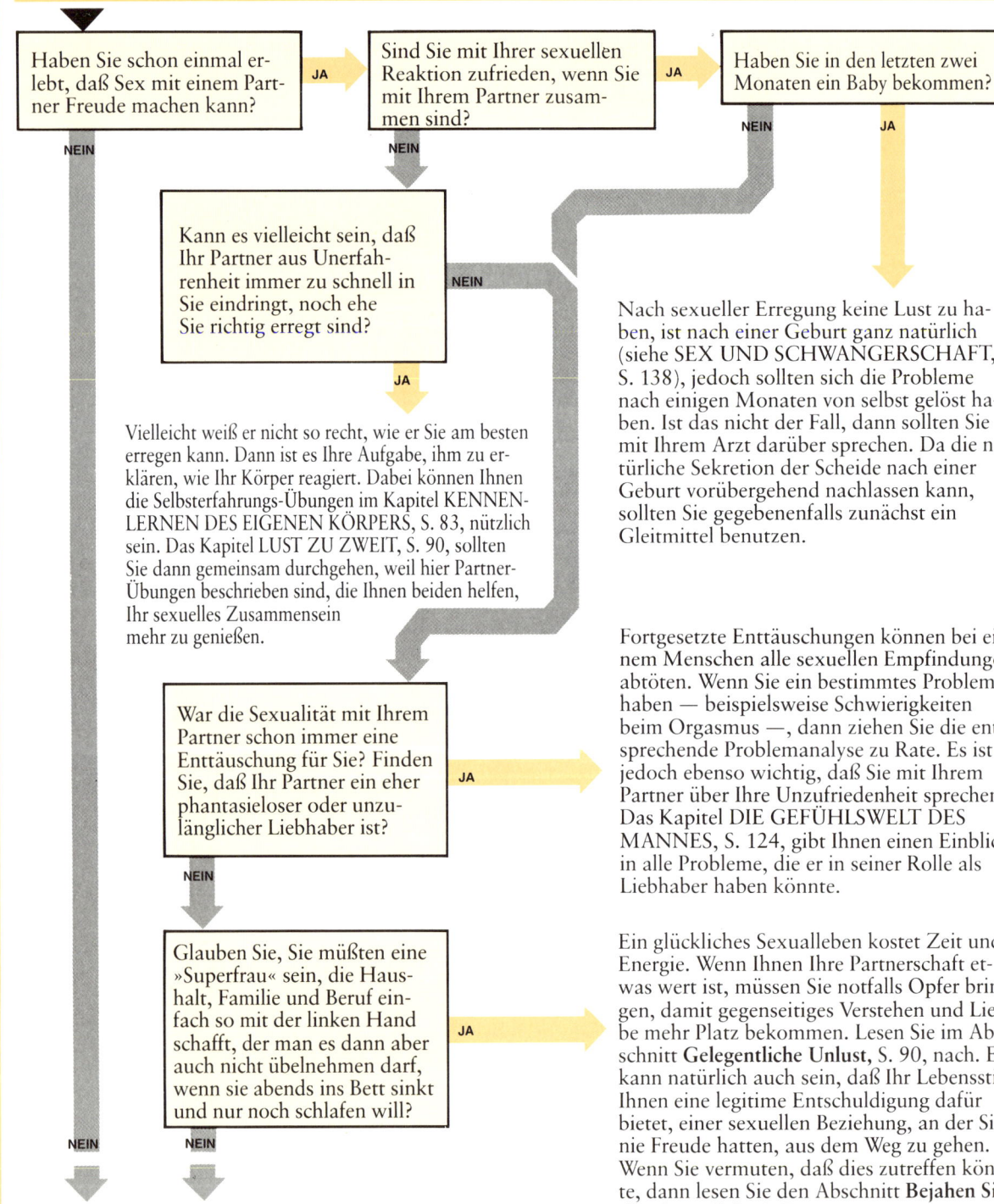

Haben Sie schon einmal erlebt, daß Sex mit einem Partner Freude machen kann?

JA →

Sind Sie mit Ihrer sexuellen Reaktion zufrieden, wenn Sie mit Ihrem Partner zusammen sind?

JA →

Haben Sie in den letzten zwei Monaten ein Baby bekommen?

NEIN

NEIN

NEIN

JA

Kann es vielleicht sein, daß Ihr Partner aus Unerfahrenheit immer zu schnell in Sie eindringt, noch ehe Sie richtig erregt sind?

NEIN

JA

Nach sexueller Erregung keine Lust zu haben, ist nach einer Geburt ganz natürlich (siehe SEX UND SCHWANGERSCHAFT, S. 138), jedoch sollten sich die Probleme nach einigen Monaten von selbst gelöst haben. Ist das nicht der Fall, dann sollten Sie mit Ihrem Arzt darüber sprechen. Da die natürliche Sekretion der Scheide nach einer Geburt vorübergehend nachlassen kann, sollten Sie gegebenenfalls zunächst ein Gleitmittel benutzen.

Vielleicht weiß er nicht so recht, wie er Sie am besten erregen kann. Dann ist es Ihre Aufgabe, ihm zu erklären, wie Ihr Körper reagiert. Dabei können Ihnen die Selbsterfahrungs-Übungen im Kapitel KENNEN-LERNEN DES EIGENEN KÖRPERS, S. 83, nützlich sein. Das Kapitel LUST ZU ZWEIT, S. 90, sollten Sie dann gemeinsam durchgehen, weil hier Partner-Übungen beschrieben sind, die Ihnen beiden helfen, Ihr sexuelles Zusammensein mehr zu genießen.

War die Sexualität mit Ihrem Partner schon immer eine Enttäuschung für Sie? Finden Sie, daß Ihr Partner ein eher phantasieloser oder unzulänglicher Liebhaber ist?

JA →

NEIN

Fortgesetzte Enttäuschungen können bei einem Menschen alle sexuellen Empfindungen abtöten. Wenn Sie ein bestimmtes Problem haben — beispielsweise Schwierigkeiten beim Orgasmus —, dann ziehen Sie die entsprechende Problemanalyse zu Rate. Es ist jedoch ebenso wichtig, daß Sie mit Ihrem Partner über Ihre Unzufriedenheit sprechen. Das Kapitel DIE GEFÜHLSWELT DES MANNES, S. 124, gibt Ihnen einen Einblick in alle Probleme, die er in seiner Rolle als Liebhaber haben könnte.

Glauben Sie, Sie müßten eine »Superfrau« sein, die Haushalt, Familie und Beruf einfach so mit der linken Hand schafft, der man es dann aber auch nicht übelnehmen darf, wenn sie abends ins Bett sinkt und nur noch schlafen will?

JA →

NEIN

NEIN

Ein glückliches Sexualleben kostet Zeit und Energie. Wenn Ihnen Ihre Partnerschaft etwas wert ist, müssen Sie notfalls Opfer bringen, damit gegenseitiges Verstehen und Liebe mehr Platz bekommen. Lesen Sie im Abschnitt **Gelegentliche Unlust,** S. 90, nach. Es kann natürlich auch sein, daß Ihr Lebensstil Ihnen eine legitime Entschuldigung dafür bietet, einer sexuellen Beziehung, an der Sie nie Freude hatten, aus dem Weg zu gehen. Wenn Sie vermuten, daß dies zutreffen könnte, dann lesen Sie den Abschnitt **Bejahen Sie Ihre Sexualität,** S. 76.

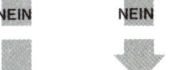

NEIN   NEIN

Schwankt Ihre sexuelle Ansprechbarkeit, so daß Sie
manchmal sehr viel weniger
leicht erregbar sind als in der
übrigen Zeit?

JA

Viele Frauen bemerken ein Absinken ihrer
Lust auf Sex zu einem bestimmten Zeitpunkt
ihres monatlichen Zyklus — meist in der
Mitte. Auch Erschöpfung, Streß, Depression
und bestimmte Drogen (siehe **Die Nebenwir-
kungen von Drogen auf das Sexualleben,**
S. 158) können vorübergehend Ihre sexuelle
Ansprechbarkeit vermindern.

NEIN

Vielleicht besteht Ihr Problem darin, daß eine langdauernde Beziehung langweilig geworden ist. Wenn es so ist, befassen Sie sich
mit dem Kapitel TUN SIE ETWAS FÜR
IHRE PARTNERSCHAFTSBEZIEHUNG,
S. 130. Aber den meisten Frauen, die sich
von einem bestimmten Partner sexuell nicht
erregt fühlen, fehlt die nötige emotionale
Vertrautheit. Unausgesprochener Ärger
oder heimlicher Groll auf den Partner können zur Folge haben, daß Sie sexuell »ab-
schalten«. Der Fragebogen PASSEN SIE
ZUEINANDER?, S. 112, zeigt Ihnen vielleicht einen Weg, wie Sie Ihre Partnerschaft
verbessern können.

Das deutet darauf hin, daß Sie beim Sex Schuldgefühle haben, die allerdings geringer werden,
wenn Sie sich einreden, Sex sei eine Pflicht und
kein Vergnügen. Ihr übermäßig ausgeprägter
Wunsch, es dem Partner recht zu machen, läßt
außerdem darauf schließen, daß Sie sich Männern gegenüber ganz allgemein unsicher fühlen.
Die Übungen im Kapitel SELBSTBEFRIEDI-
GUNG, S. 86, können Ihnen dabei helfen, Sexualität frei von Schuldgefühlen zu genießen.
Studieren Sie dann den Abschnitt **Bejahen Sie
Ihre Sexualität,** S. 76. Was Sie daraus lernen,
können Sie schließlich festigen, indem Sie im
Kapitel STEIGERUNG DES SELBSTWERTGE-
FÜHLS, S. 79, sich sagen lassen, wie Sie selbst-
sicherer werden können und daß Sie — dies vor
allem — ein Recht auf sexuelles Glück haben.

Denken Sie während des Liebesaktes ausschließlich daran,
wie Sie Ihren Partner befriedigen können, statt zu versuchen,
daß auch Sie zu Ihrer sexuellen
Befriedigung kommen?

JA

NEIN

Wurden Sie so erzogen, daß Sie
Ihren Körper und sexuelle Be-
tätigungen nur mit Scham und
Schuldgefühlen erleben können?

JA

Bevor Sie sich einem Partner wirklich ganz
öffnen, müssen Sie erst einmal Ihre Vorstellungen von Sexualität gründlich ändern: Sex
ist eine Quelle der Freude und kann die innig-
sten Bindungen schaffen zwischen zwei Menschen, die sich lieben. Die Selbsterfahrungs-
Übungen im Kapitel KENNENLERNEN
DES EIGENEN KÖRPERS, S. 83, und die
Partner-Übungen im Kapitel LUST ZU
ZWEIT, S. 90, sind die ersten praktischen
Schritte, die Sie unternehmen sollten. Schlagen Sie auch einmal bei ABBAU VON
HEMMUNGEN, S. 76, nach.

NEIN

Waren Sie schon immer
sexuell uninteressiert?

JA

NEIN

Ihre Hauptschwierigkeit besteht wahrscheinlich in Ihrem
geringen Interesse (siehe MANGELNDES INTERESSE,
S. 28) und nicht so sehr in mangelnder Erregbarkeit. Das
muß nicht problematisch sein, wenn auch Ihr Partner
kein übermäßiges Interesse an Sex hat. Ist aber sein
Sexualtrieb viel stärker ausgeprägt als Ihrer, dann kann
Ihnen das Kapitel UNTERSCHIEDLICH STARKER
SEXUALTRIEB, S. 122, vielleicht helfen.

Wenn Sie tatsächlich keinerlei Interesse am Sex verspüren, sollten Sie doch einmal Hilfe von Fachleuten in Anspruch nehmen, um herauszufinden, wodurch Sie sexuell so total blockiert sind. Es wäre
zum Beispiel denkbar, daß Sie davor Angst haben,
mit einem anderen Menschen richtig vertraut zu
werden. Lesen Sie auch den Abschnitt **Andauernde
Lustlosigkeit,** S. 90.

FRAUEN ♀ 2 PROBLEMANALYSEN

PENETRATIONSANGST

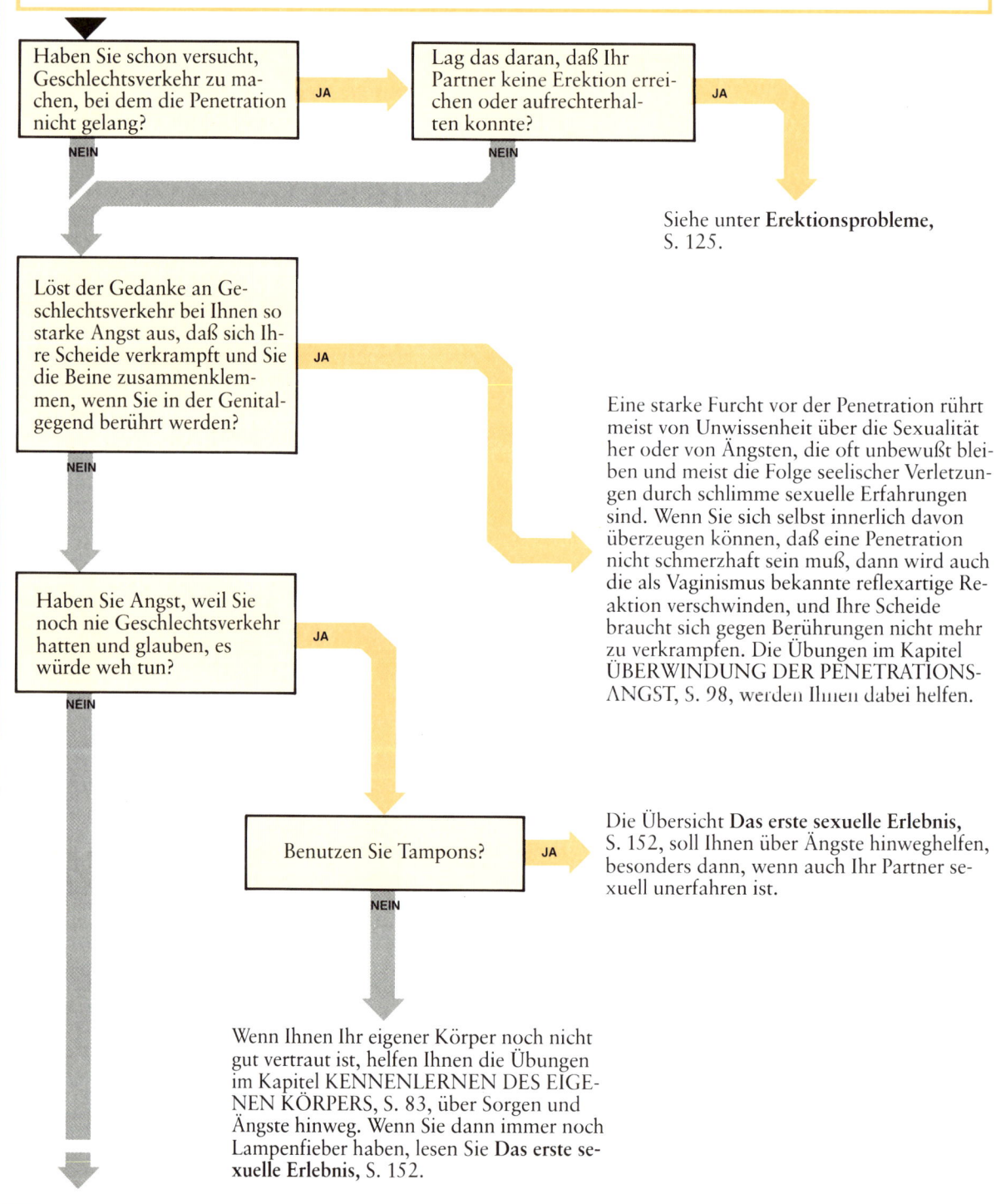

Haben Sie schon versucht, Geschlechtsverkehr zu machen, bei dem die Penetration nicht gelang? — **JA** → Lag das daran, daß Ihr Partner keine Erektion erreichen oder aufrechterhalten konnte? — **JA** →

NEIN ↓ ... **NEIN** ↓

Siehe unter **Erektionsprobleme,** S. 125.

Löst der Gedanke an Geschlechtsverkehr bei Ihnen so starke Angst aus, daß sich Ihre Scheide verkrampft und Sie die Beine zusammenklemmen, wenn Sie in der Genitalgegend berührt werden? — **JA** →

NEIN ↓

Eine starke Furcht vor der Penetration rührt meist von Unwissenheit über die Sexualität her oder von Ängsten, die oft unbewußt bleiben und meist die Folge seelischer Verletzungen durch schlimme sexuelle Erfahrungen sind. Wenn Sie sich selbst innerlich davon überzeugen können, daß eine Penetration nicht schmerzhaft sein muß, dann wird auch die als Vaginismus bekannte reflexartige Reaktion verschwinden, und Ihre Scheide braucht sich gegen Berührungen nicht mehr zu verkrampfen. Die Übungen im Kapitel ÜBERWINDUNG DER PENETRATIONSANGST, S. 98, werden Ihnen dabei helfen.

Haben Sie Angst, weil Sie noch nie Geschlechtsverkehr hatten und glauben, es würde weh tun? — **JA** →

NEIN ↓

Benutzen Sie Tampons? — **JA** →

NEIN ↓

Die Übersicht **Das erste sexuelle Erlebnis,** S. 152, soll Ihnen über Ängste hinweghelfen, besonders dann, wenn auch Ihr Partner sexuell unerfahren ist.

Wenn Ihnen Ihr eigener Körper noch nicht gut vertraut ist, helfen Ihnen die Übungen im Kapitel KENNENLERNEN DES EIGENEN KÖRPERS, S. 83, über Sorgen und Ängste hinweg. Wenn Sie dann immer noch Lampenfieber haben, lesen Sie **Das erste sexuelle Erlebnis,** S. 152.

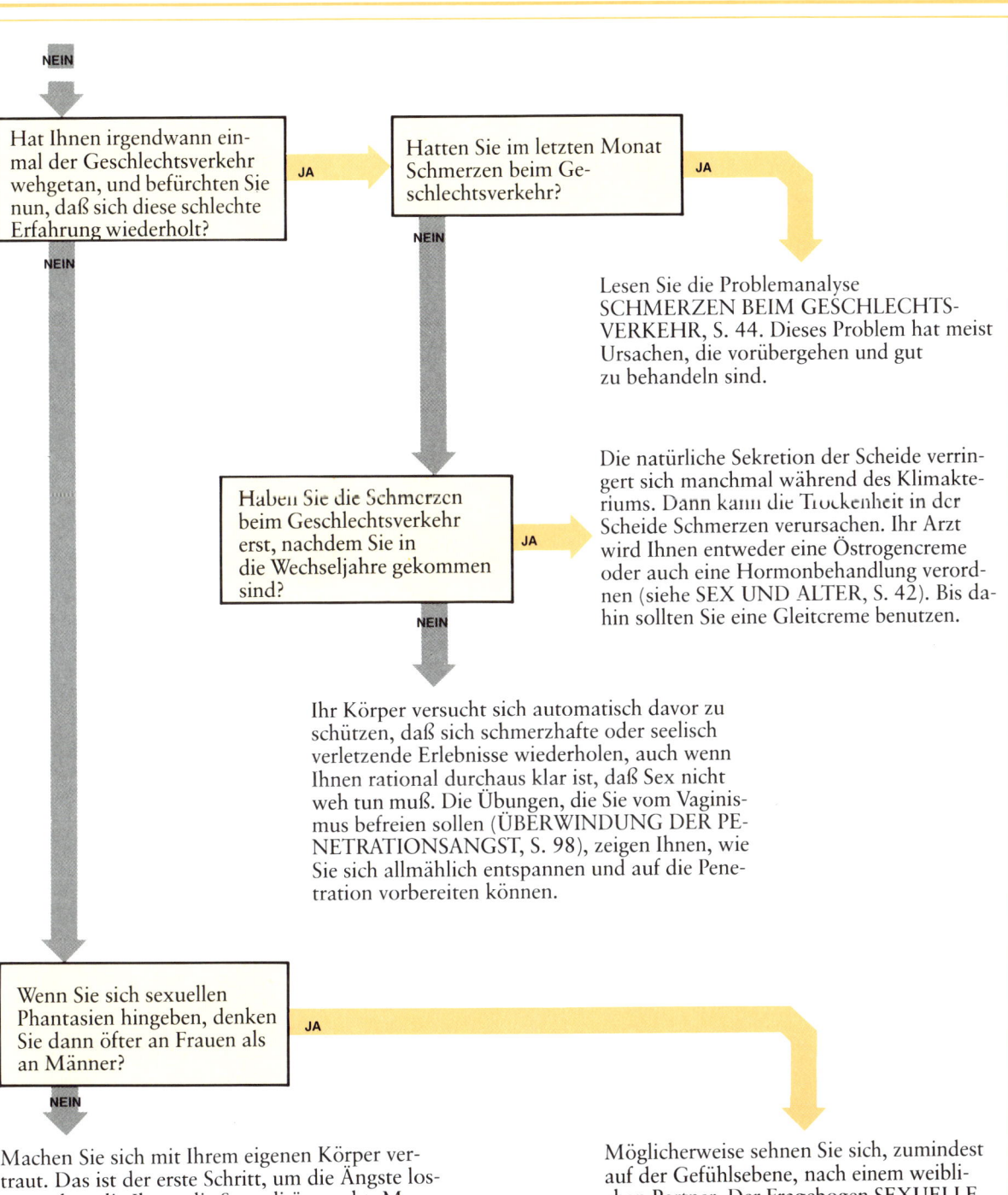

NEIN

Hat Ihnen irgendwann einmal der Geschlechtsverkehr wehgetan, und befürchten Sie nun, daß sich diese schlechte Erfahrung wiederholt?

JA →

Hatten Sie im letzten Monat Schmerzen beim Geschlechtsverkehr?

JA →

NEIN

Lesen Sie die Problemanalyse SCHMERZEN BEIM GESCHLECHTS-VERKEHR, S. 44. Dieses Problem hat meist Ursachen, die vorübergehen und gut zu behandeln sind.

NEIN

Haben Sie die Schmerzen beim Geschlechtsverkehr erst, nachdem Sie in die Wechseljahre gekommen sind?

JA →

Die natürliche Sekretion der Scheide verringert sich manchmal während des Klimateriums. Dann kann die Trockenheit in der Scheide Schmerzen verursachen. Ihr Arzt wird Ihnen entweder eine Östrogencreme oder auch eine Hormonbehandlung verordnen (siehe SEX UND ALTER, S. 42). Bis dahin sollten Sie eine Gleitcreme benutzen.

NEIN

Ihr Körper versucht sich automatisch davor zu schützen, daß sich schmerzhafte oder seelisch verletzende Erlebnisse wiederholen, auch wenn Ihnen rational durchaus klar ist, daß Sex nicht weh tun muß. Die Übungen, die Sie vom Vaginismus befreien sollen (ÜBERWINDUNG DER PENETRATIONSANGST, S. 98), zeigen Ihnen, wie Sie sich allmählich entspannen und auf die Penetration vorbereiten können.

Wenn Sie sich sexuellen Phantasien hingeben, denken Sie dann öfter an Frauen als an Männer?

JA →

NEIN

Machen Sie sich mit Ihrem eigenen Körper vertraut. Das ist der erste Schritt, um die Ängste loszuwerden, die Ihnen die Sexualität macht. Machen Sie die Übungen in KENNENLERNEN DES EIGENEN KÖRPERS, S. 83. Studieren Sie ÜBERWINDUNG DER PENETRATIONS-ANGST, S. 98. Diese Kapitel werden Sie überzeugen, daß Sie körperlich gesund sind, und daß es keinen Grund gibt, warum Sex schmerzhaft oder unangenehm sein sollte.

Möglicherweise sehnen Sie sich, zumindest auf der Gefühlsebene, nach einem weiblichen Partner. Der Fragebogen SEXUELLE ORIENTIERUNG, S. 23, und das Kapitel über LESBISCHE LIEBE, S. 107, werden Ihnen helfen zu entscheiden, auf welches Geschlecht Ihre wahre sexuelle Vorliebe gerichtet ist.

UNFÄHIGKEIT ZUM ORGASMUS

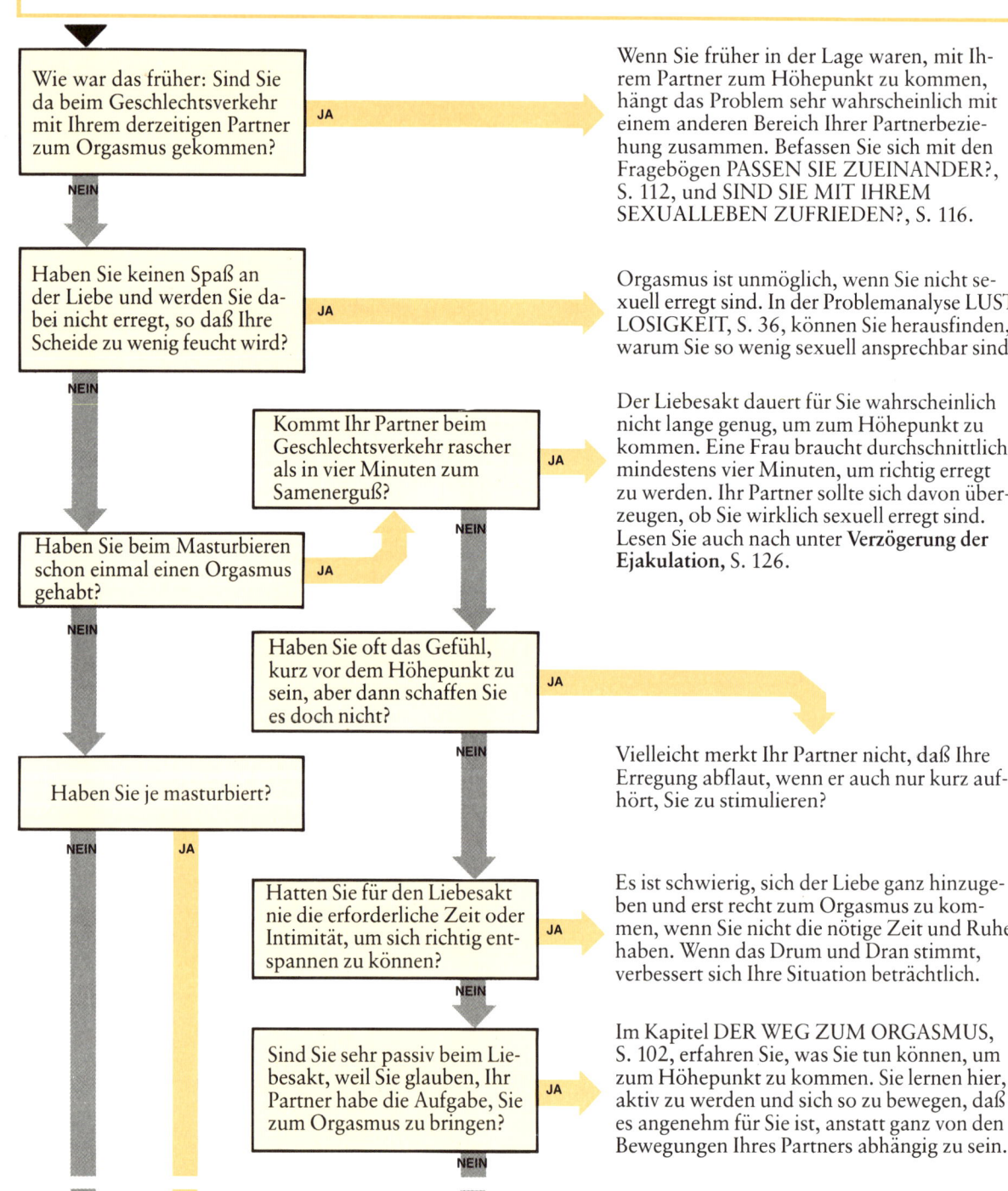

Wie war das früher: Sind Sie da beim Geschlechtsverkehr mit Ihrem derzeitigen Partner zum Orgasmus gekommen?

JA → Wenn Sie früher in der Lage waren, mit Ihrem Partner zum Höhepunkt zu kommen, hängt das Problem sehr wahrscheinlich mit einem anderen Bereich Ihrer Partnerbeziehung zusammen. Befassen Sie sich mit den Fragebögen PASSEN SIE ZUEINANDER?, S. 112, und SIND SIE MIT IHREM SEXUALLEBEN ZUFRIEDEN?, S. 116.

NEIN

Haben Sie keinen Spaß an der Liebe und werden Sie dabei nicht erregt, so daß Ihre Scheide zu wenig feucht wird?

JA → Orgasmus ist unmöglich, wenn Sie nicht sexuell erregt sind. In der Problemanalyse LUSTLOSIGKEIT, S. 36, können Sie herausfinden, warum Sie so wenig sexuell ansprechbar sind.

NEIN

Kommt Ihr Partner beim Geschlechtsverkehr rascher als in vier Minuten zum Samenerguß?

JA → Der Liebesakt dauert für Sie wahrscheinlich nicht lange genug, um zum Höhepunkt zu kommen. Eine Frau braucht durchschnittlich mindestens vier Minuten, um richtig erregt zu werden. Ihr Partner sollte sich davon überzeugen, ob Sie wirklich sexuell erregt sind. Lesen Sie auch nach unter **Verzögerung der Ejakulation**, S. 126.

NEIN

Haben Sie beim Masturbieren schon einmal einen Orgasmus gehabt?

JA

Haben Sie oft das Gefühl, kurz vor dem Höhepunkt zu sein, aber dann schaffen Sie es doch nicht?

JA → Vielleicht merkt Ihr Partner nicht, daß Ihre Erregung abflaut, wenn er auch nur kurz aufhört, Sie zu stimulieren?

NEIN

Haben Sie je masturbiert?

NEIN **JA**

Hatten Sie für den Liebesakt nie die erforderliche Zeit oder Intimität, um sich richtig entspannen zu können?

JA → Es ist schwierig, sich der Liebe ganz hinzugeben und erst recht zum Orgasmus zu kommen, wenn Sie nicht die nötige Zeit und Ruhe haben. Wenn das Drum und Dran stimmt, verbessert sich Ihre Situation beträchtlich.

NEIN

Sind Sie sehr passiv beim Liebesakt, weil Sie glauben, Ihr Partner habe die Aufgabe, Sie zum Orgasmus zu bringen?

JA → Im Kapitel DER WEG ZUM ORGASMUS, S. 102, erfahren Sie, was Sie tun können, um zum Höhepunkt zu kommen. Sie lernen hier, aktiv zu werden und sich so zu bewegen, daß es angenehm für Sie ist, anstatt ganz von den Bewegungen Ihres Partners abhängig zu sein.

NEIN

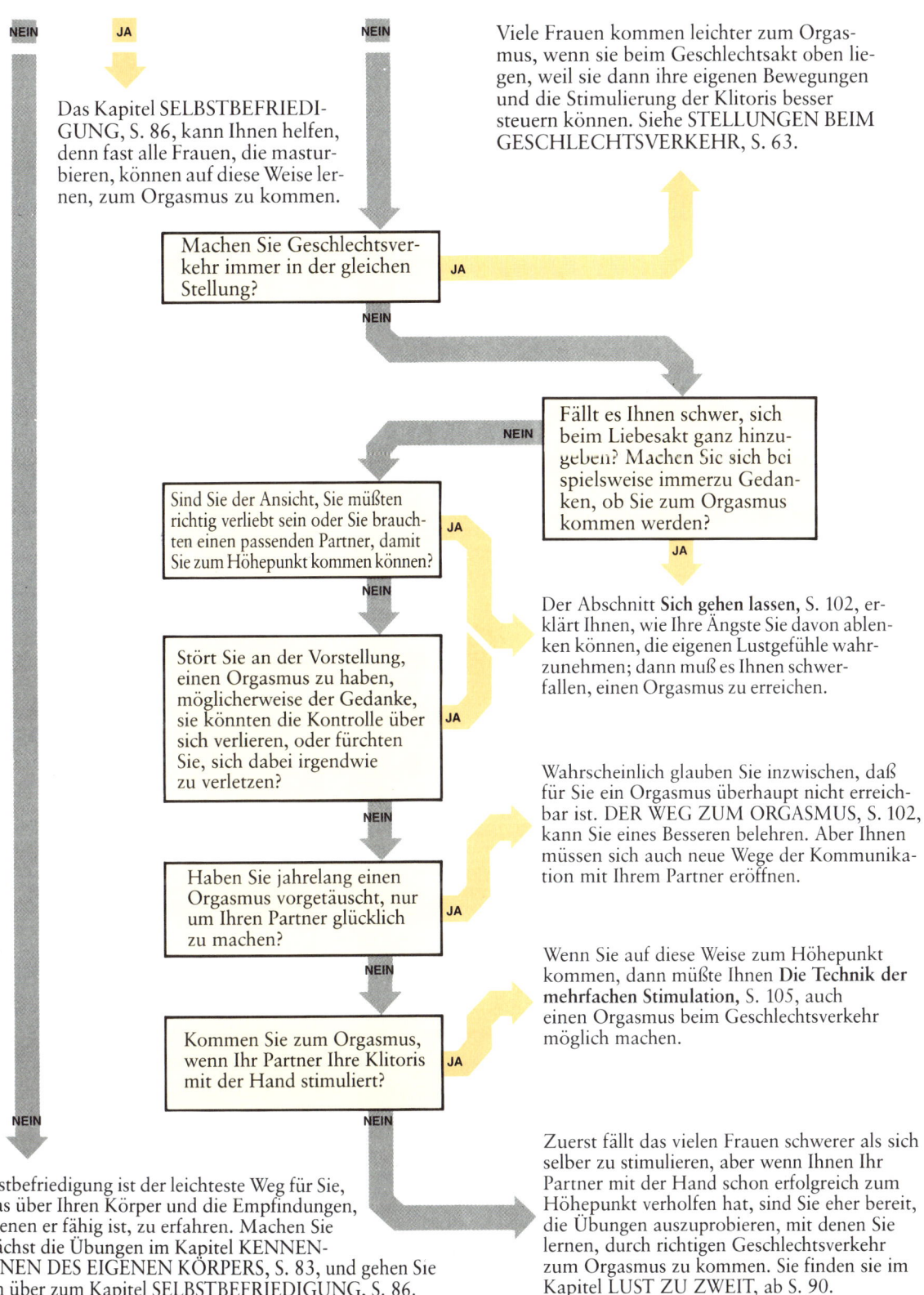

NEIN   **JA**   **NEIN**

Das Kapitel SELBSTBEFRIEDI-GUNG, S. 86, kann Ihnen helfen, denn fast alle Frauen, die mastur-bieren, können auf diese Weise ler-nen, zum Orgasmus zu kommen.

Viele Frauen kommen leichter zum Orgas-mus, wenn sie beim Geschlechtsakt oben lie-gen, weil sie dann ihre eigenen Bewegungen und die Stimulierung der Klitoris besser steuern können. Siehe STELLUNGEN BEIM GESCHLECHTSVERKEHR, S. 63.

Machen Sie Geschlechtsver-kehr immer in der gleichen Stellung?   **JA**

NEIN

Fällt es Ihnen schwer, sich beim Liebesakt ganz hinzu-geben? Machen Sie sich bei spielsweise immerzu Gedan-ken, ob Sie zum Orgasmus kommen werden?

NEIN

Sind Sie der Ansicht, Sie müßten richtig verliebt sein oder Sie brauch-ten einen passenden Partner, damit Sie zum Höhepunkt kommen können?   **JA**

NEIN

JA

Der Abschnitt **Sich gehen lassen,** S. 102, er-klärt Ihnen, wie Ihre Ängste Sie davon ablen-ken können, die eigenen Lustgefühle wahr-zunehmen; dann muß es Ihnen schwer-fallen, einen Orgasmus zu erreichen.

Stört Sie an der Vorstellung, einen Orgasmus zu haben, möglicherweise der Gedanke, sie könnten die Kontrolle über sich verlieren, oder fürchten Sie, sich dabei irgendwie zu verletzen?   **JA**

NEIN

Wahrscheinlich glauben Sie inzwischen, daß für Sie ein Orgasmus überhaupt nicht erreich-bar ist. DER WEG ZUM ORGASMUS, S. 102, kann Sie eines Besseren belehren. Aber Ihnen müssen sich auch neue Wege der Kommunika-tion mit Ihrem Partner eröffnen.

Haben Sie jahrelang einen Orgasmus vorgetäuscht, nur um Ihren Partner glücklich zu machen?   **JA**

NEIN

Wenn Sie auf diese Weise zum Höhepunkt kommen, dann müßte Ihnen **Die Technik der mehrfachen Stimulation,** S. 105, auch einen Orgasmus beim Geschlechtsverkehr möglich machen.

Kommen Sie zum Orgasmus, wenn Ihr Partner Ihre Klitoris mit der Hand stimuliert?   **JA**

NEIN   **NEIN**

Selbstbefriedigung ist der leichteste Weg für Sie, etwas über Ihren Körper und die Empfindungen, zu denen er fähig ist, zu erfahren. Machen Sie zunächst die Übungen im Kapitel KENNEN-LERNEN DES EIGENEN KÖRPERS, S. 83, und gehen Sie dann über zum Kapitel SELBSTBEFRIEDIGUNG, S. 86.

Zuerst fällt das vielen Frauen schwerer als sich selber zu stimulieren, aber wenn Ihnen Ihr Partner mit der Hand schon erfolgreich zum Höhepunkt verholfen hat, sind Sie eher bereit, die Übungen auszuprobieren, mit denen Sie lernen, durch richtigen Geschlechtsverkehr zum Orgasmus zu kommen. Sie finden sie im Kapitel LUST ZU ZWEIT, ab S. 90.

SEX UND ALTER

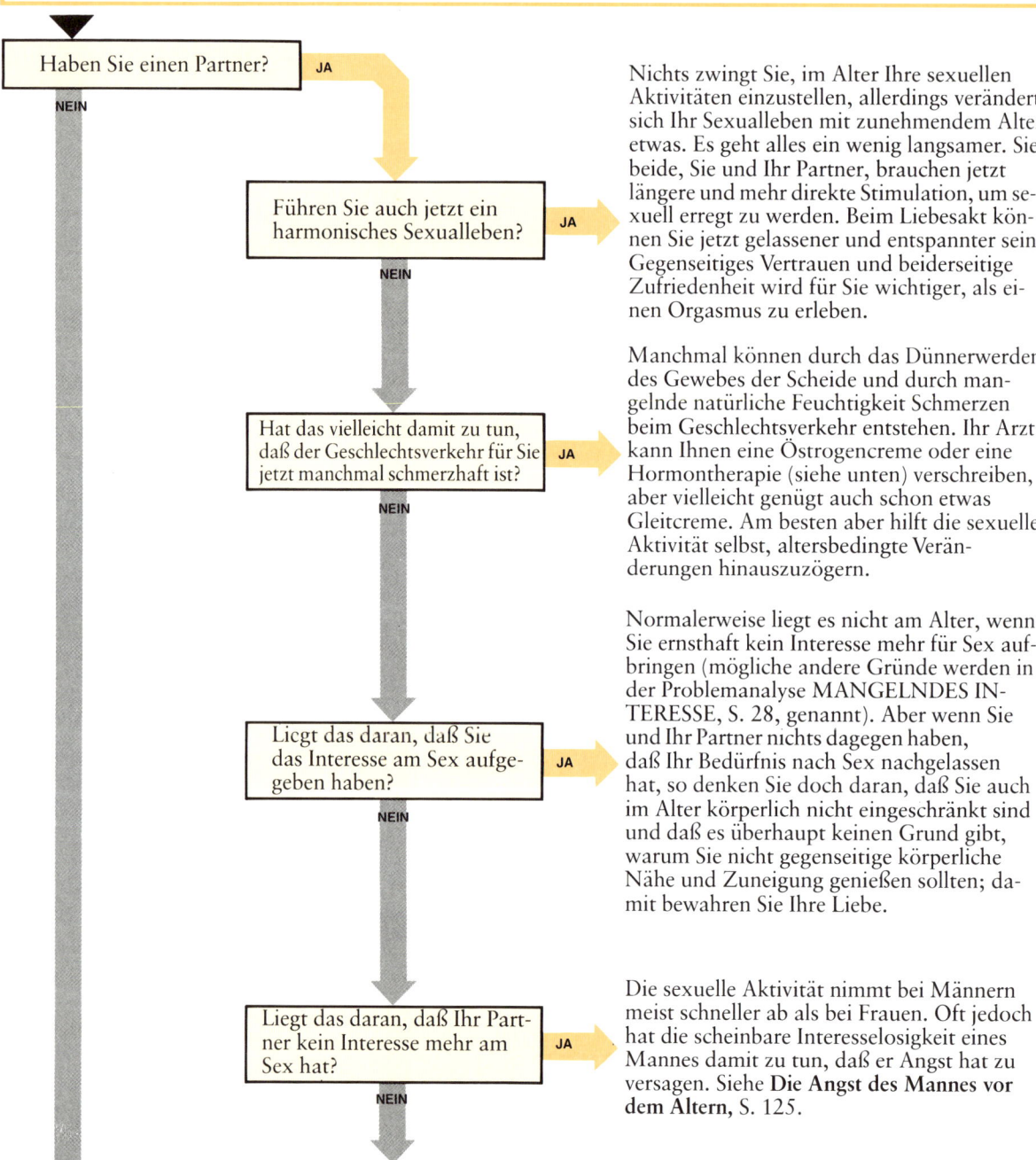

Haben Sie einen Partner? — **JA**

NEIN

Führen Sie auch jetzt ein harmonisches Sexualleben? — **JA**

NEIN

Hat das vielleicht damit zu tun, daß der Geschlechtsverkehr für Sie jetzt manchmal schmerzhaft ist? — **JA**

NEIN

Liegt das daran, daß Sie das Interesse am Sex aufgegeben haben? — **JA**

NEIN

Liegt das daran, daß Ihr Partner kein Interesse mehr am Sex hat? — **JA**

NEIN

Nichts zwingt Sie, im Alter Ihre sexuellen Aktivitäten einzustellen, allerdings verändert sich Ihr Sexualleben mit zunehmendem Alter etwas. Es geht alles ein wenig langsamer. Sie beide, Sie und Ihr Partner, brauchen jetzt längere und mehr direkte Stimulation, um sexuell erregt zu werden. Beim Liebesakt können Sie jetzt gelassener und entspannter sein. Gegenseitiges Vertrauen und beiderseitige Zufriedenheit wird für Sie wichtiger, als einen Orgasmus zu erleben.

Manchmal können durch das Dünnerwerden des Gewebes der Scheide und durch mangelnde natürliche Feuchtigkeit Schmerzen beim Geschlechtsverkehr entstehen. Ihr Arzt kann Ihnen eine Östrogencreme oder eine Hormontherapie (siehe unten) verschreiben, aber vielleicht genügt auch schon etwas Gleitcreme. Am besten aber hilft die sexuelle Aktivität selbst, altersbedingte Veränderungen hinauszuzögern.

Normalerweise liegt es nicht am Alter, wenn Sie ernsthaft kein Interesse mehr für Sex aufbringen (mögliche andere Gründe werden in der Problemanalyse MANGELNDES INTERESSE, S. 28, genannt). Aber wenn Sie und Ihr Partner nichts dagegen haben, daß Ihr Bedürfnis nach Sex nachgelassen hat, so denken Sie doch daran, daß Sie auch im Alter körperlich nicht eingeschränkt sind und daß es überhaupt keinen Grund gibt, warum Sie nicht gegenseitige körperliche Nähe und Zuneigung genießen sollten; damit bewahren Sie Ihre Liebe.

Die sexuelle Aktivität nimmt bei Männern meist schneller ab als bei Frauen. Oft jedoch hat die scheinbare Interesselosigkeit eines Mannes damit zu tun, daß er Angst hat zu versagen. Siehe **Die Angst des Mannes vor dem Altern**, S. 125.

Vielleicht ist das Problem darin begründet, daß Sie und Ihr Partner bislang noch nicht akzeptiert haben, daß es jetzt länger dauert, bis Sie sexuell erregt sind und zum Orgasmus kommen. Wenn Sie sich diesen veränderten Gegebenheiten besser anpassen, kann Ihnen Sex wieder Spaß machen.

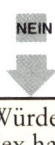

NEIN

Würden Sie noch Lust auf Sex haben, wenn Sie einen Partner hätten?

NEIN

JA →

Haben Sie Hemmungen, sich nach einem Partner umzusehen, weil Sie glauben, Sie seien doch eigentlich zu alt, um noch sexuell interessiert zu sein?

NEIN

JA →

Vergessen Sie ganz rasch die Vorstellung, Sie seien zu alt für einen neuen Partner, und hören Sie auch nicht auf andere, die Ihnen raten, Sie sollten endlich verzichten. Ihr Alter hat wenig Einfluß auf Ihre sexuellen Gefühle. Solange Sie sich selbst für sexuell attraktiv halten, sind Sie es auch, und die Sexualität kann immer noch eine wichtige Rolle in Ihrem Leben spielen.

Suchen Sie darum nicht nach einem neuen Partner, weil es Ihnen peinlich ist, daß die Altersspuren an Ihrem Körper sichtbar geworden sind?

JA →

NEIN

Niemand ist zu alt für Sex. Falls die Sexualität aber in Ihrem Leben noch nie eine besondere Rolle gespielt hat, läßt Ihr Bedürfnis nach Sex mit den Jahren wahrscheinlich immer mehr nach. Haben Sie jedoch Ihr Leben lang Freude an sexuellen Aktivitäten gehabt, dann bleibt das auch so bis ins hohe Alter.

Vielleicht waren Sie auch schon in jüngeren Jahren nie so recht mit Ihrem Körper zufrieden, und diese Einstellung verstärkt sich jetzt im Alter. Versuchen Sie die Übungen im Kapitel KENNENLERNEN DES EIGENEN KÖRPERS, S. 83, und denken Sie daran, daß das Gesicht oft schneller altert als der übrige Körper. Eine ehrliche Beurteilung Ihres Körpers fällt deshalb vielleicht gar nicht ungünstig aus. Falls Sie nicht gerade sehr übergewichtig sind, sollten Sie auch nur in Maßen abnehmen, denn die Haut hat im Lauf der Jahre an Elastizität eingebüßt.

Es ist für eine ältere Frau schwierig, aber ganz bestimmt nicht unmöglich, einen neuen Sexualpartner zu finden, wenn sie ihr Sexualleben fortführen will. Schließen Sie neue Freundschaften und pflegen Sie gesellschaftliche Kontakte, denn dabei ist es gut möglich, daß Ihnen ein neuer Liebhaber begegnet. Aber auch wenn das nicht gelingt, sollten Sie Ihre sexuellen Bedürfnisse nicht unterdrücken. Masturbation hält Sie sexuell aktiv und hilft Ihnen über die Zeit hinweg, bis Sie wieder einen Partner gefunden haben.

HORMONBEHANDLUNG

Wenn Sie an schweren Symptomen des Klimakteriums leiden (Hitzewallungen, nächtliche Schweißausbrüche und vaginales Wundsein), schlägt Ihnen Ihr Arzt wahrscheinlich eine Hormontherapie vor. Die Behandlung muß unter ärztlicher Aufsicht erfolgen. Die Hormone (Östrogen und Gestagen) können zusammen oder getrennt in Tablettenform oder als Implantat unter die Haut verabreicht werden. Die Wirkung hält bei Implantaten etwa sechs Monate an. Auch Testosteron kann dem Implantat beigefügt werden, wenn der Sexualtrieb während des Klimakteriums stark nachläßt. Die lästigen Beschwerden während der Wechseljahre lassen sich so erfolgreich bekämpfen, und außerdem hat die Therapie noch andere positive Auswirkungen. Östrogen schützt auch vor Osteoporose (das ist eine Krankheit, bei der das Knochengewebe schwindet und die manchmal bei älteren Frauen auftritt) sowie vor arteriellen Erkrankungen, die meist erst nach dem Klimakterium vorkommen.

FRAUEN ♀ **2** PROBLEMANALYSEN

SCHMERZEN BEIM GESCHLECHTSVERKEHR

Haben Sie gerade Ihre erste sexuelle Beziehung begonnen oder nach einer Zeit der Abstinenz eine neue Partnerschaft gefunden?

JA → Es kann sein, daß Sie sich nach der ungewohnten sexuellen Betätigung etwas wund fühlen. Geben Sie Ihrem Körper ein paar Tage Zeit zur Erholung, ehe Sie wieder Geschlechtsverkehr haben.

NEIN ↓

Haben Sie ein Kind bekommen und gerade erst wieder mit sexuellen Aktivitäten begonnen?

JA ↓

Haben Sie ein Wundgefühl am Eingang der Scheide? Sind Sie genäht worden?

JA → Ein Wundgefühl an genähten Stellen hält sehr viel länger an, als viele Ärzte wahrhaben wollen. Wenn Sie nach der Kontrolluntersuchung nach sechs Wochen immer noch Schmerzen haben, fragen Sie Ihren Arzt, ob die Heilung wirklich völlig abgeschlossen ist. Die natürliche Feuchtigkeit der Scheide ist in dieser Zeit reduziert, vor allem, wenn Sie stillen. Ein Gleitmittel kann da Abhilfe schaffen.

NEIN ↓

Eine gewisse Angst beim ersten Geschlechtsverkehr nach einer Geburt ist ganz natürlich, sie kann jedoch dazu führen, daß Sie sich verkrampfen und dann unbehaglich fühlen oder sogar Schmerzen haben. Ihr Partner sollte seinen Penis mit einem Gleitmittel eincremen und sehr vorsichtig und langsam in Sie eindringen.

NEIN ↓

Haben Sie nur Schmerzen, wenn Ihr Partner sehr tief eindringt, und haben Sie dann das Gefühl, als komme er an eine empfindliche Stelle?

JA ↓

Haben Sie während der Periode stärkere Schmerzen als früher?

NEIN / **JA** → Verschiedene krankhafte Umstände — zum Beispiel eine Entzündung der Gebärmutterschleimhaut, Bindegewebsentzündungen und entzündliche Beckenerkrankungen — können Schmerzen beim Geschlechtsverkehr auslösen. Siehe KRANKHEIT UND SEX, S. 157.

NEIN ↓

Haben Sie nur in bestimmten Stellungen Schmerzen beim Geschlechtsverkehr?

JA → Die Schmerzen können vom Druck auf einen Eierstock während des Geschlechtsverkehrs herrühren. Das kommt vor, wenn Ihre Gebärmutter einen Knick nach hinten hat. Probieren Sie eine andere Stellung aus. Wenn das nichts hilft, könnte Ihr Arzt zu einem operativen Eingriff raten, der die Gebärmutter wieder in die richtige Lage bringt.

NEIN ↓

Haben Sie mehr Ausfluß als sonst üblich? Sieht er anders aus und riecht anders? Leiden Sie an einer Reizung der Scheide?

JA → Eine Infektion kann die Ursache für Ihre Schmerzen sein. Siehe die Problemanalyse AUSFLUSS, S. 48.

NEIN ↓

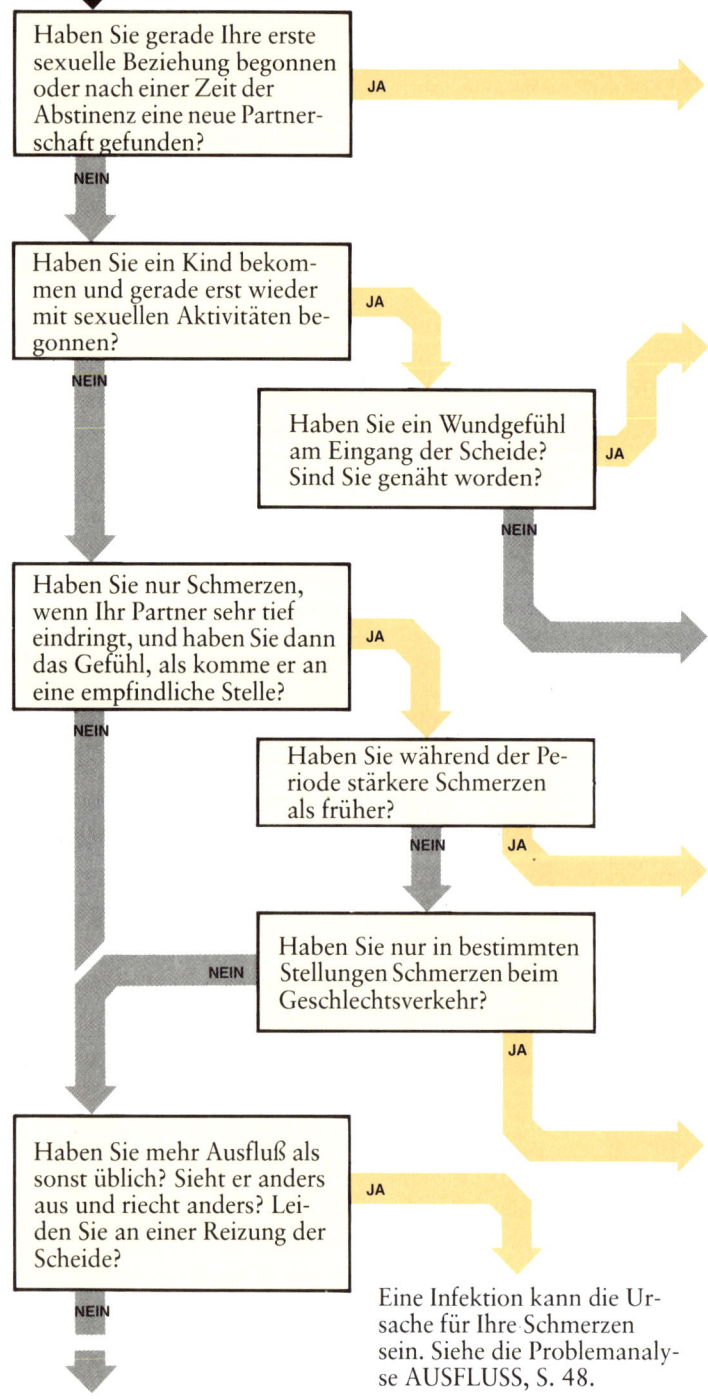

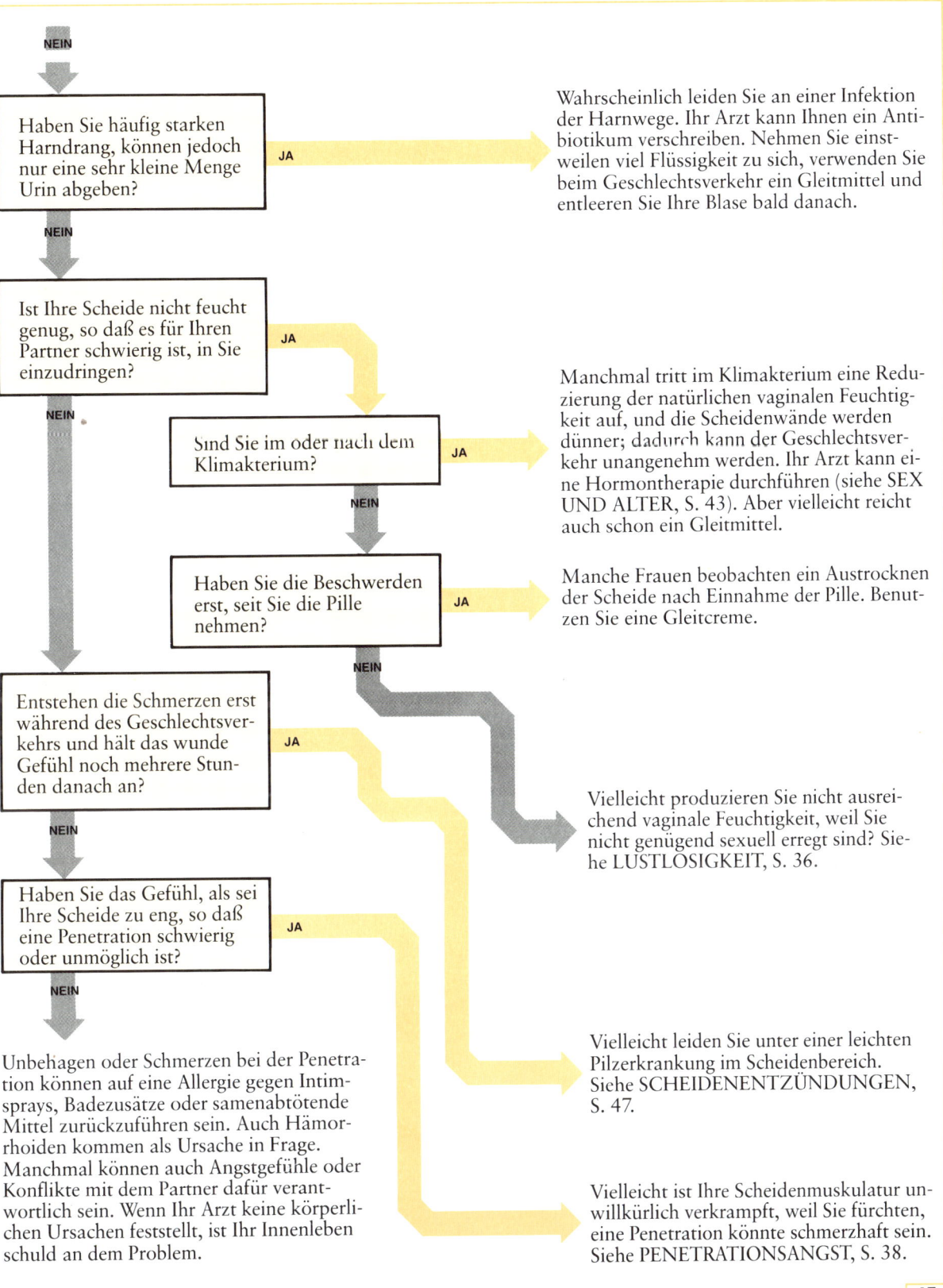

NEIN

Haben Sie häufig starken Harndrang, können jedoch nur eine sehr kleine Menge Urin abgeben?

JA → Wahrscheinlich leiden Sie an einer Infektion der Harnwege. Ihr Arzt kann Ihnen ein Antibiotikum verschreiben. Nehmen Sie einstweilen viel Flüssigkeit zu sich, verwenden Sie beim Geschlechtsverkehr ein Gleitmittel und entleeren Sie Ihre Blase bald danach.

NEIN

Ist Ihre Scheide nicht feucht genug, so daß es für Ihren Partner schwierig ist, in Sie einzudringen?

JA

Sind Sie im oder nach dem Klimakterium?

JA → Manchmal tritt im Klimakterium eine Reduzierung der natürlichen vaginalen Feuchtigkeit auf, und die Scheidenwände werden dünner; dadurch kann der Geschlechtsverkehr unangenehm werden. Ihr Arzt kann eine Hormontherapie durchführen (siehe SEX UND ALTER, S. 43). Aber vielleicht reicht auch schon ein Gleitmittel.

NEIN

Haben Sie die Beschwerden erst, seit Sie die Pille nehmen?

JA → Manche Frauen beobachten ein Austrocknen der Scheide nach Einnahme der Pille. Benutzen Sie eine Gleitcreme.

NEIN

Entstehen die Schmerzen erst während des Geschlechtsverkehrs und hält das wunde Gefühl noch mehrere Stunden danach an?

JA

Vielleicht produzieren Sie nicht ausreichend vaginale Feuchtigkeit, weil Sie nicht genügend sexuell erregt sind? Siehe LUSTLOSIGKEIT, S. 36.

NEIN

Haben Sie das Gefühl, als sei Ihre Scheide zu eng, so daß eine Penetration schwierig oder unmöglich ist?

JA

NEIN

Unbehagen oder Schmerzen bei der Penetration können auf eine Allergie gegen Intimsprays, Badezusätze oder samenabtötende Mittel zurückzuführen sein. Auch Hämorrhoiden kommen als Ursache in Frage. Manchmal können auch Angstgefühle oder Konflikte mit dem Partner dafür verantwortlich sein. Wenn Ihr Arzt keine körperlichen Ursachen feststellt, ist Ihr Innenleben schuld an dem Problem.

Vielleicht leiden Sie unter einer leichten Pilzerkrankung im Scheidenbereich. Siehe SCHEIDENENTZÜNDUNGEN, S. 47.

Vielleicht ist Ihre Scheidenmuskulatur unwillkürlich verkrampft, weil Sie fürchten, eine Penetration könnte schmerzhaft sein. Siehe PENETRATIONSANGST, S. 38.

MASTURBATIONSANGST

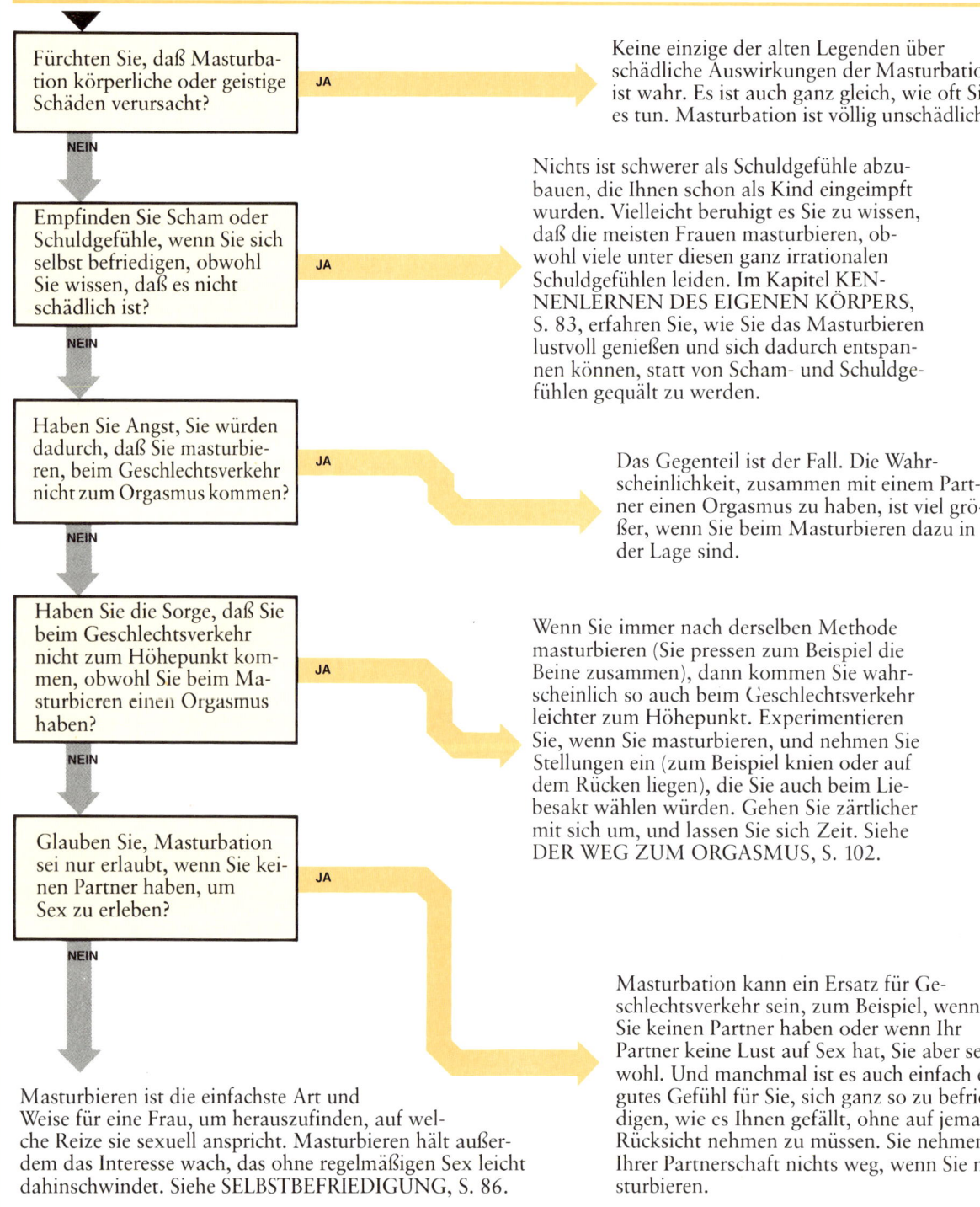

Fürchten Sie, daß Masturbation körperliche oder geistige Schäden verursacht?

JA → Keine einzige der alten Legenden über schädliche Auswirkungen der Masturbation ist wahr. Es ist auch ganz gleich, wie oft Sie es tun. Masturbation ist völlig unschädlich.

NEIN

Empfinden Sie Scham oder Schuldgefühle, wenn Sie sich selbst befriedigen, obwohl Sie wissen, daß es nicht schädlich ist?

JA → Nichts ist schwerer als Schuldgefühle abzubauen, die Ihnen schon als Kind eingeimpft wurden. Vielleicht beruhigt es Sie zu wissen, daß die meisten Frauen masturbieren, obwohl viele unter diesen ganz irrationalen Schuldgefühlen leiden. Im Kapitel KENNENLERNEN DES EIGENEN KÖRPERS, S. 83, erfahren Sie, wie Sie das Masturbieren lustvoll genießen und sich dadurch entspannen können, statt von Scham- und Schuldgefühlen gequält zu werden.

NEIN

Haben Sie Angst, Sie würden dadurch, daß Sie masturbieren, beim Geschlechtsverkehr nicht zum Orgasmus kommen?

JA → Das Gegenteil ist der Fall. Die Wahrscheinlichkeit, zusammen mit einem Partner einen Orgasmus zu haben, ist viel größer, wenn Sie beim Masturbieren dazu in der Lage sind.

NEIN

Haben Sie die Sorge, daß Sie beim Geschlechtsverkehr nicht zum Höhepunkt kommen, obwohl Sie beim Masturbieren einen Orgasmus haben?

JA → Wenn Sie immer nach derselben Methode masturbieren (Sie pressen zum Beispiel die Beine zusammen), dann kommen Sie wahrscheinlich so auch beim Geschlechtsverkehr leichter zum Höhepunkt. Experimentieren Sie, wenn Sie masturbieren, und nehmen Sie Stellungen ein (zum Beispiel knien oder auf dem Rücken liegen), die Sie auch beim Liebesakt wählen würden. Gehen Sie zärtlicher mit sich um, und lassen Sie sich Zeit. Siehe DER WEG ZUM ORGASMUS, S. 102.

NEIN

Glauben Sie, Masturbation sei nur erlaubt, wenn Sie keinen Partner haben, um Sex zu erleben?

JA → Masturbation kann ein Ersatz für Geschlechtsverkehr sein, zum Beispiel, wenn Sie keinen Partner haben oder wenn Ihr Partner keine Lust auf Sex hat, Sie aber sehr wohl. Und manchmal ist es auch einfach ein gutes Gefühl für Sie, sich ganz so zu befriedigen, wie es Ihnen gefällt, ohne auf jemand Rücksicht nehmen zu müssen. Sie nehmen Ihrer Partnerschaft nichts weg, wenn Sie masturbieren.

NEIN

Masturbieren ist die einfachste Art und Weise für eine Frau, um herauszufinden, auf welche Reize sie sexuell anspricht. Masturbieren hält außerdem das Interesse wach, das ohne regelmäßigen Sex leicht dahinschwindet. Siehe SELBSTBEFRIEDIGUNG, S. 86.

SCHEIDENENTZÜNDUNGEN

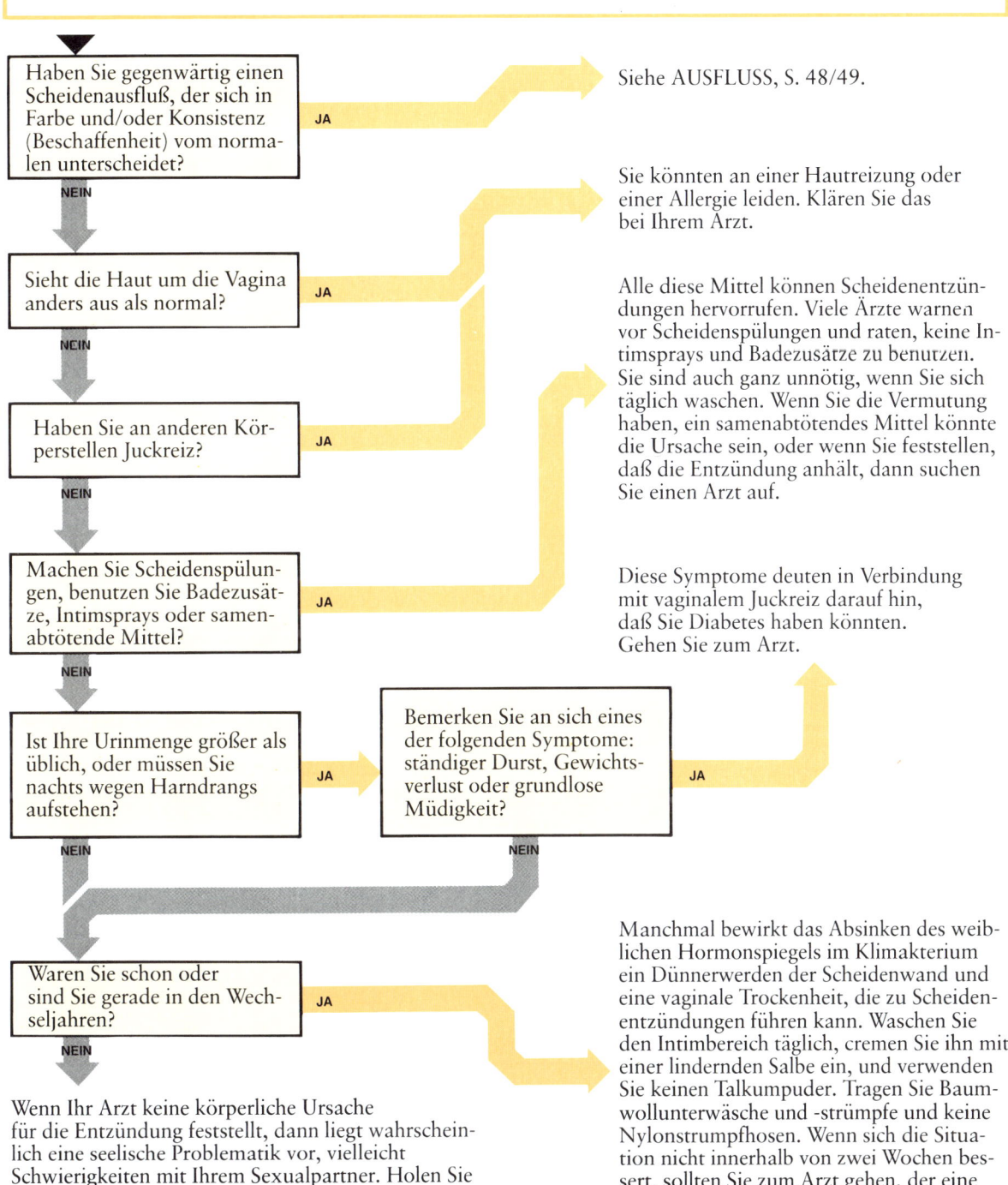

Haben Sie gegenwärtig einen Scheidenausfluß, der sich in Farbe und/oder Konsistenz (Beschaffenheit) vom normalen unterscheidet?

JA → Siehe AUSFLUSS, S. 48/49.

NEIN

Sieht die Haut um die Vagina anders aus als normal?

JA → Sie könnten an einer Hautreizung oder einer Allergie leiden. Klären Sie das bei Ihrem Arzt.

NEIN

Haben Sie an anderen Körperstellen Juckreiz?

JA → Alle diese Mittel können Scheidenentzündungen hervorrufen. Viele Ärzte warnen vor Scheidenspülungen und raten, keine Intimsprays und Badezusätze zu benutzen. Sie sind auch ganz unnötig, wenn Sie sich täglich waschen. Wenn Sie die Vermutung haben, ein samenabtötendes Mittel könnte die Ursache sein, oder wenn Sie feststellen, daß die Entzündung anhält, dann suchen Sie einen Arzt auf.

NEIN

Machen Sie Scheidenspülungen, benutzen Sie Badezusätze, Intimsprays oder samenabtötende Mittel?

JA →

NEIN

Ist Ihre Urinmenge größer als üblich, oder müssen Sie nachts wegen Harndrangs aufstehen?

JA → Bemerken Sie an sich eines der folgenden Symptome: ständiger Durst, Gewichtsverlust oder grundlose Müdigkeit?

JA → Diese Symptome deuten in Verbindung mit vaginalem Juckreiz darauf hin, daß Sie Diabetes haben könnten. Gehen Sie zum Arzt.

NEIN

NEIN

Waren Sie schon oder sind Sie gerade in den Wechseljahren?

JA → Manchmal bewirkt das Absinken des weiblichen Hormonspiegels im Klimakterium ein Dünnerwerden der Scheidenwand und eine vaginale Trockenheit, die zu Scheidenentzündungen führen kann. Waschen Sie den Intimbereich täglich, cremen Sie ihn mit einer lindernden Salbe ein, und verwenden Sie keinen Talkumpuder. Tragen Sie Baumwollunterwäsche und -strümpfe und keine Nylonstrumpfhosen. Wenn sich die Situation nicht innerhalb von zwei Wochen bessert, sollten Sie zum Arzt gehen, der eine Salbe auf Östrogenbasis oder eine Hormontherapie verschreibt (siehe S. 43).

NEIN

Wenn Ihr Arzt keine körperliche Ursache für die Entzündung feststellt, dann liegt wahrscheinlich eine seelische Problematik vor, vielleicht Schwierigkeiten mit Ihrem Sexualpartner. Holen Sie sich Rat von Fachleuten in einer Beratungsstelle. Siehe AUSFLUSS, S. 48.

AUSFLUSS

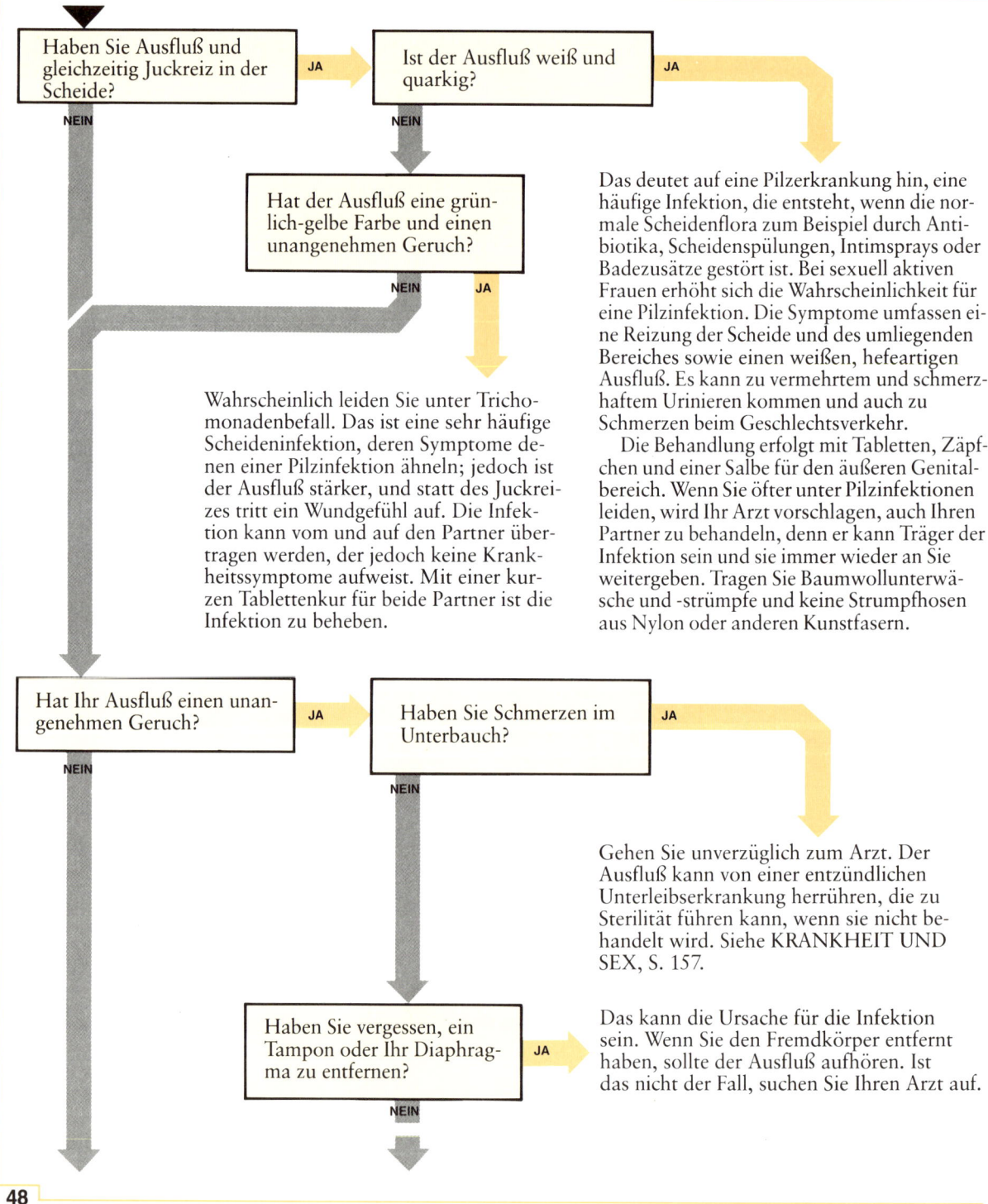

Haben Sie Ausfluß und gleichzeitig Juckreiz in der Scheide?

JA → Ist der Ausfluß weiß und quarkig?

JA →

Das deutet auf eine Pilzerkrankung hin, eine häufige Infektion, die entsteht, wenn die normale Scheidenflora zum Beispiel durch Antibiotika, Scheidenspülungen, Intimsprays oder Badezusätze gestört ist. Bei sexuell aktiven Frauen erhöht sich die Wahrscheinlichkeit für eine Pilzinfektion. Die Symptome umfassen eine Reizung der Scheide und des umliegenden Bereiches sowie einen weißen, hefeartigen Ausfluß. Es kann zu vermehrtem und schmerzhaftem Urinieren kommen und auch zu Schmerzen beim Geschlechtsverkehr.

Die Behandlung erfolgt mit Tabletten, Zäpfchen und einer Salbe für den äußeren Genitalbereich. Wenn Sie öfter unter Pilzinfektionen leiden, wird Ihr Arzt vorschlagen, auch Ihren Partner zu behandeln, denn er kann Träger der Infektion sein und sie immer wieder an Sie weitergeben. Tragen Sie Baumwollunterwäsche und -strümpfe und keine Strumpfhosen aus Nylon oder anderen Kunstfasern.

NEIN

Hat der Ausfluß eine grünlich-gelbe Farbe und einen unangenehmen Geruch?

NEIN **JA**

Wahrscheinlich leiden Sie unter Trichomonadenbefall. Das ist eine sehr häufige Scheideninfektion, deren Symptome denen einer Pilzinfektion ähneln; jedoch ist der Ausfluß stärker, und statt des Juckreizes tritt ein Wundgefühl auf. Die Infektion kann vom und auf den Partner übertragen werden, der jedoch keine Krankheitssymptome aufweist. Mit einer kurzen Tablettenkur für beide Partner ist die Infektion zu beheben.

NEIN

Hat Ihr Ausfluß einen unangenehmen Geruch?

JA → Haben Sie Schmerzen im Unterbauch?

JA →

Gehen Sie unverzüglich zum Arzt. Der Ausfluß kann von einer entzündlichen Unterleibserkrankung herrühren, die zu Sterilität führen kann, wenn sie nicht behandelt wird. Siehe KRANKHEIT UND SEX, S. 157.

NEIN **NEIN**

Haben Sie vergessen, ein Tampon oder Ihr Diaphragma zu entfernen?

JA →

Das kann die Ursache für die Infektion sein. Wenn Sie den Fremdkörper entfernt haben, sollte der Ausfluß aufhören. Ist das nicht der Fall, suchen Sie Ihren Arzt auf.

NEIN

Der Ausfluß hängt wahrscheinlich zusammen mit einer unspezifischen Vaginitis, der am häufigsten vorkommenden Scheideninfektion. Kennzeichnend ist, daß der Ausfluß weißlich, geruchsintensiv, aber nicht reizerzeugend ist. Der Geruch verstärkt sich nach dem Geschlechtsverkehr und wird meist als »fischig« beschrieben. Der Ausfluß kann medikamentös behandelt werden. Diese Infektion zählt nicht zu den sexuell übertragbaren Erkrankungen. Deshalb braucht auch der Partner nicht mitbehandelt zu werden.

| Ist der Ausfluß stärker als normalerweise üblich? | **JA** | Verstärkt sich der Ausfluß etwa in der Mitte zwischen zwei Perioden? | **JA** |

NEIN

NEIN

Vermehrter Scheidenausfluß in der Mitte des weiblichen Zyklus ist ganz normal, nämlich zur Zeit des Eisprungs. Damit sendet der Körper sozusagen ein Signal aus, das besagt: Jetzt ist der beste Zeitpunkt für eine Befruchtung.

| Nehmen Sie die Anti-Baby-Pille, oder sind Sie schwanger? | **JA** |

Die hormonellen Veränderungen, die während der Schwangerschaft, aber auch durch die Einnahme der Pille stattfinden, können einen verstärkten, doch völlig harmlosen Ausfluß zur Folge haben.

NEIN

| Tragen Sie eine Spirale? | **JA** |

Dieser Fremdkörper löst manchmal verstärkten, aber völlig harmlosen Ausfluß aus.

NEIN

FRAUEN ♀ 2 PROBLEMANALYSEN

Jede Frau hat einen natürlichen Ausfluß, der, obwohl er geruch- und farblos ist, auf der Unterwäsche gelbe oder bräunliche Flecken hinterläßt. Wenn Sie sexuell erregt sind, verstärken sich die Absonderungen. Selbstverständlich sind sie auch noch durch den Samenerguß Ihres Partners vermehrt, wenn Sie gerade Geschlechtsverkehr hatten.

SEX UND MENSTRUATION

Es ist völlig ungefährlich, wenn Sie und Ihr Partner während Ihrer Blutungen miteinander schlafen. Möglicherweise werden sogar die krampfartigen Schmerzen, die während der Periode auftreten können, durch den Geschlechtsverkehr gelindert. Wenn Sie ein Diaphragma haben, können Sie es benutzen, um den Blutfluß zu hemmen. Anderenfalls legen Sie sich einfach auf ein Handtuch.

KONFLIKTE MIT HETERO- UND HOMOSEXUALITÄT

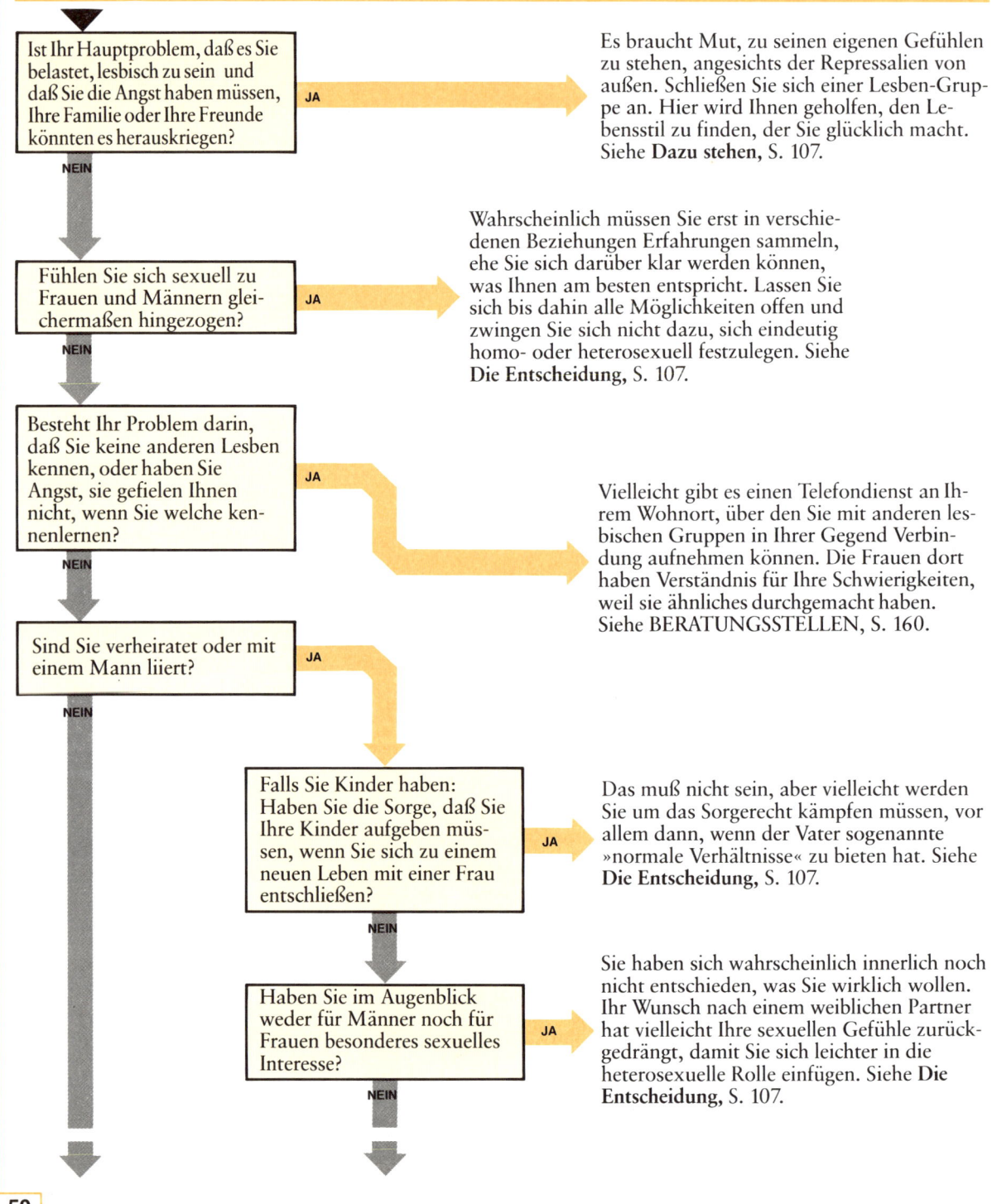

Ist Ihr Hauptproblem, daß es Sie belastet, lesbisch zu sein und daß Sie die Angst haben müssen, Ihre Familie oder Ihre Freunde könnten es herauskriegen?

JA → Es braucht Mut, zu seinen eigenen Gefühlen zu stehen, angesichts der Repressalien von außen. Schließen Sie sich einer Lesben-Gruppe an. Hier wird Ihnen geholfen, den Lebensstil zu finden, der Sie glücklich macht. Siehe **Dazu stehen,** S. 107.

NEIN

Fühlen Sie sich sexuell zu Frauen und Männern gleichermaßen hingezogen?

JA → Wahrscheinlich müssen Sie erst in verschiedenen Beziehungen Erfahrungen sammeln, ehe Sie sich darüber klar werden können, was Ihnen am besten entspricht. Lassen Sie sich bis dahin alle Möglichkeiten offen und zwingen Sie sich nicht dazu, sich eindeutig homo- oder heterosexuell festzulegen. Siehe **Die Entscheidung,** S. 107.

NEIN

Besteht Ihr Problem darin, daß Sie keine anderen Lesben kennen, oder haben Sie Angst, sie gefielen Ihnen nicht, wenn Sie welche kennenlernen?

JA → Vielleicht gibt es einen Telefondienst an Ihrem Wohnort, über den Sie mit anderen lesbischen Gruppen in Ihrer Gegend Verbindung aufnehmen können. Die Frauen dort haben Verständnis für Ihre Schwierigkeiten, weil sie ähnliches durchgemacht haben. Siehe BERATUNGSSTELLEN, S. 160.

NEIN

Sind Sie verheiratet oder mit einem Mann liiert?

JA

NEIN

Falls Sie Kinder haben: Haben Sie die Sorge, daß Sie Ihre Kinder aufgeben müssen, wenn Sie sich zu einem neuen Leben mit einer Frau entschließen?

JA → Das muß nicht sein, aber vielleicht werden Sie um das Sorgerecht kämpfen müssen, vor allem dann, wenn der Vater sogenannte »normale Verhältnisse« zu bieten hat. Siehe **Die Entscheidung,** S. 107.

NEIN

Haben Sie im Augenblick weder für Männer noch für Frauen besonderes sexuelles Interesse?

JA → Sie haben sich wahrscheinlich innerlich noch nicht entschieden, was Sie wirklich wollen. Ihr Wunsch nach einem weiblichen Partner hat vielleicht Ihre sexuellen Gefühle zurückgedrängt, damit Sie sich leichter in die heterosexuelle Rolle einfügen. Siehe **Die Entscheidung,** S. 107.

NEIN

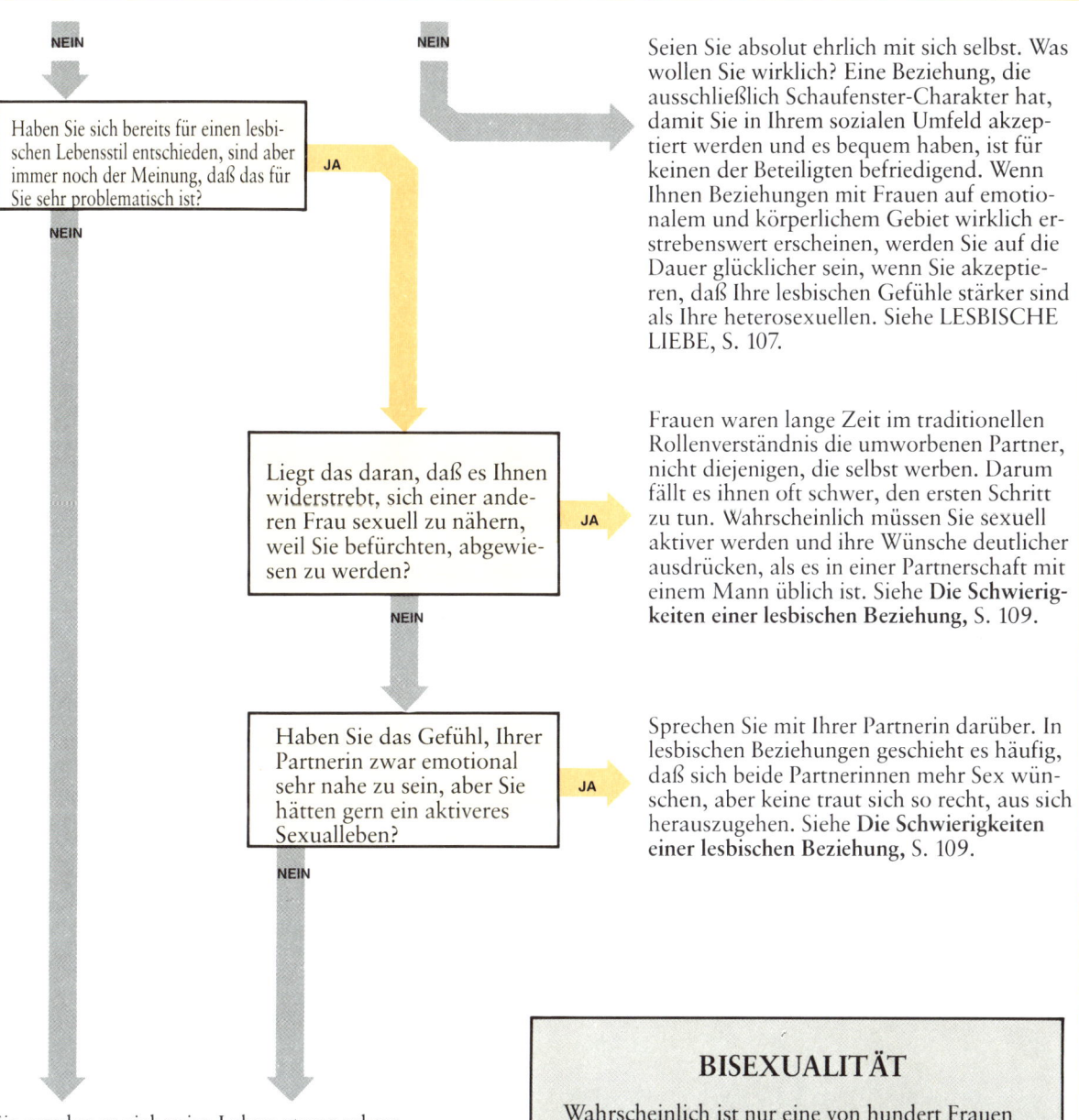

NEIN

NEIN

Haben Sie sich bereits für einen lesbischen Lebensstil entschieden, sind aber immer noch der Meinung, daß das für Sie sehr problematisch ist?

JA

NEIN

Seien Sie absolut ehrlich mit sich selbst. Was wollen Sie wirklich? Eine Beziehung, die ausschließlich Schaufenster-Charakter hat, damit Sie in Ihrem sozialen Umfeld akzeptiert werden und es bequem haben, ist für keinen der Beteiligten befriedigend. Wenn Ihnen Beziehungen mit Frauen auf emotionalem und körperlichem Gebiet wirklich erstrebenswert erscheinen, werden Sie auf die Dauer glücklicher sein, wenn Sie akzeptieren, daß Ihre lesbischen Gefühle stärker sind als Ihre heterosexuellen. Siehe LESBISCHE LIEBE, S. 107.

Liegt das daran, daß es Ihnen widerstrebt, sich einer anderen Frau sexuell zu nähern, weil Sie befürchten, abgewiesen zu werden?

JA

NEIN

Frauen waren lange Zeit im traditionellen Rollenverständnis die umworbenen Partner, nicht diejenigen, die selbst werben. Darum fällt es ihnen oft schwer, den ersten Schritt zu tun. Wahrscheinlich müssen Sie sexuell aktiver werden und ihre Wünsche deutlicher ausdrücken, als es in einer Partnerschaft mit einem Mann üblich ist. Siehe **Die Schwierigkeiten einer lesbischen Beziehung**, S. 109.

Haben Sie das Gefühl, Ihrer Partnerin zwar emotional sehr nahe zu sein, aber Sie hätten gern ein aktiveres Sexualleben?

JA

NEIN

Sprechen Sie mit Ihrer Partnerin darüber. In lesbischen Beziehungen geschieht es häufig, daß sich beide Partnerinnen mehr Sex wünschen, aber keine traut sich so recht, aus sich herauszugehen. Siehe **Die Schwierigkeiten einer lesbischen Beziehung**, S. 109.

Sie werden es sicher im Leben etwas schwerer haben, wenn Sie Frauen lieber mögen als Männer, aber wenn Sie sich selbst gegenüber positiv eingestellt sind, werden auch andere Ihren Lebensstil akzeptieren. Das Kapitel LESBISCHE LIEBE, S. 107, soll Sie davon überzeugen, daß lesbische Liebe eine durchaus glücklichmachende Alternative zur heterosexuellen ist.

BISEXUALITÄT

Wahrscheinlich ist nur eine von hundert Frauen ausschließlich lesbisch veranlagt. Aber Frauen scheinen ganz allgemein mehr Freude an Beziehungen zu beiden Geschlechtern zu haben. Und mehr Frauen als Männer bezeichnen sich selbst als bisexuell. Die Frauenbewegung hat wohl ihren Teil dazu beigetragen, daß Frauen heute bereitwilliger zu Ihrer Bisexualität stehen. Viele an und für sich heterosexuell eingestellte Frauen schließen sich der Bewegung aus ideologischen Gründen an und finden seelischen Rückhalt, manchmal auch körperliche Befriedigung in der guten gleichgeschlechtlichen Gemeinschaft, die hier gepflegt wird.

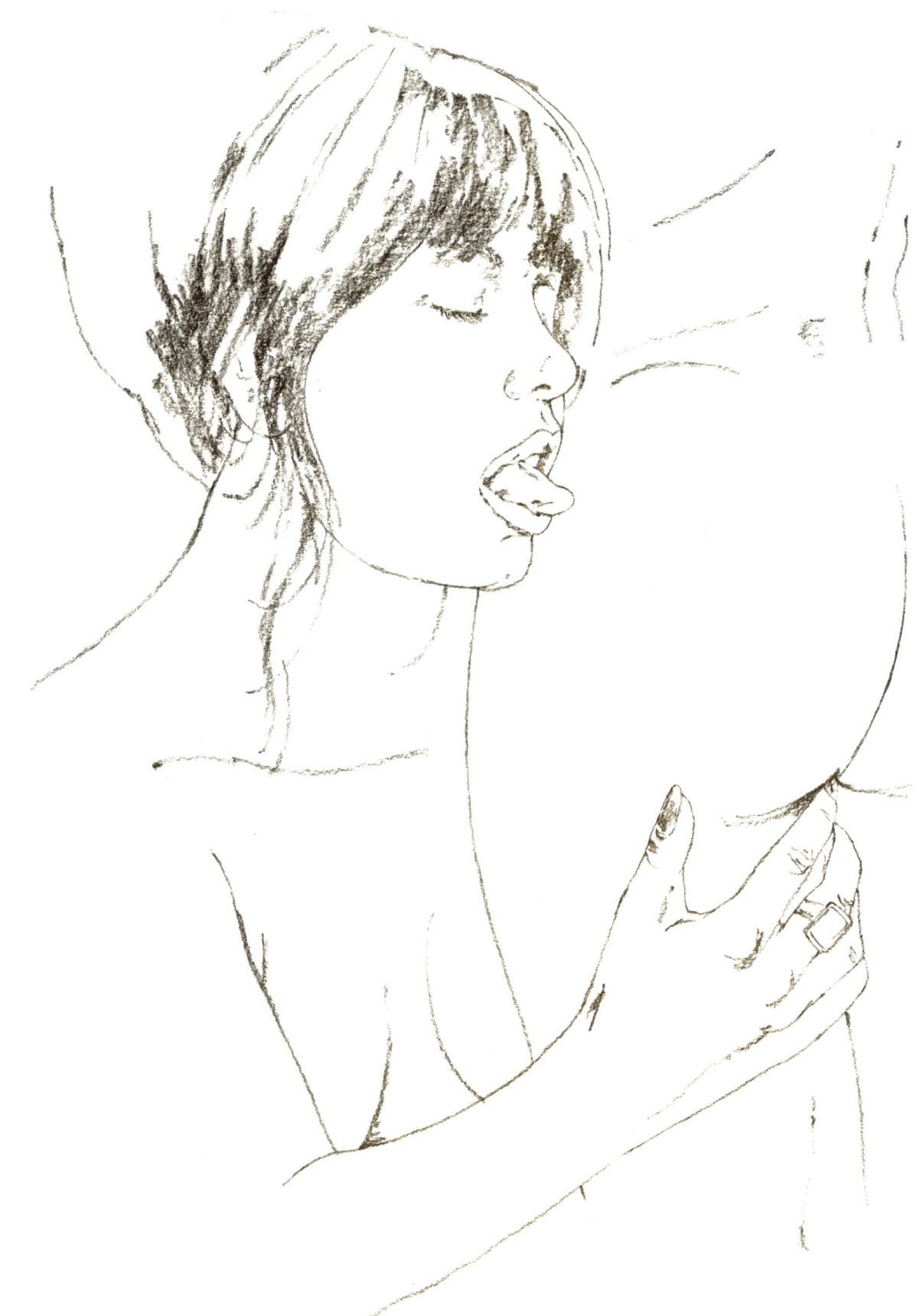

3

WEGE ZU EINEM BESSEREN SEXUALLEBEN

Dieses Kapitel soll Ihnen helfen, Ihre sexuellen Fähigkeiten voll zu entfalten, neue Wege zu einem wirklich befriedigenden Sexualleben zu finden und nach Auswegen zu suchen, falls es im Augenblick gestört ist. Die Ratschläge können allen Frauen von Nutzen sein, gleichgültig ob sie eine feste Beziehung haben oder allein leben und unabhängig von Alter und Erfahrung. Wie gut Ihr Sexualleben auch sein mag: Es ist schön, etwas Neues auszuprobieren, ein wenig zu experimentieren. Dadurch wird das Interesse aneinander wachgehalten, und Ihre Beziehung bleibt so sinnlich wie eh und je. Ihr Alter und die Dauer Ihrer Beziehung sollten Sie nicht davon abhalten, Ihr Sexualleben um neue Spielarten zu bereichern — im Gegenteil: Es ist gut möglich, daß die vorgeschlagenen Aktivitäten Ihnen jetzt sogar besser gefallen als früher, als Sie noch jünger waren, denn jetzt sind Sie sich Ihrer selbst und Ihres Partners sicher. In diesem Zusammenhang werden auch Schwierigkeiten angesprochen, die den Genuß am Sex erheblich beeinträchtigen können. Auch wenn Sie sich schon lange mit einem sexuellen Problem herumquälen, sollten Sie nicht etwa denken, es sei zu spät, einen neuen Anlauf zu nehmen, um es zu lösen. Wenn Sie die Empfehlungen unserer Selbsthilfeprogramme befolgen, werden Sie vermutlich schon bald eine spürbare Verbesserung Ihres Sexuallebens bemerken und vielleicht sogar Ihre Probleme insgesamt bewältigen können.

BEREICHERUNG DES SEXUALLEBENS

Einen guten Sexualpartner zeichnet vor allem die Fähigkeit aus, das Intimleben lebendig und interessant zu gestalten. Er entdeckt immer wieder Neues. So bleibt bei den Partnern die Freude am Sexuellen erhalten. Es reicht einfach nicht aus, wenn eine Frau nur ja sagt. Ein Mann kann zwar ohne weiteres den Liebesakt mit einer unbeteiligten Frau vollziehen, aber ein solches, nur körperliches Erlebnis bedeutet ihm nicht viel. Auch das rein Körperliche wird erst sinnlich, aufregend, befriedigend mit einer Partnerin, die eine verständnisvolle und geschickte Geliebte ist. Später wollen wir Ihnen in diesem und den folgenden Kapiteln erklären, was Sie brauchen, um eine solche Partnerin zu werden. Zumindest aber wollen wir erreichen, daß Ihr Sexualleben abwechslungsreicher und befriedigender wird.

Wirkliches sexuelles Glück verlangt mehr als nur »technische Fähigkeiten«; es hängt davon ab, ob Sie zu Ihrer eigenen Sexualität und der Ihres Partners eine positive Einstellung haben. Nachfolgend zählen wir die wichtigsten Voraussetzungen auf, die eine Frau und ihr Partner schaffen müssen, wenn sie ein sexuell erfülltes Leben führen wollen.

☐ *Anziehungskraft und Zuneigung:* Die Sexualität ermöglicht nur eine schmale Bandbreite der Empfindungen. Was sie für viele Menschen aus dem Alltäglichen heraushebt, ist die Qualität einer Partnerschaft, und sie allein garantiert auch ein glückliches Sexualleben. Es ist sehr wichtig, daß Sie auf Ihren Partner anziehend wirken, auf Ihren Partner als Person und nicht nur als Vertreter des anderen Geschlechts. Es ist wie in der Chemie, wenn ein Stoff den andern an sich bindet — diese Anziehungskraft ist schwer zu erklären, aber auch durch nichts zu ersetzen. Es ist außerdem notwendig, daß zwischen Ihnen und Ihrem Partner Zuneigung, Ehrlichkeit und Vertrauen bestehen, denn nur auf dieser Basis gelingt es, daß Sie gemeinsam Ihre Sexualität erkunden und entwickeln.

☐ *Bereitschaft zur Initiative:* Das bedeutet, daß auch Sie einmal den ersten Schritt tun müssen, statt immer Ihrem Partner den Vortritt zu lassen. Verführen Sie ihn ab und zu: Bitten Sie ihn, sich bequem hinzulegen und Ihre Zärtlichkeit zu genießen. Nehmen Sie die Frau-oben-Stellung ein, so daß Sie das Tempo und die Intensität des Liebesaktes kontrollieren können. Das soll nicht heißen, daß Sie immer die führende Rolle übernehmen sollen. Nur wenige Frauen oder Männer wären mit einem totalen Rollentausch zufrieden. Es geht darum, daß Sie flexibel sind!

☐ *Engagement und Begeisterung:* Scheuen Sie sich nicht zu zeigen, daß Sie Spaß am Geschehen haben, wenn Sie sich lieben. Wenn Sie sich jetzt noch nicht so verhalten, dann lernen Sie, daß Sex ein Quell gegenseitiger Freude ist, nicht etwas, das Ihnen widerfährt. Das Kapitel LUST ZU ZWEIT, S. 90, wird Ihnen dabei helfen.

☐ *Phantasie:* Die Fähigkeit, das Sexualleben mit Phantasie zu bereichern, ist in einer langjährigen Beziehung besonders wichtig. Langeweile kann alle sexuellen Freuden verderben, selbst wenn Sie dem Partner wirklich eng verbunden sind. Strengen Sie Ihre Einbildungskraft an, um Abwechslung in die sexuelle Routine zu bringen; bei aller Vertrautheit soll immer ein Schuß Abenteuerlust dabeisein (siehe STEIGERUNG DES LUSTEMPFINDENS, S. 74).

Mangelnde Aufgeschlossenheit

Als im Jahre 1953 der Kinsey Report über die weibliche Sexualität veröffentlicht wurde, kannte weniger als die Hälfte der befragten Frauen etwas anderes beim Geschlechtsverkehr als die traditionelle Mann-oben-Stellung. Obwohl es heutzutage schon üblich ist, daß die Paare eine ganze Reihe von Stellungen ausprobieren, glauben einige Frauen immer noch, es sei irgendwie falsch, die »Missionars«-Stellung aufzugeben. Ähnlich haben einige Frauen eine tiefe Abneigung gegen jede sexuelle Aktivität, von der sie meinen, sie würde von der Norm abweichen.

Wenn Sie es vorziehen, immer die gleichen bewährten sexuellen Aktivitäten beizubehalten, dann fragen Sie sich, was Sie eigentlich davon abhält, einmal ein wenig abenteuerlustig zu sein. Vielleicht nur die Tatsache, daß Ihr Partner nie etwas Neues vorgeschlagen hat? In der Regel ist es wohl immer noch so, daß der Mann eine neue Sexualpraktik vorschlägt. Vielleicht haben Sie sich aber auch seinen Vorschlägen widersetzt, weil Sie insgeheim befürchten, lächerlich oder würdelos zu wirken? Oder denken Sie, wenn Sie sich erst einmal zu Experimenten bereit erklärt haben, könnte Ihr Partner immer mehr von Ihnen verlangen, so daß schließlich von Ihnen etwas erwartet wird, das Ihnen wirklich unangenehm ist — Analverkehr zum Beispiel?

Die folgenden Gesichtspunkte sollten Sie im Gedächtnis behalten, wenn Sie glauben, daß Sie gern einige der auf Seite 56 aufgeführten Aktivitäten in Ihr sexuelles Repertoire aufnehmen würden.

☐ Fast jede sexuelle Aktivität ist etwas ganz und gar Normales. Da Sex so gut wie immer eine sehr private Sache ist, beschränken sich die Kenntnisse darüber auf eigene Erfahrungen und das, was man gelesen oder gehört hat. Ausgefallene sexuelle Praktiken sind selten, und obwohl es ungewöhnlichere und akrobatischere Stellungen gibt als die in diesem Buch gezeigten, wären sie für die meisten Menschen weder bequem noch besonders erregend.

☐ Wenn Ihr Partner ein neues Liebesspiel vorschlägt, das Sie nicht besonders begeistert, lehnen Sie es trotzdem nicht sofort ab. Sagen Sie Ihrem Partner statt dessen, daß Sie noch nicht bereit sind, es auszuprobieren, aber darüber nachdenken wollen und dann vielleicht zustimmen.

☐ Sehen Sie nicht jede neue sexuelle Aktivität als eine Herausforderung an, die Sie auf die Probe stellt, sondern nur als eine mögliche Quelle der Lust. Das einzige Risiko, das Sie eingehen, ist, daß die Lust ausbleibt. Lassen Sie sich von Ihrem Gefühl leiten. Eine neue Erfahrung muß nicht unbedingt eine gute Erfahrung sein, und wenn Sie etwas wirklich nicht mögen, dann tun Sie es nicht. Wenn Sie etwas Neues versuchen und merken, daß es Ihnen wirklich keinen Spaß macht, dann wiederholen Sie es nicht.

☐ Glauben Sie ja nicht, beim Sex gäbe es nichts zu lachen. Tatsächlich ist es doch sehr wahrscheinlich, daß Sie sich unbeholfen anstellen, wenn Sie etwas Neues ausprobieren, und dann kommt es zu komischen Situationen. Aber macht das was, solange nur Sie beide an dem Spaß beteiligt sind?

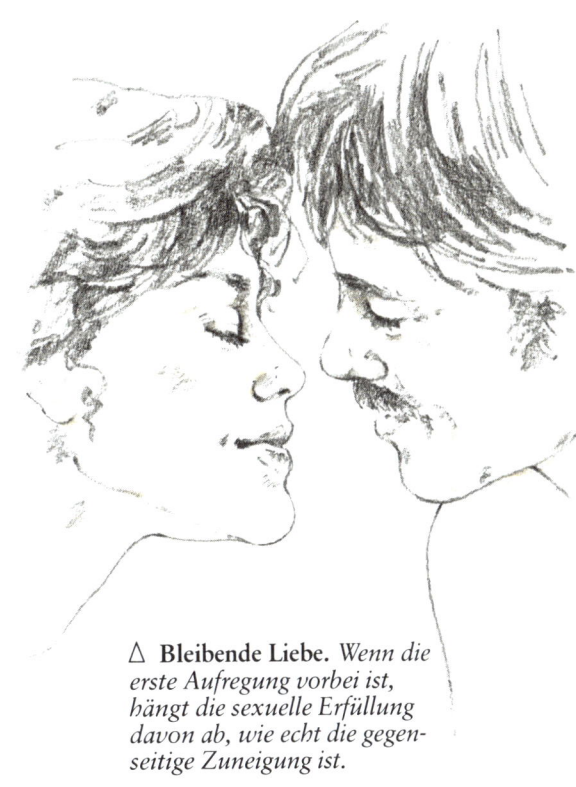

△ **Bleibende Liebe.** *Wenn die erste Aufregung vorbei ist, hängt die sexuelle Erfüllung davon ab, wie echt die gegenseitige Zuneigung ist.*

BEWERTUNG IHRES SEXUELLEN REPERTOIRES

Die Liste auf Seite 56 soll Ihnen helfen, den gegenwärtigen Stand Ihrer sexuellen Erfahrung zu bestimmen. Vielleicht finden Sie unter den aufgeführten Möglichkeiten auch solche, die Sie noch nie ausprobiert haben, die Ihnen aber trotzdem Spaß machen, und das könnte Ihren Horizont erweitern. Außerdem können Sie anhand der Liste den Befriedigungsgrad beurteilen, den Sie zur Zeit bei sexuellen Aktivitäten erreichen, und sie können feststellen, wie ausgeglichen das Verhältnis von Geben und Nehmen zwischen Ihnen und Ihrem Partner (falls Sie einen haben) ist.

Wenn zu Ihren Vorlieben auch Praktiken gehören, die Sie gern für Ihren Partner tun und die Sie sich selbst ebenso gern gefallen lassen, dann können Sie bestimmt eine befriedigende Beziehung gestalten.

Benutzen Sie die Bewertungsskala von 0—4 und tragen Sie den für Sie zutreffenden Wert in die vorgesehenen Spalten wie folgt ein: erstens, wie sehr Sie die jeweilige Aktivität genießen (»Genußwert«), und zweitens, wie oft Sie sie praktizieren (»Häufigkeitswert«). Die Liste stellt nur eine begrenzte Auswahl dar, daher können Sie weitere Aktivitäten, die Sie pflegen, die aber hier nicht aufgeführt sind, hinzufügen.

Bewertung der Ergebnisse

Im Idealfall müßten Sie zu dem Ergebnis kommen, daß Aktivitäten mit hohem Genußwert auch häufig praktiziert werden. Falls das nicht der Fall ist, überlegen Sie die Ursache. Sollte es andererseits vorkommen, daß Sie Aktivitäten mit hoher Häufigkeit einem niedrigen Genußwert zugeordnet haben, dann machen Sie sich ernsthafte Gedanken darüber, warum das so ist. Tun Sie irgendwelche Dinge, die Ihnen nicht besonders behagen, nur Ihrem Partner zuliebe? Wenn ja, dann ist diese Einstellung an sich recht positiv zu bewerten — doch nur bis zu einem gewissen Grad. Wenn Sie häufig sexuelle Aktivitäten praktizieren, die Sie nicht mögen, dann können daraus nicht nur Verstimmungen entstehen, sondern Sie werden allmählich unfähig, den Liebesakt mit innerer Beteiligung zu vollziehen.

Eine ausgewogene Partnerschaft

Am besten gehen Sie die folgenden Fragen gemeinsam mit Ihrem Partner durch, um zu überprüfen, wie gut Ihre Antworten zusammenpassen. Unter 2, 6, 8, 10, 12, 14, 22 und 24 sind Praktiken aufgeführt, mit denen Sie Ihren Partner erregen und beglücken können. Unter 3, 7, 9, 11, 13, 15, 23 und 25 finden Sie Praktiken, die Ihr Partner bei Ihnen anwenden kann. Die Werte für Häufigkeit und Genuß sollten bei beiden Aktivitätsarten ausgeglichen, wenn nicht sogar genau gleich sein.

Falls nicht, woran könnte es liegen? Ist einer von Ihnen beiden, wenn es um Lust und Vergnügen geht, lieber der Gebende und der andere der Empfangende? Wenn es so ist, werden Sie beide schon herausfinden, wie eine größere

Ausgewogenheit zwischen Ihren Rollen Ihnen mehr Erfüllung bringen kann.

Wenn Sie die Checkliste durchgehen, können Sie auch Praktiken erwägen, die Ihnen besonders genußvoll erscheinen, die Sie aber aus irgendeinem Grund noch nicht ausprobiert haben. Diese bekommen dann natürlich einen hohen Genußwert, aber ihre Häufigkeit ist gleich Null. Wenn Sie erst einmal erkannt haben, in welchen Bereichen eine sexuelle Erfüllung bisher ausgeblieben ist, dann sollten Sie darüber mit Ihrem Partner reden, vor allem dann, wenn Experimente in dieser Richtung bisher vor allem durch seine Abneigung verhindert wurden.

WERTE FÜR GENUSS				WERTE FÜR HÄUFIGKEIT			
Sehr hoch 4		Gering	1	Regelmäßig 4		Selten	1
Hoch 3		Fehlt	0	Oft 3		Nie	0
Mittel 2				Manchmal 2			

	GENUSS	HÄUFIG-KEIT		GENUSS	HÄUFIG-KEIT
1 Zungenkuß			**14** Den Partner mit der Hand zum Orgasmus bringen		
2 Streicheln des bekleideten Partners			**15** Sich vom Partner mit der Hand zum Orgasmus bringen lassen		
3 Sich im bekleideten Zustand streicheln lassen			**16** Geschlechtsverkehr in der Mann-oben-Stellung		
4 Den Partner nackt sehen			**17** Geschlechtsverkehr in der Frau-oben-Stellung		
5 Sich nackt zeigen			**18** Geschlechtsverkehr Seite an Seite		
6 Streicheln des nackten Partners			**19** Geschlechtsverkehr von hinten (vaginal)		
7 Sich nackt streicheln lassen			**20** Geschlechtsverkehr im Sitzen		
8 Küssen der Brust und der Brustwarzen des Partners			**21** Geschlechtsverkehr im Stehen		
9 Brüste und Brustwarzen küssen lassen			**22** Gesäß und After des Partners streicheln und küssen		
10 Den Genitalbereich des Partners erforschen und streicheln			**23** Gesäß und After streicheln und küssen lassen		
11 Den eigenen Genitalbereich erforschen und streicheln lassen			**24** Orale Stimulation des Partners bis zum Orgasmus		
12 Den Genitalbereich des Partners lecken und küssen			**25** Sich durch orale Stimulation bis zum Orgasmus bringen lassen		
13 Den eigenen Genitalbereich lecken und küssen lassen					

STIMULIERUNGSTECHNIKEN

Die hier beschriebenen Techniken werden für gewöhnlich als »Vorspiel« bezeichnet. Die meisten Paare praktizieren sie, um sich vor dem Geschlechtsverkehr sexuell zu erregen. Das Vorspiel ist nach landläufiger Meinung fast ausschließlich die Domäne des Mannes. Er muß etwas tun, um die Partnerin auf den Geschlechtsverkehr vorzubereiten. Im allgemeinen wird außerdem angenommen, daß der Mann diese Art der Stimulierung nicht braucht oder nicht brauchen sollte, daß er ohnehin allzeit bereit ist, komme, was kommen mag. Das ist ein Trugschluß: Männer brauchen oft direkte Stimulierung, um erregt zu werden, vor allem dann, wenn sie älter werden. Darüber hinaus werden die Männer durch diese Auffassung einer ganzen Reihe sexueller Empfindungen beraubt, die von denen des Geschlechtsverkehrs ganz verschieden sind.

Sie können diese Stimulierungstechniken nicht nur als Vorspiel für beide, sondern auch als Alternative zum Geschlechtsverkehr praktizieren. Sie sind gut zu gebrauchen, wenn ein Geschlechtsverkehr nicht in Frage kommt, beispielsweise wenn einer von Ihnen eine Infektion hat oder wenn Sie während der Periode keinen Koitus mögen. Vielleicht wollen Sie aber auch einfach aus reinem Spaß an der Sache mal etwas anderes ausprobieren, oder Sie sind zu einer Zeit, an einem Ort zusammen, da diese Techniken nun einmal besser geeignet sind.

Die Initiative ergreifen

Wenn Sie sich bei dem Gedanken an diese Art des Liebesspiels noch ein wenig unwohl fühlen oder furchtsam sind, dann stellen Sie sich vor, dies sei eine ganz formelle Übung, um anzufangen. Konzentrieren Sie sich deshalb für den Anfang auf die Übungsprogramme im Kapitel LUST ZU ZWEIT, S. 90. Wahrscheinlich brauchen Sie keine besonderen Anweisungen, wie Sie Ihren Partner liebkosen sollen, denn die meisten Menschen wollen die Person, die sie lieben, ganz instinktiv umarmen, küssen, liebkosen. Lernen hingegen muß jede Frau die Technik der genitalen Stimulierung, denn darauf kommt sie nicht durch bloße Intuition. Dazu gehört, daß Sie Ihren Partner so einfühlsam wie möglich mit Ihren Händen oder Ihrem Mund sexuell erregen, seine sexuelle Erregung verlängern und ihn schließlich zum Orgasmus bringen.

Stimulierung des Penis mit der Hand

Zu wissen, wie der Penis zu stimulieren ist, gehört zu den wertvollsten Fähigkeiten, die eine Frau besitzt. Ihr Partner ist dabei sicher der ideale Lehrmeister für Sie. Mit großer Wahrscheinlichkeit hat er masturbiert, folg-

lich weiß er, wie er am wirkungsvollsten zu erregen ist, er kennt die empfindlichsten Stellen seines Penis und den Druck und den Rhythmus. Bitten Sie ihn, Ihre Hand zu führen, bis Sie es richtig machen. Die folgenden Ratschläge vermitteln Ihnen eine gute Grundlage in dieser Kunst, falls Sie sich nicht trauen, Ihren Partner zu fragen oder er zu gehemmt ist, es Ihnen zu zeigen. Besser geht es allerdings, wenn Sie offen mit Ihrem Partner darüber sprechen können.

1 Wenn Sie Rechtshänderin sind, sollten Sie rechts von Ihrem Partner sein und seinen Penis fest umfassen, wobei der Daumen zum Nabel zeigt. Wenn Sie Linkshänderin sind, ist Ihr Platz auf der linken Seite. Aber Sie werden merken, daß Sie in jeder Stellung, die Sie einnehmen, den Penis auch mit der anderen Hand wirkungsvoll stimulieren können. Nun können Sie mit Ihrem Daumen allmählich den Druck auf die empfindliche Stelle an der Unterseite des erigierten Penis verstärken. Dieser Teil des Peniskopfes heißt Frenulum, und die Technik ist besonders nützlich, wenn Ihr Partner Erektionsprobleme hat. Ein Gleitmittel kann das Lustempfinden noch steigern und ist besonders zu empfehlen bei Erektionsschwierigkeiten.

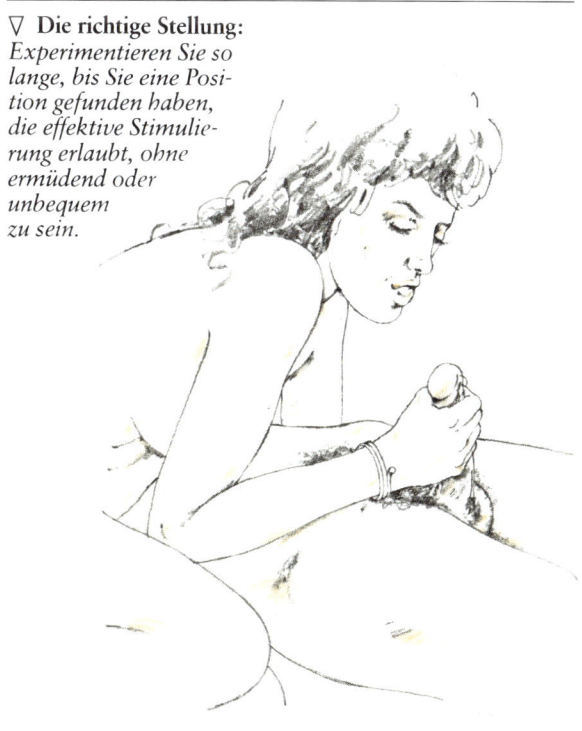

▽ **Die richtige Stellung:**
Experimentieren Sie so lange, bis Sie eine Position gefunden haben, die effektive Stimulierung erlaubt, ohne ermüdend oder unbequem zu sein.

2 Bewegen Sie jetzt in regelmäßigem Rhythmus Ihre Hand auf und ab. Probieren Sie aus, ob Ihrem Partner kurze oder lange Bewegungen lieber sind. Fassen Sie fest zu — der häufigste Fehler, den Frauen machen, ist, zu sanft oder zu vorsichtig zu sein.

3 Wenn Sie den Rhythmus verlangsamen, verlängern Sie das Vergnügen Ihres Partners. Wenn Sie ihn beschleunigen, intensivieren Sie seine Empfindungen und bringen ihn zum Orgasmus. Die Gangart der Stimula-

tion, die er wünscht, wenn die Ejakulation herannaht, wird wahrscheinlich viel schneller sein als normalerweise sonst seine Stöße beim Geschlechtsverkehr.

4 Setzen Sie Ihre Bewegungen fort, bis die Ejakulation ganz vorüber ist. Sie werden spüren, wie seine Spannung nachläßt. Unmittelbar nach der Ejakulation ist der Penis üblicherweise äußerst empfindlich. Also wird Ihr Partner nicht wollen, daß Sie ihn noch berühren.

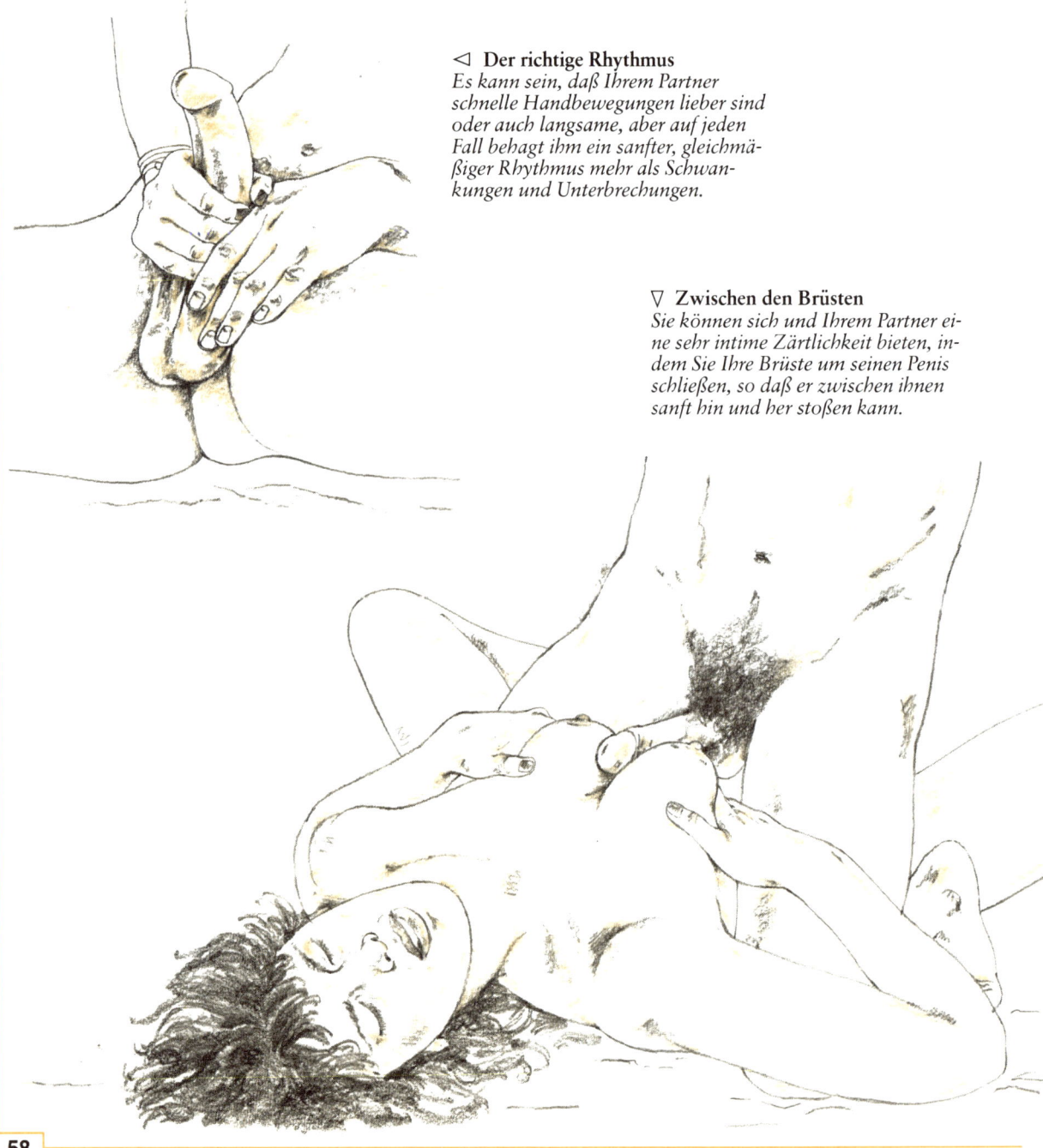

◁ **Der richtige Rhythmus**
Es kann sein, daß Ihrem Partner schnelle Handbewegungen lieber sind oder auch langsame, aber auf jeden Fall behagt ihm ein sanfter, gleichmäßiger Rhythmus mehr als Schwankungen und Unterbrechungen.

▽ **Zwischen den Brüsten**
Sie können sich und Ihrem Partner eine sehr intime Zärtlichkeit bieten, indem Sie Ihre Brüste um seinen Penis schließen, so daß er zwischen ihnen sanft hin und her stoßen kann.

Wenn Sie ein wenig mehr Erfahrung mit der Masturbation Ihres Partners haben, lernen Sie die Zeichen des kommenden Höhepunktes zu deuten. Seine Muskeln spannen sich an, am deutlichsten erkennbar die der Oberschenkel, und sein Atem geht schneller. Die Hoden werden eng an den Körper gezogen und können anschwellen. Der Kopf des Penis vergrößert sich leicht, die Farbe vertieft sich. Ein oder zwei Tropfen Flüssigkeit (Wonnetröpfchen) erscheinen an der Spitze.

Andere manuelle Techniken

Die oben beschriebene Technik ist wahrscheinlich die effektivste Art und Weise, Ihren Partner mit der Hand zum Orgasmus zu bringen. Aber es gibt viele andere Möglichkeiten, den Penis zu stimulieren, und die einzigen Grenzen werden allein von Ihrer Einbildungskraft gesetzt.

Versuchen Sie zum Beispiel, den Penis zwischen den Handflächen zu massieren, ihn abwechselnd fest zu drücken und loszulassen, die empfindliche Spitze mit Ihrem Finger sanft zu streicheln oder mit Ihren Fingerspitzen, leicht vibrierend, von einer Seite zur anderen, über das Frenulum zu streichen. Durch Experimentieren können Sie sich ein reiches Repertoire an Techniken aneignen oder zumindest herausfinden, was Ihrem Partner am besten gefällt.

ORALER SEX

Sie können Ihren Mund und Ihre Zunge beim Liebesspiel auf vielfältige Weise einsetzen, aber mit dem Begriff »oraler Sex« bezeichnet man normalerweise speziell den oralgenitalen Kontakt. Die Stimulierung der männlichen Genitalien mit Mund und Zunge nennt man Fellatio, die der weiblichen Cunnilingus.

Die meisten Männer mögen oralen Sex, Frauen hingegen stehen der Sache eher skeptisch gegenüber. Deshalb kommt es öfter zu Spannungen. Er ist vielleicht die intimste Form des sexuellen Kontaktes und verlangt vollkommene gegenseitige Akzeptanz, sowohl emotional wie körperlich. Aus diesem Grund kann oraler Sex außerordentlich befriedigend für beide sein; für den, der gibt, wie für den, der empfängt. Oraler Sex ist auch ein sehr gutes Mittel für beide, um den Partner zu erregen und zum Orgasmus zu bringen.

Nichtsdestotrotz ist die orale Stimulation für viele Frauen ein Grenzstreifen zwischen dem, was sie beim Sex akzeptieren und was nicht. Wenn Sie sich noch nicht dazu entschließen können, es einmal auszuprobieren, dann liegt das vielleicht daran, daß Sie nicht wissen, was genau von Ihnen erwartet wird, aber es kann auch sein, daß zumindest zwei weitverbreitete Ängste Sie behindern.

Furcht vor Körpergeruch

Vielleicht die schlimmste Angst, die eine Frau vom oralen Sex zurückhält, entsteht durch die Sorge, ihr Partner könnte finden, daß sie schlecht riecht oder schmeckt. Aber vorausgesetzt, der Genitalbereich wird durch tägliches Baden saubergehalten, dann hat er nur den normalen gesunden Geruch, der für den Partner angenehm und erregend ist. Sie können das selbst überprüfen, indem Sie nach dem Bad ein wenig Scheidenabsonderung auf Ihren Finger geben und daran riechen oder mit der Zunge schmecken. Dieser einfache Vorgang kann Sie davon überzeugen, daß Ihr natürlicher Geruch keinesfalls beleidigend für die Nasen anderer ist. (Wenn Sie einen schlechten Geruch feststellen, haben Sie wahrscheinlich eine Scheideninfektion und sollten zum Arzt gehen.) Verwenden Sie keine Intimsprays, machen Sie keine Scheidenspülungen mit Deodorants und nehmen Sie keine Badezusätze. Sie sind unnötig und können Entzündungen in der Vagina hervorrufen. Spermizide — samenabtötende Mittel — werden manchmal ebenfalls schlecht vertragen.

Angst vor Sperma

Obgleich die Samenflüssigkeit wie die Scheidenabsonderung unschädlich und fast geruch- und geschmacklos ist, ist vielen Frauen, selbst wenn sie nichts gegen oralen Sex haben, allein schon der Gedanke zuwider, sie könnten die Samenflüssigkeit verschlucken oder auch nur das Ejakulat ihres Partners in den Mund bekommen. Dieses Problem muß sich nicht stellen, weil oraler Sex nicht unbedingt bis zum Orgasmus gehen muß, sondern oft als Mittel zur gegenseitigen Erregung vor dem eigentlichen Liebesakt praktiziert wird. Aber wenn Sie vorhaben, Fellatio bis zum Orgasmus fortzusetzen, dann schlagen Sie Ihrem\Partner vor, er solle Ihnen Bescheid sagen, wenn er kurz vor der Ejakulation steht. Sie können sich dann rechtzeitig zurückziehen und ihn die letzten Sekunden mit der Hand stimulieren. Wenn Sie erfahrener sind, erkennen Sie selbst die Anzeichen der bevorstehenden Ejakulation und brauchen seinen Hinweis nicht mehr.

Als Ausweichmöglichkeit können Sie Ihren Partner in Ihren Mund ejakulieren lassen und dann den Samen in ein Papiertaschentuch spucken. Eine andere Lösung wäre, daß Ihr Partner ein Kondom benutzt. Sie brauchen übrigens bei der Fellatio keine Bedenken zu haben, daß Ihr Partner während des Orgasmus versehentlich Harn ausscheiden könnte, denn der Eingang zur Blase ist während der Ejakulation durch einen Reflex fest verschlossen.

Erstickungsangst

Wieviel Sie vom Penis Ihres Partners in den Mund nehmen, bleibt ganz Ihnen überlassen. Wenn Sie zum ersten Mal Fellatio ausprobieren, ziehen Sie es wahrscheinlich vor, nur den Kopf des Penis mit der Zunge zu liebkosen und zu küssen, bis Sie sich genügend vertraut fühlen. Aber auch wenn Sie mehr Übung haben, kann es vorkommen, daß Sie würgen müssen, wenn der Penis an Ihren Gaumen kommt. Das ist eine ganz natürliche Reaktion, und Ihr Partner versteht Sie bestimmt. Sie können ganz einfach etwas dagegen tun, indem Sie die Peniswurzel mit der Hand umfassen — das wirkt wie eine Bremse bei seinen Stößen.

Fellatio

Wenn Sie den Penis Ihres Partners mit dem Mund stimulieren möchten, aber unsicher sind, wie Sie vorgehen sollen, dann lesen Sie die folgenden Instruktionen:

1 Stellen Sie sich vor, der Penis Ihres Partners wäre eine Eiskremtüte. Halten Sie den Schaft in einer Hand und lassen Sie die Zunge sanft um die Spitze kreisen.

2 Dann erkunden Sie den Schaft, indem Sie mit der Zunge um den Rand des Peniskopfes herumstreifen und schließlich sanft am Frenulum vibrieren.

3 Öffnen Sie den Mund und nehmen Sie den ganzen Peniskopf hinein. Achten Sie dabei darauf, daß Ihre Zähne von den Lippen bedeckt sind.

4 Bewegen Sie Ihren Mund am Penis auf und ab. Die Bewegungen sollen so sein, daß es Ihnen beiden gefällt. Ihr Partner kann den Rhythmus andeuten, indem er Ihren Kopf mit den Händen führt, aber er sollte darauf achten, ihn nicht tiefer als Sie wollen hinunterzudrücken. Es ist besser, wenn er in diesem Stadium nicht stößt, damit Sie die Kontrolle behalten.

5 Verlängern Sie Ihren Mund, indem Sie den unteren Teil des Penis mit Daumen und Zeigefinger umspannen und bewegen Sie Hand und Mund im selben Rhythmus auf und ab. Mit zunehmender Selbstsicherheit wollen Sie vielleicht den Penis ein Stück weiter in den Mund nehmen. Wenn Sie Ihre Hand als »Stop« einsetzen, kann Ihr Partner nicht zu tief stoßen, und Sie brauchen keine Angst zu haben, daß Sie würgen müssen. Halten Sie einen stetigen Rhythmus und einen kräftigen Druck bei, und denken Sie daran, die Zähne fernzuhalten.

6 Steigern Sie langsam die Geschwindigkeit. Wenn Sie es gewohnt sind, Ihren Partner mit der Hand zum Orgasmus zu stimulieren, erkennen Sie sicher die Zeichen der bevorstehenden Ejakulation. Wenn es so weit ist, können Sie sich zurückziehen, falls Sie nicht wollen, daß er in Ihren Mund ejakuliert. Bringen Sie ihn dann mit der Hand zum Orgasmus, oder gehen Sie zum Geschlechtsverkehr über.

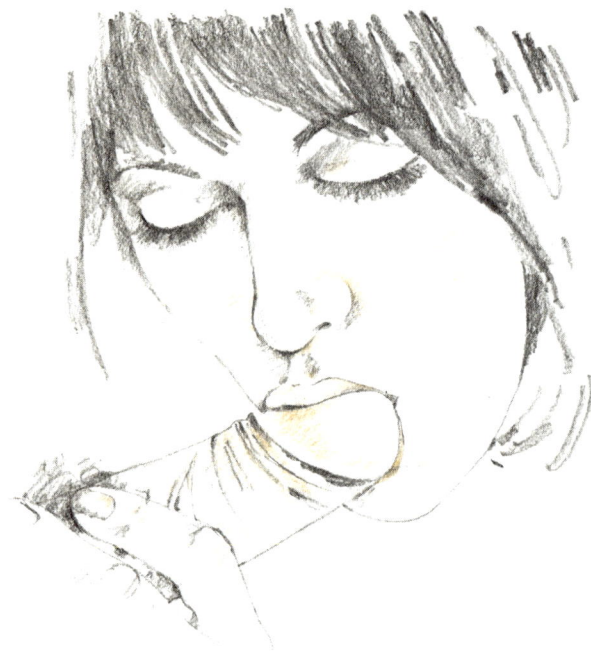

△ **Nichts übereilen**
Wenn Sie noch nie oralen Sex ausprobiert haben, ist es Ihnen wahrscheinlich lieber, den Penis Ihres Partners nur zu küssen, statt gleich daran zu saugen.

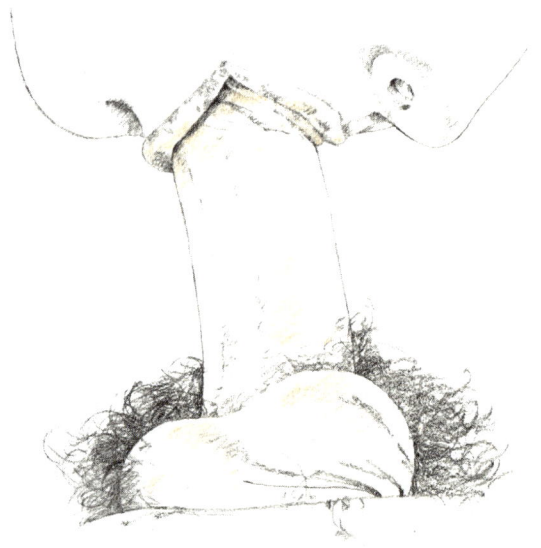

Vorsichtsmaßnahmen ▷
Denken Sie daran, wenn Sie den Penis Ihres Partners in den Mund nehmen, daß der Kopf ganz besonders empfindlich ist. Halten Sie die Zähne zurück und schützen Sie sie mit den Lippen.

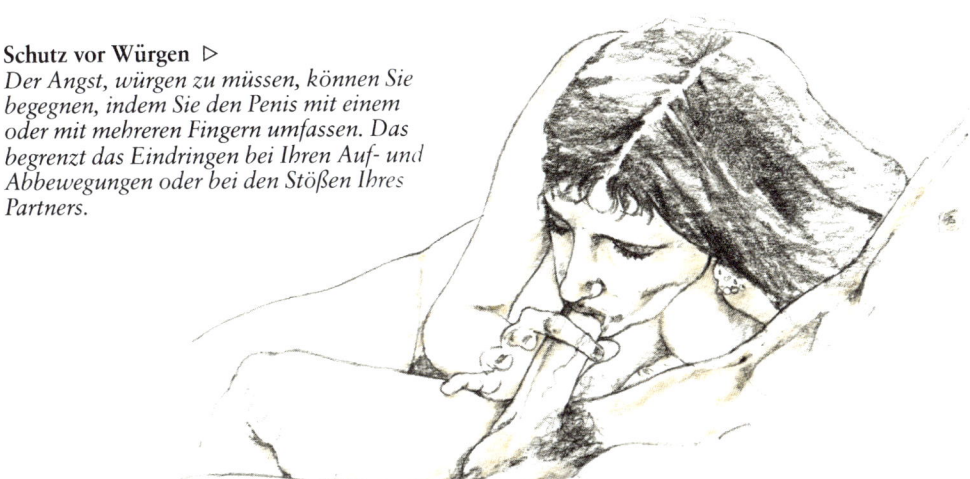

Schutz vor Würgen ▷

Der Angst, würgen zu müssen, können Sie begegnen, indem Sie den Penis mit einem oder mit mehreren Fingern umfassen. Das begrenzt das Eindringen bei Ihren Auf- und Abbewegungen oder bei den Stößen Ihres Partners.

Cunnilingus

Da die Zunge weitaus zarter ist als die Finger, ist sie für eine sanftere Erregung der Klitoris und der Schamlippen wie geschaffen. Ihr Partner kann Ihnen so zu einem sehr hohen Lustgewinn verhelfen, aber erklären Sie ihm unbedingt, was Sie am meisten erregt. Die Empfindungsskala der Klitoris und ihrer Umgebung ist nämlich sehr weit.

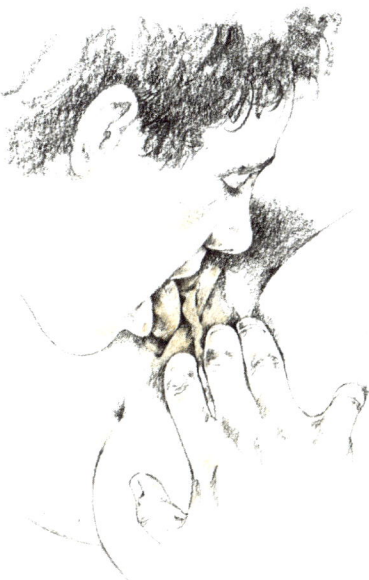

△ **Orales Vorspiel**
Wenn Ihr Partner den gesamten Vaginalbereich mit der Zunge liebkost, erregt Sie das wahrscheinlich mehr als die direkte Stimulierung des Kitzlers.

△ **Eindringen der Zunge**
Es kann höchst erregend für Sie sein, wenn Ihr Partner mit der Zunge in die Vagina eindringt. Viele Frauen bevorzugen jedoch die Stimulierung der Klitoris.

Positionen für orale Stimulierung

Jede Stellung, in der die beiden Partner sich bequem erreichen und ihre Genitalien stimulieren können, ist für gleichzeitige Fellatio und Cunnilingus geeignet.

Zwar können diese Stellungen in höchstem Grade erregend sein, aber die Schwierigkeit, zur selben Zeit Lust zu geben und zu empfangen, mindert oft den Genuß. Vielen Paaren gefällt oraler Sex besser, wenn sie nacheinander die aktive Rolle sielen.

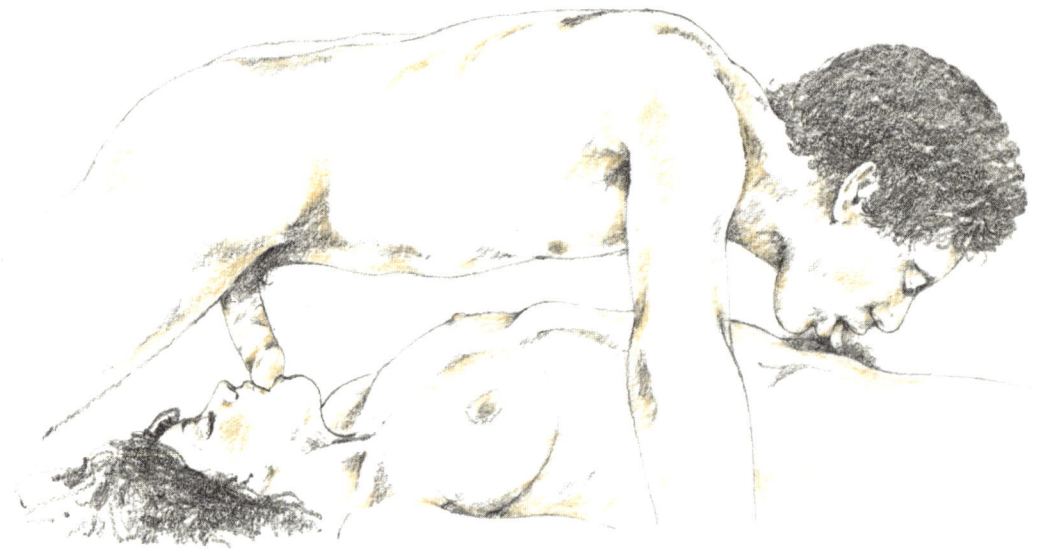

△ Stellungen für orale Stimulierung
Die 69er-Stellung erlaubt gegenseitigen oral-genitalen Kontakt und kann in höchstem Maße erregend wirken. Viele Paare ziehen es jedoch vor, sich entweder auf Geben oder Empfangen zu konzentrieren, als beides gleichzeitig zu tun.

ANALVERKEHR

Die Vorstellung von analem Scx ruft bei vielen Frauen sehr starke, meist negative Gefühle hervor. Aber analer Sex ist nicht unbedingt mit Analverkehr gleichzusetzen. Die einfachste und üblichste Form analer Stimulation ist »das Vorbeikommen«, das Berühren des Afters des Sexualpartners während des Geschlechtsverkehrs oder beim oralen Sex. Außerdem kann man auch mit einem Finger in den After eindringen. Falls Sie das versuchen wollen, cremen Sie Ihren Finger vorher gut ein, und achten Sie darauf, daß Ihre Fingernägel keine scharfen Kanten haben. Sie werden feststellen, daß Sie die Prostatadrüse Ihres Partners stimulieren können, indem Sie Ihren Finger etwa fünf Zentimeter tief einführen und gegen die vordere Wand leicht nach unten drücken. Für viele Männer ist das sehr erregend. Wenn Sie selbst sexuell sehr erregt sind, macht es Ihnen vielleicht Spaß, wenn auch Ihr Partner mit seinem Finger in Ihren After eindringt.

Der Vorschlag zum Analverkehr kommt, wenn überhaupt, fast immer vom Mann, und zwar oft zu Zeiten, wenn normaler Geschlechtsverkehr aus irgendeinem Grund — zum Beispiel bei einer Scheideninfektion — nicht in Frage kommt. Oder der Mann

möchte es einfach mal ausprobieren, um seine Neugierde zu stillen. Auch wenn Sie sich nicht unbedingt für die Idee begeistern können, möchten Sie vielleicht doch einmal Ihrem Partner zuliebe Analverkehr mitmachen. Beachten Sie dabei folgende Punkte:

☐ Ihr Partner sollte seinen Penis sehr gut mit einem Gleitmittel eincremen, ehe er in Sie einzudringen versucht, damit es Ihnen nicht zu unangenehm ist.

☐ Wenn er beginnt einzudringen, entspannen Sie Ihren Schließmuskel so gut Sie können, indem Sie leicht drücken. Ihr Partner sollte sehr langsam und vorsichtig zunächst nur mit dem Kopf des Penis eindringen, und sich darauf einstellen, sofort aufzuhören, wenn Sie Schmerzen haben und es verlangen. Je mehr Sie sich entspannen, um so angenehmer ist es.

☐ Nach einem Analverkehr sollten Sie nie vaginalen Geschlechtsverkehr haben, ohne daß Ihr Partner seinen Penis vorher gut wäscht. Sie riskieren sonst, daß vom Darm in die Vagina eine Infektion übertragen wird.

STELLUNGEN BEIM GESCHLECHTSVERKEHR

Es gibt sechs Hauptgruppen von Stellungen beim Geschlechtsverkehr mit zahllosen Varianten, die sich nur unerheblich voneinander unterscheiden, beispielsweise in der Position der Gliedmaßen oder im Winkel der Körper zueinander.

Einige dieser Stellungen sind für bestimmte Situationen geeignet — zum Beispiel während der Schwangerschaft. Andere sollen einfach nur Spaß machen und haben keinen besonderen Vorteil als den, daß sie Ihrem Repertoire etwas Neues hinzufügen. Vielleicht reizt es Sie, auch diese Stellungen einmal auszuprobieren.

Der Sinn des Experimentierens

Fühlen Sie sich nicht gezwungen, sich beim Ausprobieren einer neuen Stellung haargenau an das Buch zu halten. Sobald Sie Unbehagen verspüren, nehmen Sie kleine Veränderungen vor, bis Sie und Ihr Partner sich wohlfühlen. Ganz gleich, wie viele Stellungen Sie ausprobieren, Sie werden feststellen, daß Sie stets wieder auf die wenigen Positionen zurückkommen, die Ihnen und Ihrem Partner den größten Genuß verschaffen. Wenn Sie dabei bleiben, dann heißt das nicht, daß Sie einfallslos und träge sind,

sondern Sie haben dann eben genügend experimentiert und wissen genau, was Sie mögen und was nicht. (Die beste Zeit für Experimente ist der Beginn einer neuen Beziehung, wenn Sie gegenseitig Ihre Körper erforschen und die Vorlieben des anderen kennenlernen wollen. Sinnvoll sind Experimente auch dann, wenn Ihre Beziehung schon lange dauert und Sie Ihr gemeinsames Liebesspiel durch etwas Neues beleben wollen.)

Beachten Sie stets:

☐ Ihr Partner kann am leichtesten in Sie eindringen, wenn Sie Ihre Beine weit auseinanderspreizen. Ein Kissen unter Ihren Hüften kann das noch unterstützen.

☐ Stellungen, bei denen Sie die Knie hoch an Ihre Brust ziehen, erlauben ein besonders tiefes Eindringen.

☐ Stellungen, bei denen Ihre Beine geschlossen sind, bieten dem Penis ein Höchstmaß an Stimulation.

☐ Wenn Sie den Orgasmus Ihres Partners hinauszögern wollen, dann wechseln Sie in eine Frau-oben-Stellung, da viele Männer dies weniger stimulierend finden.

STELLUNGEN MIT DEM MANN OBEN

Mann-oben-Stellungen und vor allem die »Missionarsstellung«, bei der der Mann zwischen den leicht gespreizten Beinen der Frau liegt, kommen wahrscheinlich am häufigsten vor. Sie gestatten dem Mann eine nahezu vollständige Kontrolle über den Geschlechtsverkehr, die Frau jedoch hat sehr wenig Bewegungsfreiheit.

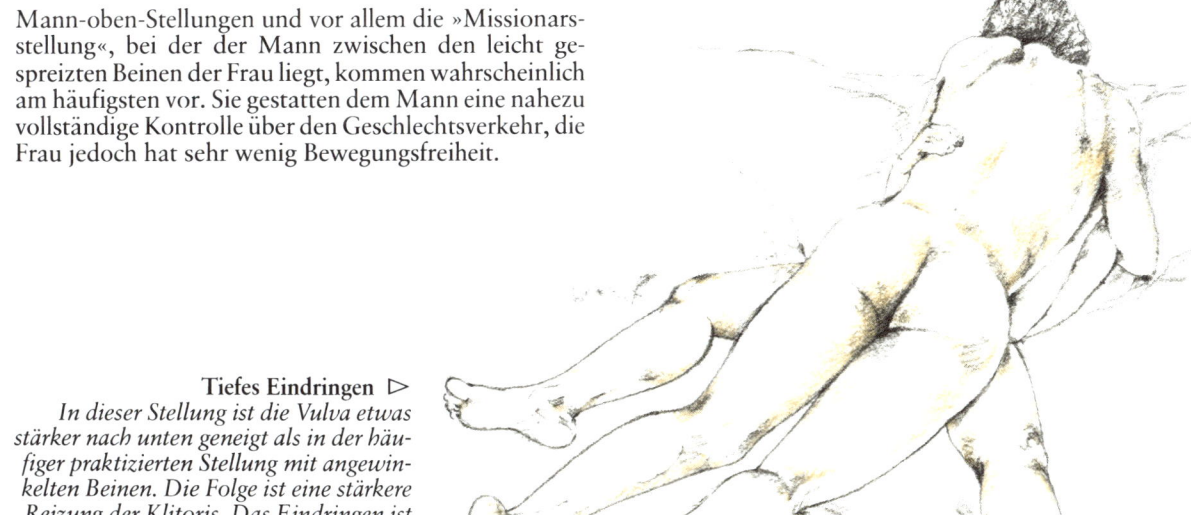

Tiefes Eindringen ▷
In dieser Stellung ist die Vulva etwas stärker nach unten geneigt als in der häufiger praktizierten Stellung mit angewinkelten Beinen. Die Folge ist eine stärkere Reizung der Klitoris. Das Eindringen ist tief, und der Scheideneingang ist verengt, so daß der Penis ebenfalls stärker stimuliert wird.

Rhythmisches Miteinander ▷
Diese Stellung für ein besonders tiefes Ein-
dringen bietet sich an, wenn der Penis Ihres
Partners sehr kurz ist. Die Scheidenöffnung
ist entspannt, aber die Klitoris wird gut sti-
muliert, und Sie können sich im gleichen
Rhythmus mit Ihrem Partner bewegen.

▽ **»Winkel«-Stellung**
In dieser »Zwei-Stufen-Stellung« liegen Sie
auf dem Bett, und Ihr Partner steht oder
kniet daneben. Indem er Sie leicht anhebt,
kann er den Penetrationswinkel verändern.

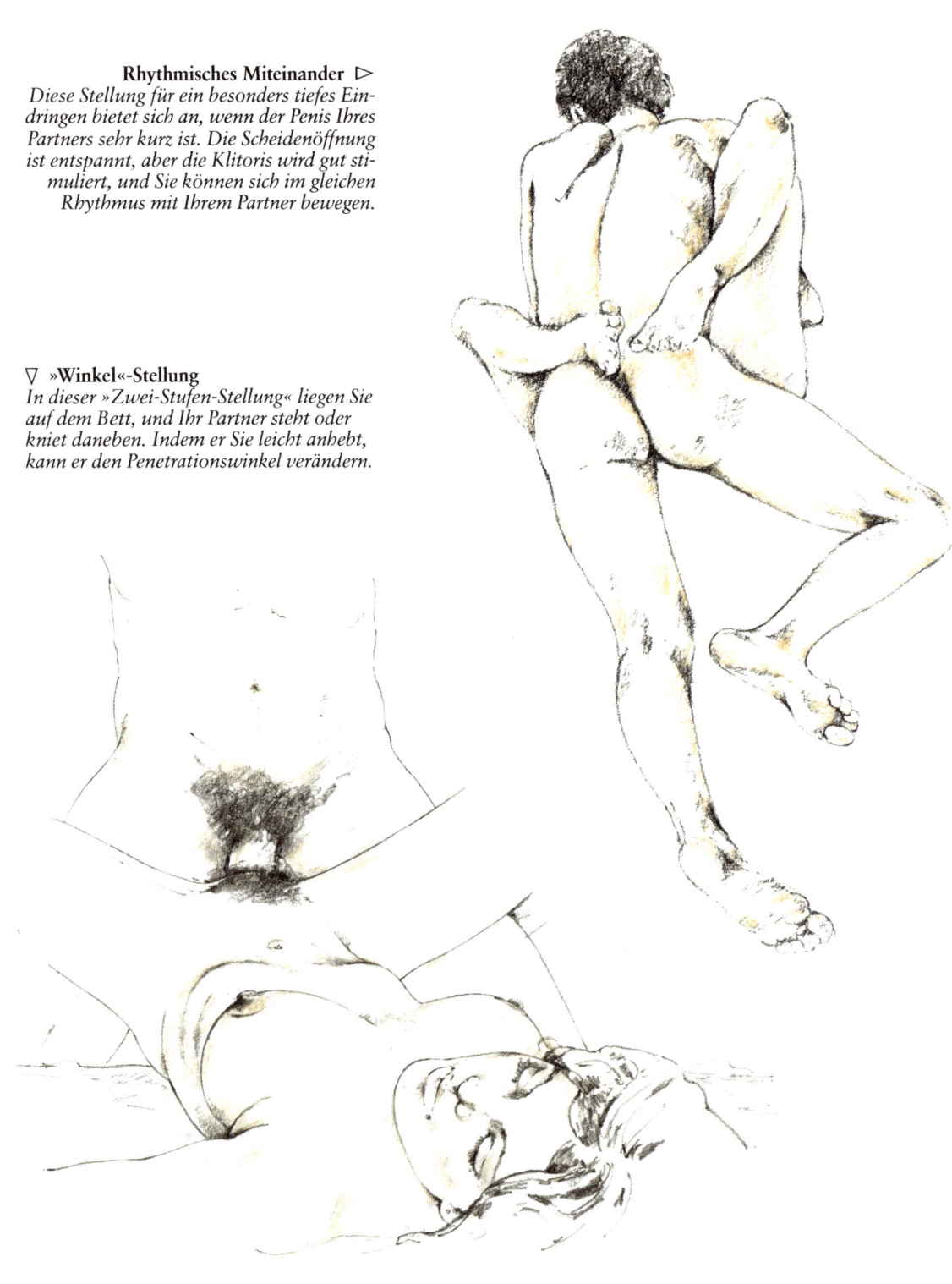

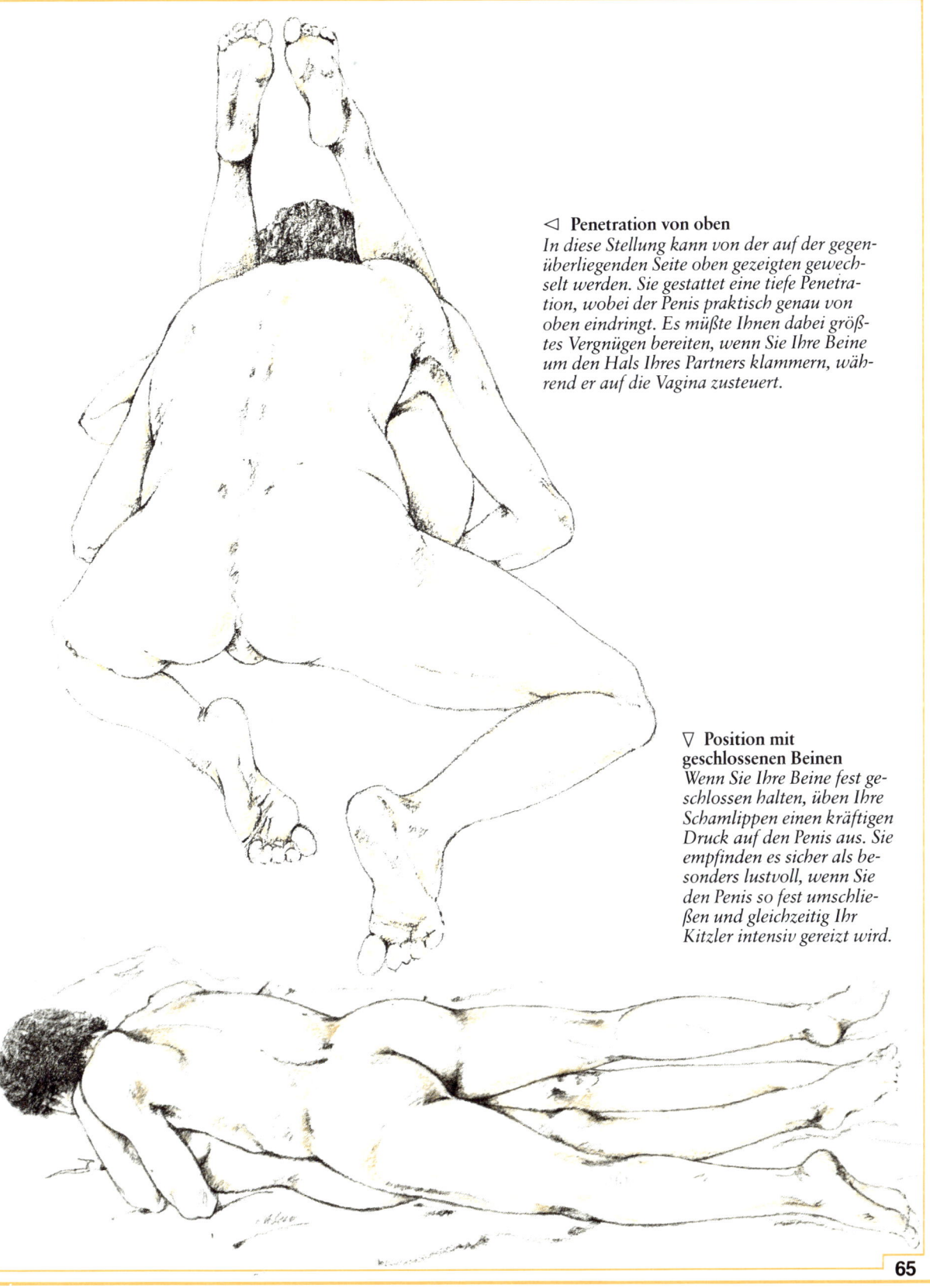

◁ Penetration von oben

In diese Stellung kann von der auf der gegenüberliegenden Seite oben gezeigten gewechselt werden. Sie gestattet eine tiefe Penetration, wobei der Penis praktisch genau von oben eindringt. Es müßte Ihnen dabei größtes Vergnügen bereiten, wenn Sie Ihre Beine um den Hals Ihres Partners klammern, während er auf die Vagina zusteuert.

▽ Position mit geschlossenen Beinen

Wenn Sie Ihre Beine fest geschlossen halten, üben Ihre Schamlippen einen kräftigen Druck auf den Penis aus. Sie empfinden es sicher als besonders lustvoll, wenn Sie den Penis so fest umschließen und gleichzeitig Ihr Kitzler intensiv gereizt wird.

STELLUNGEN MIT DER FRAU OBEN

Viele Paare finden solche Stellungen besonders befriedigend, bei denen die Frau sich über dem Mann befindet. Diese Stellungen erlauben Ihnen, Ihren Partner aktiv zu lieben: Sie können selber die Tiefe des Eindringens bestimmen — was Ihnen vielleicht ganz angenehm ist, wenn Sie noch etwas ängstlich und unerfahren sind — und Sie können auch den Rhythmus angeben. Solche Stellungen bieten sich an, wenn Sie schwanger sind oder wenn Ihr Partner viel schwerer ist als Sie.

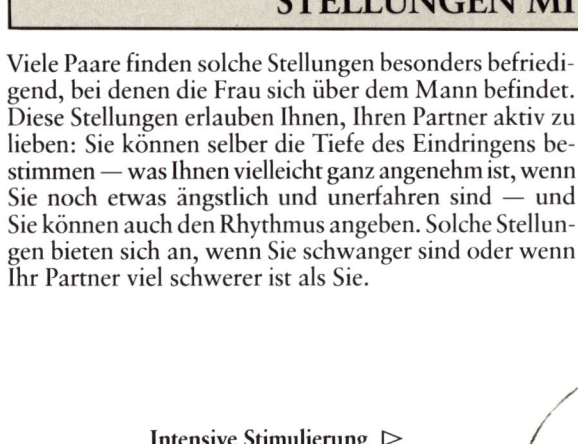

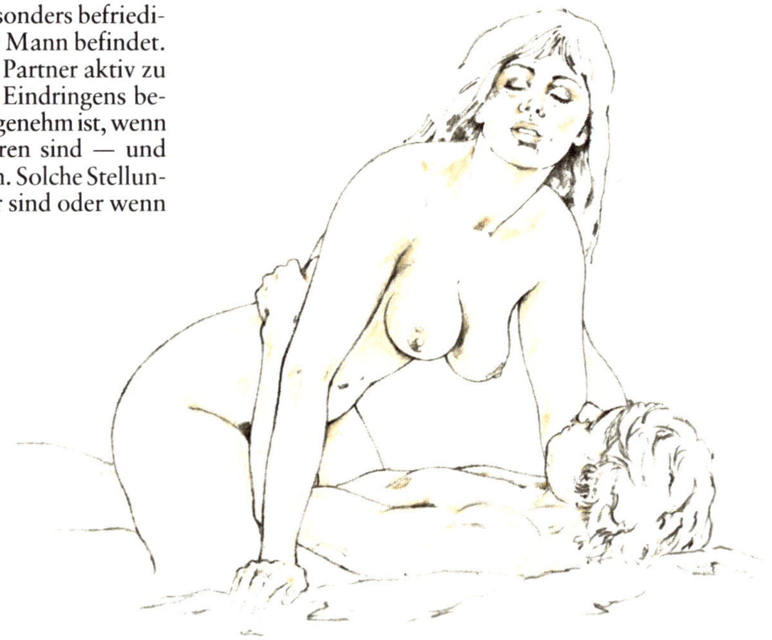

Intensive Stimulierung ▷
Von allen Frau-oben-Stellungen bietet diese die beste Kombination von intensiver Stimulation des Penis und ungehinderter Bewegungsfreiheit der Frau. Ihre Auf- und Abbewegungen sind weniger ermüdend als die horizontalen Bewegungen mit ausgestrecktem Körper.

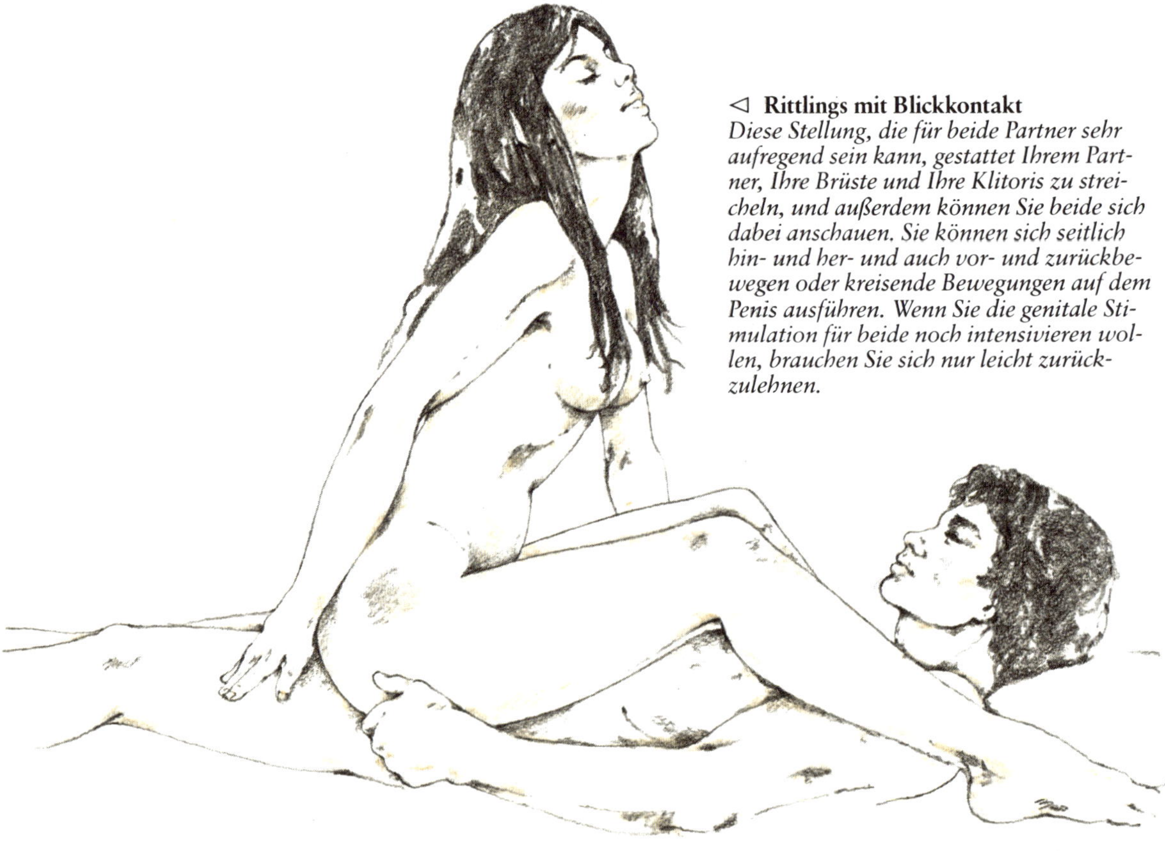

◁ **Rittlings mit Blickkontakt**
Diese Stellung, die für beide Partner sehr aufregend sein kann, gestattet Ihrem Partner, Ihre Brüste und Ihre Klitoris zu streicheln, und außerdem können Sie beide sich dabei anschauen. Sie können sich seitlich hin- und her- und auch vor- und zurückbewegen oder kreisende Bewegungen auf dem Penis ausführen. Wenn Sie die genitale Stimulation für beide noch intensivieren wollen, brauchen Sie sich nur leicht zurückzulehnen.

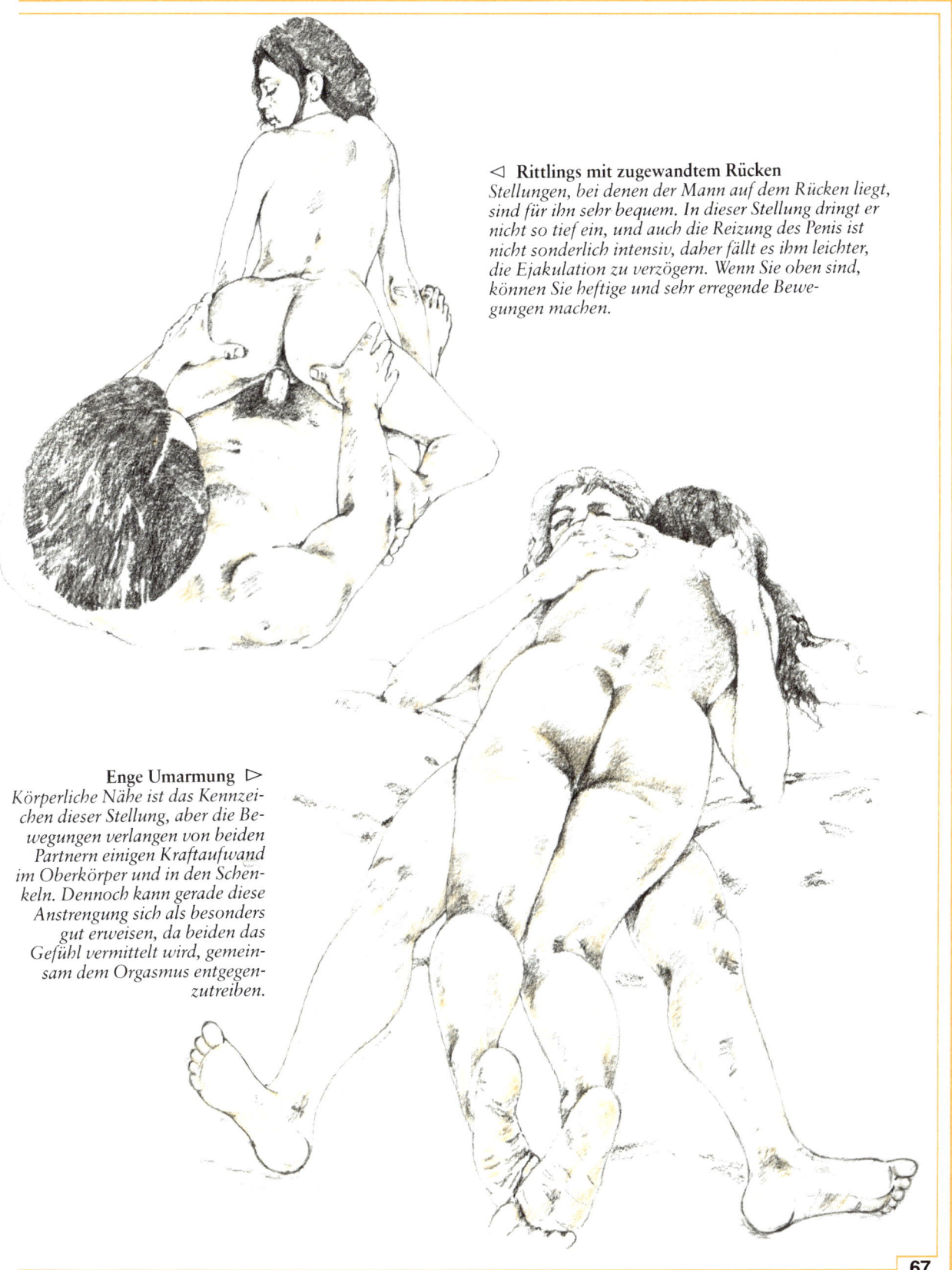

◁ Rittlings mit zugewandtem Rücken
*Stellungen, bei denen der Mann auf dem Rücken liegt,
sind für ihn sehr bequem. In dieser Stellung dringt er
nicht so tief ein, und auch die Reizung des Penis ist
nicht sonderlich intensiv, daher fällt es ihm leichter,
die Ejakulation zu verzögern. Wenn Sie oben sind,
können Sie heftige und sehr erregende Bewegungen machen.*

Enge Umarmung ▷
*Körperliche Nähe ist das Kennzei-
chen dieser Stellung, aber die Bewegungen verlangen von beiden
Partnern einigen Kraftaufwand
im Oberkörper und in den Schenkeln. Dennoch kann gerade diese
Anstrengung sich als besonders
gut erweisen, da beiden das
Gefühl vermittelt wird, gemeinsam dem Orgasmus entgegen-
zutreiben.*

FRAUEN ♀ **3** WEGE ZU EINEM BESSEREN SEXUALLEBEN

EINDRINGEN VON HINTEN

Diese Gruppe von Stellungen gestattet ein Eindringen im Liegen, Stehen, Sitzen oder Knien, und einige Stellungen sind mit der Frau oben möglich. Sie haben dann nicht das Gewicht des Mannes auf sich und können sich deshalb sehr frei bewegen. Die meisten Stellungen haben den Vorteil, daß Ihr Partner auch gleichzeitig Ihre Brüste und Ihre Klitoris streicheln kann, und fast alle Stellungen sind für Sie angenehm, auch wenn Sie hochschwanger sind.

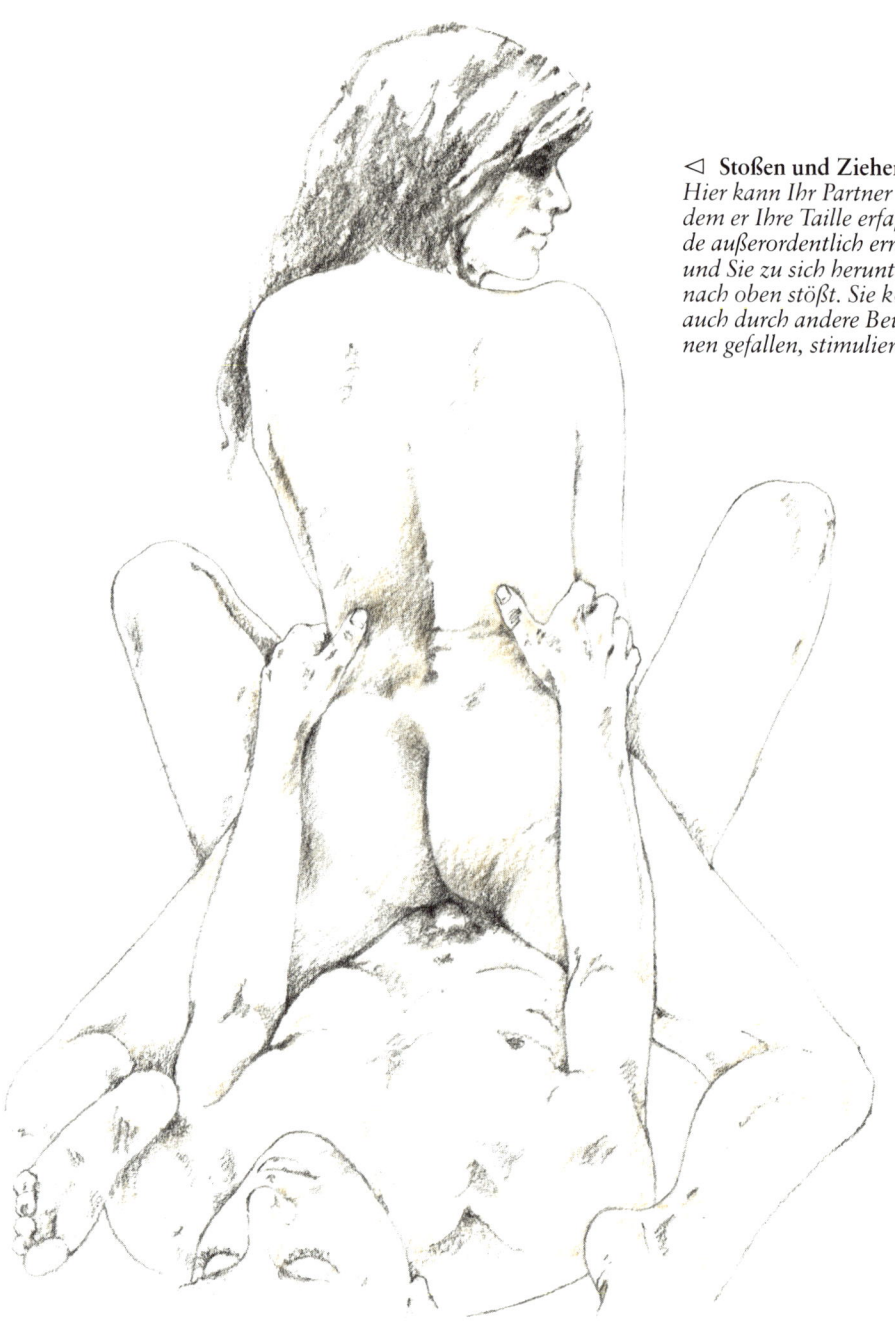

◁ **Stoßen und Ziehen**
Hier kann Ihr Partner kräftig stoßen, indem er Ihre Taille erfaßt (was für Sie beide außerordentlich erregend sein kann) und Sie zu sich herunterzieht und wieder nach oben stößt. Sie können sich aber auch durch andere Bewegungen, die Ihnen gefallen, stimulieren.

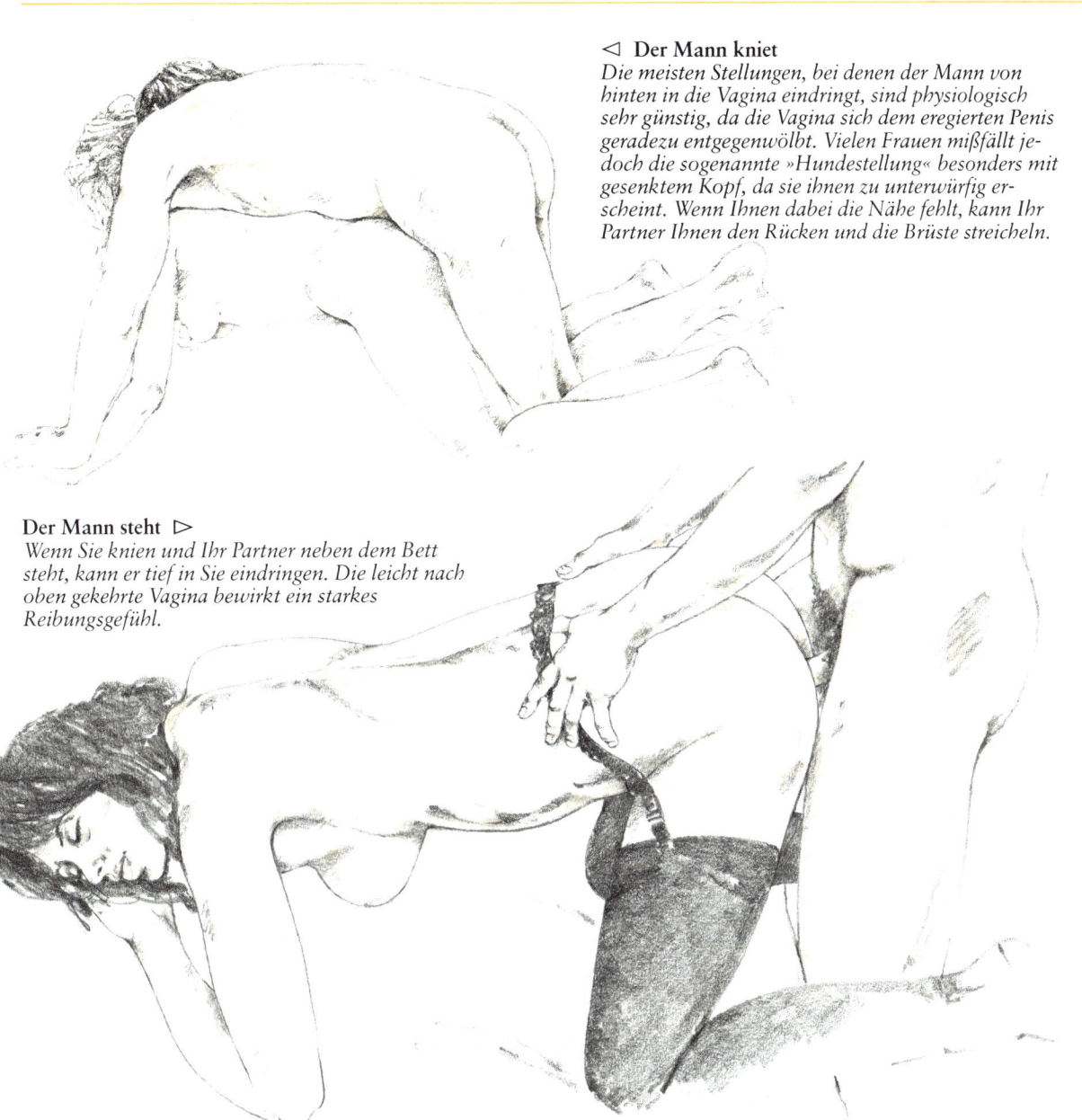

◁ **Der Mann kniet**

Die meisten Stellungen, bei denen der Mann von hinten in die Vagina eindringt, sind physiologisch sehr günstig, da die Vagina sich dem eregierten Penis geradezu entgegenwölbt. Vielen Frauen mißfällt jedoch die sogenannte »Hundestellung« besonders mit gesenktem Kopf, da sie ihnen zu unterwürfig erscheint. Wenn Ihnen dabei die Nähe fehlt, kann Ihr Partner Ihnen den Rücken und die Brüste streicheln.

Der Mann steht ▷

Wenn Sie knien und Ihr Partner neben dem Bett steht, kann er tief in Sie eindringen. Die leicht nach oben gekehrte Vagina bewirkt ein starkes Reibungsgefühl.

GLEICHZEITIGER ORGASMUS

Zwei Partner, die ihre eigenen sexuellen Reaktionen und die des anderen gut kennen, können sich beim Geschlechtsverkehr so aufeinander einstellen, daß sie beide mehr oder weniger gleichzeitig zum Höhepunkt kommen. Bei einigen Paaren wird es jedoch fast schon zur fixen Idee, darauf zu achten, wie weit erregt der Partner ist, und den eigenen Erregungszustand entsprechend zu steuern, weil sie glauben, ein gleichzeitiger Orgasmus sei etwas Besonderes und erstrebenswerter als alles andere. Aber wenn Sie sich so darauf konzentrieren, den richtigen Zeitpunkt abzupassen, werden Sie von Ihren eigenen Empfindungen abgelenkt, so daß Sie vielleicht selbst nicht mehr zum Höhepunkt gelangen. Außerdem können Sie die Lustempfindungen Ihres Partners beim Orgasmus viel mehr genießen, wenn Sie nicht völlig mit sich selbst und Ihrem eigenen Orgasmus beschäftigt sind. Ein gleichzeitiger Orgasmus ist etwas Großartiges, wenn man ihn ohne besondere Anstrengungen erreicht, aber sehen Sie nicht mehr darin als eine Möglichkeit sexuellen Lustgewinns unter vielen.

SEITE AN SEITE

Stellungen, bei denen die Partner Seite an Seite liegen, sind ideal für ein entspanntes, ausgedehntes Liebesspiel, und oftmals schlafen Paare danach eng umschlungen miteinander ein. Diese Beischlafstellungen eignen sich auch besonders für die Zeit der Schwangerschaft oder wenn einer von Ihnen deutlich schwerer ist als der andere. Ein Nachteil für die Frau besteht darin, daß ihre Klitoris dabei nur wenig vom Körperdruck ihres Partners stimuliert wird; jedoch gibt es Stellungsvarianten, bei denen eine manuelle Erregung des Kitzlers möglich ist.

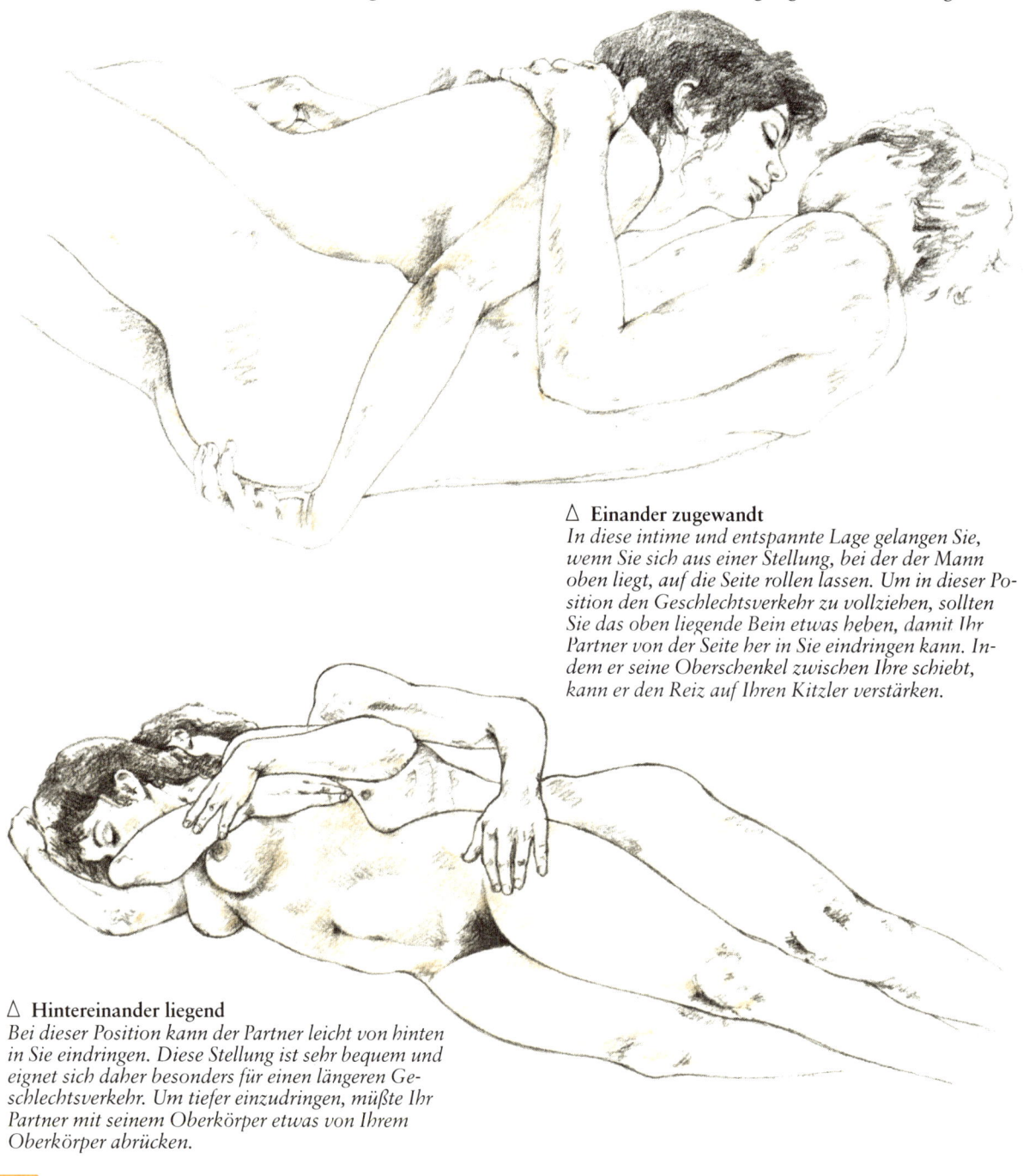

△ **Einander zugewandt**
In diese intime und entspannte Lage gelangen Sie, wenn Sie sich aus einer Stellung, bei der der Mann oben liegt, auf die Seite rollen lassen. Um in dieser Position den Geschlechtsverkehr zu vollziehen, sollten Sie das oben liegende Bein etwas heben, damit Ihr Partner von der Seite her in Sie eindringen kann. Indem er seine Oberschenkel zwischen Ihre schiebt, kann er den Reiz auf Ihren Kitzler verstärken.

△ **Hintereinander liegend**
Bei dieser Position kann der Partner leicht von hinten in Sie eindringen. Diese Stellung ist sehr bequem und eignet sich daher besonders für einen längeren Geschlechtsverkehr. Um tiefer einzudringen, müßte Ihr Partner mit seinem Oberkörper etwas von Ihrem Oberkörper abrücken.

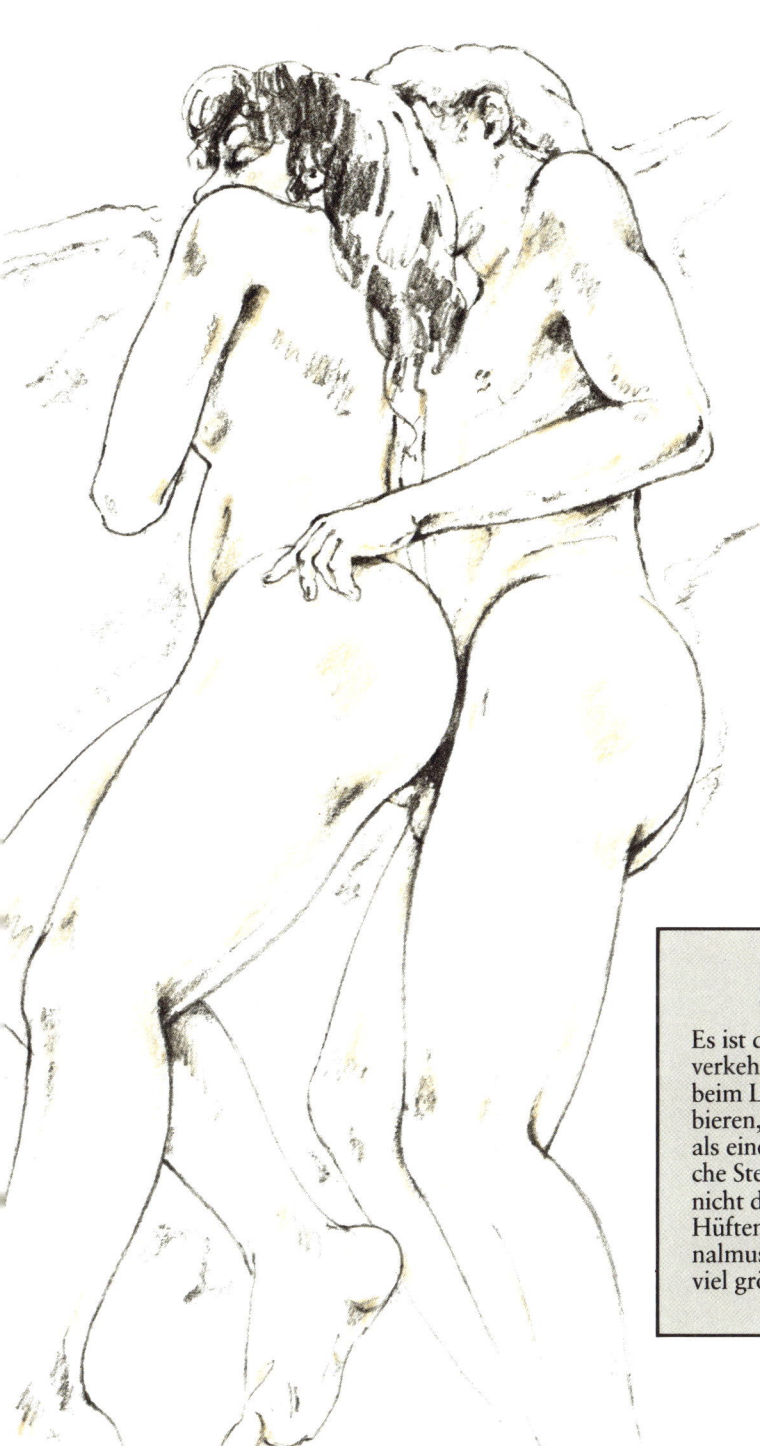

◁ **Entspannter Körperkontakt**
*»Im Löffel liegen« ermöglicht ein
entspanntes Beieinander und erlaubt beiden Partnern ein hohes
Maß an Bewegungsfreiheit. Da
Ihr Partner Sie dabei nicht mit
seinem Gewicht belastet, ist diese
Stellung besonders empfehlens-
wert, wenn Sie hochschwanger sind.*

STELLUNGSWECHSEL

Es ist durchaus üblich, während des Geschlechtsverkehrs öfter die Stellung zu wechseln. Wenn Sie
beim Liebesakt jedoch zu viele Varianten ausprobieren, ähnelt er am Ende mehr einer Turnübung
als einem zärtlichen Beisammensein. Doch welche Stellung Sie auch einnehmen, bleiben Sie
nicht die ganze Zeit passiv. Bewegen Sie Ihre
Hüften, spannen und entspannen Sie Ihre Vaginalmuskeln, so werden Sie und Ihr Partner eine
viel größere Befriedigung erfahren.

IM SITZEN

Obgleich die Sitzstellungen beiden Partnern nicht viel Bewegungsfreiheit und keine direkte genitale Stimulierung erlauben, empfinden viele Paare sie als besonders erotisch, teils weil sie ungewohnt sind, teils weil sie ein starkes Gefühl von Intimität und Vertrautheit vermitteln. Sie sind auch als eine Art ruhigeres Zwischenspiel geeignet, ehe Sie nach einer anstrengenden ersten Runde in die zweite gehen.

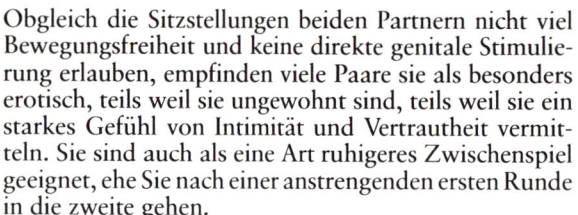

Beim Mann auf dem Schoß ▷
Sitzstellungen, bei denen die Partner sich anschauen, sind vor allem seelisch stimulierend, und besonders dann, wenn der Reiz noch neu, die Beziehung noch jung ist, allerdings schränken sie die Bewegungsfreiheit ziemlich ein. Doch wenn Ihr Partner sich rückwärts mit den Händen aufstützt, kann er mit seinem Unterleib Stoßbewegungen ausführen oder es Ihnen doch wenigstens leichter machen, sich auf seinem Penis zu bewegen.

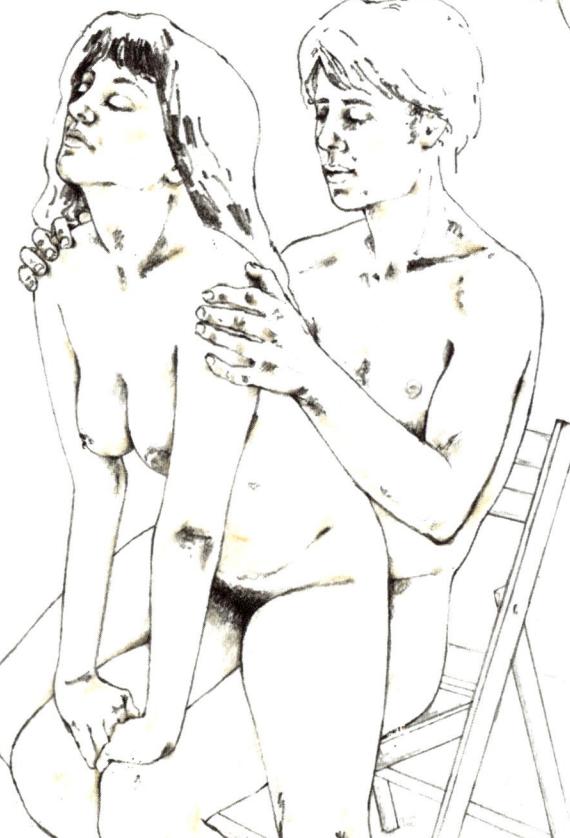

◁ **Auf einem Stuhl**
Ein Stuhl bietet eine günstige Rückenstütze für Ihren Partner; so kann er Sie besser umarmen und streicheln. Die Stellung ist sehr intim, erlaubt jedoch wenig Bewegungsfreiheit, so daß Sie beide wahrscheinlich nur zum Orgasmus kommen, wenn Sie sehr geschickt mit Ihrer Vaginalmuskulatur umgehen können.

IM STEHEN

Wie bei den Sitzstellungen besteht auch hier der Reiz vor allem in der Neuartigkeit. Allerdings ist ein Eindringen oft schwierig, vor allem wenn Sie viel kleiner sind und sich dafür erst auf etwas draufstellen müssen.

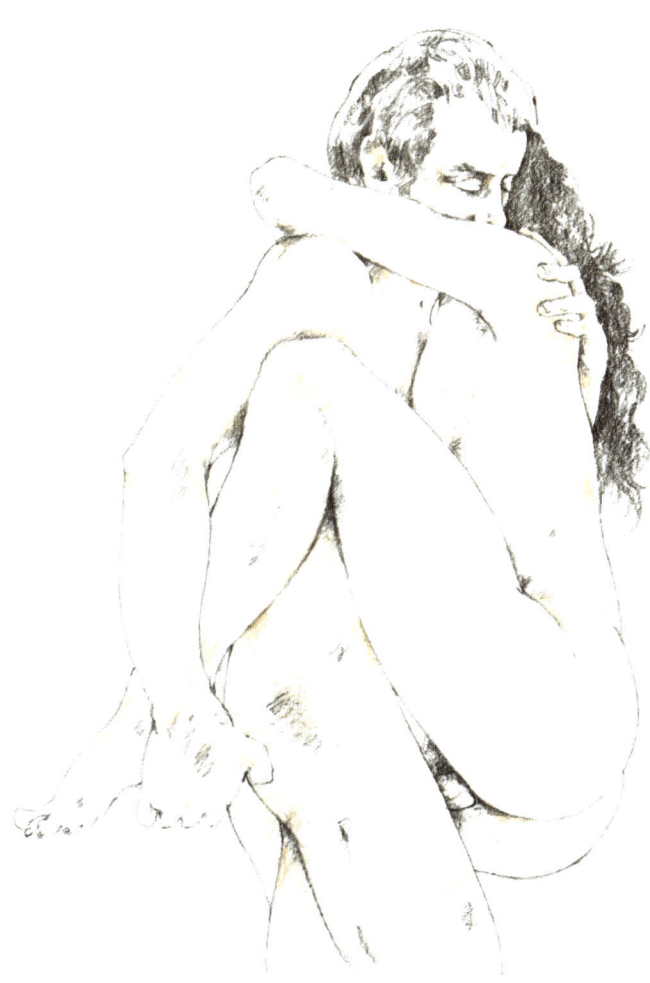

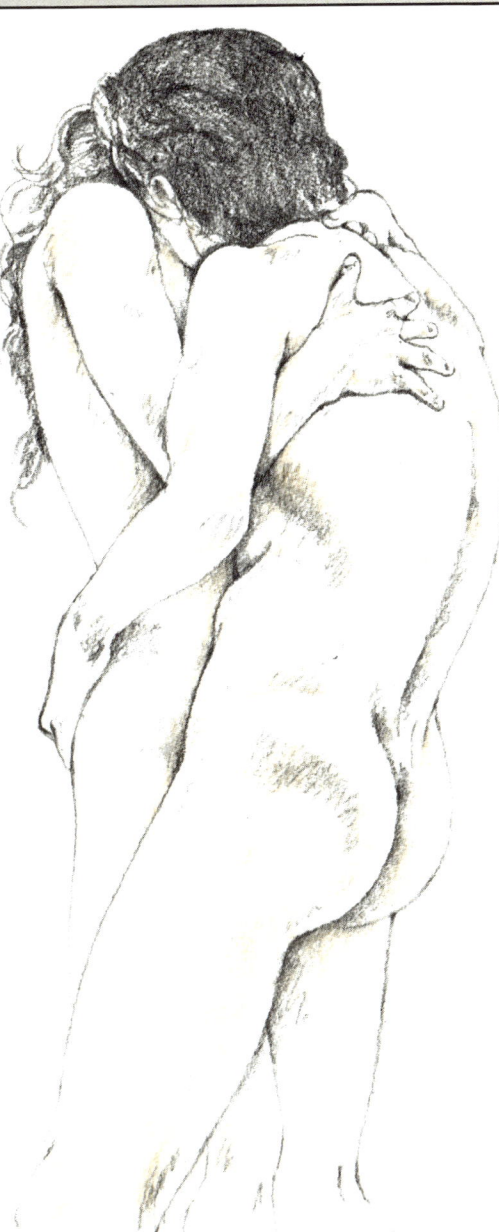

△ **Zwischenspiel**
Diese Haltung erfordert einen erheblichen Aufwand an Kraft und Gelenkigkeit und eignet sich deshalb wohl nur als Variante der rechts gezeigten Position.
Ihr Partner kann Sie, wenn Sie leicht sind, in der auf dem Bild gezeigten Weise festhalten oder Sie mit einer Hand oder beiden Händen unter dem Gesäß abstützen.

△ **Grundstellung**
Dies ist die einfachste Position im Stehen, die oft benutzt wird, wenn beide Partner kein ausgedehntes Vorspiel wollen. Um den Penis vor dem Herausrutschen zu bewahren, sollten Sie am besten die Oberschenkel zusammenpressen. Falls Ihr Partner heftige Stöße ausführen möchte, sollten Sie sich besser gegen eine Wand lehnen.

STEIGERUNG DES LUSTEMPFINDENS

Nachfolgend finden Sie einige Vorschläge, die Sie und Ihr Partner ausprobieren können, um Ihre schon nicht mehr ganz junge Beziehung neu zu beleben. Sie sind lediglich als Anregungen gedacht, um Abwechslung in eine sexuelle Routine zu bringen, und sie sollten keinesfalls in Gewohnheit ausarten. Zu häufig ausgeübt, verlieren sie bald ihren Reiz.

Möglicherweise finden nicht alle Vorschläge Ihre Zustimmung. So ist es zum Beispiel für einige Frauen ungeheuer aufregend, ihrem Partner von ihren sexuellen Phantasien zu erzählen, andere hingegen würden es als unerträgliche Verletzung ihrer Intimsphäre ansehen. Urteilen Sie selbst, und betrachten Sie das Ganze nur als Anregung für Ihre Phantasie, sich neue Wonnen auszudenken.

☐ Baden oder duschen Sie gemeinsam.

☐ Lieben Sie sich im Dunkeln, wenn Sie gewöhnlich Licht bevorzugen, oder umgekehrt.

☐ Lieben Sie sich einmal woanders als im Bett — etwa auf einem Stuhl, Sofa oder Teppich.

☐ Lieben Sie sich zu einer anderen Zeit als gewöhnlich, zum Beispiel während der Mittagspause.

☐ Benutzen Sie einen Spiegel, um sich beim Liebesspiel zu beobachten.

☐ Lieben Sie sich in der freien Natur, aber suchen Sie sich dazu einen Platz, wo Sie ungestört sind.

☐ Schaffen Sie mit Musik und Kerzenlicht eine sinnliche Atmosphäre.

☐ Verbinden Sie Ihr Liebesspiel mit Leckereien und einer Flasche Wein im Bett.

☐ Lesen Sie sich im Bett doch einmal gegenseitig eine erotische Kurzgeschichte oder ein Gedicht vor, oder sehen Sie sich gemeinsam einen erotischen Videofilm an.

☐ Verwöhnen Sie sich gegenseitig mit einer sinnlichen und entspannenden Ganzkörpermassage mit duftenden Essenzen. Benutzen Sie außerdem Vogelfedern, Samt, Pelz oder andere Materialien, um der Haut eine Vielzahl von Reizen zu verschaffen.

☐ Schildern Sie Ihrem Partner Ihre erotischen Wunschvorstellungen. Falls Ihre eigene Phantasie da nicht sehr ergiebig und erregend ist, lassen Sie sich durch die Lektüre eines erotischen Buches anregen.

☐ Benutzen Sie einen Vibrator (siehe unten).

☐ Am meisten Lust verspricht es immer noch, wenn Sie sich für die Liebe Zeit nehmen, viel Zeit, damit Sie so entspannt, sinnlich und lange zusammen sind, wie Sie Lust haben. Planen Sie Ihr Beisammensein genauso wie jede andere außergewöhnliche Aktivität. Es ist kein Kompliment für Ihren Partner und schmälert mit Sicherheit auch Ihr eigenes Vergnügen, wenn Sex für Sie etwas ist, das nach der letzten Fernsehsendung auf die Schnelle erledigt wird.

VIBRATOREN

Masturbation mit einem Vibrator ist wahrscheinlich für eine Frau die leichteste Methode, zum Orgasmus zu kommen. Ein Vibrator kann die Klitoris so sanft und doch so intensiv stimulieren, daß selbst Frauen, die Schwierigkeiten haben, manuell zum Höhepunkt zu kommen, sich damit leicht tun. Da auch der empfindliche Kopf des Penis auf eine solche Art von Stimulierung positiv reagiert, ist ein Vibrator doppelt nützlich für ein Paar, das etwas Abwechslung in die gemeinsamen Liebesspiele bringen will.

Es gibt Vibratoren mit Batterie- und mit Netzanschluß. Die batteriebetriebenen sind meist geräuschvoller und schwächer, aber sehr praktisch auf Reisen. Die beste Investition ist wahrscheinlich ein netzbetriebener Vibrator mit austauschbaren Aufsätzen, der sowohl zur Massage des ganzen Körpers als auch zur Stimulierung der Klitoris geeignet ist. Nicht zu empfehlen sind Vibra-

toren, die über die Finger zu stülpen sind; meist erbringen sie nicht die gewünschte Stimulierung, und ihr Gebrauch ist ermüdend.

Sie müssen sich auch nicht unbedingt einen phallusförmigen Vibrator aussuchen. Tatsächlich benutzen nur wenige Frauen einen Vibrator, um die Vagina innen zu stimulieren. Kaufen Sie sich ein Modell, das nicht zu schnell heißläuft und möglichst mehrere Geschwindigkeitsstufen hat.

Der Gebrauch des Vibrators

Die folgenden Anleitungen sind für Frauen gedacht, die noch nie einen Vibrator benutzt haben, und für Frauen, die nicht wissen, wie sie ihren Vibrator optimal einsetzen sollen. Zu Ihrer Vorbereitung lesen Sie am besten das Kapitel SELBSTBEFRIEDIGUNG, S. 86, und machen sich erst richtig mit Ihrer Klitoris vertraut.

1 Geben Sie ein Gleitmittel auf die Klitoralzone und halten Sie den Vibrator so, daß er nur die Spitze der Klitoris berührt. Dann halten Sie den Vibrator mit leichter Hand und üben nur sanften Druck aus — erst auf den Schaft des Kitzlers, noch durch die Haube, dann direkt auf den Schaft und schließlich wieder durch die Haube auf die Eichel (für eine direkte Stimulierung ist die Spitze der Klitoris meist zu empfindlich).

2 Versuchen Sie, einen Rhythmus zu finden, der so erregend ist, wie Sie ertragen können. Bewegen Sie den Vibrator vom Schaft zur Eichel, wobei die Haube erst wieder die Eichel bedecken soll, ehe Sie mit dem Vibrator in diese Zone kommen.

3 Die Eichel wird in zunehmendem Maße empfindlicher. Sie sollten den Druck auf die Klitoralzone nur verringern, falls die Berührung unangenehm wird. Möglicherweise spüren Sie den heißen Strom eines bevorstehenden Höhepunktes, schalten Sie den Vibrator aber nicht ab, stimulieren Sie weiter, auch während des Orgasmus, bis die Kontraktionen der Vagina aufgehört haben. Wenn Sie einen Vibrator benutzen, ist es allerdings besser, wenn Sie nicht versuchen, einen Orgasmus zu erreichen. Statt dessen lassen Sie sich einfach gehen und strengen sich nicht an, Ihre Gefühle im Zaum zu halten. Wenn Sie Ihre Erregung noch steigern wollen, phantasieren Sie und machen Sie die auf Seite 104 vorgestellten Atemübungen.

Der richtige Vibrator ▷
Das Angebot ist umfassend. Manche Modelle sehen so aus, als wären sie einem Phalluskult zu verdanken, doch die Größe hat keinen nennenswerten Einfluß auf die Wirksamkeit. Wichtig ist hingegen die Gestalt des Kopfes, der ja im wesentlichen die genitale Stimulation erzeugt.

▽ **Stimulierung der Klitoris**
Entweder Sie oder Ihr Partner können den Vibrator zur Stimulierung Ihrer Klitoris benutzen. Am genußvollsten ist für Sie wahrscheinlich der indirekte Druck auf die Haut der Schamlippen.

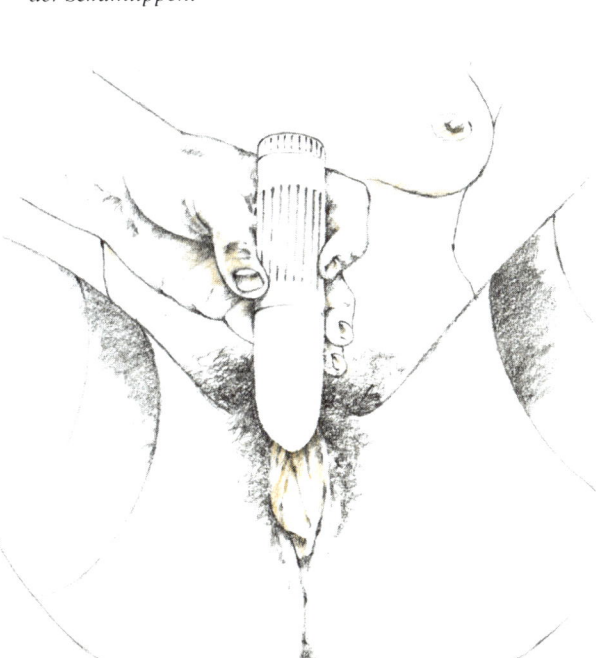

▽ **Teilweises Eindringen**
Die meisten Frauen konzentrieren sich beim Gebrauch des Vibrators auf die Klitoralzone, aber viele stimulieren auch gern mit der Spitze des Vibrators die Vaginalöffnung.

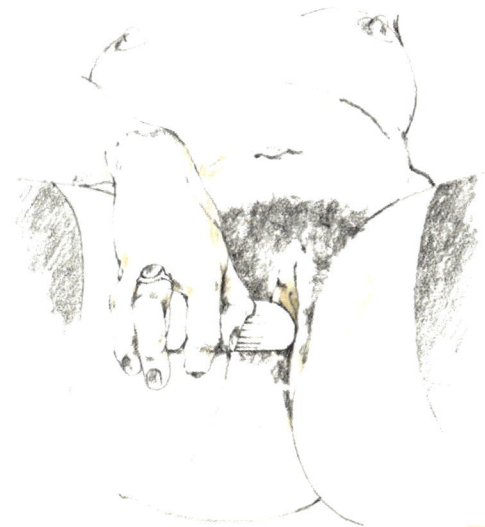

ABBAU VON HEMMUNGEN

Hemmungen sind Gefühle, die Ihnen den Spaß am Sex verderben und die es Ihnen schwermachen, auf Ihren Partner einzugehen. In extremen Fällen können Hemmungen dafür verantwortlich sein, daß eine Frau unfähig ist, den Orgasmus zu erreichen, und sie können eine Frau dazu bringen, daß sie die Sexualität für etwas so Furchterregendes oder so Abscheuliches hält, daß sie auf diesen »ganzen Unfug« verzichtet.

Viele Vorurteile und Widerstände, die Frauen im sexuellen Bereich immer noch belasten, sind aus überkommenen Vorstellungen entstanden, die äußerst zählebig sind und immer noch vorschreiben, was eine Frau empfinden darf und was nicht. Begriffe wie »haltlos« und »ordinär« werden nur auf Frauen angewendet. Sie beinhalten die Ansicht, Frauen seien Sexualobjekte, und es liege allein in ihrer Verantwortung, sexuelle Zurückhaltung zu üben. Derart unterdrückt fällt es vielen Frauen schwer, die Selbstkontrolle aufzugeben und sich ungehemmt auf eine reife sexuelle Partnerschaft einzulassen, und manche Frauen haben sogar so tiefsitzende Schuldgefühle, daß sie ihre sexuellen Begierden ganz und gar abtöten.

Bejahen Sie Ihre Sexualität

Sinn und Zweck der nachfolgenden Ratschläge ist es, daß Sie sich mit einigen der Schuld- oder Angstgefühle befassen, die in Ihnen stecken und Ihnen den Genuß am Sex verleiden. Sie sollen Ihnen helfen, Ihre Persönlichkeit »aufzubauen«, ungeeignete Entstellungen und Verhaltensmuster zu ändern und sie womöglich durch neue und flexiblere zu ersetzen.

Wenn Sie meinen, Sie seien eine Frau, die nur wenig Interesse oder Verlangen nach Sex hat, dann ist es wahrscheinlich nötig, daß Sie sich selbst einmal die »Erlaubnis« geben, sexuell zu empfinden, zu glauben, daß Freude am Sexuellen etwas ist, worauf jeder, auch Sie, ein Recht hat. Das heißt keinesfalls, Sie müßten Ihre Gefühle zu etwas zwingen oder Sie sollten etwas tun, das Sie nicht tun wollen. Die folgenden Hinweise werden Ihnen helfen.

☐ *Entwickeln Sie Phantasie!* Dies dürfte ein guter Start sein, denn es fällt leichter, Hemmungen zunächst in Ihrer Vorstellung abzubauen, als in der Realität. Falls es Ihnen schwerfallen sollte, eigene Phantasien zu entwickeln, dann nehmen Sie sexuell erregende Literatur oder Bilder zu Hilfe.
Lassen Sie sich nicht abschrecken, wenn in Ihren Phantasien auch noch andere Menschen vorkommen als Ihr Partner oder Aktivitäten auftauchen (Gruppensex beispielsweise), die Sie in der Wirklichkeit ablehnen würden. Ihre Phantasie dient hier nur dazu,

mit Gefühlen, die Sie sich nicht voll eingestehen, zu experimentieren, sie sagt nichts aus über Ihre eigentlichen Vorlieben und gibt keine Hinweise, daß Sie sie jemals ausleben.

☐ *Lernen Sie, Ihren Körper zu akzeptieren!* Verlegenheit gegenüber Ihrem Körper, Angst, nicht begehrenswert zu sein, gehören zu den wichtigsten Faktoren, die den Sexualtrieb der Frauen unterdrücken. Wenn Sie keine positive Einstellung zu Ihrem Körper haben, dann fällt es Ihnen schwer, sich vorzustellen, daß ihn ein anderer begehren und bewundern könnte. Die Übungen in den Kapiteln KENNENLERNEN DES EIGENEN KÖRPERS, S. 83, und SELBSTBEFRIEDIGUNG, S. 86, sind wichtige Teile eines Programms, das Ihnen helfen soll, mit Ihrem Aussehen zufrieden zu sein, und das Ihnen zeigt, daß Sex zur Freude da ist.

☐ *Werden Sie egoistisch!* Versuchen Sie zumindest, etwas selbstsüchtiger zu sein als Sie es im Augenblick sind. Einige Frauen vernachlässigen fast zwanghaft ihre eigenen Gefühle, sie sind so beschäftigt, es Ihrem Partner recht zu machen, daß sie kaum einen Gedanken darauf verwenden, was sie selbst empfinden. Versuchen Sie beim nächsten Liebesspiel, nicht über die Reaktionen Ihres Partners zu grübeln, sondern konzentrieren Sie sich auf Ihre eigenen.

☐ *Seien Sie nicht nur Zuschauerin!* Wenn Sie schon immer Schwierigkeiten hatten, Ihre eigenen sexuellen Gefühle zu akzeptieren, dann neigen Sie wahrscheinlich dazu, sich auch beim Geschlechtsverkehr geistig zurückzuziehen. Sie trennen sich sozusagen von sich selbst, indem Sie an andere Dinge denken und sich fragen, ob Sie wohl zum Orgasmus kommen, anstatt zu erleben, was mit Ihnen geschieht. Konzentrieren Sie sich auf Ihre Gefühle, die Sie während des Liebesaktes überkommen, und genießen Sie den Körper Ihres Partners, wenn Sie ihn berühren, und Ihren eigenen Körper, wenn er ihn berührt. Die Übungen im Abschnitt **Programm zur Steigerung des Lustgewinns**, S. 91, sollten Ihnen dabei helfen.

☐ *Lassen Sie sich gehen!* Wenn Sie sexuell gehemmt sind, stört Sie vielleicht die Vorstellung, Sie könnten beim Liebesspiel die Kontrolle über sich verlieren und Ihrem Partner in einem ungünstigen Licht erscheinen. Manchmal hält sich eine Frau auch zurück, weil sie fürchtet, ihr könnte Sex zu gut gefallen, wenn sie sich ihm hingibt, und daß sie dadurch promiskuitiv würde und ihre feste Partnerschaft in Gefahr brächte. Vielleicht war der Geschlechtsakt für Sie immer etwas, das schweigsam und geräuschlos vor sich gehen muß, weil er dann »nebenbei«, eben als etwas, das keine Beachtung verdient, geschehen kann. Vielleicht meinten Sie auch, es sei irgendwie falsch, sich gehen zu lassen oder Zeichen der sexuellen Befriedigung von sich zu geben. Eine Möglichkeit, diese Gewohnheiten zu überwinden, besteht darin, die Selbstkontrolle beim Sex willentlich aufzugeben. Bekennen Sie sich zu Ihren Empfindungen, indem Sie sich zum Beispiel mehr bewegen, heftiger atmen oder laut schreien. Tun Sie Ihren Gefühlen keinen Zwang mehr an, geben Sie Ihrer Lust auf jede nur denkbare Weise Ausdruck. Anfangs wird Ihnen das möglicherweise leichter fallen, wenn Sie es beim Masturbieren versuchen und es erst dann beim Liebesakt mit Ihrem Partner ebenso machen.

☐ *Überdenken Sie Ihre Einstellung!* Sehen Sie doch einmal mit neuen Augen, unter dem Eindruck Ihrer jetzigen Erfahrung, an, welche sexuellen Einstellungen Ihnen in der Jugend aufgezwungen wurden. Beschleicht Sie Unbehagen, wenn Sie an das »Brave Mädchen haben nichts für Sex übrig« denken? Oder daß Sex Männer mehr angeht als Frauen? Oder wurde Ihnen als Kind eingeimpft, daß Sie auf Sexuelles verlegen, beschämt, mit Schuldgefühlen zu reagieren haben? Ist es nicht so, daß Ihre Vorurteile einfach die gefühlshafte Antwort auf diese Eindrücke sind? Rational ist das nicht zu rechtfertigen.

☐ *Werden Sie ein Genußmensch!* Ein allgemein verbreiteter Wesenszug bei Frauen, die unter starken sexuellen Schuldgefühlen leiden, ist ihre Überzeugung, daß alles Vergnügen um des Vergnügens willen von Übel ist. Wenn Sie ein schlechtes Gewissen bekommen, wenn Sie sich einmal ausruhen, statt zu arbeiten, oder wenn Sie sich ab und zu einen kleinen Luxus leisten, dann wird es Ihnen bestimmt auch unbehaglich bei der Vorstellung, Sie sollten Ihr Leben genießen. Öffnen Sie sich mehr für Lust und Vergnügen, indem Sie in Ihrem Leben Raum für sinnliche Genüsse schaffen — für gutes Essen, Musik, Malerei, erotische Literatur oder für eine gelegentliche Massage oder einen Saunabesuch zum Beispiel. Dann werden Sie begreifen, daß auch die Sexualität nichts anderes ist als eine erlaubte Quelle der Lust.

Umgang mit Sexualängsten

Sexuelle Angstgefühle zerstören die sexuelle Lust ebenso wie Schuldgefühle. Sie sind schuld an Ihrer übertriebenen Zurückhaltung und an Ihrer Verkrampftheit. Wer aber nicht entspannt sein kann, ist auch nicht fähig, sich sexuell zu erregen und volle Befriedigung zu erlangen. Oft entstehen solche inneren Widerstände aus mangelndem Wissen — in diesem Fall ist nicht mehr nötig, als die Sexualität etwas besser zu verstehen. Nachfolgend werden einige der häufigsten sexuellen Ängste, die Frauen haben, unter die Lupe genommen.

Penetrationsangst

Bei einigen Frauen gibt es durchaus eine rationale Erklä-rung für ihre Befürchtungen. Wenn Sie einmal ein traumatisches sexuelles Erlebnis hatten oder eine schmerzhafte gynäkologische Untersuchung, dann ist Ihre Angst vor dem Geschlechtsverkehr verständlich. Oft glaubt eine Frau fälschlicherweise, ihre Vagina sei zu klein oder sie könnte, sie weiß selbst nicht wie, durch den Liebesakt körperlichen Schaden erleiden. Und schon ist sie in einen Teufelskreis geraten. Die Frau verkrampft sich, sträubt sich gegen den Geschlechtsverkehr, und so wird der Liebesakt wirklich zu einer Pein.

Das Kapitel ÜBERWINDUNG DER PENETRATIONSANGST, S. 98, beschäftigt sich mit der Frage, wie die Angst vor dem Geschlechtsverkehr überwunden werden kann.

Leistungsdruck

Da Frauen traditionsgemäß die passiven Partner sind, macht ihnen häufig die Unsicherheit zu schaffen, was von ihnen im Bett erwartet wird. Nur in einem ist sich jede Frau sicher: Man erwartet, daß sie jedesmal einen Orgasmus hat — eine Erwartungshaltung, die ganz unmöglich erfüllt werden kann.

Kommt die Frau nicht zum Höhepunkt, so gerät sie immer mehr unter Leistungsdruck, ihr Lustempfinden wird noch mehr unterdrückt, und so verliert sie ihre Fähigkeit zum Orgasmus.

Wenn Sie sich Sorgen machen, ob Sie im Bett »gut« sind, dann lassen Sie sich von den Vorschlägen im Kapitel BEREICHERUNG DES SEXUALLEBENS, S. 54, anregen, vor allem von den einführenden Bemerkungen. Entstehen Ihre Ängste daraus, daß es Ihnen schwerfällt oder unmöglich ist, zum Orgasmus zu kommen, oder wissen Sie nicht so recht, ob das, was Sie spüren, ein Orgasmus ist oder nicht, dann lesen Sie DER WEG ZUM ORGASMUS, S. 102. Ihre Ängste verschwinden, wenn Sie Ihre Sexualität und Ihre sexuellen Reaktionen besser verstehen.

Furcht vor Schwangerschaft

Die Sorge, Sie könnten eine ungewollte Schwangerschaft riskieren, verdirbt fast immer Ihre sexuelle Befriedigung, aber dieses Risiko ist heutzutage so minimal, daß es eigentlich ignoriert werden kann. Das Kapitel EMPFÄNGNISVERHÜTUNG, S. 135, wird Ihnen helfen, eine für Sie geeignete und sehr zuverlässige Methode zu finden.

Jedoch, trotz jeder denkbaren Vorsicht, geht Ihnen vielleicht die Möglichkeit einer Schwangerschaft nicht aus dem Kopf. Wenn dem so ist, dann ist für Sie wahrscheinlich Sexualität untrennbar mit Fortpflanzung verbunden. Sie brauchen dann tatsächlich das Gefühl, eine Schwangerschaft zu riskieren, um zur sexuellen Befriedigung fähig zu sein. Wenn Sie sich einige Wochen lang an das oben genannte Programm halten, müßte es Ihnen eigentlich gelingen, Ihre Einstellung zu ändern, so daß Sie die Sexualität als eine Quelle der Freude und nicht ausschließlich als ein Mittel der Fortpflanzung ansehen können.

Angst vor Intimität

Im Rahmen einer festen Beziehung ist Sex eine klare Sache: Sie können mitteilen, was Sie brauchen und Ihre Gefühle zeigen, ohne Angst, zurückgewiesen zu werden oder sich lächerlich zu machen. Zur Intimität gehören Ehrlichkeit, Vertrauen und gutes Einvernehmen. Das fällt manchen Menschen leichter als anderen. Wenn Sie einmal in einer früheren Beziehung zurückgewiesen oder verletzt worden sind, sind Sie jetzt verständlicherweise zurückhaltend, um weniger verletzbar zu sein. Auch Ihre Familie spielt eine wesentliche Rolle: Kommen Sie aus einer Familie, in der Gefühlsäußerungen selten vorkamen und jeder für sich lebte, dann wird es Ihnen auch schwerfallen, eine enge Beziehung aufzubauen.

Wenn Sie sich Ihrem Partner näher fühlen wollen, dann werden Ihnen die folgenden Vorschläge helfen. Da Sie sich anschicken, einen wesentlichen Teil Ihres Charakters zu ändern, werden Sie mit einem hohen Maß an Entschlossenheit zu Werke gehen müssen. Doch Sie werden merken, daß sich die Mühe lohnt, weil Ihr Gefühls- und Sexualleben reicher wird.

☐ Wählen Sie den richtigen Partner oder tun Sie doch alles, damit Sie nicht an einen völlig unpassenden geraten. Lesen Sie hierzu das Kapitel WIE MAN EINE DAUERHAFTE BEZIEHUNG AUFBAUT, S. 148; dort wird Ihnen gezeigt, wie Sie Ihre eigenen Erfolgschancen sabotieren, wenn Sie sich in eine Beziehung begeben, die von vornherein zum Scheitern verurteilt ist.

☐ Nehmen Sie sich täglich etwas Zeit, um mit Ihrem Partner die Ereignisse des Tages durchzusprechen und Probleme zu diskutieren. Sagen Sie, was Sie am meisten bewegt und sparen Sie keinesfalls emotionale oder sexuelle Themen aus. WIE MAN SICH DEM PARTNER MITTEILT, S. 120, bringt dazu wertvolle Hinweise.

☐ Zeigen Sie Ihrem Partner auch Ihre »schlechte« Seite. Es ist sehr einfach, jemand über Ihre guten Eigenschaften aufzuklären, viel schwieriger hingegen, Bereiche Ihrer Persönlichkeit aufzudecken, die Sie stören oder die Sie nur mit Angst oder Schuldgefühlen besprechen können. Dabei schafft das Offenbaren eben dieser Probleme wirkliche Intimität.

☐ Zeigen Sie Ihre Gefühle. Zärtliche Berührungen zeigen am deutlichsten Ihr Bedürfnis nach Nähe. Zeigen Sie auch offen Ihren Ärger, falls Ihnen danach zumute ist, aber gehen Sie dabei nicht zu weit, zerstören Sie nicht die Partnerschaft. Siehe **Umgang mit Ärger**, S. 121.

☐ Geben Sie Ihrem Partner die Chance, etwas für Sie zu tun, und geben Sie dadurch ruhig ein wenig von Ihrer Unabhängigkeit preis, die Ihnen so viel bedeutet. Es ist überaus wichtig, daß Sie manchmal um etwas bitten. Indem Sie das tun, zeigen Sie, wie sehr Sie darauf angewiesen sind, daß Ihr Partner Ihnen hilft.

☐ Unternehmen Sie in Ihrer Freizeit etwas gemeinsam. Gebrauchen Sie keine Entschuldigungen wie die, Sie hätten zu arbeiten, um keine Zeit für Ihren Partner opfern zu müssen.

☐ Schaffen Sie keine Distanz, indem Sie zum Beispiel einen Streit vom Zaun brechen, wenn Sie das Gefühl haben, daß Ihr Partner Ihnen zu nahe auf den Leib rückt.

☐ Starren Sie nicht auf die Mängel Ihres Partners oder auf seine weniger anziehenden Eigenarten; das tun Sie doch nur, um Ihr sexuelles Interesse an ihm abzubauen, sobald Sie merken, daß Sie stärker in Ihre Beziehung verwickelt sind, als Sie eigentlich wollten.

☐ Die Sensibilisierungsübungen im Kapitel LUST ZU ZWEIT, S. 91—95, sollen das intime Beisammensein schöner machen. Aber — und darüber sollten Sie sich klar sein — sie geben Ihnen auch die glänzende Möglichkeit zur Selbst-Sabotage, nämlich jede Taktik anzuwenden, um Intimitäten — und sie sind doch Ihr Problem! — aus dem Wege zu gehen. Erlauben Sie sich nicht, daß Sie zu müde oder zu beschäftigt sind, um die Übungen zu machen, und denken Sie auch nicht, wieviel Unrecht Ihnen in der Vergangenheit widerfuhr, und lassen Sie keine Krankheit bei sich entstehen, sobald Sie anfangen, eine seelische und körperliche Befriedigung zu verspüren.

ANGST VOR GERÜCHEN UND AUSSCHEIDUNGEN

Wenn die beim Geschlechtsverkehr unvermeidlich auftretenden Gerüche und Sekrete Sie abstoßen, dann vielleicht deshalb, weil Sie Sex mit der Ausscheidung von Urin in Verbindung bringen. Die Ausscheidung sexueller Sekrete und die Ausscheidung von Urin sind jedoch zwei völlig voneinander getrennte Körperfunktionen, und sofern die Genitalien durch tägliches Waschen saubergehalten werden, riechen sie normalerweise nicht. Wenn Sie jedoch sexuell erregt sind, bekommen Ihre Genitalien einen ganz charakteristischen Geruch, und das ist auch bei Ihrem Partner so. Die meisten Menschen finden das nicht nur angenehm, sondern sogar erregend. Überdies sind die sexuellen Sekrete — Vaginal- und Samenflüssigkeit — völlig unschädlich, nahezu geruch- und geschmacklos. Ein Bad oder eine Dusche gemeinsam mit Ihrem Partner, bevor Sie Sex haben, und Entspannung — das zerstreut Ihre Sorge, Ihr Partner könnte Sie »nicht riechen«.

STEIGERUNG DES SELBSTWERTGEFÜHLS

Selbstachtung zu besitzen bedeutet, das Gefühl zu haben, daß man als Persönlichkeit wertvoll ist. Eine geringe Selbstachtung beeinflußt nicht nur Ihr Verhalten gegenüber anderen Menschen — Schüchternheit und Eifersucht zum Beispiel sind fast immer die Folge einer geringen Selbstachtung —, sondern auch die Art und Weise, wie andere auf Sie reagieren, denn die Menschen begegnen Ihnen entsprechend Ihrer eigenen Selbsteinschätzung. Ein Mangel an Selbstachtung verschafft Ihnen im sozialen Bereich eine Position der Unterlegenheit, denn aus Angst vor Ablehnung setzen Sie alles daran, anderen zu gefallen, und Sie schrecken davor zurück, jemand zu widersprechen. Und auch Ihr Vertrauen auf Attraktivität gegenüber möglichen Sexualpartnern wird selbstverständlich direkt von Ihrem Selbstwertgefühl beeinflußt.

Ursachen für geringe Selbstachtung

Schüchternheit und das Gefühl, immer wieder unweigerlich zu versagen, können tief in der Persönlichkeit einer Frau verankert sein. Sie sind meist die Folgen einer elterlichen Erziehung, die zu streng, übertrieben kritisch oder sogar lieblos war. Ein Kind übernimmt die Sicht seiner Eltern; wenn sie ihm nicht das Gefühl vermitteln, es sei gut, liebenswert und erfolgreich, dann überrascht es nicht, wenn es in dem Glauben aufwächst, es sei kein besonders wertvoller Mensch. Oft wird das Selbstbild einer Frau auch geprägt durch Hänseleien in der Kindheit, die sie davon überzeugen, sie werde wegen ihrer äußeren Erscheinung abgelehnt, oder durch unglückliche sexuelle Erfahrungen in der Jugend.

Sogar eine Frau mit gesundem Selbstvertrauen kann gelegentlich ihre Selbstachtung verlieren, wenn sie in einem Bereich versagt, der ihr wichtig ist. Ein Mißerfolg im Beruf oder das Zerbrechen einer Beziehung kann sich sehr negativ auf ihr sexuelles Selbstvertrauen und auf ihre allgemeine Gemütsverfassung auswirken.

Frauen wird außerdem — meist ohne daß es ihnen bewußt ist — eingeimpft, daß es unweiblich ist, sich in den Vordergrund zu stellen. Sie sollen der gebende, nicht der nehmende Teil einer Partnerschaft sein und die Bedürfnisse anderer befriedigen, ehe sie an sich selbst denken. Dienstbeflissenheit ist eine schlechte Grundlage für ein befriedigendes Sexualleben und doch ist sie vielen Frauen — vielleicht den meisten — zu einer lieben Gewohnheit geworden. Wenn Sie eine geringe Selbstachtung haben, wenn es für Sie selbstverständlich ist, sich immer an die zweite Stelle zu setzen, dann ist es für Sie eine dankbare Aufgabe, anspruchsvoller zu werden.

Bewältigung von gelegentlichen Rückschlägen

Wenn Ihre Selbstachtung einen schweren Schlag erlitten hat, ist es wichtig, daß Sie zuerst Ihr Versagen aus der richtigen Perspektive betrachten: nämlich als Rückschlag, der Sie und Ihr Leben nur zum Teil betrifft und nicht alles zerstört. Richten Sie den Blick auf andere Bereiche, in denen Sie mehr Erfolg haben. Konzentrieren Sie einstweilen Ihre ganze Energie auf eine Sache, in der Sie unmöglich versagen können und die Ihre Selbstsicherheit wiederherstellt. So hilft es Ihnen vielleicht nach dem Bruch einer Beziehung, wenn Sie sich noch intensiver als vorher in Ihre Arbeit stürzen.

Vermeiden Sie es nach einem Prestigeverlust oder einer Kränkung Ihrer Selbstachtung, sei es im Beruf oder privat, sich gleich wieder in eine neue Affäre zu stürzen, denn damit — so scheint es — ist Ihr angeschlagenes Ich am einfachsten und schnellsten wieder aufzubauen. Derartige überstürzte Affären sind ein riskanter Weg, mit dem Problem zurechtzukommen, denn die Wahrscheinlichkeit, auch hier zu scheitern, ist groß. Vermutlich ist es günstiger, damit abzuwarten, bis Sie Ihr emotionales Gleichgewicht wiedergefunden haben.

Sollten Sie nach zwei oder drei Monaten immer noch glauben, daß Sie zu den Benachteiligten gehören, dann liegt Ihr Problem möglicherweise tiefer. Das folgende Programm soll Ihnen helfen, mit solchen Schwierigkeiten fertig zu werden.

PROGRAMM ZUR STEIGERUNG DES SELBSTWERTGEFÜHLS

Dieses Programm soll Ihnen helfen, Ihre Selbstachtung aufzubauen und sich selbst als sexuell begehrenswerte Frau zu sehen. Andere Teile des Buches ergänzen das Programm, und Sie werden an entsprechender Stelle darauf verwiesen.

1 SELBSTEINSCHÄTZUNG

Beurteilen Sie Ihre Stärken und Schwächen, indem Sie zwei Tabellen anlegen. Listen Sie zuerst Ihre positiven Punkte auf, sowohl in intellektueller und emotionaler als auch in körperlicher Hinsicht; dann stellen Sie Ihre Fehler zusammen — alles, was Sie für veränderungs- und verbesserungswürdig halten. Beachten Sie dabei folgende Hinweise:

☐ Seien Sie in Ihren Aussagen so präzise wie möglich. Schreiben Sie zum Beispiel nicht einfach »gutmütig« oder »unattraktiv«. Beschreiben Sie, warum Sie sich für gutmütig halten (Sie mögen Kinder, Sie sind freundlich und tolerant usw.), oder warum Sie unattraktiv sind (Sie sind zu dick, Ihr Haar ist strähnig, Sie sind jähzornig usw.).

□ Übersehen Sie Ihre Vorzüge nicht und versuchen Sie auch nicht, sie herunterzuspielen. Fast jede Frau schreibt »unreine Haut« auf, wenn sie darunter leidet, aber weitaus weniger Frauen denken daran, sich für ihre reine Haut einen Pluspunkt zu geben.

□ Listen Sie unter Ihren Vorzügen auch solche Eigenschaften oder Fertigkeiten auf, die nicht unmittelbar mit Ihren sexuellen Fähigkeiten zusammenhängen. Kochen Sie zum Beispiel gut oder sind Sie eine gute Sportlerin? Führen Sie dementsprechend unter Ihren Schwächen auch Eigenschaften und Begabungen auf, die Sie an anderen bewundern und die Ihr Selbstvertrauen stärken könnten, etwa die Fähigkeit, ein Musikinstrument zu spielen, eine Fremdsprache zu beherrschen, mit Computern umzugehen.

Analysieren Sie nun die beiden Listen und vergleichen Sie sie miteinander. Sind die Schwächen sehr viel zahlreicher als die Vorzüge? Wenn ja, warum ist das so? Vielleicht sind Sie sich selbst gegenüber unfair. Ein negatives Selbstbild hat Sie vielleicht so selbstkritisch gemacht, daß einige Ihrer Vorzüge einfach als nicht erwähnenswert unter den Tisch gefallen sind. Betrachten Sie kritisch die Liste Ihrer Stärken. Haben Sie alle wirklich vorhandenen Vorzüge eingetragen? Wie oft erleben Sie Situationen, in denen Sie besonders positiv in Erscheinung treten? Wenn Sie zum Beispiel ein gutes Ballgefühl haben und gern Tennisspielen — sind Sie einem Club beigetreten? Spielen Sie wenigstens regelmäßig? Und wie steht's mit Ihrem Aussehen? Wenn Sie groß sind, so überprüfen Sie doch einmal Ihre Körperhaltung. Hängende Schultern lassen Ihre Haltung schlaff erscheinen. Wenn Sie schöne Augen haben, wissen Sie, wie man sie mit Make-up noch schöner macht? Und wissen Sie auch, wie Sie Ihre schönen Augen am wirkungsvollsten einsetzen (siehe **Augenkontakt**, S. 150).

Nehmen Sie sich jetzt die Liste Ihrer Schwächen vor. Streichen Sie diejenigen, für die Sie nichts können. Sie können sich zum Beispiel nicht zehn Zentimeter größer machen, auch wenn Sie es noch so sehr wollen. Danach wird die Liste immer noch eine Anzahl von Schwächen enthalten, die Sie verbessern könnten, wenn Sie bereit sind, Zeit und Energie dafür aufzuwenden.

2 AN SICH SELBST ARBEITEN

Im zweiten Programmteil lernen Sie, Ihr Aussehen zu vervollkommnen und größere Selbstsicherheit zu gewinnen.

Besser aussehen

Gerade im Bereich der äußeren Erscheinung läßt sich besonders leicht etwas verändern, und das wird auch sehr schnell von Ihnen selbst und anderen bemerkt. Eine Frau, der es an Selbstachtung fehlt, beachtet oft zu sehr ihre körperlichen Unzulänglichkeiten. Wenn Sie sagen: »Mir ist es egal, wie ich aussehe«, dann versuchen Sie damit vielleicht nur, Ihre eigentliche Sorge zu verdrängen: »Auch wenn ich mich anstrenge — das bringt doch nichts.« Die Antwort auf diese Verteidigungsstrategie lautet, daß eine kleine Mühe sich eigentlich immer auszahlt. Frauen sind enorm im Vorteil, wenn sie ihr Aussehen ändern wollen, denn sie haben so viele Möglichkeiten: Kleidung, Make-up, eine andere Frisur. Es ist nicht übertrieben, zu behaupten, daß keine Frau besonders unattraktiv sein muß.

Legen Sie sich einen flotten Haarschnitt oder eine neue Tönung zu, wenn Sie meinen, eine andere Frisur würde Ihrem Gesicht mehr schmeicheln.

Denken Sie auch daran, daß die meisten Frauen, falls sie nicht ohnehin hinreißend aussehen, mit sorgfältig aufgetragenem Make-up mehr aus sich machen können. Machen Sie unbedingt auch etwas aus Ihren Augen. Wenn Sie eine Brille tragen, steht sie Ihnen gut zu Gesicht? Wenn nicht, warum versuchen Sie es nicht einmal mit Kontaktlinsen? Hungern Sie sich ein paar überflüssige Pfunde ab, waschen Sie Ihr Haar öfter und lassen Sie sich etwaige störende Gesichtshaare entfernen.

Dann unterziehen Sie Ihren Kleiderschrank einer kritischen Überprüfung. Wenn Sie sich bislang immer ziemlich unauffällig gekleidet haben, dann versuchen Sie ab jetzt, etwas mehr Aufmerksamkeit auf sich zu ziehen. Kaufen Sie nichts, das Ihnen nicht gut steht und worin Sie sich nicht wohlfühlen. Studieren Sie Zeitschriften, Anzeigen und Schaufenster, um ein Gefühl für Ihren ganz persönlichen Stil zu entwickeln. Kaufen Sie in Geschäften, die dem Bild entsprechen, das Sie gern repräsentieren möchten. Machen Sie Experimente, wenn Sie einkaufen gehen — Sie müssen nicht alles kaufen, was Sie anprobieren! Achten Sie mehr auf Farben und Schnitte, die Sie noch nie getragen haben, als auf Altgewohntes, von dem Sie »wissen«, daß es Ihnen am besten steht. Vielleicht sind Sie überrascht, wie gut Ihnen etwas steht, das Sie früher nie in die engere Wahl gezogen haben. Probieren Sie ein Parfum, auch wenn Sie nie eines benutzt haben. Ein angenehmer Duft wird schon bald zu Ihrem Image gehören. Vermeiden Sie jedoch ein Zuviel, wenn Sie nicht daran gewöhnt sind — eine Andeutung genügt völlig.

Schrittweise Verbesserung

Natürlich sollen und können Sie nicht alle Veränderungen auf einmal machen. Setzen Sie sich einen Zeitraum von sechs Monaten, damit Sie selbst und Ihre Umgebung sich allmählich an die Neuerungen gewöhnen können. Dadurch haben Sie auch Zeit, die veränderten Reaktionen Ihrer Mitmenschen zu verarbeiten. Man wird Sie bemerken, und das wird Sie, obgleich es Ihr Selbstvertrauen stärkt, zunächst einmal verwirren, wenn Sie immer zurückhaltend waren. Nun, da Sie schon dabei sind, Ihr Aussehen zu verändern, können Sie auch gleich die anderen Punkte auf Ihrer Liste der Stärken und Schwächen in Angriff nehmen. Einige dieser Ziele — wenn Sie beispielsweise eine neue Sportart lernen möchten — sind Langzeitaufgaben. Also lassen Sie sich viel Zeit dafür. Wenn Sie nämlich zuviel auf einmal erreichen wollen, dann werden Sie nur entmutigt und ungeduldig.

Dies ist auch der Zeitpunkt, Ihr Verhalten anderen gegenüber zu überdenken. Unsichere Menschen versuchen oft, ihre Minderwertigkeitsgefühle dadurch zu überspielen, daß sie immer recht haben wollen. Das gelingt ihnen am einfachsten, indem sie anderen gegenüber äußerst kritisch sind und versuchen, ihnen ständig nachzuweisen, daß sie Unrecht haben, was sich natürlich auf jede Partnerschaft verheerend auswirkt. Wenn Sie auch bei sich diese Neigung entdecken, dann bedenken Sie, auch Sie können sich irren, und doch denkt deshalb keiner schlecht von Ihnen.

Und schließlich das Wichtigste: Ändern Sie Ihre Einstellung sich selbst gegenüber. Stellen Sie Ihre positiven Eigenschaften in den Vordergrund. Machen Sie sich nicht selbst schlecht. Menschen mit niedriger Selbstachtung tendieren zum Perfektionismus, und dadurch sind sie derart vorprogrammiert, daß sie ständig scheitern. Gratulieren Sie sich zu den Erfolgen, die Sie erreicht haben, und seien Sie tolerant gegenüber gelegentlichen Mißerfolgen.

Bekennen Sie sich zu sich selbst

Lernen Sie Ihr Gesicht und Ihren Körper so kennen und lieben, wie sie wirklich sind. Frauen werden von den Medien tagtäglich darauf hingewiesen, was das weibliche Schönheitsideal ausmacht, so daß es ihnen schwerfällt, nicht niedergeschlagen und unzufrieden zu sein, wenn sie immer wieder mitbekommen, daß sie da nicht mithalten können. Nur wenige Menschen sind körperlich vollkommen und erwarten körperliche Vollkommenheit bei ihren Partnern. Die Übungen im Kapitel KENNENLERNEN DES EIGENEN KÖRPERS, S. 83, sollen Ihnen helfen, sich positiver zu sehen als bisher.

So überwinden Sie Ihre Schüchternheit

Bei einer kürzlich durchgeführten Umfrage erklärten über 80 Prozent der Befragten, sie seien gelegentlich gehemmt oder schüchtern; von diesen gaben wiederum 40 Prozent an, daß Schüchternheit ein ständiges Problem für sie sei. Die Chancen stehen also günstig, daß der Mensch, den Sie nicht anzusprechen wagen, genauso empfindet wie Sie.

Charakterisieren Sie sich nicht automatisch als »schüchtern«. Machen Sie sich statt dessen bewußt, daß Sie nur in bestimmten Situationen schüchtern reagieren — in Menschenmassen, zum Beispiel, oder in Gegenwart attraktiver Leute. Stempeln Sie sich nicht ab — das ist der erste Schritt zur Bewältigung des Problems.

Haben Sie Vertrauen zu Ihrer Liebenswürdigkeit. Schüchterne Menschen haben meist nicht die Gabe, anderen den Eindruck zu vermitteln, daß es sich lohnt, sie kennenzulernen. Glauben Sie fest daran, und Sie werden diesen Glauben auf Ihre Mitmenschen übertragen. Holen Sie sich dafür Anregungen im Kapitel SOZIALE KOMMUNIKATION UND SEXUALITÄT, S. 150. Versuchen Sie, nicht ständig an Ihre Verklemmungen zu denken, und grübeln Sie nicht darüber, was andere Leute von Ihnen halten. Richten Sie statt dessen Ihre ganze Aufmerksamkeit auf Ihren jeweiligen Gesprächspartner oder auf die jeweilige Situation, gleichgültig, ob sie einen sexuellen Charakter hat oder nicht. Einige Psychologen empfehlen, sich sozial oder politisch zu engagieren, um Schüchternheit zu überwinden. Ein solcher Schritt bietet die Gelegenheit,

unbefangen in einer nicht sexuellen Situation einen neuen Anfang zu machen. Gemeinsame Interessen mit anderen, sich für eine Sache einsetzen, die Sie wirklich gut finden — dabei vergessen Sie Ihre Verklemmungen.

Achten Sie schließlich darauf, den richtigen Sexualpartner auszusuchen. Viele Frauen mit einer schwach ausgeprägten Selbstachtung scheinen geradezu darauf versessen zu sein, sich solche Partner zu wählen, die sie nur noch unsicherer machen. Nur wenige Frauen sind glücklich mit einem Liebhaber, der sie kritisiert und zurückweist. Eine Partnerschaft, die sich auf Liebe und Beistand gründet, ist unerläßlich für jeden, dessen Selbstachtung angeknackst ist oder für den Verklemmungen ein Problem sind.

Wie man sich selbst behauptet

Selbstbehauptung kann einer Frau sehr schwerfallen, denn in der traditionellen Mann-Frau-Beziehung ist der Mann der dominierende starke Partner, derjenige, der alle wichtigen Entscheidungen trifft, während die Frau passiv und unterwürfig ist. Wenn Sie sich in Ihrer Rolle wirklich wohlfühlen — gut. Aber wenn Sie zu nachgiebig und angepaßt sind — dann besteht die Gefahr, daß Ihre Beziehungen sexuell nie so befriedigend und harmonisch verlaufen werden, wie es an und für sich möglich wäre. Und das aus dem einfachen Grund, weil Sie unfähig sind (oder so tun, als wären Sie es), Ihrem Partner, Freund oder Kollegen zu sagen, was Sie wirklich wollen.

Üben Sie sich darin, zu Vorschlägen nein zu sagen, zu denen Sie sonst, obwohl Sie eigentlich nicht wollten, ja gesagt haben. Falls Sie sich angewöhnt haben, etwas zu tun, wozu Sie eigentlich keine Lust haben, wozu Sie sich aber gezwungen fühlen, nur weil es von Ihnen erwartet wird — zum Beispiel allzu häufige Besuche bei Verwandten Ihres Partners oder (noch schlimmer) bei den eigenen Verwandten —, brechen Sie mit dieser Gewohnheit. Wenn Ihr Partner Sie immer wieder überredet, seine Lieblingsfernsehsendung mit ihm anzusehen, dann laden Sie ihn das nächstemal zu Ihrem Fernsehprogramm ein. Bestimmtheit darf nicht mit Aggressivität verwechselt werden. Gemeint ist nur, daß Sie sich so verhalten, wie Sie fühlen, und das beinhaltet keine Kritik an Ihrem Partner oder an anderen, weil Sie etwas anderes wollen als sie.

Haben Sie keine Angst, um etwas zu bitten, das Sie sich wünschen. Fangen Sie damit an, Freunde um kleine Gefälligkeiten zu bitten. Oder bitten Sie jemand, der ohnehin einkaufen geht, ob er oder sie Ihnen etwas mitbringen kann. Manchmal werden nicht einmal diese kleinen Bitten erfüllt (auch andere Menschen treten eben sehr bestimmt auf), doch wenn Sie Bestimmtheit im Auftreten lernen wollen, dann müssen Sie auch gelegentliche Absagen hinnehmen können, ohne diese gleich als eine grundsätzliche Ablehnung Ihrer Person aufzufassen.

Üben Sie sich darin, Entscheidungen zu treffen, und wenn es um nichts Besonderes geht, vergeuden Sie keine Zeit damit, sich den Kopf zu zerbrechen, ob sie falsch oder richtig sind. Am besten nehmen Sie sich als ersten Schritt vor, nie mehr »Das ist mir egal« zu sagen, wenn Sie danach gefragt werden, ob Sie dieses oder jenes lieber wollen. Falls Sie einer Sache den Vorzug geben, dann lassen Sie es die anderen wissen. Selbst wenn Ihnen etwas gleichgültig ist, treffen Sie eine klare und schnelle Entscheidung.

Gehen Sie manchmal bewußt das Risiko ein, aus der Haut zu fahren. Es geht, wenn Sie sich klar machen, daß Sie nur »schauspielern«. Tun Sie so, als würden Sie die Beherrschung verlieren, wenn sich die Gelegenheit bietet und alle Beteiligten wissen, daß Sie jemand sind, der sich nie aufregt. Bestimmt gehen Ihre Mitmenschen davon aus, daß Sie es einfach nicht wagen, wütend zu sein, aber nun erleben sie, daß Sie sehr wohl heftig reagieren können, wenn es nötig ist, und das wirkt Wunder: Sie werden geachtet, und folglich steigt auch Ihr Selbstvertrauen.

Ringen Sie sich bewußt dazu durch, daß Sie etwas tun, was Ihnen schwerfällt. Fangen Sie zum Beispiel ein Gespräch mit fremden Leuten an, oder bringen Sie eine begründete Beschwerde vor. Manchmal werden Sie sich genau die Abfuhr und sogar die feindselige Reaktion einhandeln, die Sie befürchten, doch viel öfter erhalten Sie eine zufriedenstellende Antwort und damit einen starken Auftrieb für Ihre Selbstachtung.

Wenn Sie an Selbstvertrauen gewonnen haben und es Ihnen nichts mehr ausmacht, gegenüber Bekannten und Freunden Ihre Wünsche zu äußern, dann übertragen Sie etwas mehr Bestimmtheit auch auf Ihre sexuellen Beziehungen. Das wird Ihnen schwerfallen, denn damit sind Auseinandersetzungen über Sex und Ihre sexuellen Empfindungen verbunden, doch das Kapitel WIE MAN SICH DEM PARTNER MITTEILT, S. 120, wird Ihnen helfen, auch mit diesem Problem fertig zu werden.

Bewertung des Erfolgs

Befolgen Sie das oben beschriebene Programm drei Monate lang. Beantworten Sie anschließend noch einmal den Fragebogen SELBSTVERTRAUEN, S. 20, und überprüfen Sie, ob Sie Fortschritte gemacht haben. Vergleichen Sie Ihr neues Ergebnis mit dem alten. Gibt es irgendeine Verbesserung? Stellen Sie fest, ob sich aus Ihren Antworten ein bestimmter Bereich herauskristallisiert, an dem Sie weiterarbeiten können. Falls auch Ihr neues Ergebnis niedrig ist, dann arbeiten Sie noch einmal den Abschnitt **Wie man sich selbst behauptet** durch.

Vergessen Sie nicht, daß die Vorstellungen, die Sie jetzt zu ändern versuchen, wahrscheinlich während des größten Teils Ihres Lebens für Ihre Selbsteinschätzung bestimmend waren. Es ist wie mit alten Gewohnheiten: Sie sind äußerst zählebig, aber lassen Sie sich dadurch nicht entmutigen. Wenn Sie entschlossen sind, Risiken einzugehen und dabei auch einige Enttäuschungen in Kauf zu nehmen, dann werden Sie am Ende bestimmt gewinnen.

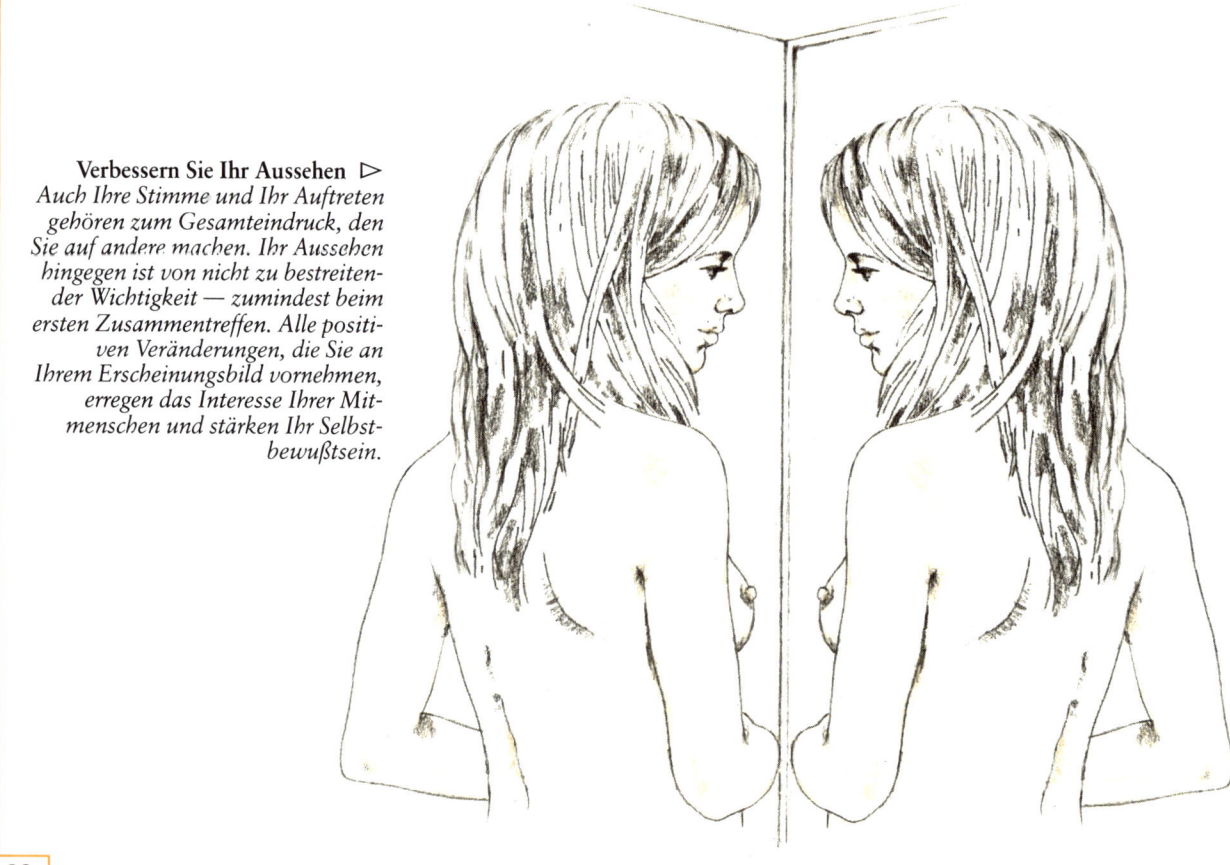

Verbessern Sie Ihr Aussehen ▷
Auch Ihre Stimme und Ihr Auftreten gehören zum Gesamteindruck, den Sie auf andere machen. Ihr Aussehen hingegen ist von nicht zu bestreitender Wichtigkeit — zumindest beim ersten Zusammentreffen. Alle positiven Veränderungen, die Sie an Ihrem Erscheinungsbild vornehmen, erregen das Interesse Ihrer Mitmenschen und stärken Ihr Selbstbewußtsein.

KENNENLERNEN DES EIGENEN KÖRPERS

Den Körper des anderen anzusehen und zu berühren, das gehört für die meisten Paare zu den besonderen Freuden des Liebesspiels. Es fällt jedoch schwer zu glauben, daß ein anderer, auch wenn er verliebt ist, Ihren Körper akzeptiert und sich an ihm freuen kann, wenn Sie selbst mit ihm unzufrieden und unglücklich sind.

Das Idealbild der Frau

Es kommt sicher nicht von ungefähr, daß viele Frauen körperlicher Vollkommenheit so viel Bedeutung beimessen, denn dieses von den Massenmedien und der Modewelt geschaffene Idealbild ist weit verbreitet. Aber solche Klischees haben beileibe nichts zu tun mit der Anziehungskraft zweier Menschen, die sich lieben. Ihr Sexappeal, Ihre Wirkung auf jemand, der Sie anziehend findet, gehört zu Ihrer Persönlichkeit und hängt oft in einem Ausmaß, das kaum zu glauben ist, gerade von den Eigenarten ab, die Sie für Minuspunkte halten. Ihr Partner findet sie unwiderstehlich, weil sie Ihren einmaligen Charme ausmachen.

Noch aus einem weiteren Grund ist es wichtig, daß Sie mit Ihrem Aussehen zufrieden sind. Selbstvertrauen ist an sich bereits eine wertvolle, anziehende Eigenschaft, sogar eine, die ansteckt. Wenn Sie sich nackt ganz unbefangen geben können, statt aus Ihrer Nacktheit ein Geheimnis zu machen, indem Sie sich im Dunkeln ausziehen oder sie im Schlafanzug verstecken, dann werden Sie feststellen, daß Ihr Partner Sie ohne Vorbehalt so akzeptiert wie Sie sind.

Bei vielen Frauen entsteht durch die einfache Tatsache, daß sie mit ihrem eigenen Körper nicht so vertraut sind, eine Schranke, die körperliche Intimität mit einem Partner nicht aufkommen läßt. Wenn Sie aufwachsen, ohne zu wissen, wie Ihre Genitalien aussehen, dann ist es nur zu verständlich, daß Sie sich unbehaglich oder verletzt fühlen, wenn Sie sich vorstellen, wie ein Liebhaber sie erforscht.

Die beiden nachstehenden Übungsprogramme sollen Sie mit Ihrem Körper vertraut machen und Ihnen helfen, ihn so zu akzeptieren, wie er ist, statt sich danach zu sehnen, daß er Ihrer Vorstellung von Vollkommenheit entspricht. Sie sind auch der erste Schritt, um sich bewußt zu werden, daß der Körper eine Quelle der Freude sein kann.

PROGRAMM ZUR STEIGERUNG DES KÖRPERBEWUSSTSEINS

1 SELBSTANALYSE

Sie sollten für diese Übungen Ruhe haben und ganz ungestört sein und am besten nach einem Bad oder einer Dusche damit anfangen.

1 Ziehen Sie sich vor einem Garderobenspiegel aus. Betrachten Sie Ihren Körper vom Kopf bis zu den Zehen. Stellen Sie sich vor, Sie sähen sich zum erstenmal.

2 Beobachten Sie sich, während Sie knien, sich bücken und sich bewegen. Stellen Sie sich hin, setzen Sie sich, erst mit gespreizten, dann mit geschlossenen Beinen. Schauen Sie sich über die Schulter, um die Kurve Ihres Rückens und den Bau Ihres Gesäßes zu betrachten.

3 Stellen Sie fest, was es an Ihnen Besonderes gibt; nicht Vollkommenes, sondern Besonderes. Das genau sind die charakteristischen Eigenschaften (Eigentümlichkeiten, wenn Sie wollen), die Ihren Körper reizvoll machen und einzigartig in den Augen eines jeden, der sich zu Ihnen hingezogen fühlt.

4 Wie alle Menschen haben auch Sie Plus- und Minuspunkte. Betrachten Sie erneut Ihren Körper, doch nun konzentrieren Sie sich auf Ihre Vorzüge. Übergehen Sie alle Merkmale, die Ihnen nicht gefallen. Sehen Sie sie als Teile des Ganzen. Akzeptieren Sie sie, aber stellen Sie sie nicht in den Vordergrund.

5 Jetzt wenden Sie Ihre ganze Aufmerksamkeit den Besonderheiten zu, die Ihnen am meisten Kummer bereiten. Versuchen Sie, sie mit ganz neuen Augen zu sehen, geben Sie alle Vorurteile auf. Die Waage zeigt vielleicht ein paar Pfunde zu viel an, aber sieht man dieses Übergewicht wirklich — und, was noch wichtiger ist, selbst wenn es sich bemerkbar macht, ist es nicht eher reizvoll als nachteilig? Ihr Busen ist Ihnen vielleicht zu groß oder zu klein — Ihr Liebhaber allerdings denkt wohl anders darüber. Er sieht ihn als einen Teil von Ihnen und findet, daß er vollkommen zu Ihrem übrigen Körper paßt.

6 Nehmen Sie einen Handspiegel, schaffen Sie gute Lichtverhältnisse, machen Sie es sich möglichst bequem und betrachten Sie Ihre Genitalien. Wenn Sie nicht mit deren Struktur vertraut sind, dann nehmen Sie die Zeichnung auf Seite 84 zu Hilfe. Hier sind die verschiedenen Teile benannt. Machen Sie sich keine Gedanken, wenn Ihre Genitalien anders aussehen als die auf der Zeichnung. Wie Ihr Gesicht und Ihr Körper sind auch sie einzigartig, und es gibt eine beträchtliche Variationsbreite in der Größe, der Farbe, der Form und in der Anordnung der weiblichen Geschlechtsteile. Auch darin gleicht keine Frau der anderen.

7 Der nächste Schritt besteht darin, daß Sie Ihre Genitalien berühren und ansehen. Machen Sie auf dieser Stufe der Übung nicht weiter, bis Sie sich beim bloßen Be-

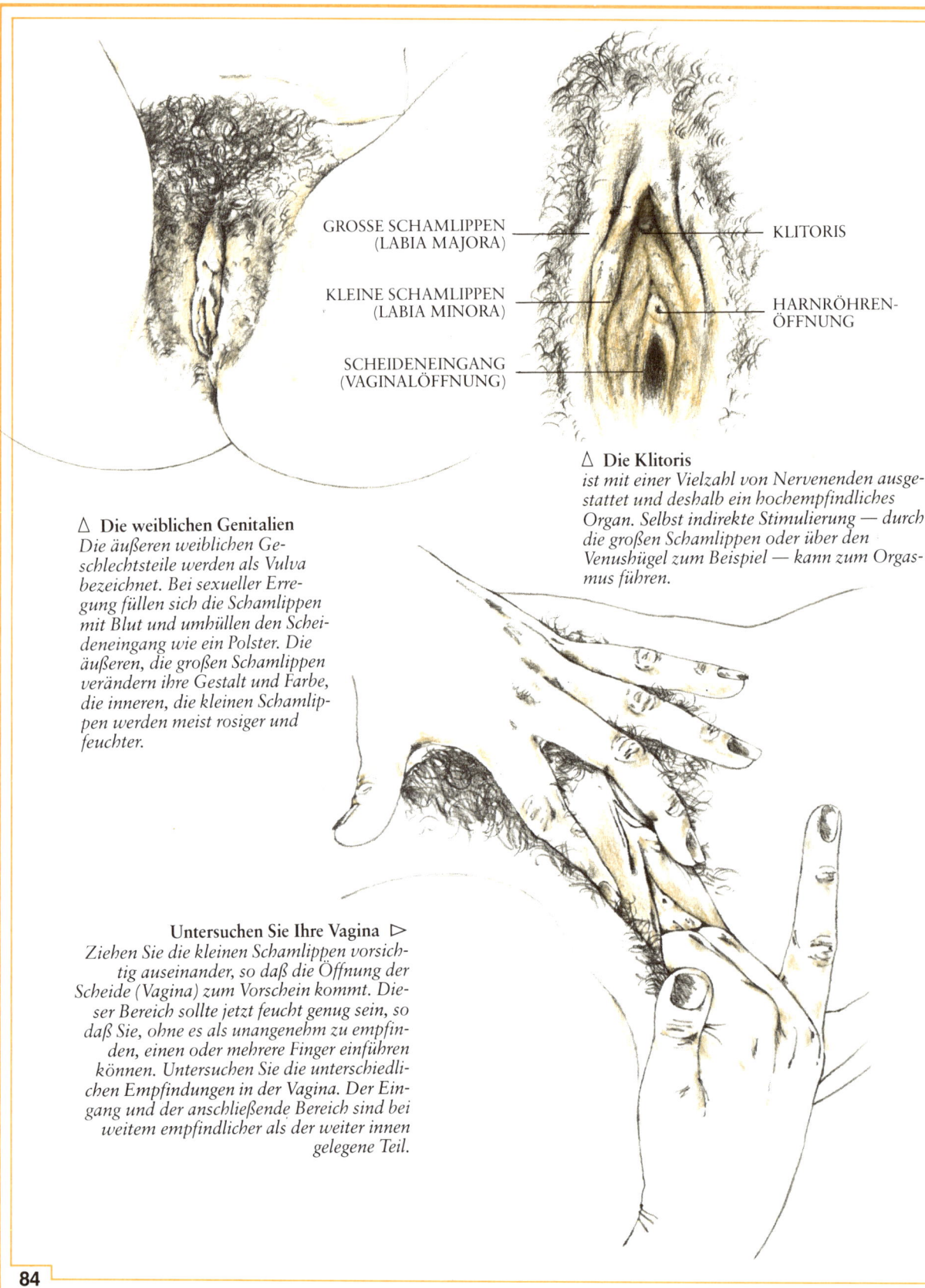

GROSSE SCHAMLIPPEN
(LABIA MAJORA)

KLEINE SCHAMLIPPEN
(LABIA MINORA)

SCHEIDENEINGANG
(VAGINALÖFFNUNG)

KLITORIS

HARNRÖHREN-
ÖFFNUNG

△ **Die Klitoris**
ist mit einer Vielzahl von Nervenenden ausgestattet und deshalb ein hochempfindliches Organ. Selbst indirekte Stimulierung — durch die großen Schamlippen oder über den Venushügel zum Beispiel — kann zum Orgasmus führen.

△ **Die weiblichen Genitalien**
Die äußeren weiblichen Geschlechtsteile werden als Vulva bezeichnet. Bei sexueller Erregung füllen sich die Schamlippen mit Blut und umhüllen den Scheideneingang wie ein Polster. Die äußeren, die großen Schamlippen verändern ihre Gestalt und Farbe, die inneren, die kleinen Schamlippen werden meist rosiger und feuchter.

Untersuchen Sie Ihre Vagina ▷
Ziehen Sie die kleinen Schamlippen vorsichtig auseinander, so daß die Öffnung der Scheide (Vagina) zum Vorschein kommt. Dieser Bereich sollte jetzt feucht genug sein, so daß Sie, ohne es als unangenehm zu empfinden, einen oder mehrere Finger einführen können. Untersuchen Sie die unterschiedlichen Empfindungen in der Vagina. Der Eingang und der anschließende Bereich sind bei weitem empfindlicher als der weiter innen gelegene Teil.

trachten richtig wohlfühlen. Nichts zwingt Sie, sich zu beeilen, wenn Ihnen das nicht leichtfällt. Wichtig ist, daß Sie Ihre Erforschung, so oft Sie können, wiederholen.

8 Jetzt erforschen Sie den gesamten Bereich mit Ihren Fingern. Die Klitoris befindet sich an dem Punkt, an dem die kleinen Schamlippen vorn zusammentreffen. Um sie richtig zu sehen, müssen Sie die Hautkappe, die darüberliegt, zurückziehen. Die Klitoris zeigt sich dann als kleiner, rosafarbener Höcker, ungefähr einen Zentimeter lang. Sie ist extrem empfindlich, also berühren Sie sie vorsichtig.

9 Als nächstes lassen Sie Ihre Finger an den großen und kleinen Schamlippen entlanggleiten und dann das Perineum ertasten (das ist der Bereich zwischen Scheide und After). Finden Sie dabei heraus, welche Stellen am empfindlichsten sind.

10 Erforschen Sie jetzt den Eingang der Scheide, nachdem Sie die kleinen Schamlippen auseinandergezogen haben, um die Öffnung freizulegen. Der Bereich um den Scheideneingang und das äußerste Drittel des Scheidenganges sind empfindlicher als die inneren zwei Drittel, deren Nervenenden nur auf Druck reagieren.

Bewertung des Erfolgs

Fühlen Sie sich jetzt entspannt und positiv eingestellt zu Ihrem Körper, wenn Sie in den Spiegel schauen? Glauben Sie, Sie könnten, wenn Sie mit einem Sexualpartner zusammen sind, ebenso unverkrampft sein? Wenn ja, dann haben Sie gute Fortschritte gemacht. Sie können, wenn Sie wollen, Ihr Körperbewußtsein noch weiter verbessern, indem Sie mit Ihrem Partner die Übungen **So kommen Sie sich näher**, S. 91, machen.

Vielleicht ist Ihnen der erste Teil des Übungsprogramms leichtgefallen, Schwierigkeiten hingegen gab es ab Stufe 6, als Sie Ihre Genitalien berühren sollten. Denken Sie daran, daß Sie nur in kleinsten Schritten vorangehen, dann kommen Sie leichter vorwärts. Wenn Sie Ihren anfänglichen Widerstand einmal überwunden haben, verschwindet auch allmählich Ihre Besorgnis. Es fällt Ihnen außerdem leichter, den für Sie schwierigsten Schritt zu tun, wenn Sie nicht so nahe herangehen — stellen Sie sich also über einen Spiegel, anstatt ihn nahe an Ihre Genitalien zu halten. In anderen Buchabschnitten finden Sie weitere Tips, beispielsweise in ABBAU VON HEMMUNGEN, S. 76, und in STEIGERUNG DES SELBSTWERTGEFÜHLS, S. 79.

2 WAHRNEHMUNG DER VAGINA

Der zweite Teil des Programms zur Steigerung des Körperbewußtseins besteht aus den »Kegel-Übungen«, mit denen die Muskeln zwischen dem Scham- und dem Steißbein gestärkt werden. Dabei handelt es sich um eine Gruppe zusammenhängender Muskeln, die die Vagina und die Harnröhre umgeben. Die Übungen wurden ursprünglich für Frauen entwickelt, die an einer leichten »Relativen Inkontinenz« leiden, das heißt, sie scheiden winzige Mengen von Urin aus, wenn sie lachen, husten oder laufen. Man entdeckte jedoch, daß die Kegel-Übungen eine Reihe von positiven Nebenwirkungen haben. Sie können sie, wie wir hier vorschlagen, dazu verwenden, sich Ihre Vaginalempfindungen bewußt zu machen. Dadurch werden auch die Gefühle beim Geschlechtsverkehr für Sie und Ihren Partner stärker. Weil die Scham-Steißbein-Muskulatur sich beim Orgasmus zusammenzieht, spielen die Kegel-Übungen auch eine wichtige Rolle für Frauen, die Schwierigkeiten haben, zum Orgasmus zu kommen (siehe DER WEG ZUM ORGASMUS, S. 102). Die Übungen können außerdem dabei mitwirken, nach einer Geburt die Spannkraft der Scheidenmuskeln wiederherzustellen, und sie sind nützlich für Frauen nach dem Klimakterium, weil sie den Blutzufluß in den Vaginalbereich verstärken und damit auch die Entstehung der vaginalen Feuchtigkeit gewährleisten.

Die Kegel-Übungen sind leicht, können überall und jederzeit ausgeführt werden, und Sie brauchen keinen Partner dazu. Selbst wenn Sie bei der zweiten Hälfte des oben beschriebenen Selbsterkundungs-Programms Schwierigkeiten hatten, können Sie die folgenden Übungen ohne weiteres machen. Sie werden sie mit Ihrem Körper und seinen Empfindungen vertrauter machen, und dann fällt Ihnen die Erforschung des Genitalbereichs leichter. Machen Sie die Übungen dreimal täglich, und führen Sie dabei die auf den Stufen 2–5 erklärten Praktiken zehnmal bei jeder Sitzung durch.

1 Um den Scham-Steißbein-Muskel zu lokalisieren, urinieren Sie im Sitzen mit gespreizten Beinen und stoppen den Urinstrom plötzlich mehrere Male. Es ist der Muskel, den Sie anstrengen, um den Urinfluß zu stoppen.

2 Spannen Sie den Muskel drei Sekunden an, entspannen Sie ihn drei Sekunden, dann spannen Sie ihn wieder an. Vielleicht gelingt es Ihnen zunächst nicht, den Muskel drei Sekunden lang anzuspannen, aber Sie werden bald Fortschritte machen, sobald der Muskel stärker wird. Versuchen Sie, nicht gleichzeitig auch die Bauchmuskeln anzuspannen.

3 Jetzt spannen und entspannen Sie den Muskel zehnmal so schnell Sie nur können, so daß er zu »flattern« scheint. Es dauert wahrscheinlich einige Zeit, bis Sie den Muskel auf diese Weise kontrollieren können.

4 Auf dieser Stufe spannen Sie den Muskel so lang ausdauernd und stark an, als wollten Sie einen Gegenstand in die Vagina hineinziehen. Halten Sie die Anspannung drei Sekunden lang durch.

5 Jetzt — das ist die letzte Stufe — drücken Sie, wie Sie es bei der Darmentleerung auch tun, aber mehr in der Vagina als im After. Halten Sie die Spannung drei Sekunden lang.

SELBSTBEFRIEDIGUNG

Während der Übungen des Kapitels KENNENLERNEN DES EIGENEN KÖRPERS, S. 83, haben Sie wahrscheinlich die unterschiedliche Empfindlichkeit der verschiedenen Teile Ihres Genitalbereichs bemerkt. Die nun folgenden Übungen erforschen diese Unterschiede und bringen Ihnen bei, sich selbst so zu stimulieren, daß Sie die Ihnen angenehmsten Gefühle bekommen.

Viele Frauen geben nur sehr ungern zu, daß sie masturbieren. Das ist immer noch so, obwohl eine großangelegte Umfrage in den siebziger Jahren ergeben hat, daß über 60 Prozent der befragten Frauen gelegentlich masturbieren und fast 70 Prozent der Verheirateten in der Ehe weiter masturbieren. Für viele Frauen ist die Masturbation nicht einfach nur ein Ersatz für den Geschlechtsverkehr, sondern ein fester Bestandteil ihres Sexuallebens.

Seelische Barrieren

Obwohl es überhaupt keinen vernünftigen Grund gibt, sich der Masturbation zu schämen, haben viele Frauen Schuldgefühle. Alle Behauptungen über körperliche oder seelische Schäden, die durch Masturbation entstehen sollen, sind tatsächlich völlig unbegründet. Wenn Sie noch nie masturbiert haben und auf diesen Teil des Buches verwiesen wurden, um Ihre sexuellen Reaktionen zu verstärken, oder wenn Sie noch nie einen Orgasmus hatten, dann kann es sein, daß Sie sehr starke innere Widerstände gegen das Masturbieren haben. Wenn es so ist, dann kommen Sie am besten weiter, wenn Sie zunächst etwas über die Vorteile der Masturbation erfahren.

☐ Masturbation ist die einfachste Möglichkeit, um die wirkungsvollste Stimulierung herauszufinden. Wenn Sie einmal wissen, wie Sie sich selbst befriedigen können, dann können Sie auch Ihrem Partner erklären, wie er Sie befriedigen kann.

☐ Sie ist eine sehr zuverlässige Methode, mit der Sie lernen, einen Orgasmus zu erreichen. Nur sehr wenigen Frauen gelingt es nicht, durch Masturbation einen Höhepunkt herbeizuführen.

☐ Gleichgültig, ob Sie einen Partner haben oder nicht, ob Sie beide zur selben Zeit und mit gleicher Häufigkeit Sex wollen, durch Masturbation können Sie sich Ihre sexuelle Vitalität erhalten und Spannungen abreagieren.

Masturbationsübungen

Um diese Übungen mit Erfolg durchzuführen, dürfen Sie nicht gestört oder abgelenkt werden. Sorgen Sie also dafür, daß Sie ganz für sich sind. Nehmen Sie sich reichlich Zeit. Verwenden Sie ein Gleitmittel (Massage- oder Ba-

byöl, beispielsweise, aber keine Vaseline), um die Empfindungen zu intensivieren und Hautreizungen zu vermeiden. Machen Sie die Übungen vier- bis fünfmal die Woche und jeweils 10 bis 20 Minuten. Vielleicht erreichen Sie einen Orgasmus, vielleicht auch nicht; das ist noch nebensächlich, denn auf dieser Stufe geht es lediglich darum, daß Sie Ihre Empfindungen kennenlernen.

1 Berühren und streicheln Sie die großen und kleinen Schamlippen und den umliegenden Bereich. Experimentieren Sie mit wechselndem Druck und verändern Sie den Rhythmus.

2 Jetzt erforschen Sie Ihre Klitoris: den Schaft, die Eichel und die Haube, die sie bedeckt. Es kann sein, daß Sie die Hautkappe zurückziehen müssen, damit Sie die Eichel berühren können.

3 Beginnen Sie mit einer leichten Berührung, und verstärken Sie dann allmählich den Druck. Sie merken sicher, daß stärkerer Druck angenehmer ist, wenn Sie die seitlichen Hautpartien reiben, als wenn Sie die Klitoris direkt stimulieren. Versuchen Sie, durch unterschiedlichen Druck die Empfindungen an- und absteigen zu lassen.

4 Halten Sie den Schaft der Klitoris zwischen Zeige- und Mittelfinger und versuchen Sie, an ihm auf und ab oder hin und her zu reiben. Dann üben Sie mit zwei Fingern und kreisenden Bewegungen starken Druck auf den gesamten Klitorisbereich aus, so, als ob Sie einen Muskel unter der Haut massieren wollten.

5 Wenn Ihnen die gerade beschriebene Reizung zu intensiv erscheint, verteilen Sie den Druck, indem Sie den ganzen Handteller oder die Handwurzel benutzen.

6 Sollten weder Reiben noch Druck starke Lustgefühle bei Ihnen auslösen, dann legen Sie Ihre gewölbte Hand über den Klitorisbereich und lassen sie schnell vibrieren, oder Sie reiben mit Ihren Fingern über Ihre Klitoris rasch hin und her.

Bewertung des Erfolgs

Wenn Sie diese Übungen ohne Angst, Schuldgefühle oder Befangenheit machen können und dabei entdeckt haben, wie Sie sich wenigstens zu angenehmen Empfindungen erregen können, dann sind Sie soweit, daß Sie zur nächsten Stufe übergehen können. Sollten Sie nach etwa sechs Wochen keinerlei Fortschritte verspüren, dann versuchen Sie gleichwohl die nächste Übungsreihe, denn hier ist eine stärkere Stimulierung verlangt, und dadurch wird es Ihnen leichter gemacht, sich zu erregen.

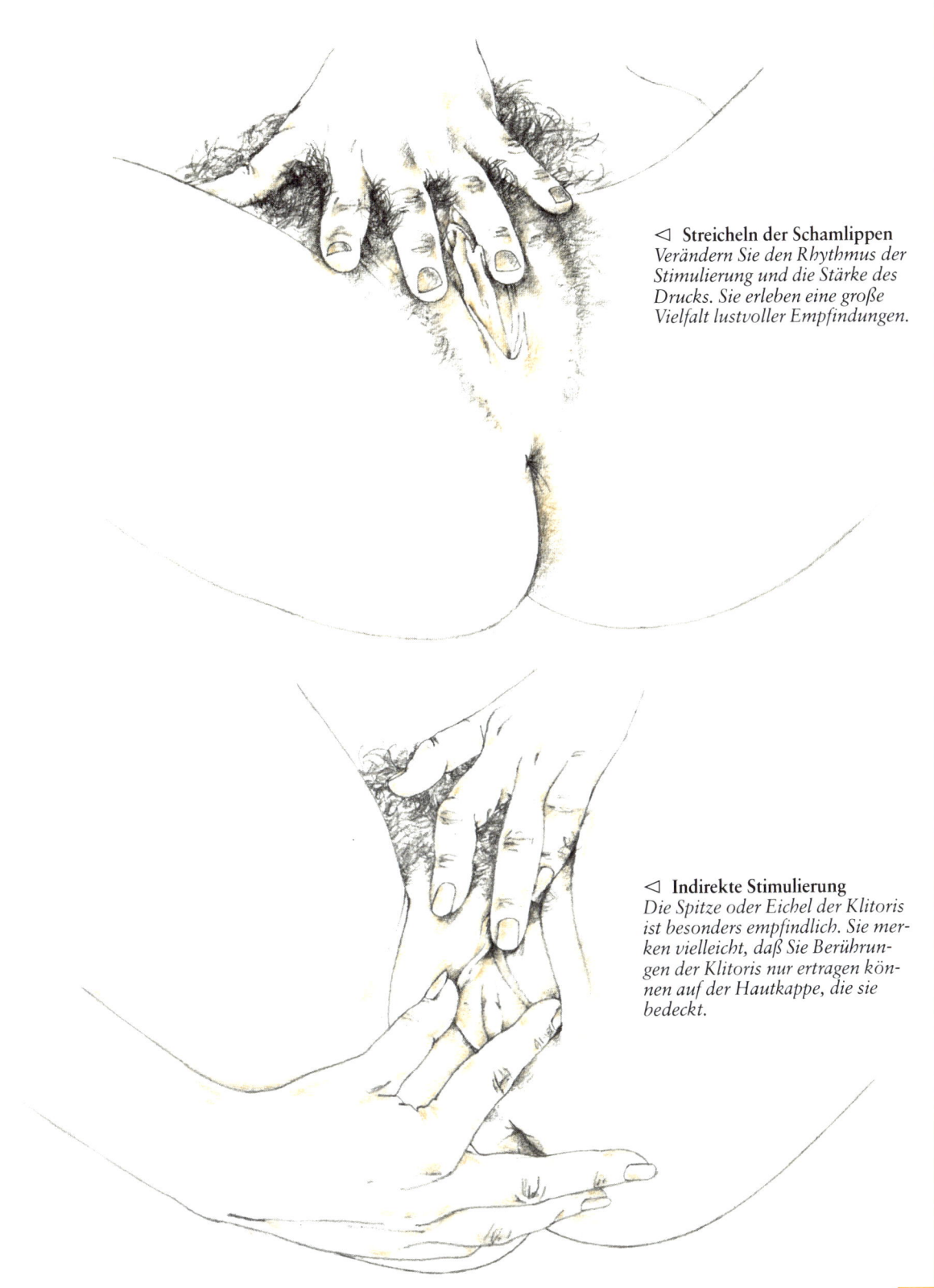

◁ **Streicheln der Schamlippen**
Verändern Sie den Rhythmus der Stimulierung und die Stärke des Drucks. Sie erleben eine große Vielfalt lustvoller Empfindungen.

◁ **Indirekte Stimulierung**
Die Spitze oder Eichel der Klitoris ist besonders empfindlich. Sie merken vielleicht, daß Sie Berührungen der Klitoris nur ertragen können auf der Hautkappe, die sie bedeckt.

▽ **Stimulierung mit Handfläche und Handwurzel**
Drücken Sie Handfläche und Handwurzel fest auf Klitoris und beide Seiten des Schambeins, drücken Sie fest und machen Sie dabei kreisende Bewegungen.

▽ **Reiben mit den Fingern**
Als Alternative können Sie auch mit den Fingern in raschen Bewegungen über die Klitoris reiben.

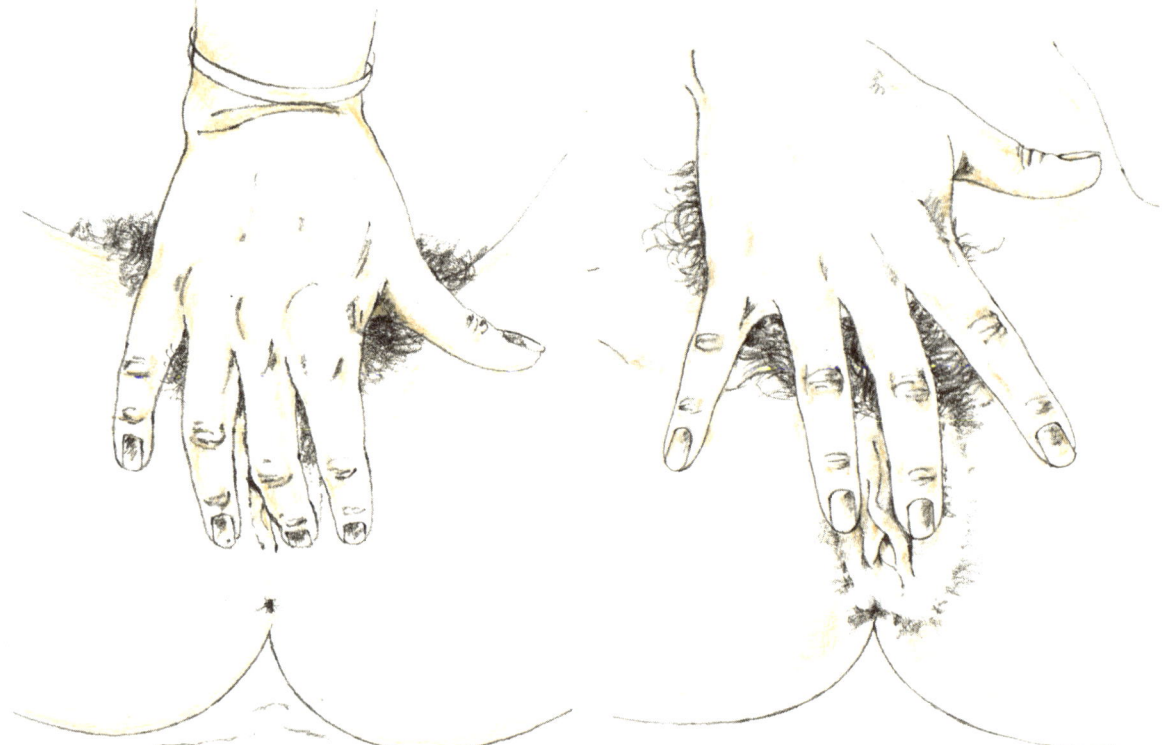

Mit den folgenden Übungen soll die Intensität der genitalen Empfindungen bis zum Orgasmus gesteigert werden. Üben Sie wie bei den vorigen Übungen auch hier 10—20 Minuten je Sitzung vier- oder fünfmal in der Woche.

1 Verwenden Sie ein Gleitmittel, streichen Sie zuerst sanft über die großen Schamlippen, und wenden Sie sich dann allmählich der Klitoris zu.

2 Stimulieren Sie die Klitoris durch die Haube, dann ziehen Sie diese zurück, so daß Sie Schaft und Eichel stimulieren können. Entwickeln Sie einen regelmäßigen Rhythmus, und wenden Sie stärkeren Druck auf den Schaft, schwächeren auf die Eichel an.

3 Die Eichel wird wahrscheinlich immer empfindlicher, je stärker Sie erregt werden. Möglicherweise ist es für Sie unerträglich, sie direkt zu berühren. Wenn es so ist, verringern Sie die Empfindungen etwas, entweder indem Sie sich mehr auf den Schaft als die Eichel konzentrieren, oder indem Sie auf die Schamlippen oder die Haube drücken. Behalten Sie — soweit möglich — denselben Rhythmus und dieselbe Stimulierungsart bei.

4 Schließlich spüren Sie ein Gefühl der Wärme in sich aufsteigen. Das ist noch nicht der Orgasmus, geht ihm aber gewöhnlich voraus. Es ist wichtig, daß Sie weiter stimulieren auf die gleiche Art und im gleichen Rhythmus. Wenn Sie aufhören, flaut der Erregungszustand ab, und er ist nur schwer wieder zu erreichen. Der Orgasmus selbst — eine Serie von Kontraktionen tief in der Vagina in rascher Folge — wird wahrscheinlich kurz darauf folgen. Am besten stimulieren Sie sich weiter, bis die Kontraktionen völlig abgeklungen sind. Sie sollten in dieser Übung nicht ausschließlich auf den Orgasmus hinarbeiten, aber lassen Sie ihn zu, wenn er kommt.

Bewertung des Erfolgs

Wenn Sie diese Übungen regelmäßig machen, dann werden Sie sicher bald ganz leicht durch Masturbation zum Orgasmus kommen, oder Sie werden zumindest die vororgastische Wärmeüberflutung erleben. Wenn Sie noch nicht zum Höhepunkt kommen, aber das Gefühl haben, daß eine kleine zusätzliche Stimulierung nötig wäre, um Sie über die Schwelle zum Orgasmus zu bringen, dann versuchen Sie es mit einem Vibrator. Masturbationstechniken mit dieser wirkungsvollen Hilfe sind näher im Kapitel STEIGERUNG DES LUSTEMPFINDENS, S. 74, beschrieben.

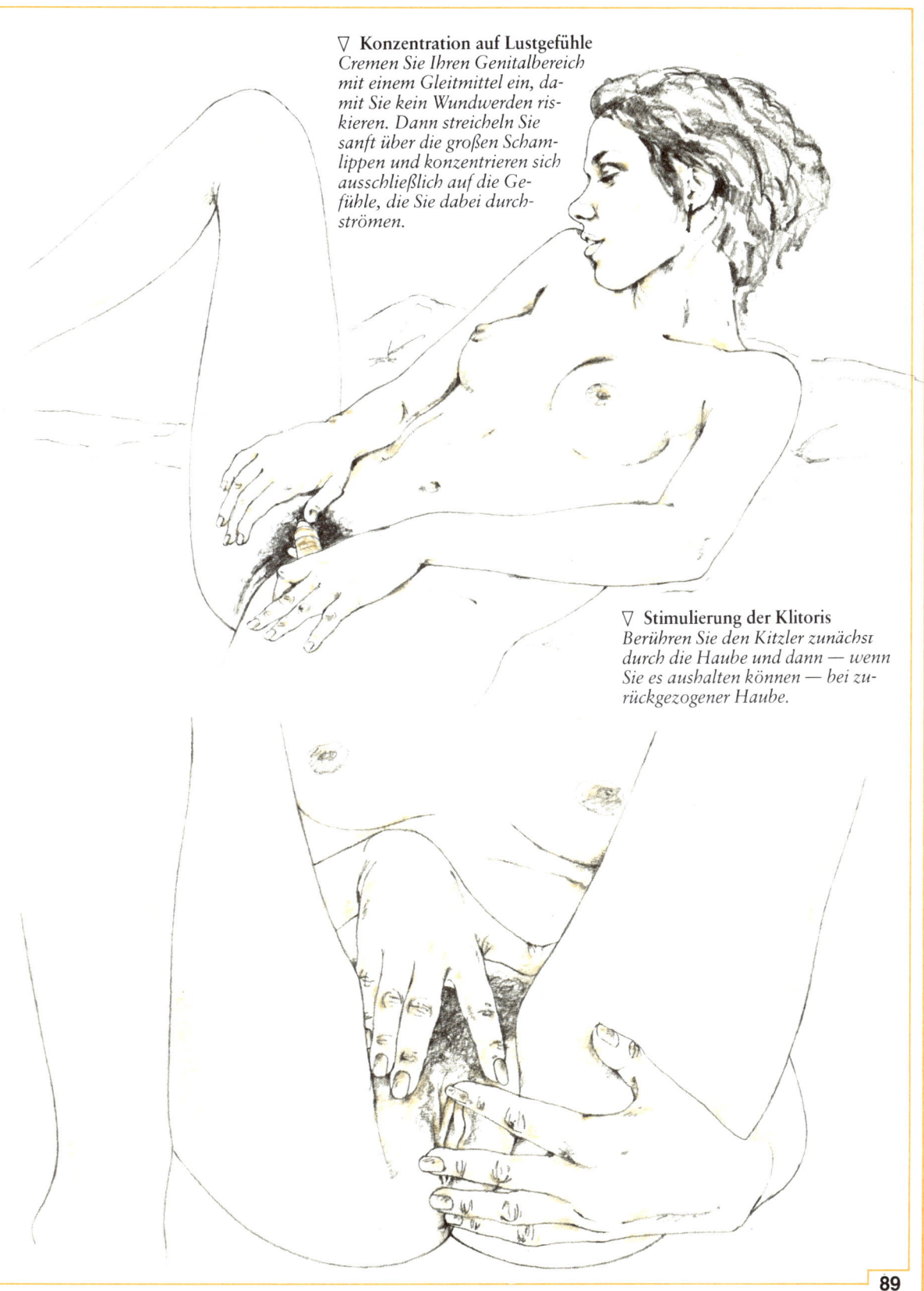

▽ **Konzentration auf Lustgefühle**
*Cremen Sie Ihren Genitalbereich
mit einem Gleitmittel ein, damit Sie kein Wundwerden riskieren. Dann streicheln Sie
sanft über die großen Schamlippen und konzentrieren sich
ausschließlich auf die Gefühle, die Sie dabei durch-
strömen.*

▽ **Stimulierung der Klitoris**
*Berühren Sie den Kitzler zunächst
durch die Haube und dann — wenn
Sie es aushalten können — bei zu-
rückgezogener Haube.*

LUST ZU ZWEIT

Eine der wichtigsten Komponenten für Lust am Sex in einer Partnerbeziehung ist die Reaktionsfähigkeit der Frau. Ein Mann kann sehr wohl mit einer Frau den Geschlechtsverkehr vollziehen, wenn sie nicht reagiert und infolgedessen auch nicht erregbar ist; viel Freude haben daran allerdings beide nicht. Da der Lustgewinn des Mannes bis zu einem gewissen Grade von dem der Frau abhängt, sieht Ihr Partner in Ihrer sexuellen Erregung einen Gradmesser dafür, wie sehr Sie ihn begehren; folglich glaubt er, daß Ihre mangelnde sexuelle Erregung oder Ihre unerfüllte Befriedigung ein Zeichen dafür sei, daß er als Liebhaber versagt hat.

Wenn man diese Einstellung der Männer voraussetzt, kann man sich nur allzugut vorstellen, mit welchem negativen Beigeschmack für sie das Wort »Frigidität« belegt ist. Da wird Gefühlskälte unterstellt, und damit ist gemeint, daß eine Frau nicht nur Sex ablehnt, sondern auch die Männer. Im Grunde handelt es sich hier um eine einfache Verteidigungsstrategie: Ein Mann, der nicht in der Lage ist, eine Frau sexuell zu interessieren und zu erregen, beurteilt sie als »frigide«, und schon ist er seine Schuld an sie losgeworden.

Gelegentliche Reaktionsunfähigkeit

Eine Frau ist in ihren sexuellen Reaktionen weitgehend von den Bedingungen abhängig, die der Mann schafft. Zum Beispiel werden Sie wenig Lust haben, viel Wärme aufzubringen, wenn Sie gerade aufgebracht oder wütend auf Ihren Partner sind. Daher ist es meist keine gute Idee, Sex als Mittel einzusetzen, das Streitigkeiten aus der Welt schaffen soll. Wenn der Streitfall nicht zuvor anständig gelöst wurde und keine einträchtige Beziehung wiederhergestellt ist, fühlen Sie sich wahrscheinlich mißbraucht, und Sie sind lustlos.

Auch wenn Sie die Anforderungen des häuslichen, beruflichen oder gesellschaftlichen Lebens so erschöpfen, daß Sie abends todmüde ins Bett fallen, werden Sie keine große Bereitschaft zum Sex mehr haben. Versuchen Sie, Ihr Leben besser zu organisieren, wenn Sie meinen, keine Energie für Sex mehr zu haben. Es mag zwar lächerlich klingen, Ihnen zu empfehlen, Sie sollten mit Ihrem eigenen Partner eine regelrechte Verabredung treffen und sie ebenso ernstzunehmen wie andere Aktivitäten und Verpflichtungen. Aber es lohnt sich, und manchmal ist es die einzige Möglichkeit für ein vielbeschäftigtes Paar, um sich sein Sexualleben als eine wirkliche Quelle der Lust zu bewahren.

Auch fehlende Intimität und die Angst, beim Liebesspiel gestört zu werden, tragen zu einer mangelnden Reaktionsfähigkeit bei. Wenn Sie kleine Kinder haben, die nachts in Ihrem Schlafzimmer gern ein und aus gehen, so schließen Sie Ihre Türe ab. Ihre Kinder werden keinen Schaden davontragen, wenn sie gelegentlich an der Tür rütteln und einige Minuten warten müssen, aber Sie können viel entspannter sein.

Andauernde Reaktionsunfähigkeit

Die oben erwähnten Ursachen für eine gelegentliche Reaktionsunfähigkeit machen den meisten Frauen hin und wieder zu schaffen und nehmen ihnen dann die Lust auf Sex. Gelegentlich baut eine Frau jedoch unbewußt dauerhafte Barrieren gegen sexuelle Gefühle auf. Manchmal ist diese innere Ablehnung so stark, daß sie keinerlei sexuelle Regungen mehr entwickeln kann.

Im allgemeinen entsteht Reaktionsunfähigkeit aber nur in einer bestimmten Partnerschaft oder unter außergewöhnlichen Umständen. Die Ursache kann zum Beispiel in irgendwelchen sexuellen Schwierigkeiten des Partners liegen, die im Laufe der Jahre das Liebesleben so unerfreulich und enttäuschend gemacht haben, daß die Frau einfach auf sexuellem Gebiet »abgeschaltet« hat. Falls das für Sie zutrifft, müssen Sie regelrecht lernen, Ihre Gefühle, die Sie so lange unterdrückt oder überhaupt noch nicht entwickelt haben, wiederzuerkennen und mit ihnen gut umzugehen.

Das unten beschriebene Trainingsprogramm ist darauf zugeschnitten, Ihre sexuellen Empfindungen wachzurufen. Dazu ist es wichtig, daß Sie sich auch darüber klarwerden, welche negativen Einstellungen Sie dazu gebracht haben, daß Sie einen so starken Verteidigungswall gegen Sexuelles aufgebaut haben. Im Kapitel ABBAU VON HEMMUNGEN, S. 76, finden Sie nützliche Hinweise. Falls Sie schon lange unter sexueller Reaktionsunfähigkeit leiden, brauchen Sie wahrscheinlich die Hilfe eines Therapeuten, vor allem dann, wenn Ihre Widerstände sehr stark sind oder wenn Ihre Partnerschaft von wichtigen ungelösten Problemen belastet ist.

Das folgende Programm setzt einen kooperationswilligen Partner voraus. Es besteht keine Aussicht auf Erfolg, wenn Sie sich nicht leiden können oder kein Vertrauen zueinander haben, und es dürfen keine Probleme zwischen Ihnen bestehen, die an Ihrer Reaktionsunfähigkeit maßgeblich beteiligt sind.

Das Programm besteht aus vier Übungen, die Sie in der vorgegebenen Reihenfolge absolvieren sollten. Lesen Sie zunächst sämtliche Anweisungen mit Ihrem Partner zusammen durch, bevor Sie beide die Übungen beginnen, damit Sie wissen, was auf Sie zukommt.

Die ersten beiden Übungen **Streichelspiele** und **Intimspiele** sollen einfach zeigen, wie man Lust geben und empfangen kann. Obwohl diese Übungen als wichtige Teile zu jedem Selbsthilfe-Therapieprogramm gehören, kann jedes Liebespaar von diesen zärtlichen, phantasievollen Liebesspielen profitieren. Ohne den Geschlechtsakt oder den Orgasmus als eigentliches Ziel anzustreben, können beide Partner all die angenehmen Empfindungen wiederentdecken, deren ihre Körper fähig sind.

PROGRAMM ZUR STEIGERUNG DES LUSTGEWINNS

1 STREICHELSPIELE

Eine Übung wie die folgende ist bekannt als »Sensibilisierungsübung«, weil sie Ihnen hilft, sich auf die Empfindungen zu konzentrieren, die entstehen, wenn Sie gegenseitig Ihre Körper streichelnd und liebkosend erforschen. Wichtig ist, daß es dabei nicht zum Geschlechtsverkehr kommt und zunächst auch keine Berührung der Genitalien stattfindet. Damit ist jeder »Leistungsdruck« von Ihnen genommen, und Sie brauchen sich nicht zu sorgen, ob Sie zum sexuellen Genuß fähig sind. Sie können nichts falsch machen, weil Richtigmachen und Erfolg nicht verlangt sind — Sie sollen nur Erfahrungen machen. Um gut entspannt zu sein, müssen Sie dafür sorgen, daß Sie reichlich Zeit haben und nicht gestört werden. Sie sollten beide nackt sein, und für viele Paare ist gemeinsames warmes Baden oder Duschen eine gute entspannende Vorbereitung.

Üben Sie den Teil **Zärtlichkeiten geben** mindestens zwei Wochen lang jeweils mindestens dreimal die Woche, bevor Sie zum nächsten Teil **Zärtlichkeiten empfangen** weitergehen. Dabei empfiehlt es sich, immer abzuwechseln, so daß der Partner, der bei der ersten Sitzung zuerst der Gebende ist, bei der nächsten Sitzung als Empfangender beginnt.

Zärtlichkeiten geben

Wenn man den Körper eines anderen streichelt, muß das nicht zwangsläufig eine sexuelle Bedeutung haben. Hier nun, bei der ersten Übung, wird von Ihnen verlangt, daß Sie jede genitale Stimulierung vermeiden. Wahrscheinlich macht Ihnen beiden die Übung noch mehr Freude, wenn Sie Ihre Hände mit einer Bodylotion einreiben.

1 Beginnen Sie, indem Ihr Partner sich auf den Bauch legt und Sie neben oder rittlings über ihm knien. Streicheln und liebkosen Sie seinen ganzen Körper, vom Kopf bis zu den Zehen. Dabei bestimmen nur Sie das Geschehen. Erforschen und küssen Sie seinen Körper so, daß Sie sich dabei wohlfühlen. Wenn Sie etwas tun, das ihm nicht behagt, kann er sanft Ihre Hand beiseiteschieben.

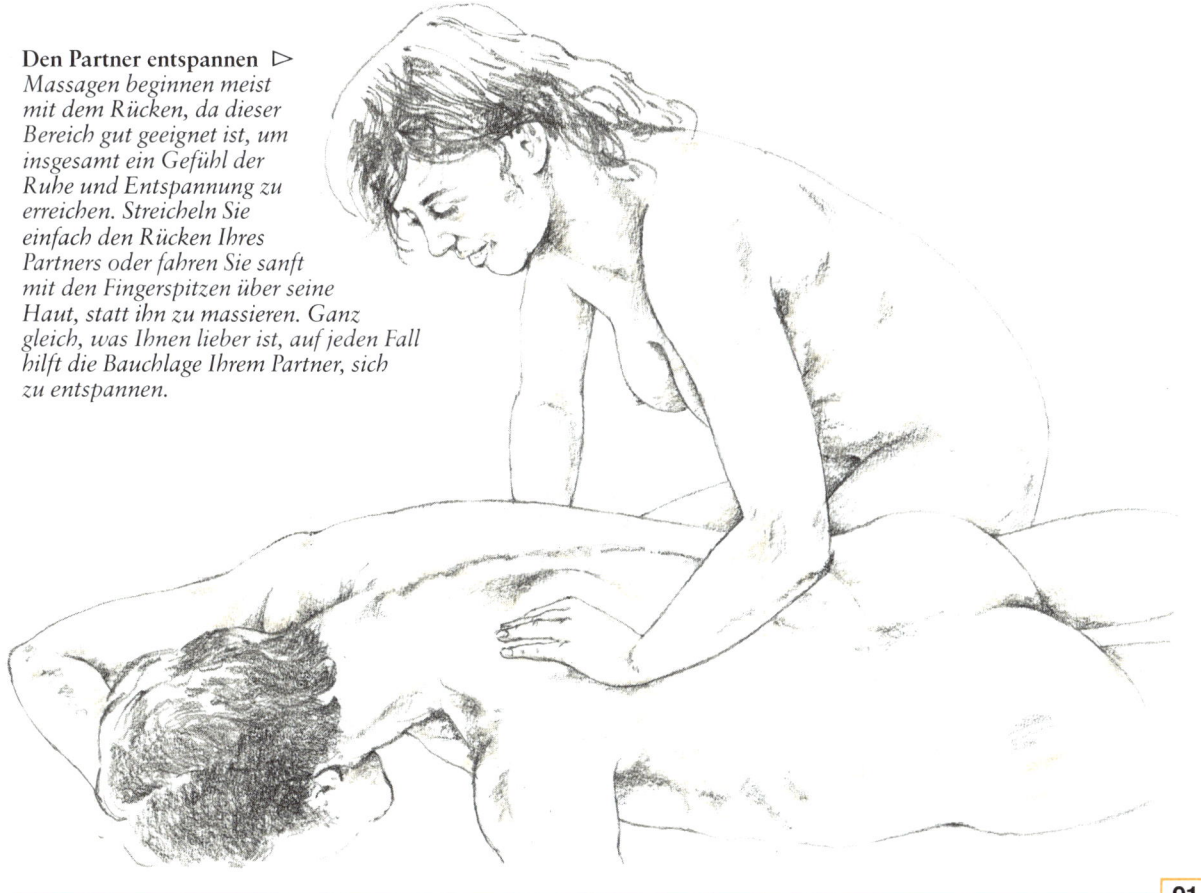

Den Partner entspannen ▷
Massagen beginnen meist mit dem Rücken, da dieser Bereich gut geeignet ist, um insgesamt ein Gefühl der Ruhe und Entspannung zu erreichen. Streicheln Sie einfach den Rücken Ihres Partners oder fahren Sie sanft mit den Fingerspitzen über seine Haut, statt ihn zu massieren. Ganz gleich, was Ihnen lieber ist, auf jeden Fall hilft die Bauchlage Ihrem Partner, sich zu entspannen.

2 Wechseln Sie nach zehn Minuten (oder länger, wenn Sie möchten) die Plätze. Nun entspannen Sie sich und genießen die Empfindungen, wenn Ihr Partner Sie liebkost und massiert. Spüren Sie bewußt, was mit Ihnen geschieht und konzentrieren Sie Ihre Aufmerksamkeit auf jede Stelle, die er berührt. Versuchen Sie, mit Ihren Gedanken ganz dabei zu sein, und beobachten Sie Ihren Partner nicht.

3 Wechseln Sie wieder die Positionen. Ihr Partner liegt jetzt auf dem Rücken und läßt sich von Ihnen Gesicht und Körper liebkosen. (Auf dieser Stufe dürfen Sie seine Genitalien nicht berühren.)

4 Nun legen Sie sich auf den Rücken. Er verwöhnt Sie, nur die Brüste und die Genitalien bleiben unberührt. Versuchen Sie nicht, ihn zu steuern oder zu etwas zu drängen, aber falls er etwas tut, das Ihnen unangenehm ist, schieben Sie sanft seine Hand beiseite.

5 Sollten Sie sich innerlich verkrampfen oder sich insgesamt unbehaglich fühlen, dann bitten Sie ihn, für eine Weile aufzuhören, bis Sie sich wieder entspannt haben.

Die so erlebten Streicheleinheiten haben Sie vielleicht sexuell erregt oder einfach so entspannt, daß Sie einschlafen. Jetzt keinen Geschlechtsverkehr haben zu dürfen, kommt Ihren Partner vielleicht hart an, wenn er die Sitzung hoch erregt beendet. Aber diese »Abstinenz« ist wichtig, zu Ihrem, letztlich aber auch zu seinem Besten. Um die aufgestaute Spannung abzubauen, kann Ihr Partner, wenn er will, masturbieren.

Zärtlichkeiten empfangen

Nachdem Sie den ersten Übungsteil mindestens zwei Wochen lang absolviert haben, können Sie zum zweiten Teil übergehen. Es handelt sich um ähnliche Übungen, aber jetzt kommt es mehr auf die Reaktionen der Person an, die gestreichelt wird, als auf diejenigen des aktiven Partners. Anstatt die Zuwendungen nur einfach zu empfangen, übermittelt der passive Partner positive Rückmeldungen, die erkennen lassen, was besonders erregend ist. Die Verbannung des Geschlechtsverkehrs und jeder Berührung der Genitalien bleibt weiter in Kraft.

Genuß empfangen ▷
Konzentrieren Sie sich ganz auf den Genuß, den Sie erleben, wenn Ihr Partner Sie berührt. Halten Sie sich dabei nicht für egoistisch, denn er kommt doch auch an die Reihe. Wenn Sie die Übungen gewissenhaft ausführen, lernen Sie beide, vollen Genuß zu geben und zu empfangen.

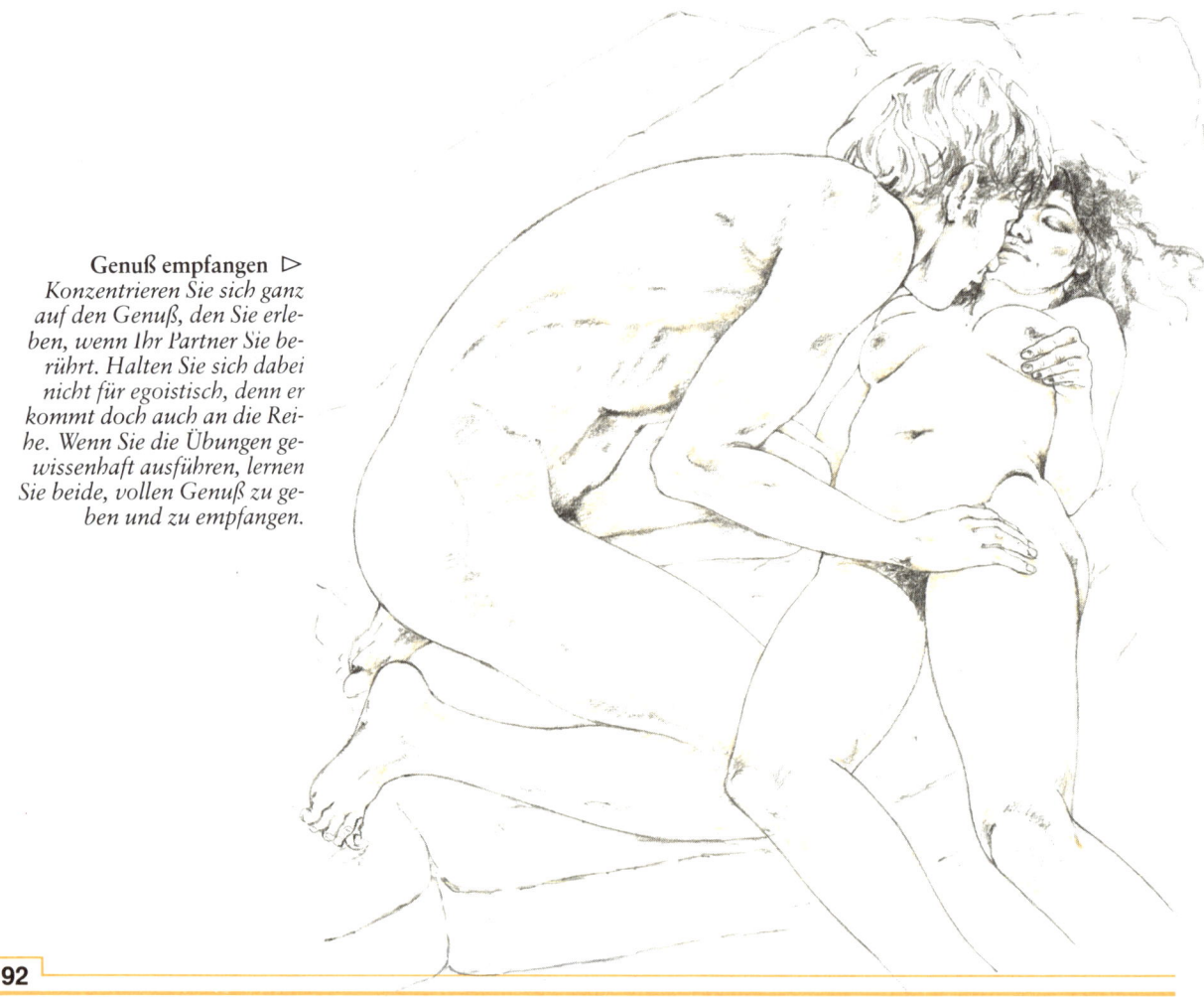

1 Legen Sie sich wie zuvor zuerst auf den Bauch, dann auf den Rücken, und lassen Sie sich von Ihrem Partner streicheln. Teilen Sie ihm mit Worten oder Gesten mit, was Sie am meisten genießen. Wenn Sie wollen, führen Sie ihn mit Ihrer Hand. Wenn er Sie küßt — eine bestimmte Stelle Ihres Körpers oder auf eine Weise, die Ihnen große Lust bereitet, dann sagen Sie es ihm. Konzentrieren Sie sich auf Ihre eigenen Empfindungen und denken Sie nicht darüber nach, ob Ihr Partner müde wird oder Langeweile hat.

2 Jetzt liebkosen Sie Ihren Partner wie zuvor, versuchen aber diesmal, die empfindlichsten Stellen seines Körpers (ausgenommen sind seine Genitalien) und die für ihn angenehmste Stimulation herauszufinden. So kann es sein, daß er eine festere oder kräftigere Berührung bevorzugt, als es Ihnen selbst behagen würde.

3 Unterhalten Sie sich am Ende der Sitzung über Ihre Empfindungen und erklären Sie einander, was Sie am meisten genossen haben.

Bewertung des Erfolgs

Wenn Sie nach einer Übungszeit von zwei oder drei Wochen entspannt und völlig unbeschwert bei diesen Übungen miteinander umgehen können, dann sind Sie so weit, zur dritten Stufe überzugehen, dem Programm **Intimspiele.**

Wenn Sie jedoch bei den Übungen einen unüberwindbaren Widerwillen empfunden haben, steckt dahinter vielleicht, daß Sie sich von dem Gedanken an eine feste Beziehung bedroht fühlen (siehe **Angst vor Intimität**, S. 77). In diesem Falle, und auch wenn Sie bei den Übungen wenig oder gar nichts empfunden haben, sollten Sie die Hilfe eines Psychotherapeuten in Anspruch nehmen, um Ihre Widerstände abzubauen.

Wenn es Ihnen leichter und angenehmer war, Ihren Partner zu liebkosen als selbst liebkost zu werden, dann plagen Sie möglicherweise Schuldgefühle, weil Ihr Verantwortungsbewußtsein Ihnen Sex verbietet. Vielleicht befürchten Sie auch, daß Ihr Partner Sie nicht attraktiv genug findet oder daß die Übungen ihn langweilen. Alle diese Reaktionen hindern Sie daran, sich auf Ihre eigenen Gefühle zu konzentrieren.

Tief in Ihrem Innern haben Sie vielleicht auch noch die Vorstellung, daß es die Aufgabe der Frau sei, sexuelle Lust zu schenken und nicht Lust zu empfangen. Versuchen Sie, Ihren Partner ganz konkret um das zu bitten, was Ihnen gefällt, und lassen Sie ihn in den nächsten vier Sitzungen nur tun, was Sie wirklich gern haben.

Vielleicht fällt es Ihnen leichter, sich zurückzulehnen und Zärtlichkeit zu bekommen, sich verwöhnen zu lassen, als eine aktive Rolle zu spielen. Falls Sie so empfinden, überprüfen Sie Ihre Gefühle, hauptsächlich, um zu sehen, ob vielleicht irgendein Haß auf Ihren Partner oder zwiespältige Gefühle es Ihnen unmöglich machen, Zuneigung und Zärtlichkeit zu zeigen. Beantworten Sie die Fragebögen PASSEN SIE ZUEINANDER?, S. 112, und SIND SIE MIT IHREM SEXUALLEBEN ZUFRIEDEN?, S. 116. Sehen Sie sich auch die Problemanalyse WAS STIMMT NICHT IN IHRER BEZIEHUNG?, S. 119, an.

2 INTIMSPIELE

Hier werden die sexuellen Lustgefühle betont, nicht so sehr die eher diffusen Empfindungen bei den Streichelspielen in der vorangehenden Übung. Sie sind jetzt so weit, daß Sie sich abwechselnd gegenseitig erregen können, indem neben dem ganzen Körper auch die Genitalien berührt und liebkost werden. Noch einmal jedoch: Stop vor dem Geschlechtsverkehr! Seien Sie darauf aus, ihn zu »necken« — zärtlich sein, dann die Hand zurückziehen. Vermeiden Sie rhythmisches Stimulieren, das zum Orgasmus führen könnte. Konzentrieren Sie sich einfach darauf, zu genießen, was Sie fühlen.

1 Legen Sie sich auf den Rücken, so daß Ihr Partner Ihren ganzen Körper liebkosen, Ihre Brüste umschließen und die Brustwarzen küssen und daran saugen kann.

2 Nun sollte er Ihren Bauch und den Genitalbereich erkunden und Ihnen mit seinen Fingern durch die Schamhaare fahren. Bitten Sie ihn einzuhalten, wenn Sie sich verkrampfen oder Angstgefühle auftauchen, aber versuchen Sie, sich noch mehrere Minuten liebkosen zu lassen.

3 Jetzt sollte sich Ihr Partner auf die Scheidenöffnung konzentrieren, sie sanft streicheln und dann das Perineum (den Damm zwischen Vagina und After) erkunden, das bei den meisten Frauen sehr empfindlich ist. Danach kann er Ihre Klitoris berühren — aber sehr vorsichtig, denn sie ist hochempfindlich. Ein Gleitmittel macht diese sanfte Stimulierung noch angenehmer. Registrieren Sie die ganze Zeit Ihre Empfindungen, und sagen Sie ihm, was Ihnen gut tut. Wenn Sie das Gefühl haben, verkrampft zu sein, dann veranlassen Sie Ihren Partner, zwischendurch eine Weile einen anderen Körperteil zu streicheln.

4 Wechseln Sie die Plätze, und streicheln Sie jetzt Brust und Bauch Ihres Partners, fahren Sie mit Ihren Fingern durch sein Schamhaar und liebkosen Sie die Innenseiten seiner Oberschenkel.

5 Bewegen Sie Ihre Hand allmählich auf seinen Hodensack zu und drücken Sie ganz leicht die Hoden. Laufen Sie mit den Fingern den Penis auf und ab. Erforschen Sie die empfindlichsten Stellen. Diese sind wahrscheinlich der Kopf und besonders das Frenulum, der Grat an der Unterseite. Es macht übrigens keinen Unterschied in der Empfindlichkeit aus, ob der Penis beschnitten ist oder nicht. Spielen Sie mit seinem Penis, dann nehmen Sie die Hände weg und lassen die Erektion abklingen. Sie kommt wieder, wenn Sie ihn wieder stimulieren.

6 Lehnen Sie sich zwischen den Oberschenkeln Ihres Partners zurück und führen Sie seine Finger, um ihm zu zeigen, wie er Ihre Klitoris am besten stimulieren kann. Mit seiner freien Hand kann er Ihren übrigen Körper streicheln. Denken Sie daran: Da Sie kein sichtbares Zeichen haben, das ebenso deutlich ist wie seine Erektion, ist es schwierig zu wissen, was Ihnen gut tut, wenn Sie es ihm nicht sagen.

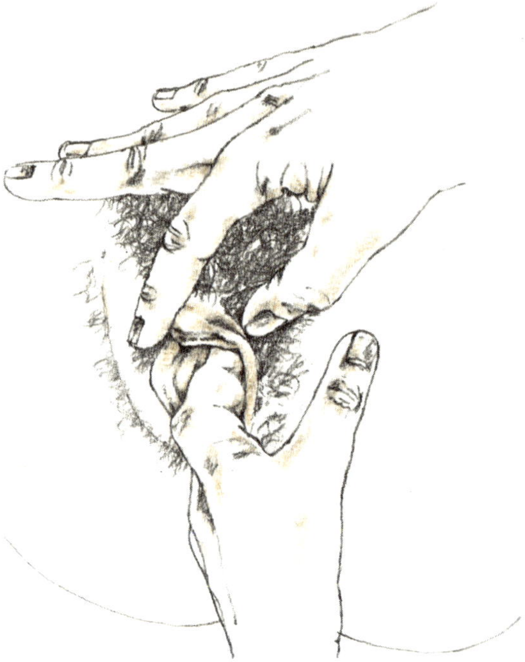

Doppelte Stimulierung ▷
Während Ihr Partner einen Finger in die Vagina einführt, streichelt er mit der anderen Hand Ihre Klitoris. So kommen Sie in den Genuß eines sehr intensiven Gefühls in der Vagina, das viele Frauen bei rein äußerlicher Stimulierung vermissen.

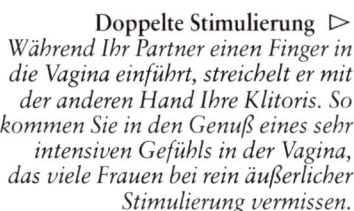

▽ **Führen Sie Ihren Partner**
Sie befähigen Ihren Partner, Ihnen höchste Lust zu bereiten, wenn Sie seine Hand bei der Erforschung Ihres Körpers führen. So können Sie ihm außerdem genau zeigen, was Sie am meisten genießen.

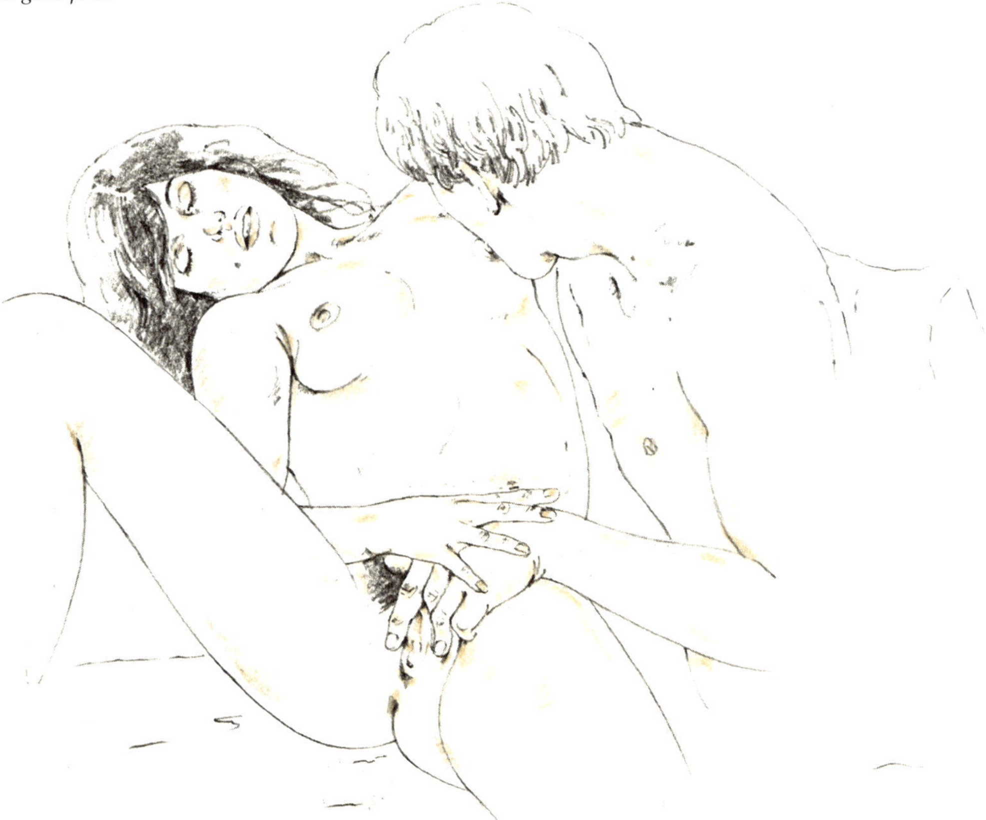

7 Wechseln Sie die Plätze, so daß Sie sitzen und Ihr Partner zwischen Ihren Beinen liegt. Er führt Ihre Hand, während Sie seinen Penis stimulieren, und zeigt Ihnen, welchen Druck auf den Penis und welches Tempo er am erregendsten findet. Auch hier wird es für Sie beide leichter, wenn Ihr Partner so genau wie möglich beschreibt, was er von Ihnen gern möchte.

Orgasmus wird mit dieser Übung nicht bezweckt, aber wenn einer von Ihnen sehr erregt ist, setzen Sie die Stimulierung ruhig bis zum Orgasmus fort. Wenn Sie beide es als sehr angenehm empfinden, können Sie bei dieser Übung allmählich auch dazu übergehen, sich an den Genitalien gegenseitig mit Mund und Zunge zu stimulieren. Selbst wenn Sie das nicht versuchen wollen, lohnt es sich, wenn Sie einmal überlegen, was Sie von der Idee halten. Vielleicht widerstrebt Ihnen der Gedanke nur darum, weil Sie nicht recht wissen, was Sie tun sollen. In diesem Fall sollten Sie sich mit dem Abschnitt **Oraler Sex,** S. 59, befassen, der diese Angelegenheit genauer diskutiert.

Bewertung des Erfolgs

Vorausgesetzt, Sie sind mit dem Übungsprogramm gut zurechtgekommen, dann haben Sie wahrscheinlich intensive Lustgefühle genossen, ohne irgendwelche Beklemmungen, die — so schien es — unausweichlich zu früheren sexuellen Erfahrungen gehörten. Viele Frauen leiden bei dieser Übung trotzdem unter starken Hemmungen, weil sie das Aussehen oder die üblichen Ausscheidungen ihrer Genitalien stören. Unter **Angst vor sexuellen Gerüchen und Sekreten,** S. 78, wird näher darauf eingegangen.

Vielleicht haben Sie bemerkt, daß Sie während der Übungen Ihre Verkrampfung und Beklemmung nicht loswerden konnten oder daß Sie geistig weggetreten waren, indem Sie an etwas ganz anderes dachten, anstatt sich auf Ihre Gefühle zu konzentrieren. Falls das bei Ihnen so ist, dann erregen Sie sich beim nächsten Mal, wenn Ihr Partner Sie stimuliert, mit erotischen Phantasien. Sie müssen selbstsüchtig sein und nur an Ihre eigenen Empfindungen denken, wenn Sie hier Erfolg haben wollen.

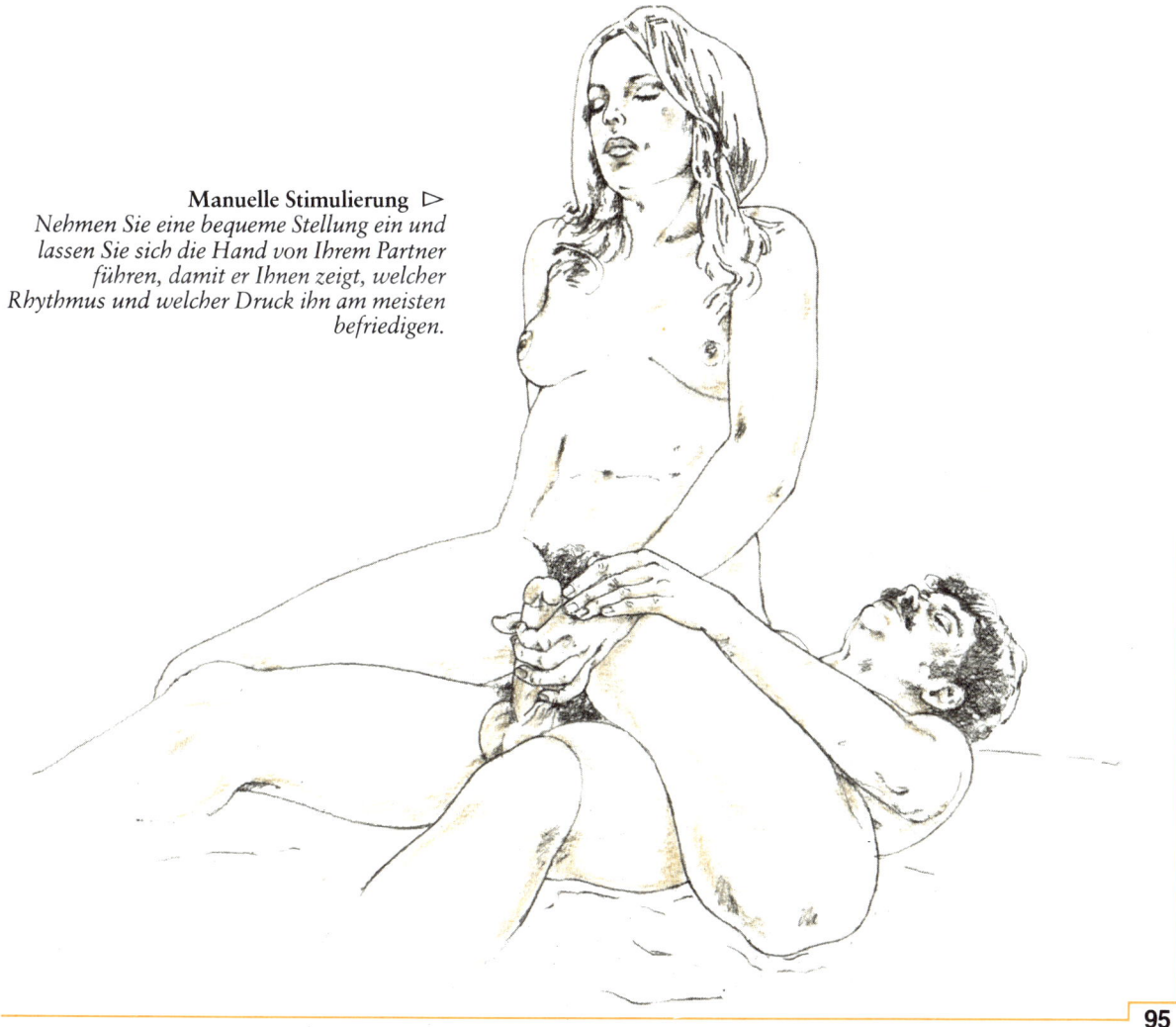

Manuelle Stimulierung ▷
Nehmen Sie eine bequeme Stellung ein und lassen Sie sich die Hand von Ihrem Partner führen, damit er Ihnen zeigt, welcher Rhythmus und welcher Druck ihn am meisten befriedigen.

3 SPIELERISCHER GESCHLECHTSVERKEHR

Da Sie die ersten beiden Übungsteile gut hinter sich gebracht haben, wissen Sie beide, wie Sie beim Partner Lustgefühle auslösen und wie Sie auf Lustgefühle, die der Partner bei Ihnen erregt, reagieren können. Die folgende Übung geht eine Stufe weiter. Sie gibt Ihnen die Möglichkeit, mehr von Ihrer vaginalen Empfindungsfähigkeit zu entdecken und sich an das Gefühl des Penis in Ihrer Vagina zu gewöhnen.

Auch hier müssen Sie wieder Ihre eigenen Bedürfnisse in den Vordergrund stellen. Ihr Partner spielt eine passive Rolle. Mit Hilfe seiner Erektion erforschen Sie Ihre eigenen sexuellen Bedürfnisse und Befriedigungsmöglichkeiten. Bei diesem Teil des Programms kann es zu Schwierigkeiten kommen, wenn Ihr Partner ebenfalls sexuelle Probleme hat, da die Übungen nur bei guter Kontrolle der Ejakulation und mit einer anhaltenden Erektion durchführbar sind (siehe DIE GEFÜHLSWELT DES MANNES, S. 124).

1 Streicheln Sie sich gegenseitig, bis Sie sexuell erregt sind und Ihr Partner eine starke Erektion hat. Falls Sie das Gefühl haben, Ihre Scheide sei nicht schlüpfrig genug, befeuchten Sie seinen Penis mit Speichel oder einem Gleitmittel.

2 Jetzt knien Sie sich rittlings über Ihren Partner, das Gesicht ihm zugewandt. Gehen Sie langsam auf seinen erigierten Penis herunter, den Sie dabei mit einer Hand führen.

3 Verharren Sie einige Augenblicke so, und konzentrieren Sie sich darauf, wie sich das anfühlt, den Penis in sich zu haben. Dann gebrauchen Sie Ihre Vaginalmuskeln und drücken den Penis. Schließlich beginnen Sie, sich langsam auf und ab zu bewegen.

4 Indem Sie sich vor- oder zurücklehnen, erproben Sie, welche Änderungen des Penetrationswinkels möglich sind. Sie merken, daß Ihre Lustgefühle in bestimmten Stellungen spürbar ansteigen.

5 Nun heben Sie sich etwas hoch, so weit, bis der Penis Ihres Partners fast herausgezogen ist, und dann kommen Sie wieder herunter. Oft erzeugen der Rückzug und die Wiederkehr des Peniskopfes im Scheideneingang die stärksten Lustgefühle.

Fahren Sie mit dieser Übung fort, bis Sie nicht mehr können. Da Ihr Partner hierbei viel weniger stimuliert wird als beim üblichen Geschlechtsverkehr, kann er durchaus seine Erektion verlieren. Wenn das geschieht, lassen Sie den Penis heraus und stimulieren ihn mit der Hand, bis die Erektion zurückkehrt. Sollte er andererseits rasch stark erregt sein, halten Sie ein wenig inne (dabei kann der Penis in Ihrer Vagina bleiben), bis die Erregung zurückgegangen ist. Am Ende dieser Übung möchte er vielleicht mit dem Geschlechtsverkehr fortfahren, bis er zum Orgasmus kommt. Das sollte er dann auch tun.

Bewertung des Erfolgs

Wenn Sie bei jeder Wiederholung der Übung etwas stärkere Empfindungen in der Vagina gespürt haben und von Mal zu Mal sexuell erregter waren, dann haben Sie gute Fortschritte gemacht. Erwarten Sie allerdings in den ersten zwei bis drei Wochen nicht, einen Orgasmus zu erreichen. Worauf es ankommt, ist allein dies: Sie sollen die Gefühle des Geschlechtsverkehrs an sich genießen. Es geht vielleicht langsam voran, aber wenn Sie das Gefühl haben, daß es voran geht, machen Sie weiter.

Wenn Sie sich bei dieser Übung sehr beklommen fühlen und sich nicht so recht gehen lassen können, dann kümmern Sie sich wahrscheinlich zu viel um die Gefühle Ihres Partners und weniger um Ihre eigenen. Fürchten Sie etwa, Ihr Partner weist Sie zurück, wenn Sie ihn nicht befriedigen, oder er akzeptiert und liebt Sie nur, wenn Sie ihm gefallen? Im Fragebogen SELBSTVERTRAUEN, S. 20, können Sie überprüfen, ob Sie sich nicht allzu gering einschätzen.

Wenn Sie trotz gewissenhafter Bemühung keinerlei Fortschritte erzielt haben, sollten Sie sich an einen Therapeuten wenden, der untersuchen kann, woran das liegt. Es ist möglich, daß Ihr Problem in verborgenen Gefühlen, die mit Ihrem Partner zusammenhängen, begründet ist.

4 GESCHLECHTSVERKEHR MIT ORGASMUS

Die letzte Übung dieses Programms verlangt weiter nichts als Geschlechtsverkehr in jeder beliebigen Stellung. Versuchen Sie, mit der gleichen Grundeinstellung wie vorhin an die Übung heranzugehen. Konzentrieren Sie sich also auf Ihre Gefühle und darauf, welche am angenehmsten sind. (Die Kapitel STIMULIERUNGSTECHNIKEN, S. 57, und STELLUNGEN BEIM GESCHLECHTSVERKEHR, S. 63, zeigen Wege auf, wie Sie sexuell noch reaktionsfähiger werden können.) Ihr Hauptaugenmerk sollte der Spaß am Geschlechtsverkehr sein, nicht der Orgasmus. Manchmal führt Geschlechtsverkehr zum Orgasmus, manchmal nicht. Wenn es Sie bedrückt, daß Sie keinen Höhepunkt erreichen können, dann bietet das Kapitel DER WEG ZUM ORGASMUS, S. 102, Rat und Hilfe an.

VAGINALES TRAINING

Einige Sexualtherapeuten empfehlen zur Steigerung der Empfindungen beim Orgasmus und überhaupt der sexuellen Reaktionsfähigkeit die Kegel-Übungen von Seite 85. Sie trainieren und stärken die Vaginalmuskeln, die sich beim Orgasmus zusammenziehen. Die Übungen sind einfach, nehmen wenig Zeit in Anspruch und können unauffällig und in jedem freien Moment durchgeführt werden.

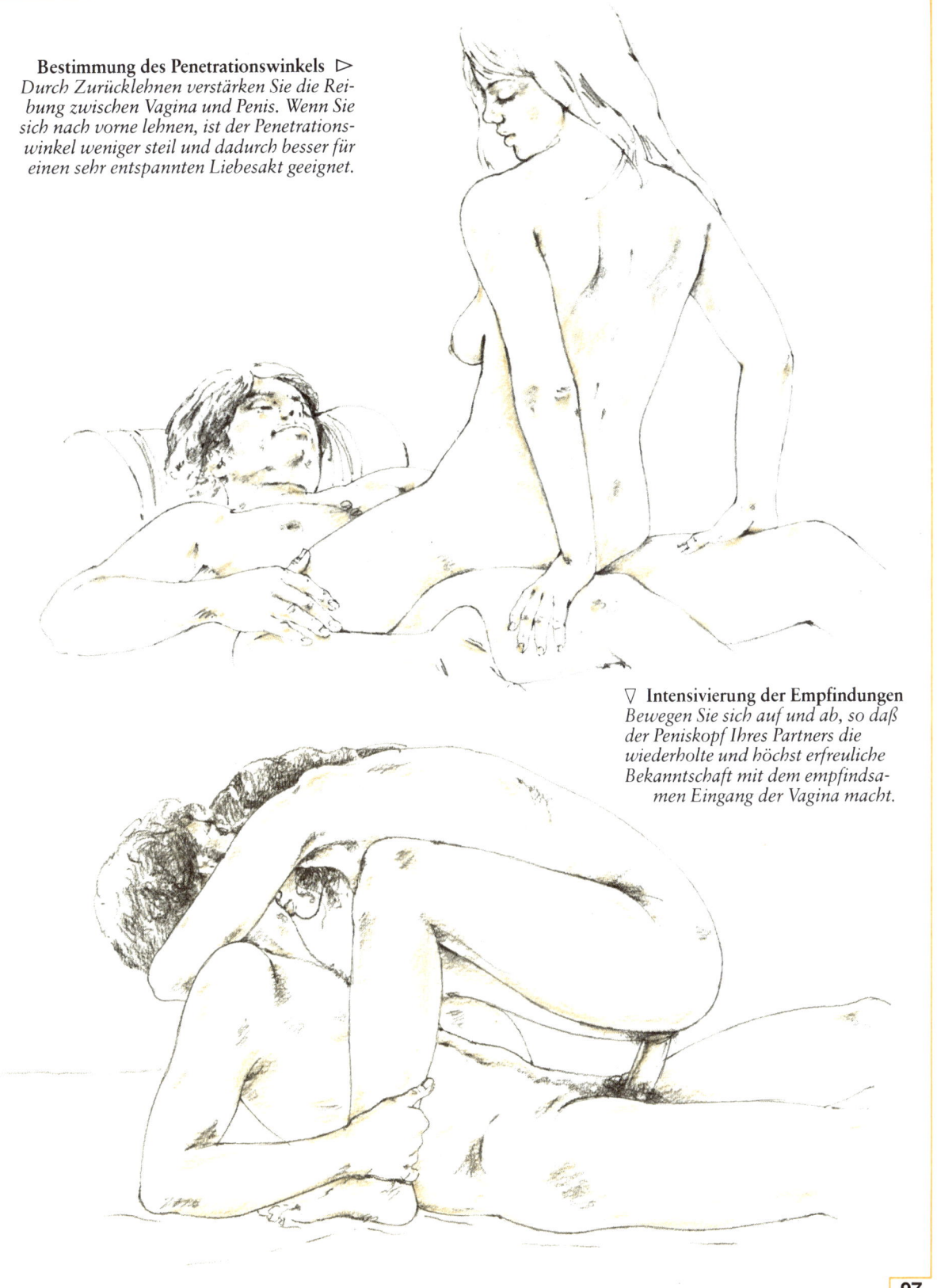

Bestimmung des Penetrationswinkels ▷
Durch Zurücklehnen verstärken Sie die Reibung zwischen Vagina und Penis. Wenn Sie sich nach vorne lehnen, ist der Penetrationswinkel weniger steil und dadurch besser für einen sehr entspannten Liebesakt geeignet.

▽ **Intensivierung der Empfindungen**
Bewegen Sie sich auf und ab, so daß der Peniskopf Ihres Partners die wiederholte und höchst erfreuliche Bekanntschaft mit dem empfindsamen Eingang der Vagina macht.

ÜBERWINDUNG
DER PENETRATIONSANGST

Die meisten Männer und Frauen nehmen es hin, daß die erste sexuelle Erfahrung für eine Frau wahrscheinlich schmerzhaft ist. Wenn das tatsächlich so ist, dann nahezu immer wegen dieser Erwartungshaltung. Wenn Sie darauf warten, verletzt zu werden, ist es durchaus verständlich, daß Sie Ihre Vagina gegen den Schmerz »dicht« machen, und die so entstandene Verkrampfung ist es dann, die den Geschlechtsverkehr schwierig, wenn nicht sogar schmerzhaft macht. In einigen Fällen ist der Geschlechtsverkehr unmöglich.

Im allgemeinen ist die Furcht der Frauen vor ihrer sexuellen Initiation mehr in Legenden begründet als auf Tatsachen. Nachfolgend wollen wir uns mit den häufigsten Ängsten beschäftigen.

Das Jungfernhäutchen

Das Hymen (Jungfernhäutchen) ist eine dünne Membrane, die sich teilweise über die Vaginalöffnung spannt. Einige Frauen glauben, daß es eine totale Barriere gegen den Geschlechtsverkehr ist. Aber das Ausmaß, in dem es die Öffnung blockiert, ist sehr verschieden. Bis auf wenige Ausnahmefälle ist sowieso eine Öffnung für das Menstruationsblut vorhanden. Bei einem heranwachsenden Mädchen ist sie meist so groß, daß man leicht einen Finger einführen kann. Durch »Petting« und das Tragen von Tampons weitet sich die Öffnung immer mehr, so daß das Hymen oft schon vor dem ersten Geschlechtsverkehr vollständig verschwunden ist.

Obgleich das »Sprengen« des Jungfernhäutchens in Trivialromanen oft sehr dramatisch, schmerzvoll und blutig beschrieben wird, ist die Membrane in Wirklichkeit manchmal so elastisch, daß sie überhaupt nicht durchstoßen werden muß. Und selbst wenn sie zerreißt — sie ist so dünn, daß das Zerreißen nicht sonderlich schmerzhaft ist. Da das Hymen verhältnismäßig wenig durchblutet ist, kommt es meist nur zu einer geringfügigen Blutung. Sehr selten kommt es vor, daß das Hymen besonders widerstandsfähig und ausgedehnt ist, und dann ist die Penetration erschwert. Problematisch wird auch das nur, wenn eine Frau sehr spät im Leben mit sexuellen Kontakten beginnt; das Häutchen wird, wie alle anderen Gewebe, mit dem Alter unelastischer.

Ein weitverbreiteter Mythos besagt, daß das Nichtvorhandensein des Hymens den Verlust der Jungfräulichkeit beweist. Aber der Bau des Hymens ist von Frau zu Frau verschieden, und, wie wir gesehen haben, kann es auf so unterschiedliche Weise gedehnt oder zerrissen sein, daß es selbst für einen Arzt schwierig ist, in einer Untersuchung festzustellen, ob eine Frau Geschlechtsverkehr hatte oder nicht. Bestimmt aber ist es für einen Mann fast unmöglich, beim Geschlechtsverkehr zu erkennen, ob eine Frau Jungfrau ist oder nicht.

Die Größe der Vagina

Wenn Sie noch Jungfrau sind, dann machen Sie sich vielleicht Sorgen, ob Ihre Vagina womöglich zu klein für den Penis Ihres Partners ist. Vielleicht haben Sie einen Tampon eingeführt, und glauben nun, weil er gerade so hineinpaßt, Ihre Vagina hätte einen ähnlich kleinen Durchmesser. Tatsächlich aber ist die Vagina sehr dehnbar, und dabei paßt sie sich allem an, was in ihr ist.

Im Normalzustand berühren sich die Wände der Vagina und bilden keinen Zwischenraum. Aber die Muskeln der Vagina sind elastisch, und die Hautoberfläche ist so faltig und runzlig, daß sie sich so weit ausdehnen kann, wie es nötig ist, sei es beim Geschlechtsverkehr, sei es bei einer Geburt.

Angst vor schmerzhaftem Geschlechtsverkehr

Die inneren zwei Drittel der Vagina sind frei von schmerzempfindlichen Nervenenden, so daß kleinere operative Eingriffe ohne Betäubung möglich sind. Zwar ist dieser Bereich druckempfindlich, aber die Gefühle, die der Druck des Penis auf die Scheidenwände ausübt, sind lustvoll.

Wenn Sie bei früheren sexuellen Erlebnissen Schmerzen hatten, dann lag dies wohl eher an Ihrer Nervosität oder an der Unerfahrenheit Ihres Partners. Sie waren nicht stark genug erregt, und infolgedessen war Ihre Vagina nicht ausreichend feucht. Es gibt auch einige wenige körperliche Ursachen, die den Sexualverkehr schmerzhaft machen (siehe die Problemanalyse SCHMERZEN BEIM GESCHLECHTSVERKEHR, S. 44).

Falls Sie Ihre erste Liebesnacht noch vor sich haben und an »Lampenfieber« leiden, finden Sie nun folgende Tips, die Sie sicher beruhigen.

☐ Wenn Sie noch nie einen Tampon benutzt haben, versuchen Sie, Ihren Scheideneingang etwas zu weiten, zuerst mit einem, und wenn das leicht geht, dann mit zwei Fingern, die Sie einführen.

☐ Beim ersten Geschlechtsverkehr, und auch danach, wann immer nötig, sollte Ihr Partner ein Gleitmittel für seinen Penis benutzen, um Ihre vaginale Feuchtigkeit zu ergänzen. Dadurch wird das Eindringen einfacher, und die Vagina kann nicht so leicht wund werden, auch wenn sie von allein zu wenig feucht ist.

☐ Das Eindringen des Penis ist am einfachsten, wenn Sie die Beine weit auseinanderspreizen und die Knie anwinkeln (siehe STELLUNGEN BEIM GESCHLECHTSVERKEHR, S. 63).

☐ Wenn Ihr Partner in Sie eindringt, dann drücken Sie leicht nach unten, als wollten Sie etwas aus Ihrer Vagina herausdrücken. Dadurch verhindern Sie das Verkrampfen der Vaginalmuskeln, und die Penetration wird für ihn leichter. Ist Ihr Partner ebenfalls sexuell unerfahren, dann empfiehlt es sich, daß Sie seinen Penis langsam mit der einen Hand in Ihre Vagina einführen, während Sie mit der anderen Hand Ihre kleinen Schamlippen auseinanderhalten.

Vaginismus

Ganz selten kommt es vor, daß die Angst vor Penetration oder auch nur vor der Berührung der Genitalien so stark ist, daß sich die Muskeln um den Scheideneingang herum plötzlich automatisch verkrampfen. Dieser Vorgang unterliegt nicht dem Willen der Frau und macht den Geschlechtsverkehr schwierig oder unmöglich; man bezeichnet ihn als Vaginismus oder Scheidenkrampf.

Manchmal bleibt dieses Angstgefühl lebenslang bestehen. Es ist oft die Folge einer sexuell unterdrückten Erziehung, die gegenüber allem Sexuellen eine irrationale Angst und Schuldgefühle erzeugt hat. Eine Frau, die so fühlt, hat es wahrscheinlich nie über sich gebracht, einen Tampon zu benutzen oder einem Arzt eine gynäkologische Untersuchung zu erlauben.

Noch häufiger aber entsteht Vaginismus nach einer schmerzhaften oder traumatischen sexuellen Erfahrung. Es ist eine natürliche Reaktion bei jedem, der einmal verletzt wurde, daß er sich aus Angst vor Schmerz verkrampft. Leider stellt sich die Vaginalmuskulatur sehr leicht auf diesen Zustand ein, und sie ist dann so »konditioniert«, daß sie sich verkrampft, wann immer eine Penetration versucht wird.

Wenn Sie an Vaginismus leiden, sollten Sie zunächst einmal bei einem Arzt überprüfen lassen, ob es keinen körperlichen Grund für den schwierigen oder schmerzhaften Geschlechtsverkehr gibt. Ist das geklärt, könnten Sie mit dem nachstehenden Programm beginnen.

PROGRAMM ZUR ÜBERWINDUNG DES VAGINISMUS

Bevor Sie mit diesem Programm beginnen, lesen Sie, sofern Sie es nicht schon getan haben, den ersten Teil dieses Kapitels. Sie werden feststellen, daß Ihre Vorstellungen über Ihre Genitalien das Ergebnis einer furchtsamen Einbildung sind und keine reale Grundlage haben.

Zu Anfang werden Sie wahrscheinlich ein bißchen nervös sein, wenn Sie mit den Übungen beginnen. Sie fühlen sich gleich wohler, wenn Sie ein Bad oder eine Dusche nehmen, oder sich einfach hinlegen und sich eine Weile entspannen. Sie können die einzelnen Stufen der Übung überall versuchen, wo Sie sich wohlfühlen. Einige werden Sie mehrfach wiederholen müssen, ehe Sie zur nächsten weitergehen, und manchmal werden Sie sich einen kleinen Ruck geben müssen, um die nächste Stufe zu nehmen.

Die Programmpunkte 1—7 können Sie mit oder ohne Partner üben. Sie sind die wichtigsten Übungsteile, denn wenn Sie diese vollendet haben, wissen Sie, daß die Penetration nicht schmerzhaft sein muß, und Ihre Angst ist fast verschwunden.

1 In einem Handspiegel sehen Sie sich Ihre Genitalien genau an. Nehmen Sie die kleinen Schamlippen mit den Fingern auseinander, so daß Sie den Scheideneingang gut sehen können.

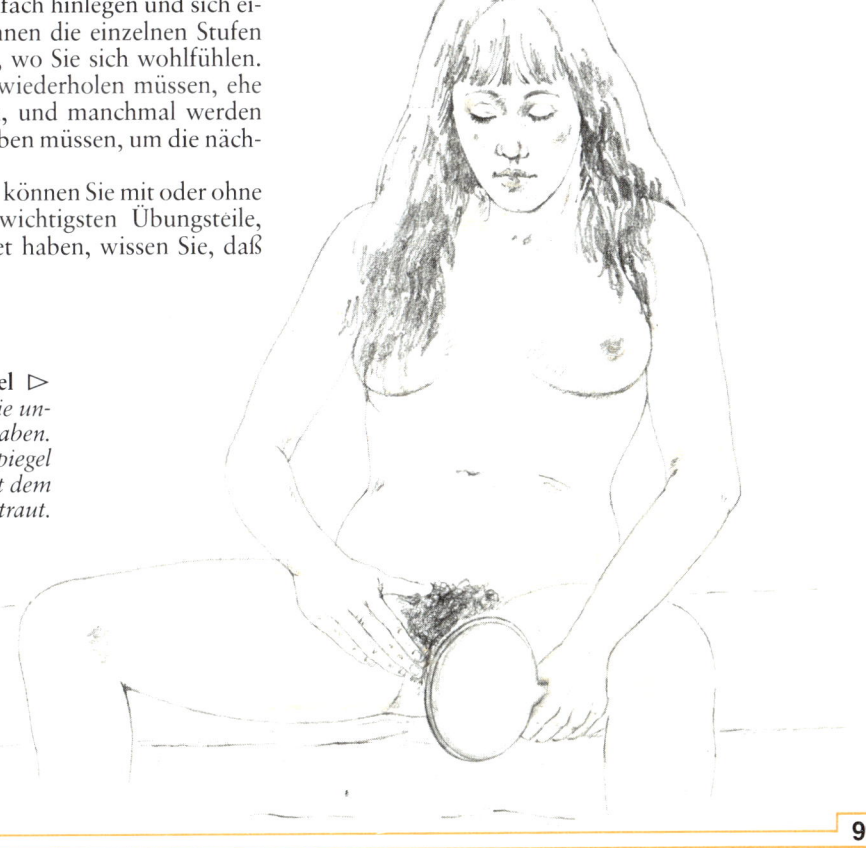

Ein Blick in den Spiegel ▷
Sie haben dafür gesorgt, daß Sie ungestört sind und viel Zeit haben. Dann nehmen Sie einen Handspiegel zu Hilfe und machen sich mit dem Aussehen Ihrer Genitalien vertraut.

2 Jetzt berühren Sie die Vaginalöffnung eine Zeitlang mit der Fingerspitze.

3 Als nächstes feuchten Sie Ihren Finger an und stecken nur die Fingerspitze in die Scheide. Dabei drücken Sie etwas, so, als wollten Sie etwas aus Ihrer Vagina herausstoßen. Lassen Sie Ihren Finger einige Minuten in der Vagina, um sich an das Gefühl zu gewöhnen.

4 Führen Sie den Finger jetzt vorsichtig, ungefähr bis zum ersten Gelenk ein. Dabei drücken Sie wieder etwas. Dieser Schritt ist wohl ein wenig schwieriger, aber wenn Sie ihn geschafft haben, wird alles andere hinterher leicht.

5 Halten Sie ein, wenn sich Ihre Vaginalmuskeln zusammenziehen, spannen Sie sie bewußt um Ihren Finger herum an und entspannen Sie sie dann wieder. Wenn Sie das mehrmals gemacht haben, spüren Sie, wie Sie die Muskeln langsam unter Kontrolle bekommen. Ihre Angstgefühle werden verschwinden, sobald Sie sich an das Gefühl gewöhnt haben, daß etwas in Ihrer Vagina ist.

6 Wiederholen Sie die Punkte 4 und 5 mehrere Male und führen Sie dabei den Finger jedesmal ein Stückchen tiefer ein, bis Sie ihn schließlich in voller Länge drin haben. Jedesmal, wenn Sie sich beklommen fühlen, atmen Sie ein paarmal tief durch.

7 Jetzt versuchen Sie es mit zwei Fingern, die Sie zuvor gut befeuchtet haben. Gehen Sie dabei langsam vor, wie Sie es mit einem Finger gemacht haben, und führen Sie auch jetzt nur die Fingerspitzen ein. Versuchen Sie, bei jeder Wiederholung der Übung ein wenig tiefer einzudringen.

Nach Absolvierung dieser Übungen sollten Sie — auch wenn Sie keinen Partner haben und deshalb den zweiten Teil der Übungen nicht machen können — Ihre Angst vor der Penetration so weit überwunden haben, daß Sie Sex haben können, wenn sich die Gelegenheit bietet. Dennoch ist es wichtig, daß Sie Ihren neuen Partner über Ihre Angst informieren, mit der Sie zu kämpfen hatten. Wahrscheinlich ist er sofort bereit, beim Geschlechtsverkehr ganz allmählich vorzugehen und dabei den Stufen zu folgen, die im Rest des Übungsprogramms angegeben sind.

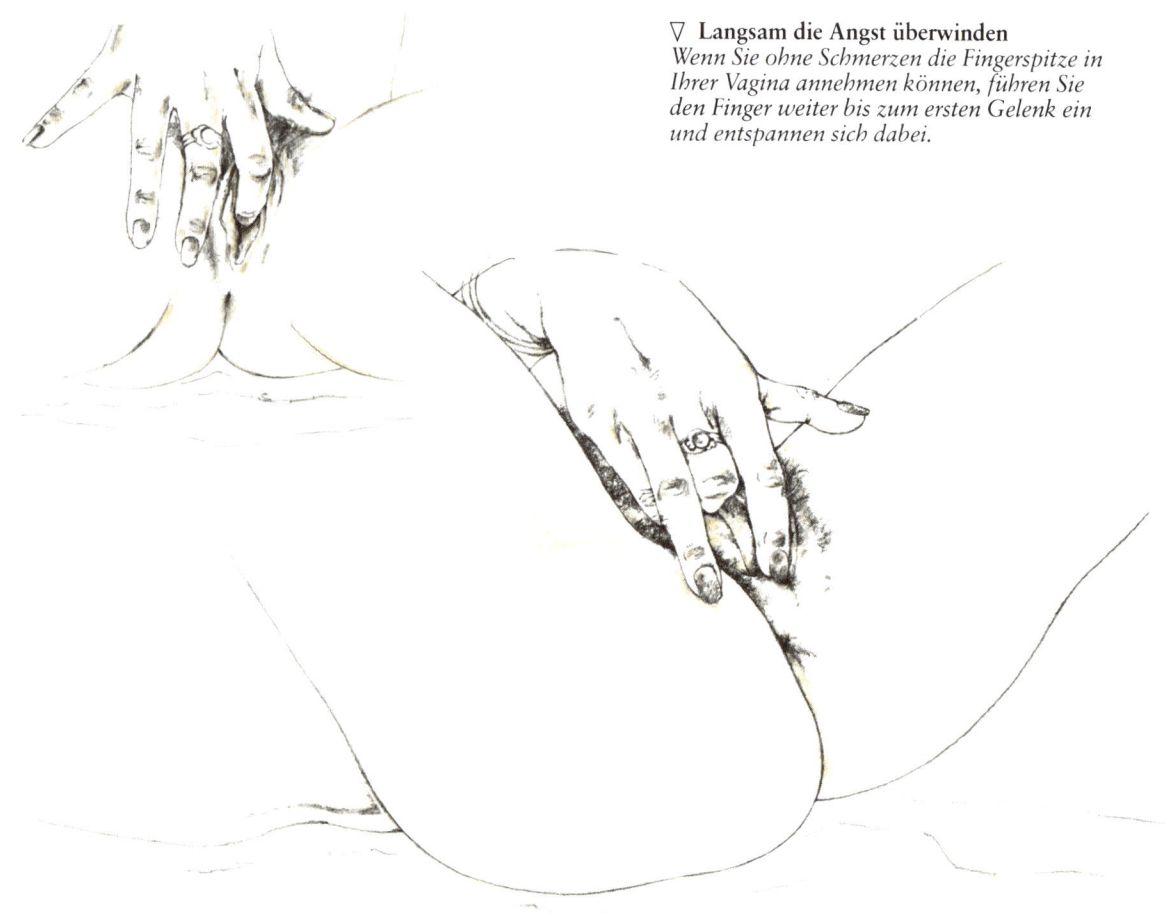

▽ **Langsam die Angst überwinden**
Wenn Sie ohne Schmerzen die Fingerspitze in Ihrer Vagina annehmen können, führen Sie den Finger weiter bis zum ersten Gelenk ein und entspannen sich dabei.

Mit dem Partner ▷

Bitten Sie Ihren Partner, einen gut befeuchteten Finger langsam in Ihre Vagina einzuführen. Spannen Sie Ihre Vaginalmuskeln an und entspannen Sie sie, falls Sie merken, daß sie sich verkrampfen.

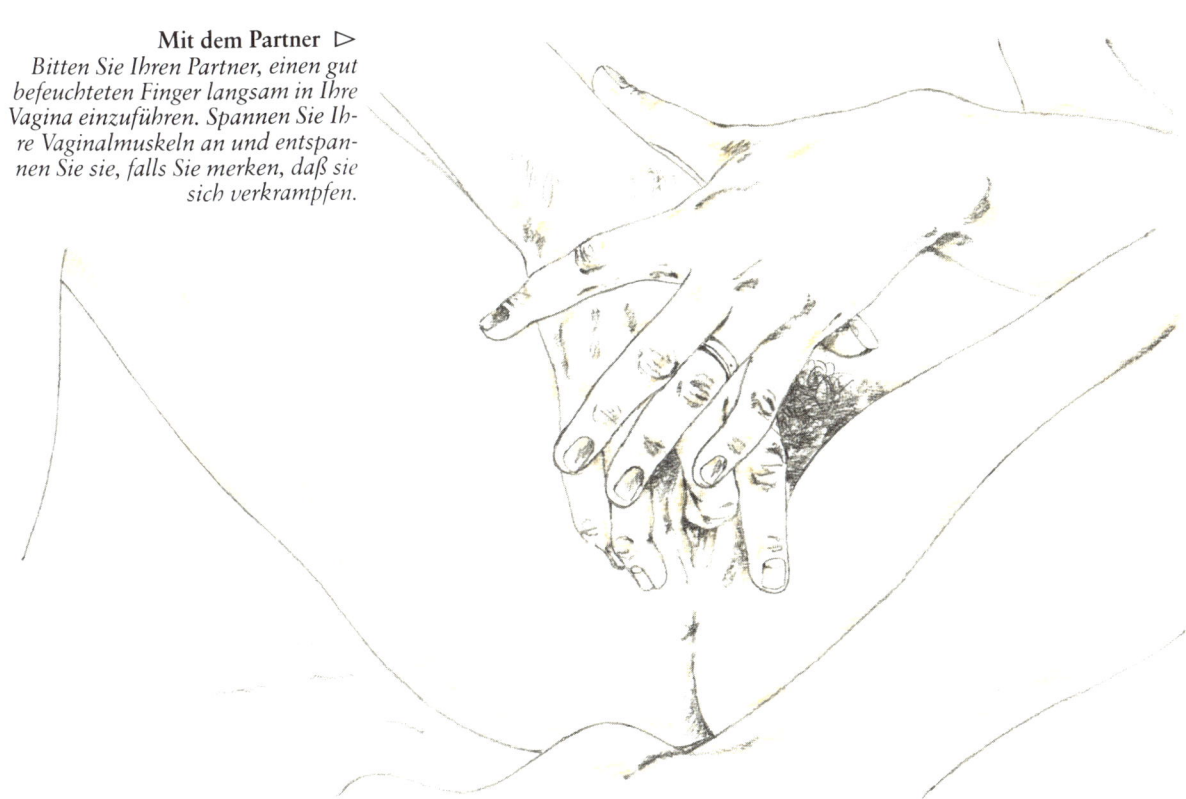

8 Bitten Sie Ihren Partner, nur die Fingerspitze eines gut befeuchteten Fingers in Ihre Vagina einzuführen.

9 Führen Sie seine Hand und sagen Sie ihm, er solle mit seinem Finger tiefer eindringen. Stoppen Sie ihn, genauso, wie Sie es mit Ihrem eigenen Finger taten, wenn Sie spüren, daß sich die Muskeln um den Finger verkrampfen, und spannen und entspannen Sie die Muskeln willentlich ein paarmal. Fahren Sie dann fort, bis Sie ihm ganz beruhigt helfen, seinen Finger ganz einzuführen. Er soll ihn eine Weile drinbehalten, ohne ihn zu bewegen.

10 Jetzt soll Ihr Partner seinen Finger vorsichtig herein- und herausbewegen. Entspannen Sie sich dabei, so gut Sie können. Drücken Sie etwas, und dann spannen und entspannen Sie Ihre Vaginalmuskeln um seinen Finger, während er sich bewegt.

11 Wiederholen Sie die Programmpunkte 9 und 10, aber diesmal sollte Ihr Partner zwei gut befeuchtete Finger nehmen.

12 Jetzt sind Sie auf die letzte Stufe unseres Programms vorbereitet — den Geschlechtsverkehr. Wählen Sie irgendeine Ihnen angenehme Stellung. Wenn Sie oben liegen (siehe STELLUNGEN BEIM GESCHLECHTSVERKEHR, S. 63), haben Sie die bessere Kontrolle. In dieser Stellung können Sie sich auf den erigierten Penis Ihres Partners herunterlassen, so langsam wie Sie wollen, und die Tiefe der Penetration selbst bestimmen. Ihr Partner sollte seinen Penis zuvor besonders gut angefeuchtet haben.

13 Bitten Sie Ihren Partner, sich zunächst einmal nicht zu bewegen, damit Sie ein Gefühl für den Penis in Ihrer Vagina bekommen. Fangen Sie an, sich zu bewegen, wenn Ihnen danach ist, und üben Sie dabei wieder das Spannen und Entspannen Ihrer Vaginalmuskeln.

14 Wenn Sie das nächstemal üben, kann Ihr Partner seinerseits mit Stoßbewegungen beginnen (obwohl Sie ihn bitten sollten, es zunächst sehr vorsichtig zu tun). Wenn Sie wollen, können die Stoßbewegungen jetzt bis zum Orgasmus fortgesetzt werden.

Bewertung des Erfolgs

Wahrscheinlich waren Sie sehr erleichtert, als Sie zum erstenmal feststellten: Sie waren fähig, eine Penetration zu ertragen, ohne Schmerzen, ohne Beklemmungen. Nach diesem Durchbruch müßte der Rest des Programms ein Kinderspiel für Sie gewesen sein. Falls Sie keine Fortschritte gemacht haben, liegt die Ursache wahrscheinlich darin, daß Sie eine tiefsitzende Angst vor Sex oder vor Geschlechtsverkehr haben, die erst aus der Welt geschafft werden muß, bevor Sie mit den Übungen Erfolg haben können. Wenn das so ist, kann Ihnen wahrscheinlich eine Psychotherapie helfen.

DER WEG ZUM ORGASMUS

Die Wichtigkeit des weiblichen Orgasmus ist derart hochgespielt worden, daß alle anderen Bereiche des Liebeslebens ziemlich ins Hintertreffen geraten sind. Sie oder Ihr Partner kommen sich vielleicht wie Versager vor, wenn Sie beim Geschlechtsverkehr nicht jedesmal zum Höhepunkt kommen. Aber wenn Sie nur den Orgasmus im Sinn haben und ihn nur nach dem Kriterium Erfolg oder Nichterfolg beurteilen, unterschätzen Sie die vielfachen Freuden des Sex und verderben sie sich durch Angst und Leistungsdruck. Je besorgter Sie sind, nicht zum Höhepunkt zu kommen, um so mehr beeinträchtigt Ihre Sorge Ihr Vergnügen am Sex. Wirklich: Der Orgasmuszwang verhindert den Orgasmus nur allzu oft.

Wie schnell und wie intensiv eine Frau einen Orgasmus hat, das ist ganz und gar unterschiedlich, sowohl von Frau zu Frau als auch von einem Mal zum anderen. Nur ganz wenige Frauen kommen auch bei intensivster Stimulation überhaupt nicht zum Orgasmus. Andererseits gibt es eine Anzahl von Frauen, deren Orgasmus-Schwelle so niedrig ist, daß sie nur ganz leicht stimuliert werden müssen, um zum Höhepunkt zu kommen. Diesen Frauen genügen manchmal schon sexuelle Phantasien als Auslöser. Viele Frauen — das ist die dritte Gruppe — sind sich nicht sicher, ob das, was sie erleben, wirklich ein Orgasmus ist. Bei der großen Mehrheit der Frauen sieht die Realität so aus: Manchmal und mit manchen Partnern sind sie fähig, Orgasmus zu erleben.

Wozu ist Masturbation gut?

Fast jede Frau kann durch Selbstbefriedigung zum Orgasmus kommen. Wenn Sie noch nie zum Höhepunkt kamen oder sich nicht sicher sind, ob das, was Sie erlebt haben, ein Orgasmus war oder nicht, dann beginnen Sie am besten beim Kapitel SELBSTBEFRIEDIGUNG, S. 86. Dort lernen Sie zu verstehen, wie Ihr Körper reagiert. Selbstbefriedigung ist für eine Frau der leichteste Weg, einen Orgasmus zu erreichen und auch die beste Möglichkeit, sich auf den Orgasmus mit einem Partner vorzubereiten. Wenn Sie sich selbst zum Orgasmus bringen können, dann sind Sie gut vorbereitet, das nachfolgende Selbsthilfe-Programm mitzumachen. Es ist für die vielen Frauen entwickelt worden, die zwar durch Selbstbefriedigung leicht zum Orgasmus kommen, beim Geschlechtsverkehr aber selten oder nie.

Der weibliche Orgasmus

Um zu verstehen, warum es schwierig ist, beim Geschlechtsverkehr mit einem Partner zum Höhepunkt zu kommen, sollten Sie einige grundlegende Tatsachen des weiblichen Orgasmus kennen.

☐ Orgasmus ist eine normalerweise durch Stimulierung der Klitoris ausgelöste Reflexreaktion, bei der die Muskelkontraktionen als eine Serie von intensiven Schwingungen tief im Innern der Vagina wahrgenommen werden. Der Orgasmusreflex kann — wie andere Reflexe auch — blockiert sein, und seine Stärke kann je nach Ihrer seelischen Verfassung sehr stark schwanken. Es kann durchaus vorkommen, daß Sie zu gewissen Zeiten die Stärke Ihres Höhepunktes beschränken oder den Orgasmus ganz verhindern, ohne sich dessen bewußt zu sein.

☐ Fast jede Frau kommt durch Stimulierung ihrer Klitoris — die gebräuchlichste Methode der Selbstbefriedigung — zum Orgasmus. Die Klitoris entspricht in etwa dem Peniskopf, ist jedoch noch empfindlicher.

☐ Wenige Frauen kommen allein durch Stoßbewegungen des Penis zum Orgasmus, da die inneren zwei Drittel der Vagina für gewöhnlich sehr wenige Empfindungen vermitteln. Die Wände des äußeren Drittels reagieren jedoch sehr stark auf Druck, und am empfindlichsten ist der Eingang der Vagina und die ihn umgebenden Bereiche.

☐ Die Stimulierung der Klitoris führt zu einem sehr starken, punktkonzentrierten Erleben des Orgasmus. Beim Geschlechtsverkehr scheint es so, als ob der Penis die Empfindungen macht, also über weite Bereiche verteilt. Dieser Unterschied erklärt wohl, warum manche Frauen, die daran gewöhnt sind, durch Masturbation zum Höhepunkt zu kommen, unsicher sind, ob das, was sie beim Geschlechtsverkehr empfinden, ein Orgasmus ist oder nicht. Physiologisch gesehen ist die Reflexreaktion, die in der Vagina stattfindet, immer die gleiche, unabhängig davon, wie sie ausgelöst wird.

☐ Eine Frau braucht fortgesetzte Stimulierung, um einen Orgasmus zu erreichen. Gleichgültig, wie nahe sie ihrem Höhepunkt ist, sobald die Stimulierung aufhört, geht auch die Erregung auf der Stelle zurück.

Sich gehenlassen

Der Orgasmus hängt von Ihrer Fähigkeit ab, sich gehenzulassen. Müdigkeit, Angst, Verspannungen — sie erschweren Ihnen, einen Orgasmus zu haben. Auch wenn Sie noch so sehr die körperliche und seelische Befriedigung brauchen, die Sie im Liebesakt finden könnten, sind es hin und wieder diese Hemmnisse, die verhindern, daß Sie einen Orgasmus erreichen. Nehmen Sie das alles nicht so schwer; Sie müssen damit rechnen, und es geht auf jeden Fall vorüber.

Ein weitaus entscheidenderer Faktor, der darüber bestimmt, ob Sie einen Orgasmus erreichen oder nicht und wie oft, ist die Beziehung zu Ihrem Partner. Für die meisten Frauen ist jede Verärgerung unvereinbar mit Orgasmus. Wenn Sie aus irgendeinem Grund gegenüber Ihrem Partner feindselig oder ablehnend gesinnt sind, dann halten Sie sich zurück, vielleicht ohne es zu merken, so daß Sie sexuell nicht reagieren können und es Ihnen schwerfällt, sich gehen zu lassen. Sex, der Sie befriedigt, verlangt mehr als alles andere eine gute Partnerschaft. Besonders bei Frauen ist das so, weil sie nicht so leicht wie Männer ihre sexuelle Reaktionsfähigkeit von ihrem Gefühlsleben trennen.

Bei einigen wenigen Frauen jedoch gehört die Unfähigkeit, zum Orgasmus zu kommen, zu ihrer negativen Einstellung gegenüber der Sexualität, so daß sie zur sexuellen Befriedigung kaum fähig sind. Solche emotionalen Barrieren werden im Absatz **Lassen Sie sich gehen,** S. 76, diskutiert. Manche Frauen haben auch den Hang, immer wieder die gleichen schlechten Voraussetzungen zu schaffen. Vielleicht gehören Sie zum Beispiel zu den Menschen, die immer alles unter Kontrolle behalten wollen, die, gleich was geschieht, alles kalt läßt. Wer so eingestellt ist, für den ist der Gedanke, er könnte von einem Orgasmus fortgeschwemmt werden, furchterregend. Es kann auch sein, daß Sie gehemmt sind, weil Sie glauben, die Aufgabe jeder Kontrolle beim Orgasmus mache Sie in den Augen Ihres Partners unattraktiv, würdelos, sogar lächerlich.

Die Einstimmung auf den Orgasmus

Die nachfolgenden Punkte sollen Ihnen helfen, zu erkennen, welche Faktoren verhindern, daß Sie sich auf das orgastische Geschehen richtig einstimmen können.

☐ Sex setzt Zeit und Vertrautheit voraus. Sie dürfen nicht in Eile sein und keine Sorge vor Unterbrechungen haben. Wenn Sie kleine Kinder haben, die Sie nicht aus Ihrem Schlafzimmer aussperren möchten, dann bitten Sie Freunde, Ihnen die Kinder einmal abends ein paar Stunden oder am Wochenende abzunehmen.

☐ Mindestens eine halbe Stunde vor dem Zubettgehen sollten Sie über nichts mehr reden, was Sie belastet, wie Arbeit, Geld, Schulschwierigkeiten der Kinder, Probleme, deretwegen Sie Meinungsverschiedenheiten haben.

☐ Beenden Sie Streitigkeiten vor dem Zubettgehen, nicht im Bett. Wenn Ihr Partner versucht, eine Auseinandersetzung mit Sex aus der Welt zu schaffen, wird Ihre Ablehnung wahrscheinlich noch stärker, und Sie wenden sich noch mehr ab.

☐ Wenn Sie verkrampft sind, machen Sie Entspannungsübungen vor dem Geschlechtsverkehr, und versuchen Sie, sich in eine aufnahmefähige Stimmung zu versetzen. Tatsache ist, daß gerade Sex eines der besten Mittel ist, um innere Spannungen zu lockern.

☐ Wenn Sie sich genügend gehenlassen können, um einen Höhepunkt zu erleben, um so besser, aber erwarten Sie nicht, daß das immer geschieht, und machen Sie sich nicht zu viele Gedanken, wenn es nicht gelingt.

☐ Konzentrieren Sie sich während des Liebesspiels auf Ihre eigenen Gefühle. Frauen sind oft so sehr bemüht, es ihrem Partner recht zu machen oder so sehr besorgt, er könnte ungeduldig werden, wenn sie nicht zum Orgasmus kommen, daß sie ihre eigene Befriedigung hintanstellen. Machen Sie sich frei von diesen Zwängen.

Die richtige Art der Stimulierung

Wenn Sie zur Zeit selten zum Orgasmus kommen, mit früheren Partnern hingegen keine derartigen Schwierigkeiten hatten, dann liegt das vielleicht daran, daß Sie nicht richtig stimuliert werden. Ihr Partner glaubt vielleicht — wie viele Männer —, er brauche nur lang und stark genug zu stoßen, dann würden Sie schon irgendwie zum Orgasmus kommen. Und Sie teilen womöglich die Wahnvorstellung, Sie könnten durchaus zum Orgasmus kommen, wenn er nur nicht so schnell ejakulieren würde. Diese Vorstellungen sind falsch. Erstens, da die Klitoris beim Geschlechtsverkehr kaum direkt stimuliert wird, reicht die Penetration allein den meisten Frauen nicht aus, um zum Orgasmus zu kommen, auch wenn sie dabei vielleicht emotional sehr befriedigt sind. Zweitens kann ein zu lang dauernder Geschlechtsverkehr eher negative Auswirkungen haben, da die Vagina nach einiger Zeit nicht mehr genügend Feuchtigkeit produziert und dann wund werden kann. Bei richtiger Stimulierung können Sie zum Orgasmus kommen, selbst dann, wenn der Geschlechtsverkehr nur fünf Minuten oder sogar noch kürzer dauert. Ohne ausreichende Stimulierung erreichen Sie den Höhepunkt wahrscheinlich nie, mag der Geschlechtsverkehr auch noch so lang fortgesetzt werden.

So kommen Sie zum Orgasmus

Die folgenden Vorschläge sollen Ihnen helfen, beim Geschlechtsverkehr einen Orgasmus zu erleben.

☐ Am wichtigsten ist diese Tatsache: Je erregter Sie vor dem Geschlechtsverkehr sind, desto größer ist die Wahrscheinlichkeit, daß Sie zum Orgasmus kommen. Versuchen Sie, das Vorspiel zu verlängern. Bitten Sie Ihren Partner, Ihren ganzen Körper und besonders den Bereich der Klitoris zu streicheln, bis Ihre kleinen Schamlippen anschwellen und Sie so erregt sind, daß Sie ein ganz starkes Verlangen danach haben, den Penis Ihres Partners in sich zu spüren. Die meisten Männer nehmen fälschlicherweise an, Frauen seien bereits stark sexuell erregt, wenn die Scheide naß genug ist, um leicht eindringen zu können. Aber diese Feuchtigkeit wird bereits in einem sehr frühen Erregungsstadium produziert und bedeutet darum nicht unbedingt, daß Sie voll erregt sind, und schon gar nicht, daß Sie gleich einen Orgasmus haben.

MEHRFACHER ORGASMUS

Die meisten Männer brauchen nach der Ejakulation eine gewisse Erholungspause, ehe sie wieder zu einer Erektion und zum Orgasmus fähig sind. Viele Frauen hingegen sind, wenn die Stimulierung nach einem Orgasmus andauert, sofort zu einem weiteren Orgasmus fähig. Eine starke manuelle, orale oder mit dem Vibrator ausgeführte Stimulierung kann sogar mehrere Orgasmen in rascher Folge hervorbringen (multipler Orgasmus). Aber auch wenn Sie zu multiplen Orgasmen fähig sind, muß das nicht heißen, daß Sie mehr als einen Orgasmus brauchen, um befriedigt zu sein. Es bedeutet nur, daß Sie eine größere Variationsbreite Ihrer Befriedigungsmöglichkeiten haben. Zum Beispiel können Sie Ihren Partner bitten, Sie bereits vor dem Geschlechtsakt zum Höhepunkt zu bringen, so daß Sie dann einen zweiten Orgasmus erleben können, wenn er in Sie eingedrungen ist.

☐ Experimentieren Sie mit verschiedenen Stellungen. Frauen kommen oft besonders leicht zum Orgasmus, wenn die Stellung Ihnen erlaubt, ihre Bewegungen selbst zu bestimmen, und damit auch die Stimulierungen, die sie erfahren. Darum bevorzugen viele Frauen die Frau-oben-Stellung (siehe STELLUNGEN BEIM GESCHLECHTSVERKEHR, S. 63), aber Sie sollten selbst herausfinden, was für Sie am besten ist.

☐ Unterscheidet sich die Stellung, in der Sie masturbieren, sehr von der Stellung, in der Sie für gewöhnlich Geschlechtsverkehr haben? Liegen Sie beispielsweise immer auf dem Rücken oder auf dem Bauch? Haben Sie die Beine gespreizt oder geschlossen? Wenn Sie bei Ihrer Selbstbefriedigung gelernt haben, daß Sie in einer bestimmten Stellung zum Orgasmus kommen, dann kann es sein, daß sich ein starres Verhaltensmuster entwickelt hat, das nur schwer zu verändern ist. Für Sie gibt es dann zwei Lösungen: Sie passen sich beim Masturbieren mehr der Stellung an, die Sie beim Geschlechtsverkehr gewöhnt sind, oder Sie versuchen beim Geschlechtsverkehr eine Stellung, die der beim Masturbieren ähnlich ist.

☐ Haben Sie Phantasien, wenn Sie masturbieren? Haben Sie Schuldgefühle, wenn Sie beim Geschlechtsverkehr die gleichen Phantasien zu Hilfe nehmen, um zum Orgasmus zu kommen? Ihre Phantasien gehören allein Ihnen. Sie sind Privatsache. Die meisten Menschen haben Phantasien, und sie bedeuten keinesfalls, daß Sie gegenüber Ihrem Partner unloyal sind oder Ihrer Beziehung schaden. Wenn sexuelle Phantasien Ihnen beim Masturbieren immer geholfen haben, zum Orgasmus zu kommen, dann leisten sie wahrscheinlich beim Geschlechtsverkehr denselben Dienst. Vielleicht können Sie einmal versuchen, Ihren Partner in den Mittelpunkt Ihrer Masturbationsphantasien zu stellen und diese dann auf den Geschlechtsverkehr allmählich zu übertragen. Das kann doppelt erfolgreich sein: Sie stellen sich mehr auf Ihren Partner ein, und Sie brauchen wegen Ihrer Phantasien beim Sex mit ihm kein schlechtes Gewissen mehr zu haben.

☐ Verkrampfungen, die oft unbewußt bleiben, sind manchmal der Grund, warum Frauen nicht zum Orgasmus kommen. Wenn Sie verkrampft sind, halten Sie den Atem an und verspannen Ihre Muskeln. Dadurch schalten Sie Ihre Gefühle ab, statt sich ihnen ganz zu öffnen. Eine einfache Methode, die Verkrampfungen zu lösen, besteht darin, die Technik der Tiefatmung anzuwenden. Das ist eine Übung ähnlich der bei der Geburtsvorbereitung — sie soll die Verkrampfung lösen, die aus Angst vor Schmerzen entstanden ist. Atmen Sie langsam und tief ein, und lassen Sie die Luft langsam in einem tiefen Seufzer wieder ausströmen. Sie können den Laut verändern, aber strengen Sie sich dabei nicht an. Sie können die Übung jederzeit machen, wenn Sie ungestört sind, und wenn sie Ihnen in Fleisch und Blut übergegangen ist, atmen Sie auf gleiche Weise, wenn Sie masturbieren.

☐ Einige Stellungen stimulieren die Klitoris mehr als andere, entweder durch den Druck des männlichen Schambeins auf den gesamten Klitorisbereich oder durch das Zurückziehen der Klitorishaube während der Stoßbewegungen. Im Kapitel STELLUNGEN BEIM GESCHLECHTSVERKEHR, S. 63, werden Positionen beschrieben, bei denen maximale Klitorisstimulierung stattfindet.

☐ Machen Sie die auf Seite 85 beschriebenen Kegel-Übungen. Einige Sexualtherapeuten vertreten die Ansicht, daß eine Stärkung der Beckenbodenmuskulatur, die sich beim Orgasmus zusammenzieht, einen stärkeren und befriedigenderen Höhepunkt ermöglicht.

☐ Es gibt eine Technik des Geschlechtsverkehrs — das »minimale Eindringen« —, die zwar Ihren Partner weniger stimuliert, als er vielleicht möchte, die aber für Sie sehr lustvoll sein kann: In der Mann-oben-Stellung stützt er sich mit den Händen ab und richtet den Oberkörper auf, so daß er nur den Kopf seines Penis zwischen Ihren Schamlippen hin und her bewegt; bei jedem Stoß werden die Schamlippen leicht gezogen und gedehnt.

☐ Ähnlich wirkt die Technik des »maximalen Zurückziehens«, denn auch hier wirkt ein starker Zug auf die Schamlippen, der empfindsame Scheideneingang wird besonders stimuliert, und so entstehen sehr starke Gefühle. Ihr Partner zieht den zunächst ganz eingeführten Penis nach jedem Stoß so weit zurück wie er kann, so daß der Peniskopf wiederum in engen Kontakt mit den Schamlippen kommt.

▽ **Maximales Zurückziehen**
Wählen Sie eine Stellung, in der Ihr Partner zwischen den Stoßbewegungen seinen Penis bequem bis zum Kopf aus der Vagina zurückziehen kann. Dadurch werden Ihre Schamlippen intensiver stimuliert.

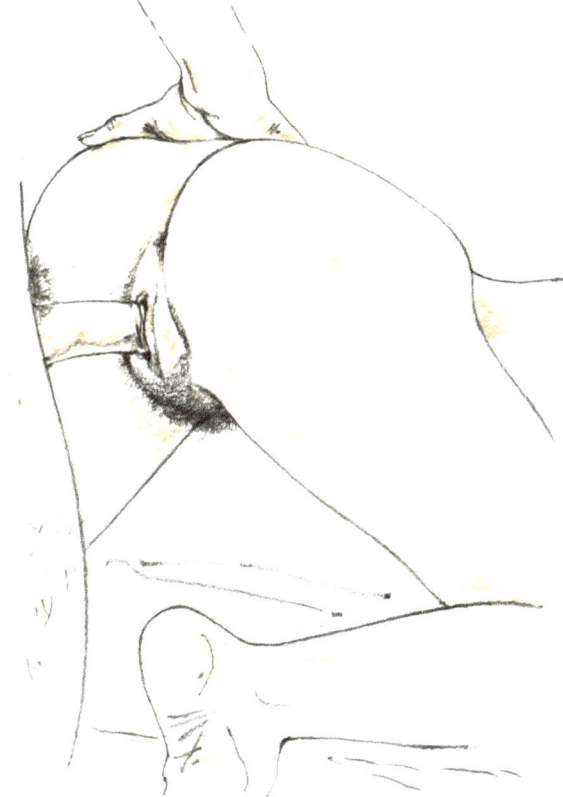

☐ Versuchen Sie, sich während des Geschlechtsverkehrs zu bewegen, um die vaginalen Empfindungen zu verstärken. Im Absatz **Spielerischer Geschlechtsverkehr**, S. 96, haben wir Ihnen empfohlen, mit Ihren Vaginalmuskeln den Penis während des Stoßens fest zu umschließen und dabei Ihr Becken auf und ab zu bewegen, um die Reibung an den Wänden der Vagina zu erhöhen. Diese Bewegungen wirken sehr erregend, und der Orgasmus ist lustvoller. Auch eine »Korkenzieher«-Bewegung des Penis bringt einen engeren Kontakt mit den Scheidenwänden und ist darum ebenfalls erregender als einfaches Stoßen.

☐ Die Technik der »doppelten Stimulierung« gewährleistet beim Geschlechtsverkehr die direkte Stimulierung der Klitoris, die Sie brauchen, um zum Orgasmus zu kommen. Wählen Sie eine Seite-an-Seite-, Frau-oben- oder Von-hinten-Stellung (siehe STELLUNGEN BEIM GESCHLECHTSVERKEHR, S. 63), in der die Klitoris leicht mit der Hand zu erreichen ist (das können Sie oder Ihr Partner tun). Diese zusätzliche Stimulierung ist vielleicht alles, was Sie brauchen, um über die Schwelle zum Orgasmus zu kommen. Diese Technik führt fast immer zum Erfolg, auch wenn alle anderen Versuche scheitern. Sie ist die Grundlage für die unten beschriebene »Bridge-Technik«.

☐ Einige Frauen behelfen sich damit, einen Orgasmus vorzuspielen, wenn sie sich dem Gipfel der Erregung nähern. Sie kontrahieren bewußt ihre Vaginalmuskeln, übersteigern ihre Bewegungen und stöhnen laut. Mit diesem Rollenspiel versuchen sie nicht etwa, sich selbst oder den Partner zu täuschen, vielmehr ist es durchaus möglich, daß die inneren Widerstände beseitigt werden, so daß der Körper nach dem vorgemachten mit einem richtigen Orgasmus reagieren kann.

☐ Bei vielen Frauen weckt ein Druck auf den G-Punkt — ein kleiner empfindlicher Bereich etwa in der Mitte der Vorderwand der Vagina — Empfindungen, die stark genug sind, um einen Orgasmus auszulösen. Dieser G-Punkt wird während des Geschlechtsverkehrs in jeder Stellung erregt, in der der Penis nach oben gegen die Vorderwand drückt. Stellungen, in denen der Penis von hinten eindringt, sind dafür besonders geeignet (siehe STELLUNGEN BEIM GESCHLECHTSVERKEHR, S. 63). In Stellungen, in denen Ihr Partner über Ihnen liegt, wird der G-Punkt besser stimuliert, wenn Sie sich ein Kissen unter die Hüfte legen. Ihr Partner kann den Bereich auch direkt stimulieren, wenn er seinen Mittelfinger, mit der Handfläche nach oben, in die Vagina einführt und die übrigen Finger so krümmt, daß die Knöchel gegen die Klitoris drücken. Dann muß er seinen Mittelfinger vorsichtig herein und heraus bewegen und dabei auf die Vorderwand der Vagina drücken.

Technik der doppelten Stimulierung (»Bridge-Technik«)

Wenn keiner der oben gemachten Vorschläge bei Ihnen zum Erfolg geführt hat, Sie aber wissen, daß Sie durch Masturbieren zum Orgasmus kommen, dann ist vielleicht die »Bridge-Technik« der richtige Weg. Diese Methode wurde von der amerikanischen Sexualtherapeutin Helen Kaplan erdacht für die sehr zahlreichen Frauen, die sehr viel klitorale Stimulierung brauchen, um zum Orgasmus zu kommen. »Bridge« heißt Brücke: zwei Stimulierungsmöglichkeiten werden verbunden.

Fast alle Frauen, die durch Masturbieren zum Höhepunkt kommen, erreichen ihn auch, wenn sie bei eingeführtem Penis zusätzliche klitorale Stimulierung bekommen. Bei der »Bridge-Technik« wird die klitorale Stimulierung bis kurz vor dem Orgasmus durchgeführt, aber die Stoßbewegungen des Penis bilden dann den endgültigen Auslöser für den Orgasmus. Die klitorale Stimulierung kann allmählich immer früher vor dem Orgasmus abgebrochen werden.

Diese Methode hat jedoch auch ihre Grenzen und sollte nicht zur Gewohnheit werden. Einer der beiden Partner muß für die notwendige Erregung dauernd mit der Hand sorgen, und dadurch wird ihm viel von der Freiheit genommen, sich ganz den eigenen Empfindungen hinzuge-

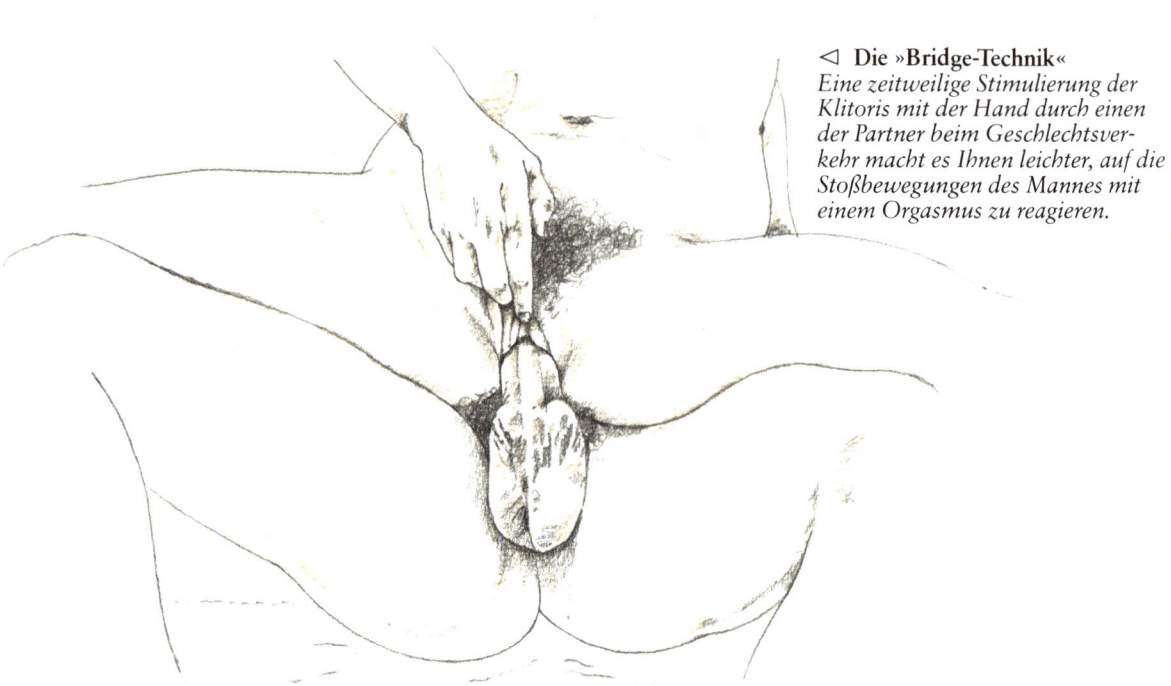

◁ Die »Bridge-Technik«
Eine zeitweilige Stimulierung der Klitoris mit der Hand durch einen der Partner beim Geschlechtsverkehr macht es Ihnen leichter, auf die Stoßbewegungen des Mannes mit einem Orgasmus zu reagieren.

ben. Außerdem entwickelt die Frau dadurch keineswegs die Fähigkeit, beim üblichen Geschlechtsverkehr zum Orgasmus zu kommen.

Vorgetäuschter Orgasmus

Alle Ratschläge, die Ihnen hier gegeben werden, sind viel leichter zu befolgen, wenn Sie mit Ihrem Partner ganz offen über Sex sprechen können. Vielleicht bestand bis jetzt keine wirkliche Notwendigkeit, daß Sie Ihrem Partner die Karten offen auf den Tisch legten und ihm zugaben, welche Schwierigkeiten Sie mit dem Orgasmus haben. Vielen Frauen fällt es leichter, einen Orgasmus vorzutäuschen (meist sehr überzeugend), als zuzugeben, daß sie keinen haben. Manche meinen, Ehrlichkeit heiße in ihrem Fall, eine Schwäche zuzugeben, die ihre Unzulänglichkeit offenbart, andere wollen auch nur ihren Partner schonen, denn sie fürchten, die Wahrheit könnte bei ihm das Gefühl erzeugen, er hätte versagt. Und Frauen, die mit Sex ohnehin nicht viel im Sinn haben, erscheint dies als die einfachste Art, um die Sache so schnell wie möglich hinter sich zu bringen.

Wenn Sie bisher einen Orgasmus vorgetäuscht haben, das aber ändern wollen und die oben beschriebene »Bridge-Technik« probieren wollen, dann sollten Sie als ersten Schritt Ihrem Partner die Wahrheit sagen, denn Sie brauchen schließlich seine Unterstützung. Aber auch die »Bridge-Technik« muß versagen, ehe Sie nicht die Reaktionsfähigkeit Ihres Körpers genau kennen und voll bejahen.

Je länger Sie Ihre Täuschungsmanöver durchgeführt haben, um so schwieriger ist es, sie plötzlich einzugeste-

hen. Wenn Sie die Wahrheit sagen wollen, bemühen Sie sich darum, daß Ihr Eingeständnis sich nicht wie eine Anklage anhört. Sagen Sie nicht: »Du hast mich noch nie zum Orgasmus gebracht«, sondern eher: »Ich glaube, ich habe noch keinen wirklichen Orgasmus gehabt. Glaubst du, wir könnten versuchen, da etwas zu machen?« Denken Sie nie, für Ihren Orgasmus sei allein Ihr Partner verantwortlich — Sie sind es auch.

Bewertung des Erfolgs

Wenn Sie die »Bridge-Technik« zwei- bis dreimal die Woche über mehrere Wochen hinweg praktiziert haben, brauchen Sie wahrscheinlich immer weniger zusätzliche klitorale Stimulierung, um einen Orgasmus zu erreichen. Aber viele Frauen — so viele, daß es wohl als das Normalverhalten gelten kann — brauchen immer eine gewisse klitorale Stimulierung, um zum Höhepunkt zu kommen. Nehmen Sie es nicht zu schwer, wenn Ihr Partner gelegentlich so erregt ist, daß er sich nicht zurückhalten kann und zur Ejakulation gedrängt wird. Wirklich wichtig ist doch allein, daß er auch Ihre Befriedigung wünscht und sie Ihnen gibt. Aber, auch wenn Sie noch so große Fortschritte machen, glauben Sie nicht, Sie würden bei jedem Liebesakt einen Orgasmus haben.

Sollte Ihnen jedoch auch nach mehreren Wochen überhaupt kein Erfolg beschieden sein, dann empfiehlt es sich, mit einem Sexualtherapeuten zu reden (siehe ANHANG, S. 156/BERATUNGSSTELLEN). Er kann Ihnen helfen, die tiefsitzenden Widerstände aufzugeben, die Sie daran hindern, beim Geschlechtsverkehr zum Höhepunkt zu kommen.

LESBISCHE LIEBE

Wenn Sie heterosexuell sind, bejahen Sie wahrscheinlich diese Tatsache, ohne sie zu hinterfragen, denn Sie tun ja nur, was alle von Ihnen erwarten. Wenn Sie aber vermuten, daß Sie sich mehr zu Frauen als zu Männern hingezogen fühlen, fällt es Ihnen wahrscheinlich nicht so leicht, zu Ihren Gefühlen zu stehen. Es ist nun einmal so: Die Vorstellung, daß es nur ein einziges »normales« Leben gibt, das eine Frau führen kann, ist so tief verwurzelt, daß viele Frauen erst sehr spät ihre lesbische Neigung entdecken. In vielen Fällen heiraten sie, sie bekommen Kinder und machen alles durch, was das heterosexuelle Leben fordert, ehe sie ihre Gefühle in Frage stellen und entscheiden, daß dies nicht das Leben ist, das sie sich wirklich wünschen.

Laut Kinsey Report über die weibliche Sexualität (1953) hat eine von fünf alleinstehenden und eine von zehn verheirateten Frauen irgendwann einmal ein lesbisches Erlebnis gehabt, obwohl nur etwa 0,5 bis 1 Prozent der Frauen »reine« Lesben sind. Der im Jahre 1976 veröffentlichte Hite Report deckte auf, daß viele Frauen, die keine lesbischen Erfahrungen hatten, doch neugierig darauf waren, wie Sex mit einer Frau wäre, oder sie vermuteten, eine lesbische Verbindung wäre befriedigender als ihre heterosexuelle. Etwa 15 Prozent der Frauen haben gelegentlich lesbische Phantasien, aber nur wenige wollen sie verwirklichen.

Die Entscheidung

Wenn Sie Zweifel über Ihre wirkliche Neigung haben, versuchen Sie, Ihre Gefühle gegenüber Männern und Frauen zu analysieren.

Falls Sie noch ein Teenager sind und kaum Erfahrungen mit Männern haben, sollten Sie nicht annehmen, daß hin und wieder vorgekommene lesbische Gefühle oder Erlebnisse nun zwangsläufig Ihr Erwachsenenleben prägen werden. Ihre heterosexuellen Gefühle können sich noch allmählich entwickeln, wenn Sie mehr Männer kennenlernen und selbstsicherer werden.

Natürlich ist es auch möglich, daß Ihre lesbischen Gefühle so stark ausgeprägt und unverkennbar sind, daß ein Leben als Lesbe für Sie der einzige und unumgängliche Weg ist. Aber es ist schwer, diese Gefühle vor sich selbst anzuerkennen, sie deutlich zu bezeichnen, und noch schwerer, sie vor anderen zuzugeben. Die Vorurteile der anderen, Lesben seien nur »zweite Wahl« oder sie hätten eine tiefe Stimme und seien aggressive Männerhasser machen es fast unmöglich, stolz zu sein auf die eigene Sexualität. (Der Fragebogen SEXUELLE ORIENTIERUNG, S. 23, hilft Ihnen zu entscheiden, wohin Ihre wirklichen Neigungen Sie ziehen, und die nachfolgenden Bemerkungen sollen für Sie ebenfalls hilfreich sein.)

☐ Wenden Sie sich an die nächste Selbsthilfegruppe lesbischer Frauen, wenn Sie entschieden haben, daß Ihre Neigung ausschließlich oder vorwiegend lesbisch ist. Mehr als alles andere wird dieser Kontakt Ihr Gefühl der Isolation zerstreuen, das aus der Vorstellung entsteht, daß niemand sonst um Sie herum ähnlich fühlt wie Sie. Die Gruppe hilft Ihnen auch, eine realistischere und positivere Vorstellung von lesbischer Liebe zu entwickeln, weil Sie entdecken, daß die Frauen, denen Sie begegnen, nicht mit den herrschenden Vorurteilen übereinstimmen. Sie sehen das Leben einer Lesbe nicht mit lauter unlösbaren Problemen belastet, und doch bringen sie für Ihre Schwierigkeiten viel Verständnis auf, denn sie hatten selbst diese Schwierigkeiten.

☐ Denken Sie daran, daß Sie keineswegs hundertprozentig »normal« oder lesbisch sein müssen. Vielleicht müssen Sie verschiedene Beziehungen mit Menschen beider Geschlechter ausprobieren, um zu entdecken, was am besten zu Ihnen paßt. Lassen Sie sich bei dieser Entscheidung keinesfalls von anderen unter Druck setzen, Sie brauchen sich zu keiner Richtung zu bekennen, bis Sie sicher sind.

☐ Lesbische Liebe ist mehr als nur andere Frauen sexuell zu bevorzugen. Es geht nicht so sehr um Sex, sondern vor allem darum, eine Partnerschaft zu gestalten, und das beinhaltet, den ganzen Lebensstil um diese Freundschaft herum aufzubauen.

☐ Falls Sie Kinder haben, müssen Sie sie nicht unbedingt aufgeben, wenn Sie sich von ihrem Vater trennen, aber Sie müssen mit den Vorurteilen der Justiz rechnen, und sicher müssen Sie um die Erziehungsrechte kämpfen. Als lesbische Mutter haben Sie mit Ihren Kindern die gleichen Schwierigkeiten, die auch eine alleinstehende oder verheiratete Frau hat. Sehen Sie außerdem der Tatsache ins Auge, daß jedes Problem, das Ihre Kinder haben, mit Ihren Lebensumständen in Verbindung gebracht wird. Kinder können eine lesbische »Familie« leichter akzeptieren, wenn sie andere Kinder kennenlernen, die in der gleichen Situation leben. Was wirklich schwierig für sie ist, ist das Gefühl, anders und allein zu sein.

Dazu stehen

Wenn Sie sich dazu bekennen, eine Lesbe zu sein, kann das Job und Karriere gefährden, und es kann sein, daß Ihre Familie und Freunde nichts mehr mit Ihnen zu tun haben wollen. Es bedeutet aber auch: Sie können ein erfüllteres Leben beginnen, und das Versteckspiel hört auf.

Coming out — sich offen bekennen — verlangt nicht unbedingt, daß Sie jetzt mit Pauken und Trompeten Ihr Lesbischsein aller Welt verkünden. Es meint nur, daß Sie Ihr Leben so, wie Sie es wollen, offen führen, daß Sie nicht mehr vorgeben, »normal« zu sein, und daß Sie das Alibi einer heterosexuellen Beziehung nicht mehr brauchen.

Wenn Sie die Menschen, die Ihnen nahestehen, informieren wollen, machen Sie keine »Beichte« daraus; Sie tun schließlich nichts, dessen Sie sich schämen müßten. Sie unterrichten nur jemand, der Ihnen viel bedeutet, über eine wichtige Tatsache Ihres Lebens. Also seien Sie selbstbewußt, glücklich und stolz, aber auch behutsam, vor allem bei Ihren Eltern. Laut einer Umfrage glauben fast 50 Prozent der befragten Lesben, daß ihre Eltern für ihre Situation Verständnis haben. Die Verwandten wie die nahen Freunde wollen sich um Sie kümmern, und sie wollen, daß Sie glücklich sind. Wenn es offensichtlich ist, daß das Leben, das Sie gewählt haben, Sie glücklich macht, können sie auch Ihre Gefühle respektieren.

Es ist sehr unwahrscheinlich, daß die Neuigkeit für Ihre näheren Bekannten eine große Überraschung ist. Wenn sie vor die Tatsache gestellt werden, erkennen Sie wahrscheinlich, daß sie es wußten, wenn sie es auch eine Zeitlang nicht wahrhaben wollten. Beachten Sie ihren gutgemeinten Rat. Es gibt aber auch Menschen, die sich einfach nicht mit einer solchen Mitteilung über ihre eigene Familie oder ihre eigenen Freunde abfinden können, und wenn das wirklich so ist, kann es geradezu die Rücksicht fordern, ihnen nicht die Wahrheit aufzuzwingen. Aber wenn jemand wirklich Bescheid wissen will und sich um Sie sorgt, dann macht er es Ihnen auch leicht, alles zu erzählen.

Seien Sie darauf gefaßt, wenn Sie sich offen bekennen, daß Sie auch mit Einstellungen zu tun bekommen, die von Ungläubigkeit bis zu offener Feindschaft reichen. Man wird Ihnen sagen, Sie könnten doch keine richtige Lesbe sein, es brauche nur etwas Zeit und einige heterosexuelle Erfahrungen, und dann würden Sie schon Ihre wahre Neigung entdecken, oder man wird behaupten, Ihr einziges Problem sei eben dies, daß Sie noch nicht dem richtigen Mann begegnet sind, oder es liege nur an ihren bisherigen schlechten Erfahrungen mit Männern, daß Sie eine Lesbe geworden sind.

Sie sollten sich auch darauf gefaßt machen: Zwar kommen viele heterosexuelle Frauen mit homosexuellen Männern gut zurecht — vielleicht darum, weil ihre Situation beiden Seiten die Chance gibt, ohne sexuelle Komplikationen befreundet zu sein —, es gibt aber heterosexuelle Männer, die es geradezu als einen Affront empfinden, daß Sie eine Lesbe sind. Für einen Mann, der ständig seine Männlichkeit herausstreichen muß, sind Sie beides: eine Bedrohung und eine Herausforderung.

Die Vorzüge

Sex ist für manche Lesben sehr wichtig, für andere weniger, wie es eben bei heterosexuell eingestellten Frauen auch ist. Frauen können sich emotional und körperlich gut aufeinander einstellen und wissen oft instinktiv, was sie sich gegenseitig Gutes tun können. Im Gegensatz da-

zu müssen heterosexuelle Männer und Frauen das erst lernen. Und so werden Sie herausfinden, daß ihre sexuellen Beziehungen mit Frauen durchaus Vorzüge für Sie haben, die heterosexuellen Frauen vorenthalten sind. Die wichtigsten Pluspunkte sind:

☐ Sex ist mit großer Wahrscheinlichkeit emotional befriedigender. Zärtlichkeit und Zuneigung spielen in nahezu allen lesbischen Beziehungen eine bedeutende Rolle. Intimer Körperkontakt — Umarmen, Küssen, Streicheln —, den heterosexuelle Frauen so sehr schätzen und oft in ihrer Liebe nicht bekommen, ist geradezu das Herz lesbischer Sexualität. Hier hat er einen eigenen Wert, wird um seiner selbst willen geschenkt — er ist nicht nur ein Vorspiel zum »richtigen« Sex, dem Geschlechtsverkehr. Lesbischer Sex ist weniger festgelegt und eingeengt als Heterosexualität, bei der Geschlechtsverkehr und Orgasmus die Ziele sind, um die es geht, koste es, was es wolle. Frauen verstehen es besser als heterosexuelle Paare, sich gelegentlich während des ganzen Liebesspiels an einem nicht-genitalen Sex zu erfreuen — sie küssen sich, sind zärtlich und streicheln sich —, ohne unter dem Zwang zu stehen, sich gegenseitig Orgasmen verschaffen zu müssen.

☐ Als Lesbe haben Sie weniger Schwierigkeiten mit dem Orgasmus. Die meisten Frauen erreichen einen Orgasmus viel leichter durch Klitorisreizung als durch Eindringen in die Vagina. Und die meisten lesbischen sexuellen Aktivitäten zielen auf eine Stimulation der Klitoris, sei es durch oralen Sex oder wechselseitige Masturbation mit der Hand, sei es — sehr viel seltener — durch zärtliches Reiben aneinander. Vor allem aber: Eine Frau erfährt und kennt ihre eigenen Gefühle und kann sich daher in eine Frau besser einfühlen als ein Mann, um sie zum Höhepunkt zu bringen.

☐ Frauen sind auf sexuellem Gebiet im allgemeinen ehrlich miteinander. Nur selten täuscht eine Frau einer anderen einen Orgasmus vor. Hat eine der Partnerinnen Schwierigkeiten, einen Orgasmus zu erreichen, dann versuchen beide, dieses Problem zu lösen.

☐ Sexuelle Beziehungen dauern länger, weil sie zwischen Frauen nicht wie beim heterosexuellen Geschlechtsverkehr auf den Orgasmus beschränkt sind. Ein Orgasmus bedeutet nicht das Ende des Liebesspiels, wie es bei einem Mann der Fall ist, der keinen zweiten Orgasmus haben kann oder gleich nach dem ersten jedes Interesse verliert.

☐ Frauen sind nicht wie Männer auf flüchtige Abenteuer aus. Beziehungen auf rein sexueller Basis interessieren sie weniger. Das ist jedoch für lesbische Beziehungen nicht immer von Vorteil. Eine Frau ist sich der Gefahr einer Untreue sehr wohl bewußt und versucht, ihr aus dem Weg zu gehen. Aber wenn sie sich dann einmal zu einer anderen Frau hingezogen fühlt, geschieht das meist auf einer sehr tiefliegenden emotionalen Ebene, und das kann einer festen Beziehung erheblich mehr schaden als eine rein körperliche Affäre.

Probleme lesbischer Beziehungen

Die Vorteile einer lesbischen Beziehung sind der Tatsache zu verdanken, daß beide Partner Frauen sind und weibliche Auffassungen vertreten; darin ist aber auch ihr Hauptnachteil begründet. Eine der grundlegenden Schwierigkeiten, mit denen lesbische Paare zu tun haben, besteht nämlich darin, daß es beiden kaum möglich ist, sich nicht wie Frauen zu verhalten und daß sie die traditionellen weiblichen Einstellungen beibehalten. In solchen Fällen besteht die Partnerschaft oft aus zwei »passiven« Partnerinnen, von denen sich keine dabei wohlfühlte, wenn sie die Initiative in den sexuellen Gemeinsamkeiten übernehmen würde, denn das gehört, so will es die Tradition, zur männlichen Rolle.

Dieses Dilemma kann besonders in langdauernden Beziehungen auftreten. Sexuelle Aktivitäten in lesbischen Partnerschaften haben die Tendenz, rasch nachzulassen, und viele Paare haben sehr viel weniger Sex als das in heterosexuellen Beziehungen oder bei schwulen Männern üblich ist. Eine Umfrage bei lesbischen Paaren, die länger als zehn Jahre zusammen waren, ergab, daß 47 Prozent von ihnen nur einmal im Monat oder noch seltener sexuelle Kontakte hatten, während diese niedrige Häufigkeit nur bei 15 Prozent der verheirateten Paare und bei 15 Prozent der homosexuellen Paare vorkommt.

Daß sexuelle Aktivitäten so rasch und weitgehend aufgegeben werden, ist wahrscheinlich eine Folge der Prägung, die alle Frauen erfahren, unabhängig davon, wie sie sexuell orientiert sind. Was hier geschieht, scheint eben dies zu sein: Auch wenn Frauen an sexuellen Aktivitäten interessiert sind, will doch keine Frau die Partnerin sein, die sie vorschlägt oder selbst mit ihnen anfängt. Folglich warten womöglich beide darauf, daß die andere den ersten Schritt tut, und so entsteht die Situation, daß sexuelle Kontakte viel seltener vorkommen als beide wünschen.

Wenn Sie das Gefühl haben, daß es bei Ihnen auch so ist, dann sprechen Sie mit Ihrer Partnerin darüber. Wahrscheinlich werden Sie beide entdecken, daß es nicht an mangelndem Interesse liegt, wenn Ihr Sexualleben zerstört wird, sondern daran, daß die aktive Rolle nicht besetzt ist. Wenn Sie das erkannt haben, müßte es möglich sein, daß Sie die Verantwortlichkeit zwischen sich aufteilen und so Ihre sexuelle Aktivität bewahren.

Die gleiche Problematik kann auch der alleinstehenden Lesbe zu schaffen machen, wenn es ihr schwerfällt, überhaupt sexuelle Kontakte zu finden. Annäherungsversuche von Männern sind so deutlich, daß keine Frau sie übersehen kann. Aber wie ergeht es Ihnen, wenn Sie an einer Frau sexuell interessiert sind und nicht wissen, wie sie sexuell orientiert ist? Außer in Gruppen oder Lokalen, wo sich Lesben treffen, fühlen Sie sich gehemmt. Selbst wenn Sie Ihr Interesse signalisieren wollen, müssen Sie sich mit feinen Andeutungen begnügen — Augenkontakt oder starke Anteilnahme an allem, was sie sagt —, und dann kapiert sie womöglich nichts. Ihre Signale können außerdem mißverstanden werden, mehr als Freundschaftsbeweis, nicht als Ausdruck einer sexuellen Attraktivität. Üblicherweise wollen es Frauen einfach nicht wahrhaben, daß eine andere Frau um sie werben könnte, oder sie schrecken davor zurück, sexuelle Annäherungsversuche zu erwidern. Meist ist es so, daß Ihr sexuelles Interesse an einer anderen Frau erst wach wird, wenn Sie merken, daß sie an Ihnen interessiert ist. Die Beziehung kann dann auf dieser Gegenseitigkeit aufgebaut werden. Aber nur dann, wenn eine von Ihnen den Mut aufbringt, die Initiative zu ergreifen — sonst verläuft der erste Annäherungsversuch im Sande.

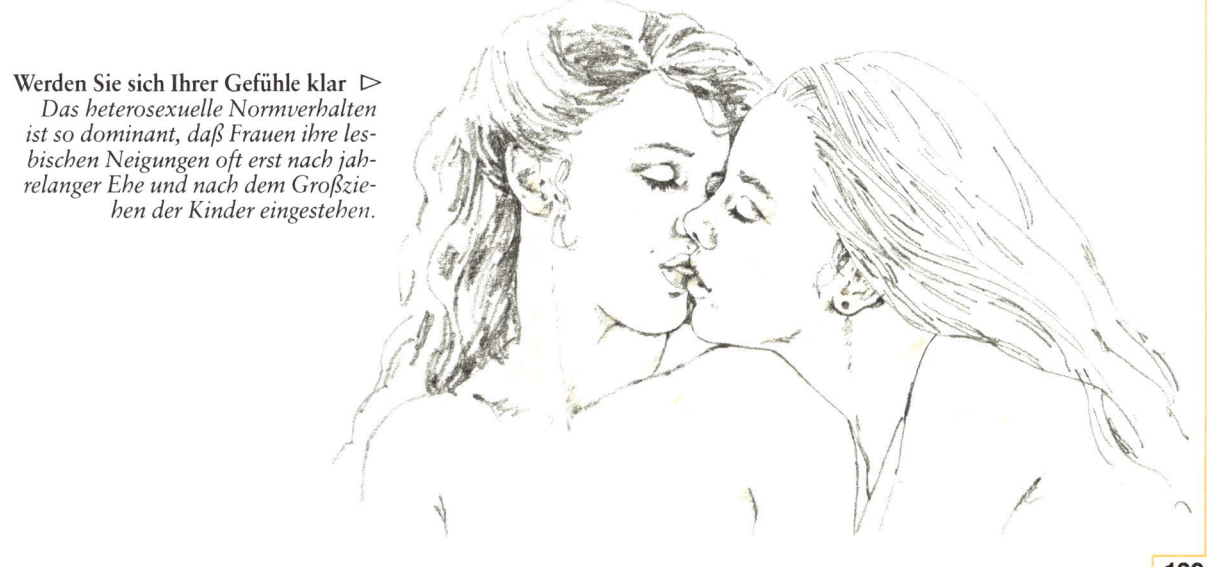

Werden Sie sich Ihrer Gefühle klar ▷
Das heterosexuelle Normverhalten ist so dominant, daß Frauen ihre lesbischen Neigungen oft erst nach jahrelanger Ehe und nach dem Großziehen der Kinder eingestehen.

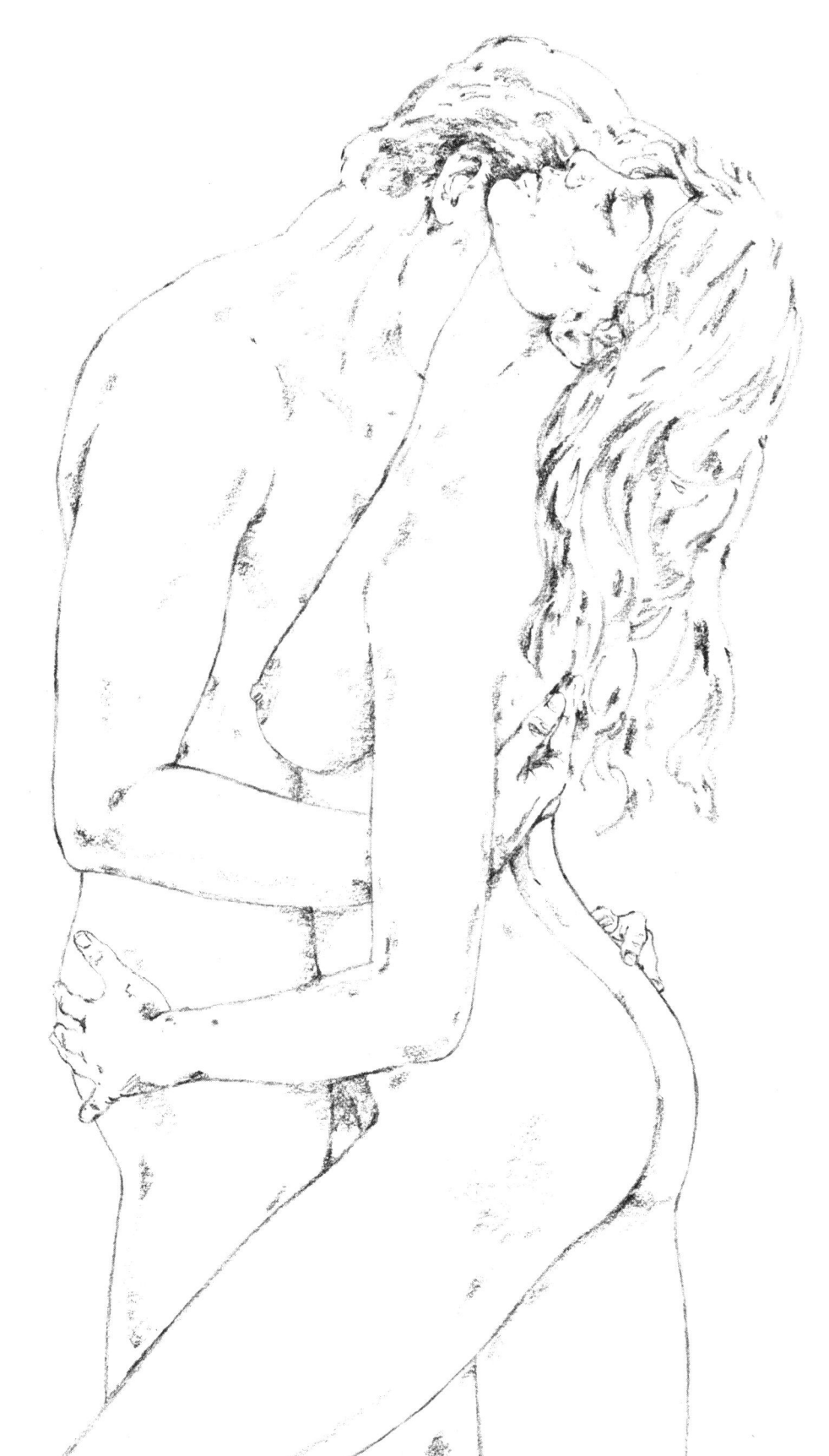

DIE FESTE PARTNERBEZIEHUNG

Partnerin in einer Zweierbeziehung zu sein, heißt, sowohl emotional wie auch sexuell gebunden zu sein, und die meisten Paare schließen sexuelle Kontakte mit anderen Partnern aus. Monogamie ist nach wie vor das Ideal, das die meisten Menschen anstreben, auch wenn sie es nicht immer erreichen. Sie erhoffen sich davon emotionale Sicherheit und körperliche Befriedigung. Viele Probleme, mit denen Sie in einer Paarbeziehung zu tun bekommen und die in diesem Teil des Buches behandelt werden, entstehen aus diesem Anspruch auf Monogamie; sie scheinen unausweichlich zu jedem gemeinsamen Leben zu gehören. Nur wenige langjährige Partner empfinden nicht hin und wieder Überdruß, und daraus kann ein Gefühl der Langeweile oder zumindest die Sehnsucht nach sexueller Abwechslung entstehen. Viele erleben Eifersucht oder sie belastet die Sorge, der Partner könnte ihnen untreu werden. Die letzten Kapitel befassen sich mit Empfängnisverhütung und mit den Problemen von Paaren, die sich Kinder wünschen, aber bisher keine bekommen haben; sie enthalten Ratschläge für schwangere Frauen und für die Zeit nach der Geburt.

PASSEN SIE ZUEINANDER?

Sich gut vertragen — darunter verstehen die meisten Paare, daß sie gemeinsam ein angenehmes und befriedigendes Leben führen. Dazu ist es nötig, daß Persönlichkeit und Ansichten beider Partner sich einigermaßen ähnlich sind oder sich so gut ergänzen, daß nur selten ernste Konflikte entstehen. Das verlangt von beiden Partnern einige Qualitäten, auf die im Kapitel WIE MAN EINE DAUERHAFTE BEZIEHUNG AUFBAUT, S. 148, ausführlich eingegangen wird.

Aber es ist sehr wohl möglich, auch dann glücklich miteinander zu leben, wenn es theoretisch so aussieht, als paßten die beiden Partner nicht besonders gut zueinander. Tatsächlich ist es doch so, daß kein Paar, das längere Zeit zusammenlebt, immer vollkommen einer Meinung ist oder immer dieselben Bedürfnisse zur selben Zeit hat. Ebenso wichtig und wertvoll wie eine gute Verträglichkeit der Temperamente ist die Fähigkeit, auf strittige Probleme sofort einzugehen, wenn sie entstehen, und sie zu lösen, indem jeder seine eigene Einstellung überprüft und womöglich ändert, ehe die ganze Partnerschaft gefährdet ist.

Wenn Ihnen das gelingt, hat sowohl Ihr Sexualleben wie Ihr allgemeines Lebensglück etwas davon. Zwei Menschen, die in allem gut miteinander auskommen, die sich lieben und sich vertrauen, lassen es wohl kaum zu, daß sexuelle Differenzen oder Schwierigkeiten ihre Partnerschaft beeinträchtigen. Auch Sexualtherapeuten haben die Erfahrung gemacht, daß die meisten sexuellen Probleme gelöst werden können, wenn die Partnerschaft im allgemeinen eng und liebevoll ist, jedoch jede Therapie weitaus weniger erfolgreich ist, wenn zwischen den beiden Feindseligkeit herrscht.

Bestimmte Bereiche des gemeinsamen Lebens sind besonders wichtig für eine gesunde Partnerschaft, sie sind aber auch gerade darum besonders gefährdet. Der folgende Fragebogen befaßt sich mit diesen kritischen Bereichen. Hier können Sie sehen, wie gut Sie sich an die gegenseitigen Bedürfnisse angepaßt haben. Sie können die Fragen allein für sich beantworten, besser ist es jedoch, wenn Sie das zusammen mit Ihrem Partner tun, wobei jeder für sich seine Punktzahl notiert.

WIE GUT PASSEN SIE ZUEINANDER?

1 Wieviel Freizeit verbringen Sie zusammen mit Ihrem Partner?

Den größten Teil 2

Einen Teil 1

Wenig oder gar keine 0

2 Wieviele Ihrer Freunde sind gemeinsame Freunde, mit denen jeder von Ihnen gern zusammen ist?

Einige 1

Wenige oder keiner 0

Die meisten 2

3 Ihr Partner möchte einen gemütlichen Abend mit Ihnen zu Hause verbringen. Wie reagieren Sie?

Sie haben nichts dagegen 1

Sie begrüßen es und freuen sich 2

Sie finden es langweilig 0

4 Sie essen nur mit Ihrem Partner zusammen in einem Restaurant. Finden Sie:

Das ist eine gute Gelegenheit, miteinander zu reden? 2

Es ist ganz angenehm, aber nicht besonders aufregend? 1

Sie haben sich sehr wenig zu sagen? 0

5 Wenn Ihre Arbeit Ihre gemeinsame Freizeit erheblich einschränken würde, fänden Sie:

Das wäre gut so? 0

Der Terminplan müßte geändert werden? 2

Daran ist kaum etwas zu ändern? 1

6 Wieviele Ihrer drei Hauptinteressen hat auch Ihr Partner?

Alle drei 2

Ein oder zwei 1

Keine 0

7 Wie oft machen Sie gemeinsam Urlaub?

Meist 1

Immer 2

Selten 0

8 Wenn Ihr Partner Sorgen hat, wie verhält er sich im allgemeinen?

Er spricht darüber, wenn Sie ihn dazu drängen 1

Er spricht von sich aus mit Ihnen darüber 2

Er weigert sich, darüber zu sprechen 0

9 Wenn Sie über Ihre Arbeit, Ihre Gedanken oder Gefühle sprechen, wie oft zeigt sich Ihr Partner interessiert?

Immer 2

Selten 0

Manchmal 1

---

10 Führen Meinungsverschiedenheiten mit Ihrem Partner im allgemeinen:

Zu einer lebhaften Auseinandersetzung? 1

Zu ernster oder länger dauernder Feindseligkeit? . . 0

Zum klärenden Gespräch? 2

---

11 Wie oft streiten Sie heftig über Nebensächlichkeiten?

Selten oder nie 2

Gelegentlich 1

Oft 0

---

12 Stört es Sie, daß Ihr Partner verschwenderischer (oder sparsamer) mit Geld umgeht als Sie?

Nie 2

Gelegentlich 1

Ständig 0

---

13 Wenn eine teure Anschaffung zum gemeinsamen Gebrauch (etwa ein Auto oder ein Möbelstück) fällig wird, wie oft haben Sie dabei ein wirkliches Mitspracherecht, um Ihre Auffassung einzubringen?

Immer 2

Selten oder nie 0

Manchmal 1

---

14 Glauben Sie, Sie hätten weniger mitzuentscheiden als Sie wollen, wenn es um die Verwendung von Ersparnissen geht?

Nein, nie 2

Manchmal 1

Meine Wünsche werden selten berücksichtigt 0

---

15 Sind Sie sich über die Haushaltsausgaben einig?

Voll und ganz 2

Überhaupt nicht 0

Bis zu einem gewissen Grade 1

---

16 Fühlen Sie sich einsam oder nehmen Sie es Ihrem Partner übel, weil er ein größeres Bedürfnis nach Alleinsein hat als Sie?

Selten oder nie 2

Manchmal 1

Häufig 0

---

17 Muß Ihr Partner Sie immer um sich haben, so daß Ihnen wenig oder gar keine Zeit für sich selbst bleibt?

Selten oder nie 2

Manchmal 1

Fast immer 0

---

18 Würden Sie gern mehr Zeit haben, um etwas ohne Ihren Partner zu unternehmen?

Ja, viel mehr 0

Etwas mehr 1

Nein, überhaupt nicht 2

---

19 Wie oft gibt es Meinungsverschiedenheiten, weil es Ihren Partner stört, daß Sie andere Leute treffen oder etwas ohne ihn unternehmen?

Selten oder nie 2

Gelegentlich 1

Häufiger 0

---

20 Wie oft ist Eifersucht die Ursache Ihrer Probleme?

Gelegentlich 1

Häufig 0

Selten oder nie 2

---

21 Finden Sie, daß Sie zuviel Zeit mit den Eltern Ihres Partners verbringen oder daß er sich in Ansichten über Dinge, die nur Sie beide angehen, zu sehr von seinen Eltern beeinflussen läßt?

Überhaupt nicht 2

Etwas 1

Viel zuviel 0

---

22 Wünschten Sie, Ihr Partner wäre:

Ehrgeiziger? 0

Weniger ehrgeizig? 0

Keines von beiden? 2

23 Wird Ihre gemeinsame Zeit ständig durch Ihre Arbeit gestört?		**26** Falls Sie keine Kinder haben, sind Sie sich darin einig, ob und wann Sie eine Familie gründen wollen?	
Manchmal	1	*Vollkommen*	2
Oft	0	*Keineswegs*	0
Selten	2	*Nicht so ganz*	1

24 Wird Ihre gemeinsame Zeit durch die Arbeit Ihres Partners ständig gestört?		**27** Falls Sie Kinder haben, wie beurteilen Sie die Erziehungsmethoden Ihres Partners?	
Selten	2	*Ganz in Ordnung*	2
Manchmal	1	*Zu streng*	0
Oft	0	*Er macht es sich zu leicht*	0

25 Sind Sie und Ihr Partner sich darin einig, daß eine Frau das Recht hat, arbeiten zu gehen, wenn sie möchte?		**28** Haben Sie jemals ernsthaft daran gedacht, Ihre Beziehung zu beenden?	
Vollkommen	2	*Häufig*	0
Mit Einschränkungen	1	*Ein- oder zweimal*	1
Ganz und gar nicht	0	*Nie*	2

AUSWERTUNG

Hohe Punktzahl (36—56)

Sie fühlen sich in Ihrer Partnerschaft rundum wohl, und sie befriedigt die meisten, wenn nicht alle Ihrer emotionalen Bedürfnisse. Bestimmt finden Sie genug Freiraum für Ihre eigene Entwicklung.

Mittlere Punktzahl (25—35)

Ihre Partnerschaft hat gute Chancen, von Dauer zu sein. Sollten Sie jedoch in einem Fragenkomplex ein auffallend niedriges Ergebnis erreicht haben, dann studieren Sie die nachstehende gründliche Fragenanalyse.

Niedrige Punktzahl (0—24)

Die Tatsache, daß Sie ein wenig befriedigendes Alltagsleben führen, wirkt sich sehr wahrscheinlich auch auf Ihr Sexualleben aus. Paare, die sich häufig streiten, führen meist ein weniger aktives und weniger befriedigendes Sexualleben. Überprüfen Sie Ihre Antworten, um festzustellen, wo Ihre Hauptschwierigkeiten liegen. Hat Ihr Partner bei denselben Fragen ebenfalls niedrige Ergebnisse? Wenn ja, müssen Sie beide in diesen Bereichen für Abhilfe sorgen. Falls Ihre Ergebnisse in kleinen Details voneinander abweichen, kann das daran liegen, daß allein der eine Partner sich um Anpassung bemüht.

ANALYSE DER FRAGEN

Die Fragen 1—7 befassen sich mit Ihren gemeinsamen Aktivitäten.

Gemeinsame Erlebnisse sind das Wichtigste, das Sie sich gegenseitig geben können. Eine amerikanische Umfrage aus dem Jahr 1983 ergab, daß Paare, die weniger Zeit miteinander verbringen, weniger zufrieden sind und mehr dazu neigen, sich zu trennen, als Paare mit vielen gemeinsamen Aktivitäten. Es gelingt Ihnen eher, glücklich zu sein und eine gute Partnerschaft zu entwickeln, wenn Sie gemeinsame Freunde und Interessen haben. Wenn Sie zu oft voneinander getrennt sind, riskieren Sie, daß die Bande der Vertrautheit sich auflösen. Die Hauptgefahr für ein Paar, das sehr wenig gemeinsam unternimmt, besteht darin, daß die beiden Partner das biß-chen gemeinsame Zeit mit häuslichen Bagatellen und Problemen zubringen, und das sind wirklich die unerfreulichsten Seiten des gemeinsamen Lebens. Im gemeinsamen Tun erzielen homosexuelle Paare oft bessere Ergebnisse als heterosexuelle, da sie meist mehr übereinstimmende Interessen und Freizeitaktivitäten haben.

Die Fragen 8—11 beschäftigen sich mit der Kommunikation.

Bei vielen Paaren kommt es zu Problemen aus dem einfachen Grund, weil die Partner nicht genug miteinander reden, oder sie reden, aber sie verstehen sich nicht wirklich. Emotional gehen sie auf Distanz — Gefühle werden nur selten mitgeteilt, und so sind Mißverständnisse unvermeidlich. Manche Menschen setzen bei ihrem Partner geradezu telepathische Fähigkeiten voraus, denn das, was sie sagen, hat nur wenig mit dem zu tun, was sie eigentlich mitteilen wollen. Schwerwiegende Klagen werden dann in der Form von nebensächlichen Beschwerden vorgebracht (zum Beispiel: »Du läßt nur die Katze raus, wenn du dran bist!«), weil es ungleich schwieriger ist, den wahren Grund für die eigene Unzufriedenheit zu erkennen und in Worte zu fassen (»Du bist nicht so lieb zu mir, wie ich es gern hätte!«). Wenn Sie sich oft über Nebensächlichkeiten heftig streiten, die dazu zu großen Problemen aufgebauscht werden, dann ist das ein Zeichen für eine tiefsitzende Unzufriedenheit — etwa mangelnde Liebe, Unsicherheitsgefühle, fehlende Gemeinsamkeit —, und mit der müssen Sie beide sich auseinandersetzen.

Bei einigen Paaren entstehen die meisten Probleme aus Verärgerungen. Aus Angst, ihre Partnerschaft zu gefährden, halten viele Menschen ihren Ärger zurück. Eheberater stellen immer wieder fest, daß Ärger häufig die Liste der Beschwerden anführt, die ein Partner gegen den anderen vorbringt. Aber dadurch wird auch nichts besser, wenn Sie nie Ihren Ärger offen zeigen, denn die Probleme, die ihn verursachten, können dann nie erkannt und gelöst werden. Die Spannungen und Verstimmungen, die daraus entstehen, wirken nicht weniger zerstörerisch. Die in dem Abschnitt **Umgang mit Ärger**, S. 121, gegebenen Ratschläge sollen Ihnen helfen, Streitsituationen zu entschärfen, ehe sie zuviel Schaden anrichten.

Die Fragen 12—15 behandeln Geldprobleme.

Die meisten Untersuchungen kommen zu dem Ergebnis, daß ein Viertel bis ein Drittel aller Paare sich mehr um Geld als alles andere streitet. Dabei stört nicht nur Geldmangel den Frieden einer Beziehung (obwohl er wichtig ist, denn je weniger Geld den Partnern zur Verfügung steht, desto häufiger geraten sie darüber in Streit), sondern auch die Frage, wer es verdienen und wie es ausgegeben werden soll. Bei Auseinandersetzungen um Geld geht es immer auch um Vertrauen, um die Bindung in einer Partnerschaft, um gegenseitige Abhängigkeit und Gleichheit. Sollten Sie also auch besonders häufig um Geld streiten, dann versuchen Sie herauszufinden, welches die wahren Ursachen sind, und setzen Sie sich mit ihnen auseinander.

Aus einer gemeinsamen Kasse zu leben, dokumentiert den Glauben an eine gemeinsame Zukunft, und tatsächlich tut das fast jedes Paar, ob hetero- oder homosexuell, das längere Zeit zusammenlebt, wenn das gegenseitige Vertrauen wächst und auch die finanziellen Abhängigkeiten ihr Leben stärker aneinander binden. Probleme entstehen jedoch meist dann, wenn die Partner unterschiedliche Einstellungen zum Geld haben. Wenn zum Beispiel ein Partner nach dem Grundsatz handelt, wie's gekommen, so zerronnen, während der andere klug für schlechtere Zeiten spart, dann sind die Schwierigkeiten bereits vorprogrammiert. Ähnlich ist es, wenn ein Partner viel mehr als der andere oder sogar als einziger verdient und dann für sich das Recht in Anspruch nimmt, größere oder totale Kontrolle über die Ausgaben zu haben.

Die Fragen 16—21 betreffen persönlichen Freiraum und Unabhängigkeit.

Wie nahe Sie sich auch stehen, wahrscheinlich haben Sie doch hin und wieder das Bedürfnis nach etwas Distanz zu Ihrem Partner. Paare, die unverheiratet zusammenleben, achten gewöhnlich mehr darauf, daß ihnen genügend selbstverfügbare Zeit und ein persönlicher Freiraum bleiben, als verheiratete Paare. Probleme treten dann auf, wenn einer der beiden Partner ein besonders ausgeprägtes Bedürfnis nach Alleinsein und Unabhängigkeit hat, denn das wirkt sich auf die Zeit, die sie zusammensein können, aus, und damit ist eine der wesentlichen Grundlagen betroffen, die ihre Beziehung zusammenhält. Andererseits kann auch ein Zuviel an Gemeinsamkeit jede Beziehung ersticken. Unbefriedigend für beide kann das Leben werden, wenn ein Partner so abhängig von der emotionalen Zuwendung und ständigen Nähe des anderen ist, daß ihm oder ihr keine Luft mehr zum Atmen bleibt. Streitigkeiten wegen der Schwiegereltern drehen sich meist um das Problem der Abhängigkeit; es geht darum, ob jeder der beiden Partner die notwendige emotionale Trennung von den Eltern vollzogen hat und sich wirklich voll in die Beziehung einbringt. Oft besteht ein Partner darauf, möglichst nahe bei den Eltern zu wohnen; er besucht sie häufig ohne jeden vernünftigen Grund, ergreift ihre Partei bei Meinungsverschiedenheiten mit seinem Partner und fragt sie bei allen für das Paar wichtigen Entscheidungen um Rat.

Die Fragen 22—25 untersuchen den Einfluß Ihrer Berufstätigkeit auf die Beziehung.

Unzufriedenheit entsteht hier oft, wenn die berufliche Tätigkeit eines der Partner immer mehr von der Zeit, die gemeinsam verbracht werden kann, beansprucht. Aber besonders ernste Meinungsverschiedenheiten tragen die Paare aus, die sich nicht darüber einig sind, ob auch die Frau das Recht hat, berufstätig zu sein, oder wieviel Zeit sie für ihre Arbeit aufwenden darf.

Die Fragen 26 und 27 behandeln Ihre Einstellung zur Elternschaft.

Die meisten Untersuchungen stellen fest, daß Kinder für das Glück eines Paares nicht unerläßlich sind, und daß das gemeinsame Leben eines kinderlosen Paares sogar noch erfüllter sein kann. Die meisten Diskussionen gibt es über Kindererziehung und Disziplin. Wenn Sie eine gemeinsame Linie in Ihren Auffassungen entwickeln oder wenigstens gegenüber den Kindern vertreten, dann schalten Sie eine Vielzahl von Konfliktmöglichkeiten aus.

Die Frage 28 betrifft die grundsätzliche Stabilität Ihrer Beziehung.

Nahezu jeder Mensch denkt manchmal daran, seinen Partner oder seine Partnerin zu verlassen, aber wenn Sie das sehr häufig überlegen, dann ist in Ihrer Beziehung ganz bestimmt etwas nicht in Ordnung. Warum Sie an Trennung denken, finden Sie ziemlich zuverlässig aus Ihren Antworten auf den Rest dieses Fragebogens heraus.

SIND SIE MIT IHREM SEXUALLEBEN ZUFRIEDEN?

Sex ist eine der stärksten Fesseln, die zwei Menschen zusammenhalten kann, und Sie können sie pflegen und festigen, indem Sie sicherstellen, daß für Sie beide Ihr Sexualleben so befriedigend wie irgend möglich ist. Der folgende Fragebogen behandelt einige der wichtigsten Elemente sexueller Befriedigung und gibt Ihnen Anhaltspunkte, um festzustellen, inwieweit Sie in diesem Bereich Ihrer Beziehung zufrieden sind. Sie können die Fragen allein beantworten oder auch, was bestimmt besser ist, gemeinsam mit Ihrem Partner (dann errechnen Sie allerdings die Ergebnisse Ihrer Antworten getrennt). Die Ergebnisse geben Aufschluß darüber, wie gut Sie sexuell zueinander passen, und weisen auf besondere Problembereiche hin.

KÖNNEN SIE SICH GEGENSEITIG SEXUELL ZUFRIEDENSTELLEN?

1 Haben Sie Sex:

So oft Sie wollen? 2

Nicht oft genug? 0

Zu oft nach Ihrem Geschmack? 0

2 Finden Sie Ihren Partner sexuell attraktiv?

Sehr 2

Einigermaßen 1

Nicht besonders 0

3 Wer animiert im allgemeinen zum Sex?

Der männliche Partner 2

Der weibliche Partner 1

Mal der eine, mal der andere 2

4 Ist die »Ablehnungsrate« (wenn ein Partner Sex vorschlägt):

Ungefähr gleich? 2

Sehr unterschiedlich? 0

5 Wie reagieren Sie, wenn Ihr Partner keine Lust auf Sex hat?

Sie fühlen sich abgewiesen, verletzt oder verärgert und merken sich das für die Zukunft 0

Sie sind gereizt oder enttäuscht, aber Sie werden damit ziemlich schnell fertig 1

Sie akzeptieren, daß er nicht in Stimmung ist, und kuscheln sich nur an ihn 2

6 Sie selbst haben keine Lust auf Sex. Wie reagiert Ihr Partner?

Wütend oder beleidigt 0

Vorübergehend enttäuscht oder verärgert 1

Er akzeptiert, daß Sie nicht in Stimmung sind, und kuschelt sich an Sie 2

7 Wie wünschen Sie sich Ihren Partner beim Sex?

Weniger prüde oder gehemmt 0

Weniger experimentierfreudig 0

So, wie er ist 2

8 Bekommen Sie beim Sex genug Zärtlichkeit?

Immer 2

Meist 1

Nie 0

9 Bekommen Sie, auch wenn es nicht um Sex geht, genug Zärtlichkeit?

Meist 1

Immer 2

Nie 0

10 Wie oft verlangt Ihr Partner von Ihnen, eine sexuelle Praktik auszuprobieren, die Sie nicht mögen?

Selten oder nie 2

Manchmal 1

Oft 0

11 Haben Sie vaginale Probleme (oder hat Ihr Partner Erektionsprobleme), die den Sex erschweren oder ganz unmöglich machen?

Selten oder nie 2

Manchmal 1

Oft 0

12 Ist Sex für Sie unbefriedigend, weil es Ihnen (oder Ihrem Partner) nicht gelingt, zum Orgasmus zu kommen?

Manchmal 1

Nie 0

Selten oder nie 2

13 Wie oft ist Sex für Sie unbefriedigend, weil Sie (oder Ihr Partner) zu schnell zum Orgasmus kommen?

Selten oder nie 2

Manchmal 1

Oft 0

14 Wie oft ist Sex für Sie unbefriedigend, weil Ihr Partner nur wenig Interesse zeigt?

Selten oder nie 2

Oft 0

Manchmal 1

15 Ist einer von Ihnen einmal fremdgegangen?

Im letzten Jahr 0

Seit Beginn der Partnerschaft 1

Nie 2

16 Ist Sex mit Ihrem Partner so abwechslungsreich, wie Sie es sich wünschen?

Ja 2

Nicht ganz so abwechslungsreich 1

Überhaupt nicht 0

17 Wie oft fangen Sie (oder Ihr Partner) kurz vor dem Zubettgehen einen Streit an?

Oft 0

Gelegentlich 1

Selten oder nie 2

18 Wie oft gehen Sie lange vor oder lange nach Ihrem Partner zu Bett?

Immer 0

Manchmal 1

Selten oder nie 2

19 Wie oft animieren Sie zum Sex, wenn Ihr Partner nur schwer darauf eingehen kann, weil er etwas Unaufschiebbares zu tun hat?

Oft 0

Manchmal 1

Selten oder nie 2

20 Wie oft erinnern Sie sich unmittelbar vor sexuellen Aktivitäten an frühere Unstimmigkeiten, so daß Sie auf Ihren Partner schlecht zu sprechen sind?

Oft 0

Selten oder nie 2

Manchmal 1

AUSWERTUNG

Hohe Punktzahl (26—40)

Ihre derzeitige Beziehung wird Ihren sexuellen Bedürfnissen vollauf gerecht. Wahrscheinlich kommen Sie mit Ihrem Partner auch in anderen Bereichen gut aus, denn sexuelle Zufriedenheit ist ein zuverlässiger Indikator für die Qualität einer Beziehung.

Mittlere Punktzahl (16—25)

Sie haben eine sexuelle Beziehung aufgebaut, die für beide Partner befriedigend ist. Wahrscheinlich geben Sie jedoch beide zu, daß hier noch manches verbesserungswürdig ist. Ziehen Sie dazu die folgende ausführliche Analyse der Fragen zu Rate, und beachten Sie vor allem die Fragen, die Ihnen niedrige Werte einbrachten.

Niedrige Punktzahl (0—15)

Sie sind mit der Qualität oder mit der Quantität Ihres Sexuallebens, oder mit beiden, unzufrieden. Die folgende ausführliche Fragenanalyse zeigt Ihnen die wichtigsten Ursachen für diese Unzufriedenheit. Sollten Sie bei den Fragen 17—20 und vor allem beim vorausgegangenen Fragebogen schlecht abgeschnitten haben, dann könnte Ihre sexuelle Unzufriedenheit auf Unstimmigkeiten in anderen Lebensbereichen hindeuten.

ANALYSE DER FRAGEN

Frage 1 erfaßt die Häufigkeit sexueller Aktivitäten.
Die meisten Paare verstehen unter gutem Sex häufigen Sex. Paare, die selten sexuell aktiv sind, sind öfter mit ihrer gesamten Beziehung unzufrieden als Paare, die häufig Geschlechtsverkehr haben. Es kann leicht geschehen, daß sich Ihr Sexualleben verschlechtert, ohne daß Sie oder Ihr Partner es sogleich bemerken. Sie können sich zum Beispiel angewöhnen, immer dann auf Sex zu verzichten, wenn einer von Ihnen müde ist oder angestrengt arbeiten muß, und es zeigt sich dann, daß es nicht leicht ist, diese Gewohnheit aufzugeben und ein neues Verhaltensmuster zu entwickeln, zu dem sexuelle Wünsche und genug Zeit für Sex gehören. Wenn nur einer von Ihnen bei dieser Frage eine niedrige Punktzahl erreicht hat, dann könnten Unterschiede im sexuellen Verlangen die Ursache sein (siehe UNTERSCHIEDLICH STARKER GESCHLECHTSTRIEB, S. 122). Vielleicht haben Sie aber auch nur aufgehört, dem Sex die Vorrangstellung in Ihrem Leben einzuräumen, die ihm zukommt.

Frage 2 befaßt sich mit sexueller Anziehungskraft.
Dafür gibt es keine allgemeingültige Erklärung, aber auch nichts, das sie ersetzen kann. Wenn Sie einen Partner haben, den Sie attraktiv finden, ist eine der wichtigsten Voraussetzungen für ein befriedigendes Sexualleben erfüllt. Fehlt diese »sexuelle Chemie«, dann kann sie von Ihnen nicht erzeugt werden. Aber wenn das gewisse Etwas da ist, können Sie es hegen und pflegen, indem Sie Ihre gegenseitige Liebe nicht als etwas Selbstverständliches ansehen und indem Sie nie aufhören, alle Kräfte dafür einzusetzen, daß Sie für Ihren Partner so attraktiv wie möglich bleiben.

Die Fragen 3—6 behandeln die gemeinsame sexuelle Bereitschaft.
Nach der Tradition schlägt der Mann sexuelle Aktivitäten vor, und die Frau ist entweder einverstanden oder zurückweisend. Also bestimmt üblicherweise der Mann, wie oft das Paar sexuell aktiv ist. Am glücklichsten und sexuell aktivsten sind aber die Paare, bei denen beide Partner sich gleichermaßen berechtigt fühlen, sexuelle Aktivitäten vorzuschlagen oder abzulehnen und dies auch gleich häufig tun. Wenn Sie sich so die Kontrolle Ihres Sexuallebens teilen, dann dürften weniger Gefühle der Mißstimmung oder Zurücksetzung aufkommen, wenn Sie Sex möchten, Ihr Partner aber nicht, oder Schuldgefühle, wenn ihm nach Sex zumute ist, Ihnen aber nicht. Zuneigung und nicht Pflicht bestimmt dann, wie oft Sie sich lieben.

Fragen 7—10, 14 und 16 betreffen Ihre sexuelle Harmonie.
Wie in den meisten anderen Bereichen Ihres gemeinsamen Lebens gilt auch hier, je ähnlicher Ihre sexuellen Vorlieben und Abneigungen sind, desto weniger Spannungen und Reibungen gibt es zwischen Ihnen und Ihrem Partner. Wenn Sie oder Ihr Partner hier nur ein niedrigeres Ergebnis erreichen, sollten Sie nachsehen unter BEREICHERUNG DES SEXUALLEBENS, S. 54, und DIE GEFÜHLSWELT DES MANNES, S. 124.

Fragen 11—13 sprechen besondere Sexualprobleme an.
Einzelne Sexualprobleme können unweigerlich die Gesamtqualität einer sexuellen Beziehung beeinflussen. Wenn das Problem bei Ihnen liegt, schlagen Sie nach in den Kapiteln SCHMERZEN BEIM GESCHLECHTSVERKEHR, S. 44, ÜBERWINDUNG DER PENETRATIONSANGST, S. 98, und DER WEG ZUM ORGASMUS, S. 102. Liegen die Schwierigkeiten bei Ihrem Partner, lesen Sie DIE GEFÜHLSWELT DES MANNES, S. 124.

Frage 15 beschäftigt sich mit Untreue.
Untreue ist sehr viel eher ein Symptom als eine Ursache der Unzufriedenheit mit Ihrer Partnerschaft. Im Kapitel UNTREUE, S. 132, werden Wege aufgezeigt, wie Sie die schädlichen Auswirkungen auf Ihre Beziehung, die aus einer solchen Situation unweigerlich entstehen, so gering wie möglich halten können.

Fragen 17—20 behandeln »sexuelle Sabotage«.
Niedrige Ergebnisse in diesen Bereichen legen den Schluß nahe, daß Sex für Sie eine Waffe im Kampf einer gegen den anderen geworden ist, statt eine Quelle gemeinsamen Vergnügens. Vielleicht verweigern Sie sich, um einen Streit fortzusetzen und sich für frühere Niederlagen zu rächen. Oder Sie impfen Ihrem Partner Gefühle der Unzulänglichkeit und der Schuld ein, indem Sie ausgerechnet immer dann sexuelle Aktivitäten vorschlagen, wenn Sie ganz genau wissen, daß Ihr Partner jetzt auf keinen Fall dazu bereit sein kann.

Wenn Sie Ihr Sexualleben mit derartigen Sabotagegedanken auf ein Minimum reduziert haben, dann können Sie sicher sein, daß in Ihrer Beziehung sehr viel mehr nicht in Ordnung ist als nur der Sex. Vielleicht entdecken Sie die Ursachen dafür in Ihren Antworten zu dem Fragebogen, der untersuchte, wie gut Sie und Ihr Partner zueinander passen.

WAS STIMMT NICHT IN IHRER BEZIEHUNG?

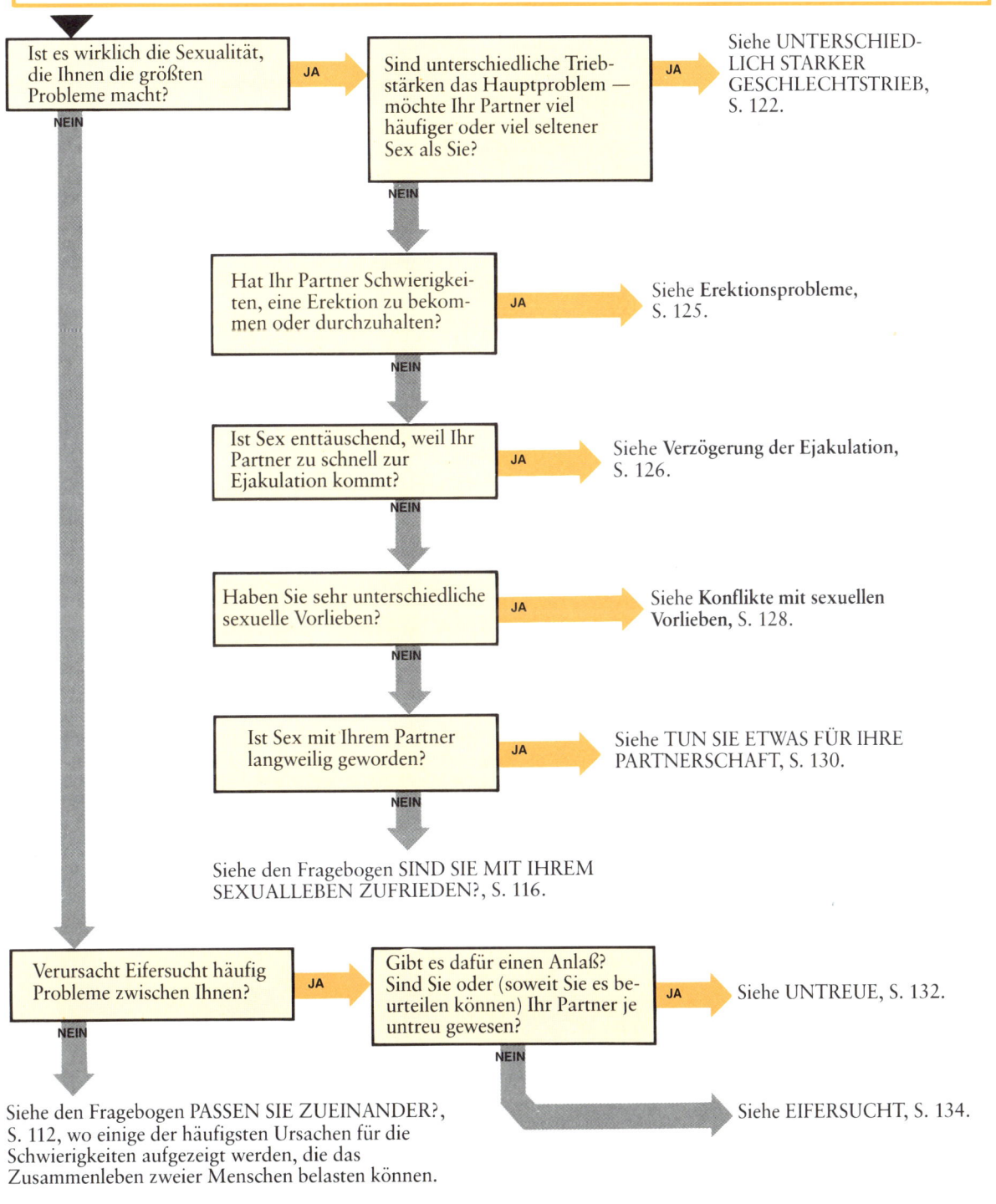

Ist es wirklich die Sexualität, die Ihnen die größten Probleme macht?

JA → Sind unterschiedliche Triebstärken das Hauptproblem — möchte Ihr Partner viel häufiger oder viel seltener Sex als Sie?

JA → Siehe UNTERSCHIEDLICH STARKER GESCHLECHTSTRIEB, S. 122.

NEIN ↓

Hat Ihr Partner Schwierigkeiten, eine Erektion zu bekommen oder durchzuhalten?

JA → Siehe **Erektionsprobleme**, S. 125.

NEIN ↓

Ist Sex enttäuschend, weil Ihr Partner zu schnell zur Ejakulation kommt?

JA → Siehe **Verzögerung der Ejakulation**, S. 126.

NEIN ↓

Haben Sie sehr unterschiedliche sexuelle Vorlieben?

JA → Siehe **Konflikte mit sexuellen Vorlieben**, S. 128.

NEIN ↓

Ist Sex mit Ihrem Partner langweilig geworden?

JA → Siehe TUN SIE ETWAS FÜR IHRE PARTNERSCHAFT, S. 130.

NEIN ↓

Siehe den Fragebogen SIND SIE MIT IHREM SEXUALLEBEN ZUFRIEDEN?, S. 116.

Verursacht Eifersucht häufig Probleme zwischen Ihnen?

JA → Gibt es dafür einen Anlaß? Sind Sie oder (soweit Sie es beurteilen können) Ihr Partner je untreu gewesen?

JA → Siehe UNTREUE, S. 132.

NEIN → Siehe EIFERSUCHT, S. 134.

NEIN ↓

Siehe den Fragebogen PASSEN SIE ZUEINANDER?, S. 112, wo einige der häufigsten Ursachen für die Schwierigkeiten aufgezeigt werden, die das Zusammenleben zweier Menschen belasten können.

WIE MAN SICH DEM PARTNER MITTEILT

Fast jeder findet es ganz interessant, wenn ganz allgemein über Sex diskutiert wird, aber nur wenigen Menschen fällt es leicht, Ihre persönlichen Empfindungen und sexuellen Vorlieben zu offenbaren. Intime Gedanken und Gefühle auszutauschen — und sei es mit dem vertrauten Partner —, heißt für viele Männer und Frauen, sich eine Blöße zu geben. Ganz abgesehen von den eigenen Hemmungen im offenen Gespräch haben Sie vielleicht Befürchtungen, wie wohl Ihr Partner reagieren wird, wenn Sie über Ihr gemeinsames Sexualleben sprechen und es womöglich kritisieren. Werden seine Gefühle verletzt oder, noch schlimmer, macht es ihn so wütend, daß er die verletzende Kritik an Sie zurückgibt oder daß er Sie vollkommen ablehnt?

Über Sex reden

Frauen sind trotz alledem im allgemeinen eher bereit und mehr daran gewöhnt, über ihre Gefühle zu sprechen als Männer. Für Frauen ist es auch sehr wichtig, ihre Beziehungen so zu gestalten, daß sie sowohl emotionale wie auch körperliche Nähe garantieren. Und so muß denn, wenn es um Sexuelles geht, die Initiative von Ihnen ausgehen, und Sie müssen die meiste Verantwortung übernehmen, damit etwas verbessert wird. Erwarten Sie nicht, daß Ihr Partner Ihre Gedanken lesen kann. Es ist ein Irrtum zu glauben, daß jemand, der Sie liebt, auch intuitiv weiß, was Sie wollen. Es bleibt Ihnen nichts anderes übrig als im Klartext zu reden, wenn Sie Ihre gegenseitigen Bedürfnisse kennenlernen wollen.

Oft fällt es leichter, vertrauensvoll über sexuelle Angelegenheiten mit einem neuen Partner zu sprechen, denn schließlich geht es den beiden dabei um genau das, was Sie auf dem Herzen haben. Ergreifen Sie also den Vorteil, den jede neue Beziehung bietet, und führen Sie als eine feste Gewohnheit offene Gespräche ein, die Sie beibehalten, wenn sich Ihre Beziehung vertieft. Am Anfang einer Partnerschaft wissen Sie noch wenig voneinander, und es gibt Gelegenheiten, das Thema wieder anzuschneiden. Sie brauchen nur so etwas zu sagen wie: »Rede mit mir, wenn es etwas Besonderes gibt, das du dir von mir wünschst«, oder »Ich bin gern manchmal oben — ist dir das recht?«

Der richtige Augenblick

Den meisten Menschen fällt es am leichtesten, über Sex zu reden, wenn sie sich gerade lieben. Es ist dann selbstverständlich, daß man sagt: »Das tut gut; ich mag es, wenn du das tust.« Anderen Menschen ist es jedoch lieber, wenn sie das Thema ihrer sexuellen Vorlieben bei anderen Gelegenheiten ansprechen können; das kann vor allem in einer langjährigen Beziehung so sein, wenn Sie und Ihr Partner nicht daran gewöhnt sind, sich über Sex zu unterhalten.

Wenn Sie als neues Kommunikationsmuster Gespräche über Sex einführen wollen, dann brauchen Sie viel Takt und Geduld. Es hat sich bewährt, wenn der Gesprächsgegenstand zuerst auf neutralem Boden angesprochen wird — bei einem Drink oder einem guten Essen, wenn Sie beide gut gelaunt und entspannt sind. Fallen Sie nicht gleich mit der Tür ins Haus — suchen Sie sich einen Aufhänger: etwas, das Sie gelesen haben, eine Fernsehsendung, berichten Sie das Erlebnis einer Freundin oder einen Traum (zur Not einen, den Sie sich ausgedacht haben).

Erinnerung an angenehme Erlebnisse

Meist ist es einfacher, über Vergangenes zu reden als über Gegenwärtiges. Wenn Sie gern eine bestimmte sexuelle Praktik, die Sie einmal sehr befriedigend fanden, wiederholen würden, dann erinnern Sie daran, wie angenehm diese Erfahrung war, und dann regen Sie an, daß Sie beide eine Wiederholung versuchen. Sie können vorher einstudieren, was Sie sagen wollen. Wenn Sie sich die Worte zurechtlegen und sie laut aufsagen, steigt Ihr Selbstvertrauen, und Sie können dann bei Ihrem Partner leicht auf Ihr Thema zu sprechen kommen.

Ermutigen Sie Ihren Partner

Geben Sie Rückhalt und machen Sie Mut, wann immer Sie können. Solange Sie sich Ihrer Partnerschaft nicht ganz sicher sind, sollten Sie betonen, was Sie gern möchten, statt sich darüber zu beklagen, was Ihnen nicht gefällt. Sagen Sie also: »Ich mag es, wenn du mich hier streichelst«, und nicht: »Warum bist du nur immer so grob?« Denken Sie daran, daß direkte Kritik fast immer destruktiv wirkt, vor allem in spannungsgeladenen Augenblicken — zum Beispiel wenn Ihr Partner gerade in höchstem Maße sexuell erregt ist. Es ist besser, wenn Sie Ihrem Partner Ihre Gefühle beschreiben und erklären können, statt an seinem sexuellen Verhalten herumzunörgeln.

Schildern Sie ihm Ihre Empfindungen so genau und ehrlich, wie Sie nur irgend können. Es ist wichtig, daß Sie sich Ihre tatsächlichen Gefühle eingestehen und sie dann Ihrem Partner möglichst genau mitteilen. Wenn Sie sagen: »Ich will keinen oralen Sex — ich bin doch kein Tier!«, aber tatsächlich meinen und hier auch eine Klarheit wünschen: »Ich habe Angst, oralen Sex auszuprobieren, weil du vielleicht findest, daß ich schlecht rieche«, dann machen Sie es sich zu leicht. Wenn Sie nicht wirklich ganz ehrlich sind, kann es keine Basis für eine Diskussion geben.

Finden Sie heraus, wie Ihr Partner denkt und fühlt, indem Sie sehr genaue Fragen stellen. Sagen Sie nicht einfach: »War das gut?«, sondern: »Magst du es, wenn ich deinen Penis streichle? Ist es besser, wenn ich stärker drücke?« Versuchen Sie nicht, die Vorlieben und Abneigungen Ihres Partners zu erraten und sich so zu verhalten, wie Sie glauben, daß er es gern hätte — es ist wahrscheinlich, daß Sie sich irren. Und wenn Sie beide dieses Ratespiel betreiben, bekommt keiner von Ihnen, was er möchte. Also seien Sie offen und ermutigen Sie Ihren Partner, ebenso offen zu sein. Er hat wahrscheinlich ebenso viele Schwierigkeiten wie Sie (wenn nicht noch mehr), seine Gefühle, die er mit Sex verbindet, auszudrücken, also kommen Sie ihm entgegen, so gut Sie können.

Achten Sie auf die nichtverbalen Hinweise, die Ihr Partner Ihnen gibt, indem er etwas mit Ihnen macht. Oft können Sie davon ausgehen, daß er das, was er für Sie tut, auch gern hätte. Beispielsweise, wenn er ausgiebig von sich aus Ihren Rücken küßt oder Ihren Analbereich streichelt, bedeutet das, er würde gern ebenso liebkost werden. Für viele Menschen sind solche Hinweise die einfachste Methode, ihrem Partner ihre sexuellen Wünsche mitzuteilen. Aber das funktioniert natürlich nur bis zu einem gewissen Grade. Es kann zu Mißverständnissen kommen, und auf jeden Fall muß man einen Partner voraussetzen, der feinfühlig genug ist, um die Andeutungen zu verstehen.

Denken Sie aber vor allem an folgendes: Völlige Selbstentblößung auf einen Schlag kann Ihren Partner vor den Kopf stoßen. Stellen Sie nie eine Frage, die Sie selbst nicht bereit wären, zu beantworten oder bei der Sie sicher sind, daß Ihr Partner sie jetzt nicht beantworten will.

Nein sagen

Eines der schwierigsten Kommunikationsprobleme vieler Frauen besteht darin, daß sie nach einem Weg suchen, wie sie ihrem Partner sagen können, daß ihnen gerade nicht nach Sex zumute ist, ohne daß er sich abgelehnt fühlt. Sie wissen unzweifelhaft aus eigener Erfahrung, wie verletzt und zurückgesetzt man sich fühlt, wenn man sich eine sexuelle Abfuhr holt. Man muß lernen, wie man das Angebot, aber nicht den Menschen ablehnt.

Viele Paare, denen Offenheit und Direktheit schwerfällt, machen eine Art Code aus, um sich gegenseitig ihre sexuelle Bereitschaft zu signalisieren. Sie können zum Beispiel eine Skala von 0—10 einführen. Wenn Sie dann sagen: »Tut mir leid, aber ich bin heute abend auf dem Nullpunkt«, dann weiß Ihr Gegenüber, daß absolut nichts zu machen ist. Eine 3 oder 4 hingegen kann bedeuten: »Das könnte heute schon was werden, wenn du wirklich scharf drauf bist.« Sie können auch einen Code wählen, der auf Appetit-Rängen beruht, etwa von »Ich hab' einen Bärenhunger« bis zu »Mir reicht heute eine Tasse schwarzer Kaffee«. Ein solches Codesystem beugt spannungsgeladenen Situationen vor, die aus Mißverständnissen entstehen, und es macht deutlich, daß lediglich von einer vorübergehenden Stimmung die Rede ist. Besonders der Zahlencode läßt auch Raum für Verhandlungen. Wenn einer von Ihnen beispielsweise auf 8 ist und der andere sein gerade aufflammendes Interesse mit einer 3 anzeigt, dann reizt es den Partner mit dem niedrigeren Rang vielleicht um des begeisterten Partners willen, eine besondere Anstrengung zu unternehmen. So lange Sie sich einig sind, was die Codewörter bedeuten

sollen, gibt Ihnen auch das zweite Codesystem solche Verhandlungsmöglichkeiten.

Umgang mit Ärger

Fast alle Menschen finden, daß Verstimmungen und Sex unvereinbar sind. In jeder Partnerschaft, besonders in einer langdauernden, sollten Streitigkeiten und verletzte Gefühle immer dann angesprochen werden, wenn sie aufkommen, nicht erst, wenn sie sich verfestigt haben. Unterdrückte Feindseligkeit schafft sexuelle Probleme und erschwert ihre Lösung.

Für alle Paare, besonders für solche mit sexuellen Problemen, ist es sehr wichtig, daß sie versuchen, Verstimmungen zu überwinden, daß sie fähig sind, mit ihnen vernünftig umzugehen. Gelegentliche Unstimmigkeiten gibt es in jeder Partnerschaft, aber sie lassen sich bereinigen, ohne bleibende Bitterkeit zurückzulassen, wenn die Partner ohne Umschweife über den wahren Grund ihres Konflikts miteinander reden können. Nachstehend einige Tips zur Bewältigung einer solchen Situation:

☐ Sagen Sie Ihrem Partner ganz deutlich, was Sie verärgert hat, und zwar gleich, nicht erst nach Tagen oder Wochen.

☐ Gehen Sie das Problem an, indem Sie Ihre eigenen Gefühle einbringen, statt das Verhalten Ihres Partners zu kritisieren. Sagen Sie: »Eigentlich will ich es gar nicht, aber es ärgert mich, daß …«, und nicht: »Du bist so egoistisch, daß du niemals …«

☐ Bleiben Sie bei der Sache und suchen Sie eine Lösung. Benutzen Sie die augenblickliche Auseinandersetzung niemals dazu, sich frühere Verstimmungen von der Seele zu schaffen.

☐ Üben Sie Selbstkontrolle, auch wenn es schwerfällt. Argumente sollten niemand schaden oder gar zerstören. Wenn Sie so geladen sind, daß Sie Ihren Partner beleidigen oder gar schlagen wollen, dann warten Sie, bis der schlimmste Zorn verraucht ist, ehe Sie sich an den strittigen Sachverhalt heranmachen.

☐ Führen Sie keine verletzenden Angriffe gegen körperliche oder intellektuelle Unterlegenheiten Ihres Partners, denn das wird nicht leicht vergessen und vergeben.

☐ Wenn Sie merken, daß eine Meinungsverschiedenheit in einen Vernichtungskampf auszuarten droht, geben Sie auf und schlagen Sie vor, daß Sie zu einem späteren Zeitpunkt eine Lösung versuchen, wenn Sie beide sich etwas beruhigt haben.

☐ Vertragen Sie sich vor der Schlafenszeit oder wenn Sie zu Bett gehen. Aber es wird Sie vermutlich nicht unbedingt begeistern, wenn Ihr Partner nach einem Streit versucht, Sex als Versöhnungsmittel einzusetzen.

UNTERSCHIEDLICH STARKER GESCHLECHTSTRIEB

Eine der häufigsten und frustrierendsten Schwierigkeiten in einer Partnerbeziehung entsteht dadurch, daß einer der Partner sehr viel mehr Sex haben möchte als der andere. In diesen Fällen wird demjenigen, der weniger an Sex interessiert ist, leicht der Vorwurf gemacht, er sei »unnormal«.

Alle Menschen haben unterschiedlich starke Sexualbedürfnisse, und weil sie so verschieden sind, ist es wenig sinnvoll, sich selbst oder jemand anderen an irgendeiner fiktiven Norm zu messen oder ein bestimmtes Niveau sexueller Aktivität als »normal« anzusehen. Ob Ihr Sexualtrieb stark, mittelmäßig oder schwach ausgeprägt ist — alles ist normal. Entscheidend ist allein, ob Sie Ihre Sexualbedürfnisse einander angleichen können, mögen sie noch so begrenzt oder riesig sein. Ganz bestimmt sind Sie nicht »untersexualisiert«, wenn Sie viel weniger Sex brauchen als Ihr Partner, oder »übersexualisiert«, wenn Sie viel häufiger nach Sex verlangen.

Gelegentliche Schwankungen

Auch wenn Sie sexuell zueinander passen, gibt es immer einmal Zeiten, in denen Ihre Sexualtriebe nicht übereinstimmen. Wie jedes andere Verlangen ist auch Ihr Bedürfnis nach Sex zeitweiligen Schwankungen unterlegen, und das hängt immer wieder von verschiedenen Faktoren ab. Am wichtigsten ist die Einstellung zu Ihrem Partner. Ihr Sexualtrieb ist sicher am stärksten, wenn Sie frisch verliebt sind oder am Anfang einer neuen Partnerschaft stehen. Wenn Sie sich von Ihrem Partner aber nicht mehr angezogen fühlen oder wenn Ihre Partnerschaft von Mißstimmungen und Ärger zersetzt wird, dann können Sie damit rechnen, daß Ihr Sexualtrieb abnimmt oder nicht einmal mehr existiert.

Auch Ihr psychologisches und körperliches Befinden hat spürbaren Einfluß auf Ihren Sexualtrieb. Im Urlaub, wenn Sie ausgeruht sind, haben Sie wahrscheinlich häufiger Lust auf Sex, aber wenn Sie müde, niedergeschlagen oder krank sind, haben Sie nur wenig Verlangen danach. Vielleicht haben Sie auch schon bemerkt, daß Ihr Sexualtrieb im Laufe des Monatszyklus leichten Schwankungen unterliegt. Diese Unterschiede sind von Frau zu Frau ganz verschieden — es gibt kein einheitliches Muster. Schließlich bemerken Sie, daß Ihre sexuellen Bedürfnisse mit zunehmender sexueller Erfahrung und Selbstsicherheit ansteigen, wahrscheinlich um die 40 ihren Höhepunkt erreichen und dann anfangen, allmählich nachzulassen, wenn Sie in das mittlere Lebensalter eintreten.

Vorschläge zur Überbrückung

Nahezu jedes Paar kommt ohne länger andauernde Enttäuschungen gut damit zurecht, daß das sexuelle Verlangen manchmal stärker, manchmal schwächer ist. So ist das nun einmal in einer Partnerschaft. Wenn aber wirklich große Unterschiede zwischen Ihnen und Ihrem Partner bestehen, dann müssen Sie eine Langzeit-Strategie ausarbeiten, die verhindert, daß der »triebstarke« Partner ständig unbefriedigt, zurückgesetzt und frustriert ist, und der »triebschwache« Partner unter ständigem Druck steht, öfter Sex haben zu müssen, als er oder sie eigentlich braucht. Die folgenden Hinweise sollen Ihnen helfen, die Kluft zumindest zeitweise zu überbrücken.

☐ Denken Sie daran, daß Sex nicht immer Geschlechtsverkehr bedeuten muß. Masturbieren ist ein Ausweg, wenn ein Partner Sex haben möchte und der andere nicht. Auch wenn Sie selbst sexuell nicht interessiert oder überhaupt nicht sexuell erregt sind, können Sie Ihren Partner manuell oder oral zum Orgasmus bringen (siehe STIMULIERUNGSTECHNIKEN, S. 57). Oder es gibt die Möglichkeit, daß ein Partner sich selbst zum Orgasmus bringt und dabei die körperliche Nähe des anderen genießt, der ihn fest umarmt hält.

☐ Wenn Ihr Partner vorschlägt, Sex zu machen, Sie aber überhaupt keine Lust haben, dann dürfen Sie nicht glauben, Sie seien auf keinen Fall erregbar. Ähnlich wie der Appetit beim Essen kommt, entdecken Sie vielleicht, daß Sie nichts als etwas Anregung brauchen, und schon ist Ihr Verlangen geweckt.

☐ Versuchen Sie, etwas genauer zu ergründen, inwieweit das Auf und Ab Ihrer sexuellen Empfindungen mit Ihrem Monatszyklus zusammenhängt. Es gibt gewiß einige Tage, an denen Sie mehr Bereitschaft für Sex verspüren als an anderen. Wann immer Ihnen nach Sex zumute ist, ergreifen Sie die Gelegenheit, und tun Sie den ersten Schritt. Haben Sie keine Angst, daß Ihr Partner dadurch nur ermutigt wird, von Ihnen noch mehr zu fordern. Ganz im Gegenteil, die Tatsache, daß Sie mehr Interesse zeigen, bringt ihn dazu, daß er auf Sie keinen Druck ausüben muß.

☐ Gehen Sie die Vorschläge im Kapitel ABBAU VON HEMMUNGEN, S. 76, durch. Falls Ihr Sexualtrieb immer schon schwach ausgeprägt war, dann lag das vielleicht daran, daß irgend etwas — eine strenge Erziehung oder eine traumatische sexuelle Erfahrung in Kindheit oder Jugend — derartige Hemmungen bei Ihnen verursacht hat, daß Sie der Sexualität immer auszuweichen versuchten. Die Ratschläge in diesem Kapitel können Ihnen helfen, Ihre eigene Sexualität zu akzeptieren, mit dem Ergebnis, daß sich das Verlangen nach Ihrem Partner verstärkt.

☐ Wenn Sie der »triebschwache« Partner sind, dann versuchen Sie, während Sie sich allein selbstbefriedigen, an Ihren Partner zu denken, so daß Sie ihn allmählich mit Ihren Gefühlen der sexuellen Erregung assoziieren. Beginnen Sie mit Ihrer Lieblingsphantasie, und gestalten

Sie diese allmählich so um, daß Ihr Partner darin mit Ihrer steigenden Erregung immer deutlicher vorkommt. Versuchen Sie dann, ob er nicht Ihr Hauptstimulus werden kann.

☐ Entziehen Sie Ihrem Partner Ihre Zuneigung auch dann nicht, wenn Ihr mangelndes sexuelles Interesse zum Gegenstand von Auseinandersetzungen geworden ist. Sie sind vielleicht versucht, Körperkontakte zu vermeiden, aus Furcht, Ihr Partner könnte eine zärtliche Geste als sexuelle Aufforderung mißverstehen. Aber wenn Sie Ihrem Partner gegenüber derart zurückhaltend sind, fühlt er sich emotional genauso abgelehnt wie körperlich.

☐ Stimulieren Sie sich psychisch mit erotischen Büchern, Magazinen oder Filmen.

☐ Versuchen Sie, eine möglichst positive Einstellung zu Ihrem Partner aufrechtzuerhalten. Das ist gerade dann zu empfehlen, wenn er Sie eigentlich sexuell nicht mehr besonders reizt. Als Sie noch verliebt waren, also im Anfangsstadium der sexuellen Anziehung, funktionierte ein automatisches selektives Wahrnehmungssystem, so daß Sie zwar die beginnende Glatze, die abstehenden Ohren oder das Übergewicht Ihres Partners durchaus wahrnahmen, aber diese Unzulänglichkeiten wurden in Ihrem Geist zugunsten seiner positiveren Charakteristika weggefiltert. Es ist so, als würden Sie nur seine attraktivsten Eigenschaften sehen, weil Sie sich entschieden haben, sich zu diesem Mann hingezogen zu fühlen. Sie können diesen Vorgang bewußt ingangsetzen, wenn Sie sich absichtlich auf die positiven Eigenschaften konzentrieren.

☐ Bereiten Sie sich gegenseitig körperliches Vergnügen, auch wenn Sie keinen Geschlechtsverkehr wollen. Wiederholen Sie die Übungen des Abschnitts **Streichelspie**le, S. 91. Machen Sie sie regelmäßig. Sie helfen Ihnen, sich Ihre körperliche und emotionale Intimität zu bewahren, und dann kann sich auch das sexuelle Verlangen gut entwickeln.

Mitmachen oder nicht

Einer der grundlegenden Unterschiede zwischen Männern und Frauen ist der, daß eine Frau Geschlechtsverkehr haben kann, auch wenn sie für Sex nichts übrig hat und sexuell nicht erregt ist, daß ein Mann das aber nicht kann. Diese Tatsache ist Schuld daran, daß der Mann, der Sex möchte, unfairen Druck auf eine unwillige Partnerin auszuüben vermag. Ein — zumindest unter Männern — weit verbreitetes Gerücht besagt, daß ein Mann, der sexuell erregt ist, zum Orgasmus kommen muß, oder er bekommt Schmerzen. Aber dieser Mythos, mit dem schon so mancher junge Mann so manches junge Mädchen eingeschüchtert hat, entbehrt jeder Grundlage. Es ist für einen Mann nicht unangenehmer, nicht zum Orgasmus zu kommen, wenn er erregt ist, als für eine Frau. Beide spüren manchmal einen leichten Schmerz in der Leistengegend, der beim Geschlechtsverkehr durch den Orgasmus gelöst wird, aber er vergeht genauso gut durch Masturbieren, und er verschwindet auch einfach von selbst.

Ohne Zweifel gibt es Zeiten, in denen Liebe, Zärtlichkeit, Sorge um den Partner oder auch Ihr eigenes Bedürfnis nach körperlichem Wohlgefühl und nach Nähe ausreichende Gründe dafür sind, ja zum Sex zu sagen, auch wenn ein sexuelles Verlangen nach Ihrem Partner nicht vorhanden ist. Wenn Sie sich jedoch oft gegen Ihren Willen zum Sex überreden lassen, weil Sie Angst haben, dem Partner etwas abzuschlagen, oder weil Sie sonst Schuldgefühle bekommen, dann kann es geschehen, daß Ihnen die Liebe immer weniger Freude macht und womöglich sogar widerwärtig wird.

DIE GEFÜHLSWELT DES MANNES

Um Ihren Partner richtig verstehen zu können, müssen Sie wissen, was ein Mann sexuell empfindet und wie er sexuell reagiert, und Sie müssen die Fähigkeit entwickeln, sexuelle Probleme (sowohl seine wie Ihre) auch von seinem Standpunkt aus zu beurteilen. Weil die Sexualität ein so persönlicher und intimer Lebensbereich ist, neigen wir dazu, die Ansichten unseres Partners sehr persönlich zu nehmen. Eine Frau, deren Partner attraktiven Frauen hinterherschaut oder Pornohefte mag, fühlt sich durch dieses Verhalten vielleicht verletzt, und dann vermutet sie, daß jedes Problem, das er hat, nur entstanden ist, weil er sie nicht begehrt, oder daß sie irgendwie an seinen Fehlern Schuld hat.

Die sexuellen Bedürfnisse eines Mannes

Ein derart geringes Einfühlungsvermögen zwischen den Geschlechtern ist oft die Folge der sehr unterschiedlichen Einstellungen zum Sex von Männern und Frauen. Die meisten Männer glauben, daß Erektion und Orgasmus zur vollen sexuellen Befriedigung unbedingt nötig sind, während Frauen die Gefühle der Intimität und Zärtlichkeit genauso hoch bewerten wie den Geschlechtsakt selbst. Daher kann ein Mann sehr leicht (und so ist es üblich) seine sexuellen Ziele erreichen, ohne den Bedürfnissen seiner Partnerin auch nur annähernd gerecht zu werden. Fast jedes Sex-Buch (auch das vorliegende) betont, wie lustvoll es ist, wenn der Geschlechtsverkehr sich langsam entwickelt, und wie wichtig das Vorspiel ist, damit die Frau genug erregt ist, um völlige, auch emotional erfüllte, Befriedigung zu finden. Aber den Männern geht es gar nicht immer um ein solches Erlebnis. Manchmal wollen sie einfach ohne großen Austausch von Zärtlichkeiten auf dem schnellsten Weg den direkten Geschlechtsverkehr. Vielleicht ergeht es Ihnen manchmal ganz ähnlich, wenn Sie sexuell so erregt sind, daß Sie es nicht mehr aushalten und gleich zur Sache kommen wollen. Werten Sie das nicht als ein rein körperliches Erlebnis ab, denken Sie nicht, es sei minderwertig im Vergleich zu einer langen und abwechslungsreichen Begegnung. Es geht einfach um ein anderes Bedürfnis — gewöhnlich, zugegebenermaßen, um ein männliches Bedürfnis — aber gelegentlich kann es doch auch Ihr eigenes sein.

Diese unterschiedliche Einstellung erklärt auch, warum Frauen mehr Wert auf Monogamie legen als Männer. Die meisten Männer wünschen sich zwar ebenso wie die Frauen enge und dauerhafte Bindungen, aber sie scheinen besonders dazu befähigt zu sein, emotionale von rein körperlichen Bedürfnissen zu trennen. Wenn Sie, wie die meisten Frauen, aus einer zufälligen Liebesaffäre eine echte Partnerschaft machen wollen, sehen Sie wahrscheinlich in jeder Begegnung, in der es eigentlich nur um Sexuelles geht, das Versprechen, auch Emotionales sei im Spiel. Darum sehen Sie in einer Affä-

re, die Ihr Partner als rein sexuell bezeichnet und die er vielleicht für zufällig und zu nichts verpflichtend hält, eine ernsthafte Bedrohung Ihrer Partnerschaft.

Die Initiative ergreifen

Wie wünschen sich Männer Frauen im Bett? Zuerst und vor allem wollen sie, daß Frauen Spaß daran haben — und sie sollen das auch zeigen. Besonders schätzen Männer an einer Partnerin, wenn sie sich lustvoll beteiligt, und darum haben es viele Männer gern, wenn die Frau manchmal die Führung übernimmt, denn dann zeigt sie deutlich, welche Bedeutung sie dem Sex beimißt. Die meisten Männer sehen sich zwar immer noch die meiste Zeit als den dominierenden Partner, doch nur wenige haben etwas dagegen, wenn sexuelle Initiative auch einmal von der Frau ausgeht. Sie brauchen keine Draufgängerin zu sein und Ihre aktive Beteiligung auch nicht aggressiv durchzusetzen — solche Qualitäten werden, wenn sie bei Frauen vorkommen, von Männern immer noch negativ besetzt. Aber ein Mann fühlt sich geschmeichelt, wenn er begehrt wird, und er findet es wunderbar bequem, wenn er eine Partnerin hat, die in der Lage ist, initiativ zu werden, vielleicht überhaupt die Führung zu übernehmen, und die ihn auch einmal verführt.

Männliche Sexualängste

Weil das Bild vom Jäger und dem gejagten Wild für das Verständnis der Sexualität immer noch bedeutsam ist, kann sich eine Frau wohl kaum vorstellen, wie leicht ein Mann sexuell zu verletzen ist. Seine Befürchtungen und Ängste wirken sich oft viel lähmender aus als die, von denen eine Frau besetzt ist. Wie unsicher oder unerfahren eine Frau auf sexuellem Gebiet auch immer sein mag, sie kann gewöhnlich ihre Ängste gut verbergen, allerdings heißt das für sie, daß sie völlig passiv wird. Das hemmt zwar ihr Vergnügen, schließt jedoch selten jegliche sexuelle Aktivität aus. Ein Mann steht immer unter dem Zwang, eine Erektion zu erreichen und durchzuhalten, als Beweis für seine starken Gefühle und seine Mannhaftigkeit. Schafft er das nicht, dann sieht er sich selbst — auf sexuellem Gebiet — als Nichtsnutz.

Was ein Mann vor allem anderen braucht, ist die Versicherung, daß seine Erektion, so nützlich sie auch sein mag, nicht der einzige Beweis seiner Männlichkeit ist und daß er auch ohne sie ein begehrenswerter Partner ist. So tief sitzt in vielen Männern die Vorstellung, daß Sex ohne Erektion sinnlos sei, daß ein Mann, der hier versagt, sich völlig zurückzieht, verstimmt, sogar verzweifelt ist und schließlich Zuflucht sucht in einem Buch oder im Schlaf. Nur seine Partnerin kann ihm dann noch die Augen öffnen, damit er sieht, wie viele andere Möglichkeiten einem Paar bleiben, das sexuelle Lust genießen will.

Viele Männer brauchen Aufklärung und beruhigenden Zuspruch in einer Angelegenheit, die noch viel belastender sein kann. Teils aus ihrem anerzogenen Konkurrenzdenken, teils aus übertriebenen Vorstellungen, wie wichtig die Penisgröße für eine Frau sei, glauben viele Männer, einen zu kleinen Penis zu haben. Durch den vertrauten Umgang in den Umkleideräumen und die Offenheit in den öffentlichen Bedürfnisanstalten haben Männer viel mehr Möglichkeiten als Frauen, ihre Genitalien sehr genau kennenzulernen. Aber deshalb fühlen sie sich nicht etwa sicher, denn jeder Mann stellt hier Vergleiche an, und bei vielen bleibt das ungute Gefühl zurück, daß sie im Wettbewerb schlecht abschneiden. Tatsächlich aber sehen sie die Penisse der anderen Männer fast ausschließlich in nicht-erigiertem Zustand, und während die Größenunterschiede beim schlaffen Penis beträchtlich sind, gibt es zwischen Penissen, die erigiert sind, nur noch sehr kleine Differenzen. Außerdem sieht ein Mann seinen eigenen Penis immer von oben und dadurch verkürzt. Bedingt durch diese Sicht bleibt ihm eigentlich gar nichts anderes übrig, als seinen Penis zu unterschätzen. Versichern Sie ihm also, daß die Größe des Penis für Sie viel weniger wichtig ist als das, was er mit seinem Penis anzufangen weiß. Auch etwas Penisverehrung kann ihm guttun. Den meisten Frauen fällt das nicht schwer, denn in einer engen sexuellen Beziehung ist der Penis ohnehin ein Objekt der Aufmerksamkeit und Zuneigung.

Die Angst der Männer vor dem Altern

Während Frauen im zunehmenden Alter eine Bedrohung ihrer körperlichen Anziehungskraft sehen, haben Männer eher die Angst, sie könnten in ihrer sexuellen Leistungsfähigkeit nachlassen. Die Furcht vor dem Verlust der Potenz wirkt sich bei Männern so aus, daß sie die kleinen und völlig normalen Veränderungen im mittleren Lebensalter als Zeichen eines ernsthaften sexuellen Niedergangs interpretieren. Und während diese Veränderungen tatsächlich nur eine geringe oder gar keine nachteilige Auswirkung auf das Sexualleben haben, können die Ängste stark hemmend wirken, und manche Männer beenden dann jede sexuelle Betätigung, um ein Versagen gar nicht erst zu riskieren.

Das Alter wird also vielfach zum Sündenbock für sexuelle Schwierigkeiten gemacht, doch sind ernsthafte sexuelle Probleme — völlige Interesselosigkeit oder anhaltende Erektionsschwierigkeiten zum Beispiel — so gut wie nie eine direkte Folge des Älterwerdens. Nachfolgend haben wir einige »Alterserscheinungen« zusammengestellt, die Ihrem Partner vielleicht Sorgen machen, aber völlig normal sind.

☐ Er braucht länger, um sexuell erregt zu werden, und seine Erektion ist vielleicht nicht mehr so stark. Bei einem jungen Mann genügt es manchmal, daß er nur an Sex denkt, und schon bekommt er eine Erektion. Aber wenn Ihr Partner älter wird, braucht sein Penis viel mehr direkte manuelle oder orale Stimulierung. Eine weitere Folge des Älterwerdens besteht darin, daß Ihr Partner zu bestimmten Tageszeiten leichter eine Erektion bekommen kann als zu anderen — zum Beispiel ist der Nachmittag geeigneter als der Abend, wenn die Müdigkeit sich breitmacht.

☐ Sein Penis wird bei der Erektion nicht mehr so steif wie früher, und auch der Winkel zum Körper ist nicht mehr so spitz. Wenn das für Sie beide problematisch ist, dann können Sie ihm dabei helfen, eine gute Erektion aufrechtzuerhalten, indem Sie Ihr Gesäß anheben und ein Kissen darunter legen (siehe STELLUNGEN BEIM GESCHLECHTSVERKEHR, S. 63), oder Sie schlagen eine Frau-oben-Stellung vor.

☐ Er braucht länger, um zum Orgasmus zu kommen, und es kann sein, daß er auch nicht mehr bei jedem Geschlechtsverkehr einen Orgasmus hat. Wenn er früher im Orgasmus den unbedingt notwendigen Abschluß des Geschlechtsverkehrs gesehen hat, dann stört ihn das sicher. Aber es gibt dafür einen Ausgleich: Er kann seine Erektion viel länger durchhalten. Die einzige Gefahr dabei ist die, daß er sich womöglich verpflichtet fühlt, bei jedem Geschlechtsverkehr zum Höhepunkt zu kommen. Besser ist es, wenn er damit einverstanden sein kann, daß es an manchen Tagen einfach nicht so klappt, und dann muß man eben aufhören, ehe Sie beide den Spaß an der Sache verlieren.

☐ Der Orgasmus ist jetzt vielleicht für ihn ein weniger tiefes Erlebnis als früher. Die Ejakulation ist im allgemeinen im Alter weniger kraftvoll, so daß die Samenflüssigkeit nicht mehr herausspritzt, sondern heraussickert. Auch das »Gefühl der Unvermeidlichkeit«, das früher dem Orgasmus vorausging, verringert sich oder verschwindet ganz.

☐ Die Erektion klingt schneller ab, und nach einer Ejakulation dauert es länger, bis eine Erektion wieder erreicht werden kann.

Erektionsprobleme

Die Unfähigkeit, eine Erektion zu bekommen oder zu halten, ist wahrscheinlich das sexuelle Problem, das jedem Mann am meisten zu schaffen machen kann. Das ziemlich altmodische Wort »Impotenz« beschreibt am besten, wie er sich dabei fühlt. Es gibt nichts, was er tun kann, er kann die Erektion nicht herbeizwingen, und er kann sein Versagen nicht verstecken. Noch schlimmer: Je stärker sein Verlangen, desto unlösbarer wird das Problem.

Erektionsschwierigkeiten haben fast immer psychologische Gründe. Wenn ein Mann jedoch nie beim Aufwachen eine Erektion hat (eine Erektion ist ein normaler Körperreflex, der auch im Schlaf während der Traumphase ausgelöst wird und dann nichts mit sexuellem Verlangen zu tun hat), kann eine körperliche Ursache vorliegen, und er sollte einen Arzt konsultieren. Fast jeder Mann hat gelegentlich Erektionsprobleme, etwa weil er müde oder abgespannt ist oder zu viel Alkohol getrunken hat, oder auch zu Beginn einer neuen Partnerschaft, wenn er sich von seiner besten Seite zeigen möchte. Solche Erektionsschwierigkeiten gehen jedoch im allgemeinen vorüber und bedeuten keinesfalls, daß Ihr Partner kein Interesse mehr an Ihnen hat.

Dieses zeitweilige Versagen ist an und für sich bedeutungslos, aber es kann daraus ein ernstes Problem entstehen, wenn ein Mann anfängt sich zu sorgen, weil er einmal versagt hat, könnte es wieder geschehen. Je ängstlicher er wird, um so mehr wird sein Erektionsreflex gehemmt, und um so wahrscheinlicher ist es, daß sich seine schlimmsten Versagensängste bewahrheiten.

Dieser Teufelskreis ist kaum zu durchbrechen, aber Sie können — mehr als bei jeder anderen sexuellen Schwierigkeit — viel dazu beitragen, daß die Erektionsproblematik überwunden wird.

☐ Erkennen Sie das Problem und versuchen Sie, mit ihm darüber zu sprechen, auch wenn es so aussieht, als habe er keine Lust, darauf einzugehen. Machen Sie keine große Sache daraus. Die beste Einstellung ist: »Mach' dir nichts draus — morgen ist auch noch ein Tag.«

☐ Benehmen Sie sich nicht so, als würden Sie von ihm zurückgewiesen. Dadurch würde die Sache für ihn nur noch schlimmer.

☐ Streicheln oder lecken Sie zärtlich seinen Penis, um zu probieren, ob das hilft. Wenn sich aber nichts tut, reagieren Sie schnell, hören Sie auf. Es macht ihn nur noch verkrampfter, wenn er zu spüren bekommt, daß er nicht einmal auf diese Aufmerksamkeit befriedigend reagieren kann.

☐ Befreien Sie Ihn von jedem Zwang, indem Sie vorschlagen, daß Sie jeden Gedanken an Geschlechtsverkehr aufgeben und einfach nur entspannt und eng aneinandergekuschelt daliegen wollen. Wenn er merkt, daß er keine Erektion mehr haben muß, kommt sie manchmal ganz spontan. Wenn das geschieht, dann treffen Sie nicht sogleich Vorkehrungen zum Geschlechtsverkehr, denn dadurch kann seine Versagensangst erneut die Oberhand gewinnen, und die Erektion geht verloren.

Ständige Erektionsschwierigkeiten

Wenn das Problem ernsthafterer Natur ist, wenn also nicht nur gelegentlich, sondern fast immer Erektionsschwierigkeiten auftreten, dann sollten Sie trotzdem beruhigend auf ihn einwirken, um seine Angstgefühle zu verringern. Sie sollten außerdem miteinander absprechen, daß Sie eine bestimmte Zeitlang — etwa drei Wochen — keinen Versuch zum Geschlechtsverkehr unternehmen. In dieser Zeit können Sie sich auf jede andere Weise lieben, die Ihnen gefällt, drei- oder viermal in der Woche. Das wird Ihnen sehr viel leichter fallen, wenn Sie sofort mit den Übungen auf den Seiten 91 bis 95 beginnen. Wahrscheinlich wird Ihr Partner dabei wieder Erektionen bekommen, aber bleiben Sie bei Ihrem Abkommen, jetzt keinen Geschlechtsverkehr haben zu wollen. Sinn und Zweck der Übung ist es, daß er wieder Vertrauen zu seiner Erektionsfähigkeit bekommt, und daß er einsieht, daß er sie ohne Schwierigkeiten wiedergewinnen kann, selbst dann, wenn er sie verloren hat.

Wenn er sich dann selbstsicherer fühlt, können Sie wieder mit dem Geschlechtsverkehr beginnen. Nehmen Sie eine Frau-oben-Stellung ein (siehe STELLUNGEN BEIM GESCHLECHTSVERKEHR, S. 63) und führen Sie seinen Penis mit der Hand in Ihre Vagina ein. Lassen Sie ihm Zeit, sich an das Gefühl des Aufgenommenseins zu gewöhnen. Dann beginnen Sie sich langsam zu bewegen. Aber noch einmal: Je weniger Forderungen an ihn gestellt werden, desto weniger verkrampft wird Ihr Partner sein. Bitten Sie ihn, es sofort zu sagen, wenn er Angst oder Verspannungen aufsteigen fühlt, damit Sie sich zurückziehen können.

Mit wachsender Selbstsicherheit kann er auch selbst wieder mehr Verantwortung übernehmen — zunächst kann er, während Sie oben liegen, Stoßbewegungen ausführen, das Tempo steigern oder auch langsamer werden, falls seine Erektion schwächer wird. Versuchen Sie auch noch andere Stellungen. Wenn Ihr Partner seine Erektion verliert, können Sie seine Erregung steigern, indem Sie seinen Penis mit Ihren Vaginalmuskeln fest umschließen oder zärtlich seinen Hodensack streicheln. Wenn das nicht wirkt, ziehen Sie sich zurück, so daß Sie seinen Penis mit der Hand stimulieren können. Sollten all diese Aktionen fehlschlagen und die Erektionsprobleme Ihres Partners bestehen bleiben, dann empfiehlt es sich, einen guten Sexualtherapeuten zu Rate zu ziehen.

Verzögerung der Ejakulation

Viele Männer machen sich Gedanken, weil sie das Gefühl haben, daß sie beim Liebesakt nicht lange genug für die Frau da seien, und viele Frauen spüren, daß sie mehr Befriedigung beim Sex fänden, vielleicht sogar leichter zum Orgasmus kämen, wenn ihr Partner nur nicht so schnell ejakulieren würde. Aber es gibt kein gültiges Kriterium dafür, wie lange es dauern sollte. Es ist doch so: Wenn Sie keinen Orgasmus erreichen, obwohl Ihr Partner fünf Minuten oder noch länger stößt, dann heißt das Problem nicht vorzeitige Ejakulation. Es ist viel wahrscheinlicher, daß Sie vor der Penetration nicht genügend erregt waren. Selbst bei einem sehr kurzen Geschlechtsverkehr können Sie zum Orgasmus kommen, wenn es zuvor ein ausreichendes Vorspiel gab und vor allem eine gute klitorale Stimulierung Sie in einen hohen Erregungsgrad versetzt hat.

Wenn die Ejakulationskontrolle bei jungen Männern im Anfangsstadium einer Beziehung etwas problematisch ist, gibt es eine einfache Lösung: Nach einer Ejakulation wartet der Mann einfach 15—30 Minuten und dann, nachdem er noch einmal eine Erektion erreicht hat, wird der Geschlechtsverkehr wiederholt.

Beim zweiten Mal ist er nicht mehr so erregt, und daher dauert es länger, bis er zum Orgasmus kommt.

Mit dem Älterwerden lernen Männer für gewöhnlich, die »Schnellschuß«-Ejakulation besser zu kontrollieren. Aber es gibt Männer, die an einem Problem leiden: Sie ejakulieren kurz bevor oder sobald sie in die Partnerin eindringen. Und wieder andere können zwar eine Zeitlang Stoßbewegungen ausführen, aber sie merken, daß sie ihren Höhepunkt nicht wirklich beherrschen können. Die beiden nachstehend beschriebenen Techniken sollen Ihrem Partner helfen, bessere Kontrollmöglichkeiten zu entwickeln.

DIE STOP-START-TECHNIK

Diese Übung lehrt den Mann, die körperlichen Empfindungen zu erkennen, die zum Orgasmus führen, so daß er lernt, seinen Erregungszustand unmittelbar unter dem Punkt zu halten, an dem eine Ejakulation unvermeidlich ist. Er wird stimuliert, bis er merkt, daß der Orgasmus bevorsteht, dann hört die Stimulierung auf, bis seine Erregung nachgelassen hat. Dieser Stop-Start-Prozeß wird wiederholt, bis es dem Mann gelingt, die Ejakulation etwa 15 Minuten lang durchzuhalten.

1 Stimulieren Sie den Penis Ihres Partners manuell (siehe **Stimulierung des Penis mit der Hand**, S. 57). Er sollte sich ganz auf seine Empfindungen konzentrieren, und sobald er merkt, daß ein Höhepunkt bevorsteht, bittet er Sie aufzuhören. Wenn er sich beruhigt hat, erlaubt er Ihnen, von neuem zu beginnen. Wiederholen Sie den Vorgang, bis er es fertigbringt, die Ejakulation 15 Minuten lang in drei aufeinanderfolgenden Übungen zurückzuhalten.

2 Wiederholen Sie die Übung, doch benützen Sie diesmal ein Gleitmittel. Das macht die Kontrolle für ihn etwas schwieriger, weil die Empfindungen erregender sind, ähnlich denen in der Vagina.

3 Jetzt versuchen Sie die Stop-Start-Technik beim Geschlechtsverkehr. Wählen Sie eine Frau-oben-Stellung (siehe STELLUNGEN BEIM GESCHLECHTSVER-KEHR, S. 63), weil die meisten Männer dabei nicht so starke Empfindungen haben, und so fällt es Ihnen leichter, die Kontrolle zu behalten. Bewegen Sie sich langsam auf und ab, Ihr Partner umfaßt Sie mit den Händen an der Hüfte, um Sie zu steuern. Auf diese Weise kann er gut andeuten, wann er möchte, daß Sie aufhören, weil die Ejakulation unmittelbar bevorsteht. Er muß jetzt versuchen, 10—15 Minuten so zu bleiben, ehe er Stoßbewegungen macht und ejakuliert. Wenn er allmählich mehr Selbstvertrauen bekommt, gelingt es ihm auch, von Mal zu Mal aktiver zu stoßen, aber immer rechtzeitig zu stoppen, wenn er merkt, daß der Orgasmus bevorsteht.

4 Üben Sie schließlich den Geschlechtsverkehr in verschiedenen Stellungen (siehe STELLUNGEN BEIM GESCHLECHTSVERKEHR, S. 63). Wenn er oben liegt, besonders in der »Missionarsstellung«, ist eine Kontrolle der Ejakulation am schwierigsten. Deshalb sollten Sie diese Stellung erst in der Endphase Ihrer Übungen einnehmen.

▽ **Die Stop-Start-Technik**
Setzen Sie sich rittlings auf Ihren Partner, entweder das Gesicht oder den Rücken zu ihm gewandt, und bewegen Sie sich langsam auf seinem Penis auf und ab. Seien Sie darauf gefaßt, sofort anzuhalten, wenn er Ihnen signalisiert, daß er kurz vor der Ejakulation steht.

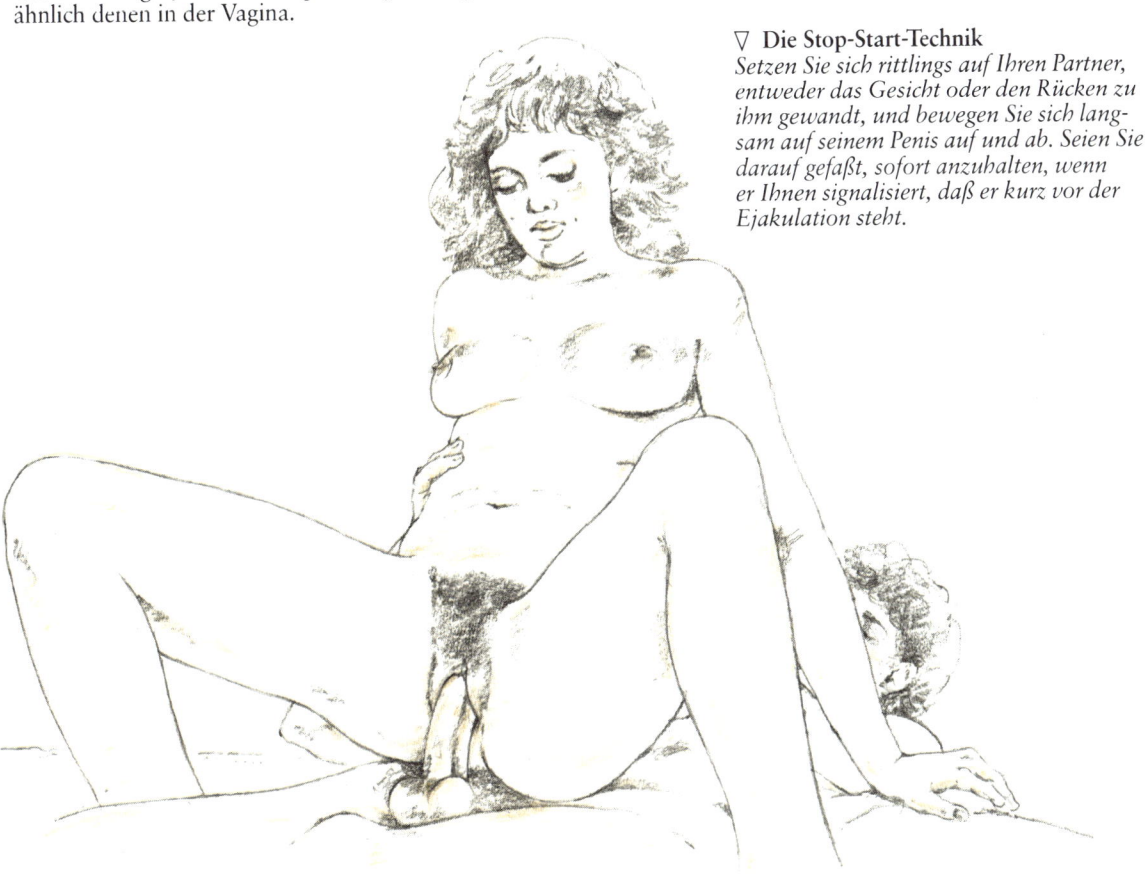

DIE DRUCK-TECHNIK

Wenn Ihr Partner keine Fortschritte feststellt, nachdem er mindestens fünf Wochen lang die Stop-Start-Methode geübt hat, dann können Sie eine andere Technik ausprobieren. Das Prinzip ist im großen und ganzen dasselbe, mit dem Unterschied, daß Sie jetzt mit der Stimulierung nicht mehr einfach aufhören,wenn Ihr Partner sich dann dem Orgasmus nähert, sondern seinen Penis, so, wie es gleich beschrieben wird, zusammendrücken, um eine Ejakulation zu verhindern. Umfassen Sie den Penis fest, aber so, daß es nicht weh tut, mit Zeigefinger und Daumen der Hand, die am geübtesten ist. Legen Sie Ihren Daumen auf das Frenulum (den Grat an der Unterseite, wo Peniskopf und Schaft zusammenkommen).Legen Sie den Zeigefinger um die Furche des Kopfes. Dann drücken Sie 10—15 Sekunden fest zu. Dadurch flaut seine Erektion ab und das Gefühl der unmittelbar bevorstehenden Ejakulation verschwindet.

Jetzt arbeiten Sie sich durch alle vier Stadien der Stop-Start-Technik, und jedesmal wenden Sie den Druckgriff an, wenn Ihr Partner sich einer Ejakulation nähert. Bei den Stufen 3 und 4 müssen Sie sich selbstverständlich einmal von Ihrem Partner abheben, ehe Sie den Druck anwenden können, und bis Sie das richtig beherrschen, muß er Sie etwas frühzeitiger warnen.

▽ **Die Druck-Technik**
Wenn Sie den Penis unterhalb der Eichel 10—15 Sekunden fest drücken, halten Sie die Ejakulation Ihres Partners zurück. Die Erektion flacht ab. Wiederholen Sie diesen Vorgang zwei- bis dreimal, ehe Sie Ihren Partner zum Orgasmus bringen.

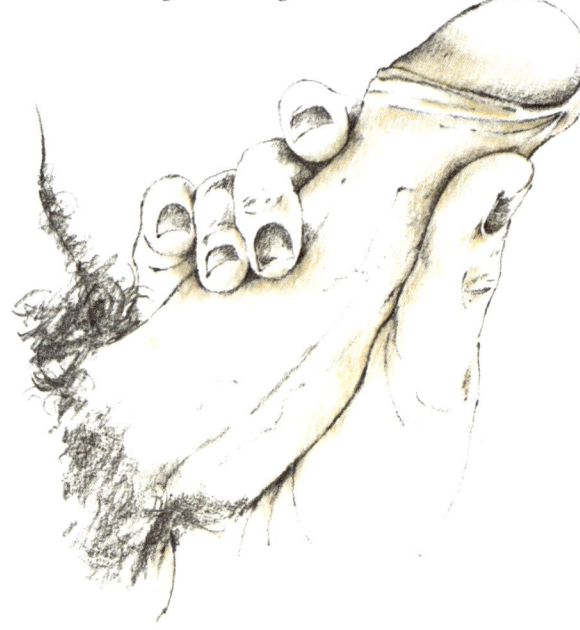

Konflikte mit sexuellen Vorlieben

Es gibt eine Vielzahl von Aktivitäten, um die sexuelle Routine eines Paares reizvoller und abwechslungsreicher zu gestalten, und wenn Sie beide Gefallen daran finden, dann können Sie das sexuelle Band zwischen Ihnen festigen. Sollte jedoch ein Partner etwas ablehnen, was dem anderen gefällt, oder sollte eine Praktik für einen von Ihnen so wichtig werden, daß sie einen Ersatzcharakter bekommt, statt Ihre üblichen sexuellen Aktivitäten zu bereichern, dann leidet Ihre Partnerschaft darunter. Konflikte sind in diesem Bereich nicht selten, denn die Vorlieben von Männern und Frauen liegen oft weit auseinander.

Wenn es um außergewöhnliche sexuelle Praktiken geht, sollten drei Grundregeln beachtet werden:

☐ Tun Sie nichts, was nicht Ihnen beiden Spaß macht.

☐ Tun Sie nichts, was einem Partner Schaden zufügen könnte.

☐ Drängen Sie sich nicht gegenseitig zu Aktivitäten, die einer von Ihnen verabscheut.

Oraler und analer Sex

Sehr viel weniger Frauen als Männer zählen oralen Sex zu ihren bevorzugten sexuellen Aktivitäten. Wenn Sie so etwas ablehnen, Ihrem Partner aber daran liegt, dann versuchen Sie wenigstens einmal ernsthaft darüber nachzudenken. Gelingt es Ihnen, Ihre besonderen Befürchtungen und Ängste zu erkennen und aufzulösen (einige der bei Frauen üblichen Befürchtungen werden in **Oraler Sex,** S. 59, diskutiert), dann kann es durchaus sein, daß Ihnen die Sache doch noch gefällt. Eine Frau, die am Penis Ihres Partners saugt, ist auf dem besten Weg, eine großartige Verführerin zu werden. Die Vertrautheit dieses Aktes ruft bei ihm eine besondere Reaktion hervor, die für beide emotional sehr befriedigend ist.

Wahrscheinlich ist die Zahl der Frauen sehr gering, die von sich aus Analverkehr vorschlagen. Und doch hat eine beträchtliche Anzahl von Frauen Spaß daran, wenn einmal die Angst vor Schmerzen und die Vorstellung, daß es unhygienisch sei, überwunden ist. Es wird geschätzt, daß etwa 25 Prozent aller Paare schon einmal analen Geschlechtsverkehr hatten. Bei vielen bleibt es wohl bei einem einmaligen Ausprobieren aus Neugier, ohne daß der Analverkehr ins gewohnte Sexualrepertoire aufgenommen würde. Wenn Sie sich dafür entscheiden, daß Sie Analverkehr einmal ausprobieren wollen, dann gibt es einige Vorsichtsmaßnahmen zu beachten (siehe **Analverkehr,** S. 62).

Sadomasochistische Spiele

Sklaverei (»Fesseln und Quälen«) ist die gängigste Form des Sadomasochismus (wobei Wollustgefühle durch Zufügen und Erleiden von Schmerzen entstehen). Meist ist es der Mann, der den Anstoß zu derartigen Aktivitäten gibt, aber auch Frauen machen gern mit und genießen

Phantasie-Spiele. Aber wenn Sie keinen rechten Gefallen an diesen Dingen finden können, liegt das wahrscheinlich daran, daß Sie befürchten, diese Form des Liebesspiels könnte außer Kontrolle geraten. Am besten bindet man die Fesseln locker oder deutet sie nur an, damit der Partner, der festgebunden ist, sich befreien kann, wenn er will. Nie sollte man dem Kopf oder dem Nacken Fesseln anlegen, weil sonst leicht Verletzungen entstehen.

Es gibt Männer, die tatsächlich Schmerzen zufügen oder erleiden müssen, um sexuell erregt zu werden. Dann allerdings hören die Sexspiele auf, ein Spaß zu sein, und sie werden gefährlich. Je stärker Ihr Partner ernsthaft auf sadomasochistische Praktiken angewiesen ist, desto weniger werden Sie das wahrscheinlich tolerieren, geschweige denn, daran teilnehmen wollen. Im Grunde genommen sind solche Praktiken unvereinbar mit einer stabilen, liebevollen Partnerschaft, aber es kann durchaus sein, daß ein Mann, der an und für sich eine starke Neigung zu ihnen hat, schließlich feststellt, daß ihm seine sadistischen Praktiken immer weniger bedeuten, weil ihn seine Partnerschaft sehr glücklich macht.

Fetischismus

Ein Fetisch — ein Kleidungsstück oder Schuhzeug, ein besonderer Körperteil oder auch irgend etwas, das offenbar gar nichts mit Sex zu tun hat — ruft starke sexuelle Erregung hervor, oder er wird gebraucht, um diese Wirkung zu erreichen. Sehr viele Männer zeigen einen schwachen Grad von Fetischismus — sie lieben zum Beispiel große Busen oder schwarze Unterwäsche oder Strümpfe. Das alles kann die Erregung dieser Männer verstärken, aber die meisten Männer brauchen das nicht, um erregt zu werden. Wenn Ihr Partner eine solche ausgeprägte Vorliebe hat, können Sie daraus Vorteile ziehen, wo es möglich ist, und einiges in Ihre sexuellen Gewohnheiten aufnehmen.

Echter Fetischismus jedoch engt Ihr Sexualleben eher ein, als daß er bereichernd wirkte. Für einige wenige Männer (Fetischismus kommt bei Frauen kaum vor) wird der Fetisch so wichtig, daß sie ohne ihn überhaupt nicht mehr erregbar sind. Ein solcher Mann findet zum Beispiel keine sexuelle Befriedigung, ist er nicht in schwarzen Gummi gekleidet. Im Extremfall ersetzt der Fetisch vollkommen den Partner, so daß nur noch ein Gummi-, Leder-, Pelz- oder Plastikkleidungsstück nötig ist, um den Mann zu erregen und zum Orgasmus zu bringen.

Solange Sie selbst einbezogen sind, kommen Sie vielleicht mit den Vorlieben Ihres Partners ganz gut zurecht. Auf jeden Fall ist es einfach vernünftig, wenn Sie akzeptieren, daß Ihr Partner es außerordentlich erregend findet, wenn Sie in einen bestimmten Stoff oder nach einem gewissen Schnitt gekleidet sind. Aber manchmal, wenn Sie sexuelle Schwierigkeiten hatten, und die Sexualität aufgehört hat, Sie beide zu befriedigen, dann kann der Fetisch eine immer größere Rolle in Ihrem Sexualleben spielen. Das Ergebnis kann dann so aussehen, daß Ihr Partner nur noch unter bestimmten Umständen eine Erektion erreichen kann — wenn einer von Ihnen beiden beispielsweise einen Plastik-Regenmantel trägt.

Was ist zu tun, wenn dieses Stadium erreicht ist? Sie können auf Ihren Partner Druck ausüben, so daß er sich nach einer Behandlung umsieht, aber wenn Ihr Partner nicht selbst gutherzig eine Änderung will, sind die Erfolgschancen schlecht. Eine Therapie wäre aussichtsreicher, wenn Sie als Paar teilnehmen. Wenn es Ihnen gelingt, die üblichen Sexualpraktiken für Sie beide befriedigender zu gestalten, dann kann es geschehen, daß der Fetischismus im Sexualleben Ihres Partners nicht mehr eine so große Rolle spielt.

Transvestitismus

Die Praktik, sich zu kleiden wie ein Angehöriger des anderen Geschlechts, bezeichnet man als Transvestitismus. Manche Männer werden sexuell erregt, wenn sie Frauenkleider tragen; sie gibt ihnen wohl gerade den besonderen zusätzlichen Reiz, den sie brauchen. Andere fühlen sich einfach wohler in Frauenkleidern und weil sie, wenn auch nur vorübergehend, die weibliche Rolle spielen. Auch einige homosexuelle Männer ziehen gern Frauenkleider an, aber die meisten Transvestiten sind heterosexuell und in vielen Fällen glücklich verheiratet.

Eine verschwindend kleine Zahl von Männern, bekannt als Transsexuelle, wollen sich nicht nur als Frauen kleiden, sondern unbedingt richtige Frauen werden, so daß sie sich einer Hormonbehandlung unterziehen und, in einigen Fällen, eine Geschlechtsumwandlung vornehmen lassen.

Wie wird man mit Transvestitismus fertig?

Wie sollten Sie sich verhalten, wenn Ihr Partner Ihnen eröffnet — oder wenn Sie es selbst entdecken —, daß er Transvestit ist? Das hängt zum großen Teil davon ab, was er vorhat und was Sie zu tolerieren bereit sind. Wahrscheinlich will er gar nicht »kuriert« werden, und auf jeden Fall ist die Behandlung schwierig. Allerdings finden viele Frauen, daß sie das akzeptieren können, vor allem dann, wenn es nur gelegentlich und diskret praktiziert wird. Wahrscheinlich kämen Sie noch besser zurecht, wenn Sie gleich zu Beginn des Kennenlernens davon erfahren hätten, als es später selbst zu entdecken. In vielen Ländern gibt es Organisationen für Transvestiten. Hier finden sie Gelegenheiten, um sich mit Gleichgesinnten zu treffen und sich in Gesellschaft zu zeigen, ohne Folgen befürchten zu müssen, die das Auftreten in der Öffentlichkeit haben könnte. Jedoch müssen Sie damit rechnen, daß sich durch eine Mitgliedschaft Ihres Partners in einer solchen Organisation seine Neigung eher verstärkt, und das kann sich negativ auf Ihre Beziehung auswirken.

TUN SIE ETWAS FÜR IHRE PARTNERSCHAFT

Was können Sie tun, damit Ihre Partnerschaft über Jahre hinaus lebendig — und nicht nur lebendig, sondern blühend — bleibt? Viel ist schon gewonnen, wenn es Ihnen gelingt, die sexuelle Langeweile zu bezwingen, die nach Meinung vieler Paare das Schicksal jeder Partnerschaft ist. Sie argumentieren so: Eine Zweierbeziehung hat eigentlich nur dann Überlebenschancen, wenn sie monogam bleibt, aber dreißig Jahre oder länger Sex mit demselben Partner muß unweigerlich langweilig werden, und Langeweile, wenn sie nicht einfach die Freude an der Beziehung zerstört, muß zur Untreue führen, und bedroht so die beiden noch mehr.

Die Annahme, Sex ohne einen gelegentlichen Partnerwechsel müsse zwangsläufig langweilig werden, übersieht, wie bedeutsam die Sexualität für den Zusammenhalt und das Erstarken für eine langjährige Beziehung ist; sie unterschätzt außerdem die Fähigkeit eines Paares, sich zu verändern und im Laufe der Jahre immer wieder einander anzupassen.

Zusammengehörigkeitsgefühl

Langeweile mag vermeidbar sein, Veränderung aber gibt es immer. Die übermächtige Leidenschaftlichkeit, die für die ersten Monate einer Liebesbeziehung so charakteristisch ist, flaut sicher einmal ab. Dafür stellt sich aber bei den meisten Menschen ein durchaus ebenbürtiges Wohlgefühl ein, das aus der Verbundenheit mit einem geliebten Menschen entsteht, dessen Körper einem vertraut ist, dessen Sexualleben sich dem eigenen angepaßt hat und dem das eigene Sexualleben ähnlich geworden ist. Liebespartner, die lange zusammen sind, kennen die Bedürfnisse und Vorlieben des anderen, haben herausgefunden, was ihnen gemeinsam die größte Befriedigung verschafft, und sie akzeptieren und vertrauen sich gegenseitig, so daß alle Sorgen um die sexuelle Leistungsfähigkeit überflüssig sind. Diese Vorteile sind zu einem großen Teil mit dafür verantwortlich, daß viele Paare den gemeinsamen Sex auch noch nach vielen Jahren befriedigend empfinden und einige sogar meinen, sie würden ihre sexuellen Gemeinsamkeiten immer mehr genießen. All das ist in einer neuen Partnerschaft nicht möglich, so leidenschaftlich sie auch ist.

Veränderte Einstellungen zum Sex

Warum erleben aber dann nicht alle Paare eine Vertiefung ihres gemeinsamen Sexuallebens? Zunächst muß man sich vergegenwärtigen, daß die sexuellen Vorgänge immer die gleichen bleiben; nur unsere Einstellung zu ihnen verändert sich. Außerem müssen Sie die Sexualität im größeren Zusammenhang Ihres gemeinsamen Lebens sehen, wenn Sie die wahren Ursachen für Routine und Langeweile ausmachen wollen.

Wenn sich in Ihr Liebesleben lähmende Monotonie eingeschlichen hat und Ihnen gemeinsame Aktivitäten keine Freude mehr bereiten, wäre es sicher unrealistisch zu erwarten, daß mit der Sexualität alles anders ist. In diesem Fall ist die sexuelle Langeweile nur Teil eines viel umfassenderen Problems. Sex kann nicht aufblühen, hat nicht einmal eine Überlebenschance, wenn sogar die Grundelemente, Anziehungskraft und Zuneigung, fehlen. Ist Ihre Partnerschaft in zunehmendem Maße eintönig geworden, müssen Sie das Übel an der Wurzel packen, herausfinden, was zwischen Ihnen beiden falsch gelaufen ist und möglicherweise sogar die Hilfe einer regelrechten Beratung in Anspruch nehmen. Gelingt es Ihnen, einige der verlorengegangenen oder abgestumpften Gefühle füreinander wieder zu regenerieren, bestehen gute Chancen, auch Ihr Sexualleben wieder lebendig zu gestalten.

Gegen die Langeweile im Sex

Wenn Sie im allgemeinen mit Ihrer Partnerbeziehung zufrieden sind, haben Sie um so mehr Grund, die Ursachen der sexuellen Langeweile zu erforschen. Vielleicht ödet es Sie an, daß Sex immer nach den gleichen Regeln abläuft. Wenn Sie eine starre Routine entwickelt haben oder Ihr sexuelles Repertoire sehr begrenzt ist, dann wundert es kaum, daß Sie das Gefühl beschleicht, alles sei nur noch eine Wiederholung des immer Gleichen.

Wenn Sie jedoch das Liebesleben langweilt, obwohl Sie neuen Varianten gegenüber immer aufgeschlossen waren und alle sexuellen Möglichkeiten ausprobiert haben, dann ist Ihr Problem vielleicht in Ihren unrealisierbaren sexuellen Phantasien begründet. Wenn dem so ist, müssen Sie Ihre Erwartungen überdenken. Lesen Sie den Absatz über **Sexuelle Realität**, S. 131. Das wird Ihnen helfen, mehr Freude an Ihrer sexuellen Beziehung zu finden.

Schluß mit der Eintönigkeit in der Liebe

Eine seit langem eingefahrene sexuelle Routine kann nicht von heute auf morgen abgeschafft werden. Nachdem Sie Jahr für Jahr die Missionarsstellung gewöhnt waren, kommt der Vorschlag, Sie wollten jetzt endlich auch einmal ausprobieren, wie die Liebe von oben aussieht, einer Revolution gleich — es ist ausgeschlossen, daß Sie den Vorschlag machen oder daß Ihr Partner ihn annimmt. Zuerst müssen Sie beide sich darüber klar werden, daß eine Veränderung überhaupt stattfinden muß, denn solange Sie glauben, daß Sie alles so machen, wie es sich gehört, solange geht alles weiter wie bisher. Danach sollten Sie sehr behutsam kleine Änderungen in Ihre Routine bringen, indem Sie zum Beispiel eines Tages das Licht brennen lassen, wenn Sie sich bisher nur im Dunkeln geliebt haben. Im Kapitel STEIGERUNG DES LUSTEMPFINDENS, S. 74, werden solche Veränderungen vorgeschlagen und unter STELLUNGEN BEIM GESCHLECHTSVERKEHR, S. 63, werden Positionen beschrieben, die Ihnen vielleicht fremd erscheinen, aber überaus lohnend sein können.

Wenn Sie mit Ihrem Partner über solche Veränderungen reden, dann achten Sie darauf, daß es nicht so klingt, als übten Sie an ihm Kritik. Der langweilige Trott, in den Sie beide verfallen sind, ist niemals nur einem Partner anzulasten, denn schließlich haben bisher weder Sie noch Ihr Partner irgendwelche Veränderungen vorgeschlagen. Es ist natürlich immer am einfachsten, alles so hinzunehmen, wie es ist. Aber jetzt müssen Sie Wege finden, wie Sie Ihre Gewohnheiten durchbrechen können, so daß Ihnen Sex wieder mehr Spaß macht.

Die folgenden Ratschläge sollen Ihnen dabei Hilfe und Anregung sein.

☐ Weisen Sie nicht von vornherein jeden Vorschlag Ihres Partners zurück, ohne über ihn nachzudenken und ihn zu diskutieren. Damit gewinnen Sie Zeit, um sich mit dem Gedanken vertraut zu machen und Hemmungen, die sich bemerkbar machen, zu überwinden. Das gilt vor allem dann, wenn das, was Ihr Partner vorschlägt, sehr neu ist und Ihnen ungewöhnlich vorkommt.

☐ Nutzen Sie Ihre Phantasie und Tagträume, um herauszufinden, welche Arten sexueller Aktivität Sie gern einmal ausprobieren würden. Vielleicht fallen Ihnen auch frühere sexuelle Erlebnisse ein, die Ihnen Spaß gemacht haben und die Sie ausprobieren und wiedererleben möchten.

☐ Wenn es Ihnen schwerfällt, Ihre Wünsche in Worte zu fassen, dann denken Sie daran, daß Sie Ihrem Partner zeigen können, was Sie gern von ihm möchten, indem Sie genau dies oder etwas ähnliches für ihn tun (siehe WIE MAN SICH DEM PARTNER MITTEILT, S. 120).

Sexuelle Realität

Einige Menschen werden schon bald desillusioniert, weil die Qualitäten, die sie im Anfangsstadium der Beziehung besonders geschätzt haben — Leidenschaft, Aufregung, Intensität der Gefühle — sehr schnell dahinschwinden. Wenn Sie nicht akzeptieren, daß das so ist, und wenn Sie nicht zu schätzen lernen, was sich statt dessen an neuen Qualitäten entwickelt, dann ist es verständlich, wenn Ihnen die nun eintretende ruhigere, weniger aufregende Phase Ihrer Partnerschaft vergleichsweise langweilig vorkommt.

Ein ähnliches Gefühl der Unzufriedenheit kann sich einstellen, nicht weil die Dinge nicht so sind, wie sie früher einmal waren, sondern weil die Realität nicht an Ihre Erwartungen heranreicht. Mit ziemlicher Sicherheit liegt das

daran, daß Ihre Erwartungen völlig unrealistisch sind und daß Ihre Auffassung von Sexualität reine Phantasie ist. Wenn Sie dauernd der totalen Ekstase nachjagen, dann können Ihnen die einfachen Freuden nichts bedeuten.

Genießen Sie die Gegenwart

Das Mittel gegen eine tief eingewurzelte Langeweile darf nicht in neuen Erregungsdimensionen gesucht werden, wie sie zum Beispiel bisher unbekannte sexuelle Aktivitäten, eine Liebesaffäre, erotische Bücher oder Filme zu bieten haben. Dieses Vorgehen fügt etwas Würze hinzu, wenn die Partnerschaft schal geworden ist, aber nur, wenn man nicht zuviel nimmt. Wird es als Notlösung eingesetzt, dann kommt ein neuer Gewöhnungsprozeß in Gang, der unweigerlich zu einer weiteren Desillusionierung führt. Versuchen Sie statt dessen, die Dinge mit neuen Augen zu sehen. Ihre Einstellung zur Gegenwart entscheidet über die Größe Ihres zukünftigen sexuellen Glücks. Sie finden hier nun einige Vorschläge, wie Sie das Beste aus dem herausholen können, was Ihnen im Augenblick zur Verfügung steht.

☐ Untersuchen Sie, was alles positiv ist am Sex mit Ihrem Partner. Vielleicht ist Sex nicht mehr so aufregend wie früher, aber zumindest ist er etwas Zuverlässiges. Wahrscheinlich können Sie Ihre gegenseitigen Reaktionen recht gut einschätzen, und Sie wissen auch, welche Aktivitäten Sie beide am meisten mögen. Da Sie unangestrengt miteinander umgehen, können Sie Ihr Liebesspiel viel leichter ausdehnen, als es Ihnen in der Aufgeregtheit einer neuen Beziehung möglich wäre.

☐ Beim Liebesakt sollten Sie sich intensiv auf Ihre körperlichen Empfindungen konzentrieren. Wenn Sie Ort und Stärke eines Schmerzes feststellen wollen, dann müssen Sie Ihre Aufmerksamkeit darauf konzentrieren. Dieses Prinzip gilt auch für die Lust.

☐ Leben Sie im Hier und Heute. Vermeiden Sie Vergleiche mit früheren Erlebnissen, und träumen Sie nicht von denen, die Sie sich in der Zukunft wünschen.

☐ Vergessen Sie nie, daß auch hier das Prinzip der Wechselwirkung gilt. Sie erhalten etwas von der Lust zurück, die Sie Ihrem Partner schenken, denn je mehr er die Sexualität mit Ihnen genießt, desto stärker wünscht er, Ihnen zur gleichen Lust zu verhelfen.

UNTREUE

Einer ernsthaften Liebesaffäre geht fast immer eine bewußte Entscheidung voraus, auch wenn Sie sich vorzumachen versuchen, daß alles ganz spontan und unerwartet kam. Sie lassen sich darauf ein, weil Ihre feste Beziehung Sie nicht mehr völlig zufriedenstellt, und weil Sie glauben, daß diese Affäre unerfüllte Sehnsüchte stillen wird. Wie der Augenschein lehrt, suchen Männer in außerehelichen Erlebnissen oft einfach nur sexuelle Abwechslung, während ein Seitensprung bei Frauen eher ein Zeichen dafür ist, daß sie in ihrer Ehe oder in ihrer festen Beziehung unglücklich sind. Wenn eine Frau untreu ist, sind ihre Emotionen viel mehr beteiligt als beim untreuen Mann. Während also Frauen häufig den Stellenwert eines Seitensprungs ihres Partners überbewerten, besteht eine echte Chance, daß Ihr Partner Ihrem Seitensprung weitaus weniger Bedeutung beimißt als Sie selbst.

Wenn Sie Ihre eigenen Motive verstehen, dann sind Sie davor bewahrt, in einen Seitensprung mehr hineinzuinterpretieren als wirklich dran ist. Indem Sie ihn realistisch sehen, wird Ihnen klar, daß er einige Ihrer emotionalen und körperlichen Bedürfnisse befriedigt, aber längst nicht alle. Wenn eine Liebesaffäre so bedeutsam ist, daß Sie einen Bruch mit Ihrem ständigen Partner ernsthaft in Erwägung ziehen, dann kommt es darauf an, daß Sie sich über die Gründe klarwerden, warum Sie Ihr »Seitensprung-Verhältnis« fortsetzen wollen, wenn Sie sich nicht bald wiederum in einer Partnerschaft, die Sie nicht befriedigt, wiederfinden wollen.

Warum Seitensprünge?

Hier sind einige der hauptsächlichen Ursachen für Seitensprünge:

☐ *Der Wunsch nach Aufwertung.* Das Verlangen, mehr geliebt und stärker begehrt zu werden, ist häufig der Anlaß für einen Seitensprung.

☐ *Sexuelle Neugier.* Entscheidend für jede sexuelle Beziehung sind die Gefühle gegenüber dem Partner. Wer seine Partner aus Neugier wechselt, gewinnt dabei wenig, wenn nicht jedesmal eine tiefe innere Beziehung entsteht. Liebesaffären, die nur auf sexuelle Anziehungskraft gegründet sind, dauern gewöhnlich nicht lange und sind kaum ein ausreichender Anlaß, Ihre Partnerschaft aufzugeben.

☐ *Faszination.* Der Gedanke, in einer unerlaubten Beziehung zu leben, kann viel faszinierender sein, als eine ganz legitime Partnerschaft. Eine gut eingespielte Partnerschaft — so sieht es manchmal aus — stellt keine Herausforderung mehr dar. Aber ein Seitensprung mit all seinen Risiken kann Sie wieder lebendig und jung machen.

☐ *Sexuelle Unzufriedenheit mit einem Partner.* Ein Seitensprung kann Ihnen die Augen dafür öffnen, was zwischen Ihnen und Ihrem Partner sexuell nicht stimmt, und er

kann sogar dazu beitragen, daß sich vieles bessert. Allerdings besteht auch die Gefahr, daß in Ihrer Liebesaffäre alles wunderbar leicht geht, so daß es Ihnen überflüssig erscheint, die Probleme mit Ihrem Partner anzupacken; Sie umgehen dann Ihre Schwierigkeiten, statt sie zu lösen.

☐ *In einer Partnerschaft, die unbefriedigend ist, eine Krise heraufbeschwören.* Das muß nicht unbedingt heißen, daß Sie Ihre Liebesaffäre zu einer Dauerbeziehung umgestalten wollen. Warten Sie ab, bis die anfängliche Leidenschaft sich gelegt hat, dann werden Sie erkennen, was Sie wirklich wollen.

☐ *Zur Stimmungsaufbesserung.* Manchmal dient ein Seitensprung dazu, nach einem Rückschlag im Beruf die Selbstachtung zu heben, oder er passiert einfach nach der Devise »Wie du mir, so ich dir«, nachdem die Untreue des Partners entdeckt wurde.

☐ *Suche nach dem perfekten Partner.* Diese Entschuldigung gebrauchen Frauen, die behaupten, sie seien in ihrem Herzen ganz und gar monogam, wenn sie nur den vollkommenen Lebensgefährten fänden. Das ist fast stets Selbstbetrug. Wenn Sie schon häufig Seitensprünge gemacht haben, besteht die Chance, daß sich daran auch nichts ändert. Es fällt leicht, keine Bindung einzugehen, nicht an der Verbesserung einer Beziehung zu arbeiten, solange Sie daran glauben, daß immer noch etwas Besseres auf Sie zukommen wird.

Die Auswirkungen einer gelegentlichen Affäre

Da eine Liebesaffäre meist angefangen wird, um unbefriedigten Bedürfnissen gerecht zu werden, kann sie nach und nach immer mehr Bedeutung gewinnen, wenn sie glücklich verläuft. Sicherlich werden Sie dadurch gezwungen, Ihre Beziehung zu Ihrem ständigen Partner kritisch zu überprüfen. Wenn er entdeckt, was vor sich geht, wird Ihre Partnerschaft beeinträchtigt, vielleicht sogar zerstört. Vertrauen kann manchmal wieder aufgebaut werden, aber das braucht Zeit und sehr viel Liebe und Verständnis von beiden Seiten.

Für Paare, die unverheiratet zusammenleben, kann die Entdeckung eines Seitensprungs besonders ernste Folgen haben, weil der betrogene Partner in der Affäre eine direkte Konkurrenz zur festen Form des Zusammenlebens und daher eine ernsthafte Bedrohung sieht. Verheiratete Paare haben einen Stabilisator eingebaut — Alltagsgewohnheiten, finanzielle und soziale Bindungen —, wodurch eine Trennung erheblich erschwert wird, und so ist es eher möglich, daß sie den Sturm überstehen.

Das Geständnis

Haben Sie sich, aus welchen Gründen auch immer, zu einem Geständnis entschlossen (oder wenn alles herausgekommen ist), dann hängt die Reaktion Ihres Partners weitgehend von der Länge und Intensität der Angelegenheit ab. Eine kurze, eher zufällige Affäre ist leichter zu verstehen und zu verzeihen als eine länger dauernde. Lassen Sie sich nicht von Ihrem Gewissen wegen eines flüchtigen Verhältnisses zu einem Geständnis verführen. Vorausgesetzt, Ihre Untreue ist nicht aus wirklichen Schwierigkeiten in Ihrer Partnerschaft entstanden, dann ist sie doch allein Ihr Problem, nicht ein Problem Ihres Partners. Bestand die Affäre hingegen über einen längeren Zeitraum, so muß Ihr Partner auf einen gewichtigen Abschnitt Ihres gemeinsamen Lebens zurückschauen, und er muß damit zurechtkommen, daß die Realität Ihrer Beziehung in dieser ganzen Zeit anders aussah, als er angenommen hatte.

Schwierigkeiten einer Affäre

Eine gelegentliche Affäre nimmt wahrscheinlich immer dann einen günstigen Verlauf, wenn sie für beide Partner einfach die Erfüllung eines sexuellen Bedürfnisses bedeutet und darüber hinaus an keinen der beiden weitere Anforderungen stellt. Aber die wenigsten Beziehungen sind derart einfach. Verletzte Gefühle, zumindest bei einem der Beteiligten, sind fast unvermeidbar. Um die Schäden so gering wie möglich zu halten, sollten Sie folgende Grundsätze beherzigen:

☐ Lernen Sie, Ihr Leben und Ihre Gefühle in einzelne Bereiche aufzugliedern. Nur so kann es Ihnen gelingen, beide Beziehungen für Sie so verbindlich zu machen, daß sie Bestand haben.

☐ Versuchen Sie nicht, Ihr Tun zu rechtfertigen, indem Sie die Unzulänglichkeiten Ihres ständigen Partners überbetonen.

☐ Vernachlässigen Sie Ihre häuslichen Alltagspflichten nicht, und sorgen Sie dafür, daß sich zu Hause keine emotionalen und handgreiflichen Auseinandersetzungen zusammenballen.

☐ Verschwenden Sie die notwendigerweise begrenzte Zeit mit Ihrem neuen Liebhaber nicht damit, daß Sie ihm vorjammern, wie wenig Sie voneinander haben, und kommen Sie nicht in den letzten paar Minuten des Beisammenseins mit kniffligen Problemen, die nicht so leicht zu lösen sind. Nahezu alle Liebesaffären werden vom Blick auf die Uhr diktiert, und dadurch fällt es so schwer, den Gefühlen freien Lauf zu lassen.

☐ Achten Sie darauf, daß die Lust den Schmerz überwiegt, der durch das Schuldgefühl, die Unbequemlichkeit und den oft in die Verzweiflung treibenden Zwang zur Geheimhaltung entstehen kann.

☐ Wenn Sie den Eindruck haben, daß Ihr ständiger Partner Ihren Seitensprung stillschweigend duldet und Ihnen alles ein bißchen zu einfach macht, dann lassen Sie alles besser fallen, falls Ihnen an ihm gelegen ist. Vielleicht hat er seine Gründe, warum er nichts gegen Ihre Affäre unternimmt. Auf jeden Fall sollten Sie mit ihm sehr genau Ihre Partnerschaft untersuchen, um herauszufinden, was mit Ihnen beiden los ist.

Wenn es zur Aussprache kommt

Verlangen Sie keine Bestätigung von Ihrem Partner, daß er fremdgegangen ist, bevor Sie sich nicht völlig darüber klar sind, daß Sie es wirklich wissen wollen und auch alle Auswirkungen genau überdacht haben. Die meisten Männer sind der Ansicht, sie könnten Sex haben, ohne jede Verpflichtung; Affären sind in ihrer Vorstellungswelt ebenso heftig wie kurzlebig, sie gehen vorbei und belasten die ursprüngliche Partnerschaft nicht. Wenn Sie glauben, daß Ihre Partnerschaft auf gesunden Beinen steht und die meisten Bedürfnisse, die Sie und Ihr Partner haben, befriedigt, dann lohnt es sich, um ihr Überleben zu kämpfen. Bedenken Sie auch, daß seine augenblickliche Geschichte wahrscheinlich so vergänglich ist wie die meisten.

Kommt es schließlich zur großen Auseinandersetzung, dann vergessen Sie nicht, daß verletzter Stolz die denkbar schlechteste Voraussetzung für eine vernünftig geführte Diskussion ist, mit der Sie Ihre Beziehung doch schließlich retten wollen. Wenn Ihre Aussprache Erfolg haben soll, dann streiten Sie nicht mit Ihrem Partner, bevor Sie Ihre Gefühle wieder unter Kontrolle haben. Ein verbitterter und emotionsgeladener Wortschwall, mag er noch so gerechtfertigt sein, blockiert jede gleichberechtigte Kommunikation und nimmt Ihrem Partner die Möglichkeit der Erwiderung. Es mag Einzelheiten geben, die für Sie im Augenblick überaus wichtig sind: wann und wo es passiert ist, zum Beispiel, und ob die andere Frau im Bett besser war. Aber überlegen Sie gut, ehe Sie solche Fragen stellen; oft helfen nämlich die Antworten nicht weiter — zumindest nicht zu diesem Zeitpunkt, wenn die Wunde noch offen ist.

Die Lösung des Konflikts

Die Liebesaffäre Ihres Partners ist Ausdruck eines Bedürfnisses, das er hat. Vielleicht ist es ein Bedürfnis, das Sie nicht anerkennen und für das Sie bisher kein Verständnis hatten, aber Sie haben eine größere Chance herauszufinden, was falsch gelaufen ist, wenn Sie das Bedürfnis anerkennen. Die erste konstruktive Tat hat darin zu bestehen, daß Sie sich Zeit nehmen, um zusammen über alles zu reden, ausführlich und ohne Unterbrechungen.

Es geht zunächst wirklich nur um zwei Dinge: Warum kam es dazu, und wie ist Ihrem Partner jetzt zumute? Ihre eigenen Gefühle sind Ihnen beiden so schmerzlich gegenwärtig, daß sie jetzt wirklich nicht im Mittelpunkt der Diskussion stehen sollten. Kaum einer ist vor den Verletzungen geschützt, die entstehen, wenn ein Seitensprung entdeckt wird. Aber wenn Sie Ihre Beziehung retten wollen, dann denken Sie daran, daß Sie, ganz gleich, was Sie fühlen, in Ihrem eigenen Interesse handeln, wenn Sie nicht zu oft sagen, daß es nicht zu vergeben und zu vergessen ist. Es ist wichtig, daß Sie einsehen: Ein Augenblick der Untreue bedeutet nicht, daß Ihr Partner nun eine endlose Reihe von Affären angefangen hat. Viele Paare überleben die Entdeckung eines Seitensprungs und setzen ihre Partnerschaft fort, die unzweifelhaft anders geworden ist, aber trotz allem auch erstarkt ist, weil sich beide besser verstehen.

EIFERSUCHT

Eifersucht ist eine der stärksten, zerstörerischsten und schmerzvollsten Gefühlsregungen. Oft hält man sie für das Maß der Liebe, die ein Mensch für einen anderen empfindet. Dementsprechend meint man, fehlende Eifersucht sei ein Zeichen für Interesselosigkeit, und ein Partner, der sich der Zuneigung seines Gegenübers nicht sicher ist, testet womöglich die Liebe des anderen, indem er ihn eifersüchtig zu machen versucht.

Richtiger wäre es, wenn man sagte, Eifersucht sei vor allem Furcht vor dem Verlust, weniger ein Beweis der Liebe. Unbegründete und häufige Eifersucht deutet nicht so sehr darauf hin, daß Sie Ihrem Partner mißtrauen, sie bezeugt vielmehr, daß Sie sich selbst nicht zutrauen, Ihre Partnerschaft auch nur gegen harmlose Konkurrenz zu verteidigen. Da die Eifersucht so tief sitzt, ist es unmöglich, daß Ihr Partner Ihnen je absolute Sicherheit geben kann. Ihre Gefühle der Unsicherheit und der Unterlegenheit haben zur Folge, daß Sie nichts glauben, außer jene Antwort, vor der Sie gleichzeitig Angst haben: daß es eine andere Frau gibt.

Wann ist Eifersucht angebracht?

Eifersucht ist die Angst, etwas Wertvolles zu verlieren, und es gibt Zeiten, in denen eine Partnerschaft bedroht ist und nur ein Übermensch vom Gefühl der Eifersucht verschont bliebe. Wieviel Eifersucht Sie offen zeigen, hängt von Ihrem Urteilsvermögen und Ihrer Selbstkontrolle ab. Die folgenden Hinweise sollen Ihnen helfen, zu beurteilen, ob Ihre Eifersucht (oder die Ihres Partners) gerechtfertigt ist, und sie sollen Ihnen helfen, damit umzugehen.

☐ Sie reagieren zu Recht eifersüchtig, wenn Ihr Partner ein verdächtiges Verhalten an den Tag legt. Wenn plötzlich unübersehbare, aber unerklärbare Veränderungen in den Gewohnheiten des bisher sorgfältig organisierten Lebens Ihres Partners vorkommen, ist ein gewisses Mißtrauen durchaus gerechtfertigt. Sie werden dann vermutlich Beweise zusammentragen wollen, bis Ihr Mißtrauen sich als gerechtfertigt oder als unbegründet erweist. Es ist durchaus natürlich, Eifersuchtsanwandlungen zu bekommen, wenn Ihr Mißtrauen erregt wurde und Ihrem Partner eine Warnung zu signalisieren, die ihm klarmacht, daß Sie beunruhigt sind.

☐ Sie reagieren zu Recht eifersüchtig, wenn Ihr Partner in Ihrer Gegenwart mit einer anderen Frau betont heftig flirtet. Er beweist damit schlechten Stil, und Sie haben Recht, sich darüber zu beklagen. Vielleicht wollte er Sie gar nicht bewußt verletzen, oder er hat bewußt einen Ausbruch provozieren wollen, weil er eine Bestätigung braucht, daß Sie ihn lieben; es kann schließlich auch sein, daß er einer Verärgerung Luft schaffen wollte. Was immer seine Motive gewesen sein mögen, Sie können Ihre Eifersucht positiv einsetzen, indem Sie sich nicht scheuen, Ihre Gefühle offen zu zeigen.

☐ Eifersucht ist nicht gerechtfertigt, wenn sie nur aus Ihren eigenen Gefühlen der Unterlegenheit und Unsicherheit entsteht. Wenn Sie Ihren Partner ständig ausfragen, was er treibt, wenn er von Ihnen weg ist, weil Sie es beunruhigt, daß er außerhalb Ihrer Beziehung noch ein Eigenleben führt, dann wirken Sie ganz einfach zerstörerisch, und Ihr Partner muß verärgert reagieren. Ebenso unvernünftig ist es, wenn Sie seine Sachen durchsuchen, weil Sie dort Beweise für seine Untreue zu finden hoffen, es sei denn, Sie haben einen handfesten Grund, um zu argwöhnen, daß er Sie betrügt.

☐ Eifersucht ist unsinnig, wenn sie sich auf Vergangenes bezieht. Sie sollten niemals auf Leute eifersüchtig sein, die Ihr Partner früher gekannt und geliebt hat, ehe Sie zusammenkamen. Die Tatsache, daß er nun mit Ihnen zusammen ist, sollte Ihnen als Garantie genügen, daß er Sie liebt. Wenn Sie auf seine Vergangenheit eifersüchtig sind, dann behalten Sie das für sich.

Wenn Sie niemals Ihre Eifersucht zeigen, dann sind Sie wahrscheinlich ein ausgesprochener Vernunftmensch. Aber halten Sie sich auf keinen Fall so extrem unter Kontrolle, daß Sie es Ihrem Partner widerspruchslos durchgehen lassen, wenn er Sie verletzt oder Ihre Beziehung durch sein Verhalten in Gefahr bringt. Wenn Sie niemals eifersüchtig sind, dann haben Sie entweder das Glück, über außerordentliches Selbstvertrauen zu verfügen und sich Ihrer Beziehung absolut sicher sein zu können, oder Ihnen liegt an Ihrem Partner nicht so viel, daß es Ihnen etwas ausmachte, ihn zu verlieren.

Das Vertrauen wieder aufbauen

Eifersucht ist für jede Frau ein besonders schwieriges Problem, die entdeckt, daß ihr Partner ihr tatsächlich untreu geworden ist. Selbst wenn Sie wissen, daß Sie im Augenblick keinen Grund zur Eifersucht haben, so ist es doch ganz natürlich, daß Sie befürchten: Was einmal geschah, kann wieder geschehen. Es ist auch klar, daß Sie rascher irgendwelche Folgerungen ziehen. Ihr Selbstbewußtsein ist geschwunden, und dadurch sind Sie schnell dabei zu glauben, daß Ihr Partner jede andere eher liebt als Sie. Sie beide brauchen viel Feinfühligkeit, wenn Sie wieder ein Vertrauensverhältnis aufbauen wollen. Sie müssen sich sehr zusammennehmen und dürfen ihn nicht wegen jeder Kleinigkeit ins Kreuzverhör nehmen, sonst muß er sich ununterbrochen in die Defensive gedrängt fühlen. Aber auch Ihr Partner muß etwas tun. Er muß sagen, was er tut und wann er nach Hause kommt, damit Sie so viel Zeit wie nur möglich miteinander verbringen können.

EMPFÄNGNISVERHÜTUNG

Die Angst vor einer ungewollten Schwangerschaft kann auch die beste Beziehung beeinträchtigen. Nachfolgend werden die gängigen Methoden der Empfängnisverhütung dargestellt; die jeweilige Zuverlässigkeit wird ebenfalls besprochen. Die Versagerraten sind in Prozentzahlen angegeben und folgendermaßen zu verstehen: Die Versagerrate ist gleich der Anzahl der Schwangerschaften, die entstehen, wenn 100 Frauen eine Verhütungsmethode ein Jahr lang benutzen (eine Versagerrate von zum Beispiel 5 Prozent meint, daß mit 5 Schwangerschaften zu rechnen ist).

Die Pille

Wenn Sie ein besonders sicheres Empfängnismittel haben wollen, dann ist die Pille wahrscheinlich das richtige für Sie. Die kombinierte Ein-Phasen-Pille ist am sichersten. Sie enthält eine gleichbleibende Mischung von Östrogenen und Gestagenen (Gelbkörperhormone). Diese beiden weiblichen Hormone werden künstlich hergestellt. Die Wirkung geschieht auf drei Wegen: Erstens wird der monatliche Eisprung verhindert, zweitens bleibt die Verflüssigung des Schleimpfropfs im Gebärmutterhals aus, so daß das Eindringen der Samenfäden in die Gebärmutter erschwert ist, drittens wird die Schleimhaut der Gebärmutter nicht mehr vollständig aufgebaut, so daß eine Ei-Einnistung nicht mehr möglich ist. Jeweils eine kombinierte Ein-Phasen-Pille wird an 21 bzw. 22 Tagen genommen; in den darauffolgenden 7 bzw. 6 Tagen, an denen normalerweise die Blutung einsetzt, erfolgt keine Einnahme (die Verhütungssicherheit bleibt erhalten). Für Frauen, denen das lieber ist, gibt es auch Pillen, die durchgehend — ohne Unterbrechung, also an jedem Tag — eingenommen werden (sieben Pillen sind wirkungslos — bei der Einnahme muß also die richtige Reihenfolge beachtet werden).

Um die Hormonbelastung des Körpers zu verringern, werden »2-Stufen«- oder »3-Stufen«-Präparate hergestellt. Bei ihnen schwanken die Hormonmengen entsprechend den Phasen des monatlichen Zyklus. Bei den kombinierten 2-Phasen-Pillen werden in der ersten Einnahmephase nur Östrogene und erst in der zweiten Phase des Zyklus die übliche Mischung von Östrogenen und Gestagenen eingenommen. Diese Pillentypen sind nicht ganz so sicher wie die Ein-Phasen-Pille. Daher müssen — neben der sorgsamen Beachtung der richtigen Reihenfolge — unbedingt die Einnahmezeiten eingehalten werden. Außerdem ist die Sicherheit nicht mehr gegeben bei Durchfall, Erbrechen oder wenn gleichzeitig bestimmte Drogen genommen werden.

Neben ihrer großen Sicherheit bietet vor allem die kombinierte Ein-Phasen-Pille weitere Vorteile. Sie gibt einen gewissen Schutz gegen gutartige Brustknoten und Eierstockzysten, sogar bösartige Geschwulste in den Eierstöcken und in der Gebärmutterschleimhaut kommen deutlich seltener vor. Außerdem wird bei fast jeder Frau ein regelmäßiger Zyklus erreicht, und Menstruationsbeschwerden — unangenehme Spannungsgefühle und Empfindlichkeiten vor Einsetzen der Periode, Zwischenblutungen, Schmerzen bei der Monatsblu-

tung — werden spürbar erleichtert. Es gibt einige Erkrankungen, die eine Pilleneinnahme verbieten (zum Beispiel Thrombosen in den Venen, Herzattacken oder -infarkte). Darum sind gründliche ärztliche Untersuchungen vor der Erstverschreibung unbedingt nötig, und auch während der Pilleneinnahme sollten regelmäßige Kontrolluntersuchungen durchgeführt werden (vor allem dann, wenn folgende Symptome auftauchen: Schmerzen in den Beinen oder der Brust, geschwollene Beine oder Fußgelenke, schwere oder sonst nicht übliche Kopfschmerzen, Sehstörungen).

Versagerrate: weniger als 1 Prozent.

Die Mini-Pille enthält nur Gestagen, und daher gibt es kaum Nebenwirkungen. Sie wirkt ähnlich wie die anderen Pillentypen, allerdings wird der Eisprung nicht verhindert, und darum ist die Zuverlässigkeit etwas niedriger.

Um eine möglichst große Sicherheit zu erreichen, muß die Mini-Pille jeden Tag ziemlich genau zur gleichen Zeit (nicht ausgerechnet dann, wenn Sie üblicherweise Geschlechtsverkehr haben) eingenommen werden; bei Zeitabweichungen von mehr als drei Stunden ist die Sicherheit nicht mehr gewährleistet.

Die Mini-Pille wird jeden Tag fortlaufend genommen, unabhängig davon, ob die Periode regelmäßig eintritt. Sie ist gut geeignet für die Stillzeit, denn sie reduziert — im Gegensatz zu den kombinierten Pillen — die Milchproduktion nicht. Bei Frauen über 35 ist die Mini-Pille ungefähr ebenso sicher wie die kombinierte Ein-Phasen-Pille bei jüngeren Frauen.

Versagerrate: durchschnittlich 2—3 Prozent.

Die Spirale (Intrauterinpessar)

Die Spirale, auch einfach IUP (Intrauterinpessar) genannt, besteht aus gewebefreundlichem Weichplastikmaterial. Die neueren Typen (zum Beispiel Multiload und Nova-T) sind mit feinstem Kupferdraht umwickelt, und die allerneuesten (zum Beispiel Biograviplan-Progestasert) enthalten Gestagene, die langsam an die Umgebung abgegeben werden. Wie die Spirale genau wirkt, ist immer noch nicht geklärt.

Ein IUP muß unbedingt von einem Gynäkologen eingesetzt werden, am besten an den letzten Tagen der Menstruation, weil dann der Zervikalkanal etwas geöffnet ist. Das Einsetzen dauert nur wenige Minuten. Eine Betäubung ist nicht nötig. Zwei kleine Fädchen hängen aus dem äußeren Muttermund heraus; an ihnen kann die Frau überprüfen, ob das IUP vorhanden ist, und sie erlauben dem Arzt ein leichtes Entfernen der Spirale, wenn die Frau sich ein Kind wünscht oder wenn andere Gründe vorliegen.

Ehe sich Frauen für die Spirale entscheiden, müssen sie über folgende Punkte aufgeklärt werden: Nach dem Einsetzen können leichte krampfartige Schmerzen auftreten, ähnlich denen bei der Menstruation; häufig kommen nach dem Einsetzen leichte Schmierblutungen vor, die mehrere Tage, oder auch bis zu zwei Wochen anhalten können; die erste und die zweite Menstruation nach dem Einsetzen können bedeutend stärker sein und länger anhalten als früher (bei einigen IUP-Trägerinnen bleibt die Regelbutung auf die Dauer stärker als normal). Nach der auf die Einlage folgenden Menstruation sollte der Arzt eine Kontrolluntersuchung durchführen (die nächsten 2 bis 3 Kontrollen sollten jeweils vier Wochen, darauf folgende im Abstand von 6 Monaten vorgenommen werden). Die Kontrolltermine sollten genau eingehalten werden. Vor allem, wenn Fieber auftritt, aber auch, wenn starke Schmerzen oder stärkere Blutungen vorkommen, muß sofort der Arzt aufgesucht werden. Die Neigung zu Unterleibsinfektionen ist bei IUP-Trägerinnen deutlich erhöht. Frauen, die ihre Sexualpartner häufig wechseln, und Frauen, die sicher sein wollen, daß sie nicht als Folge von Infektionen unfruchtbar werden, sollten andere Verhütungsmittel anwenden.

Versagerrate: 2 Prozent

Diaphragma und Muttermundkappe

Das Diaphragma besteht aus einer weichen Gummimembran, die kuppelartig über einen elastischen Gummiring gespannt ist. Es gibt verschiedene Größen. Das Anpassen der richtigen Größe und das richtige Einsetzen sollte entweder bei einem Arzt, in einer Beratungsstelle oder bei einer erfahrenen Freundin gelernt werden. Unbedingt muß ein Diaphragma zusammen mit einem samenabtötenden Gel oder einer samenabtötenden Creme benutzt werden, denn nur unter dieser Bedingung ist die große Sicherheit gewährleistet. Überhaupt hängt die Zuverlässigkeit ganz entscheidend davon ab, ob das Diaphragma richtig gebraucht wird. Es wirkt wie ein Zwischenboden mit einem oberen Bereich für den Gebärmutterhals und einem unteren Bereich, in dem der Penis Platz hat, und reicht vom Scheidengewölbe hinter dem Gebärmutterhals (hinteres Scheidengewölbe) bis vorne in die Schambeinnische. Auf den richtigen und »fugendichten« Sitz kommt es also an.

Ein Diaphragma sollte möglichst nicht länger als zwei Stunden vor dem Geschlechtsverkehr eingesetzt werden, und es muß nach dem Samenerguß mindestens sechs Stunden in der Scheide verbleiben. Ob die Größe noch stimmt, sollte ab und an überprüft werden, zumindest aber nach einer Geburt oder nach einer Scheidenoperation oder nach Gewichtszunahmen und -abnahmen von mehr als fünf Kilogramm.

Die Muttermundkappe hat den gleichen Wirkungsmechanismus wie das Diaphragma, ist aber viel kleiner und das Einsetzen ist etwas schwerer zu erlernen. Es besteht die Gefahr, daß die Muttermundkappe abkippt. Auch die Muttermundkappe muß unbedingt zusammen mit samenabtötenden Mitteln benutzt werden.

Versagerrate (nur Diaphragma zusammen mit einem samenabtötenden Mittel und bei richtigem Gebrauch): 2 Prozent

Das Kondom (Präservativ)

Neben dem Koitus interruptus (siehe unten) ist das Kondom die einzige Methode der Empfängnisverhütung, die vom Mann eingesetzt werden kann. Das Kondom, heute meist aus sehr feinem »gefühlsfreundlichen« Latex, wird über den erigierten Penis gerollt, ehe dieser in die Vagina eingeführt wird. Beim Überstülpen muß sorgfältig darauf geachtet werden, daß sich in der Spitze keine Luft mehr befindet. Außerdem muß genügend Platz für die Aufnahme des Samengusses gelassen werden, darum sind Kondome mit »Überlaufventil«

besonders praktisch. Beim Zurückziehen muß das Kondom nach dem Geschlechtsakt an der Peniswurzel mit der Hand festgehalten werden, damit das Kondom nicht herunterrutscht und die Samenflüssigkeit nicht ausläuft.

Ähnlich wie beim Diaphragma, so hängt auch die Zuverlässigkeit des Kondoms entscheidend vom richtigen Gebrauch ab. Umstritten ist die Frage, ob mit zusätzlichen samenabtötenden Mitteln die Sicherheit erhöht werden kann (auf jeden Fall sind bei richtiger Anwendung solche Zusätze überflüssig). Besonders nützlich erweisen sich Kondome in folgenden Fällen: Die Partnerin hat die Pille abgesetzt, möchte aber mit einer Schwangerschaft noch einige Wochen warten; während der Stillzeit; wenn ein Partner an einer Infektion der Geschlechtsorgane erkrankt ist. Das Kondom ist auch bei gelegentlichem sexuellen Kontakt eine gute Methode, da es einen guten Schutz gegen sexuell übertragbare Krankheiten (Seite 159) bietet. Kondome sind sicher, bequem und zuverlässig, aber manche Männer beklagen, ihre Empfindungen würden beeinträchtigt. Manche Paare stört, daß sie den Liebesakt unterbrechen müssen, bis das Kondom übergezogen ist.

Versagerrate: 3 Prozent (bei richtiger Anwendung)

Samenabtötende Mittel

Die samenabtötenden chemischen Substanzen sind in vielen Formen im Handel, unter anderm als Cremes, Gelees, Schaum oder als Tabletten und Zäpfchen zur vaginalen Anwendung. Sie werden kurz vor dem Geschlechtsverkehr in die Scheide eingeführt, und da sie, wenn man sie allein anwendet, nur bedingt wirksam sind, werden sie meist in Verbindung mit einem Kondom, einer Muttermundkappe oder einem Diaphragma benutzt.

Versagerrate: 5 Prozent (Verhütungszäpfchen), bis 10 Prozent (Schaumspray), bis 25 Prozent (Tabletten)

Natürliche Empfängnisverhütung

Manche Menschen lehnen aus religiösen, moralischen, gesundheitlichen oder ästhetischen Gründen alle künstlichen Verhütungsmethoden ab. Mit den natürlichen Methoden versuchen sie, die Tage etwa in der Mitte des weiblichen Zyklus zu ermitteln, an denen eine Empfängnis am wahrscheinlichsten ist und in dieser Zeit darf dann kein regelrechter Geschlechtsverkehr stattfinden. Wenn beide Partner einen stark ausgeprägten Sexualtrieb haben, fühlen sie sich wahrscheinlich dadurch erheblich eingeschränkt.

Wenn eine Schwangerschaft auf jeden Fall vermieden werden muß, dann sind die natürlichen Methoden nicht zu empfehlen. Aber wenn ein Baby nicht ganz unerwünscht ist, und wenn eine Frau mit ihrem Körper und dem körperlichen Geschehen vertraut werden möchte, sind sie sehr wertvoll. Die Erkennisse, die ein Paar mit den natürlichen Methoden gewinnt, können selbstverständlich auch eingesetzt werden, um eine Schwangerschaft zu planen.

Die am besten funktionierende Methode heißt »symptothermale« Methode. Sie arbeitet mit zwei Beobachtungen: erstens wird die basale Körpertemperatur gemessen, und zweitens wird der Zustand des Schleims am Scheideneingang untersucht. Die Basaltemperatur mißt man als erstes morgens nach dem Aufwachen. Aus den genauen Temperaturaufzeichnungen (zur Messung gibt es besondere Thermometer) ergibt sich ein Muster, das sich von Monat zu Monat ziemlich gleichmäßig wiederholt. An einem gewissen Punkt, ungefähr in der Mitte des Monatszyklus, steigt die Temperatur plötzlich um ungefähr 0,4 bis 0,6 Grad Celsius an und bleibt ungefähr auf dieser Höhe bis zum Beginn der Menstruation. Die unfruchtbaren Tage liegen zwischen dem dritten Tag der erhöhten Temperatur bis zur folgenden Regelblutung. Eine weitere unfruchtbare Zeitspanne gibt es nach der Regel; sie wird berechnet, indem von dem Tag, an dem der früheste Temperaturanstieg erfolgt, 6 Tage abgezogen werden. Die unfruchtbaren Tage liegen zwischen dem ersten Zyklustag und dem eben errechneten. Es gibt noch eine zusätzliche Kontrolle: das Ertasten des Muttermundes: in der unfruchtbaren Zeit ist der Muttermund hart wie der Knorpel der Nasenspitze, und er ist geschlossen; sobald im Verlauf des Zyklus der Muttermund weicher und seine Öffnung weiter wird, ist der Beginn der fruchtbaren Tage anzunehmen.

Die natürlichen Methoden der Empfängnisverhütung verlangen Aufgeschlossenheit und Kooperationsfähigkeit von beiden Partnern. Zu lernen sind sie am besten von erfahrenen Paaren. Von der Erfahrung hängt auch die Zuverlässigkeit der Methoden ab (s. hierzu die weiterführende Literatur im Anhang).

Versagerrate: 2 Prozent (bei Anwendung aller drei Methoden von Paaren, die erfahren sind) bis 20 Prozent.

Koitus interruptus

Das Herausziehen des Penis aus der Scheide kurz vor dem Samenerguß ist die älteste Empfängnisverhütungsmethode und weltweit gesehen die am weitesten verbreitete. Sie ist aber auch die Methode mit der höchsten Versagerrate, und sie hat nur den Vorteil, daß sie jederzeit verfügbar ist. Die Methode funktioniert so, daß der Mann seine Partnerin durch Geschlechtsverkehr zum Orgasmus bringt, dann zieht er den Penis zurück und ejakuliert außerhalb der Scheide. Wenn sich der Mann sehr gut unter Kontrolle hat, mag das funktionieren — aber nur manchmal.

Versagerrate: 25 Prozent

Empfängnisverhütung am Morgen danach

Seit Jahren gibt es wirksame Methoden der Schwangerschaftsverhütung, die auch noch Tage nach einem ungeschützten Geschlechtsakt oder nach einer »Panne« bei der Empfängnisverhütung zuverlässig wirken. Sie sind in der Bevölkerung aber kaum bekannt. Die Meinungen, sie seien gefährlich, oder sie hätten kaum zu ertragende Nebenwirkungen, sind unbegründet.

Am besten bewährt hat sich eine »Pille danach«, die — erstaunlich gering dosiert — eine Kombination von Östrogen und Gestagen enthält. Spätestens 48 Stunden nach dem Geschlechtsverkehr sollten die ersten beiden Tabletten genommen werden, 12 Stunden später noch einmal 2 Tabletten. Dadurch wird die Einnistung einer bereits befruchteten Eizelle in die Gebärmutterschleimhaut verhindert. Die Methode ist eindeutig legal, da alle Methoden der Geburtenregelung, die in den ersten vier Wochen nach der letzten Regelblutung wirksam werden, nicht mit Strafe bedroht sind (außerdem handelt es sich nicht um einen Schwangerschaftsabbruch). Als unerwünschte Nebenwirkungen treten am folgenden Tag nach Einnahmebeginn häufig leichte Übelkeit, selten Erbrechen

auf; die Zeitspanne bis zur nächsten Regelblutung kann verkürzt, aber auch verlängert sein. Die zweite sehr zuverlässige Morgen-danach-Methode besteht im Einlegen eines Kupfer-Intrauterinpessars (s. dort); das soll spätestens bis zum fünften Tag nach dem Geschlechtsverkehr geschehen sein.

Über alle Morgen-danach-Methoden sollten Sie sich gründlich von einem Arzt oder in einer Beratungsstelle informieren lassen.

Versagerrate: 1 Prozent

Scheidenspülungen

Diese einst weitverbreitete Methode soll das Sperma aus dem Scheidenbereich herausspülen. Sie ist extrem unzuverlässig und ist daher nicht zu empfehlen.

STERILISATION

Die Sterilisation der Frau ist eigentlich ein einfacher Eingriff, der aber Vollnarkose erfordert. Gelegentlich wird die Sterilisierung ambulant vorgenommen, meist ist sie jedoch mit einem 24-stündigen Krankenhausaufenthalt verbunden. Bei der gebräuchlichsten Methode wird direkt unter dem Nabel ein kleiner Einschnitt gemacht und von dort aus werden die Eileiter versiegelt. Die Operation hinterläßt so gut wie keine Narbe und verläuft eigentlich auch immer problemlos.

Die Patientin ist sofort nach der Operation steril. Theoretisch besteht die Möglichkeit, die Eileiter wieder durchgängig zu machen, aber da dies nicht immer gelingt, sollte die Sterilisation grundsätzlich als unabänderlich angesehen werden.

Die Sterilisation des Mannes, Vasektomie genannt, ist eine noch viel einfachere Prozedur, die außerdem noch etwas sicherer ist und nicht einmal eine Narkose erfordert. Es werden zwei kleine Einschnitte in den Hodensack gemacht und dann die Samenleiter durchtrennt und ihre Enden abgebunden. Obwohl die Samenleiter wieder miteinander verbunden werden können, ist das keine Garantie für die Wiederherstellung der Zeugungsfähigkeit. Bei den meisten Männern, die die Sterilisation rückgängig machen ließen, enthielt die Samenflüssigkeit zwar erneut Spermien, aber weitaus weniger von ihnen waren zeugungsfähig. Gewöhnlich wird dem Patienten geraten, einige Tage nach dem Eingriff eng sitzende Unterhosen oder ein Suspensorium zu tragen, um ein unangenehm ziehendes Gefühl in den Hoden zu mindern. Manchmal entstehen auch Blutergüsse am Hodensack oder in der Leistengegend.

Im Gegensatz zur weitverbreiteten Meinung beeinträchtigt die Vasektomie den Sexualtrieb des Mannes überhaupt nicht. Ungefähr noch 16 Wochen nach dem Eingriff ist zusätzliche Empfängnisverhütung notwendig, da die Samenflüssigkeit immer noch Spermien enthalten kann, die sich im Samenleiter aufhalten.

SEX UND SCHWANGERSCHAFT

Wenn Sie noch keine Fehlgeburt hatten und auch während der augenblicklich bestehenden Schwangerschaft keine Fehlgeburt droht, gibt es keinen medizinischen Grund, warum nicht auch während einer normalen Schwangerschaft der Geschlechtsverkehr ausgeübt werden könnte. Jedoch stellen viele Männer fest, daß ihre Angst, dem Baby während des Geschlechtsverkehrs vielleicht Schaden zuzufügen, sie derart hemmt, daß sie Erektionsschwierigkeiten haben. Gewiß gelingt es Ihnen, Ihren Partner davon zu überzeugen, daß der Fötus wohlgeschützt im Fruchtwasser liegt, während der fest verschlossene Gebärmuttermund einen sicheren Schutz vor der Außenwelt bietet.

Körperliche Nähe ist wichtig

Oft macht die Tatsache, nicht mehr über Methoden der Empfängnisverhütung nachdenken zu müssen oder die Erleichterung über die erfolgte Empfängnis, falls es in diesem Bereich Probleme gab, den Sex gerade während der Schwangerschaft zu einem besonders befriedigenden Erlebnis. Allerdings werden Sie vor allem während er ersten drei Schwangerschaftsmonate am Sex weniger Interesse haben als sonst. Die hormonellen Veränderungen können bei Ihnen häufig Übelkeit, Müdigkeit und Depressionen hervorrufen, und Ihnen die Energie und die Lust auf Sex rauben, und es kann in dieser Zeit schwierig für Sie sein, erregt zu werden. Meiden Sie den Geschlechtsverkehr für einige Zeit, wenn Ihnen danach ist, aber pflegen Sie weiterhin die körperliche Nähe. Für Sie beide ist es jetzt besonders wichtig, daß Sie in Berührung bleiben, daß Sie körperlich und emotional ein Gefühl der Gemeinsamkeit pflegen. Selbst wenn Ihr sexuelles Verlangen jetzt sehr gering ist, so kann das bei Ihrem Partner ganz anders sein. Wenn das so ist können Sie einige der STIMULIERUNGSTECHNIKEN, S. 57, ausprobieren. Viele Paare finden, daß die Schwangerschaft ihnen den Anstoß zu einem breiteren Sexualsprektrum gegeben hat, und daß sie Möglichkeiten gefunden haben, sich gegenseitig zu befriedigen, die nicht vom Beischlaf abhängen.

Die mittleren Monate der Schwangerschaft

Nachdem die unangenehmen Begleiterscheinungen der ersten drei Monate vorüber sind, kommt wahrscheinlich auch Ihr Verlangen nach Sex zurück, falls es überhaupt jemals ganz verschwand. In dieser Zeit, etwa in der Mitte der Schwangerschaft, füllt sich das Vaginalgewebe mit Blut und die vaginale Feuchtigkeit verstärkt sich, so daß Sie vielleicht das Gefühl haben, ständig zum Sex bereit zu sein.

Die bequemste Stellung

Bei fortschreitender Schwangerschaft werden Sie feststellen, daß Stellungen, durch die auf Ihren Bauch ein Druck ausgeübt wird, zunehmend unangenehmer werden. Wenn Ihr Partner eine Mann-oben-Stellung einnimmt, muß er sich noch mehr als vorher mit den Armen abstützen; daher werden Ihnen Stellungen im Sitzen oder Seite-an-Seite oder die Penetration von hinten mehr entgegenkommen (siehe STELLUNGEN BEIM GESCHLECHTSVERKEHR, S. 63). Eine kniende Stellung kann am besten sein, wenn Sie Rückenschmerzen haben; sie wird außerdem für das letzte Stadium der Schwangerschaft empfohlen, da hierbei auf die Gebärmutter der geringste Druck ausgeübt wird. Verdauungsstörungen und Sodbrennen verursachen Ihnen wahrscheinlich einiges Unbehagen, wenn Sie auf dem Rücken liegen, auch schon während der frühen Schwangerschaft. Sicher bevorzugen Sie jetzt eine sitzende Stellung oder Sie benutzen einige Kissen als Stütze um sich halb aufzurichten.

Sex nach der Geburt

Einige Wochen lang — wahrscheinlich mindestens sechs nach der ersten Schwangerschaft, aber weniger nach den folgenden Geburten — können Sie ein Wundgefühl haben, besonders wenn Sie genäht wurden, so daß der Liebesakt für Sie unangenehm ist. Selbst wenn alles verheilt zu sein scheint, kann Ihre Haut noch spannen und leicht brennen, besonders am unteren Teil der Vagina, nahe dem After. Eine Stellung, bei der Sie oben oder bei der Sie beide nebeneinander liegen und sich anschauen, verhindert, daß diese empfindliche Stelle einem zu starken Druck ausgesetzt wird. Am besten ist es, Sie warten mit dem Sex noch bis nach der Kontrolluntersuchung, um sicherzugehen, daß alles wieder in den Normalzustand zurückgekehrt ist. Beim ersten Geschlechtsverkehr nach der Geburt des Babys werden Sie ganz sicher etwas ängstlich sein, sich unfreiwillig verspannen und der Penetration entgegenwirken. Damit verstärkt sich die Wahrscheinlichkeit, daß es schmerzhaft für Sie wird, also versuchen Sie, Ihre Vaginalmuskeln zu entspannen, und lassen Sie es nicht zu, daß Sie sich wieder versteifen, während Ihr Partner zärtlich in Sie eindringt. Da die natürliche Feuchtigkeit der Vagina sich erst nach einiger Zeit wieder einstellt, müssen Sie eventuell eine Zeitlang ein künstliches Gleitmittel benützen.

Selbst wenn in den ersten Wochen zu Ihrem Liebesspiel kein regelrechter Geschlechtsverkehr gehört, sollten Sie versuchen, nicht nur auf das Baby fixiert zu sein, sondern immer auch die körperliche Nähe Ihres Partners suchen. Denken Sie daran, auch wenn Sie mit der Brust stillen, daß Sie Verhütungsmittel brauchen, und falls Sie glauben, Sie könnten einfach auf die früher verwendeten Methoden zurückgreifen, dann lassen Sie sich jetzt gesagt sein, daß das möglicherweise nicht geht. Einige Pillenfabrikate sind zum Beispiel jetzt ungeeignet und das Diaphragma muß neu eingepaßt werden (siehe EMPFÄNGNISVERHÜTUNG, S. 135).

Einige Frauen verlieren nach einer Geburt zunächst einmal die Lust am Sex, für gewöhnlich weil Erschöpfung und die Beschäftigung mit dem Baby alle anderen Empfindungen überdeckt. Es ist ihnen dann unmöglich, sich zu entspannen und ganz der Liebe hinzugeben, wie sie es früher taten. Wenn das der Fall ist, dann sehen Sie sich für den einen oder anderen Abend nach einem Babysitter um, damit Sie sich wieder einmal ungestört Ihrem Partner widmen können. Bei einigen Frauen dauert das mangelnde Interesse an Sex länger und kann dann ein Zeichen für Depressionen sein, die manchmal nach der Geburt einsetzen. Dann ist eine ärztliche Behandlung erforderlich.

Stärkung der Beckenbodenmuskulatur

Die Vagina wird durch eine Geburt nicht ausgedehnt, wie manche Frauen und viele Männer befürchten. Aber die Muskulatur kann etwas erschlafft sein, wenn sie nie zuvor trainiert wurde. Sicher hat man Ihnen nach der Entbindung bestimmte Übungen beigebracht, die Ihre Muskeln trainieren und den Beckenboden stärken sollen, um der Gefahr eines Gebärmuttervorfalls zu begegnen. Das kann vorkommen, wenn die schwach gewordene Muskulatur des Beckenbodens den inneren Organen nicht mehr den nötigen Halt geben kann. Die Kegel-Übungen werden auf Seite 85 beschrieben.

Bis Ihre Vaginalmuskeln ihren Tonus wiedergewonnen haben, sollte Ihr Partner eine Stellung praktizieren, bei der Ihre Beine geschlossen sind, damit sein Penis sehr zärtlich erfaßt und die Stimulation verstärkt wird (siehe STELLUNGEN BEIM GESCHLECHTSVERKEHR, S. 63).

EMPFÄNGNISPROBLEME

Ein Paar mit normaler Fruchtbarkeit und einem einigermaßen typischen Sexualleben — ungefähr zwei- oder dreimal in der Woche Geschlechtsverkehr — könnte ein Kind pro Jahr bekommen. Von 100 Paaren sind jedoch 10 Paare unfähig, Kinder zu bekommen und 15 Paare haben weniger Kinder als sie gern hätten. Unfruchtbarkeit kann in einigen Fällen allein an der Frau, in einigen Fällen allein am Mann und in einigen Fällen an beiden Partnern liegen.

Fruchtbarkeitstests

Wenn Sie ein Jahr lang probiert haben, schwanger zu werden und es nicht gelungen ist, sollten Sie beide einen Arzt aufsuchen. Er nimmt spezielle Tests vor, um die Ursache der Unfruchtbarkeit festzustellen, aber zunächst wird er wissen wollen, ob Sie regelmäßig Geschlechtsverkehr haben, und ob keiner von Ihnen mit einem sexuellen Problem belastet ist (Vaginismus oder Erektionsschwierigkeiten zum Beispiel), das den Geschlechtsakt schwierig macht. Er schlägt dann sicher vor, daß Sie Ihre sexuellen Aktivitäten auf die fruchtbarsten Tage (zwei Wochen vor der Periode) konzentrieren. Dabei ist es wichtig zu wissen, ob Ihre Periode regelmäßig oder unregelmäßig kommt, denn in letzterem Fall sinken die Empfängnischancen.

Wenn die Untersuchungen ergeben, daß Sie selten einen Eisprung haben, dann kann eine Hormonbehandlung Abhilfe schaffen. Manchmal sind auch die Eileiter verklebt, die das Ei vom Eierstock zur Gebärmutter transportieren. Das läßt sich oftmals durch einen chirurgischen Eingriff beheben, aber wenn das nicht möglich ist, dann gibt es die Möglichkeit der *in vitro* Befruchtung, aus der ein »Retortenbaby« hervorgeht. Bei dieser erst in unseren Tagen entwickelten Technik wird dem Eierstock der Frau ein reifes Ei entnommen, außerhalb des Körpers mit dem Sperma des Mannes befruchtet und dann wieder in den Mutterleib eingepflanzt, wo es sich normal weiterentwickelt.

Unfruchtbarkeit des Mannes

Ein Mann, der Geschlechtsverkehr haben und ejakulieren kann, ist meist davon überzeugt, daß er, weil er potent ist, auch zeugungsfähig ist, aber das ist nicht immer der Fall. Nur eine mikroskopische Untersuchung kann mit Sicherheit darüber Aufschluß geben, ob der Same eines Mannes auch zeugungsfähig ist. Keines der Gerüchte über einen Zusammenhang zwischen Glatze oder behaarter Brust und Zeugungsfähigkeit ist wahr. Die Unfruchtbarkeit des Mannes hat meist folgende Ursachen: der Samenerguß enthält zu wenig Spermien oder die Spermien sind zu häufig mißgebildet oder sie sind nicht beweglich genug.

Behandlung

Männliche Unfruchtbarkeit ist leichter zu diagnostizieren als weibliche, aber schwieriger zu behandeln, weil der genaue Grund oft unklar bleibt. Überanstrengung, Müdigkeit und übermäßiger Alkoholgenuß verringern die Spermienmenge vorübergehend. Folglich sollte der Mann seinen Lebenswandel kritisch überprüfen, wenn seine Partnerin Empfängnisprobleme hat. Auch einige Medikamente reduzieren die Fruchtbarkeit.

Oft verordnet der Arzt einige Tage der Abstinenz vor den fruchtbaren Tagen der Frau — ungefähr in der Mitte des Zyklus —, um mit einer vermehrten Samenmenge die Chance der Befruchtung zu steigern. In einigen Fällen läßt sich die Samenproduktion mit Medikamenten oder einer Hormonbehandlung steigern, und manchmal ist es möglich, die Samenflüssigkeit zu sammeln, durch Zentrifugieren zu konzentrieren und dann durch künstliche Befruchtung in die Gebärmutter einzuführen.

Emotionelle Faktoren

Wenn Sie schon seit längerer Zeit ein regelmäßiges Sexualleben führen und bislang nicht schwanger geworden sind, dann stehen Sie wahrscheinlich unter starken seelischen Spannungen, nicht nur, weil Sie sich ein Kind wünschen, sondern auch, weil von der Familie und aus Ihrem Bekanntenkreis meist ein starker Druck auf das Paar ausgeübt wird. Wissenschaftliche Beweise fehlen zwar, aber emotionale Gegebenheiten scheinen auf die Fähigkeit eines Paares, eine Familie zu gründen, einen nicht unerheblichen Einfluß zu haben.

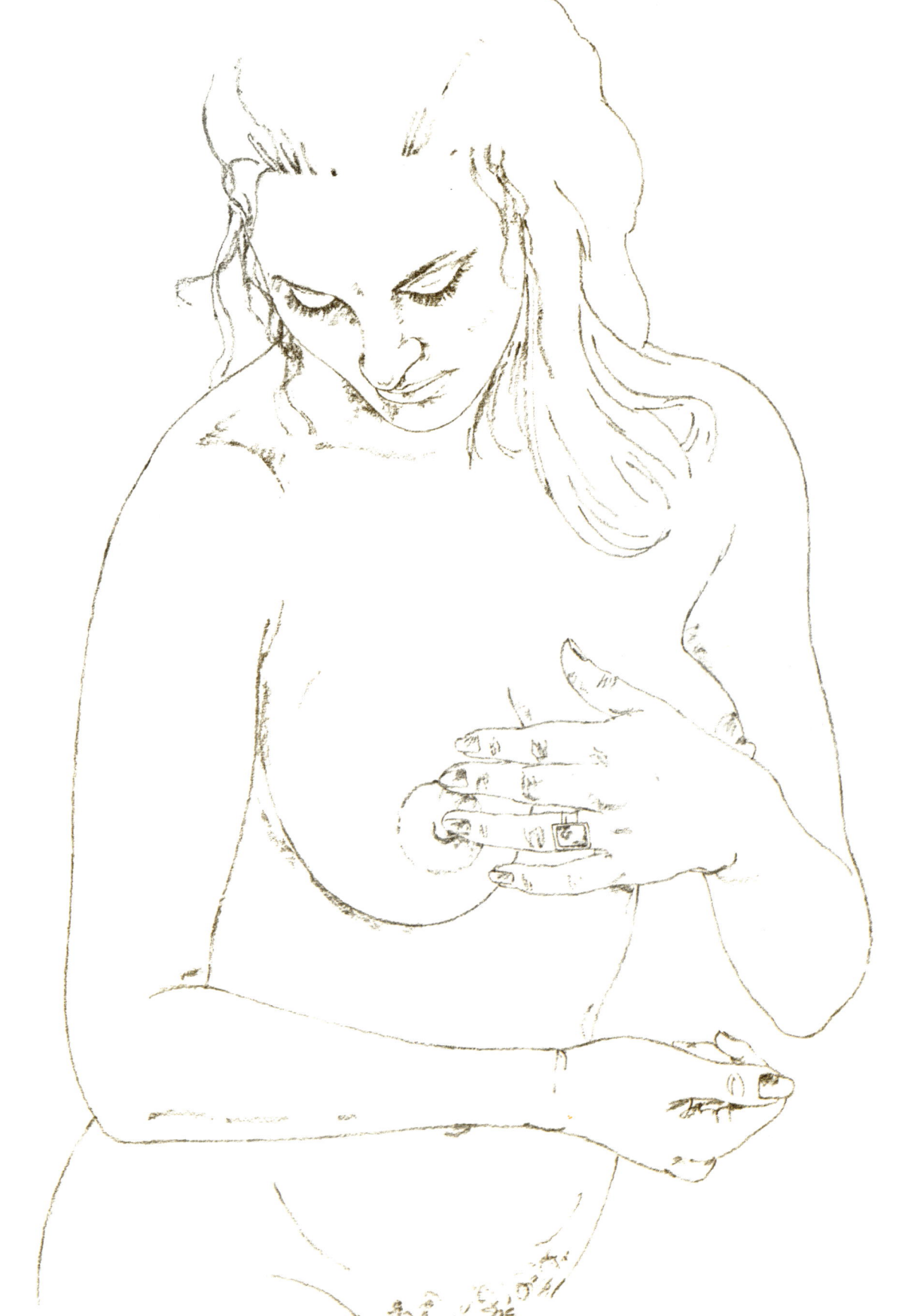

5

DIE ALLEINSTEHENDE FRAU

Bewußt für sich zu existieren, kann ein Lebensstil sein, den Sie gewählt haben, und mit dem Sie zufrieden sind, vielleicht weil Sie Ihre Unabhängigkeit schätzen, und weil Sie nichts dazu drängt — zumindest im Augenblick nicht —, sich an einen Mann zu binden. Trotzdem sind Sie ständig gezwungen, Ihre Entscheidungen zu verteidigen, angesichts der weit verbreiteten Auffassung, daß jede Frau letztlich doch heiraten und Kinder haben will. Darum ist es einigermaßen schwierig, andere Menschen davon zu überzeugen, daß Sie mit Ihrem Leben, so wie Sie es führen, glücklich sind.

Am stärksten ist der Druck von außen, wenn Sie um die Dreißig sind. Sie werden dann verfolgt von allerhand Vermutungen, für die es in Ihrem wirklichen Leben keinerlei Anhaltspunkte gibt — daß Frauen ohne Partner unglücklich, einsam, unreif oder sexuell frustriert sind, zum Beispiel. Was um die zwanzig noch normal und anerkennenswert ist, nämlich ungebunden zu sein, wird um die Mitte oder Ende dreißig beargwöhnt: ob Sie sich für die Unabhängigkeit entschieden haben oder ob Sie Ihren Lebensstil nur den Verhältnissen angepaßt haben, die Ihnen aufgezwungen worden sind.

Alleinstehend zu sein, ist sicher für viele Frauen ein Problem. Beziehungen zwischen Männern und Frauen scheinen darauf programmiert zu sein, wenn schon nicht zur Ehe, so doch wenigstens zum Sex zu führen. Wenn Freundschaft alles ist, was Sie haben und geben wollen, dann sind Mißverständnisse unvermeidbar. Vielleicht wären Sie auch gar nicht abgeneigt, eine enge, langfristige Beziehung aufzubauen, aber bisher fand sich keine Gelegenheit.

Einige dieser Probleme werden in diesem Teil des Buches behandelt. Zuerst gilt es zu ergründen, warum Sie für sich leben. Ist das eine bewußte oder womöglich unbewußte Entscheidung Ihrerseits? Fehlt es Ihnen an Gelegenheiten, geeigneten Partnern zu begegnen? Oder tun Sie sich schwer, wenn Sie jemanden kennengelernt haben, eine Beziehung aufzubauen? Die folgenden Problemanalysen gehen diesen Schwierigkeiten auf den Grund und führen Sie weiter zu Vorschlägen, wie Sie eine Partnerschaft finden und gestalten können, oder wie Sie Ihre Unabhängigkeit voll genießen können, und dabei spielt es keine Rolle, ob Sie durch eigenen Entschluß oder durch die äußeren Umstände ohne feste Bindung leben.

WARUM LEBEN SIE ALLEIN?

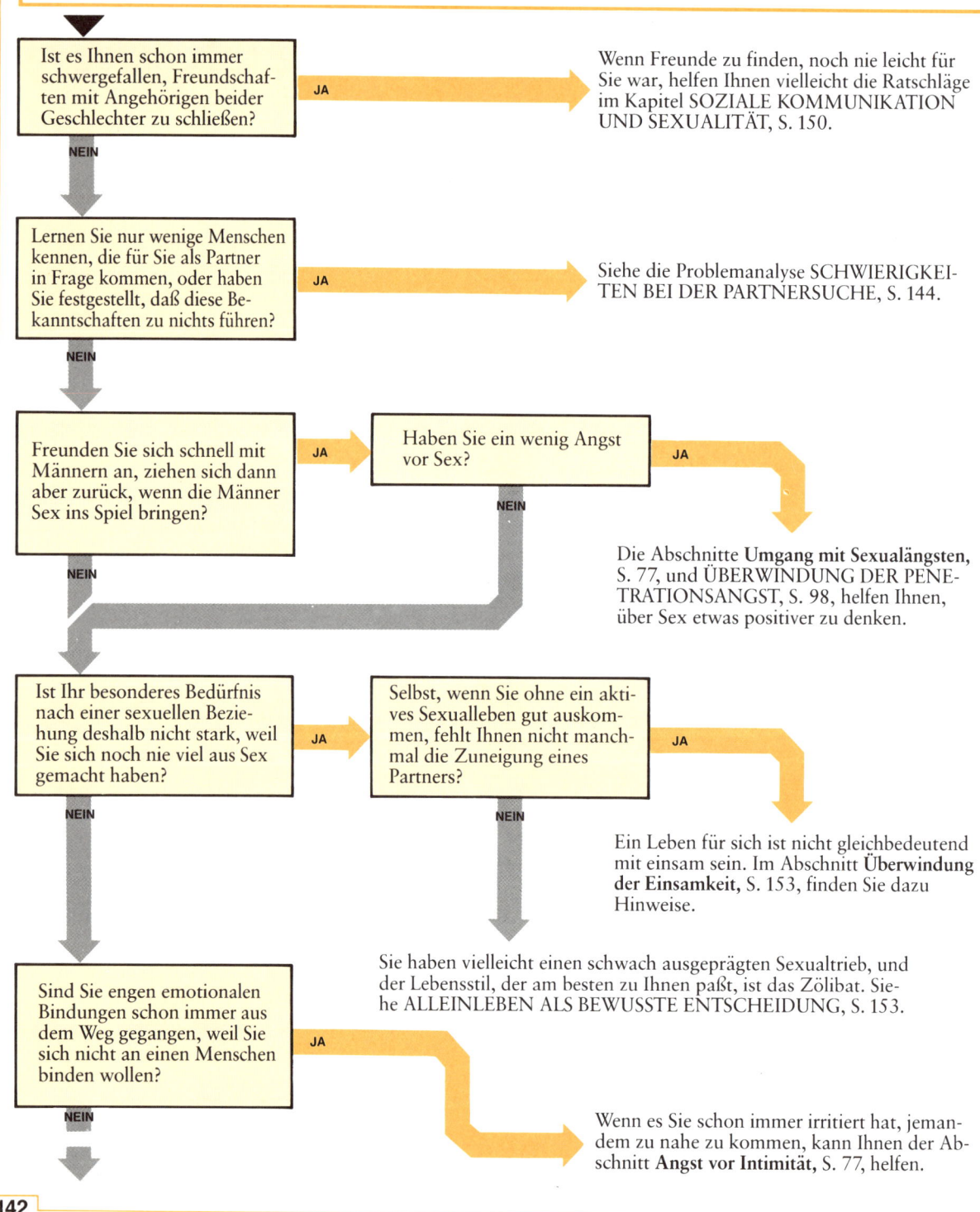

Ist es Ihnen schon immer schwergefallen, Freundschaften mit Angehörigen beider Geschlechter zu schließen?

JA → Wenn Freunde zu finden, noch nie leicht für Sie war, helfen Ihnen vielleicht die Ratschläge im Kapitel SOZIALE KOMMUNIKATION UND SEXUALITÄT, S. 150.

NEIN ↓

Lernen Sie nur wenige Menschen kennen, die für Sie als Partner in Frage kommen, oder haben Sie festgestellt, daß diese Bekanntschaften zu nichts führen?

JA → Siehe die Problemanalyse SCHWIERIGKEITEN BEI DER PARTNERSUCHE, S. 144.

NEIN ↓

Freunden Sie sich schnell mit Männern an, ziehen sich dann aber zurück, wenn die Männer Sex ins Spiel bringen?

JA → Haben Sie ein wenig Angst vor Sex?

JA → Die Abschnitte **Umgang mit Sexualängsten,** S. 77, und ÜBERWINDUNG DER PENETRATIONSANGST, S. 98, helfen Ihnen, über Sex etwas positiver zu denken.

NEIN ↓

NEIN ↓

Ist Ihr besonderes Bedürfnis nach einer sexuellen Beziehung deshalb nicht stark, weil Sie sich noch nie viel aus Sex gemacht haben?

JA → Selbst, wenn Sie ohne ein aktives Sexualleben gut auskommen, fehlt Ihnen nicht manchmal die Zuneigung eines Partners?

JA → Ein Leben für sich ist nicht gleichbedeutend mit einsam sein. Im Abschnitt **Überwindung der Einsamkeit,** S. 153, finden Sie dazu Hinweise.

NEIN ↓

NEIN ↓

Sie haben vielleicht einen schwach ausgeprägten Sexualtrieb, und der Lebensstil, der am besten zu Ihnen paßt, ist das Zölibat. Siehe ALLEINLEBEN ALS BEWUSSTE ENTSCHEIDUNG, S. 153.

Sind Sie engen emotionalen Bindungen schon immer aus dem Weg gegangen, weil Sie sich nicht an einen Menschen binden wollen?

JA → Wenn es Sie schon immer irritiert hat, jemandem zu nahe zu kommen, kann Ihnen der Abschnitt **Angst vor Intimität,** S. 77, helfen.

NEIN ↓

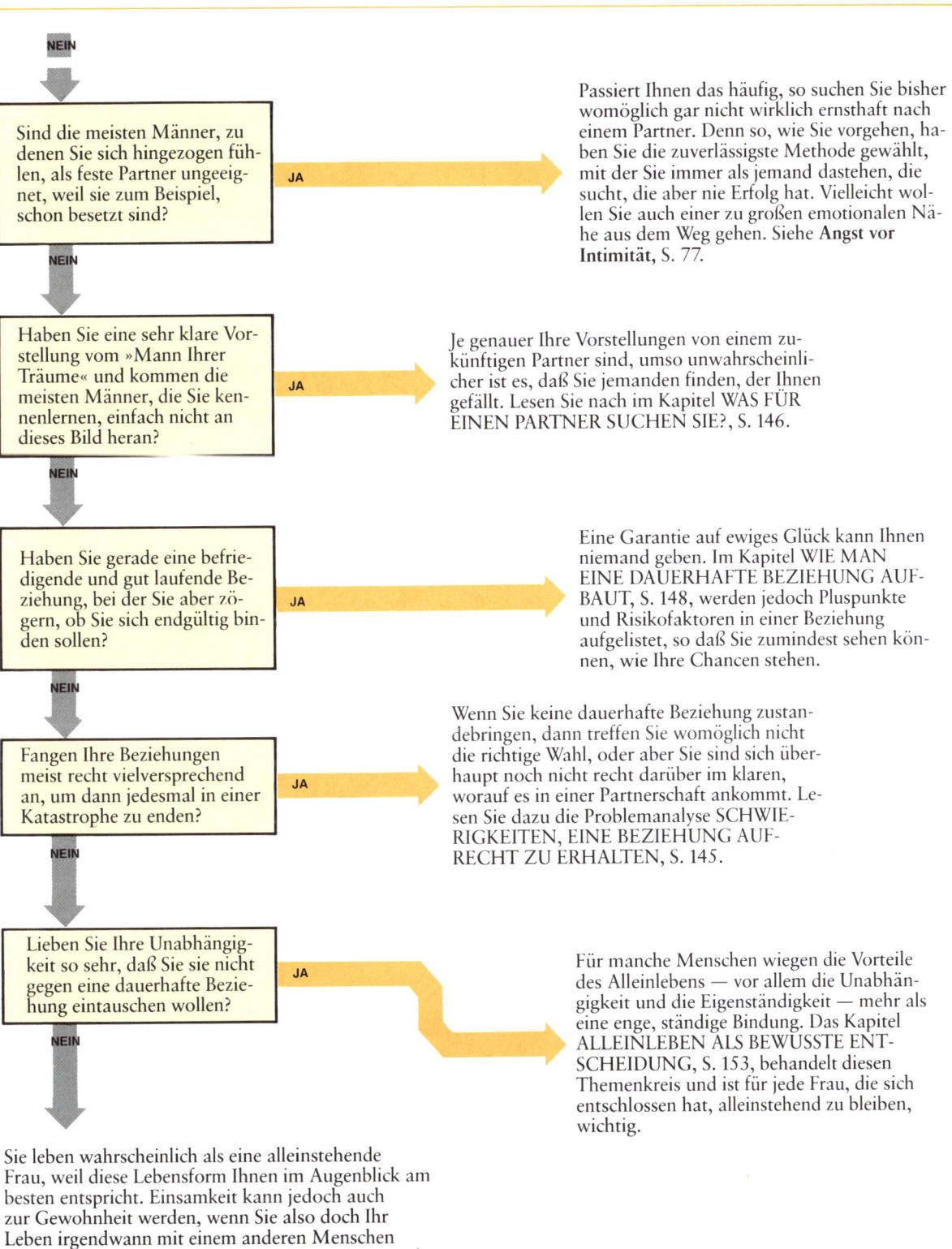

NEIN

Sind die meisten Männer, zu denen Sie sich hingezogen fühlen, als feste Partner ungeeignet, weil sie zum Beispiel, schon besetzt sind?

JA → Passiert Ihnen das häufig, so suchen Sie bisher womöglich gar nicht wirklich ernsthaft nach einem Partner. Denn so, wie Sie vorgehen, haben Sie die zuverlässigste Methode gewählt, mit der Sie immer als jemand dastehen, die sucht, die aber nie Erfolg hat. Vielleicht wollen Sie auch einer zu großen emotionalen Nähe aus dem Weg gehen. Siehe **Angst vor Intimität**, S. 77.

NEIN

Haben Sie eine sehr klare Vorstellung vom »Mann Ihrer Träume« und kommen die meisten Männer, die Sie kennenlernen, einfach nicht an dieses Bild heran?

JA → Je genauer Ihre Vorstellungen von einem zukünftigen Partner sind, umso unwahrscheinlicher ist es, daß Sie jemanden finden, der Ihnen gefällt. Lesen Sie nach im Kapitel WAS FÜR EINEN PARTNER SUCHEN SIE?, S. 146.

NEIN

Haben Sie gerade eine befriedigende und gut laufende Beziehung, bei der Sie aber zögern, ob Sie sich endgültig binden sollen?

JA → Eine Garantie auf ewiges Glück kann Ihnen niemand geben. Im Kapitel WIE MAN EINE DAUERHAFTE BEZIEHUNG AUFBAUT, S. 148, werden jedoch Pluspunkte und Risikofaktoren in einer Beziehung aufgelistet, so daß Sie zumindest sehen können, wie Ihre Chancen stehen.

NEIN

Fangen Ihre Beziehungen meist recht vielversprechend an, um dann jedesmal in einer Katastrophe zu enden?

JA → Wenn Sie keine dauerhafte Beziehung zustandebringen, dann treffen Sie womöglich nicht die richtige Wahl, oder aber Sie sind sich überhaupt noch nicht recht darüber im klaren, worauf es in einer Partnerschaft ankommt. Lesen Sie dazu die Problemanalyse SCHWIERIGKEITEN, EINE BEZIEHUNG AUFRECHT ZU ERHALTEN, S. 145.

NEIN

Lieben Sie Ihre Unabhängigkeit so sehr, daß Sie sie nicht gegen eine dauerhafte Beziehung eintauschen wollen?

JA → Für manche Menschen wiegen die Vorteile des Alleinlebens — vor allem die Unabhängigkeit und die Eigenständigkeit — mehr als eine enge, ständige Bindung. Das Kapitel ALLEINLEBEN ALS BEWUSSTE ENTSCHEIDUNG, S. 153, behandelt diesen Themenkreis und ist für jede Frau, die sich entschlossen hat, alleinstehend zu bleiben, wichtig.

NEIN

Sie leben wahrscheinlich als eine alleinstehende Frau, weil diese Lebensform Ihnen im Augenblick am besten entspricht. Einsamkeit kann jedoch auch zur Gewohnheit werden, wenn Sie also doch Ihr Leben irgendwann mit einem anderen Menschen teilen wollen, dann verzichten Sie nicht zu lange auf jede längere Bindung. Siehe ALLEINLEBEN ALS BEWUSSTE ENTSCHEIDUNG, S. 153.

SCHWIERIGKEITEN BEI DER PARTNERSUCHE

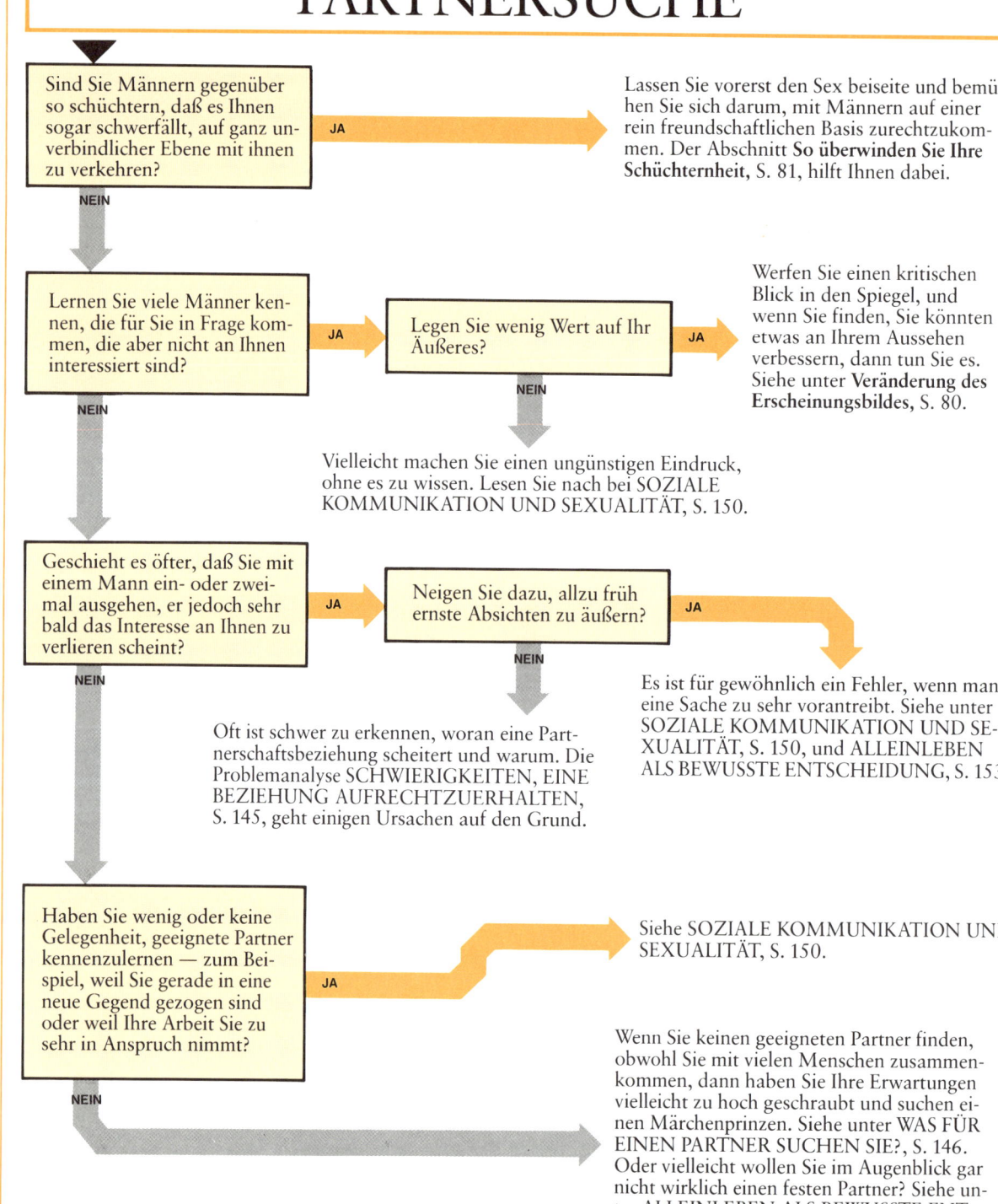

Sind Sie Männern gegenüber so schüchtern, daß es Ihnen sogar schwerfällt, auf ganz unverbindlicher Ebene mit ihnen zu verkehren?

JA → Lassen Sie vorerst den Sex beiseite und bemühen Sie sich darum, mit Männern auf einer rein freundschaftlichen Basis zurechtzukommen. Der Abschnitt **So überwinden Sie Ihre Schüchternheit**, S. 81, hilft Ihnen dabei.

NEIN

Lernen Sie viele Männer kennen, die für Sie in Frage kommen, die aber nicht an Ihnen interessiert sind?

JA → Legen Sie wenig Wert auf Ihr Äußeres?

JA → Werfen Sie einen kritischen Blick in den Spiegel, und wenn Sie finden, Sie könnten etwas an Ihrem Aussehen verbessern, dann tun Sie es. Siehe unter **Veränderung des Erscheinungsbildes**, S. 80.

NEIN

Vielleicht machen Sie einen ungünstigen Eindruck, ohne es zu wissen. Lesen Sie nach bei SOZIALE KOMMUNIKATION UND SEXUALITÄT, S. 150.

NEIN

Geschieht es öfter, daß Sie mit einem Mann ein- oder zweimal ausgehen, er jedoch sehr bald das Interesse an Ihnen zu verlieren scheint?

JA → Neigen Sie dazu, allzu früh ernste Absichten zu äußern?

JA → Es ist für gewöhnlich ein Fehler, wenn man eine Sache zu sehr vorantreibt. Siehe unter SOZIALE KOMMUNIKATION UND SEXUALITÄT, S. 150, und ALLEINLEBEN ALS BEWUSSTE ENTSCHEIDUNG, S. 153.

NEIN

Oft ist schwer zu erkennen, woran eine Partnerschaftsbeziehung scheitert und warum. Die Problemanalyse SCHWIERIGKEITEN, EINE BEZIEHUNG AUFRECHTZUERHALTEN, S. 145, geht einigen Ursachen auf den Grund.

NEIN

Haben Sie wenig oder keine Gelegenheit, geeignete Partner kennenzulernen — zum Beispiel, weil Sie gerade in eine neue Gegend gezogen sind oder weil Ihre Arbeit Sie zu sehr in Anspruch nimmt?

JA → Siehe SOZIALE KOMMUNIKATION UND SEXUALITÄT, S. 150.

NEIN

Wenn Sie keinen geeigneten Partner finden, obwohl Sie mit vielen Menschen zusammenkommen, dann haben Sie Ihre Erwartungen vielleicht zu hoch geschraubt und suchen einen Märchenprinzen. Siehe unter WAS FÜR EINEN PARTNER SUCHEN SIE?, S. 146. Oder vielleicht wollen Sie im Augenblick gar nicht wirklich einen festen Partner? Siehe unter ALLEINLEBEN ALS BEWUSSTE ENTSCHEIDUNG, S. 153.

SCHWIERIGKEITEN, EINE BEZIEHUNG AUFRECHTZUERHALTEN

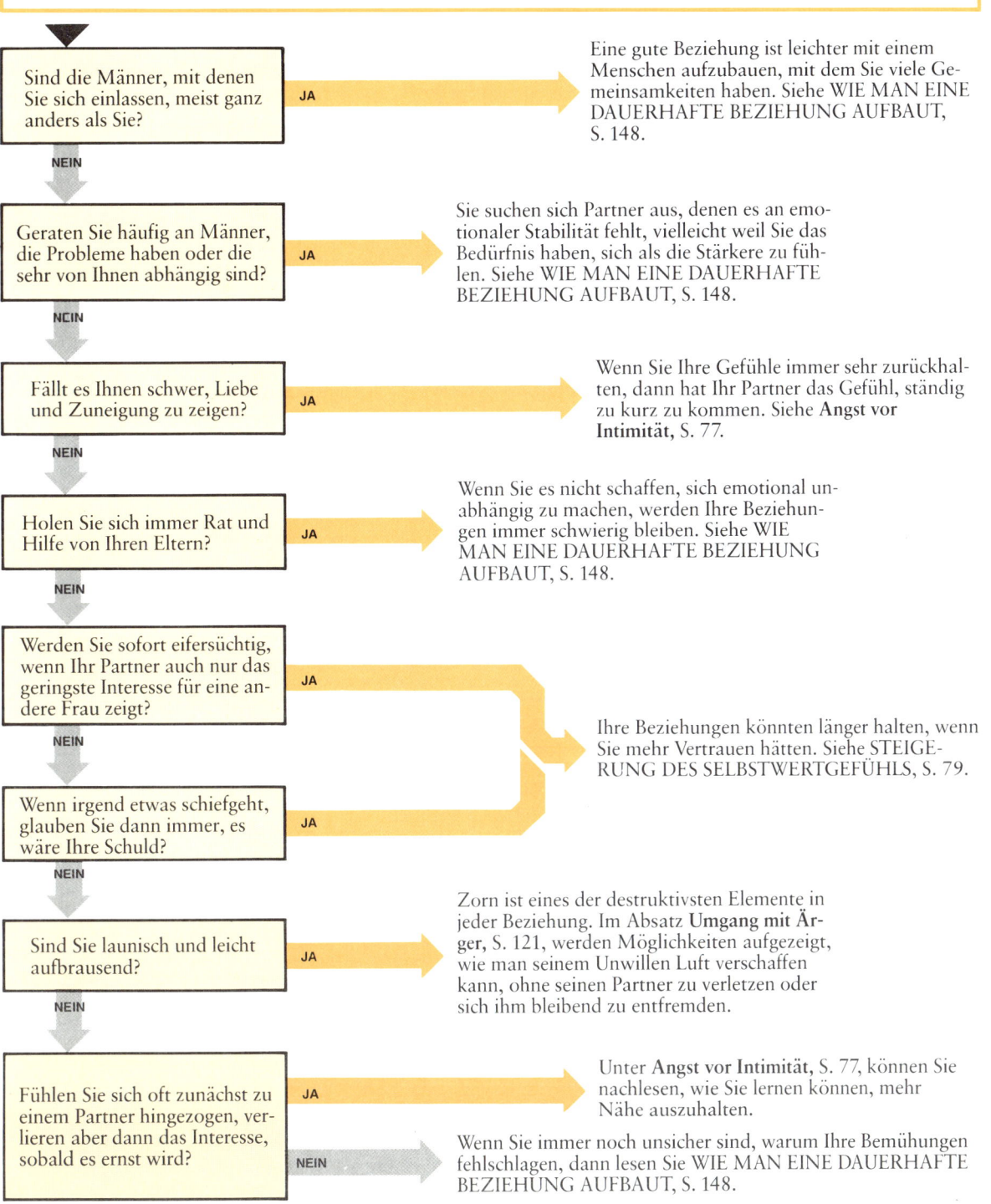

Sind die Männer, mit denen Sie sich einlassen, meist ganz anders als Sie?

JA → Eine gute Beziehung ist leichter mit einem Menschen aufzubauen, mit dem Sie viele Gemeinsamkeiten haben. Siehe WIE MAN EINE DAUERHAFTE BEZIEHUNG AUFBAUT, S. 148.

NEIN

Geraten Sie häufig an Männer, die Probleme haben oder die sehr von Ihnen abhängig sind?

JA → Sie suchen sich Partner aus, denen es an emotionaler Stabilität fehlt, vielleicht weil Sie das Bedürfnis haben, sich als die Stärkere zu fühlen. Siehe WIE MAN EINE DAUERHAFTE BEZIEHUNG AUFBAUT, S. 148.

NEIN

Fällt es Ihnen schwer, Liebe und Zuneigung zu zeigen?

JA → Wenn Sie Ihre Gefühle immer sehr zurückhalten, dann hat Ihr Partner das Gefühl, ständig zu kurz zu kommen. Siehe **Angst vor Intimität**, S. 77.

NEIN

Holen Sie sich immer Rat und Hilfe von Ihren Eltern?

JA → Wenn Sie es nicht schaffen, sich emotional unabhängig zu machen, werden Ihre Beziehungen immer schwierig bleiben. Siehe WIE MAN EINE DAUERHAFTE BEZIEHUNG AUFBAUT, S. 148.

NEIN

Werden Sie sofort eifersüchtig, wenn Ihr Partner auch nur das geringste Interesse für eine andere Frau zeigt?

JA →

NEIN

Wenn irgend etwas schiefgeht, glauben Sie dann immer, es wäre Ihre Schuld?

JA → Ihre Beziehungen könnten länger halten, wenn Sie mehr Vertrauen hätten. Siehe STEIGERUNG DES SELBSTWERTGEFÜHLS, S. 79.

NEIN

Sind Sie launisch und leicht aufbrausend?

JA → Zorn ist eines der destruktivsten Elemente in jeder Beziehung. Im Absatz **Umgang mit Ärger**, S. 121, werden Möglichkeiten aufgezeigt, wie man seinem Unwillen Luft verschaffen kann, ohne seinen Partner zu verletzen oder sich ihm bleibend zu entfremden.

NEIN

Fühlen Sie sich oft zunächst zu einem Partner hingezogen, verlieren aber dann das Interesse, sobald es ernst wird?

JA → Unter **Angst vor Intimität**, S. 77, können Sie nachlesen, wie Sie lernen können, mehr Nähe auszuhalten.

NEIN → Wenn Sie immer noch unsicher sind, warum Ihre Bemühungen fehlschlagen, dann lesen Sie WIE MAN EINE DAUERHAFTE BEZIEHUNG AUFBAUT, S. 148.

WAS FÜR EINEN PARTNER SUCHEN SIE?

Eine der größten Illusionen, die Sie hegen können, ist zu glauben, daß ganz bestimmt irgendwo der Mann Ihrer Träume auf Sie wartet. Wenn das alle annähmen, dann wären die meisten Menschen dazu verdammt, allein zu bleiben. Tatsächlich gibt es viele Männer, in die Sie sich verlieben können. Einige gefallen Ihnen in dieser Hinsicht, einige in einer anderen, aber es ist sehr unwahrscheinlich, daß ein Mann alles in sich vereinigt, was Sie sich von Männern wünschen.

Wenn Sie weiter auf Ihren Märchenprinzen warten, obwohl er wahrscheinlich gar nicht existiert, besteht die Gefahr, daß Sie davon abgehalten werden, aus den Beziehungen, die Sie wirklich haben, das Beste zu machen. Der Zustand des Verliebtseins hält nicht ewig an. Anfangs glauben Sie natürlich, Sie seien der Vollkommenheit in Person begegnet. Allmählich jedoch merken Sie, daß er ein menschliches Wesen ist — er ist vielleicht nicht ganz so stark, oder so verläßlich oder so entschlußkräftig, wie Sie geglaubt haben. Wenn diese Dinge für Sie sehr wichtig sind und Sie jemand anderen kennenlernen, der Sie in dieser Hinsicht zu befriedigen scheint, dann werden Sie sich eben in diesen Mann verlieben — bis Sie erkennen, daß er auch er nicht unfehlbar ist.

Vielleicht können Sie auch darum keine wirkliche Bindung eingehen und alles auf eine Partnerschaft setzen, weil Sie insgeheim immer hoffen, daß sich noch etwas Besseres ergibt. Sie könnten sich sicher schon etwas eher häuslich niederlassen, falls es das ist, was Sie sich wünschen, wenn Sie sich mit etwas weniger begnügten. Damit ist nicht gemeint, Sie müßten mit dem Zweitbesten zufrieden sein. Aber Sie sind auf jeden Fall besser dran, wenn Sie Ihre Wunschvorstellungen nicht so festlegen.

Flexibilität ist wichtig

Probleme können dann entstehen, wenn Sie so starre Vorstellungen davon haben, wie Ihr Partner beschaffen sein sollte, daß Sie sich zu niemandem hingezogen fühlen können, der diesem Wunschbild nicht entspricht. Je festgelegter Sie sind, desto weniger Chancen haben Sie, jemand zu finden, der zu Ihnen paßt. Mangelnde Flexibilität ist auch in Dauerbeziehungen ein Nachteil. Die Menschen verändern sich, Ihr Partner wird älter, möglicherweise fülliger, mit Sicherheit aber wird sein Haar grauer. Wenn all dies Ihnen sehr viel ausmacht, dann kann Ihre Partnerschaft in Gefahr geraten. Auch die Persönlichkeit ist Veränderungen unterworfen, und das wird vor allem dann offensichtlich, wenn Sie sich in sehr jungen Jahren gefunden haben und gemeinsam älter geworden sind.

Wahrscheinlich haben Sie, wie die meisten Frauen, Ihre Vorlieben. Sie fühlen sich zum Beispiel unwiderstehlich zu jedem hingezogen, der Sie an Ihre erste Liebe erinnert oder es ist Ihnen unmöglich, sich in einen Mann zu verlieben, der alles immer sehr ernst nimmt. Manchen Frauen machen solche Eigenarten sehr viel aus, andere hingegen lassen sich von ihnen bei ihrer Partnerwahl nur am Rande beeinflussen.

WIE FLEXIBEL SIND SIE?

Die folgenden Übungen sollen Ihnen Aufschluß darüber geben, ob Sie zu viel von einem Sexualpartner verlangen und sich dadurch selbst zu enge Grenzen setzen, wenn Sie einen Sexualpartner suchen.

1 ÄUSSERE ERSCHEINUNG

Die erste Übung soll Ihnen darüber Aufschluß geben, welche körperlichen Merkmale Sie bei der Wahl eines Partners beeinflussen und wie wichtig sie Ihnen sind.

1 Erstellen Sie eine Liste mit zehn Männern, die Sie körperlich attraktiv finden. Es brauchen keine Männer zu sein, die Sie persönlich gut kennen oder die eine starke sexuelle Anziehungskraft auf Sie ausüben, sondern einfach Männer, deren Aussehen Sie bewundern.

2 Danach erstellen Sie eine Liste mit zehn Männern, die Sie nicht attraktiv finden. (Zur Erinnerung: Bei diesen beiden Listen geht es ausschließlich um die körperliche Erscheinung.)

3 Versuchen Sie nun, für jeden der Männer der ersten Liste eine Eigenschaft zu finden, die Ihnen an ihm besonders gefällt. Notieren Sie diese Eigenschaften unter der Überschrift »Positiv«.

4 Danach nehmen Sie sich die Liste mit den unattraktiven Männern vor und machen eine »Negativ«-Liste mit zehn körperlichen Attributen, die Sie bei diesen Männern als besonders unattraktiv ansehen. Es kann vorkommen, daß Sie hier das Gegenteil zu einer Eigenschaft in der vorigen Liste aufführen. Zum Beispiel notieren Sie in der »Negativ«-Liste »dick« und in der ersten Liste mit den positiven Attributen »schlank«. Das spielt jedoch keine Rolle.

5 Lesen Sie die beiden Listen aufmerksam durch und entscheiden Sie, wie wichtig Ihnen jedes der einzelnen Attribute wirklich ist. Markieren Sie diejenigen Eigenschaften, gleich ob positiv oder negativ, die Ihr sexuelles Interesse entscheidend bestimmen. Wenn Ihnen zum Beispiel große Männer besonders zusagen, dann bringen Sie ein entsprechendes Zeichen an. Wenn Sie Blonde absolut nicht ausstehen können, dann kennzeichnen Sie das ebenfalls entsprechend. Kennzeichnen Sie keine Attribute, die Sie zwar für wichtig, nicht aber für entscheidend halten.

Treffen Sie jetzt im zweiten Teil der Übung eine entsprechende Auswahl der Persönlichkeitsmerkmale.

2 CHARAKTEREIGENSCHAFTEN

Selbst wenn Sie einen Mann kennenlernen, den Sie für attraktiv halten, muß das nicht unbedingt heißen, daß er Sie auch sexuell anspricht. Fast immer ist es ein ganz bestimmter Wesenszug, der dann den Ausschlag gibt, wie beispielsweise Sinn für Humor. Sie können analysieren, welche dieser »Einschalt-« und »Ausschalt-Knöpfe« für Ihre sexuelle Ansprechbarkeit besonders wichtig sind. Verfahren Sie dabei genauso wie vorhin.

1 Gehen Sie in Gedanken die Männer durch, die Sie einigermaßen gut kennen und die Sie für körperlich attraktiv halten.

2 Nun suchen Sie aus diesen Männern jeweils zehn aus, die Sie sexuell ansprechen und Sie vielleicht sogar schon einmal erregt haben, und stellen Sie dann in einer zweiten Liste zehn Männer zusammen, für die Sie trotz ihres guten Aussehens sexuell noch nie etwas empfunden haben.

3 Nun suchen Sie bei den ersten zehn Männern Persönlichkeitsmerkmale, die Sie für attraktiv halten, und notieren Sie diese unter der Überschrift »Positiv«. Dementsprechend suchen Sie dann zehn unattraktive Persönlichkeitsmerkmale innerhalb der zweiten Männergruppe, die Sie unter der Überschrift »Negativ« notieren.

4 Entscheiden Sie, welche dieser positiven und negativen Merkmale so wichtig sind, daß sie sich direkt auf Ihr sexuelles Interesse auswirken, und kennzeichnen Sie diese entsprechend.

Aus dieser Auflistung der Ihrer Meinung nach positiven und negativen körperlichen und charakterlichen Eigenschaften ergibt sich Ihr Bauplan für alles, was Sie sexuell anspricht. Alle diese Qualitäten müssen vorhanden sein (und natürlich noch einiges mehr), damit Sie sexuell von einem Mann angezogen werden können. Die Anzahl der gekennzeichneten Eigenschaften macht deutlich, wie rigide dieser Bauplan ist. Auch nur eine oder zwei besonders hervorgehobene Präferenzen auf jeder Liste lassen darauf schließen, daß Sie bis zu einem gewissen Grad Ihre Auswahlmöglichkeiten geeigneter Partner einschränken. Je weniger Attribute Sie gekennzeichnet haben, desto flexibler sind Sie und desto mehr Männer werden Ihnen als mögliche Sexualpartner gefallen.

Wie werden Sie flexibler?

Wenn Ihr Bauplan sehr festgelegt ist, dann sollten Sie versuchen, Ihre Erwartungen zu ändern. Am besten tun Sie das, indem Sie Ihre Aufmerksamkeit auf die positiven Eigenschaften Ihres derzeitigen Partners (oder desjenigen Mannes, an dem Sie zur Zeit interessiert sind) lenken. Sie werden sehr wahrscheinlich feststellen, daß Sie diese Qualitäten auf den vorhergehenden Listen als wichtig, aber als nicht ausschlaggebend für Ihr sexuelles Interesse eingestuft haben. Vielleicht finden Sie sogar noch andere Qualitäten, die Sie nicht für wichtig gehalten haben, die aber bei dieser bestimmten Person besonders positiv auffallen.

WIE MAN EINE DAUERHAFTE BEZIEHUNG AUFBAUT

Eine Voraussage über die Erfolgschancen einer Partnerschaft zu treffen, ist schwierig, denn die unglaublichsten Beziehungen halten manchmal jahrelang, während andere, bei denen alles zu stimmen scheint, schon bald auseinanderbrechen. Trotzdem lassen sich aus Erfahrungen von Eheberatern und Studien über das Scheitern von Ehen bestimmte Faktoren ableiten, die Erfolg oder Mißerfolg einer Beziehung entscheidend beeinflussen können. Falls Sie etwas über Ihre Chancen für eine dauerhafte Partnerschaft erfahren wollen, finden Sie im weiteren einige der wesentlichsten Faktoren, die beachtet werden sollten.

☐ *Binden Sie sich nicht zu frühzeitig.* In der Jugend geschlossene Ehen sind besonders risikovoll. Jede Studie zu diesem Thema zeigt, daß Ehen, die vor dem 19. Lebensjahr geschlossen werden, die geringste Chance haben, zu bestehen (vor allem dann, wenn sie wegen einer Schwangerschaft geschlossen wurden). Während des Reifeprozesses machen die meisten jungen Leute eine Reihe von Veränderungen durch, und so ist es sehr wahrscheinlich, daß junge Eheleute bald ganz unterschiedliche Bedürfnisse und Interessen entwickeln. Manchmal schlagen zwei Menschen in ihrer Entwicklung mehr oder weniger die gleiche Richtung ein und dann kann es ihnen gelingen, gegenseitig ihren Bedürfnissen gerecht zu werden, auch wenn sie sich ändern, aber es ist wohl viel eher davon auszugehen, daß die beiden sich auseinanderentwickeln.

☐ *Binden Sie sich nicht zu schnell.* Sie sollten sich gegenseitig wenigstens neun Monate kennen, ehe Sie ernsthaft über eine feste Bindung nachdenken. Die meisten Menschen brauchen diese Zeitspanne, um sich gegenseitig von ihren besten und ihren schlechtesten Seiten kennenzulernen, und wenn Sie mit jemandem zusammenleben, ist dies der beste Weg herauszufinden, ob Ihre Partnerschaft Chancen hat, den »Zeit-Test« zu bestehen. Eine stürmische Beziehung ist meist ein Gefahrensignal. Wenn Sie sich häufig streiten und, was noch schlimmer ist, wenn er oder sie die Beziehung mehr als einmal abbricht, dann sieht es für die Zukunft sehr schlecht aus, denn es ist damit zu rechnen, daß daraus eine Gewohnheit wird. Ein schlechtes Zeichen ist auch eine sich lang hinziehende Zeit der Verabredungen und Treffen. Wenn Sie schon über die Möglichkeit gesprochen haben, Ihre Beziehung zu intensivieren und sich fest aneinander zu binden, den letzten Schritt aber schon seit zwei oder mehr Jahren vor sich herschieben, sollten Sie selbstkritisch Ihre Motive überprüfen. Wahrscheinlich sind Sie innerlich noch nicht bereit, Ihre Unabhängigkeit aufzugeben.

☐ *Achten Sie auf Gemeinsamkeiten.* Zahlreiche Studien haben herausgefunden, daß vorwiegend Menschen heiraten, die sich in vielen Bereichen ähnlich sind. Zwar können Ehen auch mit gegensätzlichen Partnern durchaus erfolgreich verlaufen, aber im allgemeinen ist ein reibungsloses Zusammentreffen offensichtlich doch viel einfacher für ein Paar, das ähnliche Interessen und Einstellungen hat und im großen und ganzen das Gleiche vom Leben erwartet. Es ist eine gute Hilfe, wenn man wenigstens ein oder zwei wesentliche Interessen teilt, und es ist sicher auch besonders günstig, wenn der Altersunterschied nicht zu groß ist. Wenn Sie und Ihre Partnerin zehn und mehr Jahre auseinanderliegen, dann gibt es bestimmt so erhebliche Unterschiede in der Lebensauffassung, daß es kaum noch möglich ist, eine einfache, unbelastete Beziehung zu entwickeln.

☐ *Achten Sie auf sexuelle Übereinstimmung.* Die Sexualität wird nicht zu der bindenden Kraft, die sie sein könnte, wenn Ihre sexuellen Einstellungen allzu verschieden sind oder wenn die Sexualität in Ihrem Leben eine wichtigere (oder weniger wichtige) Rolle spielt als im Leben Ihres Partners. Sexuelle Harmonie ist keine Frage der Technik, und die Mechanik praktischer Liebeskunst lernt ein Paar, indem sich die beiden aneinander gewöhnen. Wichtig ist aber, daß Sie sich gegenseitig anziehen, und einer vom anderen sexuell erregt wird, denn nur auf dieser Grundlage können sexuelle Bedürfnisse gegenseitig befriedigt werden. Vor dem Hintergrund gegenseitiger Anziehung und Liebe sind nahezu alle sexuellen Probleme zu lösen; ohne ihn sind die meisten unüberwindlich.

☐ *Achten Sie auf emotionale Reife.* Bestimmte Charaktereigenarten wirken sich auf eine Beziehung, die dauern soll, geradezu krankmachend aus. Häufige Zornesausbrüche, sei es Jähzorn, der Wunsch, den anderen zu beherrschen, sei es die Neigung zu übertriebener Kritik, signalisieren höchste Gefahr. Eine Partnerschaft überlebt vielleicht, wenn nur ein Partner so ist, wenn aber zwei von dieser Sorte sind, ist jede Beziehung zum Scheitern verurteilt. Eine geringe Selbstachtung ist ebenfalls ein Warnzeichen, denn aus ihr entstehen Unsicherheit und Eifersucht, die es beinahe unmöglich machen, eine liebe- und vertrauensvolle Beziehung aufrechtzuerhalten.

Übertriebene Abhängigkeit kann eine reife und feste Beziehung unmöglich machen. Ein Partner, der noch immer stark auf die Unterstützung und Zustimmung seiner Eltern angewiesen ist, braucht wahrscheinlich sehr viel mehr Bestätigung durch Sie, als Sie Zeit haben oder tatsächlich bereit sind, ihm zu geben. Und wenn es einmal soweit kommen sollte, daß Sie diejenige sind, die Anlehnung und Unterstützung braucht, dann erweist er sich womöglich als unfähig, die Verantwortung zu übernehmen.

☐ *Suchen Sie sich einen Partner, der Ihnen körperliche Nä-*

he und Zuneigung bieten kann. Ein Mensch, der emotional isoliert ist und dem es schwerfällt, Zuneigung zu zeigen oder zu empfangen, hat schlechte Aussichten, eine befriedigende Beziehung aufrechtzuerhalten.

☐ *Achten Sie auf Flexibilität.* Die Fähigkeit, sich Veränderungen anzupassen, ist eine der wichtigsten Eigenschaften, auf die man bei einem Partner achten muß. Weder Individuen noch Partnerschaften sind etwas Statisches, und ein Mensch, der nicht kompromißfähig ist, dürfte Schwierigkeiten haben, den veränderten Bedürfnissen und wechselnden Umständen einer dauerhaften Beziehung gerecht zu werden. Es ist ein gutes Zeichen, wenn Ihr Partner zum Beispiel bereit ist, über neue Ideen nachzudenken oder neue Aktivitäten auszuprobieren.

Aber wenn Sie ernste Zweifel an Ihrer Partnerschaft haben, dann klammern Sie sich nicht an die Vorstellung, Ihr Partner würde sich ändern. Wenn Sie die Hoffnung hegen, er würde unter Ihrem mäßigenden Einfluß seine Launen und Zornesausbrüche, seine Extravaganz oder seine Eifersuchtsanfälle aufgeben, dann gehen Sie ein beträchtliches Risiko ein. Einige Menschen haben eine unerschöpfliche Fähigkeit, sich zu ändern, andere nicht. Wenn also Veränderungsfähigkeit für Sie etwas Wichtiges ist, dann achten Sie auf Anzeichen dafür, bevor Sie sich binden, nicht hinterher.

Ein wesentlicher Faktor für den Bestand einer Beziehung fehlt in der obigen Aufzählung, denn er muß ausführlicher behandelt werden. Es geht um die Frage, inwieweit Sie sich selbst der Beziehung sicher und mithin entschlossen sind, alles zu tun, damit sie funktioniert. Wenn Sie gegen Ihren Partner Vorbehalte haben, dann werden diese wahrscheinlich stärker werden und verhindern, daß Sie sich Ihrer Partnerschaft hundertprozentig hingeben, und gerade das würde mehr als alles andere helfen, anstehende Probleme zu überwinden.

Benutzen Sie die folgende Übersicht, um die Chancen Ihrer Beziehung zu beurteilen. In der linken Spalte finden Sie die positiven Faktoren, die die Erfolgschancen erhöhen. Sie garantieren Ihnen nicht vollkommenes Glück, aber sie besagen, daß Sie in der Lage sind, ein sehr zufriedenes gemeinsames Leben zu führen. In der rechten Spalte befinden sich die Risikofaktoren. Es ist einfacher, Katastrophen vorauszusagen als Zufriedenstellendes, was wahrscheinlich daran liegt, daß sie mehr Aufmerksamkeit auf sich ziehen. Die Gründe für das Zerbrechen einer Beziehung sind weitaus häufiger und gründlicher untersucht worden als die Faktoren, die dazu beitragen, daß Paare glücklich zusammenleben. Daher haben Sie allen Anlaß, sich wegen Ihrer Punkte auf der Risiko-Liste Gedanken zu machen, statt sich zu sorgen, wenn Sie auf der Positiv-Liste nicht so viele Punkte angekreuzt haben.

POSITIVE UND NEGATIVE FAKTOREN IN EINER BEZIEHUNG

POSITIVE FAKTOREN		RISIKO-FAKTOREN	
☐ Gutes Zusammenleben seit mindestens sechs Monaten	☐ Emotionale Stabilität	☐ Frühehe (vor dem 19. Lebensjahr)	☐ Wutausbrüche
☐ Vergleichbare Schulbildung und soziale Herkunft	☐ Ähnliche sexuelle Bedürfnisse und Aufgeschlossenheit für Sex	☐ Voreheliche Schwangerschaft	☐ Gefühlskälte
☐ Vergleichbare Intelligenz	☐ Flexibilität und Anpassungsfähigkeit	☐ Heirat als Flucht aus unglücklichem Zuhause	☐ Anspruchsloses Selbstbild, begründet in geringem Selbstvertrauen
☐ Altersunterschied geringer als zehn Jahre	☐ Emotionale Unabhängigkeit	☐ Heirat, um eine Enttäuschung zu kompensieren	☐ Furcht vor Unabhängigkeit
☐ Vergleichbare Ansichten in wichtigen Angelegenheiten	☐ Fähigkeit, Zuneigung zu empfangen und zu geben	☐ Nur kurze Bekanntschaft (weniger als neun Monate)	☐ Besitzansprüche oder extreme Eifersucht
☐ Gemeinsame Interessen und Aktivitäten	☐ Rücksichtnahme auf andere	☐ Häufige Reibereien oder Zerwürfnisse	☐ Selbstsucht oder Egozentrik
☐ Ähnliche Wünsche und Ziele, ein ähnlicher Lebensstil	☐ Vergleichbare körperliche Attraktivität	☐ Emotionale Instabilität	☐ Gravierende Unterschiede in der äußeren Erscheinung

SOZIALE KOMMUNIKATION UND SEXUALITÄT

Soziale Fertigkeiten besitzt ein Mensch, der mit anderen so umgehen kann, daß sie durch das, was er sagt, und durch die Art und Weise, wie er sich verhält, den Eindruck bekommen: Der mag dich. Dabei erleben ihn die anderen ebenfalls als einen liebenswerten Menschen. Es hängt also von Ihrer sozialen Befähigung ab, welchen Eindruck Sie bei einer ersten Begegnung hinterlassen, wie leicht es Ihnen gelingt, eine nur gesellige in eine sexuelle Beziehung überzuleiten.

Körpersprache

Eigentlich immer, vor allem aber zu Beginn einer Beziehung, sind Worte ein zu grobes Medium, um die feinen Gefühlsschattierungen, die es zwischen zwei Menschen gibt, angemessen auszudrücken. Wenn Sie sich gegenseitig noch nicht so gut kennen, werden Botschaften wie »Ich mag dich«, »Ich würde dich gern näher kennenlernen«, »Laß uns doch den nächsten Schritt wagen« im wesentlichen mit Körpersprache übermittelt, einem Kommunikationssystem, das mit Körperhaltung, Gestik und Blickkontakten arbeitet. Sie beide wenden diese Kommunikation an, obwohl Sie wahrscheinlich gar nicht merken, daß Sie es tun.

Jeder bedient sich der Körpersprache, aber weil sie sowohl negative als auch positive Botschaften übermitteln kann, benutzt sie nicht jeder zu seinem Vorteil. Schüchterne Menschen senden zum Beispiel oft falsche Signale, ohne sich dessen bewußt zu sein, und rufen dadurch bei anderen falsche Reaktionen hervor. Was in Wirklichkeit lediglich Schüchternheit ist, deuten Fremde und manchmal auch Bekannte als Ausdruck des Gelangweiltseins, des Desinteresses oder sogar der Feindseligkeit. Das Erlernen der Körpersprache, so daß sie richtig eingesetzt und gut verstanden wird, ist einfach nötig, um mit anderen gut auszukommen.

Augenkontakt

Sehen Sie Ihren Gesprächspartner stets an, nicht an ihm vorbei (was den Schluß nahelegt, daß Sie sich langweilen oder nicht aufmerksam zuhören) oder zu Boden (was bedeuten kann, daß Sie schüchtern sind). Wenn Ihr Gegenüber den Blick senkt, starren Sie ihn wahrscheinlich zu intensiv an. Am angenehmsten ist für die meisten Menschen ein zeitweiliger Augenkontakt, etwa fünf Sekunden pro halbe Minute. Dies drückt aus, daß Sie interessiert sind, aber den anderen nicht zu genau mustern.

Augenkontakt ist auch eine der einfachsten und direktesten Methoden, um zu zeigen, daß Sie jemand sexuell interessiert. Wenn Sie schüchtern sind, haben Sie aus eben diesem Grund wahrscheinlich Schwierigkeiten, einem Mann, den Sie sexuell attraktiv finden, direkt in die Augen zu schauen. Sie wollen Ihre Gefühle verbergen, indem Sie die Augen senken. Andererseits, wenn Sie mit ihm ei-

nen Augenkontakt herstellen, machen Sie es ihm auch leichter zu reagieren, wenn er möchte. Lächeln Sie, wenn Sie ihm in die Augen sehen, und halten Sie den Blick einen kleinen Augenblick länger, als Sie es normalerweise tun würden.

Gesichtsausdruck

Fragt man Sie oft, ob es Ihnen gut geht oder ob Sie Probleme haben, wenn bei Ihnen tatsächlich alles in Ordnung ist? Dann drückt Ihr Gesicht nicht die Botschaft aus, die Sie übermitteln wollen. Lächeln ist besonders wichtig, denn damit sagen Sie einem Mann sehr direkt, daß Sie ihn attraktiv finden oder daß Sie sich freuen, mit ihm zusammenzusein. Nicht zuletzt sehen Sie freundlich und kontaktfreudig aus, wenn Sie lächeln.

Gestik

Gebrauchen Sie auch Ihre Hände, um das, was Sie sagen, zu unterstreichen und interessant zu machen. Das läßt sich oft am leichtesten lernen, indem Sie andere beobachten. Sie müssen keineswegs dramatisch herumfuchteln. Kleine Gesten sind völlig ausreichend. Kopfbewegungen sind wichtig, wenn Sie zuhören, denn sie ermutigen den Gesprächspartner zum Weitersprechen und zeigen gleichzeitig Ihr Interesse.

Körperhaltung

Sie vermitteln den Eindruck von Selbstsicherheit, ganz gleich wie Sie sich fühlen, wenn Sie gerade stehen und den Kopf hoch halten. Wenn Sie einem Menschen zum erstenmal begegnen, dürfen Sie nicht zu nahe an ihn herantreten, aber auch nicht zu weit weg von ihm stehen. Vielen Leuten ist es unangenehm, wenn ein Unbekannter ihnen zu sehr »auf die Pelle« rückt, weil es ihnen wie ein Eindringen in ihren persönlichen Freiraum vorkommt. Andererseits ist körperliche Nähe ein Zeichen dafür, daß man sich angezogen fühlt, und darum können Sie diesen Wink ruhig geben, wenn Sie eine Beziehung intimer gestalten wollen. Im Gegensatz dazu vermittelt ein gebührender Abstand den Eindruck von Reserviertheit oder sogar Mißtrauen.

Körperkontakt

Auch durch Berührung können Sie signalisieren, daß Sie jemanden attraktiv finden — aber seien Sie dabei feinfühlig. Achten Sie genau auf die Reaktionen Ihres Gegenübers, damit Sie nicht die Grenze zwischen Interessezeigen und Sichanklammern überschreiten. Sie werden feststellen, daß sich hin und wieder gerade durch längere und wiederholte Berührungen eine sexuelle Annäherung ergibt.

Die meisten Männer wollen noch immer lieber selbst die Gangart des sexuellen Kontaktes bestimmen, dennoch erwarten sie ein Zeichen von Ihnen, damit sie sicher sein können, daß sie nichts falsch machen. Wenn Sie am Anfang einer Beziehung positiv beeinflussen wollen, dann senden Sie deutlich erkennbare und nachempfindbare Signale. Berühren Sie beispielsweise seinen Arm, wenn Sie mit ihm sprechen, oder, wenn Sie von hinten auf ihn zukommen, legen Sie ihm Ihre Hand zur Begrüßung auf die Schulter.

Eine Hautberührung ist natürlich intimer als eine Berührung durch die Kleidung. Wenn Sie die Hand eines Mannes leicht mit dem Finger berühren, dann hat diese Geste eher eine sexuelle Bedeutung, als wenn Sie Ihre Hand auf seinen Arm legen.

Die Stimme

Entscheidend für den ersten Eindruck, den Sie auf andere Menschen machen, ist neben Ihrem Aussehen Ihre Stimme. Sie können einen Eindruck davon bekommen, wie andere Ihre Stimme hören, wenn Sie eine Tonbandaufnahme von sich machen. Nur wenigen Menschen gefällt anfangs der Klang ihrer eigenen Stimme, aber versuchen Sie, die Eigenheiten herauszufinden, an denen es vielleicht liegt, daß sie anderen eigenartig oder störend vorkommt, womöglich ist das zu ändern. Klingt Ihre Stimme schroff, oder ist sie zu hoch oder zu laut? Dann denken Sie daran, in Zukunft sanfter und ruhiger zu sprechen, aber auch nicht zu nuscheln. Legen Sie Ausdruck in das, was Sie sagen, aber überbetonen Sie nicht einzelne Worte. Schließlich brauchen Sie nur Gespräche zu führen, nicht die Redekunst zu beherrschen, um den Ansprüchen, die an Sie gestellt werden, zu genügen. Bemühen Sie sich auch darum, eigenartige Angewohnheiten wie häufiges Stocken oder nervöses Kichern auszumachen und abzustellen.

Die Kunst der Konversation

Auf diesem Gebiet kann die Frau ebenso die Initiative ergreifen wie der Mann. Das Gespräch ist der wesentliche Bestandteil des sozialen Erfolgs. Wenn Sie gute Gespräche führen können, machen Sie auf die Menschen, denen Sie begegnen, einen guten Eindruck, und Sie können dann auch zuversichtlich auf eine neue Partnerschaft zugehen. Wenn Sie Schwierigkeiten haben, mit anderen Leuten ins Gespräch zu kommen, wenn niemand auf Sie eingeht oder wenn an weiteren Gesprächen mit Ihnen niemand interessiert ist, dann liegt das vielleicht daran, daß Sie, ohne es zu bemerken, einige schlechte Gewohnheiten entwickelt haben. Beachten Sie dann die folgenden Ratschläge.

☐ Scheuen Sie sich nicht, den ersten Schritt zu tun, aber halten Sie das Gespräch anfangs noch ziemlich neutral, so daß jeder sich wieder zurückziehen kann, wenn er will. Reden Sie über Dinge, die keinen Streit auslösen können und keine intimen Geständnisse verlangen, sondern lieber über Filme, Bücher oder Freizeitbeschäftigungen zum Beispiel. Es ist ein Fehler, zu viel zu früh zur Sprache zu bringen. Wenn Sie sogleich die intimsten Einzelheiten Ihres Lebens preisgeben, können Sie Ihr Gegenüber mit Ihrer Direktheit verschrecken.

☐ Trumpfen Sie bei einer neuen Bekanntschaft nicht übermäßig auf. Es ist eine Versuchung, sich in einem möglichst schmeichelhaften Licht darzustellen, aber denken Sie daran, daß Sie so einem falschen Bild schwerlich gerecht werden können.

☐ Schweifen Sie nicht vom Thema ab, reden Sie nicht zu viel über sich und unterbrechen Sie Ihren Gesprächspartner nicht ständig.

☐ Beantworten Sie nie eine Frage mit einem glatten »Ja« oder »Nein«. Geben Sie ausführlichere Antworten, so daß Ihr Partner Anknüpfungspunkte findet, um die Diskussion fortzuführen.

☐ Reden Sie über etwas, das Sie wirklich interessiert, und seien Sie in dem, was Sie sagen, überzeugend. Noch besser ist es, wenn Sie etwas Gemeinsames finden — etwa ein Interesse, das Sie beide haben, oder einen Freund, den Sie beide kennen —, damit das Gespräch in Gang bleibt.

☐ Achten Sie darauf, daß keine langen Pausen entstehen. Wenn Ihnen kein neues Thema einfällt, beziehen Sie sich auf das, was Ihr Gesprächspartner zuletzt gesagt hat, und setzen Sie die Konversation mit einer Bemerkung oder noch besser mit einer Frage fort.

☐ Auch Zuhören ist keinesfalls eine rein passive Angelegenheit. Machen Sie hin und wieder eine ermutigende Bemerkung, um zu bekunden, daß Sie zuhören. Wenn Sie an der Reihe sind, dann sagen Sie Ihrem Partner ausdrücklich, daß Sie ihn verstanden haben und entweder seine Meinung teilen oder anderer Ansicht sind.

☐ Fragen Sie sich, wenn das Gespräch zu Ende ist, wie ausgeglichen es war. Haben Sie die ganze Zeit geredet? Oder haben Sie so gut wie nichts gesagt? Haben Sie das Gefühl, mehr über die andere Person zu wissen, als diese über Sie? Oder ist es genau umgekehrt? Im Idealfall sollten beide Gesprächspartner gleich viel »preisgegeben« haben, so daß keiner das Gefühl hat, der andere würde sich ihm verschließen. Sie sollten auch nicht das Gefühl haben, Ihr Gesprächspartner hätte mehr persönliche Informationen mitgeteilt als Sie bereit sind, über sich zu erzählen.

☐ Beim ersten Zusammentreffen sollten Sie ein Gespräch nur so lange führen, wie Sie beide sich dabei wohlfühlen. Bei einer Party oder anderen Zusammenkünften sollten Sie nicht wie eine Klette an diesem einen Gesprächspartner hängenbleiben. Besser ist es, die Konversation in einem günstigen Augenblick zu beenden. Damit lassen Sie Ihrem neuen Bekannten den Freiraum, auch noch andere Leute kennenzulernen. Sollte er Ihnen wirklich gut gefallen, dann sagen Sie ihm, daß Sie sich in seiner Gesellschaft wohlgefühlt haben und ihn gern näher kennenlernen möchten.

Verabredungen

Wenn Sie in Gesellschaft leicht nervös und unsicher sind, dann sind Sie sicher noch aufgeregter, wenn Sie sich mit jemand verabredet haben. Tatsächlich aber haben Sie dann im Vergleich zu zufälligen Treffen einen großen Vorteil. Daß Sie so weit gekommen sind, bedeutet doch, daß sich zwischen Ihnen beiden etwas angebahnt hat, wenn Sie auch, bis Sie sich gegenseitig besser kennen, noch nicht sagen können, wie weit diese Beziehung gehen wird.

Die folgenden Hinweise sollen Ihnen helfen, wenn Sie am Anfang ein wenig unsicher sind, wie Sie sich benehmen sollen, aber sie lassen sich gleichermaßen auf alle Ihre Männerbeziehungen anwenden.

☐ Erwarten Sie nicht, daß aus jeder Verabredung gleich eine große Romanze wird. Wenn Sie die Sache zu ernst nehmen und von dem Mann mehr erwarten, als er zu geben bereit ist, dann zieht er sich womöglich zurück.

☐ Halten Sie sich nicht zu sehr zurück, weil Sie argwöhnen, jeder Mann, der mit Ihnen ausgeht, könnte zudringlich werden. Das hindert Sie nämlich, offen und freundlich zu sein.

☐ Geben Sie nicht mit Ihren früheren Eroberungen an, und tun Sie nicht so, als seien Sie noch an anderen Männern interessiert. Ihr Partner sollte im Mittelpunkt Ihrer Aufmerksamkeit stehen, solange Sie zusammen sind.

☐ Seien Sie auf die Begegnung nicht versessen. Haben Sie Verständnis, wenn in letzter Minute alles umgestoßen wird, oder wenn er absagen muß.

☐ Seien Sie darauf vorbereitet, für sich selbst zu zahlen. Wenn Sie öfter als einmal zusammen aus waren, und vor allem, wenn Sie mehr verdienen als er, sollten Sie vorschlagen, die Kosten zu teilen.

Sexuelle Annäherungsversuche

Wie Sie auf die sexuelle Annäherung eines Mannes reagieren, hängt sicher ganz davon ab, wie willkommen oder unwillkommen sie Ihnen ist. Sexuelle Beziehungen entwickeln sich meist in kleinen Schritten, wobei jeder Zeichen der Ermutigung aussendet und empfängt. Wenn Sie beide die Hinweise richtig aufnehmen und erwidern, wird das Risiko einer Zurückweisung für beide Seiten verringert. Wenn Sie jemanden abweisen, dann tun Sie es freundlich. Sie müssen lediglich das Angebot höflich, aber bestimmt ablehnen, Sie brauchen Ihre Entscheidung keinesfalls zu rechtfertigen. Wenn Sie versuchen, Ihre Weigerung zu erklären, zum Beispiel mit moralischen Gründen oder mit Ihrer Furcht vor einer Schwangerschaft, dann geben Sie ihm nur Argumente an die Hand, die er sogleich widerlegen wird, und dadurch verschlimmern sich die Spannungen. Letztendlich kann man über Gefühle nicht streiten.

Sex ist nicht dazu da, um einen gemeinsamen Abend abzurunden. Ihr Partner hat kein Recht, das zu erwarten, und Sie sind nicht dazu verpflichtet, einverstanden zu sein. Es gibt nur einen guten Grund, Sex zu erleben, und zwar, daß beide es wollen. Manchmal unternimmt ein Mann automatisch einen Annäherungsversuch, weil er glaubt, das würde von ihm erwartet. Das kommt beispielsweise vor, wenn sich eine Beziehung schneller, als von beiden erwar-

tet, intensiviert hat, so daß es eigentlich nur diese eine Richtung gibt, in die sie sich entwickeln kann.

Die meisten Frauen ziehen eine sexuelle Beziehung mit einem Mann vor, den sie kennen und mögen, und der ähnlich denkt und fühlt wie sie. Wenn sexuelle Aktivitäten entstehen, bevor Sie sich wirklich gut kennengelernt haben, besteht die Gefahr, daß Sie am nächsten Morgen aufwachen und feststellen: Den Mann, mit dem ich die Nacht verbracht habe, liebe ich gar nicht.

IHRE ERSTE SEXUELLE ERFAHRUNG

Die Triebfeder für Ihr erstes sexuelles Erlebnis kann Liebe, Lust oder Neugier sein. Wie auch immer — Sie wären eine außergewöhnliche Frau, wenn Sie nicht etwas nervös und bedrückt wären. Die folgenden Ratschläge sollen Ihnen helfen, aber seien Sie nicht enttäuscht, wenn der erste Geschlechtsverkehr nicht die ekstatische Erfahrung ist, die Sie sich erträumt haben. Die Sexualität wird immer besser, wenn sie praktiziert wird.

☐ Wählen Sie die richtige Umgebung. Sie brauchen völlige Zurückgezogenheit, ohne die Sorge, gestört zu werden, und genug Zeit, so daß Sie sich nicht gedrängt fühlen müssen. Genug Zeit zu haben, ist besonders wichtig, denn wenn Sie aufgeregt sind, brauchen Sie lange, bis Sie richtig entspannt und schließlich sexuell voll erregt sind.

☐ Verwenden Sie zuverlässige Verhütungsmittel.

☐ Sagen Sie Ihrem Partner, daß Sie Jungfrau sind und bitten Sie ihn, langsam und vorsichtig einzudringen und zuerst nicht zu tief zu stoßen. Wenn Sie keine Tampons verwendet haben, kann Ihre Vagina etwas eng sein. Eine vorsichtige Dehnung des Eingangs mit Ihren Fingern oder den Fingern Ihres Partners schafft da Abhilfe.

☐ Ihr Partner kann leichter eindringen, wenn Sie Ihre Schenkel weit auseinanderspreizen. Auch ein Kissen unter Ihren Hüften tut gute Dienste.

☐ Ein Gleitmittel auf dem Penis des Partners ergänzt die vaginale Feuchtigkeit und erleichtert die Penetration. Ziehen Sie Ihre Schamlippen mit einer Hand auseinander und führen Sie den Penis Ihres Partners mit der anderen Hand ein. Drücken Sie leicht nach unten, um zu verhindern, daß sich Ihre Beckenbodenmuskulatur dagegen verkrampft.

ALLEIN LEBEN ALS BEWUSSTE ENTSCHEIDUNG

Immer noch gilt es als ungewöhnlich für eine Frau, wenn sie sich dazu entschieden hat, ledig zu bleiben, und folglich glaubt man, eine Frau, die sich nicht gebunden hat, habe zwar versucht, einen Partner zu finden, sie sei aber dabei gescheitert.

Die Vorteile des Singles

Für eine ständig wachsende Zahl von Frauen ist das Ledigbleiben jedoch längst keine Notlösung mehr, sondern ein bewußt gewählter Lebensstil, der ihnen mehr zu bieten hat als eine feste Beziehung oder eine Ehe (dafür ist auch bei uns der Begriff »Single« — alleinstehende, für sich bleibende Person — üblich geworden). Für diese Frauen ist Alleinsein etwas Wertvolles: Sie brauchen den körperlichen und emotionalen Freiraum um sich herum, der in einer intimen Partnerschaft schwer zu verwirklichen ist. Die Ausschließlichkeit des Ehestandes, das ständige Zusammensein mit einem anderen Menschen liegt ihnen weniger als die Unabhängigkeit und die Mobilität, die ihnen das Alleinsein ermöglicht. Diese Vorzüge machen sich auch im Beruf bemerkbar, denn die Chancen, befördert zu werden und reisen zu können, rufen nicht solche Interessenskonflikte hervor wie bei verheirateten Frauen.

Überwindung der Einsamkeit

Singles haben aber auch ihre besonderen Probleme, vor allem dann, wenn sie nicht aufgrund ihrer eigenen freien Entscheidung für sich leben, sondern weil es sich durch die Lebensumstände so ergab. Sie müssen darauf gefaßt sein, daß andere Leute der festen Überzeugung sind, Sie würden lieber verheiratet sein, und es würde sich für Sie auch gehören, verheiratet zu sein, so daß Sie Ihren Lebensstil dauernd verteidigen müssen. Und während alleinstehende Frauen in ihrer Selbständigkeit den größten Vorteil des Single-Daseins erblicken, fühlen sie sich durch Einsamkeit und Isolation doch auch ständig benachteiligt. Frauen mit einem festen Partner haben meist ein geregeltes Sexualleben, und in ihrer Partnerschaft ist auch eine dauernde Zuwendung gesichert. Aber eine als Single lebende Frau, die nur hin und wieder ein Sexualleben führen kann, muß für zwei ganz verschiedene Bedürfnisse sorgen: Sie findet Wärme und Geselligkeit im Kreis ihrer Freunde, ihre sexuellen Bedürfnisse aber muß sie ganz woanders befriedigen.

Auch die alleinstehende Frau braucht Menschen, mit denen sie intensiv zusammensein kann, und es ist wichtig, daß sie in einem dichten Beziehungsnetz mit Leuten verbunden ist, die ihr etwas bedeuten und die sich um sie kümmern. Das können Freunde, Verwandte, selbst ehemalige Liebhaber sein. Solange für Sie jemand erreichbar ist, wenn Sie sich deprimiert fühlen, wenn Sie eine Schulter brauchen, um sich an ihr auszuweinen, oder auch, wenn Sie etwas zu feiern haben, gibt es keine Probleme. Ihre Freunde sollten Menschen sein, die auch gern zu Ihnen kommen, wenn sie emotionale Bedürfnisse haben, so daß sie auch von Ihnen etwas bekommen und nicht nur Sie von ihnen. Gute, feste Freundschaftsbeziehungen sind der beste Ausgleich für die Sicherheit und Fürsorge, die sonst eine dauernde sexuelle Partnerschaft bietet.

Alleinstehende Frauen leiden am meisten darunter, daß ihnen oft die körperliche Zuwendung fehlt.

Masturbieren kann ein Ersatz für Sex sein, aber — und das gilt wohl für Frauen besonders — sich in einer Umarmung geborgen zu fühlen, kann dadurch nicht ersetzt werden. In einer guten Partnerschaft sind liebevolle Gesten ganz selbstverständlich, und Sie können sie empfangen und erwidern, ohne sich zu anderen Dingen verpflichtet zu fühlen, die Sie nicht wollen. Aber in einer gelegentlichen heterosexuellen Beziehung bekommen Frauen oft nicht die ersehnte nicht-sexuelle Zuwendung. Da liegt es nahe, daß Sie sich als Single eng mit Ihren Freundinnen zusammenschließen, denn zu einer wirklichen Freundschaft gehört ganz selbstverständlich auch zärtliche Zuwendung, die nun einmal ein grundlegendes menschliches Bedürfnis ist. Aber auch mit einem Mann, der Ihnen ein wirklicher, echter Freund ist, können Sie eine Beziehung freundschaftlicher Zuneigung aufbauen, die nicht an Bedingungen geknüpft ist.

Wie lernt man Leute kennen?

Die beste Gelegenheit, Leute kennenzulernen, ob als Freunde oder mögliche Partner, ergibt sich im Beruf, durch gemeinsame Freunde oder durch Interessen oder ein Hobby. Dabei entstehen Gemeinsamkeiten, aus denen sich Beziehungen entwickeln können, und da sie sich zufällig ergeben, ist es für Sie einfach, sie nach Ihren Wünschen zu gestalten.

Die meisten alleinstehenden Frauen haben verheiratete Freunde, die sich verpflichtet fühlen, ihnen Liebesverhältnisse zu vermitteln. Nehmen Sie alle Einladungen ruhig an, denn sie erweitern zumindest Ihren gesellschaftlichen Horizont. Aber erwarten Sie nicht zu viel davon, es fällt Ihnen wahrscheinlich viel leichter, Sie selbst zu sein, wenn Sie nicht mit jemand zusammen sind, den man als Partner für Sie ausersehen hat.

Frauen fällt es oft schwer, den ersten Schritt zum Kennenlernen zu machen, und erst recht scheuen sie sich, eine sexuelle Annäherung zu versuchen. Aber wenn Sie einen Mann kennenlernen, den Sie gern wiedersehen würden, dann übernehmen Sie doch ruhig die Initiative, wenn er es nicht tut. Ein kleine List erinnert ihn, daß es Sie gibt, und zeigt ihm Ihr Interesse: eine Postkarte mit knappem Hinweis auf etwas, über das Sie gesprochen haben zum Beispiel, oder bieten Sie ihm an, ihm das Buch oder die Schallplatte zu leihen, worüber Sie diskutiert haben, oder wenden Sie den altehrwürdigen Trick mit der überzähligen Konzert- oder Theaterkarte an. Es ist in Ordnung, wenn

Sie den ersten Schritt tun, aber übernehmen Sie danach nicht alles. Geben Sie ihm die Möglichkeit, auf seine Weise zu reagieren. Tätigen Sie nicht alle Telefonanrufe, und wenn er Sie anruft, dann seien Sie nicht gleich zu allem bereit.

Beziehungen am Arbeitsplatz

Je größer Ihr Engagement am Arbeitsplatz ist, um so eher entwickelt sich zu einigen der Männer, mit denen Sie zusammenarbeiten, eine besondere Sympathie. Seien Sie aber vorsichtig mit verheirateten Kollegen. Selbst wenn Sie überhaupt nicht vorhaben, in eine Ehe einzubrechen, kann die Frau Ihres Kollegen Sie doch, wie es alleinstehenden Frauen oft geschieht, für eine Rivalin halten, und mag Ihre Freundschaft noch so harmlos sein, sie kann doch leicht falsch aufgefaßt werden. Noch schlimmer ist es, wenn aus Ihrer Beziehung eine regelrechte Affäre entsteht. Geht die Sache auseinander, sind Sie in einer peinlichen Lage, und vielleicht ist sogar Ihr Ansehen am Arbeitsplatz in Gefahr. Ist die Affäre von Dauer, treten bestimmt die lieben Kollegen auf den Plan, die eine starke Allianz zweier Mitarbeiter, besonders wenn einer oder beide eine gehobene Position haben, mit Argwohn betrachten. Es gibt Verdächtigungen, Gerüchte über Bevorzugungen oder Bettgeschichten, und unabhängig davon, ob sie stimmen oder nicht, Ihre Beziehungen zu Ihren Kollegen werden immer schlechter. Denken Sie auch daran: Wenn die Firmenleitung entscheidet, daß einer von Ihnen aus Gründen des Arbeitsfriedens und der Leistungsfähigkeit gehen muß, dann ist es fast immer die Frau, die ihren Job verliert, es sei denn, ihr Liebhaber hat im Vergleich zu ihr eine sehr untergeordnete Position!

Was also bleibt Ihnen übrig, wenn Sie keinen Freundeskreis haben, weil Sie vielleicht gerade neu zugezogen sind, oder weil Sie mit den Kollegen am Arbeitsplatz wenig anfangen können? Die folgenden Alternativen haben Nachteile. Ein Versuch lohnt sich vielleicht trotzdem.

☐ *Partnersuche mit Computer.* Diese relativ neue Einrichtung kann nicht gerade mit umwerfend hohen Erfolgszahlen aufwarten, aber Sie können es versuchen, wenn Sie nicht gerade auf einen perfekten Liebhaber aus sind, sondern eine Erweiterung Ihres Bekanntenkreises anstreben. Wenn Sie mit den Agenturen Kontakt aufnehmen, vergleichen Sie Mitgliedskosten und sonstige Gebühren, denn die Unterschiede sind enorm. Fragen Sie auch nach der genauen Mitgliederzahl, denn je größer die Anzahl ist, um so besser sind Ihre Chancen, jemand Passenden kennenzulernen.

☐ *Single-Clubs und -Bars.* Mitglieder von Single-Clubs sind oft sehr einsame und schüchterne Menschen. Wahrscheinlich finden Sie bald heraus, daß sich Ihre Gemeinsamkeiten darauf beschränken, daß Sie alle ungebunden sind. Aber die Vereinigungen vermitteln gemeinsame Aktivitäten, und so können Sie so viele Abende mit anderen verbringen, wie Sie wollen, und Sie können Freundschaften schließen, vielleicht auch mehr. Wenn Sie neu in der Gegend sind, dann sind solche Clubs eine gute Hilfe, um rasch viele Leute kennenzulernen. Single-Bars hingegen sind meist ganz eindeutig aufs »Aufreißen« ausgerichtet. Wenn Sie also vor allem

Sexualpartner suchen, dann sind Sie dort, ebenso aber in Discos, gut aufgehoben.

☐ *Anzeigen und Kontaktmagazine.* Leider gibt es keine narrensichere Methode, Leute, die Anzeigen aufgeben oder auf Anzeigen antworten, von vornherein als gefährlich oder absonderlich zu erkennen. Ebensowenig gibt es eine Garantie für irgendwelche Gemeinsamkeiten. Denken Sie auch daran, daß solche Anzeigen sehr häufig von Männern aufgegeben werden, die nur auf sexuelle Abenteuer aus sind. Sie müssen also darauf gefaßt sein, eine Enttäuschung oder Schlimmeres zu erleben.

Die Rolle der Sexualität

Single zu sein, muß nicht heißen, auf Sex zu verzichten, aber es gibt für Sie immer Zeiten, in denen Sie, aus verschiedenen Gründen, alleinsein müssen und keinen Sexualpartner haben. Sexuelle Abstinenz hat durchaus Vorteile. Sie haben die Chance, Ihr Leben zu überdenken, und zur sexuellen Entspannung gibt es immerhin die Möglichkeit zu masturbieren.

Der Sexualtrieb einer Frau ist im allgemeinen sehr eng mit ihren Gefühlen für eine bestimmte Person verbunden. Wenn es niemanden gibt, zu dem Sie sich besonders hingezogen fühlen, dann spüren Sie vielleicht, daß Ihre sexuellen Interessen eingeschlafen sind und daß Sie Sex nicht sonderlich vermissen.

Zwei Faktoren komplizieren jedoch oft das Sexualleben einer alleinstehenden Frau. Erstens ist bei den meisten Frauen mit einer sexuellen Beziehung auch ein gewisses emotionales Engagement verbunden. Wenn Sie mehr als nur körperliches Vergnügen suchen, sind Sie daher leicht verwundbar. Zweitens herrscht die weitverbreitete Ansicht, daß Frauen, die gerade keine sexuellen Beziehungen haben, unbedingt auf Sex aus sein müßten, vor allem dann, wenn gerade eine Beziehung in die Brüche gegangen ist. Männer lassen dann gern durchblicken, wenn sie eine sexuelle Beziehung anbieten, daß sie Ihnen irgendwie einen großen Gefallen tun.

Sie sollten wissen, was Sie wollen

Frauen lassen sich oft zu Sex überreden, auch wenn sie nicht unbedingt dazu aufgelegt sind. Manchmal tun sie es einem Mann zuliebe oder um sich eine Beziehung zu erhalten. Oft tun sie es auch, weil man ihnen beigebracht hat, mit ihnen sei etwas nicht in Ordnung, wenn sie keine Lust darauf haben. Manchmal auch wollen sie einfach Liebe, Zuneigung oder Bestätigung spüren, und Sex scheint der einfachste oder auch der einzig mögliche Weg zu sein, das zu bekommen. Und schließlich gibt es da noch die weitverbreitete, aber unlogische Auffassung, daß die Frau für das sexuelle Verlangen des Mannes verantwortlich ist — also, wenn sie sein Begehren geweckt hat, dann muß sie es auch befriedigen. Gelegentlich sind das alles gute Gründe dafür, Sex zu haben — wenn Sie nur dabei auch glücklich sind. Doch manchmal werden Sie sich so unter Druck gesetzt fühlen, daß es schon an Erpressung grenzt. Sie allein haben das Recht zu entscheiden, wann und mit wem Sie Sex haben. Die folgenden Gesichtspunkte sollen Ihnen in schwierigen Situationen bei der Entscheidung helfen.

☐ Gehen Sie von vornherein Problemen aus dem Weg, indem Sie sich deutlich ausdrücken. Stellen Sie klar, daß Sie nicht mit jeder freundlichen Geste ein sexuelles Angebot machen. Wenn das nichts hilft, ziehen Sie sich ohne zu zögern zurück.

☐ Lassen Sie sich nicht von einem Mann einreden, Sie müßten als »Beweis« Ihrer Liebe mit ihm schlafen. Liebe wird freiwillig gegeben, nicht unter Druck.

☐ Fühlen Sie sich nie verpflichtet, mit jemandem zu schlafen, nur weil er Geld für Sie ausgegeben hat. Ein Mann, der Sie zum Essen einlädt, erkauft sich damit nicht das Recht, die Nacht mit Ihnen zu verbringen. Zahlen Sie Ihre Zeche selbst, wenn Sie sich dann wohler fühlen, und außerdem geraten Sie nicht unter Druck. Selbst wenn Sie ihn im Laufe des Abends nur zu einem Drink einladen, wird Ihre Beziehung schon ausgeglichener und Ihrem Partner wird es nicht so leicht gemacht, von Ihnen sexuelles Entgegenkommen gleichsam als Ausgleich für seinen finanziellen Einsatz zu erwarten.

☐ Es bedeutet keineswegs, daß Sie frigide sind, wenn Sie mit jemandem keinen Sex haben wollen. Jedoch kann es sehr wohl heißen, daß der Mann, mit dem Sie zusammen sind, Sie sexuell nicht interessiert. Sagen Sie ihm das ruhig, falls er Sie der »Frigidität« bezichtigt. Manche Männer wollen so die Schuld für ihr eigenes Versagen nur allzugern den Frauen in die Schuhe schieben.

☐ Sie gewinnen Anerkennung und sogar Prestige, wenn Sie als Paar auftreten, und so kann es für Sie eine Versuchung bedeuten, allein aus diesem Grund eine Liebschaft einzugehen. Aber Sie bleiben zufriedener, wenn Sie jedem gesellschaftlichen Druck widerstehen, der Sie zwingen will, mit einem Mann, der Ihnen wenig bedeutet, eine sexuelle Beziehung anzufangen. Gehorchen Sie Ihren Gefühlen, nicht anderen Leuten.

Machen Sie das Beste aus Ihrem Sexualleben

Wenn Single-Frauen Sex suchen, können sie nicht so vorgehen, oder vielmehr, gehen sie gewöhnlich nicht so vor, wie Männer das tun, meist einfach darum, weil ihnen sexuelle Freizügigkeit nicht gefällt. Und doch, wenn Sie die konventionelle weibliche Auffassung von der Sexualität haben, die sexuelle Befriedigung nur im Rahmen einer lebenslangen Liebesbeziehung für legitim hält, dann schränken Sie Ihre eigenen Wahlmöglichkeiten sehr unfair ein. Befriedigenden Sex kann es in sehr unterschiedlichen Beziehungen geben. Wenn Beziehungen nicht den Einschränkungen von Ehe und Elternschaft unterworfen sind, können sie sich leichter verändern und freier entwickeln. Aber Sie müssen sich mit einer realistischen Auffassung wappnen, wenn Sie nach sexueller Unabhängigkeit streben.

☐ Erwarten Sie nicht, daß jede Beziehung alle Ihre Bedürfnisse abdeckt. Das geschieht nur sehr selten, obwohl es unvernünftigerweise von einer Ehe oft erwartet wird.

☐ Rechtfertigen Sie nicht jede Affäre oder sexuelle Erfahrung damit, daß Sie sich einreden, Sie wären schrecklich verliebt. Es gibt Situationen, in denen Sie einfach auf die körperliche Attraktivität eines Mannes reagieren. Entwickeln Sie deshalb kein Schuldbewußtsein (warum sollten Sie, da Sie doch frei und ungebunden sind), aber interpretieren Sie auch nicht mehr hinein, als wirklich da ist. Indem Sie sich einreden, Sie seien verliebt, machen sie sich selbst emotional verwundbarer, wenn die Geschichte plötzlich zu Ende geht.

☐ Gewöhnen Sie sich nicht an, jede Beziehung, die zu Ende geht, als einen schrecklichen Fehler oder gar als einen persönlichen Mißerfolg anzusehen. Wenn die Beziehung gut war, aber nicht länger besteht, dann betrachten Sie sie als eine wertvolle Beziehung, die ihren eigenen Lauf genommen hat.

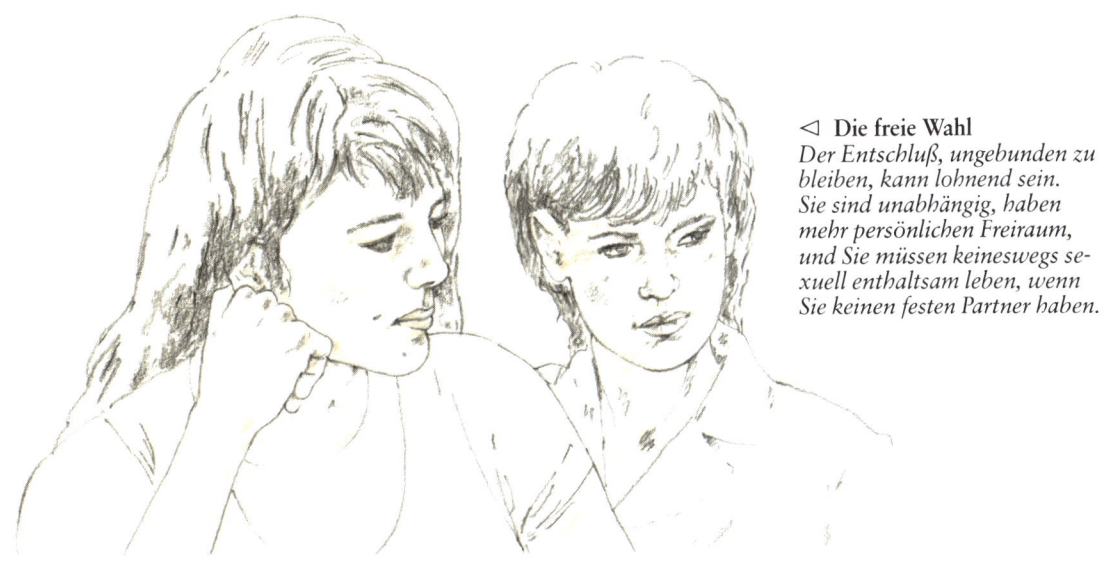

◁ **Die freie Wahl**
Der Entschluß, ungebunden zu bleiben, kann lohnend sein. Sie sind unabhängig, haben mehr persönlichen Freiraum, und Sie müssen keineswegs sexuell enthaltsam leben, wenn Sie keinen festen Partner haben.

ANHANG
SEX UND GESUNDHEIT

Der folgende Fragebogen hilft Ihnen, aktuelle und potentielle gesundheitliche Probleme zu erkennen, die Ihr Sexualleben nachteilig beeinflussen können. Gleichzeitig erhalten Sie Ratschläge, wie Sie in der jeweiligen Situation Abhilfe schaffen können, falls das möglich ist.

1 Sind Sie wegen einer sexuell übertragbaren Krankheit in Behandlung, oder leiden Sie an einer Scheidenentzündung oder an heftigem, übelriechendem Ausfluß?

Was Sie tun sollten
Sie dürfen keine sexuellen Kontakte haben. Warten Sie ab, bis Ihr Arzt Ihnen sagen kann, ob das Leiden sexuell übertragbar ist. Siehe SEXUELL ÜBERTRAGBARE KRANKHEITEN, S. 159.

2 Sind Sie in letzter Zeit einmal ernsthaft krank gewesen?

Was Sie tun sollten:
Krankheiten jeglicher Art können ein vorübergehendes Nachlassen Ihres sexuellen Verlangens bewirken. Lassen Sie sich ausreichend Zeit, sich zu erholen, und Ihr Verlangen, Ihre Leistungsfähigkeit und Ihr Vergnügen am Sex werden nach und nach zurückkehren. Falls Ihre Lustlosigkeit länger anhält, sollten Sie Ihren Arzt zu Rate ziehen.

3 Haben Sie beim Geschlechtsverkehr Schmerzen?

Was Sie tun sollten
Studieren Sie die Problemanalyse SCHMERZEN BEIM GESCHLECHTSVERKEHR, S. 44. Obwohl solche Schmerzen oft entstehen, weil nicht genügend vaginale Feuchtigkeit produziert wird, können auch einige Erkrankungen für den schmerzhaften Verkehr verantwortlich sein.

4 Wurde kürzlich Ihre Gebärmutter entfernt?

Was Sie tun sollten:
Ihr Arzt wird Ihnen wahrscheinlich bestätigen, daß Sie ungefähr sechs Wochen nach der Operation wieder Geschlechtsverkehr haben können. Es kann sein, daß Ihnen Ihre Vagina zunächst kürzer und enger vorkommt, aber das gibt sich bei regelmäßigem Geschlechtsverkehr von selbst. Die Operation hat keine nachteilige Wirkung auf Ihr Sexualleben. Vielleicht brauchen Sie, wenn Sie den Geschlechtsverkehr wieder aufnehmen, zunächst ein Gleitmittel.

5 Wurden kürzlich Ihre Eierstöcke entfernt?

Was Sie tun sollten:
Diese Operation kann klimakterische Beschwerden auslösen, zum Beispiel mangelnde vaginale Feuchtigkeit, Hitzewallungen und nächtliche Schweißausbrüche. Ihr sexuelles Verlangen ist jedoch nicht direkt betroffen. Ihr Arzt kann Ihnen sicher mit östrogenhaltigen Mitteln gut helfen. Siehe **Hormonbehandlung, S. 43.**

6 Haben Sie irgendwelche anderen chronischen oder schmerzhaften Krankheiten?

Was Sie tun sollten:
Ungeachtet der Ursache mindern Schmerzen gewöhnlich Ihre Leistungsfähigkeit und Ihr Verlangen nach Sex. Siehe KRANKHEIT UND SEX, S. 157.

7 Sind Sie im Klimakterium oder haben Sie es schon hinter sich?

Was Sie tun sollten:
Wenn Schwierigkeiten durch vaginale Trockenheit entstehen, dann hilft eine lokal angewandte Östrogencreme oder eine Hormontherapie (siehe **Hormonbehandlung,** S. 43). Ebenso nützlich ist regelmäßiger Geschlechtsverkehr. Es kann sein, daß Ihr Orgasmus nach dem Klimakterium nicht mehr ganz so intensiv ist, aber wenn Sie immer Spaß am Sex hatten, dann wird das auch weiterhin so sein.

8 Trinken Sie jeden Tag mehr als eine halbe Flasche Wein oder eine vergleichbare Menge anderen Alkohol?

Was Sie tun sollten:
Denken Sie daran, daß ein wenig Alkohol das sexuelle Verlangen stimuliert, große Mengen jedoch den gegenteiligen Effekt haben. Bei zu starkem Alkoholgenuß wird auch weniger vaginale Feuchtigkeit produziert.

9 Leiden Sie an Übergewicht (mehr als 25 Pfund über Ihrem »Idealgewicht« — Ihr Arzt kann Ihnen die Zusammenhänge erklären)?

Was Sie tun sollten:
Versuchen Sie abzunehmen. Abgesehen davon, daß Sie viele potentielle Sexualpartner abstoßen, macht Sie die Fettleibigkeit kurzatmig, unbeweglich, und deshalb wird auch Ihre sexuelle Leistungsfähigkeit geschwächt.

10 Sind Sie zur Zeit sehr deprimiert?

Was Sie tun sollten:
Schwere Depressionen wirken sich im allgemeinen auch auf das Selbstwertgefühl aus und verringern damit auch das Vertrauen zu den sexuellen Fähigkeiten. Auch die Libido leidet darunter. Sprechen Sie mit Ihrem Arzt, wenn sich Ihre Depression in zwei bis drei Wochen nicht gebessert hat. Ihr Interesse am Sex kehrt zurück, wenn Ihre Gemütsverfassung wieder im Lot ist.

KRANKHEIT UND SEX

Nachfolgend finden Sie eine Liste der Krankheiten, die Ihr Sexualleben erheblich behindern können, sowie einige Ratschläge, was Sie gegen diese Beeinträchtigungen unternehmen können.

Arthritis (und steife oder schmerzende Gelenke)

Die verminderte Beweglichkeit und die dadurch eingeschränkten sexuellen Aktivitäten sind hier das Hauptproblem. Frauen machen Hüfterkrankungen besonders zu schaffen.

Was Sie tun sollten:
Wählen Sie für sexuelle Aktivitäten den Zeitpunkt des Tages aus, an dem Sie am wenigsten Schmerzen haben. Wenn Sie schmerzstillende Medikamente brauchen, so nehmen Sie diese eine halbe Stunde vorher. Vor den Zärtlichkeiten ruhen Sie sich aus und nehmen ein warmes Bad. Experimentieren Sie, bis Sie die bequemste Stellung gefunden haben. Haben Sie Probleme mit der Hüfte, so ist wahrscheinlich ein Eindringen von hinten am besten für Sie. Halten Sie Kissen bereit, um es sich so bequem wie möglich zu machen.

Multiple Sklerose

Bei dieser Erkrankung müssen Sie mit Schwierigkeiten beim Orgasmus, herabgesetztem sexuellen Verlangen und eingeschränkten Genitalempfindungen rechnen.

Was Sie tun sollten:
Multiple Sklerose verläuft in Schüben. Sie sollten sich nicht entmutigen lassen, denn schließlich wissen Sie, daß es Zeiten gibt, an denen es Ihnen besser geht, und dann haben Sie auch mehr Spaß am Sex.

Diabetes (Zuckerkrankheit)

Es gibt keinen eindeutigen Beweis dafür, daß Diabetes irgendeine Wirkung auf die weiblichen Sexualfunktionen hat, obwohl einiges darauf hindeutet, daß Frauen, die an Diabetes leiden, schwerer zum Orgasmus kommen. Das Hauptproblem ist jedoch, daß diabetische Frauen zu Pilzerkrankungen neigen (siehe SEXUELL ÜBERTRAGBARE KRANKHEITEN, S. 159.)

Künstlicher Darmausgang

Die Angst, daß Sie für Ihren Partner nicht mehr attraktiv sind, ist die Hauptbarriere, die Ihren Spaß am Sex nach einer solchen Operation einschränkt.

Was Sie tun sollten:
Achten Sie darauf, daß der Beutel wirklich gut sitzt und sicher an Ihrem Körper befestigt ist. Entleeren Sie ihn immer vor dem Liebesakt, und entwickeln Sie ein Gefühl dafür vorauszusehen, wann er wahrscheinlich voll ist, so daß Sie danach sexuelle Aktivitäten planen können. Zum Beispiel ist es sicherlich ungünstig, den Geschlechtsverkehr ein bis zwei Stunden nach dem Essen zu haben. Wenn Ihnen der Beutel im Weg ist, versuchen Sie eine andere Liebesstellung (siehe STELLUNGEN BEIM GESCHLECHTSVERKEHR, S. 63). Bis Sie sich an den Zustand gewöhnt haben, fühlen Sie sich vielleicht wohler, wenn Sie ein Nachthemd tragen. Erzählen Sie einem neuen Sexualpartner von Ihrem Zustand, ehe Sie sich zum ersten Mal lieben, und erklären Sie ihm, daß Sex keine negativen Folgen hat, weder für Sie selbst noch für die Ergebnisse der Operation.

WIE WIRD MAN MIT EINER KÖRPERBEHINDERUNG FERTIG?

Das Hauptproblem für Frauen mit körperlichen Behinderungen besteht meist darin, daß sie kein Sexualleben haben. Sie müssen nicht nur mit ihrem körperlichen Leiden und dem Problem, einen Partner zu finden, fertig werden, sondern sie haben auch noch mit der weitverbreiteten Ansicht zu kämpfen, Behinderte würden Sex nicht wollen und auch nicht brauchen.

Denken Sie daran, daß Sie das gleiche Recht auf ein Sexualleben haben wie jeder andere Mensch. Selbst wenn Ihr Zustand es Ihnen nicht erlaubt, unabhängig zu leben, so haben Sie doch Anspruch auf einen persönlichen Freiraum, um Sex genießen zu können. Und selbst wenn Ihr Sexualleben eingeschränkt ist, so brauchen Sie doch Wärme und Zärtlichkeit. Versuchen Sie also, neue Freundschaften zu knüpfen, denn nur so haben Sie die Chance, einen Liebhaber zu finden.

Kapseln Sie sich nicht ab von anderen Leuten, indem Sie sich einreden, Ihre Behinderung sei das Wichtigste an Ihnen. In jeder Partnerschaft, die Sie eingehen, gibt es zunächst eine Zeit der Irrungen und Wirrungen, bis die Partner herausfinden, wie sie ihre sexuellen Bedürfnisse am besten befriedigen können. Deshalb ist es besonders wichtig, daß Sie offen miteinander reden können.

Wenn Sie zur Zeit keinen Sexualpartner haben, können Sie durch Masturbieren Spannungen abbauen und auch Ihre sexuellen Empfindungen lebendig erhalten, so daß Sie die Gelegenheit nicht vorbeigehen lassen und bereit sind, wenn Sie einen Sexualpartner finden.

Mastektomie (Brustamputation)

Der Verlust der Brust hat oft tiefgreifende Auswirkungen auf das Selbstwertgefühl einer Frau. Nicht selten wirkt sich das auf die Partnerschaft aus. Manche Frauen wollen danach vom Sex nichts mehr wissen.

Was Sie tun sollten:
Die Versicherung Ihres Partners, daß Sie auch weiterhin begehrenswert sind, ist die beste Therapie für Sie. Dabei ist es wichtig, daß Sie sich nicht von sich aus zurückziehen, denn dann kann er nichts für Sie tun. Vorausgesetzt, daß kein Druck auf die Wunde ausgeübt wird, können Sie Ihr normales Sexualleben aufnehmen, sobald Sie wollen, und das wird Ihnen helfen, Ihr sexuelles Selbstvertrauen zurückzugewinnen. Vielleicht ist es Ihnen lieber, wenn der Verlust Ihrer Brust nicht so offensichtlich ist, indem Sie eine Seite-an-Seite-Stellung einnehmen, bei der Sie auf der betroffenen Seite liegen.

Erkrankungen der Atemwege und Herzkrankheiten

Atemnot und Angina-pectoris-Zustände können Ihre sexuelle Aktivität erheblich einschränken, müssen sie jedoch nicht ganz unmöglich machen.

Was Sie tun sollten:
Wählen Sie für den Geschlechtsverkehr eine bequeme Stellung, die keine anstrengenden Bewegungen erfordert, und lassen Sie Ihren Partner die aktivere Rolle übernehmen. Wenn Sie Medikamente verschrieben bekommen haben, nehmen Sie diese vor dem Geschlechtsverkehr. Meiden Sie schwerverdauliche Mahlzeiten vor dem Liebesakt. Wenn Sie einen Herzanfall hatten, haben Sie vielleicht Bedenken, die sexuelle Betätigung könnte einen weiteren auslösen. Aber wenn Ihr Arzt Ihnen mäßige Bewegung verordnet hat, dann können Sie sich auch der Liebe getrost hingeben. Sie haben trotzdem Bedenken? Dann fragen Sie Ihren Arzt ganz konkret, ob Sex für Sie gefährlich ist.

Chronische Niereninsuffizienz

Frauen, deren Nieren nicht richtig funktionieren, verlieren oft jedes Interesse an Sex und sind kaum noch erregbar. Das liegt aber wohl mehr an dem allgemeinen Krankheitsgefühl und womöglich an den Depressionen, die Menschen mit Nierenfunktionsproblemen oft befallen.

Schilddrüsenerkrankungen

Menschen, die an einer Unterfunktion der Schilddrüse leiden, klagen über mangelndes Interesse an Sex. Bei Überfunktion der Schilddrüse zeigen sich ähnliche Symptome, jedoch berichten etwa 10 Prozent auch von einem stärkeren sexuellen Verlangen. Diese Erscheinungen verschwinden im allgemeinen, nachdem die Funktionsprobleme behandelt worden sind.

DIE NEBENWIRKUNGEN VON DROGEN AUF DAS SEXUALLEBEN

Nur wenige Drogen und Medikamente bereichern das sexuelle Erleben, die meisten haben gegenteilige Wirkungen, und diese sind oft von der Dosis abhängig. Drogen, die einen Einfluß auf die Sexualfunktionen ausüben, führen bei Frauen und Männern zu den gleichen Wirkungen, allerdings ist die Variationsbreite der Reaktionen individuell sehr unterschiedlich.

| DROGE | NEBENWIRKUNG | | DROGE | NEBENWIRKUNG | |
	sexuelles Verlangen	Reaktion/ Orgasmus		sexuelles Verlangen	Reaktion/ Orgasmus
ALKOHOL	↑	↓	MARIHUANA	↑	—
AMPHETAMINE, WECKAMINE	↑	↓	OPIATE	↓	↓
ANTIDEPRESSIVA	—	↓	TABAK (NIKOTIN)	↓	↓
BLUTDRUCK-SENKENDE MITTEL	↓	↓			
KOKAIN	↑	↓			
HALLUZINOGENE	—	↓			

SEXUELL ÜBERTRAGBARE KRANKHEITEN

Sexuell übertragbare Krankheiten (sogenannte »Geschlechtskrankheiten«) werden fast immer durch vaginalen oder analen Geschlechtsverkehr oder durch oral-genitalen Kontakt von einer Person zur anderen weitergegeben. Die meisten Organismen, die solche Krankheiten verursachen, gedeihen ausschließlich in einem warmen, feuchten Milieu und können außerhalb des Körpers nicht länger als nur wenige Minuten überleben. Daher ist es praktisch unmöglich, sich durch Kontakt zum Beispiel mit einer Toilettenbrille eine Geschlechtskrankheit zuzuziehen, obgleich eine Infektion mit einem Handtuch durchaus möglich ist, wenn man es unmittelbar nach einer infizierten Person benutzt.

Es ist unbedingt erforderlich, sich an einen Arzt oder an eine darauf spezialisierte Klinik zu wenden, wenn Sie annehmen, daß Sie sich mit einer Geschlechtskrankheit infiziert haben. Die Behandlung ist einfach und fast immer erfolgreich, vorausgesetzt, sie beginnt früh genug.

Unspezifische Urethritis (Harnröhrenentzündung)

Eine Infektion der Harnröhre ist bei Frauen gewöhnlich ohne Symptome, außer einem gelegentlich leicht verstärkten Ausfluß. Wenn Ihr Partner an einer Harnröhrenentzündung leidet, werden auch Sie Antibiotika nehmen müssen, selbst wenn Sie symptomfrei sind, denn Sie könnten sonst Ihren Partner immer wieder von neuem infizieren. Eine Harnröhrenentzündung kann sich auf die Eileiter ausdehnen und dann Unfruchtbarkeit verursachen.

Herpes im Genitalbereich

Nicht jeder, der mit dieser Viruskrankheit in Kontakt gerät, bekommt sie auch, und viele Menschen werden, ohne je Krankheitssymptome gehabt zu haben, immun dagegen. Der erste Anfall kann zwei bis drei Wochen dauern. Die Hälfte der Betroffenen hat noch nachfolgende Krankheitsausbrüche, die dann jedoch kürzer und weniger heftig verlaufen. Die Anfälle wiederholen sich oft, wenn der Leidtragende erschöpft oder in einer besonderen Streßsituation ist. Ist die Infektion am Ende einer Schwangerschaft voll aktiv, dann empfiehlt sich ein Kaiserschnitt, um das Baby auf seinem Weg durch den Geburtskanal nicht der Gefahr der Infektion auszusetzen.

Symptome: Jucken im Genitalbereich, gefolgt von roten Flecken mit weißen, juckenden Bläschen. Sie können platzen und flache, sehr schmerzhafte Geschwüre bilden. Die Lymphknoten können schmerzen und anschwellen. Hinzukommen: Schmerzen beim Wasserlassen, Fieber und ein allgemeines Unwohlsein. Die Symptome erscheinen zwei bis zwanzig Tage nach der Infektion.
Behandlung: Derzeit gibt es keine wirksame Behandlung. Man kann lediglich das Abheilen beschleunigen und so die Krankheitszeit verkürzen. Aspirin oder ein Lokalanäs-

thetikum verringert die Schmerzen. Solange die Symptome anhalten, sollten Sie keinen Sexualverkehr haben. Da es eine Verbindung zwischen Herpes im Genitalbereich und Muttermundkrebs zu geben scheint, sollten Sie einmal jährlich einen Abstrich machen lassen, wenn Sie jemals infiziert waren.

Gonorrhö (Tripper)

Eine bakterielle Infektionskrankheit, die bei Männern häufiger auftritt als bei Frauen.

Symptome: Bei ungefähr jeder dritten Frau entsteht ein kaum auffälliger Krankheitsverlauf ohne Beschwerden und mit nur geringem Ausfluß. Beim Wasserlassen kann ein Brennen entstehen. Wird die Behandlung hinausgezögert, werden immer mehr Teile der inneren Sexualorgane angegriffen. Es kann hier zu einer auf den ganzen Körper übergreifenden Erkrankung kommen, die sehr ernste Folgen hat. Die Spätfolge einer unbehandelten Gonorrhö kann Unfruchtbarkeit sein.

Syphilis

Eine seltene Krankheit, die Frauen noch seltener als Männer betrifft.

Symptome: Zuerst bildet sich eine rundlich-ovale, im Niveau der gesunden Haut liegende, derbe und schmerzlose Erosion unterschiedlicher Größe mit harter Basis (Schanker) am Infektionsort. Dieser »Primäraffekt« ist hochinfektiös und entsteht 9—90 Tage nach der Infektion. Er kann unbemerkt bleiben und heilt nach einiger Zeit spontan ab. Mehrere Wochen danach kann ein nicht juckender Hautausschlag am ganzen Körper auftauchen, die Lymphknoten schwellen schmerzlos an, und es treten hochinfektiöse Feigwarzen um den After auf, wenn dort die Infektionsstelle war. Nach mehreren Wochen verschwindet der Hautausschlag, und die Krankheit tritt in ein symptomfreies Stadium, das mehrere Jahre dauern kann. Ein Drittel der nicht behandelten Krankheitsfälle führt zu ernsthaften Späterkrankungen wie Blindheit, Lähmungserscheinungen und geistige Umnachtung. Hat die Krankheit dieses Stadium erreicht, führt sie zum Tod.

Behandlung: Mit Antibiotika. Um sicherzugehen, daß kein Rückfall stattfindet, unterzieht sich der Patient bis zwei Jahre nach der Behandlung regelmäßigen Blutuntersuchungen. Bis zur völligen Ausheilung ist jeglicher Sexualkontakt verboten.

AIDS

Von dieser Krankheit sind bisher vor allem Männer betroffen, siehe S. 311.

HELFEN SIE SICH SELBST

WEITERFÜHRENDE LITERATUR

Überblicke — Grundlagen

J. Bancroft: Grundlagen und Probleme menschlicher Sexualität, Stuttgart 1985.

T. Brocher: Psychosexuelle Grundlagen der Entwicklung, Leverkusen 1971.

S. Keen: Die Lust an der Liebe. Leidenschaft als Lebensform, München 1986.

H. Kentler u.a.: Taschenlexikon Sexualität, Düsseldorf 1982.

H. Kentler (Hg.): Sexualwesen Mensch. Texte zur Erforschung der Sexualität, Hamburg 1984.

E. Kloehn: Typisch weiblich? Typisch männlich? Geschlechterkrieg oder neues Verständnis von Mann und Frau, Reinbek 1982.

G. Schmidt: Das große DERDIEDAS. Über das Sexuelle, Herbstein 1986.

H. Schreiber: Singles. Alleinleben — besser als zu zweit?, Darmstadt 1980.

V. Sigusch: Therapie sexueller Störungen, Stuttgart 1980.

V. Sigusch: Vom Trieb und von der Liebe, Frankfurt — New York 1984.

W. Wickler, U. Seibt: männlich — weiblich. Der große Unterschied und seine Folgen. München — Zürich 1984.

Ch. Wolff: Bisexualität, Frankfurt 1981.

Zur Sexualität der Frau

S. de Beauvoir: Das andere Geschlecht. Sitte und Sexus der Frau, Reinbek 1968.

A. Blume: PMS — das prämenstruelle Syndrom. Krankheit oder Chance? Reinbek 1986.

A. Blume, S. Schneider: Die Regel. Eine herbeigeredete Krankheit. Ein Handbuch über den weiblichen Monatszyklus, München 1984.

L. Garfield Barbach: For Yourself. Die Erfüllung weiblicher Sexualität. Frankfurt — Berlin — Wien 1982.

M. Janssen-Jurreit: Sexismus. Über die Abtreibung der Frauenfrage, Frankfurt 1985.

S. von Paczensky: Verschwiegene Liebe. Zur Situation lesbischer Frauen in der Gesellschaft, Reinbek 1984.

E. Shorter: Der weibliche Körper als Schicksal. Zur Sozialgeschichte der Frau, München — Zürich 1984.

The Boston Women's Health Book Collective: unser körper — unser leben. Ein Handbuch von Frauen für Frauen, 2 Bände, Reinbek 1980.

Empfängnisverhütung

G. K. Döring: Empfängnisverhütung, Stuttgart — New York 1986.

J. Rötzer: Natürliche Geburtenregelung. Der partnerschaftliche Weg, Wien 1985.

Ältere Menschen

J. Hohmeier, H.-J. Pohl (Hg.): Alter als Stigma oder Wie man alt gemacht wird, Frankfurt 1978.

H.-D. Schneider: Sexualverhalten in der zweiten Lebenshälfte, Stuttgart 1980.

Junge Leute

B. H. Claësson: Vom Lieben und vom Kinderkriegen, Sexualinformation für Kinder, Frankfurt 1974.

B. H. Claësson: Sexualinformation für Jugendliche, Frankfurt 1984.

J. Cousins: Make it happy. Das Buch über Liebe, Lust und Sexualität für Anfänger, Ratlose, Draufgänger, Reinbek 1980.

A. Nordhoff in Zusammenarbeit mit Pro Familia: Wenn Mädchen die Pille wollen ... Alles über Liebe, Sexualität, Verhütung, Reinbek 1986.

Sexualerziehung

S. Fricke u.a.: Sexualerziehung in der Praxis. Ein Handbuch für Pädagogen, Berater, Eltern und andere, Reinbek 1983.

H. Kentler: Eltern lernen Sexualerziehung, Reinbek 1981.

WEITERFÜHRENDE LITERATUR/EINRICHTUNGEN

Behinderte

B. Dechesne u.a.: ... aber nicht aus Stein. Medizinische und psychologische Aspekte von körperlicher Behinderung und Sexualität, Weinheim – Basel 1981.

P. Sporken u.a.: Die Sexualität im Leben geistig Behinderter, Düsseldorf 1980.

Wichtige Adressen

Dank der *Frauenbewegung* gibt es heute ein dichtes Netz von Initiativen, Selbsthilfegruppen und Einrichtungen von Frauen für Frauen (zum Beispiel: Frauenbuchläden und -verlage, Frauenkneipen und -cafés, Mädchengruppen und -treffs, Notrufgruppen, Beratung für mißhandelte Frauen, Frauenhäuser, Frauen-Gleichstellungsstellen, Frauenforschung). Den besten Überblick und alle Adressen auf neuestem Stand bietet der jährlich erscheinende *»Frauenkalender«* (Frauenkalender-Selbstverlag, c/o Emma, Kolpingplatz 1a, 5000 Köln 1).

Adressen sind auch zu erfragen bei der Telefonseelsorge und der Telefonberatung. Diese Stellen sind überall im Bundesgebiet unter folgenden Rufnummern zu erreichen:

Evangelische Telefonseelsorge: 11101
Katholische Telefonseelsorge: 11102
Allgemeines Sorgentelefon: 11103 (hier vor allem können Anruferinnen und Anrufer ihr Problem nennen und erfahren dann Adressen, wo ihnen weitergeholfen wird).

Über die *Selbsthilfegruppen* informiert: *F. Vilmar, B. Runge:* Auf dem Weg zur Selbsthilfegesellschaft? 40.000 Selbsthilfegruppen: Gesamtüberblick, politische Theorie und Handlungsvorschläge. Essen (Klartext) 1986.

Es gibt zahlreiche *Frauenzeitschriften;* drei der wichtigsten sind:

EMMA, Kolpingplatz 1a, 5000 Köln 1;
Beiträge zur feministischen Theorie und Praxis, Herwarthstr. 22, 5000 Köln 1;
Feministische Studien, c/o Lising Pagenstecher, Südliche Auffahrtsallee 58, 8000 München 19.

Einzelne Adressen

Vereinigungen

Deutsche Gesellschaft für Sexualforschung e.V. Die älteste Vereinigung von Wissenschaftlerinnen und Wissenschaftlern, die an Sexualproblemen interessiert sind; die Gesellschaft verfügt über zwei Forschungsinstitute, über die sie auch erreichbar ist: *Institut für Sexualforschung,* Abteilung für Sexualwissenschaft, Klinikum der Universität (Leitung: Prof. Dr. Volkmar Sigusch), Theodor-Stern-Kai 7, 6000 Frankfurt 70; *Institut für Sexualforschung* an der Universität Hamburg (Leitung: Prof. Dr. Eberhard Schorsch), Martinistr. 52, 2000 Hamburg.

Arbeitskreis Humane Sexualität e.V., Großbeerenstr. 13a, 1000 Berlin 61. Vereinigung von Frauen und Männern, die eine menschenwürdige Sexualität anstreben; Fach und Regionalgruppen, Workshops, Seminare, Tagungen; Informationsmaterial.

Sexualberatung

Pro Familia — Deutsche Gesellschaft für Sexualberatung und Familienplanung e.V., Bundesverband, Cronstettenstr. 30, 6000 Frankfurt 1. 10 Landesverbände mit insgesamt derzeit 142 Beratungsstellen. Religiös und weltanschaulich nicht gebunden. Fachleute beraten Frauen, Männer und Jugendliche in allen das Sexualleben betreffenden Fragen. Die meisten Stellen sind anerkannt nach § 218 (Schwangerschaftsabbruch-Beratung).

Deutsche AIDS-Hilfe e.V., Berliner Str. 37, 1000 Berlin 31.

Hilfen für Behinderte

Lebenshilfe für geistig Behinderte und *Lebenshilfe für das geistig behinderte Kind,* Bundesvereinigung, Raiffeisenstr. 18, 3550 Marburg/Lahn 7. Eine der ältesten Selbsthilfe-Initiativen. Die praktische Arbeit geschieht in zahlreichen Einrichtungen.

Bundesverband Selbsthilfe Körperbehinderter, 7109 Krautheim/Jagst 1.

Bundesverband der Hausnotrufzentralen, Kaiserstr. 6, 6000 Frankfurt.

Minderheiten

Transsexuellengemeinschaft (Tsg), Pohlemannstr. 7, 5000 Köln 60.

Deutscher Lesbenring e.V., Postfach 501231, 5000 Köln 50.

Siehe auch die Hinweise im Männerteil, S. 313.

NAME: GEBURTSDATUM: DATUM:

Ihr persönliches Sexualprofil

Tragen Sie bitte Ihre persönlichen Ergebnisse ein, und zeichnen Sie die Kurve entsprechend den Anweisungen auf S. 24—25.

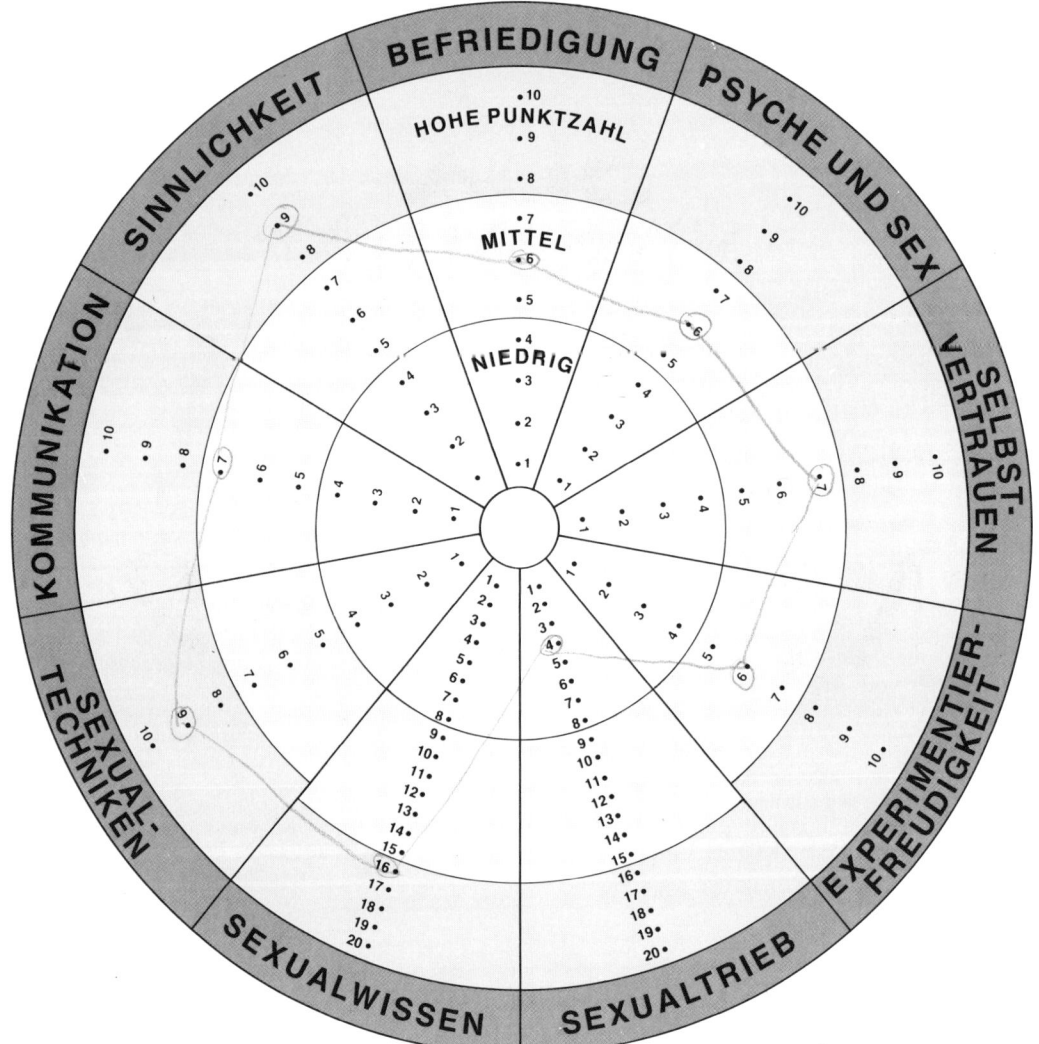

SCHLÜSSEL ZUM FRAGEBOGEN SEXUELLE ORIENTIERUNG (S. 23)

⊠ **A** Sie sind ausschließlich heterosexuell orientiert.	☐ **D** Sie sind bisexuell.
☐ **B** Sie sind hauptsächlich heterosexuell orientiert, können aber gelegentlich auch lesbische Neigungen entwickeln.	☐ **E** Sie sind vornehmlich lesbisch orientiert, aber mit gelegentlichen heterosexuellen Neigungen.
☐ **C** Sie sind hauptsächlich heterosexuell orientiert, haben aber auch stark ausgeprägte lesbische Neigungen.	☐ **F** Sie sind hauptsächlich lesbisch orientiert.
	☐ **G** Sie sind ausschließlich lesbisch orientiert.

HAPPY SEX
SPASS AM SEX

Zweites Buch

MÄNNER

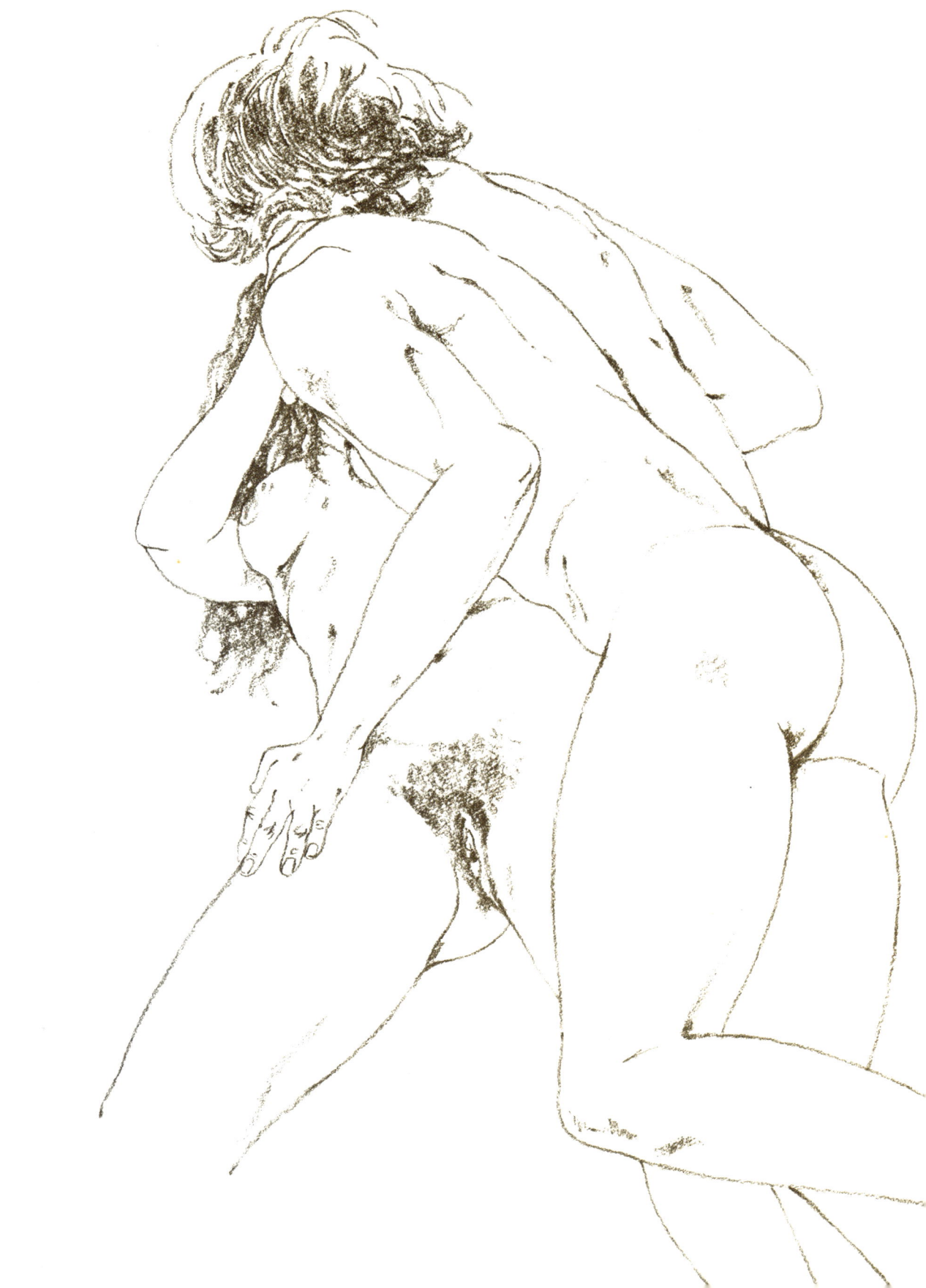

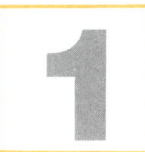

IHR
SEXUALPROFIL

Aus Ihren Antworten in den folgenden Fragebögen ergibt
sich ein Gesamtbild Ihrer Einstellungen und Verhaltensweisen, und
damit zeigen sich die wesentlichen Faktoren, die Ihre Beziehungen steuern und Ihre Freude am Sex beeinflussen: Ihr soge-
nanntes Sexualprofil. Wenn Sie die Ergebnisse der Fragebögen in eine Graphik übertragen, können Sie Ihr persönliches Sexualprofil ablesen, genauere Anleitungen dazu finden Sie auf
den Seiten 176/177.
Jede Ihrer Antworten wird mit einer bestimmten Punktzahl
bewertet. Zählen Sie die Ergebnisse zusammen und lesen Sie in der
Rubrik **Auswertung** am Ende jedes Fragebogens nach, was
daraus hervorgeht. So erfahren Sie recht genau, wie Sie sich in dem
jeweils zur Diskussion stehenden Bereich Ihres Geschlechtsle-
bens einzustufen haben. Der Fragebogen auf Seite 175 hat keine
Punktzahlen; er soll klären, was Ihnen Angehörige des eigenen und des anderen Geschlechts bedeuten.
Eine niedrige oder mittlere Punktzahl deutet darauf hin, daß
sich bestimmte Aspekte Ihres sexuellen Verhaltens negativ bemerkbar machen und Ihr Wohlbefinden einschränken. Um dem
abzuhelfen, werden Sie zunächst auf das entsprechende Kapitel
verwiesen. Sehr oft sind die auftretenden Schwierigkeiten
tatsächlich zu beheben, denn fast jeder Aspekt Ihres Geschlechtsle-
bens, der problematisch ist, kann verändert werden. Und
dabei will Ihnen dieses Buch helfen.

SEXUALWISSEN

Was wissen Sie über Sex?

Schreiben Sie in das Kästchen hinter jeder Frage entweder ein R oder ein F, je nachdem,
ob Sie die Aussage für richtig oder für falsch halten. Die Auswertung erfolgt am Ende des Fragebogens.

1 Durch eine Beschneidung nimmt die Empfindlichkeit des Penis ab.

2 Masturbieren ist schädlich, weil dadurch das Interesse am Sex mit einer Partnerin verlorengeht.

3 Ein Kondom bietet vollkommenen Schutz vor sexuell übertragbaren Krankheiten.

4 Eine Vasektomie (Unfruchtbarmachung von Männern) kann nicht rückgängig gemacht werden.

5 Eine Vasektomie mindert in jedem Fall das sexuelle Verlangen des Mannes.

6 Der »unterbrochene Beischlaf« (Koitus interruptus) ist eine sichere Methode der Empfängnisverhütung.

7 Eine Empfängnis ist in der Mitte des weiblichen Monatszyklus am wahrscheinlichsten.

8 Auf einem Toilettensitz kann man sich mit einer sexuell übertragbaren Krankheit anstecken.

9 Sexuelle Abstinenz ist gesundheitsschädlich.

10 Eine behaarte Brust ist ein Zeichen für ausgeprägte Männlichkeit.

11 Ein potenter (zum Geschlechtsverkehr fähiger) Mann ist auch zeugungsfähig.

12 Bei der Frau verläuft die Harnröhre getrennt von der Scheide.

13 Der gleichzeitige Orgasmus beider Partner ist die Grundvoraussetzung für befriedigenden Sex.

14 Die Klitoris (Kitzler) ist ein kleines, empfindliches Organ, das sich zwischen den inneren Schamlippen befindet.

15 Die äußeren Schamlippen sind bei allen Frauen gleich.

16 Die meisten Frauen brauchen beim Geschlechtsverkehr eine Stimulierung der Klitoris, um einen Orgasmus zu erreichen.

17 Sportler können ihre Kraft und Energie erhalten, wenn sie vor großen Wettkämpfen auf Sex verzichten.

18 Geschlechtsverkehr während der Menstruation ist für keinen der beiden Partner gesundheitsschädlich.

19 Frauen verlieren nach den Wechseljahren das Interesse am Sex.

20 Eine »frigide« Frau kann sexuell nicht erregt werden.

Die richtigen Antworten finden Sie auf Seite 175.

Für jede richtige Antwort gibt es einen Punkt.

AUSWERTUNG

Hohe Punktzahl (16—20): Füllen Sie jetzt den Fragebogen SEXUALTECHNIKEN, S. 173, aus, und prüfen Sie, ob Sie als Praktiker genauso gut sind wie in der Theorie.

Mittlere Punktzahl (9—15): Überprüfen Sie Ihre falschen Antworten (siehe unten) und machen Sie bei SEXUALTECHNIKEN, Seite 173, weiter. 14

Niedrige Punktzahl (0—8): Überprüfen Sie Ihre falschen Antworten (siehe unten), und füllen Sie anschließend den Fragebogen SEXUALTECHNIKEN, S. 173, aus.

Außerdem sollten Sie sich mit folgenden Problemanalysen befassen: NEGATIVE EINSTELLUNGEN, S. 182; UNERFÜLLTE ERWARTUNGEN, S. 186, und MASTURBATIONSANGST, S. 190.

Ausführliche Antworten auf die Fragen finden Sie wie folgt: Frage **1** — S. 233; **2** — S. 190; **3** — S. 284; **4, 5** — S. 285; **6** — S. 284; **7** — S. 286; **8** — S. 310; **9** — S. 291; **10, 11** — S. 286; **12** — S. 206; **13** — S. 215; **14, 15** — S. 206; **16** — S. 275; **17** — S. 272; **18** — 273; **19** — S. 276; **20** — 273.

SEXUALTRIEB

Wie stark ist Ihr Verlangen nach Sex?

Kreuzen Sie nach jeder Frage die entsprechende Punktzahl an.
Vergleichen Sie anschließend Ihr Gesamtergebnis mit der Auswertung am Ende des Fragebogens.

1 Wenn Sie jünger als 55 Jahre sind, haben Sie Geschlechtsverkehr:
Häufiger als dreimal die Woche? 2
Ein- oder zweimal die Woche? 1
Seltener als einmal die Woche? 0
Wenn Sie 55 Jahre oder älter sind, haben Sie Geschlechtsverkehr:
Häufiger als einmal die Woche? 2
Ein- oder zweimal in zwei bis drei Wochen? . . 1
Selten oder nie? 0

2 Wie oft masturbieren Sie?
Mindestens vier- bis sechsmal die Woche 2
Einmal die Woche oder seltener 0
Zwei- oder dreimal die Woche 1

3 Hatten Sie Ihren ersten Geschlechtsverkehr:
Früher als die meisten Ihrer Freunde? 2
Etwa zur gleichen Zeit wie Ihre Freunde? 1
Später als die meisten Ihrer Freunde? 0

4 Werden Sie sexuell erregt, auch wenn Sie nicht bewußt an Sex denken?
Ein- oder zweimal die Woche 1
Fast täglich 2
Selten oder nie 0

5 Haben Sie Erektionsprobleme?
Nicht sehr oft 1
Selten oder nie 2
Oft 0

6 Haben Sie sexuelle Phantasien (außer beim Masturbieren oder beim Geschlechtsakt):
Sehr oft? 2
Manchmal? 1
Selten oder nie? 0

7 Wie oft denken Sie an Sex:
Mehrmals am Tag? 2
Fast jeden Tag? 1
Selten oder nie? 0

8 Hatten Sie schon mit mehr als einer Person gleichzeitig sexuelle Beziehungen:
Mehrmals? 2
Selten? 1
Nie? 0

9 Werden Sie durch erotische Magazine erregt:
Immer? 2
Niemals? 0
Manchmal? 1

10 Sind Ihre engeren Beziehungen hauptsächlich:
Sexueller Natur? 2
Gelegentlich stark sexuell geprägt? 1
Rein platonische Freundschaften? 0

AUSWERTUNG

Hohe Punktzahl (16—20): Sie haben einen starken Sexualtrieb; darüber können Sie sich freuen, sofern Sie in einer Partnerschaft leben, in der Sie Befriedigung finden.

Mittlere Punktzahl (9—15): Das Verlangen nach Sex und die Befriedigungsmöglichkeiten, die gefunden wurden, stimmen gut überein. Ob das auch wirklich auf Sie zutrifft, können Sie mit dem Fragebogen SIND SIE MIT IHREM SEXUALLEBEN ZUFRIEDEN?, S. 265, überprüfen.

Niedrige Punktzahl (0—8): Lesen Sie die Problemanalyse MANGELNDES INTERESSE, S. 180. Ein schwacher Sexualtrieb ist meist unproblematisch und nur in Ausnahmefällen ein Krankheitssymptom. Das sollten Sie überprüfen. Siehe SEX UND GESUNDHEIT, S. 307, und KRANKHEIT UND SEX, S. 308.

PSYCHE UND SEX

Sind Sie in der Lage, Sex ohne Angst- oder Schuldgefühle zu genießen?

Kreuzen Sie nach jeder Frage die entsprechende Punktzahl an.
Vergleichen Sie anschließend Ihr Gesamtergebnis mit der Auswertung am Ende des Fragebogens.

	JA	NEIN		JA	NEIN
1 Meinen Sie, daß Sex nicht so wichtig ist und in Ihrem Leben eine untergeordnete Rolle spielt?	0	1	**6** Haben Sie Hemmungen, Sex zu genießen?	0	1
2 Sind Sie ein Einzelgänger und unfähig oder nicht gewillt, sich emotional zu binden?	0	1	**7** Sind Sie von Ihrer sexuellen Leistungsfähigkeit überzeugt?	1	0
3 Halten Sie sich selbst für einen eifersüchtigen Menschen?	0	1	**8** Sind Sie sich völlig sicher, daß Sie heterosexuelle Beziehungen homosexuellen vorziehen oder umgekehrt?	1	0
4 Meinen Sie, daß Sex zu einem beherrschenden Element in Ihrem Leben wird, sobald Sie sich gehen lassen?	0	1	**9** Haben Sie häufig Schwierigkeiten, sich so zu verhalten, wie es von einem Mann erwartet wird?	0	1
5 Halten Sie Sex für etwas Schmutziges? Empfinden Sie Ekel, z.B. wenn Sie die Samenflüssigkeit oder Ausscheidungen der Scheide sehen, riechen oder berühren, oder empfinden Sie ein deutliches Unbehagen, wenn Sie nicht gleich nach dem Geschlechtsverkehr ein Bad nehmen oder duschen können?	0	1	**10** Erregt der Gedanke an ungewöhnliche sexuelle Praktiken (zum Beispiel in Verbindung mit Gewalt oder mit Minderjährigen) Sie stärker als konventionelle Sexvorstellungen?	0	1

AUSWERTUNG

Hohe Punktzahl (8—10): Sie können Sex genießen und verhalten sich in sexuellen Situationen angemessen. Die sexuelle Funktionsfähigkeit ist jedoch leicht zu stören; darum sollten Sie überall dort, wo Ihre Antwort mit 0 Punkten bewertet wurde, die entsprechende Problemanalyse zu Rate ziehen (siehe **Niedrige Punktzahl**). Damit dürfte sich Ihre Freude am Sex noch steigern lassen.

Mittlere Punktzahl (5—7): Furcht vor Sex oder Schuldgefühle hindern Sie wahrscheinlich daran, eine sexuelle Beziehung voll auszukosten. Bei allen 0-Antworten sollten Sie die entsprechenden Problemanalysen nachlesen (siehe **Niedrige Punktzahl**).

Niedrige Punktzahl (0—4): Ihr Lustempfinden und Ihr sexuelles Interesse sind unnötig eingeschränkt. Unten aufgeführte Problemanalysen beschäftigen sich mit Faktoren, die gewöhnlich das seelische Wohlbefinden und die Einstellung zum Sex beeinflussen. Bei allen 0-Antworten sollten Sie die entsprechenden Stichpunkte nachlesen:

Frage 1 — MANGELNDES INTERESSE, S. 180; 2 — MANGEL AN EMOTIONALEM ENGAGEMENT, S. 184; 3 — GERINGES SELBSTWERTGEFÜHL, S. 188; 4—7 — NEGATIVE EINSTELLUNGEN, S. 182; 8, 9 — KONFLIKTE MIT HETERO- UND HOMOSEXUALITÄT, S. 198; 10 — UNGEWÖHNLICHE SEXUALPRAKTIKEN, S. 201.

BEFRIEDIGUNG

Sind Sie mit Ihrem Sexualleben zufrieden?

Kreuzen Sie nach jeder Frage die entsprechende Punktzahl an.
Vergleichen Sie anschließend Ihr Gesamtergebnis mit der Auswertung am Ende des Fragebogens.

	JA	NEIN		JA	NEIN
1 Bekommen Sie so viel Sex, wie Sie gern hätten?	1	0	**6** Werden Ihre sexuellen Erwartungen im allgemeinen bestätigt?	1	0
2 Sexuelle Befriedigung ist auf unterschiedliche Weise möglich. Bekommen Sie im allgemeinen den Sex, der Sie am stärksten befriedigt?	1	0	**7** Fühlen Sie sich in Ihrem sexuellen Erleben häufig enttäuscht?	0	1
3 Finden Sie Ihren ständigen Partner nach wie vor sexuell erregend?	1	0	**8** Fühlen Sie sich nach sexuellen Erlebnissen im allgemeinen entspannt, glücklich und rundum zufrieden?	1	0
4 Glauben Sie, daß andere Leute vom Sex mehr haben als Sie?	0	1	**9** Glauben Sie, daß Ihre Partnerin den Sex normalerweise ebenso genießt wie Sie?	1	0
5 Freuen Sie sich normalerweise auf den Geschlechtsverkehr?	1	0	**10** Stellt Ihre ständige Partnerin zu hohe sexuelle Anforderungen?	0	1

AUSWERTUNG

Hohe Punktzahl (8—10): Offensichtlich sind Sie qualitativ und quantitativ mit Ihrem Sexualleben zufrieden. Wenn Sie eine ständige Sexualpartnerin haben, dann füllen Sie den Fragebogen SIND SIE MIT IHREM SEXUALLEBEN ZUFRIEDEN?, S. 265, gemeinsam aus. Daraus können Sie erkennen, wie gut Sie sexuell zueinander passen. und ob Ihre Partnerin auch mit Ihnen zufrieden ist.

Mittlere Punktzahl (5—7): Fragen Sie sich selbst, ob es hauptsächlich an einer bestimmten Person liegt, wenn Sie unbefriedigt sind, oder an Ihren eigenen übersteigerten Vorstellungen vom Sex. Die Fragebögen PASSEN SIE ZUEINANDER?, S. 260, und SIND SIE MIT IHREM SE-XUALLEBEN ZUFRIEDEN?, S. 265, sind im ersten Fall hilfreich. Im zweiten Fall wird die Problemanalyse UNER-FÜLLTE ERWARTUNGEN, S. 186, Ihnen helfen, eine realistischere Betrachtungsweise zu entwickeln.

Niedrige Punktzahl (0—4): Sie sollten sich nicht nur mit den oben aufgeführten Fragebögen und Problemanalysen intensiv auseinandersetzen, sondern darüber hinaus auch alle anderen Fragebögen im ersten Teil des Buches zu Rate ziehen. Immer dann, wenn Sie eine niedrige Punktzahl erreichen, stoßen Sie auf Ursachen, die dafür verantwortlich sind, daß Sie mit Ihrem Sexualleben so wenig zufrieden sind.

SINNLICHKEIT

Wie wichtig ist für Sie der Körperkontakt in einer Liebesbeziehung?

Kreuzen Sie nach jeder Frage die entsprechende Punktzahl an.
Vergleichen Sie anschließend Ihr Gesamtergebnis mit der Auswertung am Ende des Fragebogens.

	JA	NEIN		JA	NEIN
1 Kennen Sie die erogenen Zonen Ihres eigenen Körpers (die Stellen, deren Berührung Sie besonders stark erregt)?	1	0	**6** Umarmen oder küssen Sie häufig jemanden, den Sie lieben, einfach um Ihre Zuneigung zu zeigen, oder nur dann, wenn Sie Lust auf Sex haben?	1	0
2 Gefällt es Ihnen nicht, wenn Ihre Partnerin Sie nach Ihrem Orgasmus berührt oder streichelt?	0	1	**7** Gehen Sie gern Hand in Hand oder eingehakt, wenn Sie mit dem Menschen, den Sie lieben, unterwegs sind?	1	0
3 Haben Sie gern körperliche Berührungen mit Menschen, die Sie gut leiden können, und ist Ihnen ihr Geschlecht gleichgültig?	1	0	**8** Sind Sie beim Sex am liebsten nackt?	1	0
4 Finden Sie, daß herzliche Umarmungen etwas Unmännliches sind?	0	1	**9** Sind Ihnen Zärtlichkeiten nach dem Liebesakt unangenehm?	0	1
5 Wenn Sie nicht einschlafen können oder sich deprimiert fühlen, hilft es Ihnen dann, wenn Sie jemand im Arm halten oder bei jemand im Arm liegen?	1	0	**10** Schlafen Sie gern mit Ihrer Partnerin zusammen, ganz gleich, ob Sie mit ihr Geschlechtsverkehr hatten oder nicht?	1	0

AUSWERTUNG

Hohe Punktzahl (8—10): Sinnlichkeit und körperliche Nähe, die Grundvoraussetzungen für sexuelle Erfüllung, sind für Sie etwas Selbstverständliches. Im Kapitel BEREICHERUNG DES SEXUALLEBENS, S. 204, finden Sie Hinweise, wie Sie den größtmöglichen Gewinn aus dieser Fähigkeit ziehen können.

Mittlere Punktzahl (5—7): Sie haben durchaus die Fähigkeit, körperliche Nähe zu genießen, doch sollten Sie sie noch weiter entwickeln. Falls Ihr Sexualleben nicht so befriedigend ist, wie es Ihrer Meinung nach sein könnte, dann beschäftigen Sie sich mit der Problemanalyse UNERFÜLLTE ERWARTUNGEN, S. 186, die Ihnen Ratschläge gibt, wie Sie Ihre Situation verbessern können.

Niedrige Punktzahl (0—4): In Ihrer mangelnden Bereitschaft zu körperlicher Nähe drückt sich wahrscheinlich eine gewisse emotionale Kälte aus, Ihre Fähigkeit, enge Beziehungen einzugehen, ist dadurch erheblich eingeschränkt. Die Problemanalyse MANGEL AN EMOTIONALEM ENGAGEMENT, S. 184, kann Ihnen dabei helfen, zärtlicher zu werden.

KOMMUNIKATION

Wie gut ist die Verständigung zwischen Ihnen und Ihrer Sexualpartnerin?

Kreuzen Sie nach jeder Frage die entsprechende Punktzahl an.
Vergleichen Sie anschließend Ihr Gesamtergebnis mit der Auswertung am Ende des Fragebogens.

	JA	NEIN		JA	NEIN
1 Reden Sie gewöhnlich mit einer Partnerin darüber, welche sexuellen Vorlieben Sie beide haben?	1	0	**6** Fällt es Ihnen schwer, nach einem Streit mit Ihrer Partnerin wieder Frieden zu schließen?	0	1
2 Haben Sie Ihrer Partnerin je von Ihren sexuellen Phantasien erzählt?	1	0	**7** Sind Sie fähig, Ihrer Partnerin zu sagen, daß Sie sie lieben?	1	0
3 Wenn Ihre Partnerin Lust auf Sex hat, Sie aber nicht in der rechten Stimmung sind, können Sie ihr das klarmachen, ohne daß sie sich abgelehnt fühlen muß?	1	0	**8** Gehen Sie, um Spannungen zu vermeiden, lieber auf die Vorlieben Ihrer Partnerin ein, statt Ihre eigenen Wünsche zu äußern?	0	1
4 Sie haben gerade ein sexuelles Problem — beispielsweise bekommen Sie keine Erektion —: Können Sie darüber offen mit Ihrer Partnerin reden?	1	0	**9** Wenn Ihre Partnerin gekränkt oder verärgert ist, reagieren Sie dann Ihrerseits mit Ärger?	0	1
5 Trauen Sie sich nicht, Ärger oder Verletztheit zu zeigen, weil Sie befürchten, damit Ihrer Beziehung zu schaden?	0	1	**10** Ist es für Sie selbstverständlich, daß Sie mit einer neuen Partnerin über Methoden der Empfängnisverhütung reden?	1	0

AUSWERTUNG

Hohe Punktzahl (8—10): Ganz offensichtlich kommen Sie mit Ihrer Partnerin sehr gut aus; aber das Kapitel BEREICHERUNG DES SEXUALLEBENS, S. 204, hilft Ihnen wahrscheinlich, noch besser zurechtzukommen.

Mittlere Punktzahl (5—7): Sie scheinen etwas gehemmt zu sein, wenn Sie mit einer Partnerin zusammen sind. Die Problemanalyse NEGATIVE EINSTELLUNGEN, S. 182, untersucht einige Gründe dafür und zeigt Ihnen Wege auf, wie Sie Hemmungen überwinden können.

Niedrige Punktzahl (0—4): Da es Ihnen offensichtlich schwerfällt, aus sich herauszugehen, fehlt Ihnen eine wichtige Grundlage für ein erfülltes Sexualleben. Ziehen Sie die Problemanalyse MANGEL AN EMOTIONALEM ENGAGEMENT, S. 184, zu Rate.

SELBSTVERTRAUEN

Wie beurteilen Sie selbst Ihre sexuelle Attraktivität und Ihre Fähigkeit als Liebhaber?

Kreuzen Sie nach jeder Frage die entsprechende Punktzahl an.
Vergleichen Sie anschließend Ihr Gesamtergebnis mit der Auswertung am Ende des Fragebogens.

	JA	NEIN		JA	NEIN
1 Fällt es Ihnen schwer, auf eine Frau zuzugehen, weil Sie befürchten, Sie könnten sich einen Korb holen?	0	1	**6** Ist es für Sie wichtiger, daß Ihre Partnerin befriedigt ist, als Sie selbst?	0	1
2 Glauben Sie, daß Sie einen kleineren Penis haben als andere Männer?	0	1	**7** Ihre Partnerin findet, Sie sollten Ihre sexuellen Gewohnheiten ändern. Empfinden Sie dies als Kritik an Ihren Fähigkeiten als Liebhaber?	0	1
3 Ist es Ihnen unangenehm, sich Ihrer Partnerin nackt zu zeigen?	0	1	**8** Befürchten Sie, auf Ablehnung zu stoßen, wenn Sie selbst eine Änderung Ihrer sexuellen Gewohnheiten vorschlagen?	0	1
4 Verzichten Sie manchmal auf Geschlechtsverkehr, weil Sie an Ihren sexuellen Fähigkeiten zweifeln?	0	1	**9** Wenn in der Beziehung zu Ihrer Partnerin Schwierigkeiten auftauchen, suchen Sie dann immer — oder oft — die Schuld bei sich selbst?	0	1
5 Glauben Sie, daß Sie es als Liebhaber mit den meisten Männern aufnehmen können?	1	0	**10** Sind Sie selten eifersüchtig?	1	0

AUSWERTUNG

Hohe Punktzahl (8—10): Offensichtlich verfügen Sie in Ihren sexuellen Beziehungen über ein gesundes Selbstvertrauen. Manchmal kann ein Übermaß an Selbstvertrauen Sie allerdings auch für die Gefühle anderer unempfindlich machen. Falls Ihre Beziehungen nur selten von längerer Dauer sind, informieren Sie sich in der Problemanalyse SCHWIERIGKEITEN, EINE BEZIEHUNG AUFRECHTZUERHALTEN, S. 296. Dort erfahren Sie möglicherweise die Gründe dafür.

Mittlere Punktzahl (5—7): Ein gewisser Mangel an Selbstvertrauen macht Sie schüchtern und läßt Sie in den Augen Ihrer Mitmenschen vielleicht sogar abweisend erscheinen. Informieren Sie sich in diesem Fall in der Problemanalyse GERINGES SELBSTWERTGEFÜHL, S. 188, wo Sie hilfreiche Hinweise erhalten. Wenn Sie glauben, daß Ihre Schüchternheit sich auf Ihr Sexualleben hemmend auswirkt, dann blättern Sie weiter zum Abschnitt SCHWIERIGKEITEN BEIM AUFBAU VON SEXUELLEN BEZIEHUNGEN, S. 294.

Niedrige Punktzahl (0—4): Sie haben so wenig Selbstvertrauen, daß es Ihnen vermutlich schwerfällt, befriedigende soziale und sexuelle Kontakte zu pflegen. Beginnen Sie mit der Problemanalyse GERINGES SELBSTWERTGEFÜHL, S. 188. Sollte dieses Problem bei Ihnen jedoch so gravierend sein, daß Sie überhaupt keine Beziehungen aufbauen können, dann beschäftigen Sie sich mit SCHWIERIGKEITEN BEI DER PARTNERSUCHE, S. 292.

SEXUALTECHNIKEN

Inwieweit sind Sie fähig, Ihre Partnerin sexuell zu erregen und zu befriedigen?

Kreuzen Sie nach jeder Frage die entsprechende Punktzahl an.
Vergleichen Sie anschließend Ihr Gesamtergebnis mit der Auswertung am Ende des Fragebogens.

	JA	NEIN		JA	NEIN
1 Können Sie Ihren Orgasmus hinauszögern, um den Geschlechtsverkehr zu verlängern?	1	0	**6** Halten Sie ein ausführliches Vorspiel für Zeitverschwendung oder für langweilig?	0	1
2 Stört es Sie, wenn Ihre Partnerin die Initiative ergreift?	0	1	**7** Kuscheln Sie sich nach dem Sex liebevoll an Ihre Partnerin?	1	0
3 Haben Sie öfter Erektionsschwierigkeiten?	0	1	**8** Bewegen Sie sich ganz allgemein gerne in der Umgebung von Frauen?	1	0
4 Haben Sie während der letzten sechs Monate Ihre Sexualtechnik verändert (haben Sie zum Beispiel eine neue Stellung erprobt, oder hatten Sie Sex mal woanders, zu einer ungewohnten Zeit?	1	0	**9** Sie haben während des Geschlechtsverkehrs einen Orgasmus, Ihre Partnerin aber nicht. Versuchen Sie dann, sie auf andere Art und Weise zu befriedigen?	1	0
5 Überzeugen Sie sich jedesmal, ob Ihre Partnerin wirklich erregt ist, bevor Sie in sie eindringen?	1	0	**10** Machen Sie sich im allgemeinen die Mühe, eine romantische Stimmung herzuzaubern, weil das nun einmal zum Vorspiel gehört?	1	0

AUSWERTUNG

Hohe Punktzahl (8—10): Sie sind offensichtlich ein souveräner Liebhaber. Die Liebe ist jedoch keine leichte Kunst. Sollten Ihre Gesamtergebnisse bei den Fragebögen SINNLICHKEIT, S. 170, und KOMMUNIKATION, S. 171, deutlich niedriger sein als hier, werden Sie wohl noch weiter daran arbeiten müssen, Ihre Partnerin nicht nur körperlich zu befriedigen, sondern auch ihren Empfindungen und Gefühlen gerecht zu werden. Befolgen Sie die Ratschläge, die in den Auswertungen zu den eben genannten Fragebögen gegeben werden.

Mittlere Punktzahl (5—7): Wahrscheinlich haben Sie irgendwelche inneren Hemmungen, die Sie an Ihrer sexuellen Entfaltung hindern. Ziehen Sie die Problemanalyse NEGATIVE EINSTELLUNGEN, S. 182, zu Rate. Möglicherweise fehlt es Ihnen aber auch nur an Erfahrung und Übung. Die Problemanalyse UNERFÜLLTE ERWARTUNGEN, S. 186, hilft Ihnen weiter.

Niedrige Punktzahl (0—4): Lassen Sie sich durch Ihre niedrige Punktzahl nicht entmutigen. Sexuelle Techniken sind erlernbar, und dafür ist es nie zu spät. Wichtig ist auch, daß Sie Ihre Einstellung zum Sex überprüfen (siehe NEGATIVE EINSTELLUNGEN, S. 182, und UNERFÜLLTE ERWARTUNGEN, S. 186). Sollten Ihre Probleme jedoch im wesentlichen eine Frage der Technik sein, studieren Sie EREKTIONSPROBLEME, S. 192, und VORZEITIGE EJAKULATION, S. 194.

EXPERIMENTIERFREUDIGKEIT

Wie groß sind Ihre sexuelle Toleranz und Experimentierfreudigkeit?

Kreuzen Sie nach jeder Frage die entsprechende Punktzahl an.
Vergleichen Sie anschließend Ihr Gesamtergebnis mit der Auswertung am Ende des Fragebogens.

	JA	NEIN		JA	NEIN
1 Ziehen Sie es vor, bei eingeschalteter Beleuchtung mit Ihrer Partnerin zu schlafen?	1	0	**6** Finden Sie Gefallen an oralen Sex-techniken (Mundverkehr)?	1	0
2 Glauben Sie, daß sexuelle Untreue eines Partners ein hinreichender Grund ist, um eine eigentlich glückliche Beziehung zu beenden?	0	1	**7** Stoßen pornographische Filme, Magazine oder Bücher Sie ab?	0	1
3 Lehnen Sie jede andere als die »Mann-oben, Frau-unten«-Stellung ab?	0	1	**8** Haben Sie schon einmal Analverkehr gehabt?	1	0
4 Würde ein Freund in Ihrer Achtung sinken, wenn Sie erführen, daß er homo-sexuell ist?	0	1	**9** Haben Sie schon einmal an Gruppensex teilgenommen?	1	0
5 Haben Sie jemals einen Spiegel benutzt, um sich beim Sex zu beobachten?	1	0	**10** Haben Sie schon einmal mit einem anderen Menschen eine Ihrer sexuellen Phantasien in die Praxis umgesetzt?	1	0

AUSWERTUNG

Hohe Punktzahl (8—10): Sexuellen Experimenten stehen Sie sehr aufgeschlossen gegenüber. Sind Sie aber auch ganz sicher, daß Ihr Interesse an neuen Techniken nicht Ausdruck einer gewissen Langeweile in Ihrem augenblicklichen Sexualleben ist? Falls Ihr Gesamtergebnis beim Fragebogen BEFRIEDIGUNG, S. 169, nicht genauso hoch ist, sollten Sie die Problemanalyse UNERFÜLLTE ERWARTUNGEN, S. 186, zu Rate ziehen. Falls Sie nicht ganz zufrieden sind, finden Sie dort mögliche Ursachen und auch Tips, was Sie dagegen tun können.

Mittlere Punktzahl (5—7): Wahrscheinlich sind Sie mit Ihrer eher zurückhaltenden Einstellung zum Sex ziemlich zufrieden. Sollten Sie jedoch feststellen, daß Sie sich für Sex nicht mehr so recht begeistern können, setzen Sie sich mit der Problemanalyse MANGELNDES INTERESSE, S. 180, auseinander. Vielleicht aber haben Sie Sex noch nie als besonders aufregend empfunden; dann dürfte die Problemanalyse UNERFÜLLTE ERWARTUNGEN, S. 186, Ihnen eine Hilfe sein.

Niedrige Punktzahl (0—4): Kein Zweifel, Sie gehen zu vorsichtig an Sexuelles heran, empfinden Sex vielleicht sogar als Sünde oder Laster. Eine solche Haltung steht Ihrem sexuellen Glück im Wege. Die Problemanalyse NEGATIVE EINSTELLUNGEN, S. 182, gibt Ihnen Ratschläge, wie Sie zu einer etwas ausgewogeneren Betrachtungsweise gelangen können. Informieren Sie sich auch anhand des Fragebogens PSYCHE UND SEX, S. 168.

SEXUELLE ORIENTIERUNG

Sind Ihre Neigungen eindeutig hetero- bzw. homosexuell, oder liegen sie irgendwo dazwischen?

Lesen Sie die Aussagen und kreuzen Sie diejenige an, die auf Sie am meisten zutrifft. Sollten Sie noch keine sexuellen Erfahrungen haben, dann versuchen Sie sich vorzustellen, welche Aussage auf Sie zutreffen könnte.

	TYP		TYP
Sexuell erregt werde ich ausschließlich von Frauen, und ich habe nur Sex mit Frauen.	A	Ich habe Sex mit Männern und Frauen, doch in meiner Phantasie überwiegt der Sex mit Männern.	E
Sexuell erregt werde ich von Frauen, aber in meiner Phantasie spielt Sex mit Männern gelegentlich eine Rolle.	B	Ich bevorzuge Männer als Sexualpartner und habe an Frauen nur wenig Interesse.	F
Ich bevorzuge Sex mit Frauen, habe jedoch gelegentlich auch homosexuelle Begegnungen, die mir allerdings wenig bedeuten.	C	Sexuell erregt werde ich ausschließlich von Männern, und ich habe auch nur Sex mit Männern.	G
Frauen und Männer erregen mich gleichermaßen, Sex macht mir mit beiden Spaß.	D		

AUSWERTUNG

Mit Ihren Angaben zu den obenstehenden Aussagen haben Sie Ihre Position auf einer Skala sexueller Orientierungen bestimmt, wie sie in ähnlicher Form von dem Sexualwissenschaftler Alfred Kinsey entwickelt wurde. Ihre Einstufung finden Sie in dem Schlüssel auf Seite 314. Diese Einstufungen sind keinesfalls als Werturteile zu verstehen; wenn Sie mit Ihrer sexuellen Orientierung glücklich sind, sollten Sie daran auch nichts ändern. Wenn es jedoch ein Problem für Sie ist, Ihre sexuelle Neigung mit anderen Bereichen Ihres Lebens in Einklang zu bringen, dann sollten Sie die Problemanalyse KONFLIKTE MIT HETERO- UND HOMOSEXUALITÄT, S. 198, zu Rate ziehen.

AUFLÖSUNG ZUM FRAGEBOGEN SEXUALWISSEN (S. 166)
RICHTIG: Fragen 4, 7, 12, 14, 16, 18
FALSCH: Fragen 1, 2, 3, 5, 6, 8, 9, 10, 11, 13, 15, 17, 19, 20

GRAPHISCHE DARSTELLUNG DES SEXUALPROFILS

Benutzen Sie den Vordruck auf Seite 314 und tragen Sie das Ergebnis jedes Fragebogens ein, indem Sie den entsprechenden Punkt in der Wertskala ankreuzen. Wenn Sie die Punkte miteinander verbinden, erhalten Sie Ihr persönliches Sexualprofil.

Ziel dieser Aufgabe ist es, den Grad Ihrer sexuellen Befriedigung zu ermitteln. Sie werden wahrscheinlich feststellen, daß es neben Faktoren, die einer sexuellen Befriedigung förderlich sind, auch andere gibt, die diese eher behindern.

Ihre Ergebnisse aus den vier Fragenkomplexen **Psyche und Sex, Selbstvertrauen, Experimentierfreudigkeit** und **Sexualtrieb** lassen Rückschlüsse auf Ihre Grundeinstellung zum Sex zu. Hohe Ergebnisse zeigen an, daß Sie sexuell selbstsicher sind, niedrige Ergebnisse lassen dagegen vermuten, daß Sie in diesem Bereich gewisse Hemmungen oder nur sehr wenig Interesse am Sex haben. (Diese beiden Faktoren gehen oft Hand in Hand; hinter einem ständigen Desinteresse können sich in Wirklichkeit erhebliche Hemmungen verbergen.)

Sinnlichkeit, Kommunikation, Sexualtechniken und **Sexualwissen** beschäftigen sich mit jenen Aspekten Ihrer sexuellen Persönlichkeit, die etwas darüber aussagen, inwieweit es Ihnen gelingt, sich einer Partnerin zu öffnen und ihr nahe zu sein.

Niedrige Ergebnisse, gleichgültig in welchem Bereich des Sexualprofils, weisen auf Probleme hin. Ratschläge hierzu finden Sie in den Auswertungen am Ende jedes Fragebogens. Eine deutliche Unausgewogenheit bei Ihren Ergebnissen verlangt ebenfalls eine besondere Beachtung.

So kann eine übertriebene Selbstsicherheit durchaus einen Mangel an sexuellen Techniken verdecken oder auch die Unfähigkeit, die Gefühle des anderen zu verstehen. Ebenso kann Ihr Sexualwissen enorm sein, aber weil Sie zu wenig Selbstvertrauen haben, gelingt es Ihnen nicht, dieses Wissen in die Tat umzusetzen.

Es ist möglich, daß Sie in einem Bereich ein niedriges Ergebnis erzielen, ohne daß Ihnen bewußt ist, daß die Ursachen dafür in einem anderen Bereich liegen. Es ist zum Beispiel denkbar, daß Sie selbst trotz niedriger Ergebnisse im rechten Halbkreis sexuell befriedigt sind, Ihre Partnerin aber frustriert ist. So kann ein Mangel an sexuellem Selbstvertrauen oder eine verklemmte Einstellung zum Sex sehr wohl darin begründet sein, daß Sie nicht fähig sind, Ihrer Partnerin ein Gefühl von Wärme zu vermitteln. Das kann dann auch zu Schwierigkeiten beim Liebesakt führen. Solche Probleme zeigen sich in niedrigen Werten der entsprechenden Bereiche im linken Halbkreis.

Auch bei Ihnen wird es wohl so sein, daß ein niedriges Ergebnis in den Bereichen Kommunikation oder Sinnlichkeit wenig Kopfzerbrechen macht, denn es fällt vielen Männern schwer, über ihre Gefühle zu sprechen oder körperliche (aber nicht unbedingt sexuelle) Zärtlichkeit auszudrücken.

PROFIL-BEISPIELE

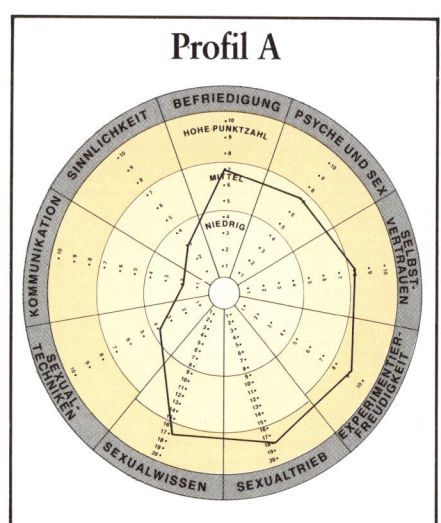

Profil A

A hält sich für einen ausgesprochenen »Macho«. Er hat einen starken Sexualtrieb, sehr viel Selbstvertrauen und ist sowohl sexuell erfahren als auch reich an sexuellen Kenntnissen. Sein Sexualleben ist jedoch für ihn nicht so befriedigend. Er hat nicht geheiratet, und seine Beziehungen zu Frauen sind zwar leidenschaftlich, aber kurz. Verständlicherweise hat er angefangen sich zu fragen, warum sie nicht länger dauern.

Das Profil ist sehr unausgewogen. Die rechte Kreishälfte läßt keine deutlichen Sexualprobleme erkennen. Die niedrigen Ergebnisse auf der linken Hälfte weisen allerdings darauf hin, daß A, der in sexuellen Dingen keinesfalls unwissend oder unbeholfen ist, seine Gefühle nur schwer mitteilen kann. Nur selten kann er sich gegenüber seiner Partnerin zu Zärtlichkeiten durchringen, und es fällt ihm ebenso schwer, Zärtlichkeiten von ihr zu akzeptieren — es sei denn beim Geschlechtsverkehr.

A muß lernen, sich einer Partnerin auf der Gefühlsebene zu nähern. Die Problemanalyse MANGEL AN EMOTIONALEM ENGAGEMENT, S. 184, und das Kapitel DIE GEFÜHLSWELT DER FRAU, S. 273, werden ihm helfen zu begreifen, daß eine sexuelle Beziehung auf Gegenseitigkeit beruht. Indem er sich einer Frau gegenüber mehr öffnet und auf ihre Gefühle eingeht, kann er sein eigenes Lustempfinden steigern und auch eher eine dauerhafte Partnerschaft begründen.

Profil B

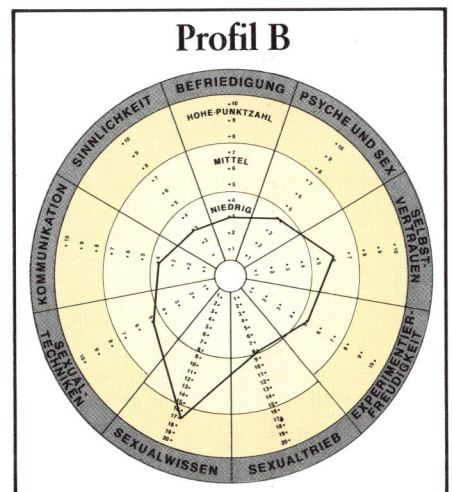

B findet wenig sexuelle Befriedigung, und die durchgehend niedrigen Ergebnisse der linken Kreishälfte verstärken die Vermutung, daß er in einer Partnerschaft lebt, die ihn völlig unausgefüllt läßt. Auffallend sind auch die niedrigen Werte für Psyche und Sex sowie für Experimentierfreudigkeit. Das alles deutet darauf hin, daß es ihm noch nicht gelungen ist, seine Einstellung zur Sexualität zu klären.

Tatsächlich hat B starke homosexuelle Neigungen (abzulesen an einer E-Wertung im Fragebogen zur sexuellen Orientierung), die einzugestehen ihm schwerfällt. Mit seiner Heirat wollte er vor allem seine »Normalität« demonstrieren, sexuell war diese Beziehung jedoch zu keinem Zeitpunkt befriedigend.

Die Problemanalyse KONFLIKTE MIT HETERO- UND HOMOSEXUALITÄT, S. 198, und das Kapitel BEJAHUNG DER HOMOSEXUALITÄT, S. 253, könnten B helfen, sich über die Stärke seiner homosexuellen Empfindungen klarzuwerden und zu entdecken, wie er eigentlich leben möchte. Seine allgemein ambivalente Einstellung zur Sexualität muß sich ändern, wenn er in einer sexuellen Partnerschaft glücklich werden will. Die Problemanalyse NEGATIVE EINSTELLUNGEN, S. 182, kann ihm dabei eine Hilfestellung geben.

Profil C

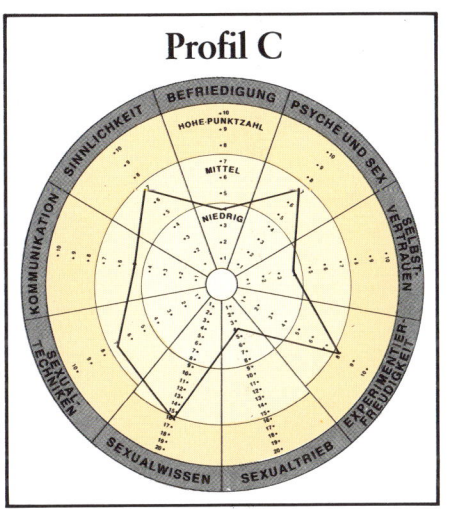

C findet unerwartet selten sexuelle Befriedigung. Die mittleren Ergebnisse in der linken Kreishälfte lassen vermuten, daß er ein erfahrener Liebhaber und in der Lage ist, eine sexuelle Beziehung aufrechtzuerhalten. Doch die rechte Seite zeigt einen überraschenden Mangel an Selbstvertrauen und einen sehr geringen Sexualtrieb. Bedingt durch Arbeitsüberlastung und berufliche Sorgen hatte C mehrmals Erektionsschwierigkeiten, was sich wiederum negativ auf seine Beziehung auswirkte. Jedes Versagen steigerte seine Angst, impotent zu werden, bis seine Ängste so beherrschend waren, daß er sich überhaupt nicht mehr sexuell betätigte. Da C nicht über seine Probleme sprechen konnte, glaubte seine Partnerin, er liebe sie nicht mehr oder vertraue ihr nicht, und ihre eigene Unsicherheit entzweite das Paar noch mehr.

Die Problemanalyse EREKTIONSPROBLEME, S. 192, wird C klarmachen, daß es sich bei ihm um eine vorübergehende Schwierigkeit handelt, die sich kaum zu einem Dauerproblem ausweiten dürfte, vorausgesetzt, er hört auf, sich deshalb Sorgen zu machen. Außerdem täte er gut daran, sich mit dem Kapitel WIE MAN SICH DEM PARTNER MITTEILT, S. 270, zu beschäftigen. So dürfte er seine Hemmungen schließlich überwinden und in der Lage sein, frei und offen über seine Gefühle und Empfindungen zu reden.

Profil D

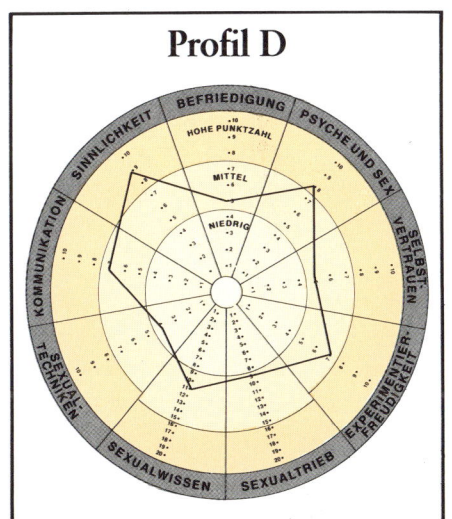

D ist noch ein Teenager und erlebt gerade seine erste sexuelle Beziehung. Die rechte Seite seines Profils weist auf eine sehr bejahende Einstellung zum Sex hin. Das Fehlen von Gefühlseinbrüchen im Zusammenhang mit hohen Werten für Sinnlichkeit und Kommunikation läßt darauf schließen, daß er auch in zukünftigen sexuellen Beziehungen keine Schwierigkeiten haben wird. Aber seine verhältnismäßig niedrigen Werte für Sexualwissen und Techniken verraten, daß er in der sexuellen Liebe geringe praktische Kenntnisse hat.

Tatsache ist, daß die starke Begierde, zusammen mit der Unerfahrenheit, bei D zu vorzeitigen Ejakulationen geführt haben. Verständlicherweise schadet das seinem Selbstvertrauen. Das erklärt, warum Sex im Augenblick für ihn nicht besonders befriedigend ist.

Trotzdem sollte D aus seinem Profil die beruhigende Einsicht gewinnen, daß er in sexueller Hinsicht gute Voraussetzungen mitbringt und keinen Grund hat, sein Selbstvertrauen zu verlieren. Die Problemanalyse VORZEITIGE EJAKULATION, S. 194, wird ihm klarmachen, daß seine Schwierigkeiten so gut wie sicher verschwinden, wenn er mehr Erfahrungen macht, ganz gleich ob seine derzeitige Beziehung bestehen bleibt oder nicht. Die Analyse liefert ihm gleichzeitig Hinweise, wie er seinem Problem sofort und gezielt zu Leibe rücken kann.

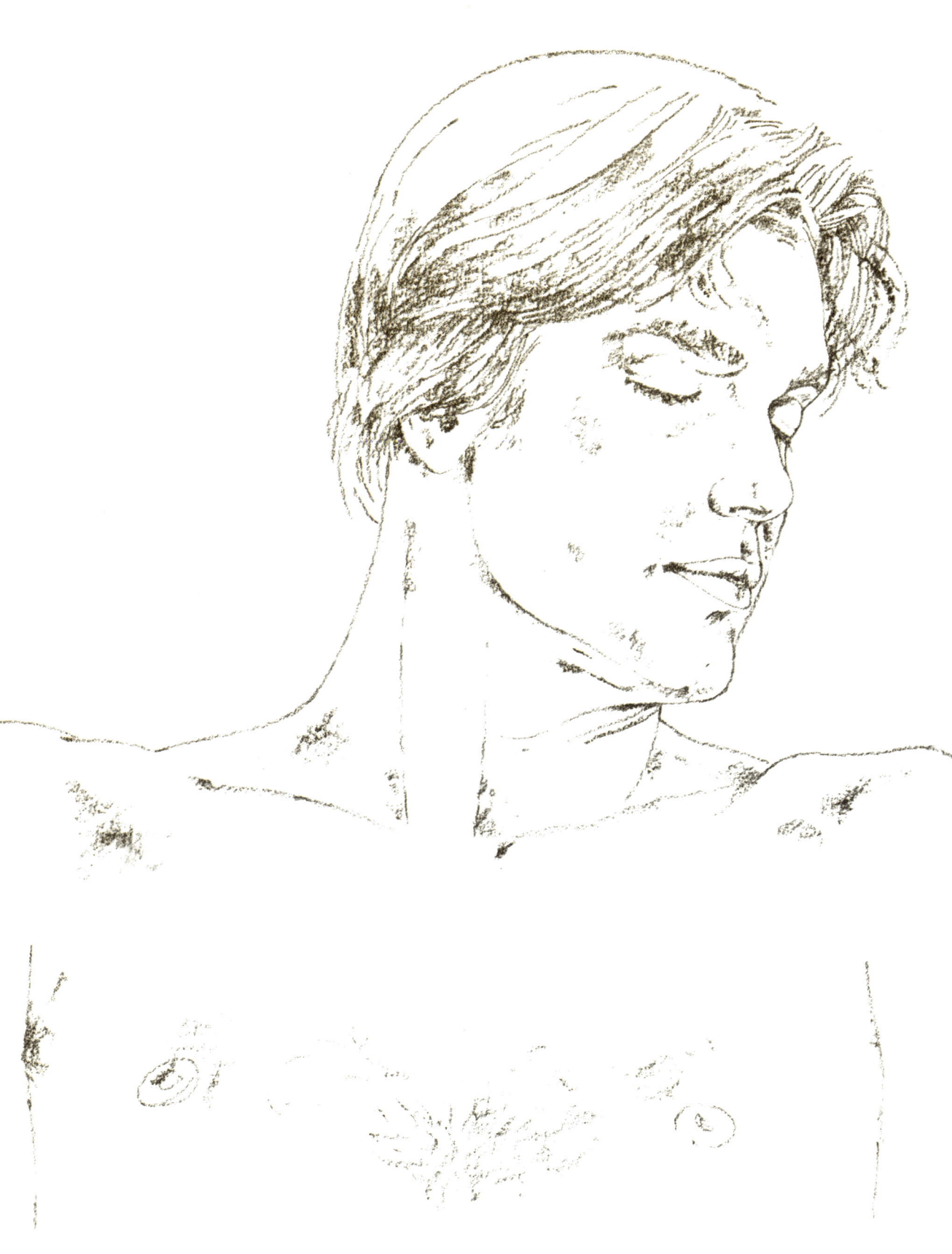

2

PROBLEMANALYSEN

Jede der folgenden vierzehn Tafeln kann Ihnen Hilfestellung geben, um die Ursachen für bestimmte sexuelle Schwierigkeiten aufzudecken; außerdem finden Sie Ratschläge, wie diese Schwierigkeiten zu beseitigen sind. Ein nach logischen Gesichtspunkten aufgebautes System von Fragen, die mit JA oder NEIN zu beantworten sind, führt Sie zu Schlußfolgerungen, die auf wissenschaftlichen Untersuchungen und Auffassungen von Fachleuten beruhen. Beginnen Sie stets mit der ersten Frage und folgen Sie den Anweisungen bis zu dem Endpunkt, der Ihren besonderen Lebensumständen entspricht.
Hier finden Sie entweder kurzgefaßte Ratschläge oder, was weitaus häufiger geschieht, Sie werden auf diejenigen Teile und Abschnitte des Buches verwiesen, in denen das jeweilige Problem ausführlicher behandelt wird und Selbsthilfeprogramme angeboten werden. Folgen Sie in jedem Fall den Querverweisen, um alle Aspekte Ihres Problems sowie die dazugehörigen Problemlösungen kennenzulernen. In einigen Fällen wird Ihnen auch empfohlen, die Problemanalysen zu ähnlich gelagerten Schwierigkeiten zu Rate zu ziehen oder sich eventuell an einen Arzt oder Therapeuten zu wenden.

MANGELNDES INTERESSE

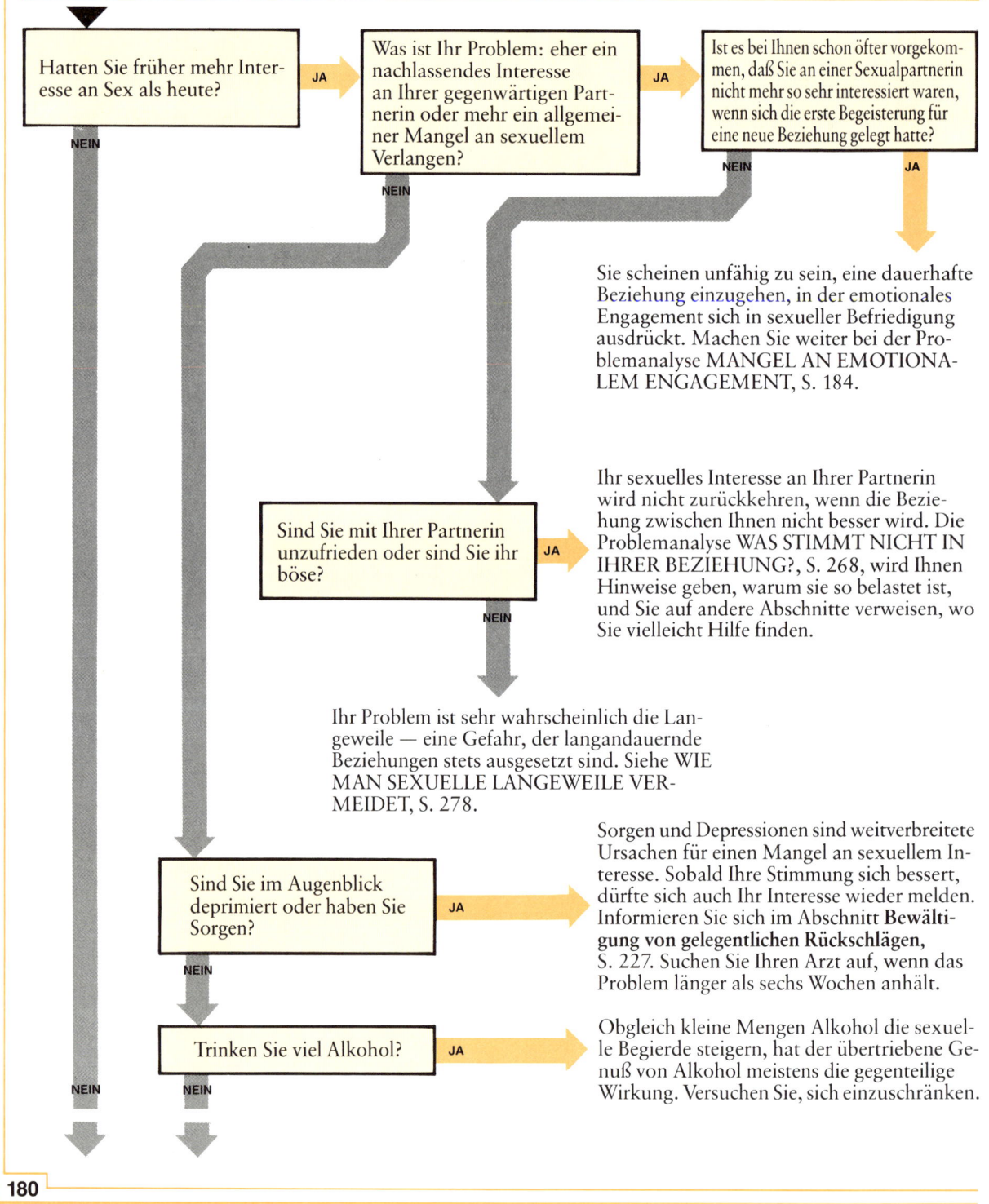

Hatten Sie früher mehr Interesse an Sex als heute?

JA

Was ist Ihr Problem: eher ein nachlassendes Interesse an Ihrer gegenwärtigen Partnerin oder mehr ein allgemeiner Mangel an sexuellem Verlangen?

JA

Ist es bei Ihnen schon öfter vorgekommen, daß Sie an einer Sexualpartnerin nicht mehr so sehr interessiert waren, wenn sich die erste Begeisterung für eine neue Beziehung gelegt hatte?

NEIN / **JA**

NEIN

NEIN

Sie scheinen unfähig zu sein, eine dauerhafte Beziehung einzugehen, in der emotionales Engagement sich in sexueller Befriedigung ausdrückt. Machen Sie weiter bei der Problemanalyse MANGEL AN EMOTIONALEM ENGAGEMENT, S. 184.

Sind Sie mit Ihrer Partnerin unzufrieden oder sind Sie ihr böse?

JA

Ihr sexuelles Interesse an Ihrer Partnerin wird nicht zurückkehren, wenn die Beziehung zwischen Ihnen nicht besser wird. Die Problemanalyse WAS STIMMT NICHT IN IHRER BEZIEHUNG?, S. 268, wird Ihnen Hinweise geben, warum sie so belastet ist, und Sie auf andere Abschnitte verweisen, wo Sie vielleicht Hilfe finden.

NEIN

Ihr Problem ist sehr wahrscheinlich die Langeweile — eine Gefahr, der langandauernde Beziehungen stets ausgesetzt sind. Siehe WIE MAN SEXUELLE LANGEWEILE VERMEIDET, S. 278.

Sind Sie im Augenblick deprimiert oder haben Sie Sorgen?

JA

Sorgen und Depressionen sind weitverbreitete Ursachen für einen Mangel an sexuellem Interesse. Sobald Ihre Stimmung sich bessert, dürfte sich auch Ihr Interesse wieder melden. Informieren Sie sich im Abschnitt **Bewältigung von gelegentlichen Rückschlägen,** S. 227. Suchen Sie Ihren Arzt auf, wenn das Problem länger als sechs Wochen anhält.

NEIN

Trinken Sie viel Alkohol?

JA

Obgleich kleine Mengen Alkohol die sexuelle Begierde steigern, hat der übertriebene Genuß von Alkohol meistens die gegenteilige Wirkung. Versuchen Sie, sich einzuschränken.

NEIN

NEIN

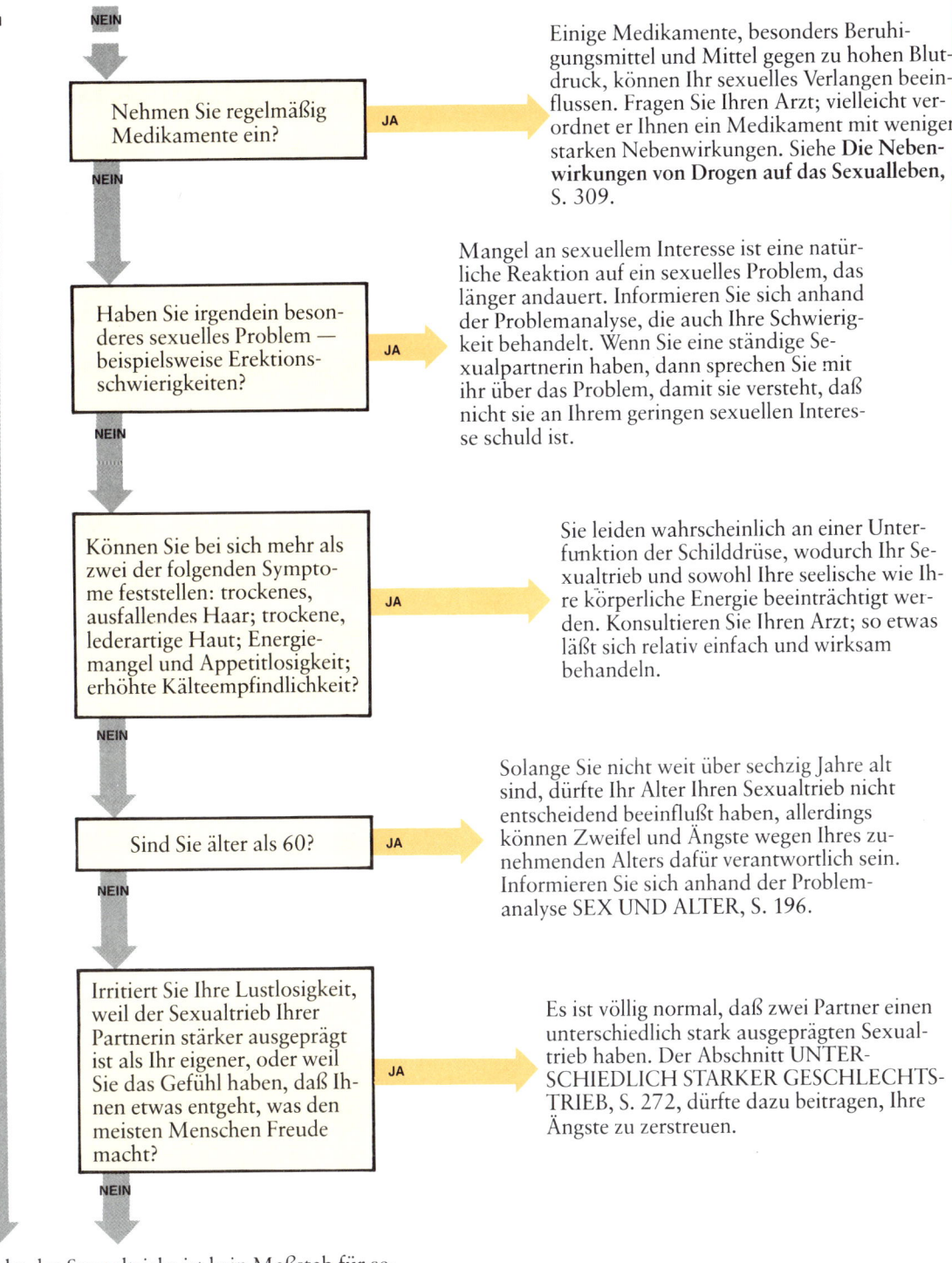

NEIN NEIN

Nehmen Sie regelmäßig
Medikamente ein?

JA

Einige Medikamente, besonders Beruhi-
gungsmittel und Mittel gegen zu hohen Blutdruck, können Ihr sexuelles Verlangen beeinflussen. Fragen Sie Ihren Arzt; vielleicht verordnet er Ihnen ein Medikament mit weniger
starken Nebenwirkungen. Siehe **Die Nebenwirkungen von Drogen auf das Sexualleben**,
S. 309.

NEIN

Haben Sie irgendein besonderes sexuelles Problem —
beispielsweise Erektions-
schwierigkeiten?

JA

Mangel an sexuellem Interesse ist eine natürliche Reaktion auf ein sexuelles Problem, das
länger andauert. Informieren Sie sich anhand
der Problemanalyse, die auch Ihre Schwierigkeit behandelt. Wenn Sie eine ständige Sexualpartnerin haben, dann sprechen Sie mit
ihr über das Problem, damit sie versteht, daß
nicht sie an Ihrem geringen sexuellen Interesse schuld ist.

NEIN

Können Sie bei sich mehr als
zwei der folgenden Symptome feststellen: trockenes,
ausfallendes Haar; trockene,
lederartige Haut; Energiemangel und Appetitlosigkeit;
erhöhte Kälteempfindlichkeit?

JA

Sie leiden wahrscheinlich an einer Unterfunktion der Schilddrüse, wodurch Ihr Sexualtrieb und sowohl Ihre seelische wie Ihre körperliche Energie beeinträchtigt werden. Konsultieren Sie Ihren Arzt; so etwas
läßt sich relativ einfach und wirksam
behandeln.

NEIN

Sind Sie älter als 60?

JA

Solange Sie nicht weit über sechzig Jahre alt
sind, dürfte Ihr Alter Ihren Sexualtrieb nicht
entscheidend beeinflußt haben, allerdings
können Zweifel und Ängste wegen Ihres zunehmenden Alters dafür verantwortlich sein.
Informieren Sie sich anhand der Problemanalyse SEX UND ALTER, S. 196.

NEIN

Irritiert Sie Ihre Lustlosigkeit,
weil der Sexualtrieb Ihrer
Partnerin stärker ausgeprägt
ist als Ihr eigener, oder weil
Sie das Gefühl haben, daß Ihnen etwas entgeht, was den
meisten Menschen Freude
macht?

JA

Es ist völlig normal, daß zwei Partner einen
unterschiedlich stark ausgeprägten Sexual-
trieb haben. Der Abschnitt UNTER-
SCHIEDLICH STARKER GESCHLECHTS-
TRIEB, S. 272, dürfte dazu beitragen, Ihre
Ängste zu zerstreuen.

NEIN

Die Stärke des Sexualtriebs ist kein Maßstab für sexuelle Befriedigung. Jeder hat unterschiedliche
sexuelle Bedürfnisse, aber wenn Sie Ihrer Partnerin
gerecht werden und Ihre Partnerin Ihnen gerecht
wird, dann ist Ihr Sexualleben in Ordnung.

NEGATIVE EINSTELLUNGEN

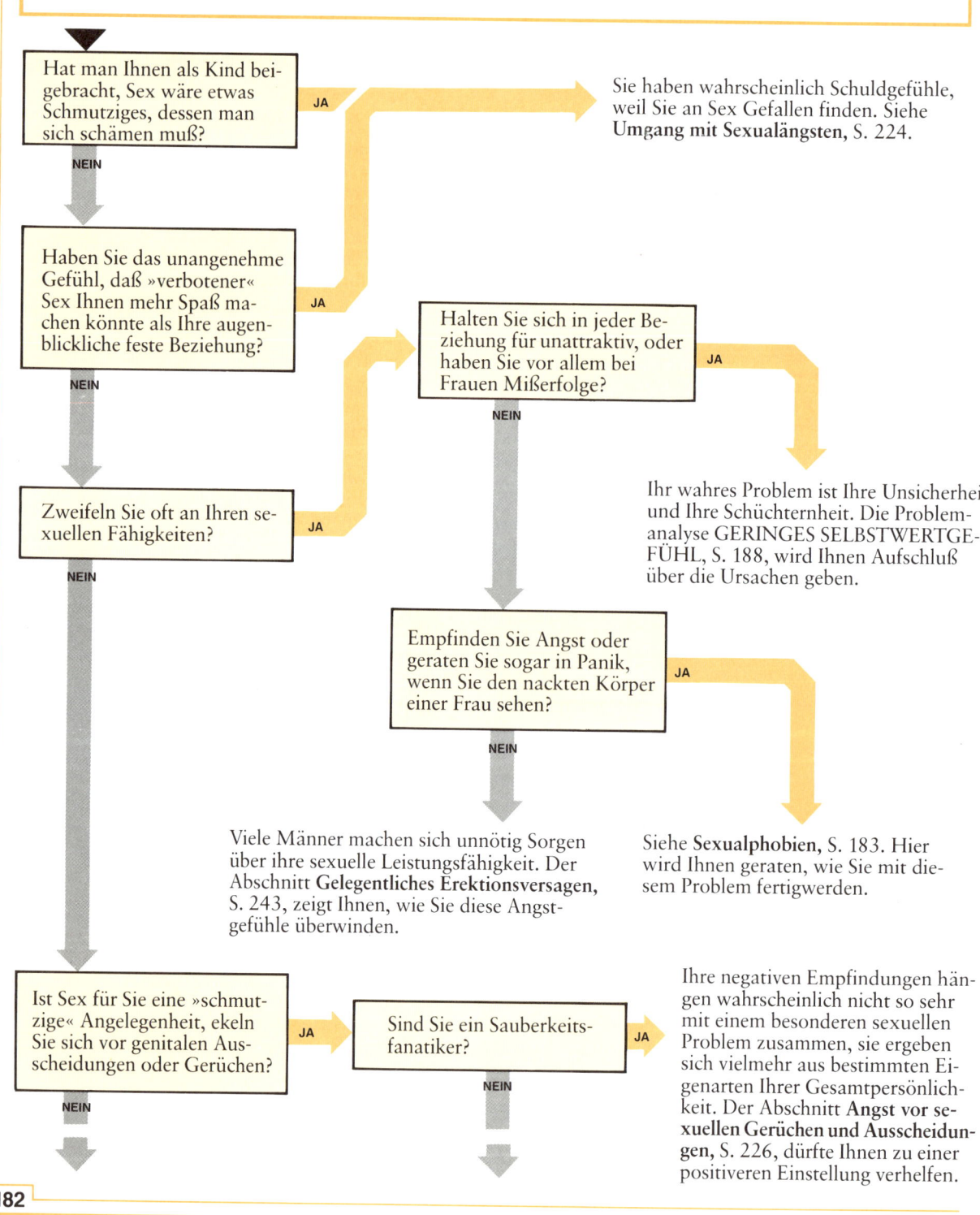

Hat man Ihnen als Kind beigebracht, Sex wäre etwas Schmutziges, dessen man sich schämen muß?

JA → Sie haben wahrscheinlich Schuldgefühle, weil Sie an Sex Gefallen finden. Siehe **Umgang mit Sexualängsten**, S. 224.

NEIN ↓

Haben Sie das unangenehme Gefühl, daß »verbotener« Sex Ihnen mehr Spaß machen könnte als Ihre augenblickliche feste Beziehung?

JA →

NEIN ↓

Halten Sie sich in jeder Beziehung für unattraktiv, oder haben Sie vor allem bei Frauen Mißerfolge?

JA →

NEIN ↓

Zweifeln Sie oft an Ihren sexuellen Fähigkeiten?

JA →

NEIN ↓

Ihr wahres Problem ist Ihre Unsicherheit und Ihre Schüchternheit. Die Problemanalyse GERINGES SELBSTWERTGEFÜHL, S. 188, wird Ihnen Aufschluß über die Ursachen geben.

Empfinden Sie Angst oder geraten Sie sogar in Panik, wenn Sie den nackten Körper einer Frau sehen?

JA →

NEIN ↓

Viele Männer machen sich unnötig Sorgen über ihre sexuelle Leistungsfähigkeit. Der Abschnitt **Gelegentliches Erektionsversagen**, S. 243, zeigt Ihnen, wie Sie diese Angstgefühle überwinden.

Siehe **Sexualphobien**, S. 183. Hier wird Ihnen geraten, wie Sie mit diesem Problem fertigwerden.

Ist Sex für Sie eine »schmutzige« Angelegenheit, ekeln Sie sich vor genitalen Ausscheidungen oder Gerüchen?

JA → Sind Sie ein Sauberkeitsfanatiker?

NEIN ↓

JA →

NEIN ↓

Ihre negativen Empfindungen hängen wahrscheinlich nicht so sehr mit einem besonderen sexuellen Problem zusammen, sie ergeben sich vielmehr aus bestimmten Eigenarten Ihrer Gesamtpersönlichkeit. Der Abschnitt **Angst vor sexuellen Gerüchen und Ausscheidungen**, S. 226, dürfte Ihnen zu einer positiveren Einstellung verhelfen.

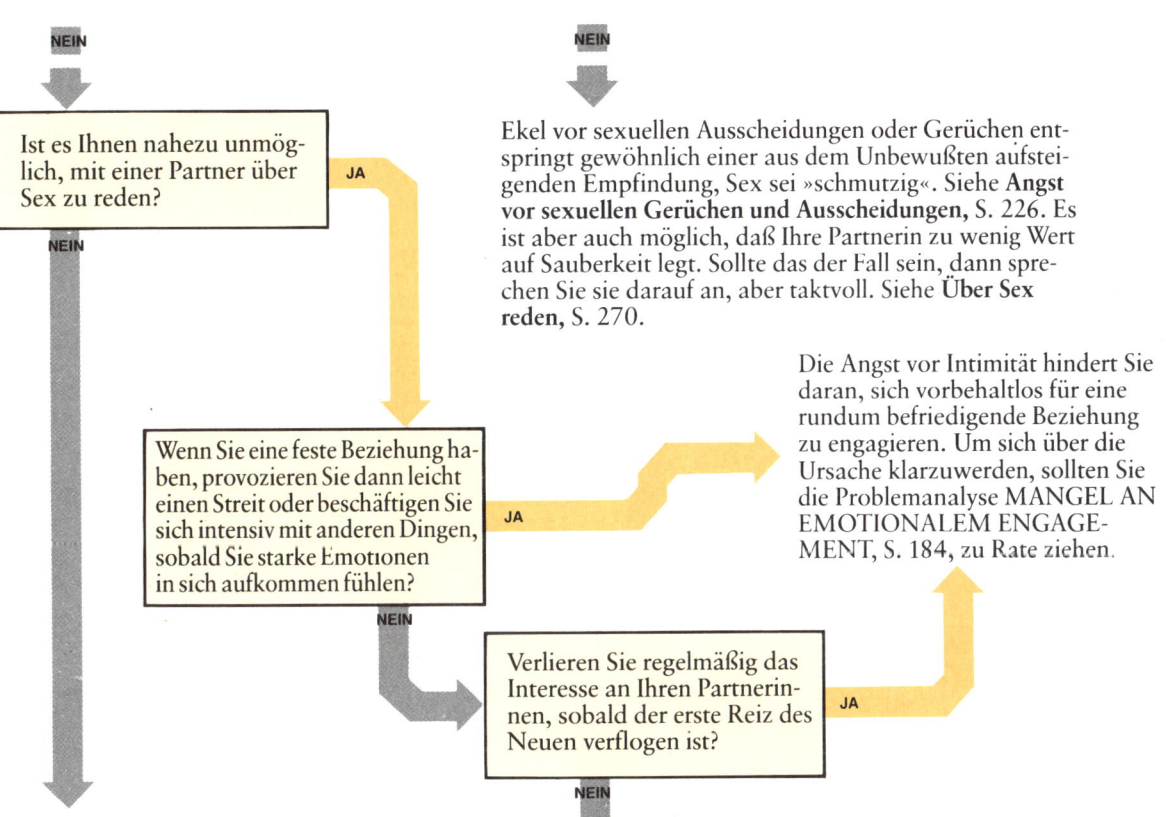

NEIN

NEIN

Ist es Ihnen nahezu unmöglich, mit einer Partner über Sex zu reden?

JA

NEIN

Ekel vor sexuellen Ausscheidungen oder Gerüchen entspringt gewöhnlich einer aus dem Unbewußten aufsteigenden Empfindung, Sex sei »schmutzig«. Siehe **Angst vor sexuellen Gerüchen und Ausscheidungen,** S. 226. Es ist aber auch möglich, daß Ihre Partnerin zu wenig Wert auf Sauberkeit legt. Sollte das der Fall sein, dann sprechen Sie sie darauf an, aber taktvoll. Siehe **Über Sex reden,** S. 270.

Wenn Sie eine feste Beziehung haben, provozieren Sie dann leicht einen Streit oder beschäftigen Sie sich intensiv mit anderen Dingen, sobald Sie starke Emotionen in sich aufkommen fühlen?

JA

NEIN

Die Angst vor Intimität hindert Sie daran, sich vorbehaltlos für eine rundum befriedigende Beziehung zu engagieren. Um sich über die Ursache klarzuwerden, sollten Sie die Problemanalyse MANGEL AN EMOTIONALEM ENGAGEMENT, S. 184, zu Rate ziehen.

Verlieren Sie regelmäßig das Interesse an Ihren Partnerinnen, sobald der erste Reiz des Neuen verflogen ist?

JA

NEIN

Falls Sie gebunden sind, dürfte der vierte Teil des Buches, DIE FESTE PARTNERBEZIEHUNG, Ihnen Hilfen anbieten. Haben Sie keine Partnerin, dann widmen Sie sich dem fünften Teil, DER ALLEINSTEHENDE MANN.

Die Fähigkeit, ohne Vorbehalte mit einer Partnerin zu kommunizieren, ist lebenswichtig für die Erhaltung einer engen sexuellen Beziehung. Lesen Sie nach unter WIE MAN SICH DEM PARTNER MITTEILT, S. 270.

SEXUELLE PHOBIEN

Manche Männer leiden unter starken Angstgefühlen, die in eine regelrechte Phobie vor bestimmten Bereichen des weiblichen Körpers — meistens die Brüste oder die Genitalien — oder vor vaginalen Ausscheidungen ausarten können. Im allgemeinen hängt das damit zusammen, daß Sex als etwas Unsauberes und Unanständiges betrachtet wird, doch kann dieser Art von Phobie auch ein krankhaftes Reinlichkeitsbedürfnis zugrundeliegen.

Aus Schuldkomplexen oder aus Angst vor allem Sexuellen entstandene Sexualphobien lassen sich jedoch mit der sogenannten Desensibilisierungsmethode überwinden. Sie verlangt, daß Sie sich schrittweise all jenen Dingen konfrontieren, die bei Ihnen ein Gefühl des Unbehagens und der Ablehnung auslösen. Zu diesem Zweck können Sie Bildvorlagen einsetzen oder auch mit den Vorstellungen Ihrer eigenen Phantasie arbeiten. Sobald die Angst kleiner geworden ist, können Sie dazu übergehen, sich in der Realität mit dem zu befassen, was Ihnen Angst macht.

Beginnen Sie am besten damit, daß Sie sexuell anregende Magazine durchblättern. Dann sehen Sie sich die Bilder noch einmal sehr genau an, konzentrieren Sie Ihre Aufmerksamkeit allmählich immer mehr auf die Brüste und die Genitalien, doch unterbrechen Sie sofort, um sich zu entspannen, wenn Sie spüren, daß Ihre innere Verkrampftheit unerträglich zu werden droht. Nach einiger Zeit (manchmal dauert es mehrere Wochen) müßten Sie in der Lage sein, sich solche und ähnliche Bilder anzuschauen, ohne ein Gefühl des Unbehagens zu verspüren. Vielleicht werden Sie sogar sexuell erregt. Haben Sie diesen Punkt erreicht, dann wird es Sie weiter voranbringen, wenn Sie masturbieren können und sich dabei von den Bildvorlagen anregen lassen.

Ähnlich können Sie stufenweise mit einer Partnerin sexuell aktiv werden, wenn Sie Ihr Einverständnis gewonnen haben. Streicheln Sie zuerst Ihren bekleideten Körper und machen Sie dann, gemeinsam mit ihr, die **Sensibilisierungsübungen,** S. 235. Denken Sie immer daran, daß Sie sich selbst etwas antreiben müssen, damit Ihre Ängste nachlassen und verschwinden, doch hören Sie jederzeit auf, wenn Sie das Gefühl haben, es sei genug.

MANGEL AN EMOTIONALEM ENGAGEMENT

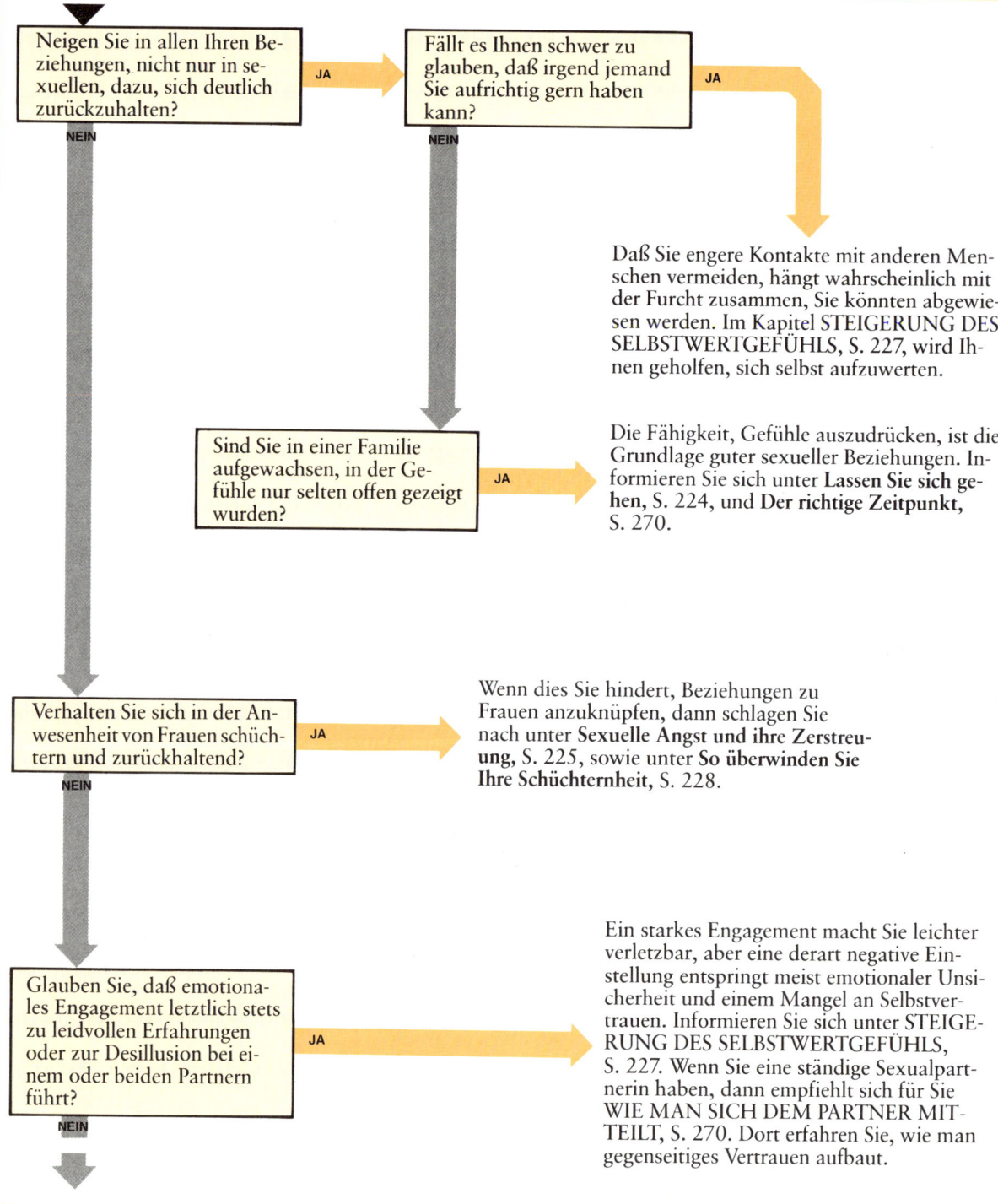

Neigen Sie in allen Ihren Beziehungen, nicht nur in sexuellen, dazu, sich deutlich zurückzuhalten?

JA →

Fällt es Ihnen schwer zu glauben, daß irgend jemand Sie aufrichtig gern haben kann?

JA →

NEIN

NEIN

Daß Sie engere Kontakte mit anderen Menschen vermeiden, hängt wahrscheinlich mit der Furcht zusammen, Sie könnten abgewiesen werden. Im Kapitel STEIGERUNG DES SELBSTWERTGEFÜHLS, S. 227, wird Ihnen geholfen, sich selbst aufzuwerten.

Sind Sie in einer Familie aufgewachsen, in der Gefühle nur selten offen gezeigt wurden?

JA →

Die Fähigkeit, Gefühle auszudrücken, ist die Grundlage guter sexueller Beziehungen. Informieren Sie sich unter **Lassen Sie sich gehen,** S. 224, und **Der richtige Zeitpunkt,** S. 270.

Verhalten Sie sich in der Anwesenheit von Frauen schüchtern und zurückhaltend?

JA →

NEIN

Wenn dies Sie hindert, Beziehungen zu Frauen anzuknüpfen, dann schlagen Sie nach unter **Sexuelle Angst und ihre Zerstreuung,** S. 225, sowie unter **So überwinden Sie Ihre Schüchternheit,** S. 228.

Glauben Sie, daß emotionales Engagement letztlich stets zu leidvollen Erfahrungen oder zur Desillusion bei einem oder beiden Partnern führt?

JA →

NEIN

Ein starkes Engagement macht Sie leichter verletzbar, aber eine derart negative Einstellung entspringt meist emotionaler Unsicherheit und einem Mangel an Selbstvertrauen. Informieren Sie sich unter STEIGERUNG DES SELBSTWERTGEFÜHLS, S. 227. Wenn Sie eine ständige Sexualpartnerin haben, dann empfiehlt sich für Sie WIE MAN SICH DEM PARTNER MITTEILT, S. 270. Dort erfahren Sie, wie man gegenseitiges Vertrauen aufbaut.

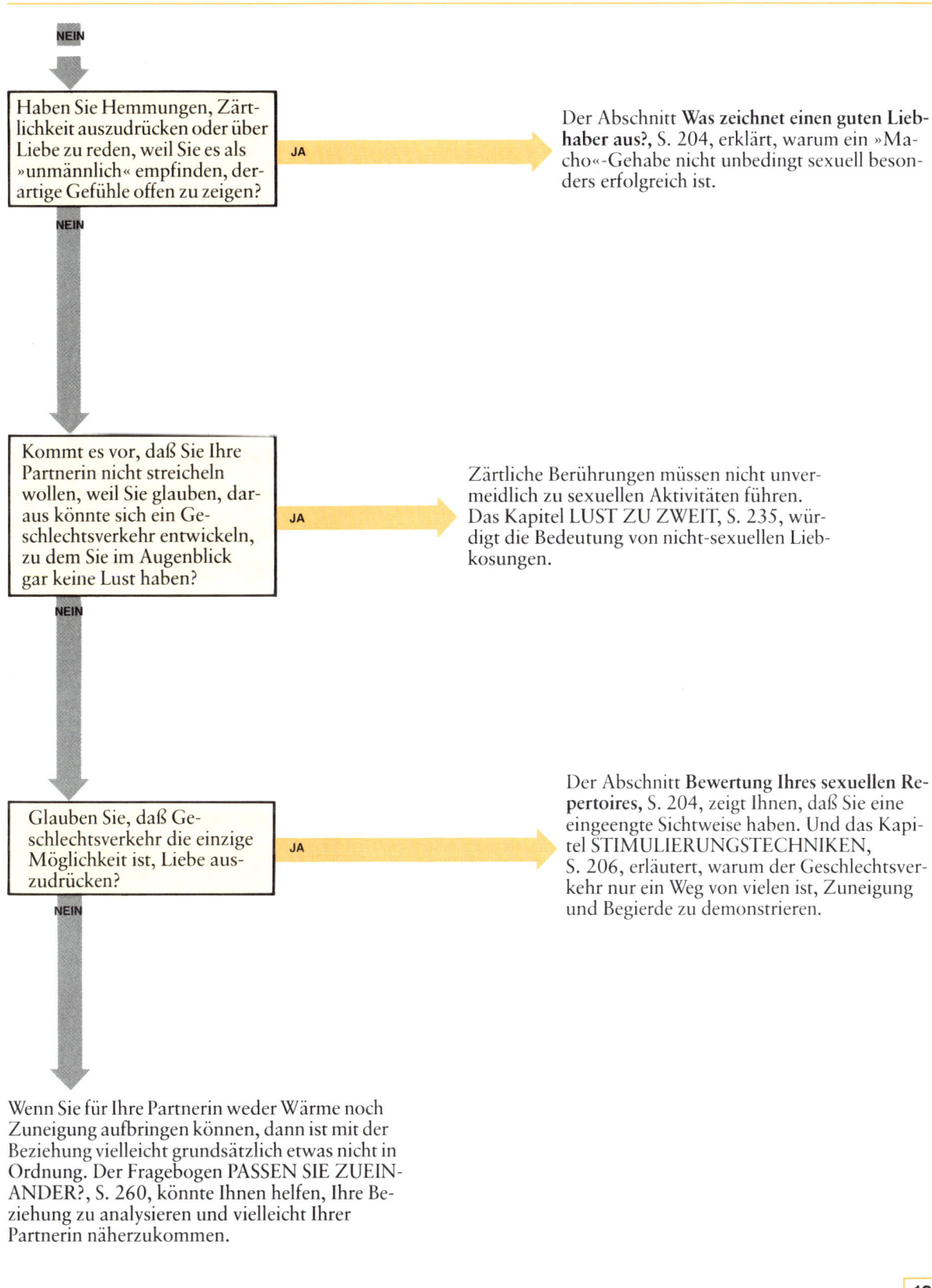

NEIN

Haben Sie Hemmungen, Zärtlichkeit auszudrücken oder über
Liebe zu reden, weil Sie es als
»unmännlich« empfinden, derartige Gefühle offen zu zeigen?

JA

Der Abschnitt **Was zeichnet einen guten Liebhaber aus?**, S. 204, erklärt, warum ein »Macho«-Gehabe nicht unbedingt sexuell besonders erfolgreich ist.

NEIN

Kommt es vor, daß Sie Ihre
Partnerin nicht streicheln
wollen, weil Sie glauben, daraus könnte sich ein Ge-
schlechtsverkehr entwickeln,
zu dem Sie im Augenblick
gar keine Lust haben?

JA

Zärtliche Berührungen müssen nicht unvermeidlich zu sexuellen Aktivitäten führen.
Das Kapitel LUST ZU ZWEIT, S. 235, wür-
digt die Bedeutung von nicht-sexuellen Lieb-
kosungen.

NEIN

Glauben Sie, daß Ge-
schlechtsverkehr die einzige
Möglichkeit ist, Liebe auszudrücken?

JA

Der Abschnitt **Bewertung Ihres sexuellen Repertoires,** S. 204, zeigt Ihnen, daß Sie eine
eingeengte Sichtweise haben. Und das Kapitel STIMULIERUNGSTECHNIKEN,
S. 206, erläutert, warum der Geschlechtsverkehr nur ein Weg von vielen ist, Zuneigung
und Begierde zu demonstrieren.

NEIN

Wenn Sie für Ihre Partnerin weder Wärme noch
Zuneigung aufbringen können, dann ist mit der
Beziehung vielleicht grundsätzlich etwas nicht in
Ordnung. Der Fragebogen PASSEN SIE ZUEIN-
ANDER?, S. 260, könnte Ihnen helfen, Ihre Be-
ziehung zu analysieren und vielleicht Ihrer
Partnerin näherzukommen.

UNERFÜLLTE ERWARTUNGEN

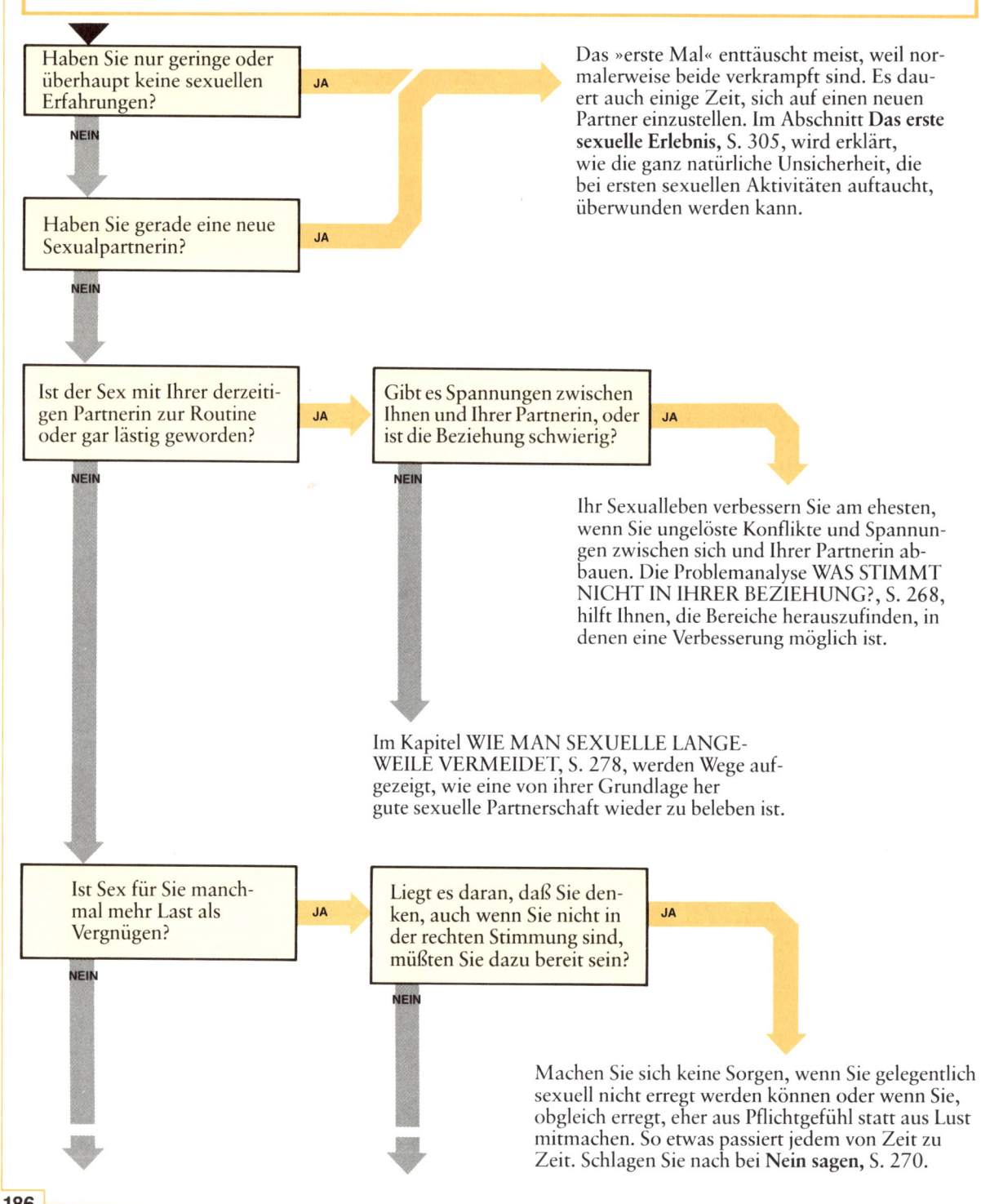

Haben Sie nur geringe oder überhaupt keine sexuellen Erfahrungen?

JA

Das »erste Mal« enttäuscht meist, weil normalerweise beide verkrampft sind. Es dauert auch einige Zeit, sich auf einen neuen Partner einzustellen. Im Abschnitt **Das erste sexuelle Erlebnis,** S. 305, wird erklärt, wie die ganz natürliche Unsicherheit, die bei ersten sexuellen Aktivitäten auftaucht, überwunden werden kann.

NEIN

Haben Sie gerade eine neue Sexualpartnerin?

JA

NEIN

Ist der Sex mit Ihrer derzeitigen Partnerin zur Routine oder gar lästig geworden?

JA

Gibt es Spannungen zwischen Ihnen und Ihrer Partnerin, oder ist die Beziehung schwierig?

JA

NEIN

Ihr Sexualleben verbessern Sie am ehesten, wenn Sie ungelöste Konflikte und Spannungen zwischen sich und Ihrer Partnerin abbauen. Die Problemanalyse WAS STIMMT NICHT IN IHRER BEZIEHUNG?, S. 268, hilft Ihnen, die Bereiche herauszufinden, in denen eine Verbesserung möglich ist.

NEIN

Im Kapitel WIE MAN SEXUELLE LANGEWEILE VERMEIDET, S. 278, werden Wege aufgezeigt, wie eine von ihrer Grundlage her gute sexuelle Partnerschaft wieder zu beleben ist.

Ist Sex für Sie manchmal mehr Last als Vergnügen?

JA

Liegt es daran, daß Sie denken, auch wenn Sie nicht in der rechten Stimmung sind, müßten Sie dazu bereit sein?

JA

NEIN

NEIN

Machen Sie sich keine Sorgen, wenn Sie gelegentlich sexuell nicht erregt werden können oder wenn Sie, obgleich erregt, eher aus Pflichtgefühl statt aus Lust mitmachen. So etwas passiert jedem von Zeit zu Zeit. Schlagen Sie nach bei **Nein sagen,** S. 270.

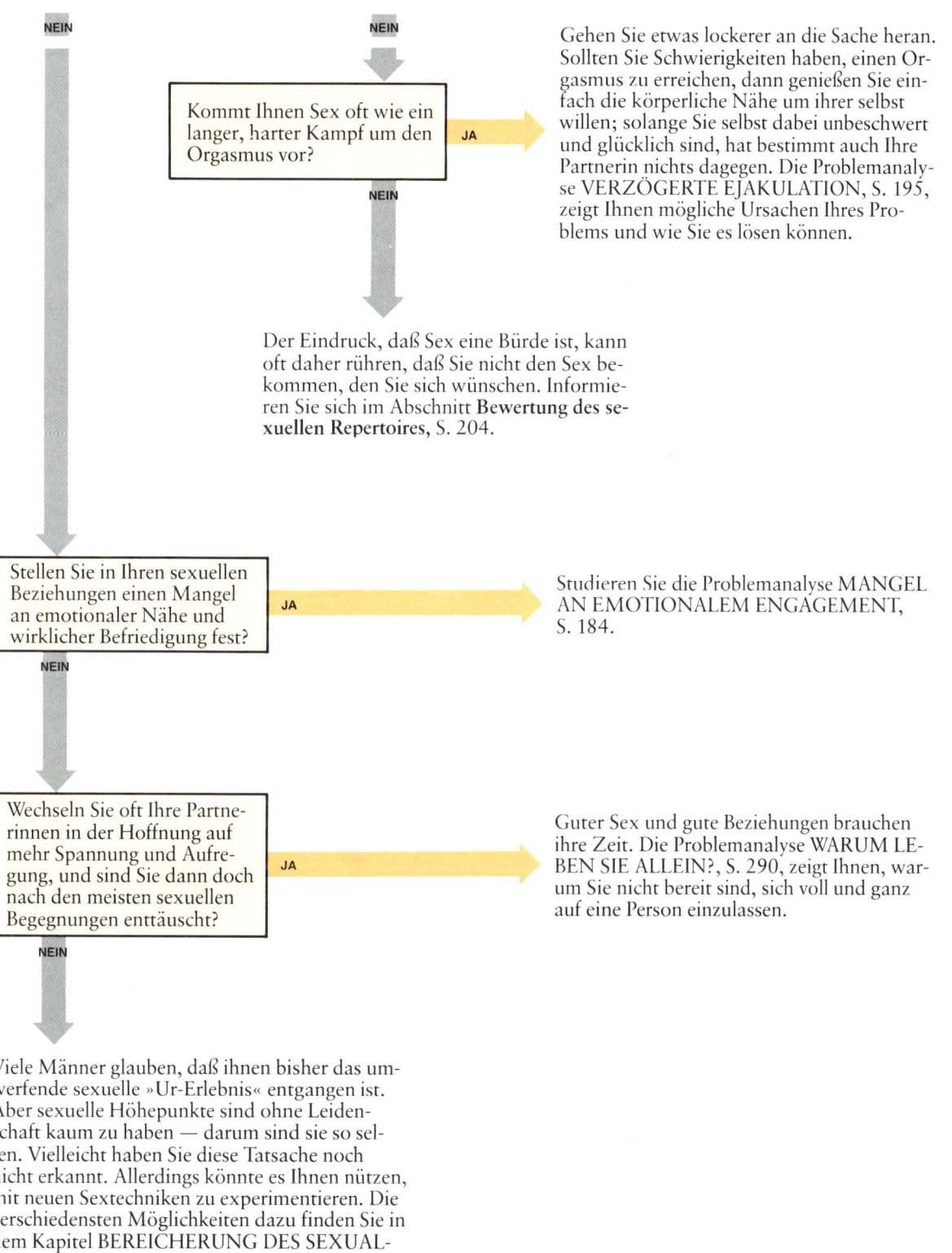

NEIN

NEIN

Kommt Ihnen Sex oft wie ein langer, harter Kampf um den Orgasmus vor?

JA

Gehen Sie etwas lockerer an die Sache heran. Sollten Sie Schwierigkeiten haben, einen Orgasmus zu erreichen, dann genießen Sie einfach die körperliche Nähe um ihrer selbst willen; solange Sie selbst dabei unbeschwert und glücklich sind, hat bestimmt auch Ihre Partnerin nichts dagegen. Die Problemanalyse VERZÖGERTE EJAKULATION, S. 195, zeigt Ihnen mögliche Ursachen Ihres Problems und wie Sie es lösen können.

NEIN

Der Eindruck, daß Sex eine Bürde ist, kann oft daher rühren, daß Sie nicht den Sex bekommen, den Sie sich wünschen. Informieren Sie sich im Abschnitt **Bewertung des sexuellen Repertoires,** S. 204.

Stellen Sie in Ihren sexuellen Beziehungen einen Mangel an emotionaler Nähe und wirklicher Befriedigung fest?

JA

Studieren Sie die Problemanalyse MANGEL AN EMOTIONALEM ENGAGEMENT, S. 184.

NEIN

Wechseln Sie oft Ihre Partnerinnen in der Hoffnung auf mehr Spannung und Aufregung, und sind Sie dann doch nach den meisten sexuellen Begegnungen enttäuscht?

JA

Guter Sex und gute Beziehungen brauchen ihre Zeit. Die Problemanalyse WARUM LEBEN SIE ALLEIN?, S. 290, zeigt Ihnen, warum Sie nicht bereit sind, sich voll und ganz auf eine Person einzulassen.

NEIN

Viele Männer glauben, daß ihnen bisher das umwerfende sexuelle »Ur-Erlebnis« entgangen ist. Aber sexuelle Höhepunkte sind ohne Leidenschaft kaum zu haben — darum sind sie so selten. Vielleicht haben Sie diese Tatsache noch nicht erkannt. Allerdings könnte es Ihnen nützen, mit neuen Sextechniken zu experimentieren. Die verschiedensten Möglichkeiten dazu finden Sie in dem Kapitel BEREICHERUNG DES SEXUAL-LEBENS, S. 204.

GERINGES SELBSTWERTGEFÜHL

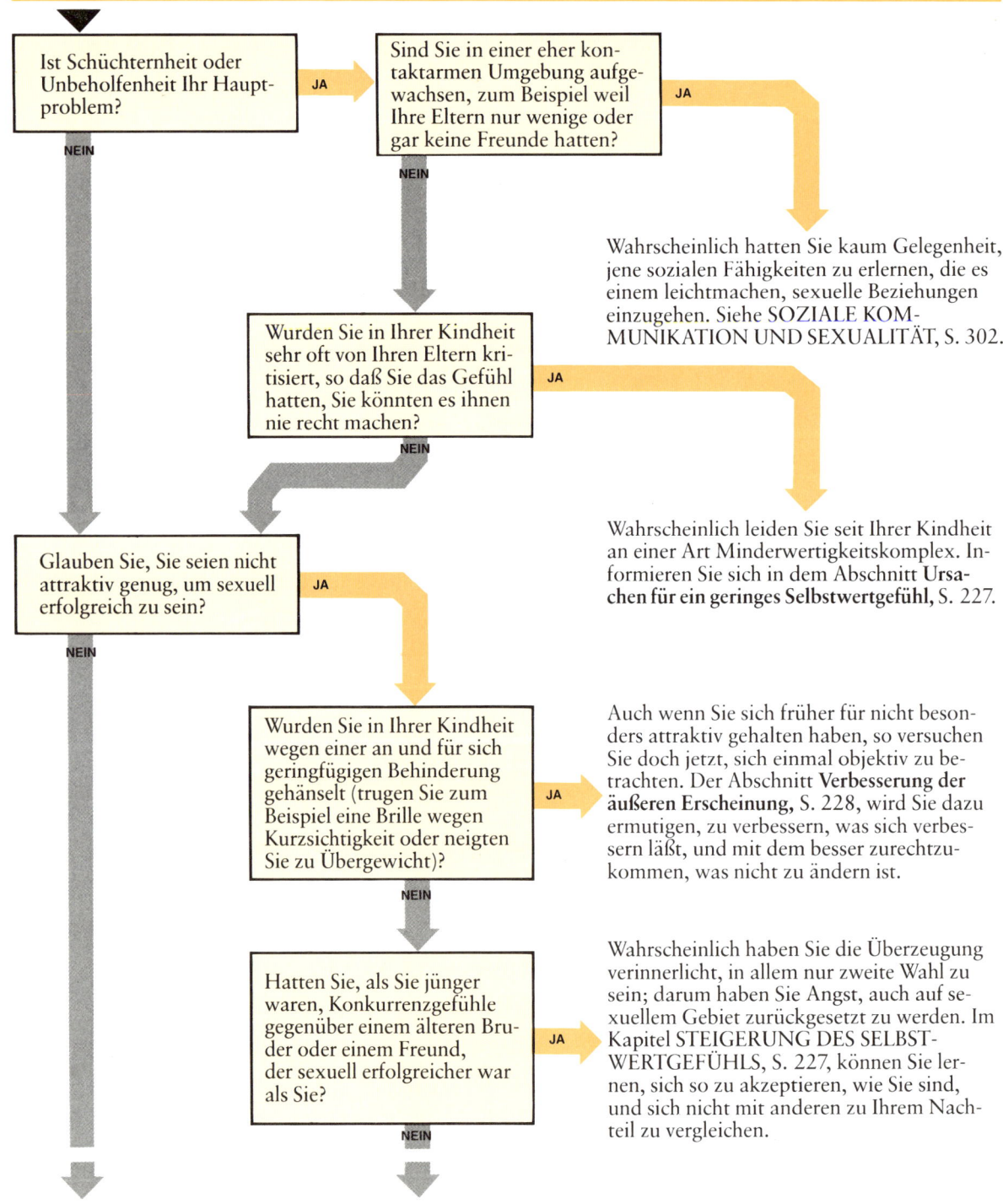

Ist Schüchternheit oder Unbeholfenheit Ihr Hauptproblem?

JA

Sind Sie in einer eher kontaktarmen Umgebung aufgewachsen, zum Beispiel weil Ihre Eltern nur wenige oder gar keine Freunde hatten?

JA

NEIN

Wahrscheinlich hatten Sie kaum Gelegenheit, jene sozialen Fähigkeiten zu erlernen, die es einem leichtmachen, sexuelle Beziehungen einzugehen. Siehe SOZIALE KOMMUNIKATION UND SEXUALITÄT, S. 302.

Wurden Sie in Ihrer Kindheit sehr oft von Ihren Eltern kritisiert, so daß Sie das Gefühl hatten, Sie könnten es ihnen nie recht machen?

JA

NEIN

Wahrscheinlich leiden Sie seit Ihrer Kindheit an einer Art Minderwertigkeitskomplex. Informieren Sie sich in dem Abschnitt **Ursachen für ein geringes Selbstwertgefühl,** S. 227.

Glauben Sie, Sie seien nicht attraktiv genug, um sexuell erfolgreich zu sein?

JA

NEIN

Wurden Sie in Ihrer Kindheit wegen einer an und für sich geringfügigen Behinderung gehänselt (trugen Sie zum Beispiel eine Brille wegen Kurzsichtigkeit oder neigten Sie zu Übergewicht)?

JA

Auch wenn Sie sich früher für nicht besonders attraktiv gehalten haben, so versuchen Sie doch jetzt, sich einmal objektiv zu betrachten. Der Abschnitt **Verbesserung der äußeren Erscheinung,** S. 228, wird Sie dazu ermutigen, zu verbessern, was sich verbessern läßt, und mit dem besser zurechtzukommen, was nicht zu ändern ist.

NEIN

Hatten Sie, als Sie jünger waren, Konkurrenzgefühle gegenüber einem älteren Bruder oder einem Freund, der sexuell erfolgreicher war als Sie?

JA

Wahrscheinlich haben Sie die Überzeugung verinnerlicht, in allem nur zweite Wahl zu sein; darum haben Sie Angst, auch auf sexuellem Gebiet zurückgesetzt zu werden. Im Kapitel STEIGERUNG DES SELBSTWERTGEFÜHLS, S. 227, können Sie lernen, sich so zu akzeptieren, wie Sie sind, und sich nicht mit anderen zu Ihrem Nachteil zu vergleichen.

NEIN

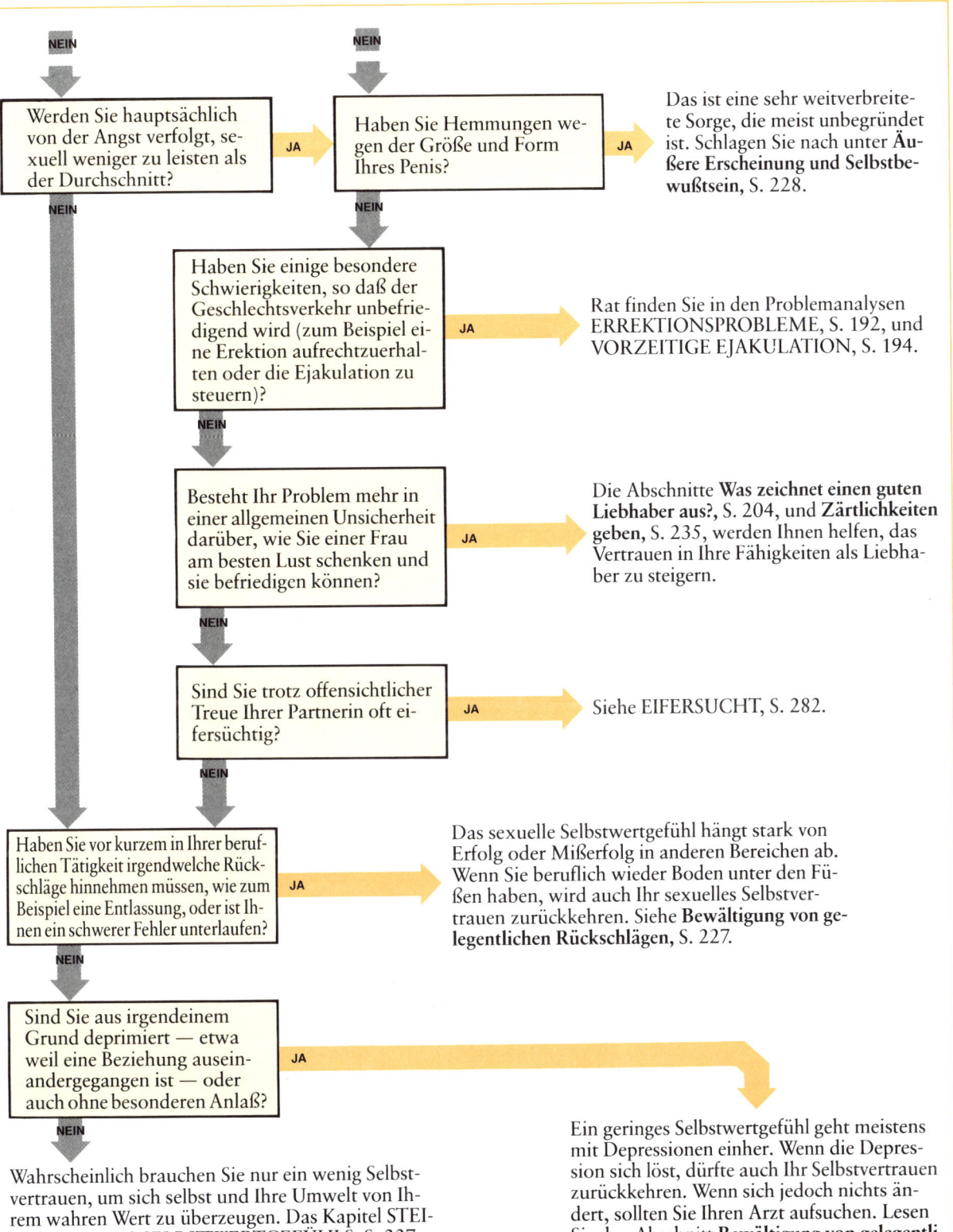

NEIN

NEIN

Werden Sie hauptsächlich von der Angst verfolgt, sexuell weniger zu leisten als der Durchschnitt?

JA →

Haben Sie Hemmungen wegen der Größe und Form Ihres Penis?

JA →

Das ist eine sehr weitverbreitete Sorge, die meist unbegründet ist. Schlagen Sie nach unter **Äußere Erscheinung und Selbstbewußtsein,** S. 228.

NEIN

NEIN

Haben Sie einige besondere Schwierigkeiten, so daß der Geschlechtsverkehr unbefriedigend wird (zum Beispiel eine Erektion aufrechtzuerhalten oder die Ejakulation zu steuern)?

JA →

Rat finden Sie in den Problemanalysen ERREKTIONSPROBLEME, S. 192, und VORZEITIGE EJAKULATION, S. 194.

NEIN

Besteht Ihr Problem mehr in einer allgemeinen Unsicherheit darüber, wie Sie einer Frau am besten Lust schenken und sie befriedigen können?

JA →

Die Abschnitte **Was zeichnet einen guten Liebhaber aus?,** S. 204, und **Zärtlichkeiten geben,** S. 235, werden Ihnen helfen, das Vertrauen in Ihre Fähigkeiten als Liebhaber zu steigern.

NEIN

Sind Sie trotz offensichtlicher Treue Ihrer Partnerin oft eifersüchtig?

JA →

Siehe EIFERSUCHT, S. 282.

NEIN

Haben Sie vor kurzem in Ihrer beruflichen Tätigkeit irgendwelche Rückschläge hinnehmen müssen, wie zum Beispiel eine Entlassung, oder ist Ihnen ein schwerer Fehler unterlaufen?

JA →

Das sexuelle Selbstwertgefühl hängt stark von Erfolg oder Mißerfolg in anderen Bereichen ab. Wenn Sie beruflich wieder Boden unter den Füßen haben, wird auch Ihr sexuelles Selbstvertrauen zurückkehren. Siehe **Bewältigung von gelegentlichen Rückschlägen,** S. 227.

NEIN

Sind Sie aus irgendeinem Grund deprimiert — etwa weil eine Beziehung auseinandergegangen ist — oder auch ohne besonderen Anlaß?

JA →

NEIN

Wahrscheinlich brauchen Sie nur ein wenig Selbstvertrauen, um sich selbst und Ihre Umwelt von Ihrem wahren Wert zu überzeugen. Das Kapitel STEIGERUNG DES SELBSTWERTGEFÜHLS, S. 227, wird Ihnen zu einer positiveren Selbstsicht verhelfen.

Ein geringes Selbstwertgefühl geht meistens mit Depressionen einher. Wenn die Depression sich löst, dürfte auch Ihr Selbstvertrauen zurückkehren. Wenn sich jedoch nichts ändert, sollten Sie Ihren Arzt aufsuchen. Lesen Sie den Abschnitt **Bewältigung von gelegentlichen Rückschlägen,** S. 227.

MASTURBATIONSANGST

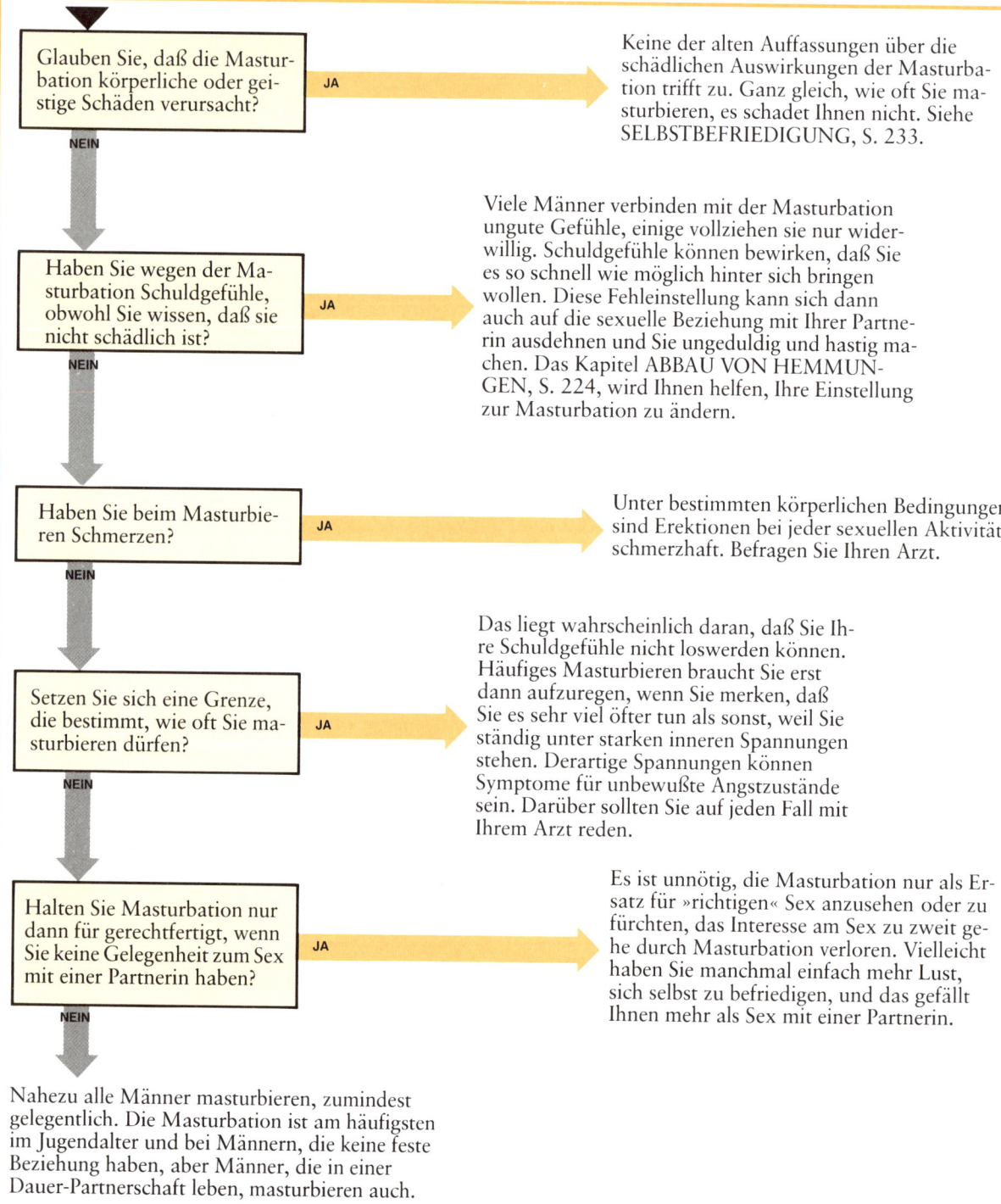

Glauben Sie, daß die Masturbation körperliche oder geistige Schäden verursacht?

JA → Keine der alten Auffassungen über die schädlichen Auswirkungen der Masturbation trifft zu. Ganz gleich, wie oft Sie masturbieren, es schadet Ihnen nicht. Siehe SELBSTBEFRIEDIGUNG, S. 233.

NEIN

Haben Sie wegen der Masturbation Schuldgefühle, obwohl Sie wissen, daß sie nicht schädlich ist?

JA → Viele Männer verbinden mit der Masturbation ungute Gefühle, einige vollziehen sie nur widerwillig. Schuldgefühle können bewirken, daß Sie es so schnell wie möglich hinter sich bringen wollen. Diese Fehleinstellung kann sich dann auch auf die sexuelle Beziehung mit Ihrer Partnerin ausdehnen und Sie ungeduldig und hastig machen. Das Kapitel ABBAU VON HEMMUNGEN, S. 224, wird Ihnen helfen, Ihre Einstellung zur Masturbation zu ändern.

NEIN

Haben Sie beim Masturbieren Schmerzen?

JA → Unter bestimmten körperlichen Bedingungen sind Erektionen bei jeder sexuellen Aktivität schmerzhaft. Befragen Sie Ihren Arzt.

NEIN

Setzen Sie sich eine Grenze, die bestimmt, wie oft Sie masturbieren dürfen?

JA → Das liegt wahrscheinlich daran, daß Sie Ihre Schuldgefühle nicht loswerden können. Häufiges Masturbieren braucht Sie erst dann aufzuregen, wenn Sie merken, daß Sie es sehr viel öfter tun als sonst, weil Sie ständig unter starken inneren Spannungen stehen. Derartige Spannungen können Symptome für unbewußte Angstzustände sein. Darüber sollten Sie auf jeden Fall mit Ihrem Arzt reden.

NEIN

Halten Sie Masturbation nur dann für gerechtfertigt, wenn Sie keine Gelegenheit zum Sex mit einer Partnerin haben?

JA → Es ist unnötig, die Masturbation nur als Ersatz für »richtigen« Sex anzusehen oder zu fürchten, das Interesse am Sex zu zweit gehe durch Masturbation verloren. Vielleicht haben Sie manchmal einfach mehr Lust, sich selbst zu befriedigen, und das gefällt Ihnen mehr als Sex mit einer Partnerin.

NEIN

Nahezu alle Männer masturbieren, zumindest gelegentlich. Die Masturbation ist am häufigsten im Jugendalter und bei Männern, die keine feste Beziehung haben, aber Männer, die in einer Dauer-Partnerschaft leben, masturbieren auch.

SCHMERZEN BEIM GESCHLECHTSVERKEHR

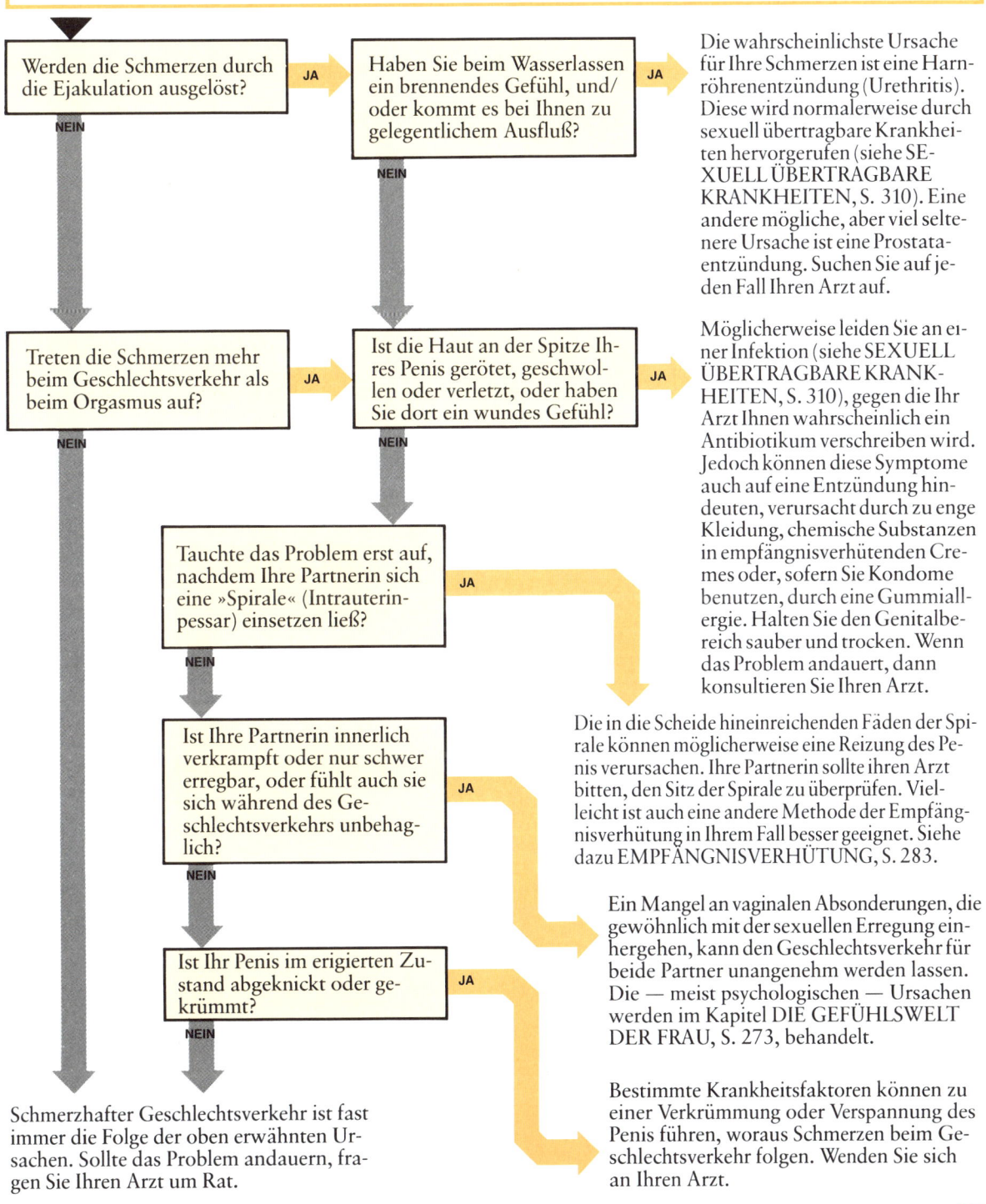

Werden die Schmerzen durch die Ejakulation ausgelöst?

JA →

Haben Sie beim Wasserlassen ein brennendes Gefühl, und/oder kommt es bei Ihnen zu gelegentlichem Ausfluß?

JA →

Die wahrscheinlichste Ursache für Ihre Schmerzen ist eine Harnröhrenentzündung (Urethritis). Diese wird normalerweise durch sexuell übertragbare Krankheiten hervorgerufen (siehe SEXUELL ÜBERTRAGBARE KRANKHEITEN, S. 310). Eine andere mögliche, aber viel seltenere Ursache ist eine Prostataentzündung. Suchen Sie auf jeden Fall Ihren Arzt auf.

NEIN ↓

Treten die Schmerzen mehr beim Geschlechtsverkehr als beim Orgasmus auf?

JA →

Ist die Haut an der Spitze Ihres Penis gerötet, geschwollen oder verletzt, oder haben Sie dort ein wundes Gefühl?

JA →

Möglicherweise leiden Sie an einer Infektion (siehe SEXUELL ÜBERTRAGBARE KRANKHEITEN, S. 310), gegen die Ihr Arzt Ihnen wahrscheinlich ein Antibiotikum verschreiben wird. Jedoch können diese Symptome auch auf eine Entzündung hindeuten, verursacht durch zu enge Kleidung, chemische Substanzen in empfängnisverhütenden Cremes oder, sofern Sie Kondome benutzen, durch eine Gummiallergie. Halten Sie den Genitalbereich sauber und trocken. Wenn das Problem andauert, dann konsultieren Sie Ihren Arzt.

NEIN ↓

Tauchte das Problem erst auf, nachdem Ihre Partnerin sich eine »Spirale« (Intrauterinpessar) einsetzen ließ?

JA →

Die in die Scheide hineinreichenden Fäden der Spirale können möglicherweise eine Reizung des Penis verursachen. Ihre Partnerin sollte ihren Arzt bitten, den Sitz der Spirale zu überprüfen. Vielleicht ist auch eine andere Methode der Empfängnisverhütung in Ihrem Fall besser geeignet. Siehe dazu EMPFÄNGNISVERHÜTUNG, S. 283.

NEIN ↓

Ist Ihre Partnerin innerlich verkrampft oder nur schwer erregbar, oder fühlt auch sie sich während des Geschlechtsverkehrs unbehaglich?

JA →

Ein Mangel an vaginalen Absonderungen, die gewöhnlich mit der sexuellen Erregung einhergehen, kann den Geschlechtsverkehr für beide Partner unangenehm werden lassen. Die — meist psychologischen — Ursachen werden im Kapitel DIE GEFÜHLSWELT DER FRAU, S. 273, behandelt.

NEIN ↓

Ist Ihr Penis im erigierten Zustand abgeknickt oder gekrümmt?

JA →

Bestimmte Krankheitsfaktoren können zu einer Verkrümmung oder Verspannung des Penis führen, woraus Schmerzen beim Geschlechtsverkehr folgen. Wenden Sie sich an Ihren Arzt.

NEIN ↓

Schmerzhafter Geschlechtsverkehr ist fast immer die Folge der oben erwähnten Ursachen. Sollte das Problem andauern, fragen Sie Ihren Arzt um Rat.

EREKTIONSPROBLEME

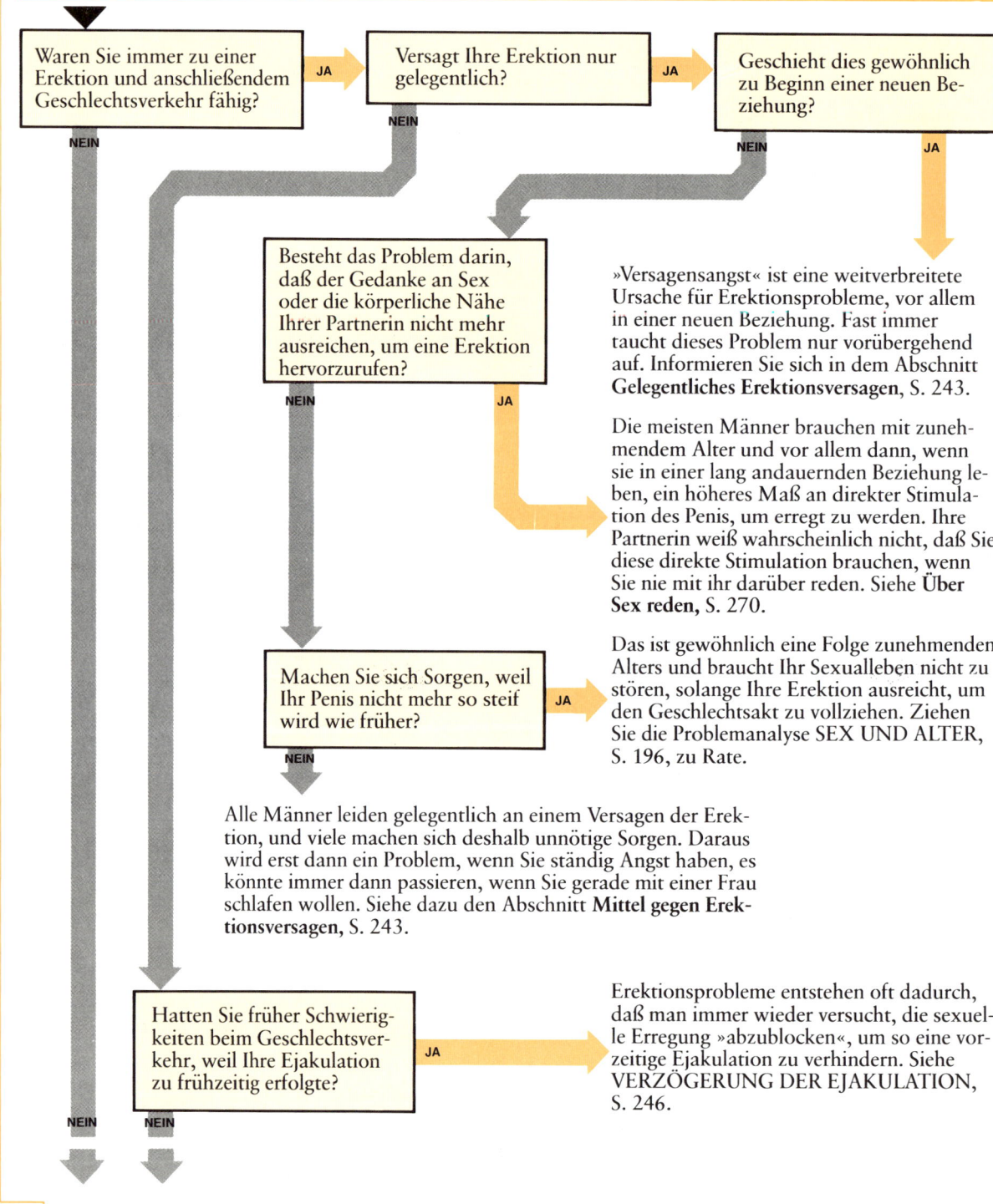

Waren Sie immer zu einer Erektion und anschließendem Geschlechtsverkehr fähig?

JA → Versagt Ihre Erektion nur gelegentlich?

JA → Geschieht dies gewöhnlich zu Beginn einer neuen Beziehung?

Besteht das Problem darin, daß der Gedanke an Sex oder die körperliche Nähe Ihrer Partnerin nicht mehr ausreichen, um eine Erektion hervorzurufen?

»Versagensangst« ist eine weitverbreitete Ursache für Erektionsprobleme, vor allem in einer neuen Beziehung. Fast immer taucht dieses Problem nur vorübergehend auf. Informieren Sie sich in dem Abschnitt **Gelegentliches Erektionsversagen,** S. 243.

Die meisten Männer brauchen mit zunehmendem Alter und vor allem dann, wenn sie in einer lang andauernden Beziehung leben, ein höheres Maß an direkter Stimulation des Penis, um erregt zu werden. Ihre Partnerin weiß wahrscheinlich nicht, daß Sie diese direkte Stimulation brauchen, wenn Sie nie mit ihr darüber reden. Siehe **Über Sex reden,** S. 270.

Machen Sie sich Sorgen, weil Ihr Penis nicht mehr so steif wird wie früher?

Das ist gewöhnlich eine Folge zunehmenden Alters und braucht Ihr Sexualleben nicht zu stören, solange Ihre Erektion ausreicht, um den Geschlechtsakt zu vollziehen. Ziehen Sie die Problemanalyse SEX UND ALTER, S. 196, zu Rate.

Alle Männer leiden gelegentlich an einem Versagen der Erektion, und viele machen sich deshalb unnötige Sorgen. Daraus wird erst dann ein Problem, wenn Sie ständig Angst haben, es könnte immer dann passieren, wenn Sie gerade mit einer Frau schlafen wollen. Siehe dazu den Abschnitt **Mittel gegen Erektionsversagen,** S. 243.

Hatten Sie früher Schwierigkeiten beim Geschlechtsverkehr, weil Ihre Ejakulation zu frühzeitig erfolgte?

Erektionsprobleme entstehen oft dadurch, daß man immer wieder versucht, die sexuelle Erregung »abzublocken«, um so eine vorzeitige Ejakulation zu verhindern. Siehe VERZÖGERUNG DER EJAKULATION, S. 246.

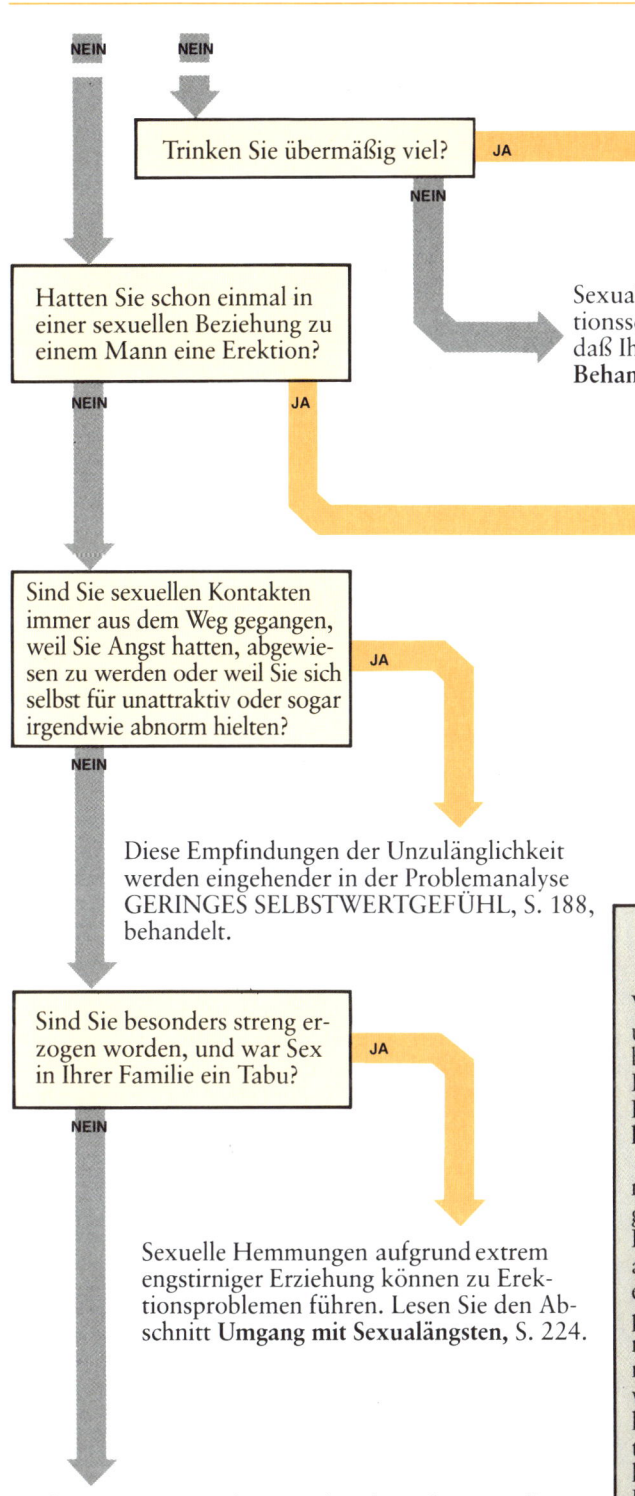

NEIN NEIN

Trinken Sie übermäßig viel? JA

NEIN

Alkohol kann Ihre Erektionsfähigkeit beeinträchtigen, und fortgesetztes übermäßiges Trinken kann zu chronischen Erektionsproblemen führen. Siehe SEX UND GESUNDHEIT, S. 307.

Hatten Sie schon einmal in einer sexuellen Beziehung zu einem Mann eine Erektion?

NEIN   JA

Sexualängste sind die Grundursache für die meisten Erektionsschwierigkeiten. Sollten Sie so häufig auftauchen, daß Ihr Sexualleben wirklich gefährdet ist, dann siehe **Die Behandlung von Erektionsproblemen**, S. 244

Sind Sie sexuellen Kontakten immer aus dem Weg gegangen, weil Sie Angst hatten, abgewiesen zu werden oder weil Sie sich selbst für unattraktiv oder sogar irgendwie abnorm hielten?

JA

NEIN

Falls Ihre Erektionsprobleme ausschließlich bei Frauen auftauchen, bevorzugen Sie offensichtlich männliche Sexualpartner, ganz gleich, ob Sie sich dies selbst eingestehen oder nicht. Befassen Sie sich mit dem Fragebogen SEXUELLE ORIENTIERUNG, S. 175. Dort können Sie den Grad Ihrer homosexuellen Neigung feststellen. Die Problemanalyse KONFLIKTE MIT HETERO- UND HOMOSEXUALITÄT, S. 198, untersucht die Gründe, warum Sie Schwierigkeiten haben, Ihre homosexuellen Neigungen zu akzeptieren. Lesen Sie außerdem BEJAHUNG DER HOMOSEXUALITÄT, S. 253.

Diese Empfindungen der Unzulänglichkeit werden eingehender in der Problemanalyse GERINGES SELBSTWERTGEFÜHL, S. 188, behandelt.

Sind Sie besonders streng erzogen worden, und war Sex in Ihrer Familie ein Tabu?

JA

NEIN

Sexuelle Hemmungen aufgrund extrem engstirniger Erziehung können zu Erektionsproblemen führen. Lesen Sie den Abschnitt **Umgang mit Sexualängsten**, S. 224.

Erektionsversagen rührt manchmal von hormonellen oder sonstigen gesundheitlichen Störungen her. Ihr Arzt kann bestimmte Tests durchführen, um Ihrem Problem auf den Grund zu gehen.

ANDERE URSACHEN FÜR EREKTIONSPROBLEME

Viele Krankheitszustände, chirurgische Eingriffe und Drogen können vorübergehende Erektionsprobleme zur Folge haben. Siehe SEX UND GESUNDHEIT, S. 307, KRANKHEIT UND SEX, S. 308, und **Die Nebenwirkungen von Drogen auf das Sexualleben**, S. 309.

Was immer die Ursache für Ihr Problem auch sein mag, verwenden Sie niemals Aphrodisiaka (Anregungsmittel) oder mechanische Hilfen, um eine Erektion zu erzeugen oder aufrechtzuerhalten. Derartige Methoden haben keinen Erfolg und richten eher Schaden an. Nur sehr wenige Männer sind körperlich so beschaffen, daß eine Erektion vollkommen unmöglich ist, und in einigen Fällen läßt sich mittels künstlicher Implantate der Penis hinreichend versteifen, um den Geschlechtsakt ausführen zu können. Einige dieser Hilfsmittel haben den Nachteil, daß eine Dauererektion entsteht, jedoch ermöglichen alle den Geschlechtsverkehr (aber nicht die Ejakulation, falls in diesem Bereich Störungen auftreten). Bei den meisten Männern ist das Problem des Erektionsversagens jedoch seelisch und nicht körperlich bedingt.

VORZEITIGE EJAKULATION

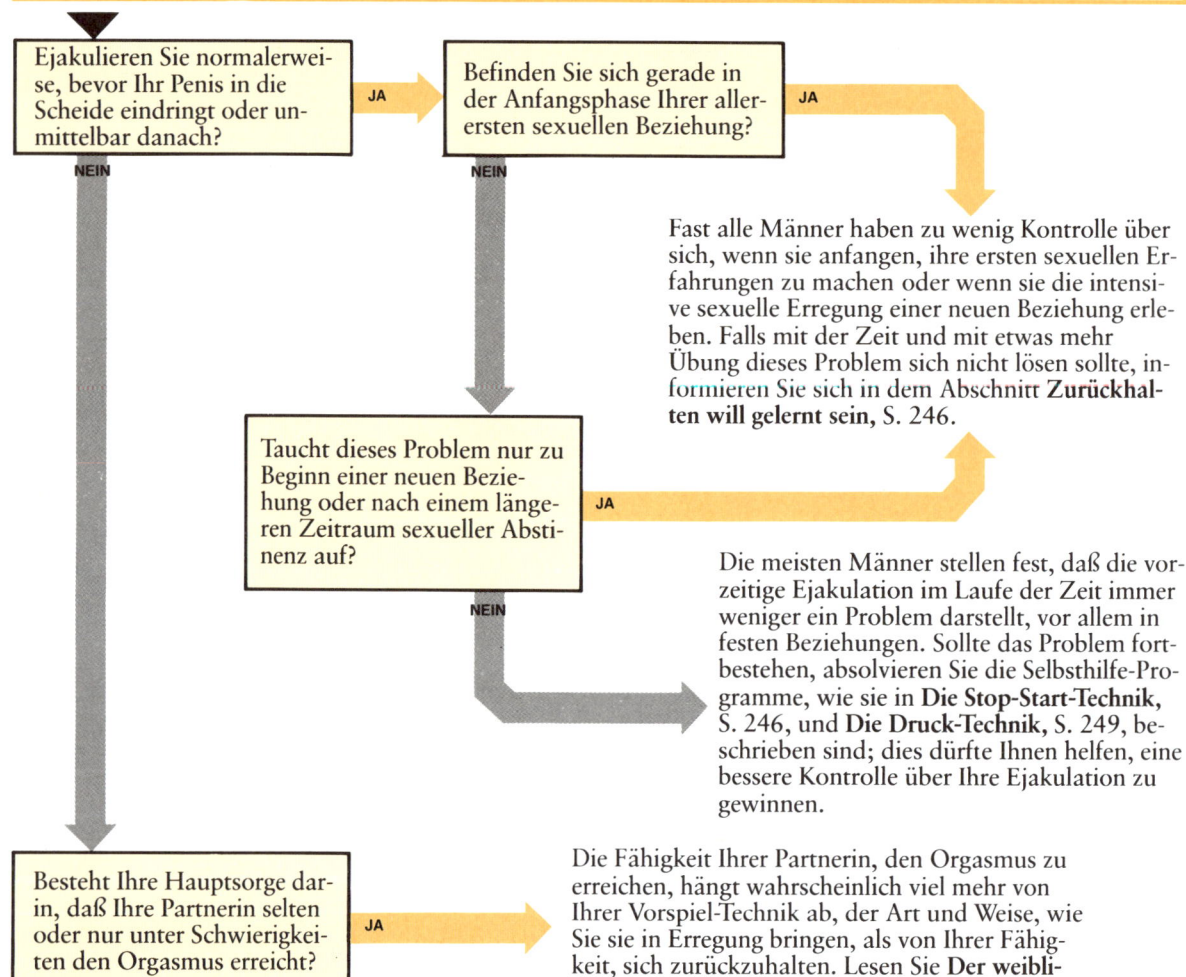

Ejakulieren Sie normalerweise, bevor Ihr Penis in die
Scheide eindringt oder unmittelbar danach?

JA **NEIN**

Befinden Sie sich gerade in
der Anfangsphase Ihrer aller-
ersten sexuellen Beziehung?

JA **NEIN**

Fast alle Männer haben zu wenig Kontrolle über
sich, wenn sie anfangen, ihre ersten sexuellen Erfahrungen zu machen oder wenn sie die intensive sexuelle Erregung einer neuen Beziehung erleben. Falls mit der Zeit und mit etwas mehr
Übung dieses Problem sich nicht lösen sollte, informieren Sie sich in dem Abschnitt **Zurückhalten will gelernt sein,** S. 246.

Taucht dieses Problem nur zu
Beginn einer neuen Bezie-
hung oder nach einem längeren Zeitraum sexueller Abstinenz auf?

JA **NEIN**

Die meisten Männer stellen fest, daß die vorzeitige Ejakulation im Laufe der Zeit immer
weniger ein Problem darstellt, vor allem in
festen Beziehungen. Sollte das Problem fort-
bestehen, absolvieren Sie die Selbsthilfe-Programme, wie sie in **Die Stop-Start-Technik,**
S. 246, und **Die Druck-Technik,** S. 249, beschrieben sind; dies dürfte Ihnen helfen, eine
bessere Kontrolle über Ihre Ejakulation zu
gewinnen.

Besteht Ihre Hauptsorge darin, daß Ihre Partnerin selten
oder nur unter Schwierigkeiten den Orgasmus erreicht?

JA **NEIN**

Die Fähigkeit Ihrer Partnerin, den Orgasmus zu
erreichen, hängt wahrscheinlich viel mehr von
Ihrer Vorspiel-Technik ab, der Art und Weise, wie
Sie sie in Erregung bringen, als von Ihrer Fähigkeit, sich zurückzuhalten. Lesen Sie **Der weibliche Orgasmus,** S. 274.

Wahrscheinlich erwarten Sie zuviel von sich selbst.
Es gibt kein absolutes Kriterium dafür, wie lange
Sie in der Lage sein müßten, sich zurückzuhalten;
vielleicht empfinden Sie eine völlig normale sexuelle Aktionsdauer als zu kurz. Möglicherweise hilft
Ihnen die Erkenntnis, daß viele Männer den Orgasmus später erreichen, wenn sie unter ihrer Partnerin
liegen. Siehe STELLUNGEN BEIM GE-
SCHLECHTSVERKEHR, S. 211.

EJAKULATIONSKONTROLLE

Versuchen Sie auf keinen Fall, eine größere Kontrolle zu gewinnen, indem Sie sexuell »abschal-
ten« (während des Beischlafs an etwas anderes
denken) oder indem Sie Cremes oder Salben benutzen, die angeblich die Sensibilität des Penis
mindern. Es ist besser, die Kontrolle dadurch zu
bekommen, daß man sich über die Empfindungen
informiert, die sich allmählich bis zum Orgasmus
steigern, als dadurch, daß man sie ignoriert oder
unterdrückt. Siehe **Die Stop-Start-Technik,** S. 246.

VERZÖGERTE EJAKULATION

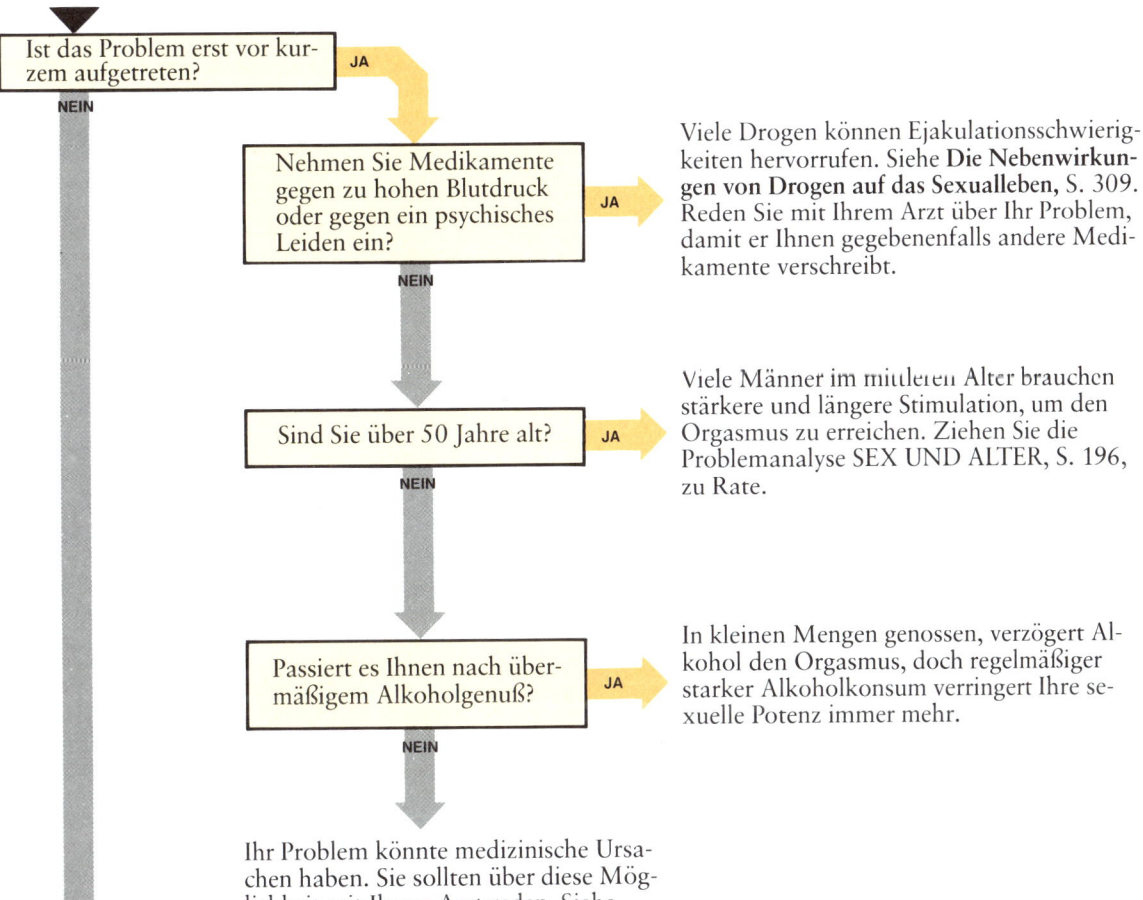

Ist das Problem erst vor kurzem aufgetreten?

JA →

Nehmen Sie Medikamente gegen zu hohen Blutdruck oder gegen ein psychisches Leiden ein?

JA → Viele Drogen können Ejakulationsschwierigkeiten hervorrufen. Siehe **Die Nebenwirkungen von Drogen auf das Sexualleben,** S. 309. Reden Sie mit Ihrem Arzt über Ihr Problem, damit er Ihnen gegebenenfalls andere Medikamente verschreibt.

NEIN

Sind Sie über 50 Jahre alt?

JA → Viele Männer im mittleren Alter brauchen stärkere und längere Stimulation, um den Orgasmus zu erreichen. Ziehen Sie die Problemanalyse SEX UND ALTER, S. 196, zu Rate.

NEIN

Passiert es Ihnen nach übermäßigem Alkoholgenuß?

JA → In kleinen Mengen genossen, verzögert Alkohol den Orgasmus, doch regelmäßiger starker Alkoholkonsum verringert Ihre sexuelle Potenz immer mehr.

NEIN

Ihr Problem könnte medizinische Ursachen haben. Sie sollten über diese Möglichkeit mit Ihrem Arzt reden. Siehe KRANKHEIT UND SEX, S. 308.

NEIN

Ihr Problem entspringt höchstwahrscheinlich einer Unfähigkeit, sich sexuell zu entspannen. Diese Verkrampfung resultiert oft aus Gefühlen der Schuld oder Angst, die ihre Wurzeln in der Kindheit haben. Siehe **Umgang mit Sexualängsten,** S. 224. Das Kapitel BESCHLEUNIGUNG DER EJAKULATION, S. 251, bietet Selbsthilfe-Programme für die körperlichen Aspekte des Problems an. Es ist jedoch auch möglich, daß Ihre Schwierigkeit in Feindseligkeit gegenüber Ihrer Partnerin oder gegenüber Frauen im allgemeinen begründet ist. Informieren Sie sich in den Kapiteln ÜBERWINDUNG DER ANGST VOR INTIMITÄT, S. 226, und SCHWIERIGKEITEN, EINE BEZIEHUNG AUFRECHTZUERHALTEN, S. 296.

PROSTATEKTOMIE

Manchmal empfindet ein Mann es als störend, wenn er nach einer Prostatektomie (operative Entfernung der Vorsteherdrüse) nicht mehr zu einer Ejakulation fähig ist. Fehlt die Prostata, kann die Samenflüssigkeit nach rückwärts in die Blase fließen, anstatt normal nach außen zu gelangen. In einem solchen Fall — bekannt als »retrograde Ejakulation« — sieht der Urin leicht trübe aus, jedoch ist das Zurückfließen in keiner Weise schädlich, und die Orgasmusfähigkeit wird dadurch nicht beeinträchtigt.

SEX UND ALTER

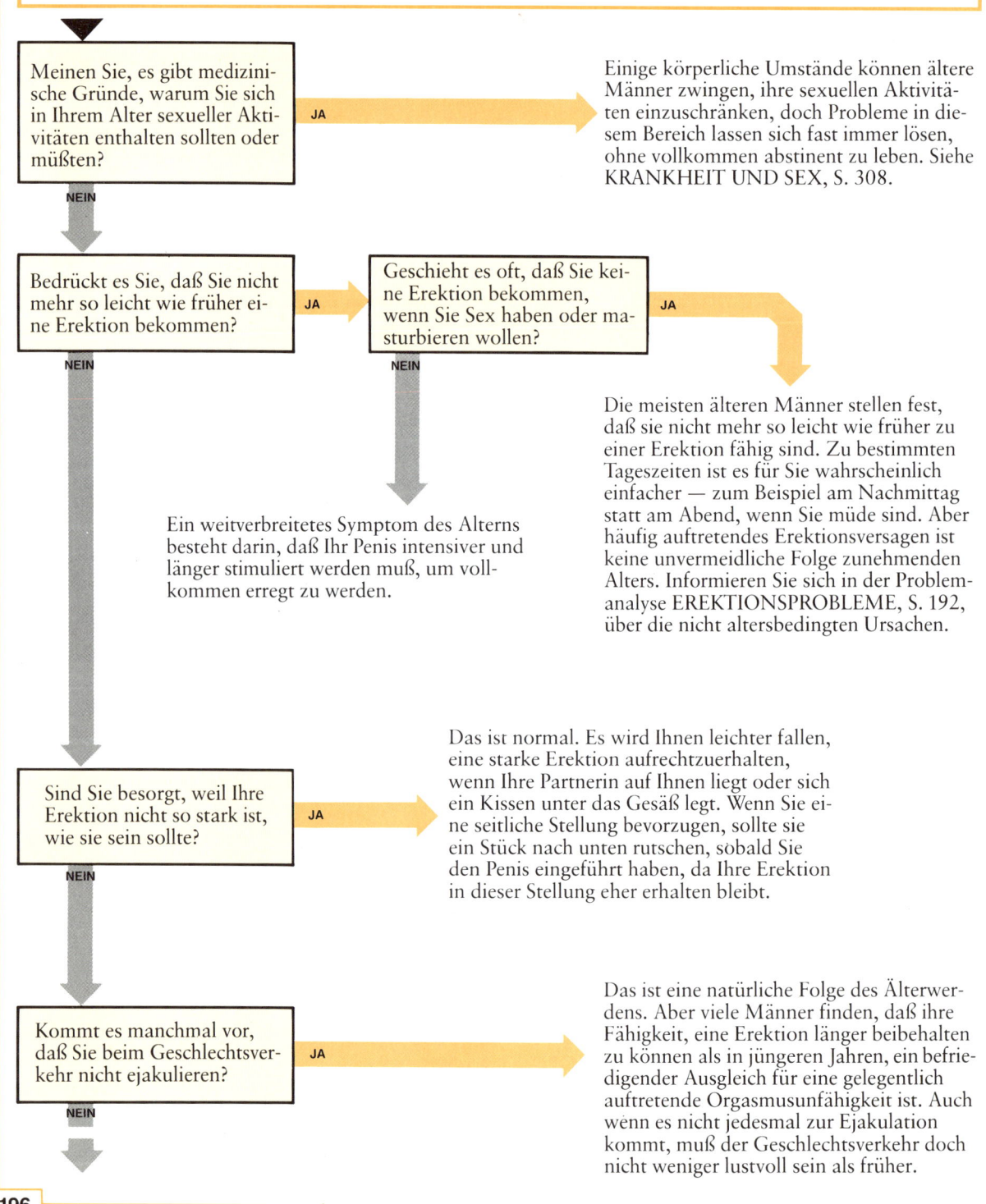

Meinen Sie, es gibt medizinische Gründe, warum Sie sich in Ihrem Alter sexueller Aktivitäten enthalten sollten oder müßten?

JA

Einige körperliche Umstände können ältere Männer zwingen, ihre sexuellen Aktivitäten einzuschränken, doch Probleme in diesem Bereich lassen sich fast immer lösen, ohne vollkommen abstinent zu leben. Siehe KRANKHEIT UND SEX, S. 308.

NEIN

Bedrückt es Sie, daß Sie nicht mehr so leicht wie früher eine Erektion bekommen?

JA

Geschieht es oft, daß Sie keine Erektion bekommen, wenn Sie Sex haben oder masturbieren wollen?

JA

NEIN

Ein weitverbreitetes Symptom des Alterns besteht darin, daß Ihr Penis intensiver und länger stimuliert werden muß, um vollkommen erregt zu werden.

Die meisten älteren Männer stellen fest, daß sie nicht mehr so leicht wie früher zu einer Erektion fähig sind. Zu bestimmten Tageszeiten ist es für Sie wahrscheinlich einfacher — zum Beispiel am Nachmittag statt am Abend, wenn Sie müde sind. Aber häufig auftretendes Erektionsversagen ist keine unvermeidliche Folge zunehmenden Alters. Informieren Sie sich in der Problemanalyse EREKTIONSPROBLEME, S. 192, über die nicht altersbedingten Ursachen.

Sind Sie besorgt, weil Ihre Erektion nicht so stark ist, wie sie sein sollte?

JA

Das ist normal. Es wird Ihnen leichter fallen, eine starke Erektion aufrechtzuerhalten, wenn Ihre Partnerin auf Ihnen liegt oder sich ein Kissen unter das Gesäß legt. Wenn Sie eine seitliche Stellung bevorzugen, sollte sie ein Stück nach unten rutschen, sobald Sie den Penis eingeführt haben, da Ihre Erektion in dieser Stellung eher erhalten bleibt.

NEIN

Kommt es manchmal vor, daß Sie beim Geschlechtsverkehr nicht ejakulieren?

JA

Das ist eine natürliche Folge des Älterwerdens. Aber viele Männer finden, daß ihre Fähigkeit, eine Erektion länger beibehalten zu können als in jüngeren Jahren, ein befriedigender Ausgleich für eine gelegentlich auftretende Orgasmusunfähigkeit ist. Auch wenn es nicht jedesmal zur Ejakulation kommt, muß der Geschlechtsverkehr doch nicht weniger lustvoll sein als früher.

NEIN

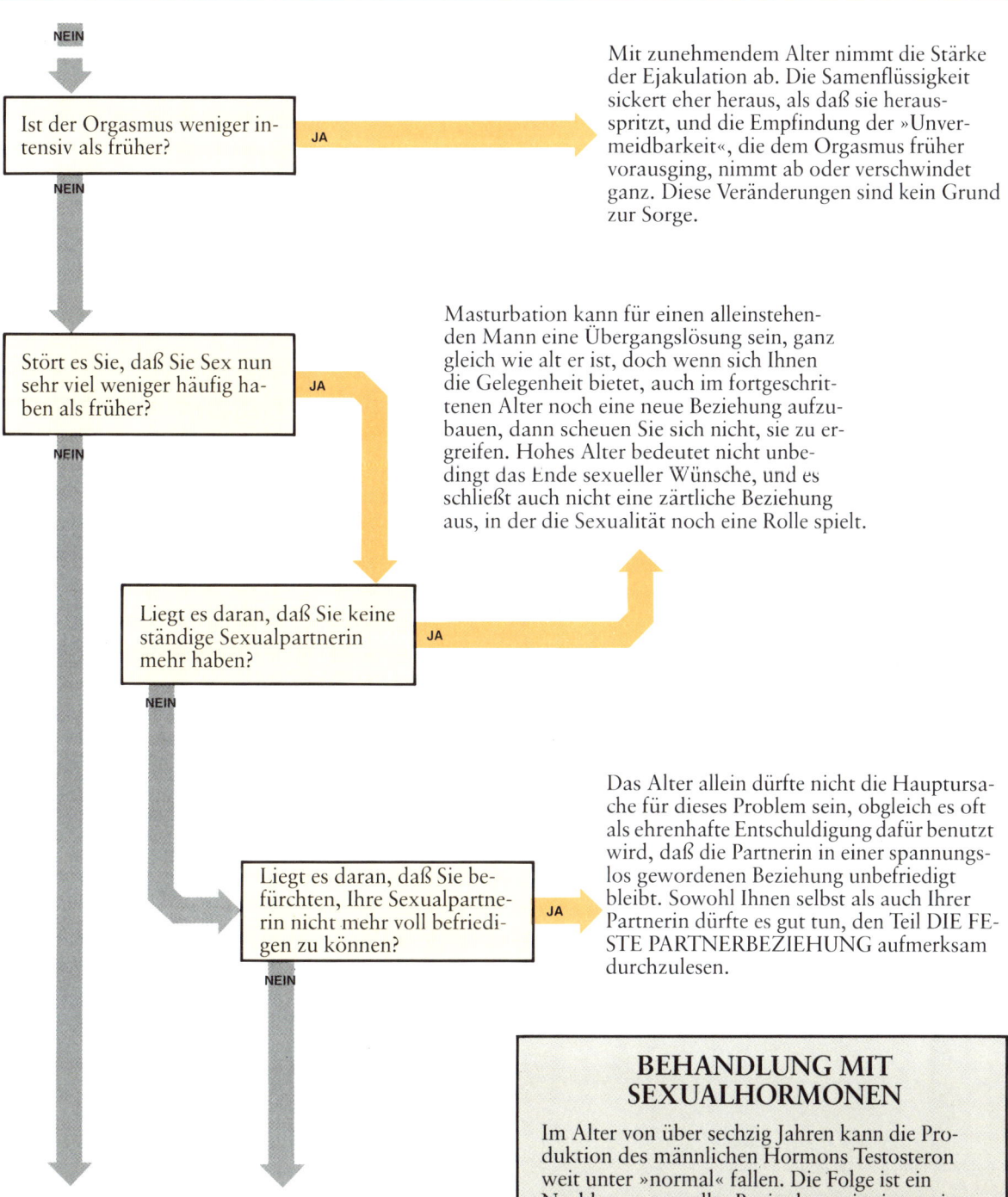

Ist der Orgasmus weniger intensiv als früher?

JA → Mit zunehmendem Alter nimmt die Stärke der Ejakulation ab. Die Samenflüssigkeit sickert eher heraus, als daß sie herausspritzt, und die Empfindung der »Unvermeidbarkeit«, die dem Orgasmus früher vorausging, nimmt ab oder verschwindet ganz. Diese Veränderungen sind kein Grund zur Sorge.

NEIN

Stört es Sie, daß Sie Sex nun sehr viel weniger häufig haben als früher?

JA → Masturbation kann für einen alleinstehenden Mann eine Übergangslösung sein, ganz gleich wie alt er ist, doch wenn sich Ihnen die Gelegenheit bietet, auch im fortgeschrittenen Alter noch eine neue Beziehung aufzubauen, dann scheuen Sie sich nicht, sie zu ergreifen. Hohes Alter bedeutet nicht unbedingt das Ende sexueller Wünsche, und es schließt auch nicht eine zärtliche Beziehung aus, in der die Sexualität noch eine Rolle spielt.

NEIN

Liegt es daran, daß Sie keine ständige Sexualpartnerin mehr haben?

JA ↑

NEIN

Liegt es daran, daß Sie befürchten, Ihre Sexualpartnerin nicht mehr voll befriedigen zu können?

JA → Das Alter allein dürfte nicht die Hauptursache für dieses Problem sein, obgleich es oft als ehrenhafte Entschuldigung dafür benutzt wird, daß die Partnerin in einer spannungslos gewordenen Beziehung unbefriedigt bleibt. Sowohl Ihnen selbst als auch Ihrer Partnerin dürfte es gut tun, den Teil DIE FESTE PARTNERBEZIEHUNG aufmerksam durchzulesen.

NEIN

Ihre sexuelle Reaktion ist wahrscheinlich nicht mehr so intensiv wie in Ihrer Jugend, jedoch bleibt die Fähigkeit, Sex lustvoll zu genießen, bis siebzig und länger erhalten. Etwa ein Drittel aller Männer in den späten Siebzigern ist noch immer sexuell aktiv, und je ausgefüllter das Sexualleben eines Mannes war, desto weniger wird seine sexuelle Energie im Alter nachlassen.

MÄNNER ♂ 2 PROBLEMANALYSEN

BEHANDLUNG MIT SEXUALHORMONEN

Im Alter von über sechzig Jahren kann die Produktion des männlichen Hormons Testosteron weit unter »normal« fallen. Die Folge ist ein Nachlassen sexueller Begierde sowie eine geringere Ejakulationskraft. Die Erektionsfähigkeit wird jedoch nicht beeinträchtigt. Einige Ärzte haben versucht, den Hormonmangel durch eine Therapie mit Ersatzpräparaten auszugleichen, allerdings mit bisher eher enttäuschenden Ergebnissen.

KONFLIKTE MIT HETERO- UND HOMOSEXUALITÄT

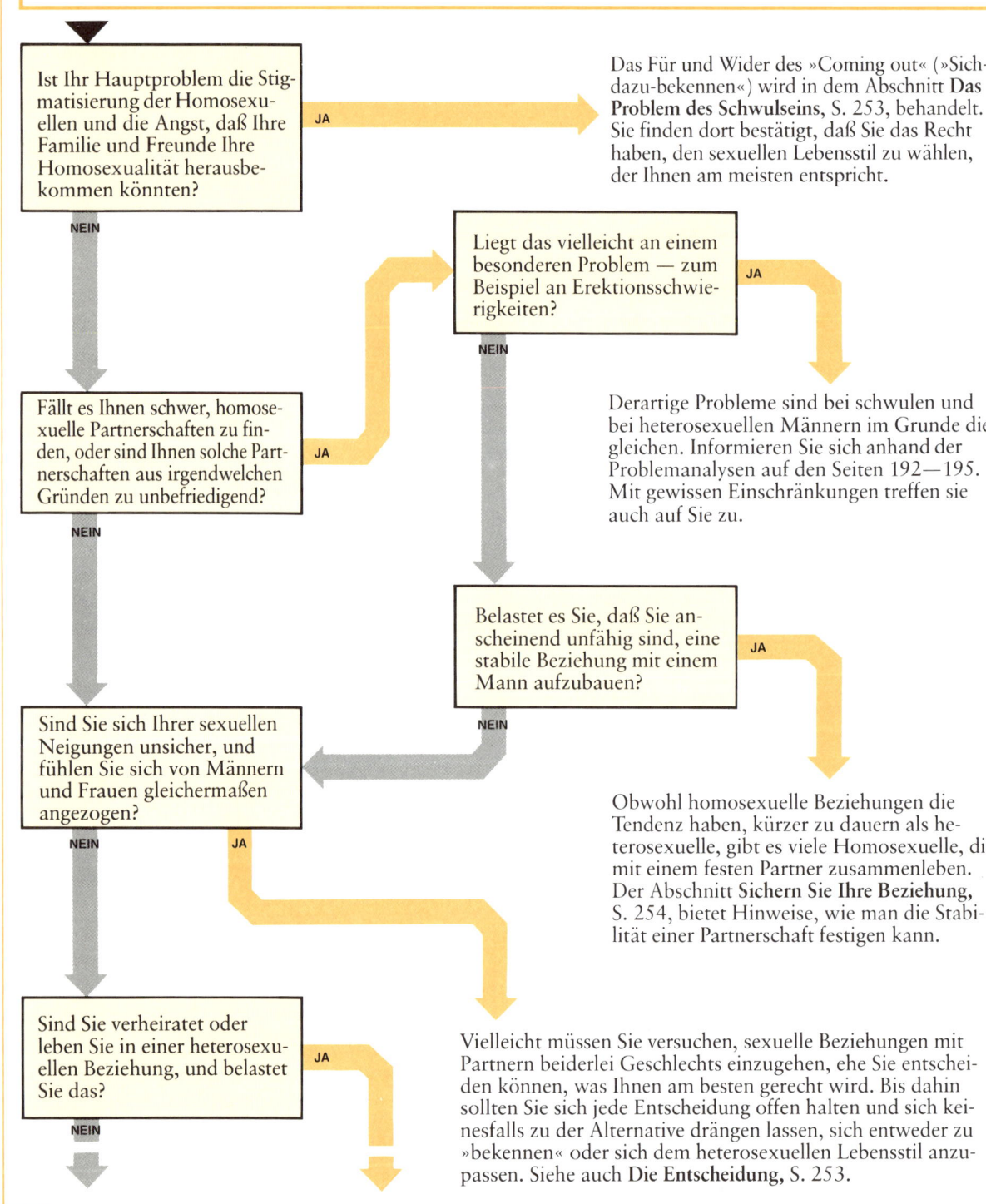

Ist Ihr Hauptproblem die Stigmatisierung der Homosexuellen und die Angst, daß Ihre Familie und Freunde Ihre Homosexualität herausbekommen könnten?

JA

Das Für und Wider des »Coming out« (»Sich-dazu-bekennen«) wird in dem Abschnitt **Das Problem des Schwulseins**, S. 253, behandelt. Sie finden dort bestätigt, daß Sie das Recht haben, den sexuellen Lebensstil zu wählen, der Ihnen am meisten entspricht.

NEIN

Liegt das vielleicht an einem besonderen Problem — zum Beispiel an Erektionsschwierigkeiten?

JA

NEIN

Derartige Probleme sind bei schwulen und bei heterosexuellen Männern im Grunde die gleichen. Informieren Sie sich anhand der Problemanalysen auf den Seiten 192—195. Mit gewissen Einschränkungen treffen sie auch auf Sie zu.

Fällt es Ihnen schwer, homosexuelle Partnerschaften zu finden, oder sind Ihnen solche Partnerschaften aus irgendwelchen Gründen zu unbefriedigend?

JA

NEIN

Belastet es Sie, daß Sie anscheinend unfähig sind, eine stabile Beziehung mit einem Mann aufzubauen?

JA

NEIN

Obwohl homosexuelle Beziehungen die Tendenz haben, kürzer zu dauern als heterosexuelle, gibt es viele Homosexuelle, die mit einem festen Partner zusammenleben. Der Abschnitt **Sichern Sie Ihre Beziehung,** S. 254, bietet Hinweise, wie man die Stabilität einer Partnerschaft festigen kann.

Sind Sie sich Ihrer sexuellen Neigungen unsicher, und fühlen Sie sich von Männern und Frauen gleichermaßen angezogen?

NEIN   **JA**

Sind Sie verheiratet oder leben Sie in einer heterosexuellen Beziehung, und belastet Sie das?

JA

NEIN

Vielleicht müssen Sie versuchen, sexuelle Beziehungen mit Partnern beiderlei Geschlechts einzugehen, ehe Sie entscheiden können, was Ihnen am besten gerecht wird. Bis dahin sollten Sie sich jede Entscheidung offen halten und sich keinesfalls zu der Alternative drängen lassen, sich entweder zu »bekennen« oder sich dem heterosexuellen Lebensstil anzupassen. Siehe auch **Die Entscheidung,** S. 253.

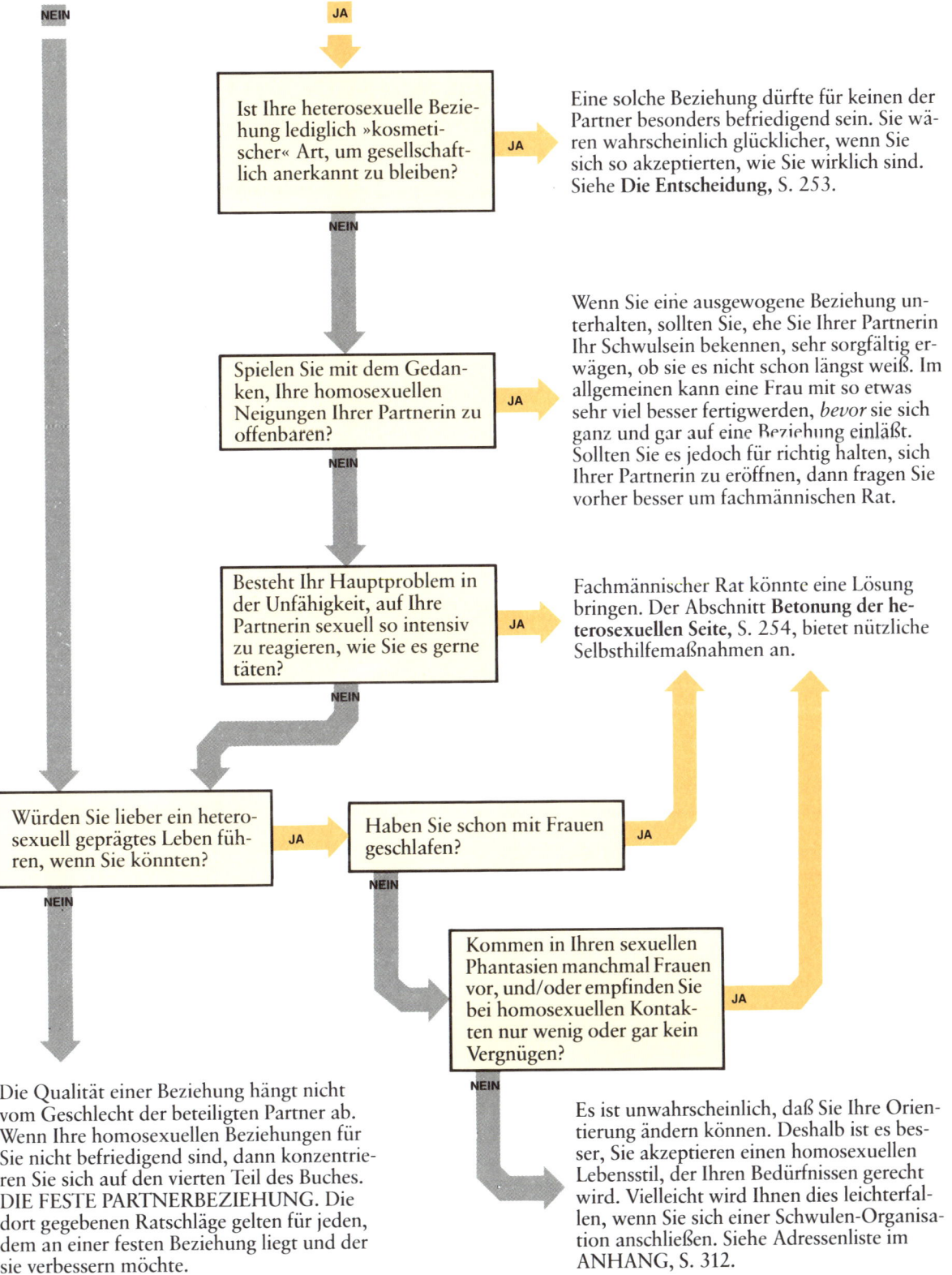

NEIN

JA

Ist Ihre heterosexuelle Beziehung lediglich »kosmetischer« Art, um gesellschaftlich anerkannt zu bleiben?

JA → Eine solche Beziehung dürfte für keinen der Partner besonders befriedigend sein. Sie wären wahrscheinlich glücklicher, wenn Sie sich so akzeptierten, wie Sie wirklich sind. Siehe **Die Entscheidung,** S. 253.

NEIN

Spielen Sie mit dem Gedanken, Ihre homosexuellen Neigungen Ihrer Partnerin zu offenbaren?

JA → Wenn Sie eine ausgewogene Beziehung unterhalten, sollten Sie, ehe Sie Ihrer Partnerin Ihr Schwulsein bekennen, sehr sorgfältig erwägen, ob sie es nicht schon längst weiß. Im allgemeinen kann eine Frau mit so etwas sehr viel besser fertigwerden, *bevor* sie sich ganz und gar auf eine Beziehung einläßt. Sollten Sie es jedoch für richtig halten, sich Ihrer Partnerin zu eröffnen, dann fragen Sie vorher besser um fachmännischen Rat.

NEIN

Besteht Ihr Hauptproblem in der Unfähigkeit, auf Ihre Partnerin sexuell so intensiv zu reagieren, wie Sie es gerne täten?

JA → Fachmännischer Rat könnte eine Lösung bringen. Der Abschnitt **Betonung der heterosexuellen Seite,** S. 254, bietet nützliche Selbsthilfemaßnahmen an.

NEIN

Würden Sie lieber ein heterosexuell geprägtes Leben führen, wenn Sie könnten?

JA → Haben Sie schon mit Frauen geschlafen?

JA ↑

NEIN

NEIN

Kommen in Ihren sexuellen Phantasien manchmal Frauen vor, und/oder empfinden Sie bei homosexuellen Kontakten nur wenig oder gar kein Vergnügen?

JA ↑

NEIN

Die Qualität einer Beziehung hängt nicht vom Geschlecht der beteiligten Partner ab. Wenn Ihre homosexuellen Beziehungen für Sie nicht befriedigend sind, dann konzentrieren Sie sich auf den vierten Teil des Buches. DIE FESTE PARTNERBEZIEHUNG. Die dort gegebenen Ratschläge gelten für jeden, dem an einer festen Beziehung liegt und der sie verbessern möchte.

Es ist unwahrscheinlich, daß Sie Ihre Orientierung ändern können. Deshalb ist es besser, Sie akzeptieren einen homosexuellen Lebensstil, der Ihren Bedürfnissen gerecht wird. Vielleicht wird Ihnen dies leichterfallen, wenn Sie sich einer Schwulen-Organisation anschließen. Siehe Adressenliste im ANHANG, S. 312.

GESCHLECHT UND ROLLENVERSTÄNDNIS

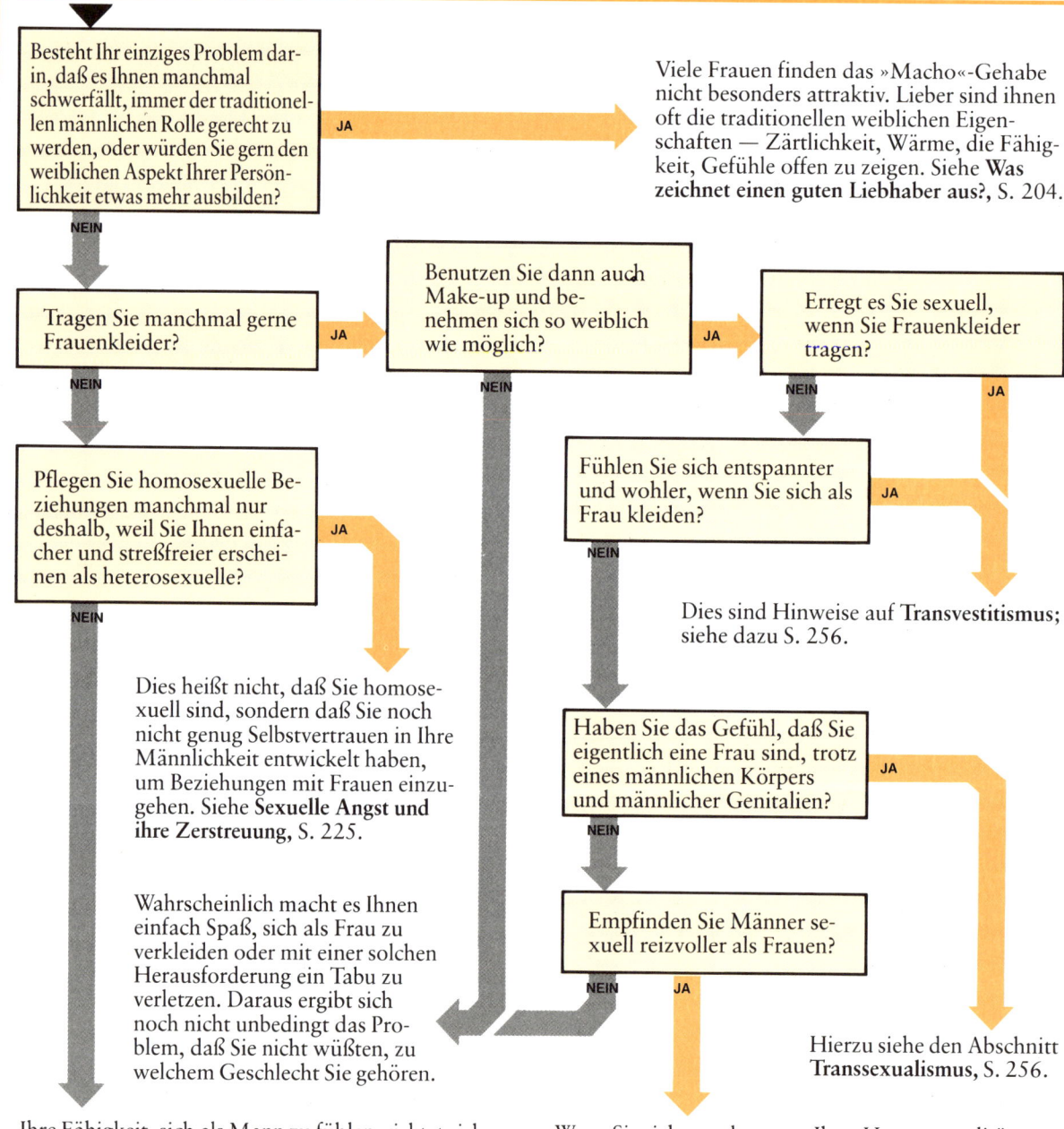

Besteht Ihr einziges Problem darin, daß es Ihnen manchmal schwerfällt, immer der traditionellen männlichen Rolle gerecht zu werden, oder würden Sie gern den weiblichen Aspekt Ihrer Persönlichkeit etwas mehr ausbilden?

JA → Viele Frauen finden das »Macho«-Gehabe nicht besonders attraktiv. Lieber sind ihnen oft die traditionellen weiblichen Eigenschaften — Zärtlichkeit, Wärme, die Fähigkeit, Gefühle offen zu zeigen. Siehe **Was zeichnet einen guten Liebhaber aus?**, S. 204.

NEIN

Tragen Sie manchmal gerne Frauenkleider?

JA → **Benutzen Sie dann auch Make-up und benehmen sich so weiblich wie möglich?**

JA → **Erregt es Sie sexuell, wenn Sie Frauenkleider tragen?**

NEIN

Pflegen Sie homosexuelle Beziehungen manchmal nur deshalb, weil Sie Ihnen einfacher und streßfreier erscheinen als heterosexuelle?

JA → Dies heißt nicht, daß Sie homosexuell sind, sondern daß Sie noch nicht genug Selbstvertrauen in Ihre Männlichkeit entwickelt haben, um Beziehungen mit Frauen einzugehen. Siehe **Sexuelle Angst und ihre Zerstreuung**, S. 225.

NEIN

Fühlen Sie sich entspannter und wohler, wenn Sie sich als Frau kleiden?

JA →

NEIN

Dies sind Hinweise auf **Transvestitismus**; siehe dazu S. 256.

Wahrscheinlich macht es Ihnen einfach Spaß, sich als Frau zu verkleiden oder mit einer solchen Herausforderung ein Tabu zu verletzen. Daraus ergibt sich noch nicht unbedingt das Problem, daß Sie nicht wüßten, zu welchem Geschlecht Sie gehören.

Haben Sie das Gefühl, daß Sie eigentlich eine Frau sind, trotz eines männlichen Körpers und männlicher Genitalien?

JA →

NEIN

Empfinden Sie Männer sexuell reizvoller als Frauen?

NEIN   JA

Hierzu siehe den Abschnitt **Transsexualismus**, S. 256.

Ihre Fähigkeit, sich als Mann zu fühlen, richtet sich nach Ihrem sexuellen Selbstwertgefühl. Wenn dies nur gering ist, dann hegen Sie ganz sicher Zweifel an sich selbst. Das Kapitel STEIGERUNG DES SELBSTWERTGEFÜHLS, S. 227, sollte dazu beitragen, das Vertrauen in Ihre Männlichkeit zu steigern.

Wenn Sie sich gerade erst zu Ihrer Homosexualität durchgerungen haben, dann genießen Sie es wahrscheinlich für einige Zeit, sich übertrieben feminin zu geben. Sobald Sie sich in Ihrer neuen Rolle zu Hause fühlen, wird Ihr Verkleidungsbedürfnis wahrscheinlich verschwinden.

AUSGEFALLENE SEXUALPRAKTIKEN

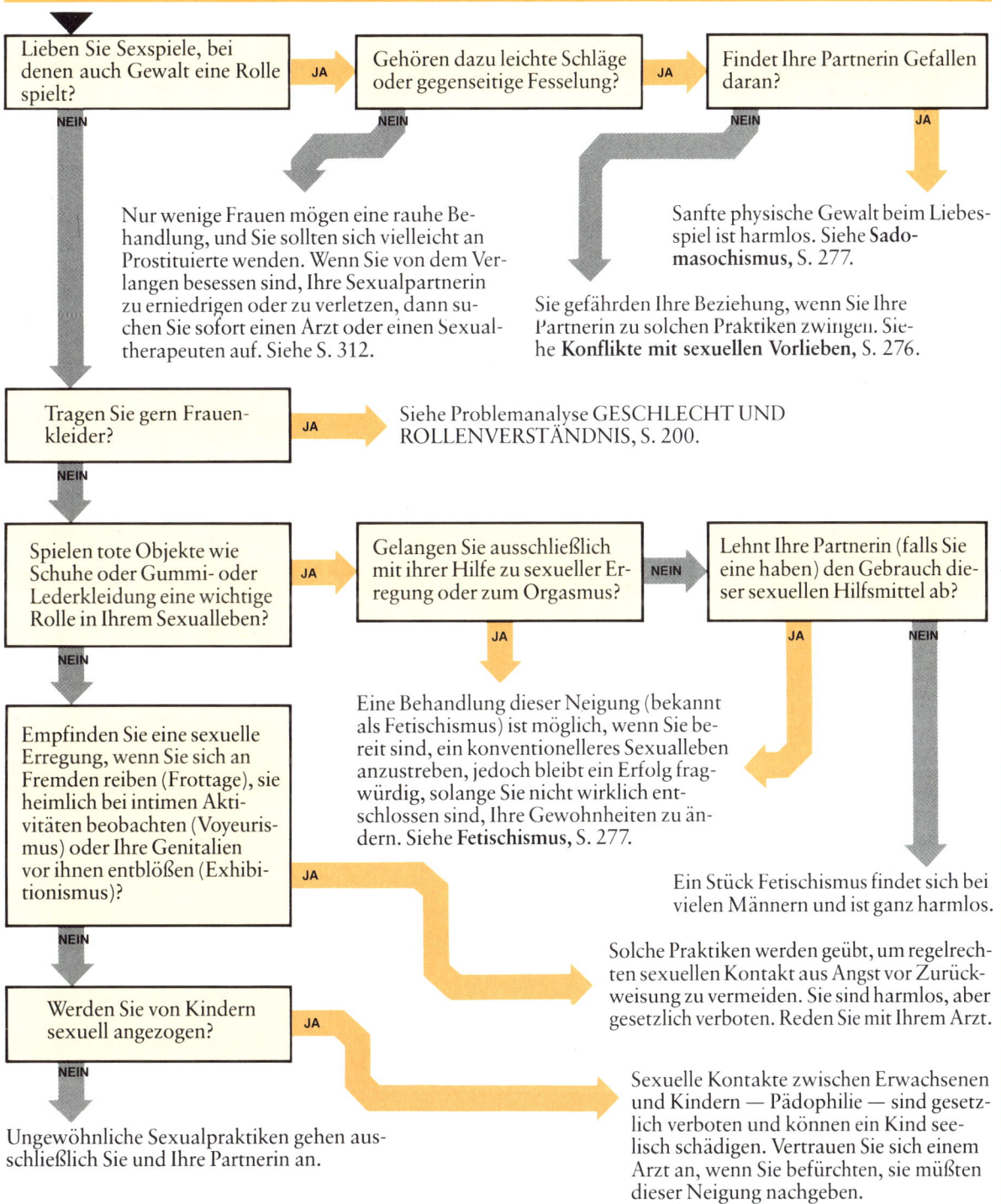

Lieben Sie Sexspiele, bei denen auch Gewalt eine Rolle spielt?

JA → Gehören dazu leichte Schläge oder gegenseitige Fesselung?

JA → Findet Ihre Partnerin Gefallen daran?

NEIN → Nur wenige Frauen mögen eine rauhe Behandlung, und Sie sollten sich vielleicht an Prostituierte wenden. Wenn Sie von dem Verlangen besessen sind, Ihre Sexualpartnerin zu erniedrigen oder zu verletzen, dann suchen Sie sofort einen Arzt oder einen Sexualtherapeuten auf. Siehe S. 312.

JA → Sanfte physische Gewalt beim Liebesspiel ist harmlos. Siehe **Sadomasochismus**, S. 277.

NEIN → Sie gefährden Ihre Beziehung, wenn Sie Ihre Partnerin zu solchen Praktiken zwingen. Siehe **Konflikte mit sexuellen Vorlieben**, S. 276.

Tragen Sie gern Frauenkleider?

JA → Siehe Problemanalyse GESCHLECHT UND ROLLENVERSTÄNDNIS, S. 200.

Spielen tote Objekte wie Schuhe oder Gummi- oder Lederkleidung eine wichtige Rolle in Ihrem Sexualleben?

JA → Gelangen Sie ausschließlich mit ihrer Hilfe zu sexueller Erregung oder zum Orgasmus?

NEIN → Lehnt Ihre Partnerin (falls Sie eine haben) den Gebrauch dieser sexuellen Hilfsmittel ab?

JA → Eine Behandlung dieser Neigung (bekannt als Fetischismus) ist möglich, wenn Sie bereit sind, ein konventionelleres Sexualleben anzustreben, jedoch bleibt ein Erfolg fragwürdig, solange Sie nicht wirklich entschlossen sind, Ihre Gewohnheiten zu ändern. Siehe **Fetischismus**, S. 277.

JA → Solche Praktiken werden geübt, um regelrechten sexuellen Kontakt aus Angst vor Zurückweisung zu vermeiden. Sie sind harmlos, aber gesetzlich verboten. Reden Sie mit Ihrem Arzt.

NEIN → Ein Stück Fetischismus findet sich bei vielen Männern und ist ganz harmlos.

Empfinden Sie eine sexuelle Erregung, wenn Sie sich an Fremden reiben (Frottage), sie heimlich bei intimen Aktivitäten beobachten (Voyeurismus) oder Ihre Genitalien vor ihnen entblößen (Exhibitionismus)?

Werden Sie von Kindern sexuell angezogen?

JA → Sexuelle Kontakte zwischen Erwachsenen und Kindern — Pädophilie — sind gesetzlich verboten und können ein Kind seelisch schädigen. Vertrauen Sie sich einem Arzt an, wenn Sie befürchten, sie müßten dieser Neigung nachgeben.

NEIN → Ungewöhnliche Sexualpraktiken gehen ausschließlich Sie und Ihre Partnerin an.

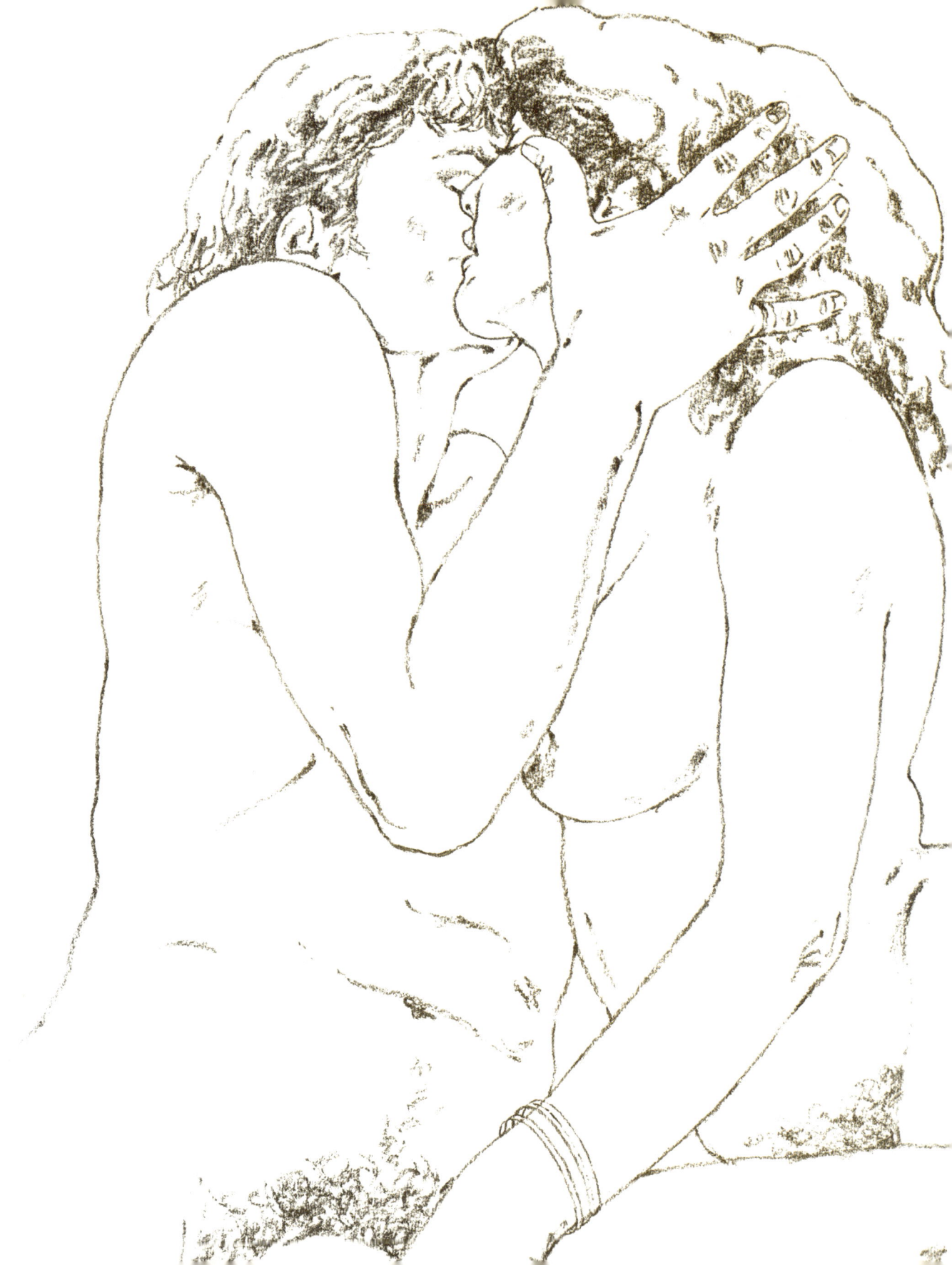

3

WEGE ZU EINEM BESSEREN SEXUALLEBEN

Dieses Kapitel soll Ihnen helfen, Ihre sexuellen Fähigkeiten voll
zu entfalten, neue Wege zu einem wirklich befriedigenden Sexualleben zu finden und nach Auswegen zu suchen, falls es im Augenblick gestört
ist. Die Ratschläge können allen Männern von Nutzen sein, gleichgültig, ob sie
eine feste Beziehung haben oder allein leben, und unabhängig von
Alter und Erfahrung. Wie gut Ihr Sexualleben auch sein mag: Es ist schön, etwas Neues auszuprobieren, ein wenig zu experimentieren. Dadurch
wird das Interesse aneinander wachgehalten und Ihre Beziehung bleibt so sinnlich wie eh und je. Ihr Alter und die Dauer Ihrer Beziehung sollten
Sie nicht davon abhalten, Ihr Sexualleben um neue Spielarten zu bereichern —
im Gegenteil: Es ist gut möglich, daß die vorgeschlagenen Aktivitäten
Ihnen jetzt sogar besser gefallen als früher, als Sie noch jünger waren, denn
jetzt sind Sie sich Ihrer selbst und Ihrer Partnerin sicherer.
In diesem Zusammenhang werden auch Schwierigkeiten
angesprochen, die den Spaß am Sex erheblich beeinträchtigen können. Auch wenn Sie sich schon lange mit einem sexuellen
Problem herumquälen, sollten Sie nicht etwa denken, es sei zu
spät, einen neuen Anlauf zu nehmen, um es zu lösen.
Wenn Sie die Empfehlungen unserer Selbsthilfeprogramme befolgen, werden Sie vermutlich schon bald eine spürbare Verbesserung Ihres Sexuallebens bemerken und vielleicht sogar
Ihre Probleme insgesamt bewältigen können.

BEREICHERUNG DES SEXUALLEBENS

Untersuchungen in den letzten Jahren haben gezeigt, daß bei Frauen sexuelle Bedürfnisse und Abneigungen meistens gleich stark ausgeprägt sind. Dabei wurde besonders deutlich, daß sie sich nicht mehr den starken, schweigsamen »Macho«-Typen wünschen. Statt dessen bevorzugen sie den Mann, der sowohl ihre seelischen wie ihre körperlichen Bedürfnisse berücksichtigt und befriedigt.

Was zeichnet einen guten Liebhaber aus?

Ein wirklich guter Liebhaber ist vor allem der Mann, der den seelischen Bedürfnissen seiner Partnerin gerecht werden kann. Sie sollten aber auch die ganze Bandbreite sexueller Aktivitäten voll ausschöpfen, um Ihre Beziehung immer reizvoll und aufregend zu gestalten. Im folgenden werden Sie mit Techniken vertraut gemacht, die verhindern, daß Ihr Sexualleben in Routine erstickt. Doch zuvor einige Tips für Ihren Weg zum sinnlichen, einfühlsamen Liebhaber.

☐ Seien Sie kein Sexprotz! Zeigen Sie Gefühle und seien Sie einfühlsam! Die meisten Frauen empfinden die Zärtlichkeiten des Vorspiels, in denen Sie vielleicht nur eine Art »Vorbereitung« Ihrer Partnerin auf das sexuelle »Hauptprogramm« sehen, als genauso lustvoll wie den eigentlichen Geschlechtsakt.

☐ Wenn Sie Ihre Partnerin streicheln, zeigen Sie ebenso Ihre Zuneigung wie Ihren Wunsch nach Sex. Eine Umarmung und ein Kuß müssen nicht unbedingt im Bett enden, sie können auch einfach Ihre Liebe ausdrücken.

☐ Es macht nichts, wenn Ihre Erregtheit beim Sex nachläßt — lassen Sie sich gehen, plaudern Sie mit Ihrer Partnerin.

☐ Denken Sie daran, daß das Nachspiel genauso wichtig ist wie das Vorspiel. Sie brauchen nicht viel zu tun, doch ein Aneinanderkuscheln und ein paar liebevolle Worte sind überaus wichtig. Drehen Sie sich niemals auf die andere Seite, um gleich einzuschlafen, springen Sie auch nicht aus dem Bett, um sich anzuziehen.

☐ Betrachten Sie eine neue sexuelle Praktik niemals als eine Herausforderung — sozusagen als Testaufgabe für Sie —, sondern als eine mögliche Quelle der Lust. Schlimm ist es, wenn Sie nicht genießen, was Sie gerade tun. Lassen Sie sich fallen. Eine neue Erfahrung muß nicht unbedingt gut sein, nur weil sie neu ist. Wenn Ihnen etwas nicht auf Anhieb zusagt, dann versuchen Sie es gar nicht erst. Wenn Sie es aber tun und dabei feststellen, daß es Ihnen nicht gefällt, dann wiederholen Sie es auf keinen Fall.

☐ Wenn Sie Sex immer als enttäuschend und unbefriedigend empfunden haben, dann hilft es Ihnen wahrscheinlich nicht viel, wenn Sie nur Ihr Repertoire erweitern. Sex kann nur eine begrenzte Art von Gefühlen hervorrufen. Was ihn zu etwas Besonderem macht, ist — jedenfalls für die meisten Menschen — die Qualität der Beziehung, in der Sex stattfindet.

☐ Frauen können ein gelegentliches Versagen durchaus ertragen, vielleicht macht Sie das sogar menschlicher, verletzlicher und liebenswerter. Wenn Sie sich selbst unter den Zwang setzen, ständig zum Sex bereit zu sein, müssen Sie ein Versagen als Katastrophe empfinden.

BEWERTUNG IHRES SEXUELLEN REPERTOIRES

Die Liste auf der nächsten Seite soll Ihnen helfen, den gegenwärtigen Stand Ihrer sexuellen Erfahrung zu bestimmen. Vielleicht finden Sie unter den aufgeführten Möglichkeiten auch solche, die Sie noch nie ausprobiert haben, die Ihnen aber Spaß machen würden, und das könnte Ihren Horizont erweitern. Außerdem können Sie anhand der Liste den Befriedigungsgrad beurteilen, den Sie zur Zeit bei sexuellen Aktivitäten erreichen, und Sie können feststellen, wie ausgeglichen das Verhältnis von Geben und Nehmen zwischen Ihnen und Ihrer festen Partnerin (falls Sie eine haben) ist. Wenn zu Ihren Vorlieben auch Praktiken gehören, die Sie gern für Ihre Partnerin tun und die Sie sich selbst ebenso gern gefallen lassen, dann dürften Sie mit großer Sicherheit in der Lage sein, eine befriedigende Beziehung zu gestalten.

Benutzen Sie die Bewertungsskala von 0–4 und tragen Sie den für Sie zutreffenden Wert in die vorgegebenen Spalten wie folgt ein: erstens, wie sehr Sie die jeweilige Aktivität genießen (»Genußwert«), und zweitens, wie oft Sie sie praktizieren (»Häufigkeitswert«). Die Liste stellt nur eine begrenzte Auswahl dar, daher können Sie weitere Aktivitäten, die Sie pflegen, die hier aber nicht aufgeführt sind, hinzufügen.

Bewertung der Ergebnisse

Im Idealfall müßten Sie zu dem Ergebnis kommen, daß Aktivitäten mit hohem Genußwert auch häufig praktiziert werden. Falls das nicht der Fall ist, überlegen Sie die Ursache. Sollte es andererseits vorkommen, daß Sie Aktivitäten mit hoher Häufigkeit einen niedrigen Genußwert zugeordnet haben, dann machen Sie sich ernsthafte Gedanken, warum das so ist. Tun Sie irgendwelche Dinge, die Ihnen nicht besonders behagen, nur um Ihrer Partnerin einen Gefallen zu tun? Wenn ja, dann ist diese Einstellung an sich recht positiv zu bewerten — doch nur bis zu einem gewissen Grad. Wenn Sie häufig sexuelle Aktivitäten praktizieren, die Sie nicht mögen, dann können daraus nicht nur Verstimmungen entstehen, sondern auch Erektionsschwierigkeiten.

Eine ausgewogene Partnerschaft

Am besten gehen Sie die folgenden Fragen gemeinsam mit Ihrer Partnerin durch, um zu überprüfen, wie gut Ihre Antworten zusammenpassen. Unter 2, 6, 8, 10, 12, 14, 22 und 24 sind Praktiken aufgeführt, mit denen Sie Ihre Partnerin erregen und beglücken können. Unter 3, 7, 9, 11, 13, 15, 23 und 25 finden Sie Praktiken, die Ihre Partnerin bei Ihnen anwenden kann. Ihre Werte für Häufigkeit und Genuß sollten bei beiden Aktivitätsarten angeglichen, wenn nicht sogar genau gleich sein.

Falls nicht, woran könnte es liegen? Ist einer von Ihnen beiden, wenn es um Lust und Vergnügen geht, lieber der Gebende und der andere der Empfangende? Wenn es so ist, dann werden Sie beide schon herausfinden, wie eine größere Aus-gewogenheit zwischen Ihren Rollen Ihnen mehr Erfüllung bringen kann.

Sie sollten auch solche Praktiken erwägen, die Ihnen besonders genußvoll erscheinen, die Sie aber aus irgendeinem Grund noch nicht ausprobiert haben. Diese bekommen dann natürlich einen hohen Genußwert, aber ihre Häufigkeit ist gleich Null. Wenn Sie erst einmal erkannt haben, in welchen Bereichen eine sexuelle Erfüllung bisher ausgeblieben ist, dann sollten Sie darüber mit Ihrer Partnerin reden, vor allem dann, wenn Experimente in dieser Richtung bisher vor allem durch ihre Abneigung verhindert wurden.

WERTE FÜR GENUSS				WERTE FÜR HÄUFIGKEIT			
Sehr hoch	4	Gering	1	Regelmäßig	4	Selten	1
Hoch	3	Fehlt	0	Oft	3	Nie	0
Mittel	2			Manchmal	2		

	GENUSS	HÄUFIG-KEIT		GENUSS	HÄUFIG-KEIT
1 Zungenkuß			**14** Die Partnerin mit der Hand zum Orgasmus bringen		
2 Streicheln der bekleideten Partnerin			**15** Sich von der Partnerin mit der Hand zum Orgasmus bringen lassen		
3 Sich im bekleideten Zustand streicheln lassen			**16** Geschlechtsverkehr in der Mann-oben-Stellung		
4 Die Partnerin nackt sehen			**17** Geschlechtsverkehr in der Frau-oben-Stellung		
5 Sich nackt zeigen			**18** Geschlechtsverkehr Seite an Seite		
6 Streicheln der nackten Partnerin			**19** Geschlechtsverkehr von hinten (vaginal)		
7 Sich nackt streicheln lassen			**20** Geschlechtsverkehr im Sitzen		
8 Küssen der Brüste Ihrer Partnerin und Saugen an den Brustwarzen			**21** Geschlechtsverkehr im Stehen		
9 Brustwarzen küssen und daran saugen lassen			**22** Gesäß und After der Partnerin streicheln und küssen		
10 Den Genitalbereich der Partnerin erforschen und streicheln			**23** Gesäß und After streicheln und küssen lassen		
11 Den eigenen Genitalbereich erforschen und streicheln lassen			**24** Orale Stimulation der Partnerin bis zum Orgasmus		
12 Den Genitalbereich der Partnerin lecken und küssen			**25** Sich durch orale Stimulation zum Orgasmus bringen lassen		
13 Den eigenen Genitalbereich lecken und küssen lassen					

STIMULIERUNGSTECHNIKEN

Die hier beschriebenen Techniken des Vorspiels werden von den meisten Paaren zur gegenseitigen Stimulation benutzt, aber sie müssen nicht unbedingt zum Geschlechtsakt führen. Als Quellen des Lustgewinns haben sie auch ihren eigenen Wert.

Stimulation der Klitoris

Die Stimulation der Klitoris, die Methode, mit der die meisten Frauen masturbieren, ist wahrscheinlich der wirkungsvollste Weg, eine Frau zu erregen, und für viele Frauen die einfachste Technik, den Orgasmus zu erreichen. Allerdings ist es auch eine Technik, bei der, wie Befragungen ergeben haben, die meisten Männer sich nicht gerade geschickt anstellen.

Ihre Partnerin, die ja ihren eigenen Körper und seine Reaktionen kennt, kann Ihnen genau erklären, an welchem Punkt, mit welchem Druck und Rhythmus sie am stärksten erregt wird. Daher lassen Sie sich zunächst von ihr die Hand führen, wenn Sie von klitoraler Stimulation noch keine Ahnung haben. Falls sie selbst jedoch zu unerfahren oder gehemmt ist, um Ihnen zu helfen, müssen Sie beide experimentieren. Die

folgenden Hinweise sind dabei sicher nützlich, aber Sie kommen direkter und schneller zum Ziel, wenn Sie beide sich vorbehaltlos verständigen können.

☐ Seien Sie behutsam beim Berühren der Klitoris, denn sie ist ein sehr zartes und hochsensibles Organ. Eine Gleitflüssigkeit — zum Beispiel das Vaginalsekret Ihrer Partnerin, Ihr eigener Speichel oder ein im Handel erhältliches entsprechendes Mittel — schaltet unangenehme Reizungen aus.

☐ Üben Sie keinen direkten oder anhaltenden Druck auf die Klitoris aus, es sei denn, Sie wissen ganz genau, daß Ihre Partnerin das mag; vielen Frauen ist es unangenehm oder es tut ihnen sogar weh. Indirekter Druck auf die Hautfalten in der Umgebung des Kitzlers ist im allgemeinen angenehmer und erregender. Benutzen Sie dabei die ganze Hand, alle Finger, die Handfläche oder den Handballen und nicht nur ein oder zwei Finger. Dadurch erreichen Sie einen sanften, aber ungemein angenehmen Druck auf den gesamten hochempfindlichen klitoralen Bereich.

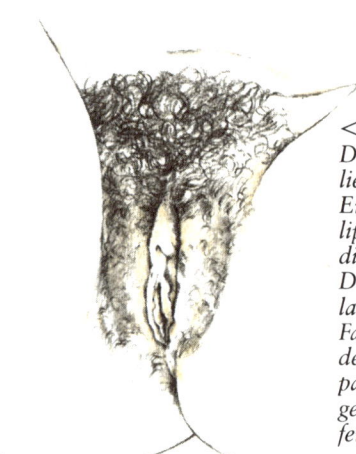

◁ **Die weiblichen Genitalien**
Die äußeren weiblichen Genitalien nennt man auch Vulva. Bei Erregung füllen sich die Schamlippen mit Blut und bilden um die Öffnung eine Art Polster. Die äußeren Schamlippen, auch labia majora, sind in Form und Farbe unterschiedlich ausgebildet, während das innere Lippenpaar, die labia minora, im allgemeinen etwas rosiger und feuchter ist.

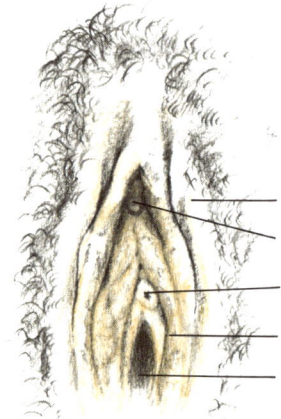

◁ **Die Klitoris**
Dieses kleine hochempfindliche Organ sitzt zwischen den inneren Schamlippen.

LABIA MAJORA

KLITORIS

HARNRÖHREN-ÖFFNUNG

LABIA MINORA

SCHEIDENEINGANG

KLITORALE STIMULATIONSTECHNIKEN

Jede Frau hat hier ihre Vorlieben, aber wenigstens eine der dargestellten Methoden ist bei Ihrer Partnerin bestimmt erfolgreich.

1 KREISENDE BEWEGUNGEN

1 Legen Sie eine Hand auf den Bereich um die Klitoris, üben Sie mit den Fingern oder mit der Handfläche einen leichten Druck aus und vollführen Sie mit der Hand zärtliche kreisende Bewegungen.

2 Schieben Sie die Hand hoch, so daß der Ballen auf der oberen Zone der Vulva, direkt über dem Kitzler liegt. Dabei sollte Ihre Hand teilweise auf beiden Seiten auf dem Schambogen ruhen. In dieser Position können Sie, während Sie die Hand leicht bewegen, einen relativ starken Druck ausüben.

3 Sie können auch die Hand mit der Handfläche nach unten auf den Venushügel legen, so daß Ihre Finger sich in Höhe der Klitoris und ihrer Umgebung befinden. Drücken Sie sanft und führen Sie kreisende Bewegungen aus.

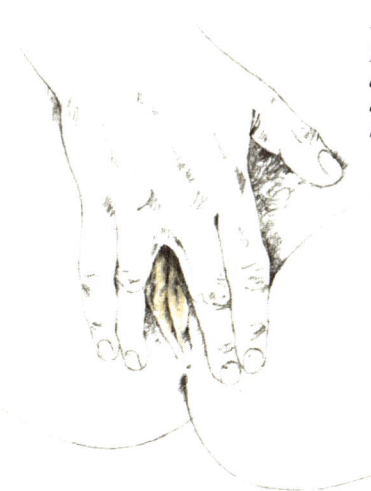

◁ **Einsatz des Handballens**
Der Handballen liegt auf der Klitoris und auf dem Schambogen, übt kräftigen Druck auf den gesamten Bereich aus und vollführt kreisende Massagebewegungen.

Kreisende Handfläche ▷
Eine starke, aber zärtliche Stimulation des gesamten klitoralen Bereichs wird erreicht, wenn die kreisende Handfläche den Venushügel bedeckt und die Finger entspannt über der Klitoris liegen.

2 VIBRATIONSTECHNIKEN

1 Legen Sie Ihre Hand auf den gesamten Bereich und lassen Sie sie rasch vibrieren.

2 Lassen Sie Ihre Finger auf dem Kitzler rasch hin und her gleiten.

3 Legen Sie Ihre Hand auf den Venushügel und lassen Sie je einen Finger an jeder Seite der Schamlippen hin und her fahren.

4 Reiben Sie mit den Fingern im Bereich des Kitzlerschaftes an den Innenseiten der inneren Schamlippen entlang. Da Sie keinen direkten Druck auf die Klitoris ausüben, sondern sich mehr auf die Hautfalten in ihrer Umgebung konzentrieren, kann der Druck ruhig etwas stärker sein.

5 Eine andere wirkungsvolle Möglichkeit bietet die Kombination klitoraler Stimulation mit dem Eindringen eines Fingers in die Vagina (überzeugen Sie sich vorher, daß Ihre Fingernägel kurz geschnitten sind und keine scharfen Kanten haben). Schieben Sie — die Handfläche nach oben — den Mittelfinger in die Vagina und winkeln Sie die anderen Finger an, so daß die Knöchel auf den Bereich um den Kitzler drücken.

6 Bewegen Sie den Finger langsam nach innen und nach außen, und drücken Sie dabei sanft auf die vordere Scheideninnenwand, Sie erregen damit einen besonders empfindlichen Bereich, den sogenannten G-Punkt. Diese Innenreizung der Vagina in Verbindung mit einer sanften Massage des Kitzlers wird als ungemein erregend empfunden.

7 Am erregendsten dürfte es sein, wenn Sie mit Ihrem Penis über den Kitzler streichen.

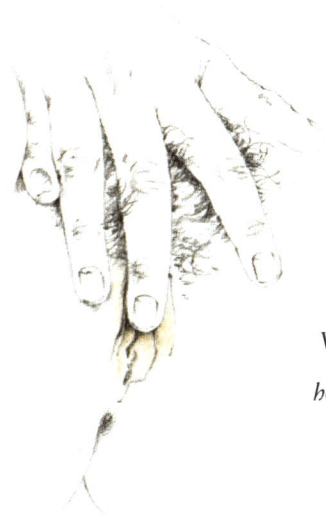

◁ **Der Finger als Vibrator**
Die einfachste Methode zur Reizung der Klitoris besteht darin, mit den Fingern in kurzen, schnellen Bewegungen über die Klitoris zu fahren.

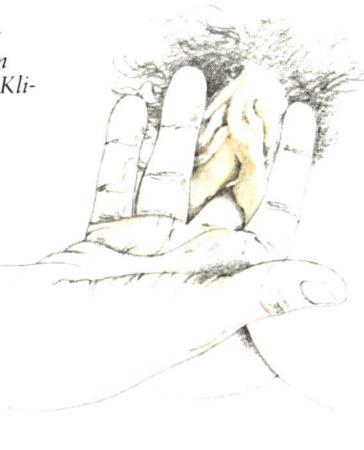

Stimulation des G-Punktes ▷
Während Sie mit dem Mittelfinger die vordere Innenwand der Scheide mit ihrem hochsensiblen G-Punkt erforschen, können Ihre Fingerknöchel die Klitoris durch Druck auf ihre nächste Umgebung indirekt erregen.

ORALER SEX

Die Erregung der männlichen Genitalien mit dem Mund wird als Fellatio bezeichnet, die Erregung der weiblichen Genitalien mit dem Mund heißt Cunnilingus.

Die meisten Männer übernehmen beim oralen Sex genauso gern die aktive wie die passive Rolle. Einige würden eine solche Praktik gern einmal ausprobieren, haben aber Hemmungen, mit ihrer Partnerin darüber zu sprechen, weil sie oralen Sex für abnorm halten oder sich scheuen, einen solchen Wunsch zu äußern. Andere lehnen oralen Sex allgemein ab, weil sie gegenüber genitalen Gerüchen oder Sekreten Ekel empfinden (siehe **Angst vor sexuellen Gerüchen und**

Sekreten, S. 226). Sobald solche Hemmungen abgebaut und überwunden sind, wird oraler Sex gewöhnlich von beiden Partnern als höchst lustvoll empfunden.

Sie können orale Reiztechniken einsetzen, um sich gegenseitig vor dem Geschlechtsverkehr zu erregen, sie sind aber auch eine Alternative, um Orgasmus zu erreichen. Darauf verzichten sollten Sie allerdings, wenn einer von Ihnen unter Infektionskrankheiten im Mund- oder Genitalbereich leidet.

Orale Stimulation ▷

Die 69er-Stellung gestattet gleichzeitig einen gegenseitigen oral-genitalen Kontakt und kann außerordentlich erregend sein. Viele Paare wechseln sich jedoch lieber ab und erregen sich nacheinander mit dem Mund, denn es ist leichter, sich ganz entweder auf das Geben oder das Empfangen von Lust zu konzentrieren, als beides gleichzeitig zu tun.

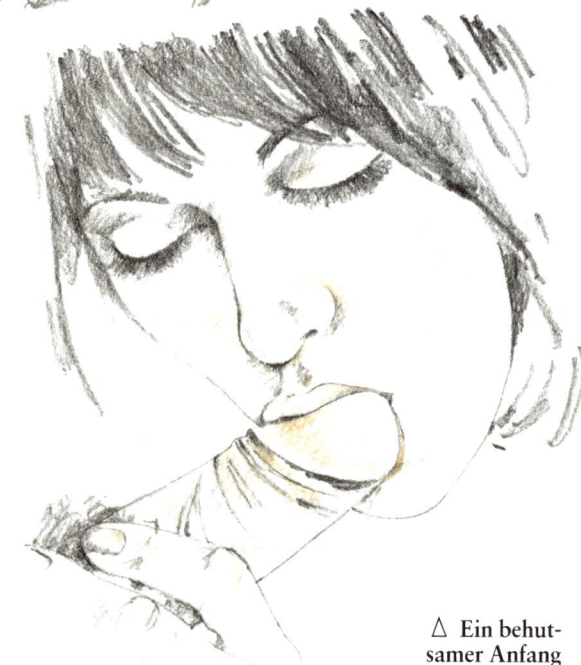

Fellatio

Viele Frauen, selbst wenn sie gern oralen Sex ausprobieren würden, wissen nicht genau, was sie tun sollen. Beschreiben Sie Ihrer Partnerin so genau wie möglich, was Ihnen gefällt. Anfangs ist es sicher am besten, wenn Sie ihr vorschlagen, Ihren Penis zu küssen, bis sie selbst den Wunsch verspürt, ihn ganz in den Mund zu nehmen.

Wahrscheinlich wird sie sehr bald bereit sein, die ganze Eichel mit den Lippen zu umschließen und daran zu saugen, wobei sie mit der Zunge die empfindliche Unterseite, das Frenulum, erregt. Sie sollte dabei den Mund weit öffnen und die Lippen (nicht die Zähne!) fest um den Peniskopf schmiegen.

Dann kann sie den Mund an Ihrem Penis auf und nieder bewegen, genauso wie Sie ihn in ihrer Vagina bewegen würden. Sie kann ihren Mund »verlängern«, indem sie vor ihren Lippen mit Daumen und Zeigefinger den Penis umschließt und dann Mund und Hand im gleichen Rhythmus auf und ab bewegt. Sie können den Kopf Ihrer Partnerin mit den Händen dirigieren, um ihr die für Sie angenehmste Geschwindigkeit anzudeuten, aber achten Sie darauf, daß Sie dabei keinen Zwang ausüben.

Je sicherer Ihre Partnerin sich fühlt, desto eher wird sie auch mehr vom Penisschaft in den Mund nehmen, während Sie vielleicht sanfte Stoßbewegungen ausführen. Denken Sie aber daran: Wenn Ihr Penis zu weit in den Rachen Ihrer Partnerin vordringt, kann leicht ein unangenehmes Würgen ausgelöst werden. Überlassen Sie es daher Ihrer Partnerin, die Tiefe Ihrer Stöße zu bestimmen.

△ **Ein behutsamer Anfang**
Wenn Ihre Partnerin noch nie an Ihrem Penis gesaugt hat, ist es ihr zunächst sicher lieber, wenn sie ihn zuerst nur küßt und an ihm leckt.

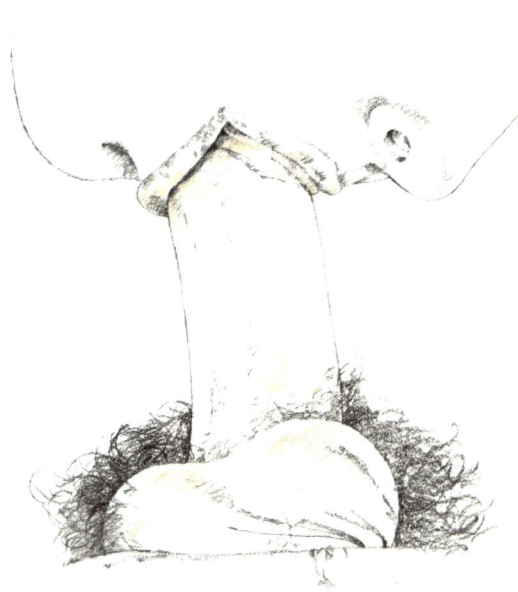

△ **Schmerzfreier Genuß**
Wenn Ihre Partnerin an Fellatio Gefallen findet, wird Sie experimentieren wollen. Erinnern Sie sie daran, daß ihre Zähne nicht an die empfindliche Eichel kommen.

△ **Erstickungsangst**
Damit keine Erstickungsängste aufkommen, kann Ihre Partnerin den Penis mit einem oder mehr Fingern umschließen. Damit bestimmt sie, wie tief der Penis eindringen kann, wenn sie mit dem Mund daran entlanggleitet oder wenn Sie Stoßbewegungen ausführen.

Cunnilingus

Da die Zunge weitaus zarter ist als die Finger, ist sie für eine sanftere Erregung der Klitoris wie geschaffen. Für Ihre Partnerin ist der Cunnilingus überaus befriedigend, wenn sie sicher sein kann, daß auch Sie daran Gefallen finden. Nichts trübt das Vergnügen einer Frau an oralem Sex so sehr wie der Argwohn, das sei nur eine Pflichtübung, die aus Rücksicht auf sie praktiziert wird. Die folgenden Ratschläge sollen Ihnen helfen, Ihrer Partnerin ein Maximum an Genuß zu verschaffen.

Beginnen Sie, indem Sie den Venushügel, die Innenseiten der Oberschenkel und den unteren Bereich des Bauchs küssen und mit der Zunge liebkosen. Nun wandern Sie mit der Zunge weiter zum Genitalbereich und lassen gelegentlich die Zungenspitze über die Hautfalten in der Umgebung der Klitoris gleiten. Beobachten Sie dabei die Reaktionen Ihrer Partnerin und fahren Sie dementsprechend fort. Zum Beispiel gefällt ihr vielleicht besonders, wenn Sie mit Ihrer Zunge in die Vagina eindringen und sie hin und her bewegen.

Erforschen Sie mit der Zunge die Klitoris. Auch dabei sollten Sie versuchen, aus den Reaktionen herauszufinden, welche Art der Stimulation Ihrer Partnerin am meisten behagt. Beginnen Sie, indem Sie leicht saugen und »nuckeln«. Wahrscheinlich empfinden auch Sie es als erregend, wenn Sie die Zunge gegen die Klitoris vibrieren lassen.

Vergessen Sie nicht, daß Sie auch noch Hände haben — streicheln Sie ihre Brüste, massieren Sie ihre Oberschenkel und umspannen Sie mit den Händen ihr Gesäß. Solche Gesten vermitteln ein zusätzliches Gefühl von Nähe und Vertrautheit, und das wird während des Cunnilingus oft vernachlässigt.

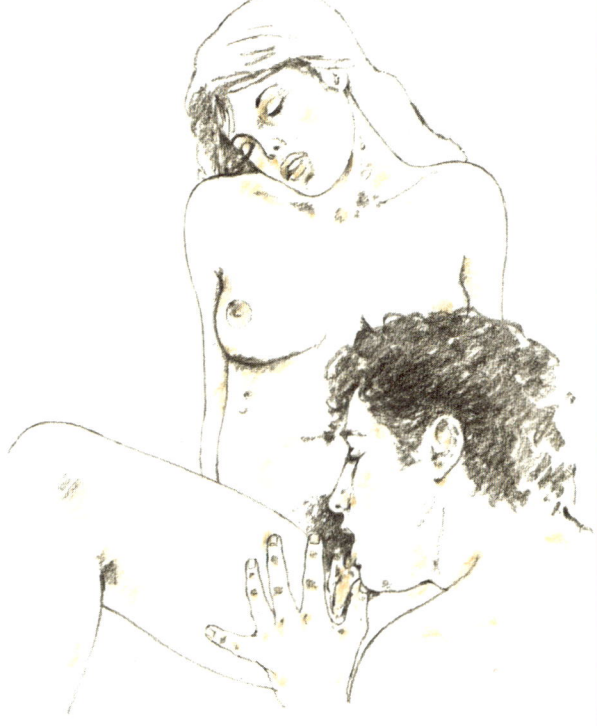

△ **Erregung der Partnerin**
Indem Sie die Zone um die Vaginalöffnung Ihrer Partnerin küssen, steigern Sie ihre Begierde und üben auf ihre Klitoris einen starken, indirekten Reiz aus.

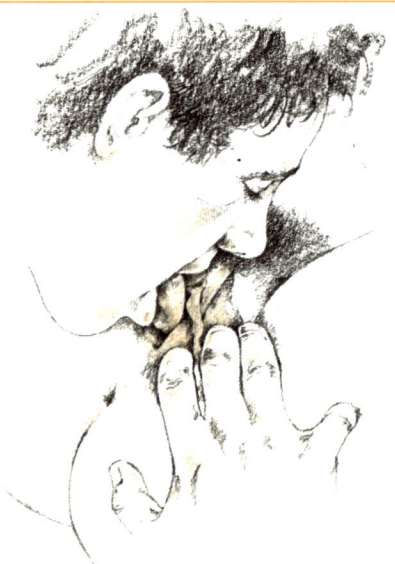

△ **Eindringen mit der Zunge**
Wenn Sie Ihre Zunge in der Vagina Ihrer Partnerin ein und aus gleiten lassen, verschaffen Sie ihr ein Höchstmaß an Lustgefühl. Einige Frauen haben es jedoch lieber, wenn der Partner sich vorwiegend auf ihre Klitoris konzentriert.

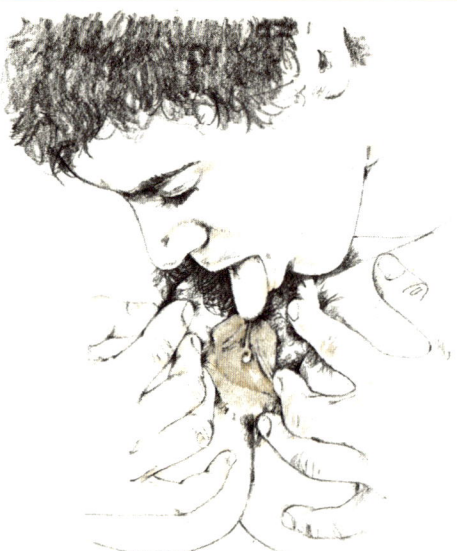

△ **Mit der Zungenspitze**
Indem Sie die Schamlippen mit beiden Händen sanft auseinander ziehen, können Sie mit der Zungenspitze ungehindert die Klitoris erregen.

ANALVERKEHR

Die einfachste Form analer Stimulation ist »das Vorbeikommen«, das Berühren des Afters des Sexualpartners während des Geschlechtsverkehrs oder beim oralen Sex. Der Analbereich ist hochsensibel, und »das Vorbeikommen« kann erotische Empfindungen erheblich intensivieren.

Das Eindringen in das Rektum mit einem Teil des Fingers oder mit dem ganzen Finger ist eine erweiterte Form dieser Technik. Falls Sie und Ihre Partnerin dies versuchen wollen, cremen Sie am besten den Finger mit einem Gleitmittel ein, und achten Sie darauf, daß Ihre Fingernägel keine scharfen Kanten haben. Wahrscheinlich wird Ihre Partnerin diese Art der Stimulation als lustvoll empfinden, aber gehen Sie stets behutsam zu Werke. Wenn sie mit ihrem Finger in Ihr Rektum eindringt und Druck nach vorn ausübt, pflanzt sich dieser Druck bis zu Ihrer Prostata fort und verursacht ein intensives Lustgefühl.

Analverkehr — Eindringen des Penis in das Rektum — wird vorwiegend unter homosexuellen Männern praktiziert, jedoch wird diese Praktik gelegentlich auch von einigen heterosexuellen Paaren ausgeübt. Sollten auch Sie vorhaben, den Analverkehr auszuprobieren, dann müssen Sie folgendes beachten:

☐ Verwenden Sie Gleitmittel in reichlichen Mengen.

☐ Dringen Sie langsam und behutsam ein. Am besten sitzt Ihre Partnerin dabei auf Ihnen, weil sie so am besten kontrollieren kann, wie tief Sie in sie eindringen. Denken Sie stets daran, daß Analverkehr für sie schmerzhaft sein kann, daher brechen Sie Ihre Aktivitäten sofort ab, wenn sie Sie darum bittet.

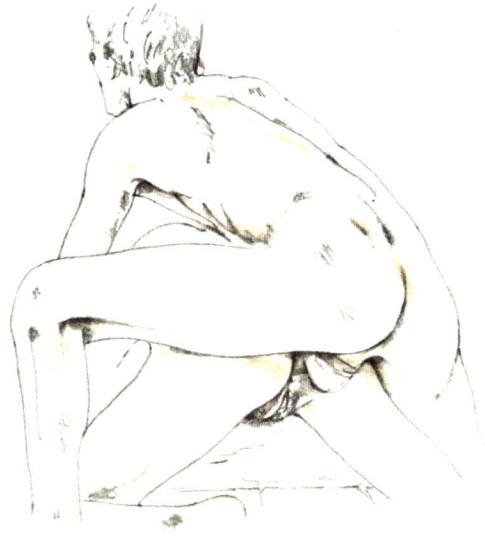

△ **Hygienische Vorsichtsmaßnahmen**
Üben Sie nach Analverkehr niemals den normalen Geschlechtsverkehr aus, ohne vorher Ihren Penis sorgfältig zu waschen. Sie erhöhen sonst das Risiko einer Infektion im Genitalbereich.

STELLUNGEN BEIM GESCHLECHTSVERKEHR

Es gibt sechs Hauptgruppen von Stellungen beim Geschlechtsverkehr mit zahllosen Variationen, die sich nur unerheblich voneinander unterscheiden, wie zum Beispiel in der Position der Gliedmaßen oder im Winkel der Körper zueinander. Viele der auf den folgenden Seiten aufgeführten Beispiele vereinigen in sich ein hohes Maß an erotischer Reizwirkung und Bequemlichkeit.

Einige der Stellungen sind für bestimmte Situationen besonders geeignet — zum Beispiel während der Schwangerschaft. Andere sollen einfach nur Spaß machen und haben keinen besonderen Vorteil als den, daß sie Ihrem Repertoire etwas Neues hinzufügen. Vielleicht reizt es Sie, auch diese Stellungen einmal auszuprobieren.

Der Sinn des Experimentierens

Fühlen Sie sich nicht gezwungen, beim Ausprobieren einer neuen Stellung sich haargenau an das Buch zu halten. Sobald Sie Unbehagen verspüren, nehmen Sie kleine Veränderungen vor, bis Sie und Ihre Partnerin sich wohlfühlen. Ganz gleich, wieviele Stellungen Sie ausprobieren, Sie werden feststellen, daß Sie stets wieder auf die wenigen Positionen zurückkommen, die Ihnen und Ihrer Partnerin den größten Genuß verschaffen. Wenn Sie dabei bleiben, dann heißt das nicht, daß Sie einfallslos und träge sind, sondern Sie haben dann eben genügend herumexperimentiert und wissen genau, was Sie mögen und was nicht. (Die beste Zeit für Experimente ist der Beginn einer neuen Beziehung, wenn Sie gegenseitig Ihre Körper erforschen und die Vorlieben des anderen kennenlernen wollen. Sinnvoll sind Experimente auch dann, wenn Ihre Beziehung schon lange dauert und Sie Ihr gemeinsames Liebesspiel durch etwas Neues beleben wollen.)

Beachten Sie stets:

☐ Das Eindringen fällt am leichtesten, wenn die Oberschenkel Ihrer Partnerin weit gespreizt sind.

☐ Stellungen, bei denen Ihre Partnerin die Knie an die Brust zieht, erlauben ein besonders tiefes Eindringen.

☐ Eine Stellung, in der Ihre Partnerin die Beine zusammen hält, bietet dem Penis ein Höchstmaß an Stimulation.

STELLUNGEN MIT DEM MANN OBEN

Mann-oben-Stellungen, vor allem die »Missionars-Stellung«, bei der der Mann zwischen den leicht gespreizten Beinen der Frau liegt, kommen wahrscheinlich am häufigsten vor. Sie gestatten Ihnen eine nahezu vollständige Kontrolle über den Geschlechtsverkehr, lassen Ihrer Partnerin jedoch nur sehr wenig Bewegungsfreiheit. In diesen Stellungen erreichen die meisten Männer den Orgasmus am schnellsten.

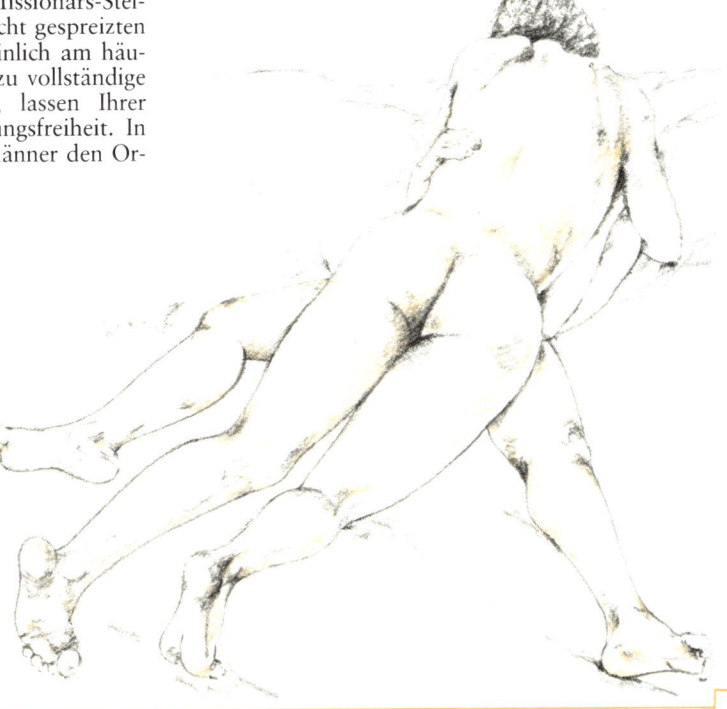

Tiefes Eindringen ▷
In dieser Position ist die Vulva etwas stärker nach unten geneigt als in der häufiger praktizierten Stellung mit angewinkelten Beinen. Die Folge ist eine stärkere Reizung des Kitzlers. Außerdem können Sie tief eindringen, und der Scheideneingang ist verengt, so daß der Penis ebenfalls stärker stimuliert wird.

Rhythmisches Miteinander ▷

*Diese Stellung für ein besonders tiefes Eindringen
bietet sich an, wenn der Penis sehr kurz ist. Die
Scheidenöffnung ist entspannt, während der Kitzler
ausgiebig stimuliert wird und die Frau sich im
Rhythmus mit ihrem Partner bewegen kann.*

▽**»Winkel«-Stellung**

*In dieser Position liegt die Frau auf dem Bett,
während der Mann daneben steht oder
kniet. Indem er die Frau sanft anhebt, kann
er den Penetrationswinkel verändern.*

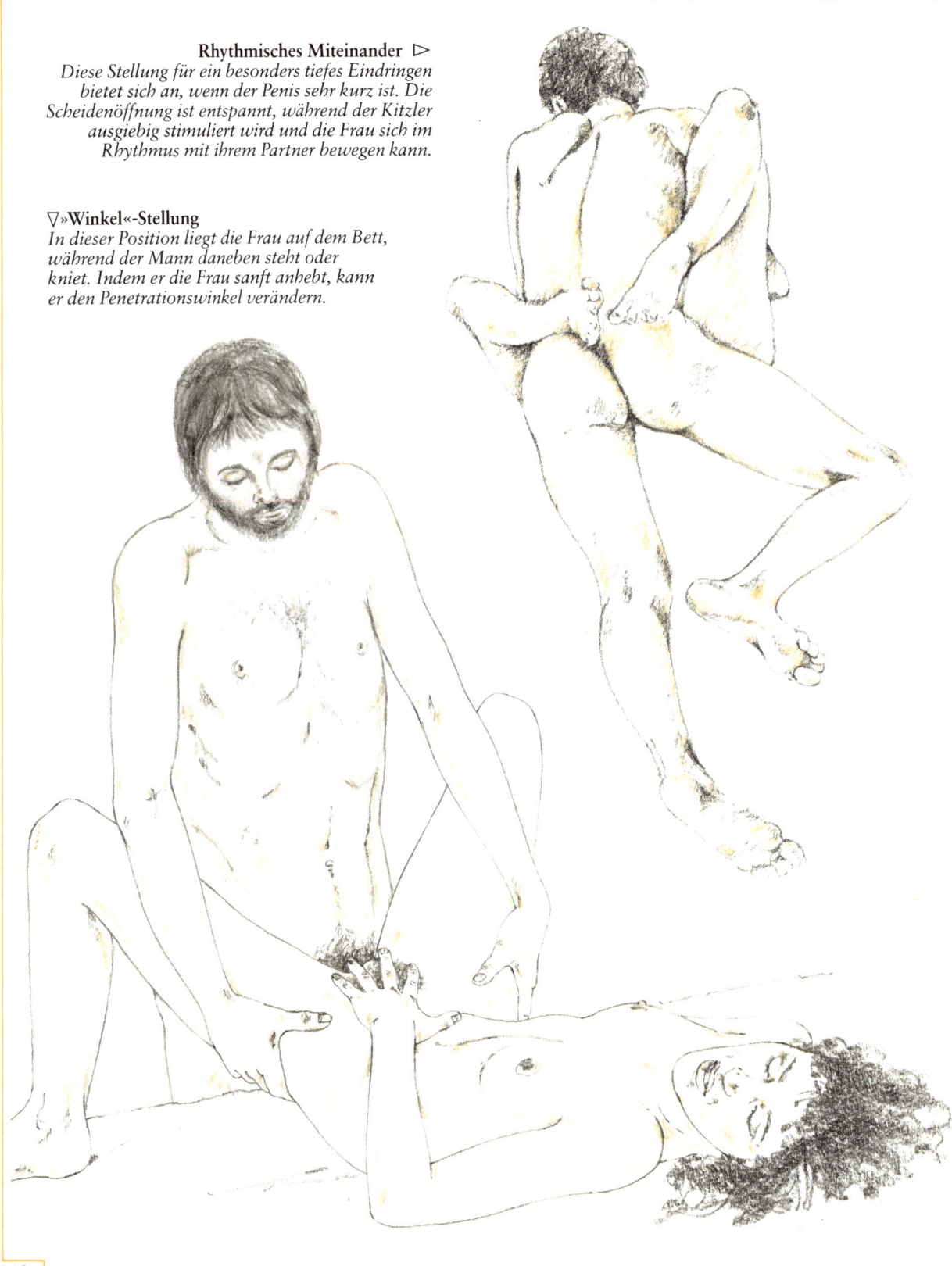

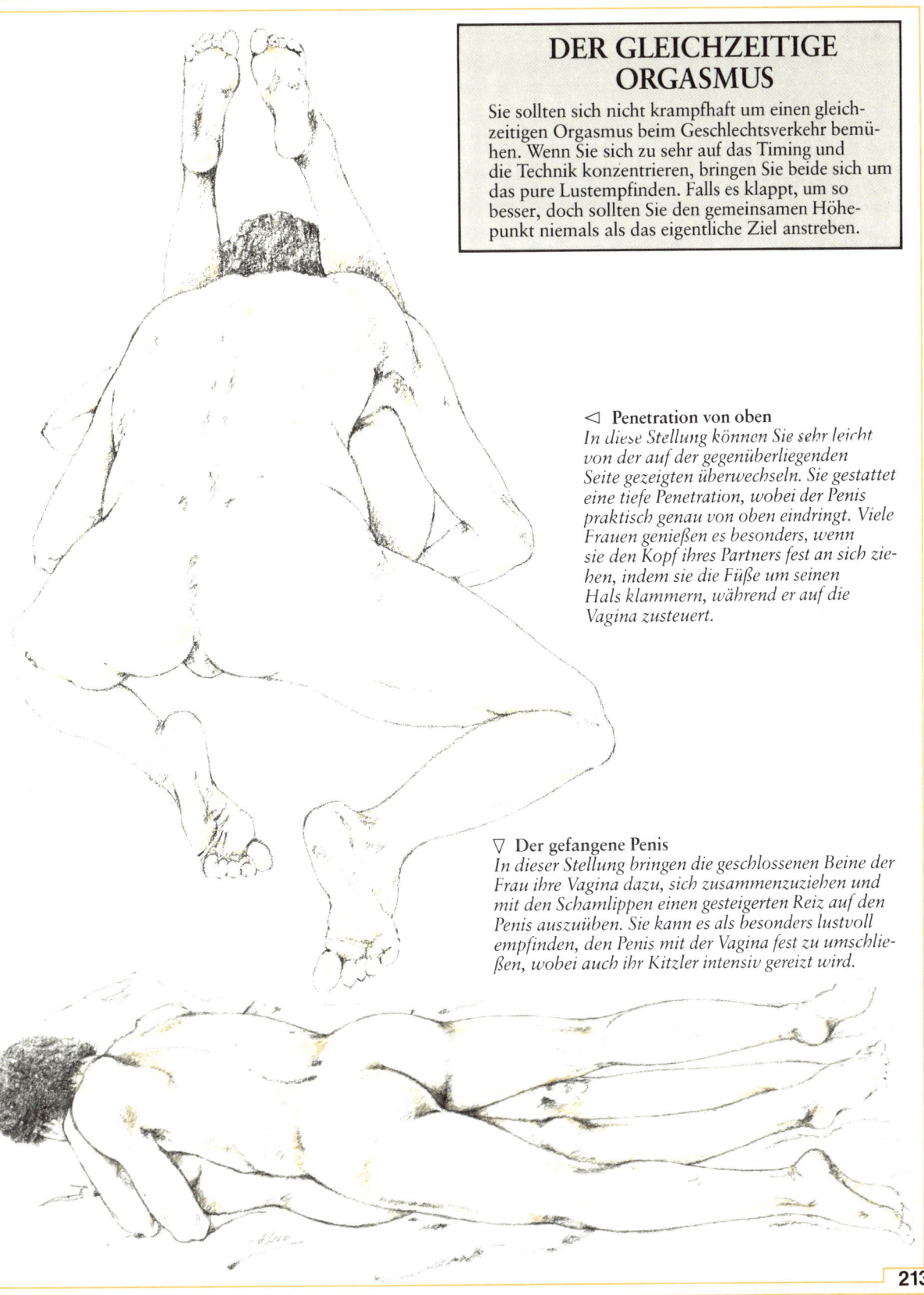

DER GLEICHZEITIGE ORGASMUS

Sie sollten sich nicht krampfhaft um einen gleichzeitigen Orgasmus beim Geschlechtsverkehr bemühen. Wenn Sie sich zu sehr auf das Timing und die Technik konzentrieren, bringen Sie beide sich um das pure Lustempfinden. Falls es klappt, um so besser, doch sollten Sie den gemeinsamen Höhepunkt niemals als das eigentliche Ziel anstreben.

◁ **Penetration von oben**
In diese Stellung können Sie sehr leicht von der auf der gegenüberliegenden Seite gezeigten überwechseln. Sie gestattet eine tiefe Penetration, wobei der Penis praktisch genau von oben eindringt. Viele Frauen genießen es besonders, wenn sie den Kopf ihres Partners fest an sich ziehen, indem sie die Füße um seinen Hals klammern, während er auf die Vagina zusteuert.

▽ **Der gefangene Penis**
In dieser Stellung bringen die geschlossenen Beine der Frau ihre Vagina dazu, sich zusammenzuziehen und mit den Schamlippen einen gesteigerten Reiz auf den Penis auszuüben. Sie kann es als besonders lustvoll empfinden, den Penis mit der Vagina fest zu umschließen, wobei auch ihr Kitzler intensiv gereizt wird.

STELLUNGEN MIT DER FRAU OBEN

Viele Paare finden solche Stellungen besonders befriedigend, bei denen die Frau sich über dem Mann befindet. Diese Stellungen erlauben Ihrer Partnerin, Sie aktiv zu lieben, da sie die Tiefe des Eindringens und den Bewegungsrhythmus steuern kann (das erweist sich als besonders vorteilhaft, wenn sie noch unerfahren ist). Solche Stellungen bieten sich an, wenn Sie selbst sehr viel schwerer sind oder wenn ihre Partnerin schwanger ist.

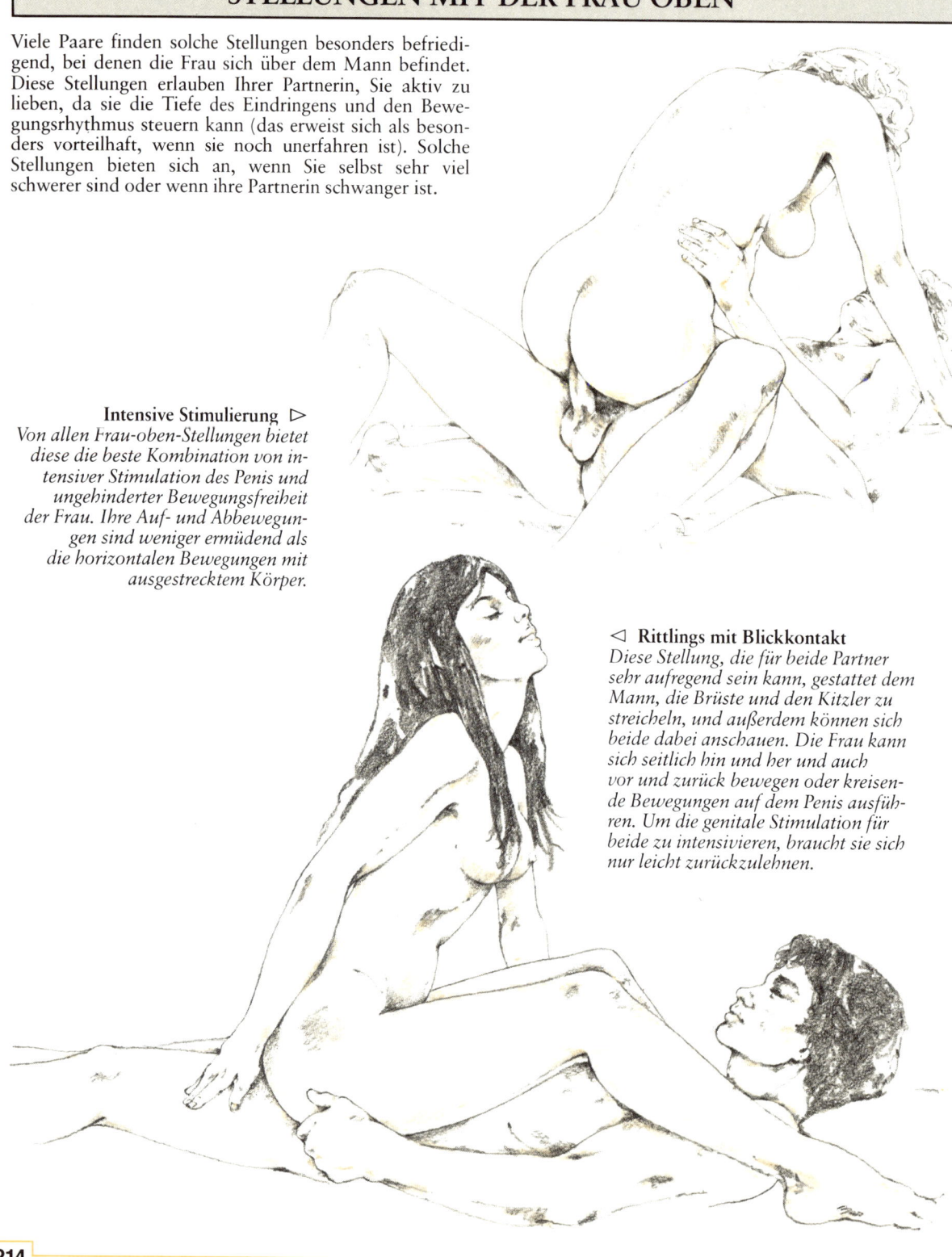

Intensive Stimulierung ▷
Von allen Frau-oben-Stellungen bietet diese die beste Kombination von intensiver Stimulation des Penis und ungehinderter Bewegungsfreiheit der Frau. Ihre Auf- und Abbewegungen sind weniger ermüdend als die horizontalen Bewegungen mit ausgestrecktem Körper.

◁ **Rittlings mit Blickkontakt**
Diese Stellung, die für beide Partner sehr aufregend sein kann, gestattet dem Mann, die Brüste und den Kitzler zu streicheln, und außerdem können sich beide dabei anschauen. Die Frau kann sich seitlich hin und her und auch vor und zurück bewegen oder kreisende Bewegungen auf dem Penis ausführen. Um die genitale Stimulation für beide zu intensivieren, braucht sie sich nur leicht zurückzulehnen.

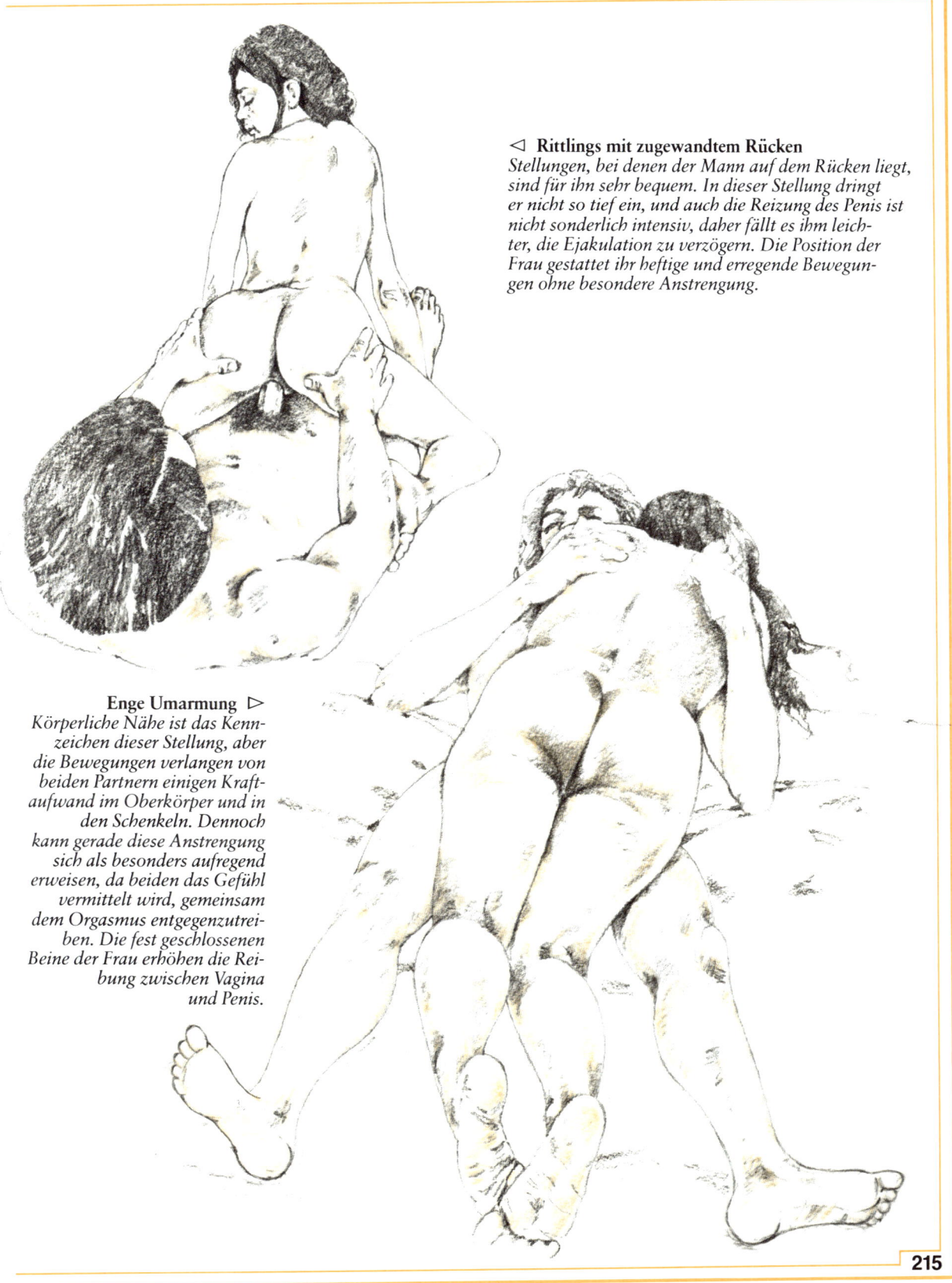

◁ **Rittlings mit zugewandtem Rücken**
*Stellungen, bei denen der Mann auf dem Rücken liegt,
sind für ihn sehr bequem. In dieser Stellung dringt
er nicht so tief ein, und auch die Reizung des Penis ist
nicht sonderlich intensiv, daher fällt es ihm leichter, die Ejakulation zu verzögern. Die Position der
Frau gestattet ihr heftige und erregende Bewegungen ohne besondere Anstrengung.*

Enge Umarmung ▷
*Körperliche Nähe ist das Kenn-
zeichen dieser Stellung, aber
die Bewegungen verlangen von
beiden Partnern einigen Kraftaufwand im Oberkörper und in
den Schenkeln. Dennoch
kann gerade diese Anstrengung
sich als besonders aufregend
erweisen, da beiden das Gefühl
vermittelt wird, gemeinsam
dem Orgasmus entgegenzutrei-
ben. Die fest geschlossenen
Beine der Frau erhöhen die Reibung zwischen Vagina
und Penis.*

EINDRINGEN VON HINTEN

Diese Gruppe von Stellungen gestattet ein Eindringen im Liegen, Stehen, Sitzen, Knien oder mit der Frau über dem Mann. In den meisten dieser Stellungen trägt die Frau nicht das Gewicht des Mannes und hat daher während des Geschlechtsverkehrs eine recht gute Bewegungsfreiheit.

Die meisten Stellungen haben den Vorteil, daß Sie gleichzeitig die Brüste und die Klitoris Ihrer Partnerin streicheln können, und fast alle Stellungen eignen sich besonders dann, wenn sie hochschwanger ist.

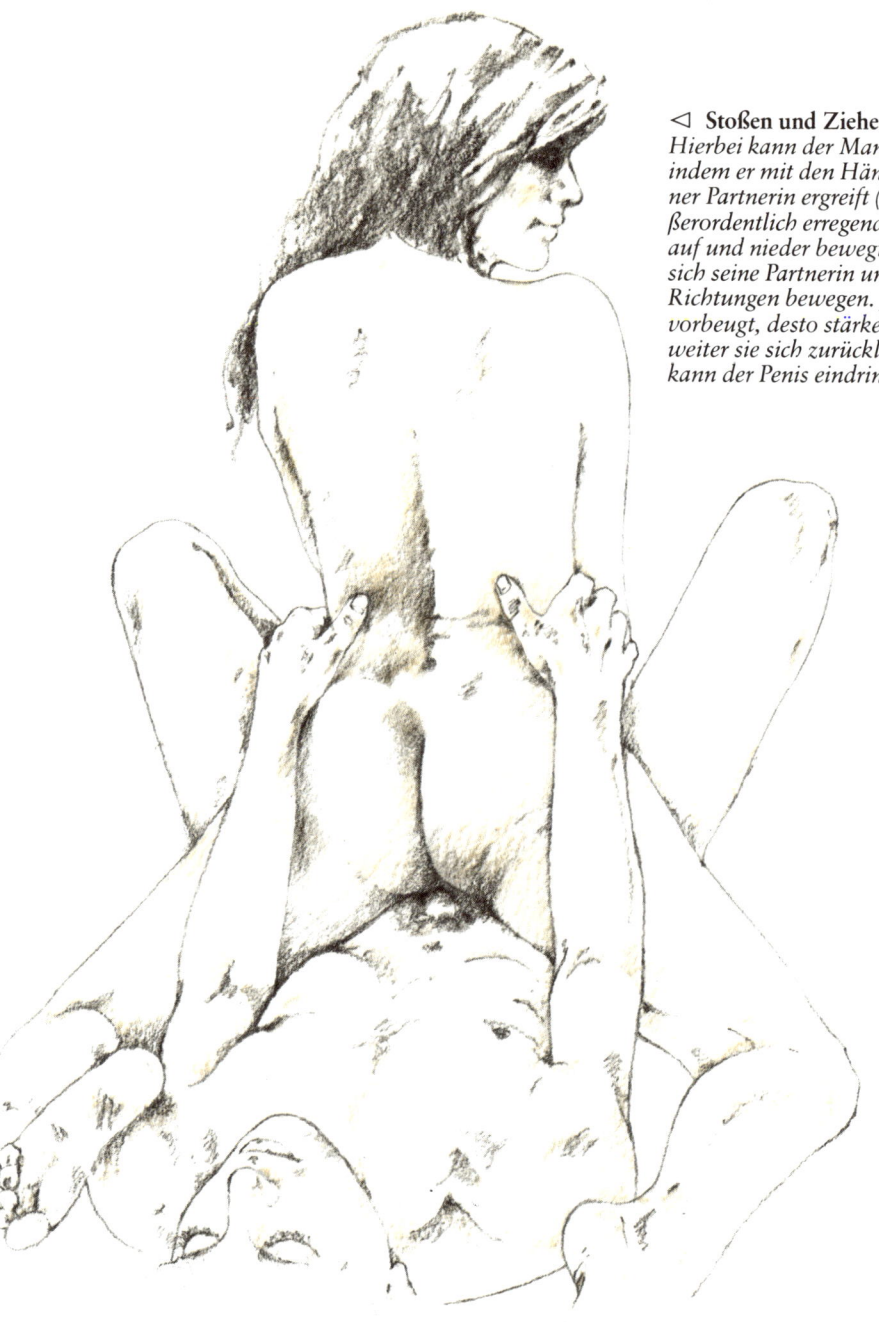

◁ **Stoßen und Ziehen**
Hierbei kann der Mann kräftig stoßen, indem er mit den Händen die Taille seiner Partnerin ergreift (was für beide außerordentlich erregend sein kann) und sie auf und nieder bewegt. Andererseits kann sich seine Partnerin ungehindert in alle Richtungen bewegen. Je weiter sie sich vorbeugt, desto stärker ist die Reibung; je weiter sie sich zurücklehnt, desto tiefer kann der Penis eindringen.

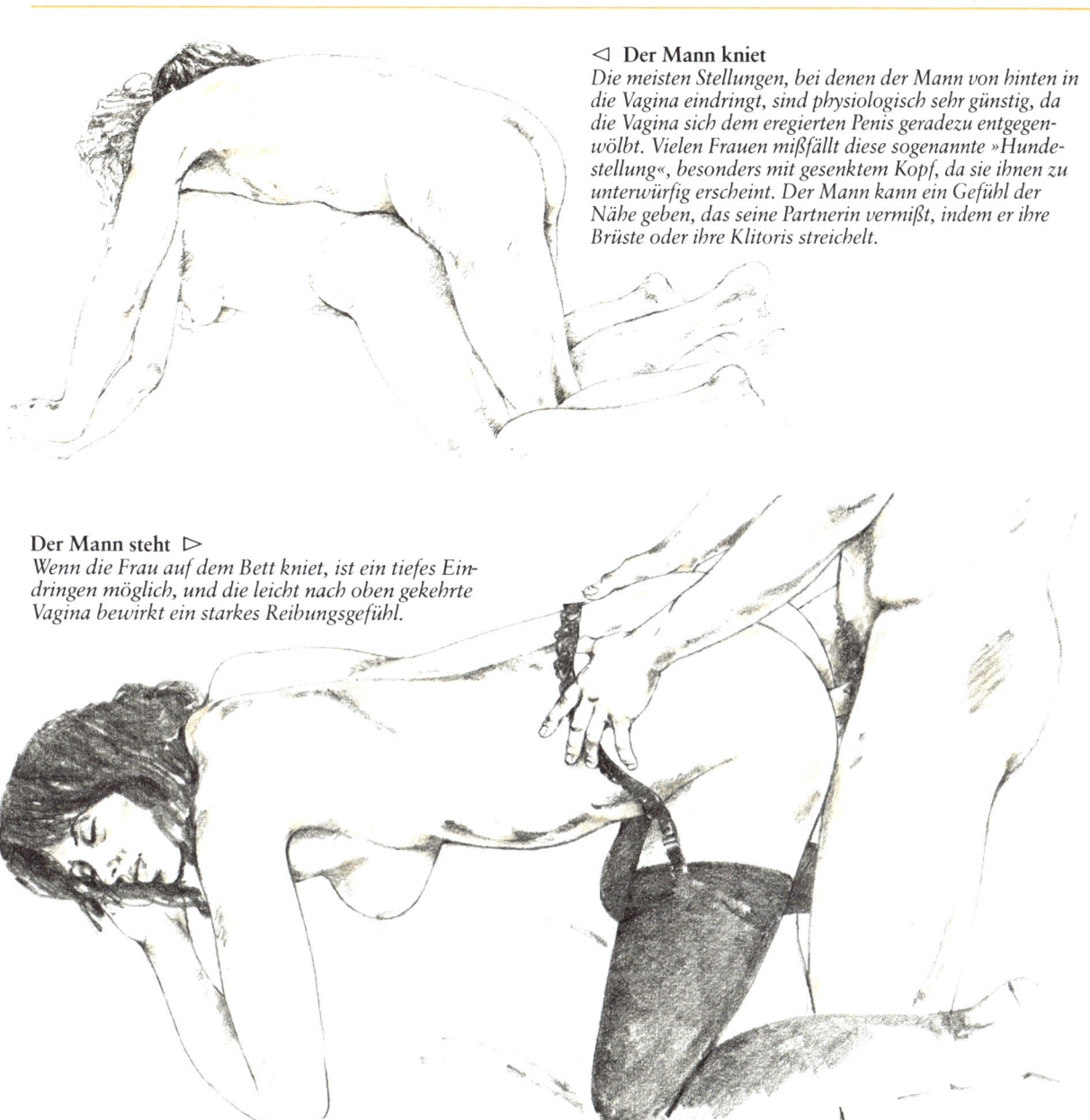

◁ **Der Mann kniet**
Die meisten Stellungen, bei denen der Mann von hinten in die Vagina eindringt, sind physiologisch sehr günstig, da die Vagina sich dem eregierten Penis geradezu entgegenwölbt. Vielen Frauen mißfällt diese sogenannte »Hundestellung«, besonders mit gesenktem Kopf, da sie ihnen zu unterwürfig erscheint. Der Mann kann ein Gefühl der Nähe geben, das seine Partnerin vermißt, indem er ihre Brüste oder ihre Klitoris streichelt.

Der Mann steht ▷
Wenn die Frau auf dem Bett kniet, ist ein tiefes Eindringen möglich, und die leicht nach oben gekehrte Vagina bewirkt ein starkes Reibungsgefühl.

REIZUNG DES G-PUNKTES

Die Vagina ist nicht überall sehr empfindlich, aber sie hat zwei besonders sensible Stellen: die Öffnung und einen kleinen Bereich, den man als Graffenburg- oder G-Punkt bezeichnet, und zwar an der Vorderwand der Scheide dicht über der Öffnung. Bei vielen Frauen löst ein auf diesen Punkt sanft ausgeübter Druck den Orgasmus aus.

Der G-Punkt wird in jeder Stellung erregt, in der der Penis gegen die vordere Scheidenwand drückt. Welche Stellungen am besten sind, hängt davon ab, wie Sie und Ihre Partnerin »zusammenpassen« (siehe STELLUNGEN BEIM GESCHLECHTSVERKEHR, S. 211). Bei Stellungen mit dem Mann oben läßt sich die Reizung des G-Punktes dadurch verstärken, daß Sie Ihrer Partnerin ein Kissen unter das Gesäß schieben.

SEITE AN SEITE

Stellungen, bei denen die Partner Seite an Seite liegen, sind ideal für ein entspanntes, ausgedehntes Liebesspiel, und die beste Voraussetzung, um nach dem vollzogenen Geschlechtsverkehr eng umschlungen einzuschlafen. Diese Beischlafstellungen eignen sich außerdem besonders für die Zeit der Schwangerschaft oder auch dann, wenn einer von Ihnen deutlich schwerer ist als der andere. Ein Nachteil für die Frau besteht darin, daß ihre Klitoris nur wenig vom Druck Ihres Körpers stimuliert wird, jedoch gibt es Stellungsarten, bei denen eine manuelle Erregung des Kitzlers möglich ist.

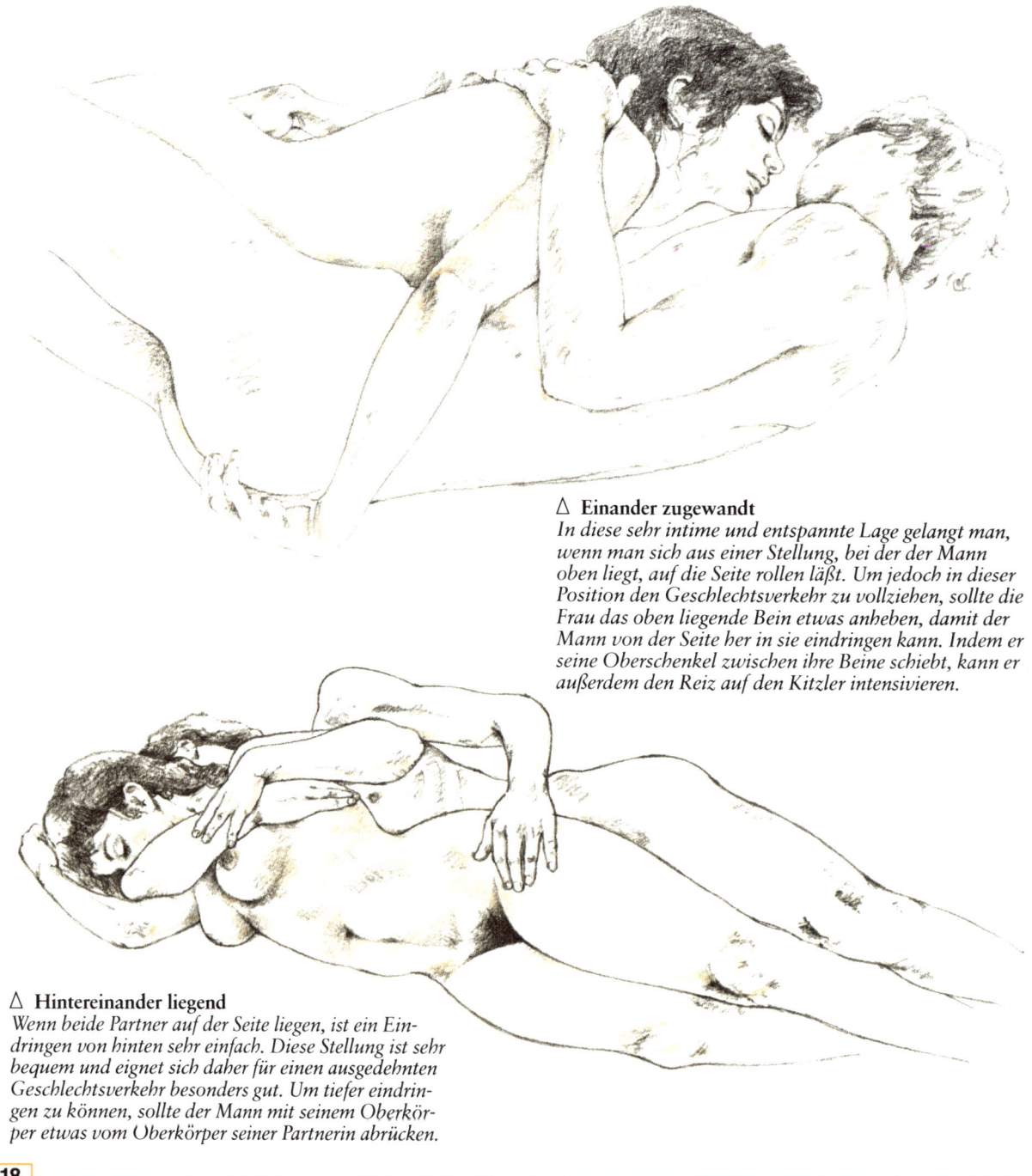

△ Einander zugewandt
In diese sehr intime und entspannte Lage gelangt man, wenn man sich aus einer Stellung, bei der der Mann oben liegt, auf die Seite rollen läßt. Um jedoch in dieser Position den Geschlechtsverkehr zu vollziehen, sollte die Frau das oben liegende Bein etwas anheben, damit der Mann von der Seite her in sie eindringen kann. Indem er seine Oberschenkel zwischen ihre Beine schiebt, kann er außerdem den Reiz auf den Kitzler intensivieren.

△ Hintereinander liegend
Wenn beide Partner auf der Seite liegen, ist ein Eindringen von hinten sehr einfach. Diese Stellung ist sehr bequem und eignet sich daher für einen ausgedehnten Geschlechtsverkehr besonders gut. Um tiefer eindringen zu können, sollte der Mann mit seinem Oberkörper etwas vom Oberkörper seiner Partnerin abrücken.

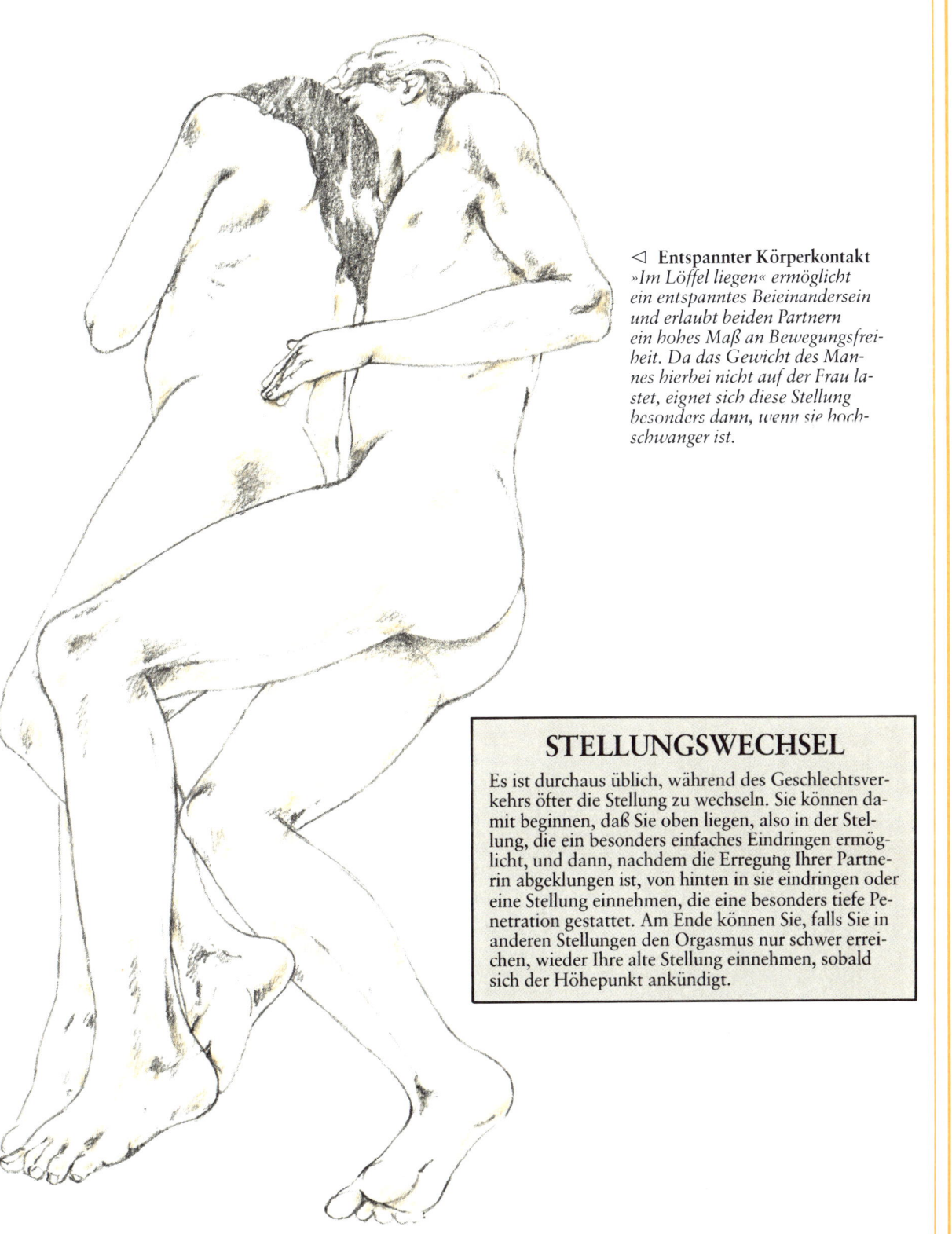

◁ **Entspannter Körperkontakt**
*»Im Löffel liegen« ermöglicht
ein entspanntes Beieinandersein
und erlaubt beiden Partnern
ein hohes Maß an Bewegungsfreiheit. Da das Gewicht des Mannes hierbei nicht auf der Frau la-
stet, eignet sich diese Stellung
besonders dann, wenn sie hochschwanger ist.*

STELLUNGSWECHSEL

Es ist durchaus üblich, während des Geschlechtsverkehrs öfter die Stellung zu wechseln. Sie können damit beginnen, daß Sie oben liegen, also in der Stellung, die ein besonders einfaches Eindringen ermöglicht, und dann, nachdem die Erregung Ihrer Partnerin abgeklungen ist, von hinten in sie eindringen oder
eine Stellung einnehmen, die eine besonders tiefe Penetration gestattet. Am Ende können Sie, falls Sie in
anderen Stellungen den Orgasmus nur schwer erreichen, wieder Ihre alte Stellung einnehmen, sobald
sich der Höhepunkt ankündigt.

IM SITZEN

Obgleich nur wenige Sitzstellungen große Bewegungsfreiheit oder direkte genitale Stimulation erlauben, empfinden viele Paare sie als besonders erotisch, teils weil sie einmal etwas Neues sind, teils weil sie ein sehr starkes Gefühl von Intimität und Vertrautheit vermitteln. Sie sind auch zum Ausruhen geeignet, ehe Sie nach einer anstrengenden ersten Runde in die zweite — ruhigere — gehen.

Mit der Frau auf dem Schoß ▷
Sitzstellungen, bei denen die Paare sich anschauen, sind vor allem seelisch stimulierend und reizvoll durch ihre Neuartigkeit, allerdings schränken sie die Bewegungsfreiheit ziemlich ein. Doch wenn der Mann sich etwas zurücklehnt und mit den Händen abstützt, kann er mit seinem Unterleib Stoßbewegungen ausführen oder es der Frau doch wenigstens leichter machen, sich auf seinem Penis zu bewegen.

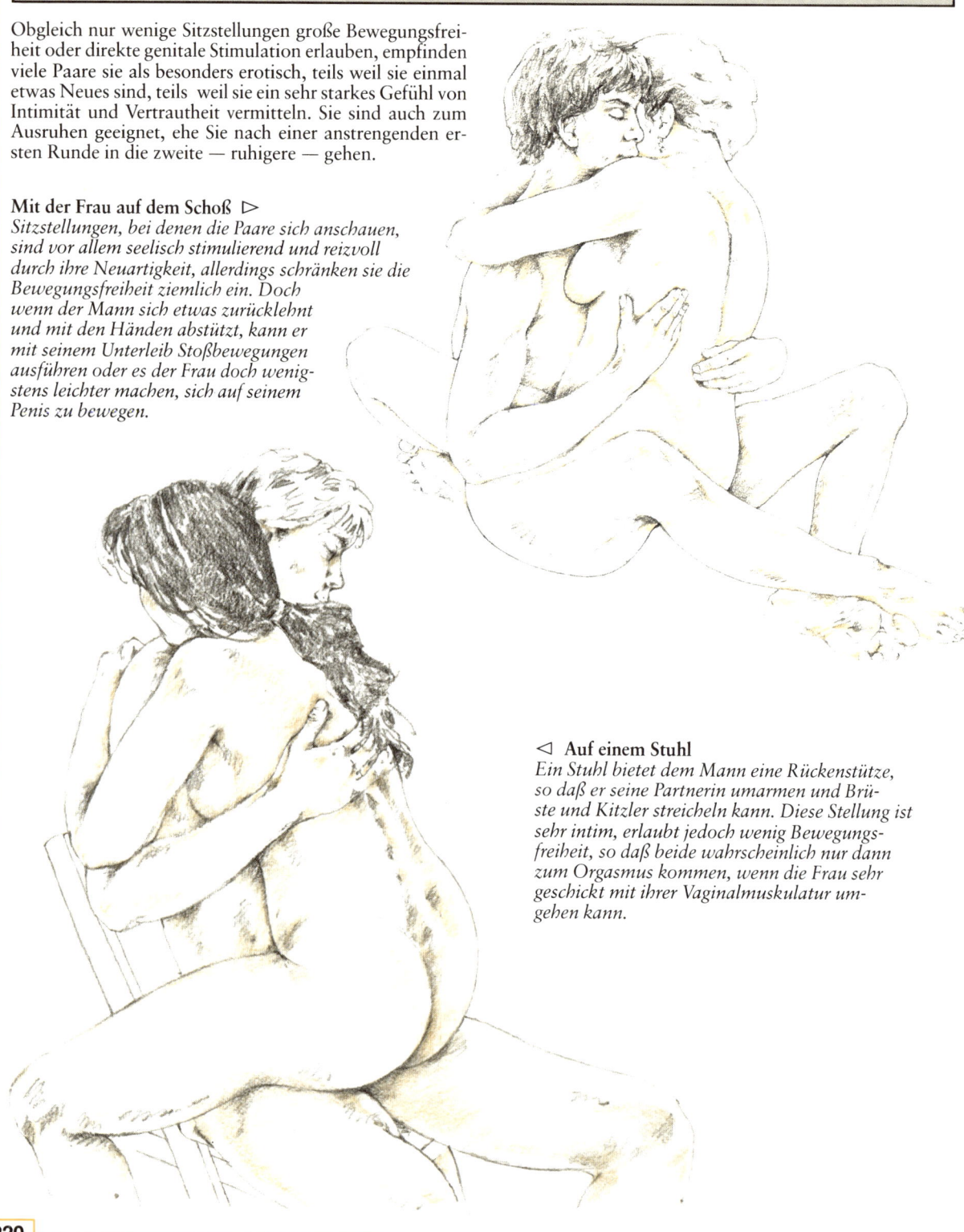

◁ **Auf einem Stuhl**
Ein Stuhl bietet dem Mann eine Rückenstütze, so daß er seine Partnerin umarmen und Brüste und Kitzler streicheln kann. Diese Stellung ist sehr intim, erlaubt jedoch wenig Bewegungsfreiheit, so daß beide wahrscheinlich nur dann zum Orgasmus kommen, wenn die Frau sehr geschickt mit ihrer Vaginalmuskulatur umgehen kann.

IM STEHEN

Genau wie bei den Sitzstellungen besteht auch hier der Reiz vor allem in der Neuartigkeit. Allerdings ist ein Eindringen oft etwas schwierig, vor allem dann, wenn Sie viel größer sind als Ihre Partnerin. In diesem Fall sollte sie etwas erhöht stehen.

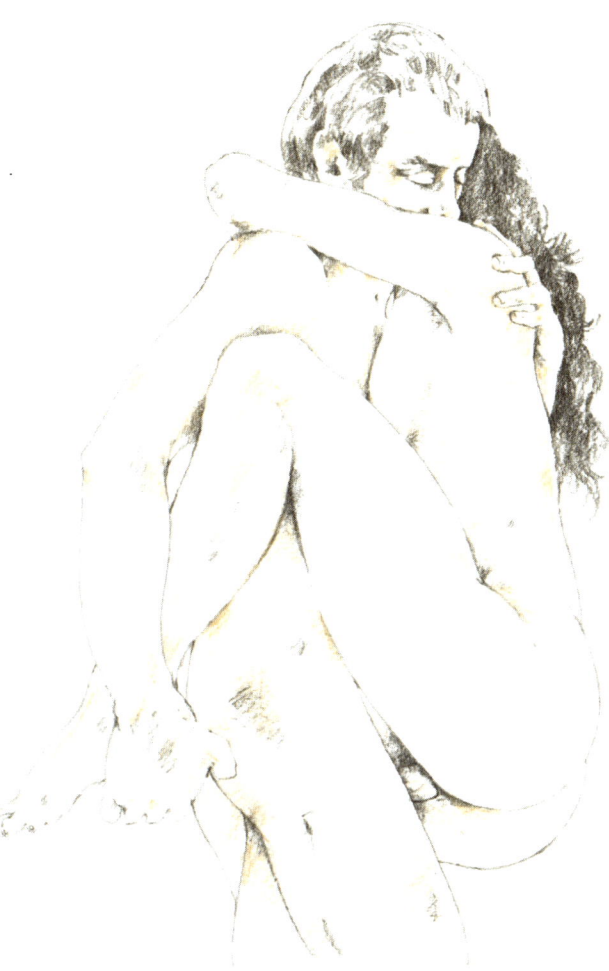

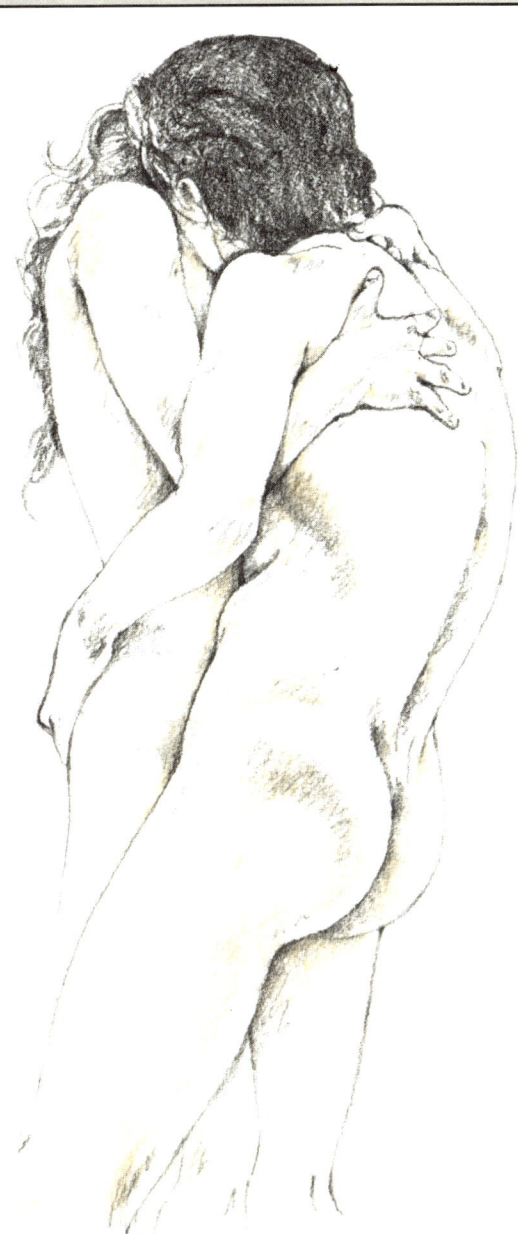

△ **Grundstellung**
Dies ist die einfachste Position im Stehen, die oft benutzt wird, wenn beide Partner kein ausgedehntes Vorspiel wollen. Um den Penis vor dem Herausrutschen zu bewahren, muß die Frau am besten die Oberschenkel zusammenpressen. Falls der Mann heftige Stöße ausführen möchte, kann seine Partnerin sich mit dem Rücken an eine Wand lehnen.

△ **Zwischenspiel**
Diese Haltung erfordert einen erheblichen Aufwand an Kraft und Gelenkigkeit, und deshalb eignet sie sich wohl nur als Variante der rechts gezeigten Position. Der Mann kann seine Partnerin in der auf dem Bild gezeigten Weise festhalten, falls sie leicht ist, oder sie mit einer oder zwei Händen unter dem Gesäß abstützen.

STEIGERUNG DES LUSTEMPFINDENS

Die folgende Liste enthält Aktivitäten, die Sie und Ihre Partnerin ausprobieren können, wenn Sie Ihre schon etwas abgenutzte Beziehung mit etwas Neuem beleben wollen. Vielleicht reizen Sie diese Aktivitäten, aber sie liegen Ihnen nicht. Sie sind lediglich als Anregungen gedacht, um Abwechslung in eine sexuelle Routine zu bringen, und sie sollten ihrerseits keinesfalls in Routine ausarten. Zu häufig ausgeübt, verlieren sie bald ihren Reiz.

Möglicherweise finden nicht alle Vorschläge Ihre Zustimmung. So empfinden es beispielsweise manche Männer ungeheuer aufregend, ihren Partnerinnen von ihren sexuellen Phantasien zu erzählen; andere hingegen würden dies als eine unerträgliche Verletzung ihrer Intimsphäre ansehen. Urteilen Sie selbst, und sehen Sie diese Liste lediglich als Starthilfe an, um Ihre eigene Vorstellungskraft anzuregen. Auch hier, wie bei allen sexuellen Aktivitäten, kommt es darauf an, daß Sie beide nur das tun, was Ihnen gefällt.

☐ Baden oder duschen Sie gemeinsam.

☐ Lieben Sie sich im Dunkeln, wenn Sie gewöhnlich Licht bevorzugen, oder umgekehrt.

☐ Lieben Sie sich einmal woanders als im Bett — vielleicht auf einem Stuhl, auf einem Sofa oder auf dem Teppich.

☐ Lieben Sie sich zu einer ungewöhnlichen Zeit, zum Beispiel während der Mittagspause.

☐ Benutzen Sie einen Spiegel, um sich beim Liebesspiel zu beobachten.

☐ Lieben Sie sich in der freien Natur, aber suchen Sie sich dazu einen Platz, wo Sie nicht gestört werden.

☐ Schaffen Sie mit Musik und Kerzenlicht eine sinnliche Atmosphäre.

☐ Verbinden Sie Ihr Liebesspiel mit Leckereien und einer Flasche Wein im Bett.

☐ Lesen Sie sich im Bett doch einmal gegenseitig eine erotische Kurzgeschichte vor oder sehen Sie sich gemeinsam einen erotischen Videofilm an.

☐ Gönnen Sie sich gegenseitig eine sinnliche und entspannende Ganzkörpermassage mit duftenden Essenzen. Benutzen Sie außerdem Vogelfedern, Samt, Pelz oder andere Materialien, um der Haut eine Vielzahl von Reizen zu verschaffen.

☐ Schildern Sie Ihrer Partnerin Ihre Lieblingsphantasie. Falls Sie selbst keine genügend erregenden Ideen haben, dann lassen Sie sich durch die Lektüre eines erotischen Buches dazu anregen.

☐ Benutzen Sie einen Vibrator (siehe unten).

Nehmen Sie sich Zeit für die Liebe!

Am meisten bringt es immer noch, wenn Sie sich für die Liebe viel Zeit nehmen, damit das Zusammensein so entspannt, sinnlich und ausgedehnt wird, wie Sie Lust haben. Planen Sie es genauso, wie Sie sich auf jede andere außergewöhnliche Aktivität vorbereiten würden. Es ist kein Kompliment für Ihre Partnerin und beeinträchtigt mit Sicherheit Ihr eigenes Vergnügen, wenn Sex eine Minuten-Beschäftigung ist, die nach der letzten Fernsehsendung auf die Schnelle erledigt wird, obgleich man eigentlich kaum die Augen offen halten kann.

VIBRATOREN

Als Stimulierungshilfen sind Vibratoren für Frauen meist gewinnbringender als für Männer. Sie arbeiten mit unterschiedlichen Frequenzen, wobei die wirkungsvollste Frequenz bei 80 Hz liegt. Da batteriebetriebene Modelle gewöhnlich mit niedrigeren Frequenzen arbeiten, empfiehlt sich ein netzbetriebenes Gerät. Die intensivsten Empfindungen erreichen Sie, wenn Sie die Spitze des Vibrators gegen die hochempfindliche Unterseite am Kopf Ihres Penis drücken, gegen das sogenannte Frenulum (siehe S. 231).

Sie können den Vibrator auch einsetzen, um den Kitzler Ihrer Partnerin direkt zu erregen, und die meisten Frauen erreichen mit dieser Methode den Orgasmus, selbst wenn sie beim Geschlechtsverkehr oder bei manueller Stimulation Schwierigkeiten haben, zum Höhepunkt zu gelangen.

Einige Modelle haben einen speziell ausgeformten Kopf, um die Klitoris besonders intensiv zu stimulieren, und sie sind allein für diesen Zweck vorgesehen. Andere lassen sich auf Ihren Handrücken schnallen, so daß die Schwingungen auf indirektem Weg zur Klitoris gelangen, während Sie sie streicheln. Sie können diesen zweiten Vibratortyp auch dazu benutzen, Ihrer Partnerin eine ungewöhnliche Ganzkörpermassage zu geben. Vibratoren können Ihnen beiden außerdem helfen, mehr über Ihre Körperreaktionen zu erfahren.

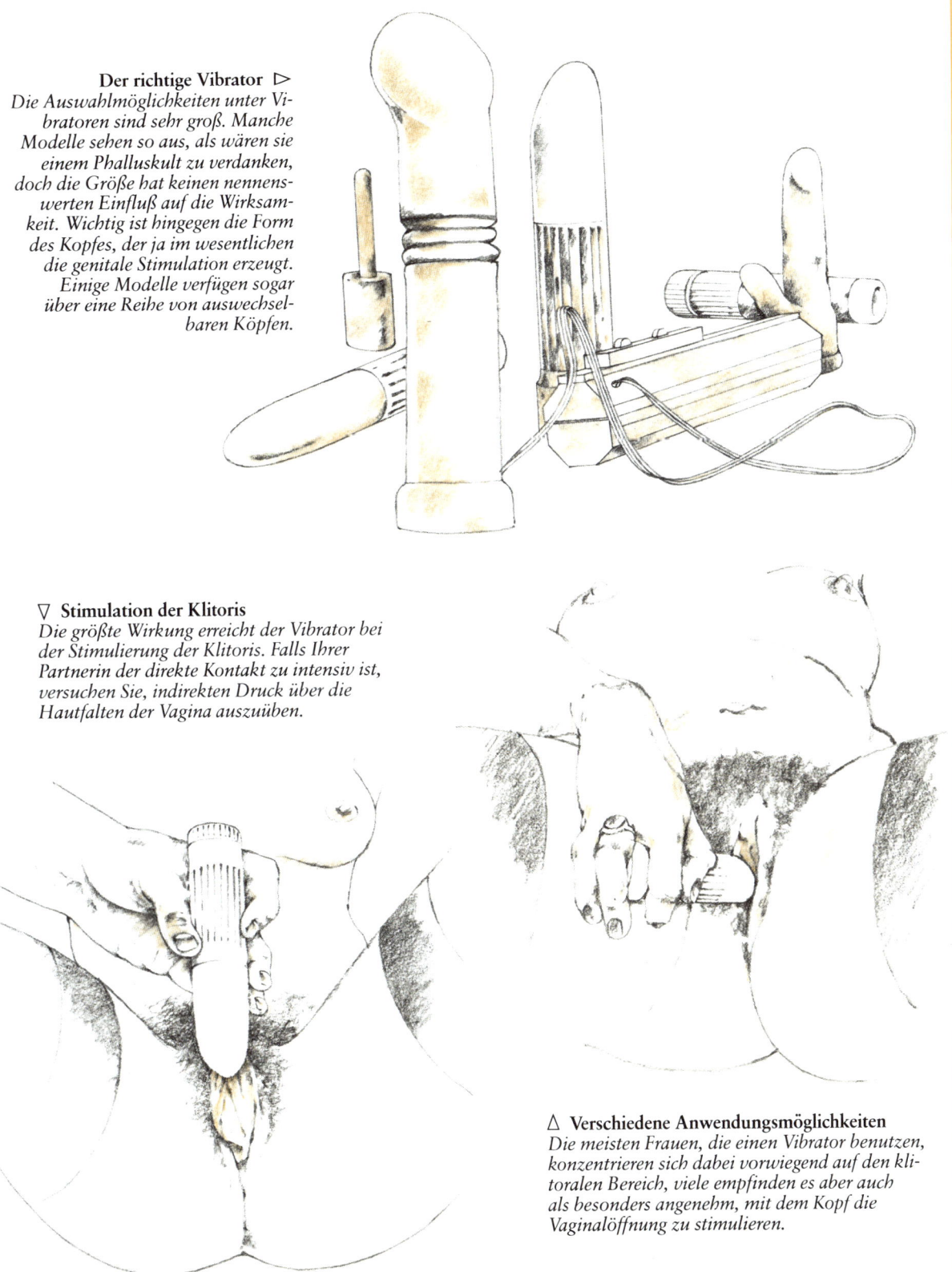

Der richtige Vibrator ▷
Die Auswahlmöglichkeiten unter Vibratoren sind sehr groß. Manche Modelle sehen so aus, als wären sie einem Phalluskult zu verdanken, doch die Größe hat keinen nennenswerten Einfluß auf die Wirksamkeit. Wichtig ist hingegen die Form des Kopfes, der ja im wesentlichen die genitale Stimulation erzeugt. Einige Modelle verfügen sogar über eine Reihe von auswechselbaren Köpfen.

▽ **Stimulation der Klitoris**
Die größte Wirkung erreicht der Vibrator bei der Stimulierung der Klitoris. Falls Ihrer Partnerin der direkte Kontakt zu intensiv ist, versuchen Sie, indirekten Druck über die Hautfalten der Vagina auszuüben.

△ **Verschiedene Anwendungsmöglichkeiten**
Die meisten Frauen, die einen Vibrator benutzen, konzentrieren sich dabei vorwiegend auf den klitoralen Bereich, viele empfinden es aber auch als besonders angenehm, mit dem Kopf die Vaginalöffnung zu stimulieren.

ABBAU VON HEMMUNGEN

Hemmungen sind Gefühle, die Ihre natürlichen sexuellen Reaktionen stören und damit Ihre sexuelle Befriedigung und womöglich sogar Ihre Erregungsfähigkeit beeinträchtigen. Fast immer sind sie die Folge von Eindrücken, die Schuld- oder Angstgefühle bei Ihnen ausgelöst haben, etwa eine puritanische Erziehung oder eine verhängnisvolle Begebenheit in Ihrer Jugend.

Nur wenige von uns sind frei von solchen Bedrückungen, jedoch sind sie nur selten so schwerwiegend, daß sie unser Sexualleben entscheidend beschränken. Meistens können wir die Umstände oder Aktivitäten, die uns Unbehagen verursachen, meiden, doch in extremen Fällen können Hemmungen Ihr gesamtes Sexualleben erschüttern und Sie so weit bringen, daß Sie Ihre Gefühle total unterdrücken oder jeglichem sexuellen Kontakt aus dem Weg gehen. Es ist das Ziel der unten beschriebenen Selbsthilfeprogramme, Sie zu befähigen, alte Auffassungen und Verhaltensmuster zu modifizieren oder sie durch neue und flexiblere zu ersetzen.

Umgang mit Sexualängsten

Falls Sexuelles Ihnen Schuldgefühle verursacht, dann sollten Sie sich einmal klarmachen, daß Sie ein Sexualwesen sind und daß jeder Mensch ein Recht auf sexuelle Lust hat. Vielleicht haben Sie Ihre eigene Sexualität so lange und so erfolgreich verdrängt, daß Sie sich gar nicht mehr vorstellen können, wie es ist, mit sexuellen Bedürfnissen und Wünschen zu leben. Die folgenden Ratschläge sollen Ihnen helfen, Ihre Sexualität wieder neu zu entfalten.

☐ *Entwickeln Sie Ihre Phantasie!* Dies dürfte ein guter Start sein, denn es fällt leichter, Hemmungen zunächst in Ihrer Vorstellung abzubauen als in der Realität. Falls es Ihnen schwerfallen sollte, eigene Phantasien zu entwickeln, dann nehmen Sie sexuell erregende Magazine oder Bücher zu Hilfe. Lassen Sie sich nicht abschrecken, wenn in Ihren Phantasien andere Partnerinnen auftauchen als Ihre wirkliche oder auch Praktiken, die Sie normalerweise verabscheuen. Die Phantasie dient hier lediglich dazu, lang unterdrückte Gefühle wieder zu erwecken, und sie sagt nichts über Ihre eigentlichen Vorlieben aus. Es ist auch nicht notwendig, daß Sie Ihre Phantasien jemals in der Realität ausleben.

☐ *Lernen Sie, Ihren Körper zu akzeptieren!* Die Übungen der Kapitel KENNENLERNEN DES EIGENEN KÖRPERS, S. 230, und SELBSTBEFRIEDIGUNG, S. 233, sind ein wichtiger Teil dieses Programms. Sie helfen Ihnen, sich mit Ihrem Körper und Ihren sexuellen Empfindungen zu befreunden.

☐ *Ändern Sie Ihre Haltung!* Überdenken Sie, im Licht Ihrer Erfahrungen als Erwachsener, die Ansichten und Einstellungen, die Sie als Kind zur Sexualität erworben haben. Überprüfen Sie rigoros jede vorgefaßte Meinung, so als beschäftigten Sie sich mit ihr zum ersten Mal. Basiert sie im wesentlichen auf einem Gefühl, das rational kaum zu rechtfertigen ist? Wenn ja, dann werfen Sie sie über Bord.

☐ *Werden Sie ein Genußmensch!* Ein allgemein verbreiteter Wesenszug bei Männern, die unter starken sexuellen Schuldgefühlen leiden, ist ihre Überzeugung, daß alles Vergnügen um des Vergnügens willen von Übel ist. Wenn Sie so einer sind, der ein schlechtes Gewissen bekommt, wenn er sich einmal ausruht statt zu arbeiten, oder wenn er sich ab und zu einen kleinen Luxus leistet, dann wird es Ihnen bestimmt auch unbehaglich bei der Vorstellung, Sie sollten Ihr Leben genießen. Öffnen Sie sich mehr für Lust und Vergnügen, indem Sie in Ihrem Leben Raum für sinnliche Genüsse schaffen — für gutes Essen, Musik, Malerei oder erotische Literatur zum Beispiel. Dann werden Sie begreifen, daß auch die Sexualität nichts anderes ist als eine erlaubte Quelle der Lust.

☐ *Seien Sie nicht nur Zuschauer!* Wenn Sie schon immer Schwierigkeiten hatten, Ihre eigenen sexuellen Gefühle zu akzeptieren, dann neigen Sie wahrscheinlich dazu, sich auch beim Geschlechtsverkehr geistig zurückzuziehen. Sie trennen sich sozusagen von sich selbst, indem Sie an andere Dinge denken oder sich eher beobachten, als das Geschehen selbst zu empfinden. Versuchen Sie, sich beim Sex darauf zu konzentrieren, was Sie empfinden, und überlassen Sie sich Ihren Sinneseindrücken. Nehmen Sie den Körper Ihrer Partnerin bewußt wahr, wenn Sie sie berühren, und Ihren eigenen Körper, wenn Sie von ihr berührt werden. Die Sensibilisierungsübungen des Kapitels LUST ZU ZWEIT, S. 235, werden Ihnen helfen, diese Fähigkeit zu entwickeln.

☐ *Lassen Sie sich gehen.* Wenn Sie sich gehemmt fühlen, Ihre Sexualität auszuleben, dann vielleicht darum, weil Sie die Vorstellung stört, Sie könnten beim Liebesspiel die Kontrolle über sich verlieren oder Sie würden verletzbar, lächerlich oder eben ganz einfach würdelos erscheinen. Vielleicht war der Geschlechtsakt für Sie immer etwas, das schweigsam und geräuschlos vor sich gehen muß, weil er dann »nebenbei«, eben als etwas, das keine Beachtung verdient, geschehen kann. Es kann auch sein, daß Ihnen als Kind eingebläut wurde, sich gehen zu lassen oder seinen Lustgefühlen zu folgen, sei etwas Tierisches. Eine Möglichkeit damit fertig zu werden, es zu überwinden, besteht darin, die Selbstkontrolle beim Sex willentlich aufzugeben. Bekennen Sie sich zu Ihren Empfindungen, indem Sie sich zum Beispiel mehr bewegen, heftiger atmen oder laut schreien, tun Sie Ihren Gefühlen keinen Zwang mehr an, geben Sie

Ihrer Lust Ausdruck. Anfangs wird Ihnen das möglicherweise leichter fallen, wenn Sie es beim Masturbieren versuchen.

Sexuelle Angst und ihre Zerstreuung

Viele Männer glauben, daß sexuelle Schwierigkeiten erst im Bett anfangen, und sie konzentrieren sich darauf, vor allem hier nicht zu versagen. Diese „Versagensangst" wird ausführlich unter ÜBERWINDUNG VON EREKTIONS-PROBLEMEN, S. 243, behandelt. Bei einer großen Zahl von Männern ist die sexuelle Angst jedoch nicht nur auf die Furcht vor einem Versagen beschränkt, sondern sie erstreckt sich auch auf ihre Fähigkeit, mit Frauen irgendwelche körperlichen oder sexuellen Beziehungen aufzunehmen. Wenn dies auf Sie zutrifft, dann halten Sie sich an die unten aufgeführten Ratschläge zum Aufbau ganz normaler geselliger und sexueller Kontakte. Falls Ihre Sexualängste schon so lange anhalten, daß Sie den Umgang mit Frauen ganz und gar meiden, dann sollten Sie mit dem Programm ganz am Anfang beginnen. Falls Sie mit Frauen auf rein freundschaftlicher Ebene verkehren können, jedoch Schwierigkeiten haben, eine rein gesellige, platonische Beziehung zu einer sexuellen zu machen, dann beginnen Sie bei Nummer 3.

KLEINES RENDEZVOUS-PROGRAMM

Das Absolvieren dieses Programms dürfte Ihnen leichter fallen, wenn Sie dazu das Kapitel SOZIALE KOMMUNIKATION UND SEXUALTÄT, S. 302, lesen.

1 Zuerst sollten Sie sich zu einem »neutralen« Treffen verabreden, das in Ihnen möglichst wenig Angst auslöst. Sie sollten sich dazu eine Frau aussuchen, die Sie zwar mögen, zu der Sie sich aber nicht allzu stark hingezogen fühlen. Wählen Sie Orte oder Anlässe, die eher unverfänglich sind: ein Mittagessen in einem guten Restaurant, ein Drink zur Mittagszeit oder nach Feierabend oder der Besuch einer Kunstausstellung oder eines Konzertes zum Beispiel. Wiederholen Sie diese Art von Verabredungen, bis Sie Ihre Angst allmählich in den Griff bekommen.

2 Der nächste Schritt besteht darin, daß Sie sich mit einer Frau verabreden, zu der Sie sich hingezogen fühlen und die, wenn möglich, auch Sie attraktiv findet. Sicherlich werden Sie dabei etwas verkrampfter sein, doch auch diesmal sollten Sie mit einem neutralen Programm aufwarten und die Beziehung rein platonisch halten.

3 Nun lassen Sie gewisse sexuelle Momente in Ihre Freundschaft mit einfließen. Bleiben Sie jedoch dabei, mit Ihrer Bekannten noch keinen Sex zu haben, selbst wenn sie andeutet, daß sie dazu bereit wäre. Geben Sie ihr jedoch zu erkennen, daß Sie sie sehr reizvoll finden, und versuchen Sie herauszubekommen, ob sie ähnliches bei Ihnen empfindet. Sie können Ihre Zuneigung durchaus mit körperlichen Mitteln demonstrieren, vorausgesetzt, Sie beide enden nicht im Bett. Speisen Sie zu Hause bei Kerzenschein oder in einem besonders romantischen Restaurant, sehen Sie sich einen erotischen Film an, und halten Sie dabei ihre Hand, um die sexuelle Komponente Ihrer Zuneigung zu betonen. Sicherlich werden Sie sich selbst innerlich einen Stoß geben müssen, aber nicht zu kräftig, damit nicht wieder unerträgliche Ängste in Ihnen hochkommen. Ein Ansteigen der inneren Spannungen ist durchaus natürlich, sofern Sie ernsthaft an Ihrer Begleiterin interessiert sind (und das sollten Sie). Falls Sie überhaupt keine Fortschritte machen, dann fehlt etwas: entweder Mut auf Ihrer Seite oder der notwendige sexuelle Funke zwischen Ihnen beiden. Falls Sie sich aus Angst vor Ablehnung zurückgehalten haben, dann wäre es jetzt an der Zeit, einige Risiken auf sich zu nehmen. Denn ob Sie Erfolg haben oder nicht, können Sie nur herausbekommen, indem Sie weitermachen.

4 Haben Sie erst einmal einen gewissen Grad an Nähe und Vertrautheit mit jemand erreicht, den Sie sehr reizvoll finden und der für Sie das Gleiche empfindet, werden Sie sich bald dem grundlegenden Problem gegenübersehen: der Angst vor Ihrem sexuellen Versagen. Es gibt zwei ganz verschiedene Möglichkeiten, dem zu begegnen:

a) Wenn Sie das Gefühl haben, die Frau gut genug zu kennen, um mit einer freundlichen Reaktion rechnen zu können, dann sagen Sie ihr einfach, was Sie belastet. Erzählen Sie ihr von Ihren Problemen in der Vergangenheit und daß Sie, obwohl Sie so verliebt sind, befürchten, sie könnten wieder auftauchen. Möglicherweise werden Sie feststellen, daß Offenheit Ihr Ansehen festigt und eine stärkere Vertrauensbasis zwischen Ihnen schafft. In diesem Fall werden Ihre Ängste wahrscheinlich geringer werden. Falls es ihr jedoch an Souveränität fehlt, weil sie unerfahren oder sehr leicht in Verlegenheit zu bringen ist, dann werden Ihre Geständnisse bei ihr so viel Unbehagen auslösen, daß sie unfähig ist, Ihnen zu helfen. Eine weitere Schwierigkeit besteht darin, daß die Vorstellung, offen über Probleme zu reden, bei vielen Männern mehr Angst erzeugt als das Problem selbst. In beiden Fällen dürfte die zweite Strategie die bessere sein.

b) Vertrauen Sie auf Ihr Glück. Machen Sie weiter, ohne Ihre Partnerin auf ein mögliches Versagen vorzubereiten. Wahrscheinlich kommt es gar nicht zum Versagen, vor allem dann nicht, wenn Sie es nach einem neuerlichen Annäherungsversuch schaffen, Ihr Übermaß an Selbstkritik und Angst vor dem Versagen abzubauen. Und selbst wenn die Dinge nicht so ablaufen, wie Sie es sich erhofft haben, dann werden Sie zumindest einander so viel näher gekommen sein, daß es Ihnen beiden viel leichter fällt, über Ihr Problem zu reden.

ÜBERWINDUNG DER ANGST VOR INTIMITÄT

Im Rahmen einer festen Beziehung ist Sex eine klare Sache: Sie können mitteilen, was Sie brauchen und Ihre Gefühle zeigen, ohne Angst, zurückgewiesen zu werden oder sich lächerlich zu machen. Doch vielen Männern ist zwar bewußt, daß sie sich nach größerer Nähe sehnen, aber es fällt ihnen schwer, etwas dafür zu tun. Tatsächlich haben sie sogar oft Angst davor und wehren sich dagegen.

Wenn Sie sich Ihrer Partnerin näher verbunden fühlen wollen, dann müßten folgende Empfehlungen eine Hilfe für Sie sein. Da Sie sich anschicken, einen sehr wesentlichen Teil Ihrer Persönlichkeit zu ändern, werden Sie mit einem hohen Maß an Entschlossenheit zu Werke gehen müssen. Doch Sie werden merken, daß sich die Mühe lohnt, weil Ihr Gefühls- und Sexualleben reicher wird.

☐ Wählen Sie die richtige Partnerin oder tun Sie doch alles, damit Sie nicht an eine völlig unpassende geraten. Lesen Sie hierzu das Kapitel WIE MAN EINE DAUERHAFTE BEZIEHUNG AUFBAUT, S. 300; dort wird Ihnen gezeigt, wie Sie Ihre eigenen Erfolgschancen sabotieren, wenn Sie sich in eine Beziehung begeben, die von vornherein zum Scheitern verurteilt ist.

☐ Nehmen Sie sich täglich etwas Zeit, um mit Ihrer Partnerin die Ereignisse des Tages durchzusprechen und Probleme zu diskutieren. Sagen Sie, was Sie am meisten bewegt, und sparen Sie keinesfalls emotionale oder sexuelle Themen aus. Das Kapitel WIE MAN SICH DEM PARTNER MITTEILT, S. 270, bringt dazu wertvolle Hinweise.

☐ Zeigen Sie Ihrer Partnerin auch Ihre »schlechte« Seite. Es ist sehr einfach, jemand über Ihre guten Eigenschaften aufzuklären, viel schwieriger hingegen, Bereiche Ihrer Persönlichkeit aufzudecken, die Sie stören oder die Sie nur mit Angst oder Schuldgefühlen besprechen können. Dabei schafft das Offenbaren eben dieser Probleme wirkliche Intimität.

☐ Zeigen Sie Ihre Gefühle. Zärtliche Berührungen zeigen am deutlichsten Ihr Bedürfnis nach Nähe. Zeigen Sie auch offen Ihren Ärger, falls Ihnen danach zumute ist, aber gehen Sie dabei nicht zu weit, zerstören Sie nicht die Partnerschaft. Siehe **Umgang mit Ärger**, S. 271.

☐ Geben Sie Ihrer Partnerin die Chance, etwas für Sie zu tun, und geben Sie dadurch ruhig ein wenig von Ihrer Unabhängigkeit preis, die Ihnen so viel bedeutet. Es ist überaus wichtig, daß Sie manchmal um etwas bitten. Indem Sie das tun, zeigen Sie, wie sehr Sie darauf angewiesen sind, daß Ihre Partnerin Ihnen hilft.

☐ Nehmen Sie sich Zeit für gemeinsame Freizeitaktivitäten. Reden Sie sich nicht mit zuviel Arbeit heraus, nur um nicht mit Ihrer Partnerin allein zusammensein zu müssen.

☐ Schaffen Sie keine Distanz, indem Sie zum Beispiel einen Streit vom Zaun brechen, wenn Sie das Gefühl haben, daß Ihre Partnerin Ihnen zu nahe auf den Leib rückt.

☐ Starren Sie nicht auf die Mängel Ihrer Partnerin oder auf ihre weniger anziehenden Eigenarten; damit wollen Sie doch nur von ihr abrücken, wenn Sie merken, daß Sie stärker in Ihre Beziehung verwickelt sind, als Sie vorhatten.

☐ Die Sensibilisierungsübungen im Kapitel LUST ZU ZWEIT, S. 235, sollen das intime Beisammensein schöner machen. Aber — und darüber sollten Sie sich klar sein — sie geben Ihnen auch die glänzende Möglichkeit zur Selbstsabotage, nämlich jede Taktik anzuwenden, um Intimitäten — und die sind doch Ihr Problem! — aus dem Wege zu gehen. Seien Sie vorsichtig, damit sich die Übungen nicht gegen Sie wenden. Üben Sie nur, wenn Sie Zeit und Muße haben und von einer positiven Grundeinstellung gegenüber Ihrer Partnerin erfüllt sind.

ANGST VOR SEXUELLEN GERÜCHEN UND AUSSCHEIDUNGEN

Wenn die beim Geschlechtsverkehr unvermeidlich auftretenden Gerüche und Sekrete Sie abstoßen, dann vielleicht deshalb, weil Sie Sex mit der Ausscheidung von Urin in Verbindung bringen. Die Ausscheidung sexueller Sekrete und die Urinausscheidung sind jedoch zwei völlig voneinander getrennte Körperfunktionen, und sofern die Genitalien durch tägliches Waschen saubergehalten werden, riechen sie normalerweise nicht. Wenn Sie jedoch sexuell erregt sind, bekommen Ihre Genitalien einen ganz charakteristischen Geruch, und das ist auch bei Ihrer Partnerin so. Die meisten Menschen finden das nicht nur angenehm, sondern sogar erregend. Überdies sind die sexuellen Sekrete — Vaginalflüssigkeit und Samen — völlig unschädlich, nahezu geruch- und geschmacklos.

Wenn Sie nicht beschnitten sind, ziehen Sie beim Waschen des Penis die Vorhaut zurück, da sich darunter sonst ein streng riechendes Sekret (Smegma) absetzen kann (siehe **Über Sex reden**, S. 270)

STEIGERUNG DES SELBSTWERTGEFÜHLS

Selbstachtung zu besitzen, bedeutet, das Gefühl zu haben, daß man als Persönlichkeit wertvoll ist. Eine geringe Selbstachtung beeinflußt nicht nur Ihr Verhalten gegenüber anderen Menschen — Schüchternheit und Eifersucht zum Beispiel sind fast immer die Folge einer geringen Selbstachtung —, sondern auch die Art und Weise, wie andere auf Sie reagieren, denn die Menschen begegnen Ihnen entsprechend Ihrer eigenen Selbsteinschätzung. Ein Mangel an Selbstachtung verschafft Ihnen im sozialen Bereich eine Position der Unterlegenheit, denn aus Angst vor Ablehnung setzen Sie alles daran, anderen zu gefallen, und Sie schrecken davor zurück, jemand zu widersprechen. Auch das Vertrauen auf Ihre Attraktivität gegenüber möglichen Sexualpartnern wird selbstverständlich direkt von Ihrem Selbstwertgefühl beeinflußt.

Ursachen für geringe Selbstachtung

Schüchternheit und das Gefühl, immer wieder unweigerlich zu versagen, können tief in der Persönlichkeit eines Mannes verankert sein. Sie sind meist die Folgen einer elterlichen Erziehung, die zu streng, übertrieben kritisch oder sogar lieblos war. Ein Kind übernimmt die Sicht seiner Eltern; wenn sie ihm nicht das Gefühl vermitteln, es sei gut, liebenswert und erfolgreich, dann überrascht es nicht, wenn es in dem Glauben aufwächst, es sei kein besonders wertvoller Mensch. Oft wird das Selbstbild eines Mannes auch geprägt durch Hänseleien in der Kindheit, die ihn davon überzeugten, er werde wegen seiner äußeren Erscheinung abgelehnt, oder durch sexuelle Mißerfolge in der Jugend, die ihm das Gefühl einpflanzten, er sei in sexueller Hinsicht untauglich. Sogar ein Mann mit gesundem Selbstvertrauen kann gelegentlich seine Selbstachtung verlieren, wenn er in einem Bereich versagt, der für ihn wichtig ist. Ein Mißerfolg im Beruf oder das Zerbrechen einer Beziehung, die ihm sehr viel bedeutet, kann sein sexuelles Selbstvertrauen und überhaupt seine optimistische Lebenseinstellung zutiefst erschüttern.

Bewältigung von gelegentlichen Rückschlägen

Wenn Ihre Selbstachtung einen schweren Schlag erlitten hat, ist es wichtig, daß Sie zuerst einmal Ihr Versagen aus der richtigen Perspektive betrachten, nämlich als Rückschlag, der Sie und Ihr Leben nur zum Teil betrifft und nicht alles zerstört. Richten Sie den Blick auf andere Bereiche, in denen Sie mehr Erfolg haben. Konzentrieren Sie einstweilen Ihre ganze Energie auf eine Sache, in der Sie unmöglich versagen können und die Ihre Selbstsicherheit wieder herstellt. So hilft es Ihnen vielleicht nach dem Bruch einer Beziehung, wenn Sie sich noch intensiver als vorher in Ihre Arbeit stürzen oder sich einem neuen und erfolgversprechenden Vorhaben zuwenden.

Vermeiden Sie es nach einem Prestigeverlust oder einer Kränkung Ihrer Selbstachtung, sei es im Beruf oder privat, sich gleich wieder in eine neue Affäre zu stürzen, denn damit — so scheint es — ist Ihr angeschlagenes Ich am einfachsten und schnellsten wieder aufzubauen. Derartige überstürzte Affären sind ein riskanter Weg, mit dem Problem zurechtzukommen, denn die Wahrscheinlichkeit, auch hier zu scheitern, ist sehr groß. Vermutlich ist es günstiger, damit abzuwarten, bis Sie Ihr emotionales Gleichgewicht wiedergefunden haben.

Sollten Sie nach zwei oder drei Monaten immer noch glauben, daß Sie zu den sexuell Benachteiligten gehören, dann liegt Ihr Problem möglicherweise tiefer. Das folgende Programm soll Ihnen helfen, mit solchen Schwierigkeiten fertig zu werden.

PROGRAMM ZUR STEIGERUNG DES SELBSTWERTGEFÜHLS

Dieses Programm soll Ihnen helfen, Ihre Selbstachtung aufzubauen und sich selbst als sexuell begehrenswerten Mann zu sehen. Andere Teile des Buches ergänzen das Programm, und Sie werden an entsprechender Stelle darauf verwiesen.

1 SELBSTEINSCHÄTZUNG

Beurteilen Sie Ihre Stärken und Schwächen, indem Sie zwei Tabellen anlegen. Listen Sie zuerst Ihre positiven Punkte auf, sowohl in intellektueller und emotionaler als auch in körperlicher Hinsicht; dann stellen Sie Ihre Fehler zusammen — alles, was Sie für veränderungs- oder verbesserungsbedürftig halten. Beachten Sie dabei folgende Hinweise:

☐ Seien Sie in Ihren Aussagen so präzise wie möglich. Schreiben Sie zum Beispiel nicht einfach nur »gutmütig« oder »häßlich«. Beschreiben Sie, warum Sie sich für gutmütig halten (Sie mögen Kinder, Sie sind freigebig usw.) oder warum Sie häßlich sind (Sie haben Pickel, eine Glatze, Sie sind dick usw.).

☐ Übersehen Sie Ihre Vorzüge nicht, und versuchen Sie auch nicht, sie herunterzuspielen. Fast jeder schreibt »Akne« auf, wenn er darunter leidet, aber weitaus weniger Männer denken daran, sich für ihre reine Haut einen Pluspunkt zu geben.

☐ Listen Sie unter Ihren Vorzügen auch solche Eigenschaften oder Fertigkeiten auf, die nicht unmittelbar mit Ihren sexuellen Fähigkeiten zusammenhängen. Sind Sie zum Beispiel handwerklich praktisch veranlagt oder beherrschen Sie eine Sportart recht gut? Führen Sie dementsprechend unter Ihren Schwächen auch Eigenschaften oder Begabungen auf, die Sie an anderen bewundern und die, wenn auch Sie so wären, Ihr Selbstvertrauen stärken könnten, etwa die Fähigkeit, Gitarre zu spielen oder mit Computern umzugehen.

Analysieren Sie nun die beiden Listen und vergleichen Sie sie miteinander. Sind die Schwächen sehr viel zahlreicher als die Vorzüge? Wenn ja, warum ist das so? Vielleicht sind Sie sich selbst gegenüber unfair. Ein negatives Selbstbild hat Sie vielleicht so selbstkritisch gemacht, daß einige Ihrer Vorzüge einfach als nicht erwähnenswert unter den Tisch gefallen sind.

Betrachten Sie kritisch die Liste Ihrer Stärken. Haben Sie alle wirklich vorhandenen Vorzüge eingetragen? Wie oft erleben Sie Situationen, in denen Sie besonders positiv in Erscheinung treten? Wenn Sie zum Beispiel ein gutes Ballgefühl haben und gern Tennis spielen — sind Sie einem Tennisclub beigetreten? Spielen Sie wenigstens regelmäßig? Und wie steht es mit Ihrem Aussehen? Falls Sie groß sind, so überprüfen Sie doch einmal Ihre Körperhaltung, denn eine schlaffe Haltung mit nach vorn fallenden Schultern stört den positiven Eindruck von körperlicher Größe. Falls Ihre Augen Ihr attraktivstes Merkmal sind, sollten Sie lernen, wie sie am wirkungsvollsten einzusetzen sind (siehe **Augenkontakt**, S. 302).

Nehmen Sie sich jetzt die Liste Ihrer Schwächen vor. Streichen Sie diejenigen, für die Sie nichts können. Sie können sich zum Beispiel nicht zehn Zentimeter größer machen. Danach wird die Liste immer noch eine Anzahl von Schwächen enthalten, die Sie verbessern können, wenn Sie bereit sind, Zeit und Energie dafür aufzuwenden.

2 AN SICH SELBST ARBEITEN

Im zweiten Programmteil lernen Sie, Ihr Aussehen zu vervollkommnen und größere Selbstsicherheit zu gewinnen.

Besser aussehen

Beginnen Sie mit Ihrem Äußeren. Veränderungen sind in diesem Bereich sehr leicht vorzunehmen, und sie werden von anderen sehr schnell bemerkt. Würden Sie mit einer anderen Frisur oder, falls Sie Brillenträger sind, mit Kontaktlinsen besser aussehen? Lassen Sie sich einen Schnurrbart stehen, wenn Sie meinen, daß er gut zu Ihnen paßt; scheren Sie Ihren Bart ab, wenn Sie annehmen, er steht Ihnen nicht.

Achten Sie auf Ihre Kleidung. Wenn Sie sich neu einkleiden, dann gehen Sie ruhig einmal ein Risiko ein. Lassen Sie sich von Modejournalen, Anzeigen und Schaufensterauslagen inspirieren und entscheiden Sie sich für Kleidung, in der Sie sich richtig wohlfühlen können. Falls Sie sich bisher eher konservativ gekleidet haben, dann versuchen Sie einmal etwas Lässigeres. Werden Sie sorgfältiger in Ihrer Kleiderwahl, falls Sie bisher zu gleichgültig waren. Kaufen Sie in Geschäften, von denen Sie annehmen, daß Sie dem von Ihnen gewünschten Image am ehesten gerecht werden. Und wählen Sie ein gutes Aftershave. Es könnte schon bald zu einem leicht erkennbaren, angenehmen Teil dieses Images werden.

Was Sie auch immer an sich verändern — gehen Sie Schritt für Schritt vor, über einen Zeitraum von ungefähr sechs Monaten. Sie und Ihre Umwelt brauchen Zeit, um sich den Neuerungen anzupassen. Sie werden auch merken, daß Sie sich erst daran gewöhnen müssen, wie die Leute jetzt ganz anders auf Sie reagieren. Wenn all dies Ihre Selbstachtung auch letztlich steigert, so wird es Sie doch zuerst verunsichern, denn Sie sind nicht daran gewöhnt, die Aufmerksamkeit auf sich zu ziehen.

Äußere Erscheinung und Selbstbewußtsein

Lernen Sie, Ihr Gesicht und Ihre äußere Erscheinung zu akzeptieren, so wie sie sind. Zu viele Männer sind mit ihrem Aussehen unzufrieden, und zwar nicht etwa wegen irgendwelcher auffälligen Abnormitäten, sondern einfach nur deshalb, weil es nicht ihrem Idealbild von einem gutaussehenden Mann entspricht. Es gibt jedoch nur sehr wenige Männer mit einem perfekten Körper, und nur wenige Frauen erwarten von ihren Liebhabern körperliche Vollkommenheit. Die unter KENNENLERNEN DES EIGENEN KÖRPERS, S. 230, beschriebenen Übungen sollten Ihnen helfen, sich selbst positiver zu sehen.

Sollten Sie sich wegen der Größe und der Form Ihrer Genitalien sexuell unzulänglich fühlen, dann bedenken Sie, daß Sie die Größe Ihres Penis wahrscheinlich unterschätzen. Der optisch verzerrende Blick von oben läßt ihn kleiner erscheinen, als er in Wirklichkeit ist. Falls die Penisse anderer Männer etwas größer aussehen als Ihr eigener, dann denken Sie daran, daß Sie sie wahrscheinlich in erschlafftem Ruhezustand gesehen haben, und bei nicht erigierten Penissen können die Größenunterschiede erheblich sein, diese Unterschiede schwinden jedoch meist mit der Erektion, da kleine Penisse mehr anschwellen als große. Und vergessen Sie auch nicht, daß die Vagina sich einem Penis jeder Größe anpaßt. Der Penis, den Sie für zu klein halten, braucht das Lustempfinden Ihrer Partnerin nicht zu schmälern, denn weitaus wichtiger als seine Größe ist das, was Sie mit ihm tun.

So überwinden Sie Ihre Schüchternheit

Bei einer kürzlich durchgeführten Umfrage erklärten über 80 Prozent der Befragten, sie seien gelegentlich gehemmt oder schüchtern; von diesen gaben wiederum 40 Prozent an, daß Schüchternheit ein ständiges Problem für sie sei. Die Chancen stehen also günstig, daß der Mensch, den Sie nicht anzusprechen wagen, genauso empfindet wie Sie.

Charakterisieren Sie sich nicht automatisch als „schüchtern". Machen Sie sich statt dessen bewußt, daß Sie nur in bestimmten Situationen schüchtern reagieren — in Menschenmassen zum Beispiel oder in Gegenwart attraktiver Leute, die Ihnen unbekannt sind. Stempeln Sie sich nicht ab — das ist der erste Schritt zur Bewältigung dieses Problems.

Vertrauen Sie darauf, daß Sie sympathisch sind. Schüchterne Menschen haben meist nicht die Gabe, anderen den Eindruck zu vermitteln, daß es sich lohnt, sie kennenzulernen. Glauben Sie fest daran, und Sie werden diesen Glauben auf Ihre Mitmenschen übertragen, ohne etwas dazu zu tun. Um diesen sehr wichtigen Teil des Programms zu absolvieren, informieren Sie sich unter SOZIALE KOMMUNIKATION UND SEXUALITÄT, S. 302.

Versuchen Sie, nicht ständig an Ihre Verklemmungen zu denken, und grübeln Sie nicht darüber, was andere Menschen von Ihnen halten. Richten Sie statt dessen Ihre ganze Aufmerksamkeit auf Ihren jeweiligen Gesprächspartner oder auf die jeweilige Situation, in der Sie sich befinden, gleichgültig, ob sie einen sexuellen Charakter hat oder nicht. Einige Psychologen empfehlen, sich sozial oder politisch aktiv zu engagieren, um Schüchternheit zu überwinden. Ein solcher Schritt bietet die Gelegenheit, unbefangen in einer nichtsexuellen Situation einen neuen Anfang zu machen. Ein Gefühl sexueller Sicherheit dürfte sich auch bald einstellen. Hilfreich könnte in diesem Zusammenhang die Lektüre des Abschnitts **Sexuelle Angst und ihre Zerstreuung**, S. 225, sein.

Achten Sie schließlich darauf, daß Sie sich die richtige Sexualpartnerin aussuchen. Viele Männer mit einer schwach ausgeprägten Selbstachtung scheinen geradezu versessen darauf zu sein, sich solche Partnerinnen zu wählen, die sie nur noch unsicherer machen. Nur wenigen gelingt es, sexuell »gut drauf« zu sein, wenn sie von ihrer Geliebten nur Kritik und Zurückweisung erfahren. Wer ein schwaches Selbstwertgefühl besitzt und mit Befangenheit zu kämpfen hat, der ist um so mehr auf Liebe und Unterstützung in der Partnerschaft angewiesen.

Treten Sie bestimmt auf

Üben Sie sich darin, zu Vorschlägen nein zu sagen, zu denen Sie sonst, obwohl Sie es eigentlich nicht wollten, ja gesagt haben. Falls Sie sich angewöhnt haben, etwas zu tun, wozu Sie eigentlich keine Lust haben, wozu Sie sich aber gezwungen fühlen, nur weil es von Ihnen erwartet wird — zum Beispiel allzu häufige Besuche bei Verwandten Ihrer Partnerin oder (noch schlimmer) bei eigenen Verwandten —, brechen Sie mit dieser Gewohnheit. Wenn Ihre Partnerin Sie immer wieder überredet, ihre Lieblingsfernsehsendung mit ihr anzusehen, dann laden Sie sie das nächste Mal zu Ihrem Fernsehprogramm ein. Bestimmtheit darf nicht mit Aggressivität verwechselt werden. Gemeint ist nur, daß Sie sich so verhalten wie Sie fühlen, und das beinhaltet keine Kritik an Ihrer Partnerin oder an anderen, weil sie etwas anderes wollen als Sie.

Haben Sie keine Angst, um etwas zu bitten, das Sie sich wünschen. Fangen Sie damit an, Freunde um kleine Gefälligkeiten zu bitten. Zum Beispiel können Sie darum bitten, Ihnen etwas zu leihen. Oder bitten Sie jemand, der ohnehin einkaufen geht, ob er oder sie Ihnen etwas mitbringen kann. Manchmal werden nicht einmal diese kleinen Bitten erfüllt (auch andere Menschen treten eben sehr bestimmt auf), doch wenn Sie Bestimmtheit im Auftreten lernen wollen, dann müssen Sie auch gelegentliche Absagen hinnehmen können, ohne dies gleich als eine grundsätzliche Ablehnung Ihrer Person aufzufassen.

Üben Sie sich darin, Entscheidungen zu treffen, und wenn es um nichts Besonderes geht, vergeuden Sie keine Zeit, sich den Kopf zu zerbrechen, ob sie falsch oder richtig sind. Am besten nehmen Sie sich als ersten Schritt vor, nie mehr »Das ist mir egal« zu sagen, wenn Sie danach gefragt weden, ob Sie dies oder jenes lieber wollen. Falls Sie einer Sache den Vorzug geben, dann lassen Sie es die anderen wissen. Selbst wenn Ihnen wirklich etwas gleichgültig ist, treffen Sie eine klare und schnelle Entscheidung.

Gehen Sie manchmal bewußt das Risiko ein, aus der Haut zu fahren. Es geht, wenn Sie sich klar machen, daß Sie nur »schauspielern«. Tun Sie so, als würden Sie die Beherrschung verlieren, wenn sich die Gelegenheit bietet und alle Beteiligten wissen, daß Sie jemand sind, der sich nie aufregt. Bestimmt gehen Ihre Mitmenschen davon aus, daß Sie es einfach nicht wagen, wütend zu sein, aber nun erleben sie, daß Sie sehr wohl heftig reagieren können, wenn es nötig ist, und das wirkt Wunder: Sie werden geachtet, und folglich steigt auch Ihr Selbstvertrauen.

Ringen Sie sich bewußt dazu durch, etwas zu tun, was Ihnen besonders schwerfällt. Fangen Sie zum Beispiel ein Gespräch mit fremden Leuten an oder bringen Sie eine begründete Beschwerde vor. Manchmal werden Sie sich genau die Abfuhr und sogar die feindselige Reaktion einhandeln, die Sie befürchten, doch viel öfter erhalten Sie eine zufriedenstellende Antwort und damit einen starken Auftrieb für Ihre Selbstachtung.

Wenn Sie an Selbstvertrauen gewonnen haben und es Ihnen nichts mehr ausmacht, gegenüber Bekannten und Freunden Ihre Wünsche zu äußern, dann übertragen Sie etwas mehr Bestimmtheit auch auf Ihre sexuellen Beziehungen. Das wird Ihnen schwerfallen, denn damit sind Auseinandersetzungen über Sex und Ihre sexuellen Empfindungen verbunden, doch das Kapitel WIE MAN SICH DEM PARTNER MITTEILT, S. 270, wird Ihnen helfen, auch mit diesen Problemen fertigzuwerden.

Bewertung des Erfolgs

Befolgen Sie das oben beschriebene Programm drei Monate lang. Beantworten Sie anschließend noch einmal den Fragebogen SELBSTVERTRAUEN, S. 172, und überprüfen Sie auf diese Weise, ob Sie Fortschritte gemacht haben. Vergleichen Sie Ihr neues Ergebnis mit dem alten. Gibt es irgendeine Verbesserung? Stellen Sie fest, ob sich aus Ihren Antworten ein bestimmter Bereich herauskristallisiert, an dem Sie weiterarbeiten können. Falls auch Ihr neues Ergebnis niedrig ist, dann arbeiten Sie noch einmal den Abschnitt **Treten Sie bestimmt auf**, der oben steht, durch.

Vergessen Sie nicht, daß die Vorstellungen, die Sie jetzt zu ändern versuchen, wahrscheinlich während des größten Teils Ihres Lebens für Ihre Selbsteinschätzung bestimmend waren. Es ist wie mit alten Gewohnheiten: Sie sind äußerst zählebig, aber lassen Sie sich dadurch nicht entmutigen. Wenn Sie entschlossen sind, sich zu ändern und eine überkommene Einschätzung Ihrer selbst aufzugeben, und wenn Sie bereit sind, Risiken einzugehen und dabei auch einige kleine Enttäuschungen in Kauf zu nehmen, dann werden Sie am Ende bestimmt gewinnen.

KENNENLERNEN DES EIGENEN KÖRPERS

Den Körper des anderen anzusehen und zu berühren, ist eine der ganz besonderen Freuden beim Liebesspiel. Vor allem im Anfangsstadium einer Beziehung kann ein Paar ebensoviel Lust dabei empfinden, sich körperlich gegenseitig zu erforschen und kennenzulernen, wie beim eigentlichen Geschlechtsverkehr. Natürlich wird Ihr Vergnügen am Sex gemindert oder sogar völlig ausgeschlossen, wenn es Ihnen unangenehm ist, sich vor Ihrer Partnerin nackt zu zeigen, oder wenn Sie unsicher sind, welchen Eindruck Sie mit Ihrem Körper machen.

Körperliche Attraktivität

Gehemmtheit entspringt gewöhnlich der Überzeugung, Sie seien wegen körperlicher Unvollkommenheiten unattraktiv. Dabei spielt körperliche Vollkommenheit für die meisten Frauen kaum eine Rolle, wenn es darum geht, ob sie einen Partner sexuell anziehend finden oder nicht. Sexuelle Anziehungskraft ist etwas so Subtiles, Unberechenbares und Eigenartiges, daß oft nicht einmal die Betroffenen selbst begreifen, worin sie eigentlich besteht. Das Bild, das Ihre Partnerin von Ihnen hat, kann sich von Ihrem Selbstbild und von dem Bild, das andere von Ihnen haben, grundlegend unterscheiden, und womöglich findet sie an Ihnen gerade die Eigenarten besonders reizvoll, die Sie für schwache Punkte halten.

Akzeptieren Sie Ihren Körper

Die folgenden Übungen sollen Ihre Hemmungen abbauen und dazu beitragen, daß Sie sich mit sich selbst befreunden und Ihren Körper als eine Quelle sexueller Lust bewußt wahrnehmen. Die Übungen dürften Ihnen anfangs als ziemlich narzistisch erscheinen, und wahrscheinlich wird Ihnen die Vorstellung nicht sonderlich behagen, sie zu erproben, besonders dann, wenn Sie, wie die meisten Männer, selten einen Spiegel benutzen, es sei denn, um sich zu rasieren und die Krawatte umzubinden. Dennoch — und es ist wichtig, das zu verstehen — zielt dieses Programm nicht darauf ab, einen Zustand der Selbstverliebtheit herbeizuführen, sondern es soll Ihr Selbstvertrauen steigern. Um die Übungen so zwanglos wie möglich auszuführen, sollten Sie dafür sorgen, daß Sie ungestört sind und viel Zeit haben.

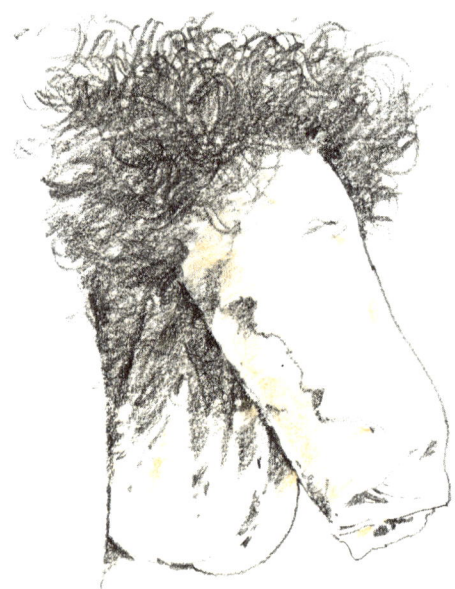

△ **Der nicht eregierte Penis**
In Ruhe ist der Penis etwa halb so groß wie in erregtem Zustand, wenn die Schwellkörper sich mit Blut füllen und so eine Erektion hervorbringen.

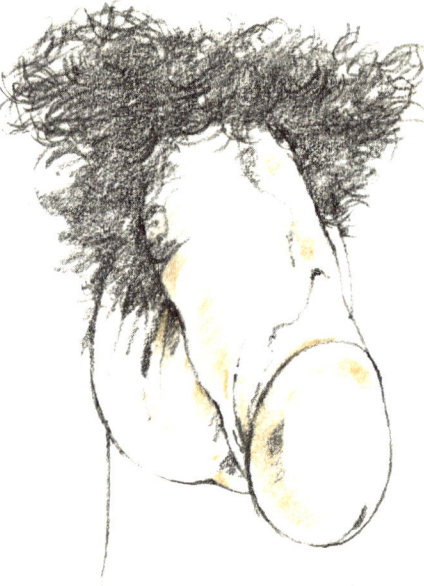

△ **Beschneidung**
Bei diesem operativen Eingriff, den man gewöhnlich aus religiösen oder medizinischen Gründen vornimmt, wird die Vorhaut, die den Kopf des Penis bedeckt, entfernt.

1 Betrachten Sie Ihren nackten Körper in einem mannshohen Spiegel. Konzentrieren Sie sich anfangs auf Ihr Gesicht, und lassen Sie dann Ihren Blick abwärts bis zu Ihren Füßen wandern. Stellen Sie sich vor, Sie sehen sich selbst zum ersten Male. Studieren Sie sich von allen Seiten, und beobachten Sie sich, während Sie knien, sich bücken, während Sie sitzen und sich bewegen. Blicken Sie über die Schulter und betrachten Sie Ihren Rücken und Ihr Gesäß sehr genau.

2 Stellen Sie fest, was es an Ihnen Besonderes gibt; nicht Vollkommenes, sondern Besonderes. Genau das ist es, was Sie in den Augen einer Frau, die Sie sexuell anziehend findet, einzigartig macht.

3 Wie alle Menschen haben auch Sie Plus- und Minuspunkte. Betrachten Sie erneut genau Ihren Körper, doch nun konzentrieren Sie sich auf Ihre Vorzüge. Übergehen Sie alle Merkmale, die Ihnen nicht behagen, sehen Sie sie als Teile des Ganzen an, aber nicht als einen Teil, der besondere Bedeutung hat. Sie sind nun einmal da, also akzeptieren Sie sie, aber drängen Sie sie nicht in den Vordergrund.

4 Und nun wenden Sie sich Ihren Genitalien zu. Betasten Sie Ihre Hoden. Einer, meistens der linke, hängt etwas tiefer als der andere. Das ist normal. Betrachten Sie Ihren Penis. Im nicht eregierten Zustand ist er wahrscheinlich zwischen fünf und zehn Zentimeter lang. Wie

Sie wissen, wird er im eregierten Zustand erheblich länger. Das kommt daher, daß das schwammartige Gewebe der drei Schwellkörper sich mit Blut füllt, wenn Sie sexuell erregt sind. Diese zylinderförmigen Körper werden von einer faserigen Hülle umschlossen, und wenn das Gewebe sich mit Blut füllt, drückt es gegen die Hülle, der Penis wird hart. Streichen Sie mit den Fingern über die Oberfläche Ihres Penis. Wahrscheinlich werden Sie feststellen, daß der sensibelste Bereich der Kopf ist und dort besonders der schmale Grat an der Unterseite, wo der Kopf in den Schaft übergeht. Diese Stelle heißt Frenulum.

5 Beenden Sie die Übung, indem Sie ein heißes Bad nehmen. Seifen Sie die Hände ein und erforschen Sie mit ihnen Ihren Körper. Beachten Sie die unterschiedlichen Empfindungen, wenn Sie Berührung und Druck verändern. Stellen Sie dabei fest, wie unterschiedlich die Hautempfindlichkeit der verschiedenen Körperteile ist. Tun Sie dasselbe auch bei Ihren Genitalien, verwenden Sie jedoch nicht so viel Zeit darauf. Diese Übung soll Ihnen Aufschluß über die Empfindungen Ihres gesamten Körpers geben.

6 Trocknen Sie sich ab. Konzentrieren Sie sich auch dabei auf Ihre Empfindungen, und lassen Sie sich Zeit.

7 Falls es Ihnen gefällt, nehmen Sie eine Bodylotion und genießen Sie das Gefühl beim Einmassieren in Ihre Haut.

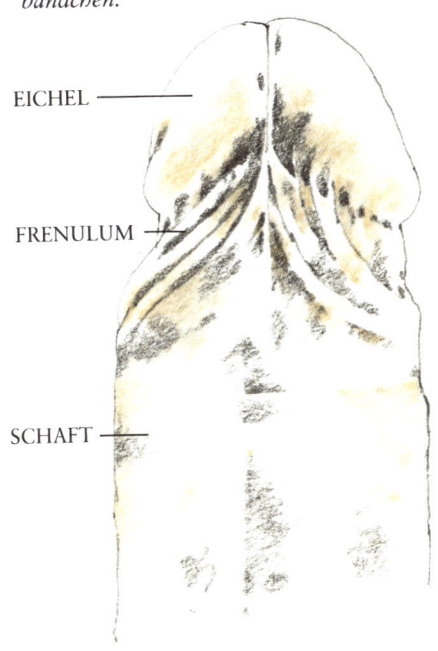

▽ **Das Frenulum**
Der Kopf des Penis ist empfindlicher als der Schaft, und der Grat an der Unterseite ist besonders reichlich mit Nervenendungen versehen. Dieser Grat heißt Frenulum oder Vorhautbändchen.

EICHEL

FRENULUM

SCHAFT

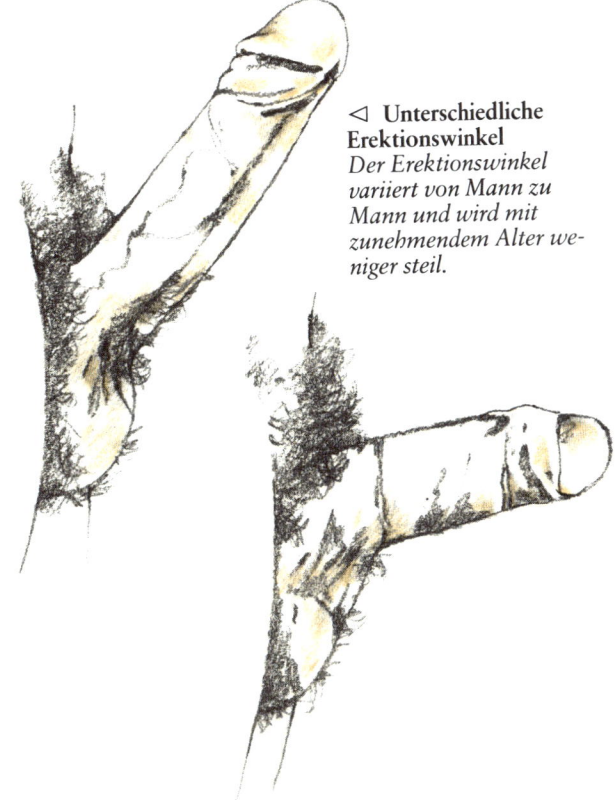

◁ **Unterschiedliche Erektionswinkel**
Der Erektionswinkel variiert von Mann zu Mann und wird mit zunehmendem Alter weniger steil.

Bewertung des Erfolgs

Indem Sie diese Übung über einen Zeitraum von drei bis vier Wochen mehrmals wiederholen, können Sie ein positives Bild von sich entwickeln, so wie Sie wirklich sind, ohne abwertende Vergleiche mit dem Körper anzustellen, den Sie sich vorher gewünscht haben. Fühlen Sie sich während der Übung wirklich wohl? Und haben Sie den Eindruck, daß Sie sich jetzt bei Ihrer Sexualpartnerin genauso wohl fühlen würden? Wenn ja, dann können Sie Ihr Körperbewußtsein noch steigern, indem Sie mit ihr gemeinsam die Sensibilisierungsübungen auf Seite 235 absolvieren.

Sollten Sie jedoch nur geringe Fortschritte gemacht haben, dann hilft es Ihnen vielleicht, wenn Sie das Problem von einer anderen Seite her angehen. Versuchen Sie es mit Saunabesuchen oder Massage zum Beispiel. Beides hilft Ihnen, Ihren Körper als eine Quelle sinnlicher Lust zu betrachten. Andere Teile des Buches könnten ebenso hilfreich sein, besonders STEIGERUNG DES SELBSTWERTGEFÜHLS, S. 227, und ABBAU VON HEMMUNGEN, S. 224. Beide Kapitel sollen Ihnen helfen, sich als sexuell aktive Persönlichkeit freier und sicherer zu fühlen, damit Sie unverkrampfter an sexuelle Beziehungen herangehen können.

▽ **Lernen Sie Ihren Körper kennen**

Das Hauptziel der vorher beschriebenen Selbsterkennungsübungen besteht darin, Ihre Gehemmtheit Ihrem eigenen Körper gegenüber abzubauen, wenn Sie mit einer Sexualpartnerin zusammen sind. Doch zuerst müssen Sie Ihren Körper kennenlernen und sich damit vertraut machen, wenn Sie alleine sind. Sie machen schnellere Fortschritte, wenn Sie dafür sorgen, daß Sie genügend Zeit zur Verfügung haben und während der Übungen völlig ungestört sind.

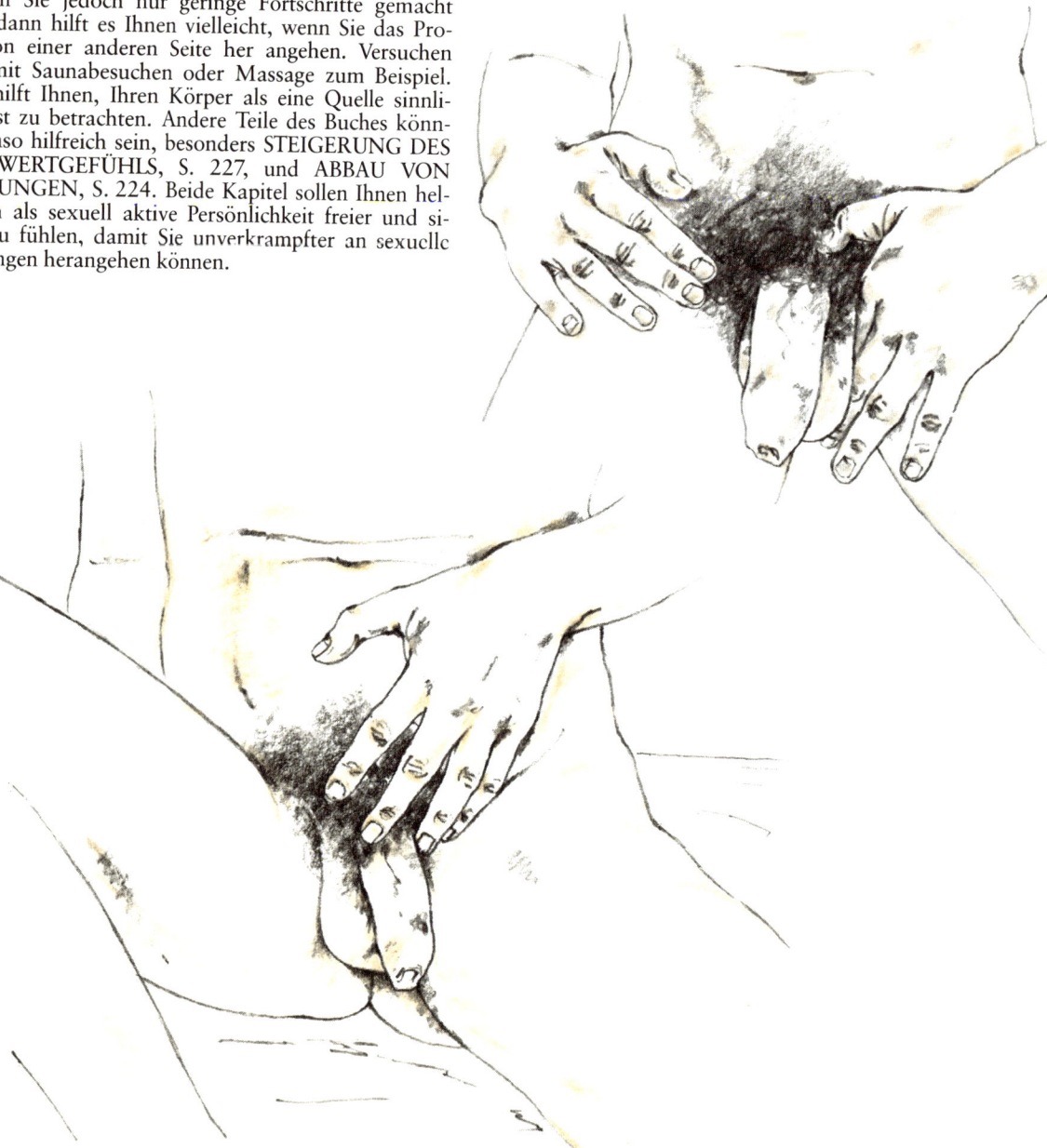

SELBSTBEFRIEDIGUNG

Es ist noch gar nicht lange her, da war der Begriff »Selbstbefleckung« ein gebräuchlicher Ausdruck für die Masturbation. Die Einstellung änderte sich grundlegend nach 1948, als der Kinsey-Report (*Das sexuelle Verhalten des Mannes*) nicht nur enthüllte, daß über 90 Prozent der amerikanischen Männer schon einmal masturbiert hatten, sondern daß die einzigen schädlichen Folgen die Angst- und Schuldgefühle waren, die viele deshalb belasteten. Moderne Ärzte und Psychologen sind sich darin einig, daß die Masturbation eher eine Methode des Lustgewinns ohne Partner ist als Selbstbefleckung, und daß sie auch nicht nur dazu da ist, damit ein Mann ohne Sexualpartnerin seine sexuellen Spannungen abbauen kann, sondern sie ist ein geeigneter Weg für fast jeden Mann, um herauszufinden, wie seine sexuellen Bedürfnisse am besten befriedigt werden.

Aber auch wenn Sie rein rational akzeptieren, daß die Masturbation ebenso harmlos wie weit verbreitet ist, haben Sie vielleicht doch noch einige Vorbehalte gegenüber einer solchen Praxis. Jede Anstrengung lohnt sich, derartige Hemmungen zu überwinden. Sie werden feststellen, daß das folgende Übungsprogramm Ihnen dabei hilft und Sie bei Ihrer sexuellen Selbstentdeckung weiterbringt.

Maximaler Lustgewinn

Dieses Programm ist auch für diejenigen gedacht, die davor zurückschrecken, ihren Penis zu berühren und statt dessen lieber masturbieren, indem sie ihre Genitalien an irgend etwas reiben. Falls Sie Ihren Penis nur ungern berühren, ist es Ihnen sicher auch unangenehm, wenn eine Frau ihn liebkost, und dadurch wird Ihr Vergnügen am Sex entscheidend gestört.

Nehmen Sie sich viel Zeit für die Übungen und sorgen Sie dafür, daß Sie ungestört sind. Der Zeitfaktor ist besonders dann wichtig, wenn Sie die Masturbation bisher stets als etwas angesehen haben, das man heimlich und schnell hinter sich bringen muß. Ihre einzige Aufgabe besteht darin herauszufinden, welche Empfindungen Ihnen das größtmögliche Lustgefühl vermitteln und sie so entspannt und ausgiebig wie möglich zu genießen. Es ist zweitrangig, ob Sie zum Orgasmus gelangen oder auch nur eine Erektion zustande bringen, denn Sie werden auf jeden Fall eine Menge darüber erfahren, welche Art der Stimulation Ihnen den höchsten Lustgewinn verschafft.

---

1 Versuchen Sie herauszufinden, welche Zonen Ihres Penis am empfindlichsten sind, indem Sie nacheinander jeden Punkt berühren und dabei den Druck, den Sie ausüben, variieren. Ob Sie beschnitten sind oder nicht, hat keinen Einfluß auf die Empfindlichkeit Ihres Penis.

---

2 Falls Sie nicht beschnitten sind, ziehen Sie mehrmals die Vorhaut zurück und wieder vor, bis Ihr Penis eregiert.

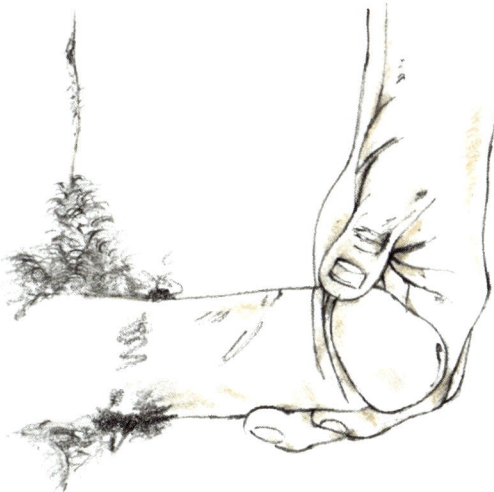

△ **Erforschen des Penis**
Stimulieren Sie Ihren Penis mit der Hand auf unterschiedliche Art und Weise, um in Erfahrung zu bringen, welcher Bereich und welche Arten der Berührung Ihnen das höchste Lustgefühl verschaffen.

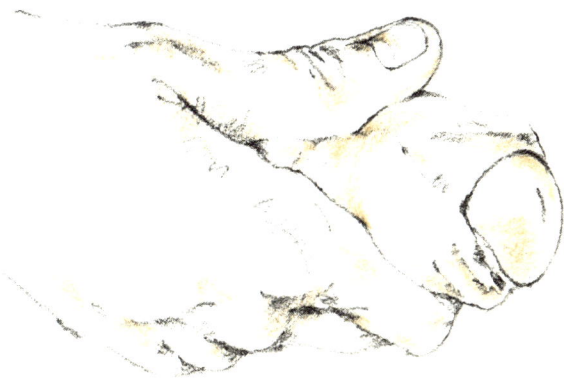

▽ **Empfindlichkeit des Penis**
Es gibt keinen Unterschied in der Empfindlichkeit des Peniskopfes bei einem beschnittenen und einem — hier dargestellten — unbeschnittenen Penis. In beiden Fällen ist die Unterseite des Kopfes die Zone, die auf Druck am empfindlichsten reagiert.

Masturbieren

Sobald Sie eine starke Erektion haben, fangen Sie an, die Haut des Schaftes auf und nieder zu schieben. Dabei variieren Sie Rhythmus und Heftigkeit der Bewegungen, um Lustgefühle in ganz unterschiedlicher Stärke zu erreichen.

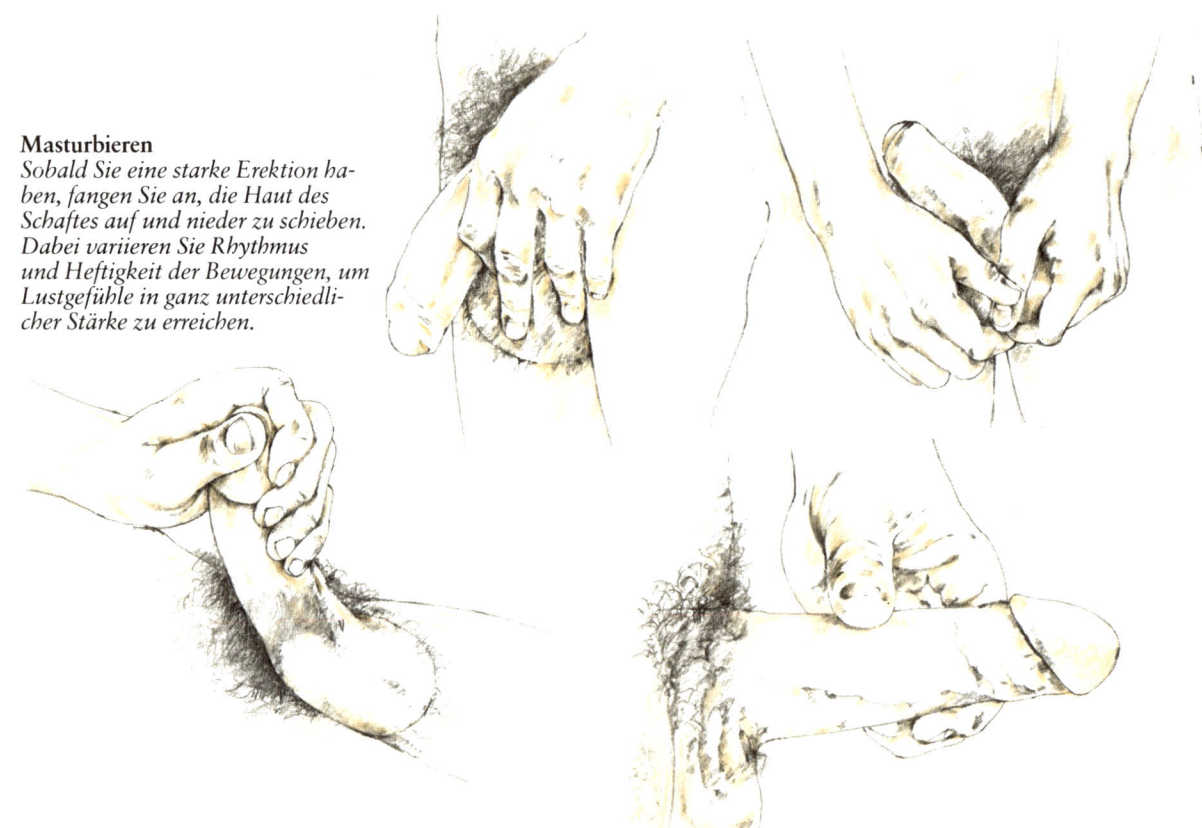

3 Falls Sie beschnitten sind, üben Sie mit der Hand auf Ihren Penis einen an- und abschwellenden Druck aus. Dies sollte bald zu einer Erektion führen.

4 Nun fahren Sie mit der Hand über Ihren Penisschaft und drücken dabei unterschiedlich fest zu. Stellen Sie fest, ob Sie es als angenehmer empfinden, wenn Sie mit der Hand heftig nach unten stoßen und eher langsam in Richtung Kopf oder umgekehrt. Lassen Sie sich Zeit.

5 Sollten Sie vor Ablauf einer Viertelstunde spüren, daß Sie kurz vor dem Orgasmus sind, machen Sie eine kurze Pause. Sobald der Drang zu ejakulieren nachgelassen hat, beginnen Sie von neuem.

6 Wenn Sie so stark erregt sind, daß Sie den Höhepunkt nicht länger zurückhalten können, dann lassen Sie sich gehen und konzentrieren Sie sich ausschließlich auf Ihre Empfindungen.

Bewertung des Erfolgs

Wenn Ihnen das Übungsprogramm Spaß macht und Sie feststellen, daß Sie nicht zu bald den Höhepunkt erreichen, dann machen Sie es richtig. Falls die Empfindungen weniger intensiv sind, als sie Ihrer Meinung nach sein sollten, nehmen Sie ein Gleitmittel zu Hilfe, zum Beispiel ein Massageöl. Oft werden die Empfindungen dadurch intensiviert. Sie können auch Ihren Phantasien nachhängen oder erotische Magazine und Bücher als Vorlage benutzen,

um Ihren Erregungsgrad zu steigern. Wenn Sie merken, daß Sie auch nach mehrmaligem Wiederholen der Übung immer noch sehr verkrampft sind, dann entspannen Sie sich einige Minuten, bevor Sie von vorne beginnen.

BESTIMMUNG DER EJAKULATION

Haben Sie Schwierigkeiten, sich zurückzuhalten, damit Sie den Höhepunkt nicht zu früh erreichen? Wenn ja, dann haben Sie noch nicht gelernt, die Signale Ihres Körpers, die eine unmittelbar bevorstehende Ejakulation anzeigen, richtig zu deuten. Sollte dies noch immer ein Problem sein, auch nachdem Sie die Übung zwei bis drei Wochen lang absolviert haben, dann informieren Sie sich unter VERZÖGERUNG DER EJAKULATION, S. 246.

Es kann sein, daß die Übung Ihnen gewisse Schwierigkeiten bereitet, weil Sie normalerweise nicht mit der Hand masturbieren. Wenn das der Fall ist, dann masturbieren Sie das nächste Mal, wie Sie es gewohnt sind, doch ergreifen Sie Ihren Penis, kurz bevor Sie ejakulieren. Von da an sollten Sie jedes Mal, wenn Sie masturbieren, Ihren Penis etwas früher berühren und streicheln. Nach einiger Zeit werden Sie auch allein durch manuelle Stimulation sehr leicht zum Höhepunkt gelangen.

LUST ZU ZWEIT

Die folgenden Übungen bezeichnet man als »Sensibilisierungs-Übungen«.

Sie sollen Ihnen und Ihrer Partnerin helfen, sich auf die Sinnesempfindungen zu konzentrieren, die durch ein gegenseitiges Erforschen des Körpers hervorgerufen werden. Es handelt sich um ein Programm intimer Streichel- und Stimulationstechniken, die jedoch kurz vor dem Geschlechtsverkehr aufhören.

SENSIBILISIERUNGSÜBUNGEN

Sich auf rein körperliche Empfindungen und Reaktionen zu konzentrieren, kann frischen Wind in eine Partnerschaft bringen. Besonders wichtig ist dies für Männer, die Probleme damit haben, ihre Sexualität zu genießen und sich ihr hinzugeben, weil sie irgendwelche Hemmungen vor dem Geschlechtsverkehr oder überhaupt vor körperlicher Nähe haben. Männer befürchten manchmal, daß ihre Sexualpartnerin etwas von ihnen erwartet, das sie ihr nicht geben können, und die dadurch hervorgerufenen Angstgefühle führen zu Verkrampftheit und Spannungen. Daher gehört zu diesen Übungen nicht der Geschlechtsverkehr (oder auch nur ein genitaler Kontakt). Sie sollen Sie zum Genießen körperlicher Nähe als einem Wert an sich führen, ohne Zwang, den letzten Schritt tun zu müssen. Sie können dabei nicht versagen, denn es wird von Ihnen kein Erfolg erwartet — Sie sollen nur probieren und erleben. Alles, was Sie dazu brauchen sind: eine bereitwillige Partnerin, Ungestörtheit und hinreichend Zeit, um die Übungen ohne Eile zu absolvieren. Sie sollten natürlich beide nackt sein, und für viele Paare kann ein gemeinsames Bad oder Duschen ein entkrampfendes Vorspiel sein.

Regelmäßig üben

Die Übungen bauen sich nach einem Drei-Stufen-Plan auf. Um den höchsten Nutzen zu erzielen, sollten Sie über einen Zeitraum von zwei bis drei Wochen jede einzelne Stufe zwei- bis dreimal wöchentlich absolvieren, ehe Sie die nächste Stufe in Angriff nehmen. Es empfiehlt sich auch, sich in den Aktivitäten abzuwechseln, so daß der Partner, der bei der einen Sitzung als erster Lust spendet, bei der nächsten Sitzung als erster die passive Rolle spielt und Lust empfängt. Diese Übungen haben weitgehend therapeutischen Charakter, doch auch Paare, die sich eines erfüllten Sexuallebens erfreuen, können das hier vorgeschlagene Programm als Anregung benutzen, um sich gegenseitig — vielleicht wieder neu — zu entdecken und empfindungsfähig für alle Freuden zu werden, welche die Sexualität zu bieten hat, und dazu dürfen Geschlechtsakt und Orgasmus nicht das ausschließliche Ziel sein.

1 ZÄRTLICHKEITEN GEBEN

Den Körper eines anderen zu streicheln, ist eine ganz besondere Quelle der Lust. Es muß keine eindeutige sexuelle Absicht dahinter stehen, daher beschränken Sie auf der ersten Stufe der Übungen Ihre Aufmerksamkeit nicht ausschließlich auf den Genitalbereich. Das Vergnügen kann sich für Sie beide noch steigern, wenn der aktive Partner seine Hände mit einem Bodylotion gleitfähiger macht.

1 Beginnen Sie, indem Ihre Partnerin sich auf den Bauch legt und Sie neben oder rittlings über ihr knien. Streicheln und liebkosen Sie ihren gesamten Körper, vom Kopf langsam bis zu den Zehen.

2 Bei diesem Übungsteil behalten Sie die totale Kontrolle über das Geschehen. Erforschen Sie den Körper Ihrer Partnerin mit den Händen und küssen Sie ihn, und geben Sie sich dabei ganz Ihrem Wohlgefühl hin. Ihre Partnerin kann Ihre Hand sanft beiseite schieben, wenn Sie etwas tun, was ihr nicht behagt.

3 Wechseln Sie nach 10 Minuten (oder mehr, wenn Sie wollen) die Plätze. Nun entspannen Sie sich und genießen die Empfindungen, wenn Ihre Partnerin Sie liebkost und massiert. Spüren Sie bewußt, was mit Ihnen geschieht, und konzentrieren Sie Ihre Aufmerksamkeit auf jede Stelle, die sie berührt. Versuchen Sie, mit Ihren Gedanken ganz dabei zu sein, und beobachten Sie Ihre Partnerin nicht.

4 Wechseln Sie wieder die Positionen. Ihre Partnerin liegt jetzt auf dem Rücken und läßt sich von Ihnen Gesicht und Körper liebkosen. (Auf dieser Stufe dürfen Sie Ihre Brüste und Genitalien nicht berühren.)

5 Nun legen Sie sich hin und lassen sich von ihr streicheln, wobei sie Ihren Penis und die Hoden ausspart. Versuchen Sie nicht, sie zu steuern oder zu etwas zu drängen; aber falls sie etwas tut, das Ihnen unangenehm ist, schieben Sie sanft ihre Hand beiseite.

6 Sollten Sie sich innerlich verkrampfen oder sich insgesamt unbehaglich fühlen, dann bitten Sie sie, für eine Weile aufzuhören, doch fahren Sie fort, sobald Sie sich wieder entspannt haben.

7 Falls Sie am Ende der Sitzung erregt sind, versuchen Sie zu masturbieren. (Auf dieser Stufe sollte Ihre Partnerin das noch nicht tun.) Es kann jedoch auch geschehen, daß Sie sich völlig entspannt fühlen und am Ende der Sitzung einfach einschlafen.

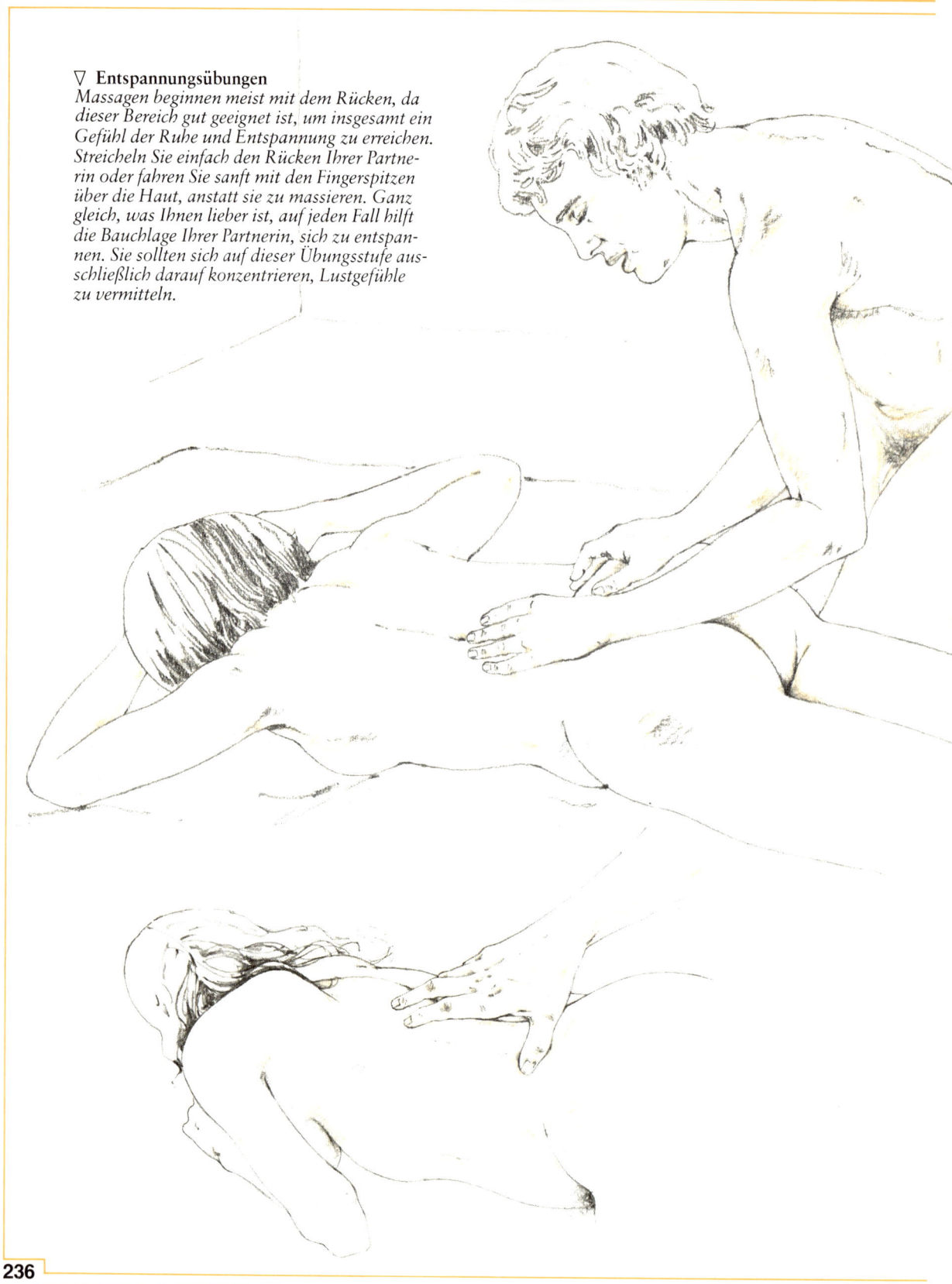

▽ **Entspannungsübungen**
Massagen beginnen meist mit dem Rücken, da
dieser Bereich gut geeignet ist, um insgesamt ein
Gefühl der Ruhe und Entspannung zu erreichen.
Streicheln Sie einfach den Rücken Ihrer Partnerin oder fahren Sie sanft mit den Fingerspitzen
über die Haut, anstatt sie zu massieren. Ganz
gleich, was Ihnen lieber ist, auf jeden Fall hilft
die Bauchlage Ihrer Partnerin, sich zu entspannen. Sie sollten sich auf dieser Übungsstufe ausschließlich darauf konzentrieren, Lustgefühle
zu vermitteln.

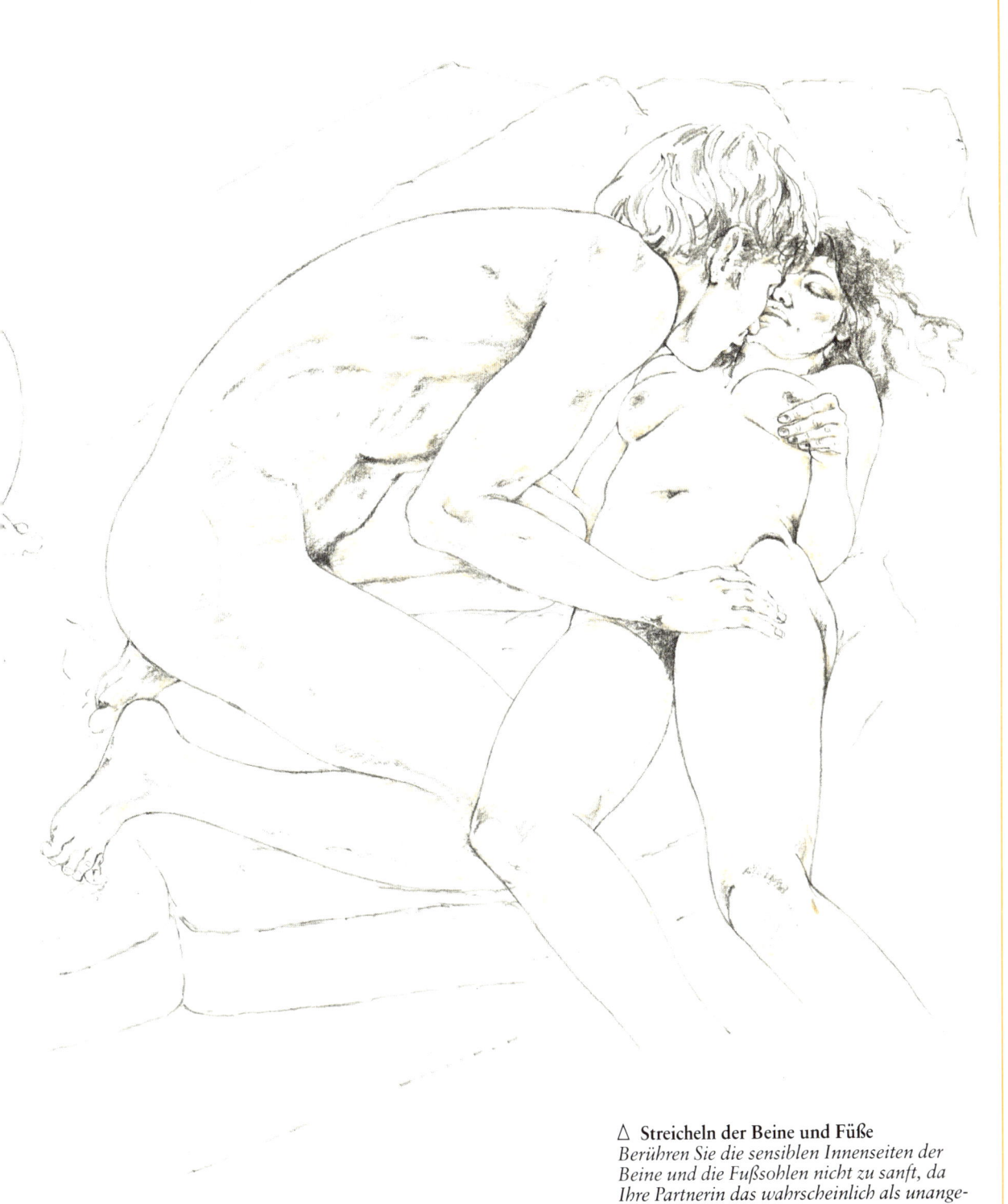

△ **Streicheln der Beine und Füße**
Berühren Sie die sensiblen Innenseiten der Beine und die Fußsohlen nicht zu sanft, da Ihre Partnerin das wahrscheinlich als unangenehm empfindet. Wenn Sie jedoch einen eindeutigen Rhythmus entwickeln, wird sie die Empfindungen sehr genießen.

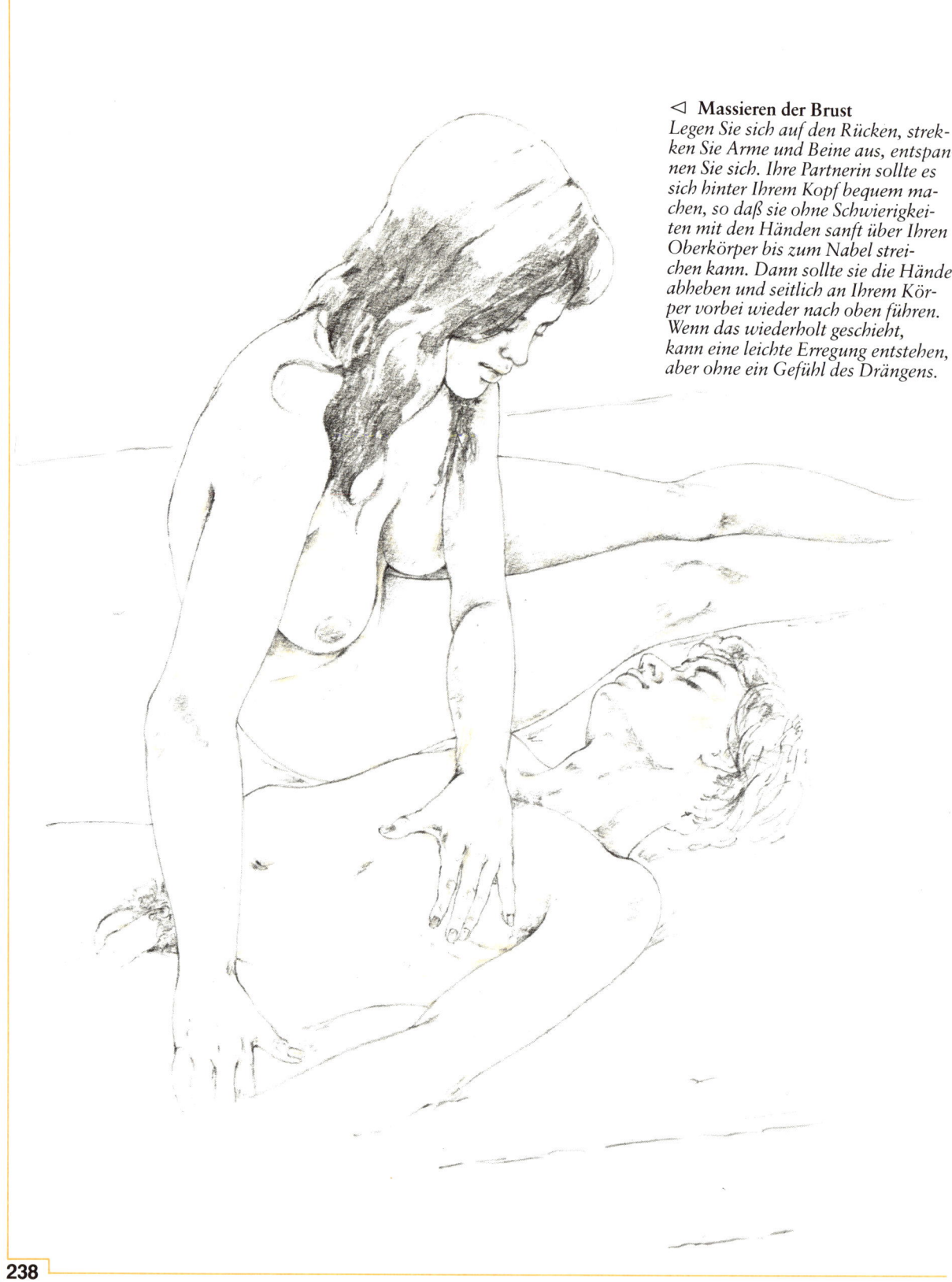

◁ **Massieren der Brust**
*Legen Sie sich auf den Rücken, strek-
ken Sie Arme und Beine aus, entspannen Sie sich. Ihre Partnerin sollte es
sich hinter Ihrem Kopf bequem machen, so daß sie ohne Schwierigkeiten mit den Händen sanft über Ihren
Oberkörper bis zum Nabel streichen kann. Dann sollte sie die Hände
abheben und seitlich an Ihrem Körper vorbei wieder nach oben führen.
Wenn das wiederholt geschieht,
kann eine leichte Erregung entstehen,
aber ohne ein Gefühl des Drängens.*

Streicheln der unteren Rückenpartie ▷
Zu dieser sehr lustbetonten Übung legen Sie sich auf den Bauch, während Ihre Partnerin rittlings auf Ihren Beinen hockt und Ihre untere Rückenpartie streichelt. Konzentrieren Sie sich auf die lustvollen Empfindungen, zu denen sie Ihnen verhilft, und lassen Sie nicht das Gefühl aufkommen, Sie verhielten sich egoistisch. Wenn Sie diese Übungen regelmäßig wiederholen, lernen Sie beide, vollen Genuß zu geben und zu empfangen.

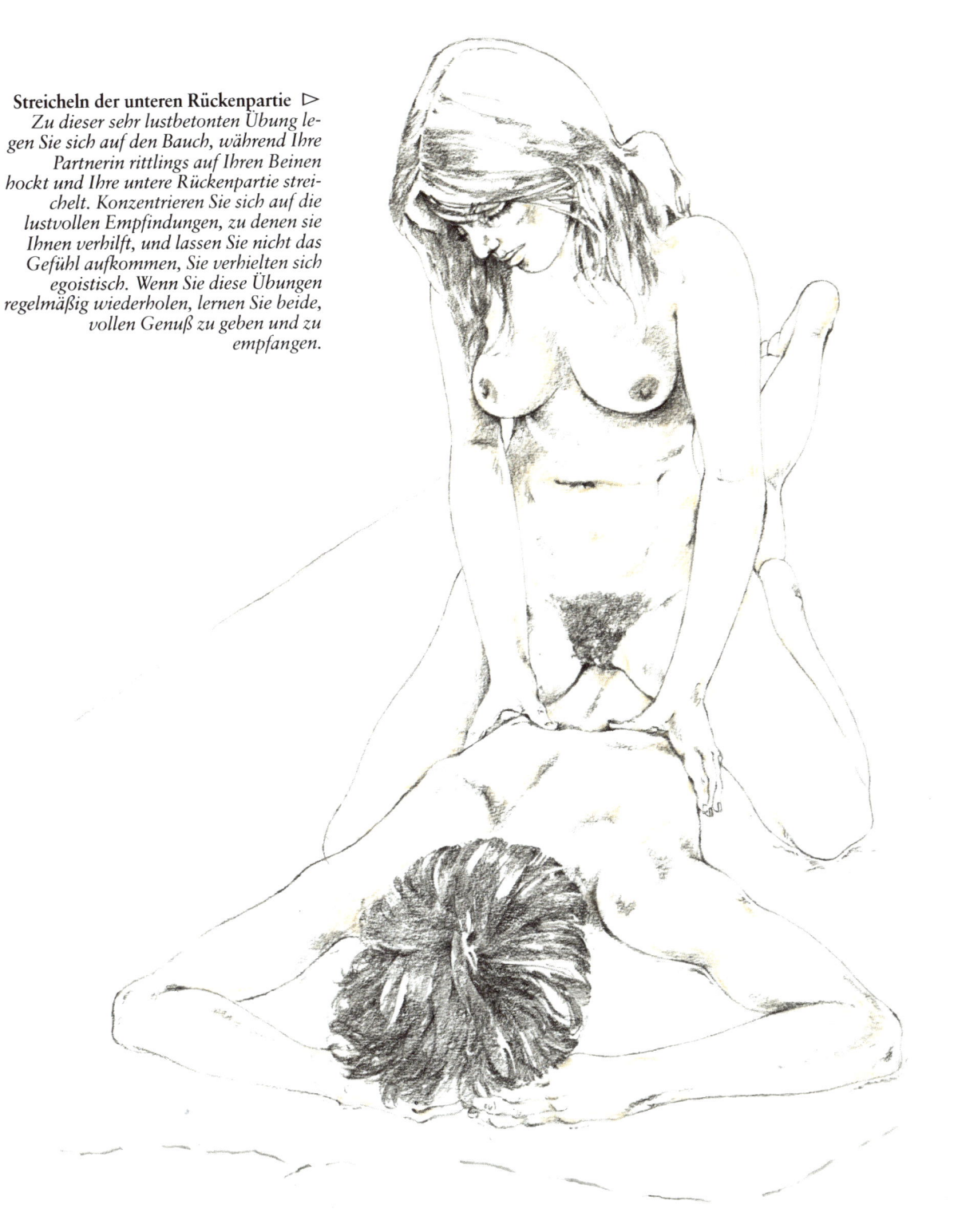

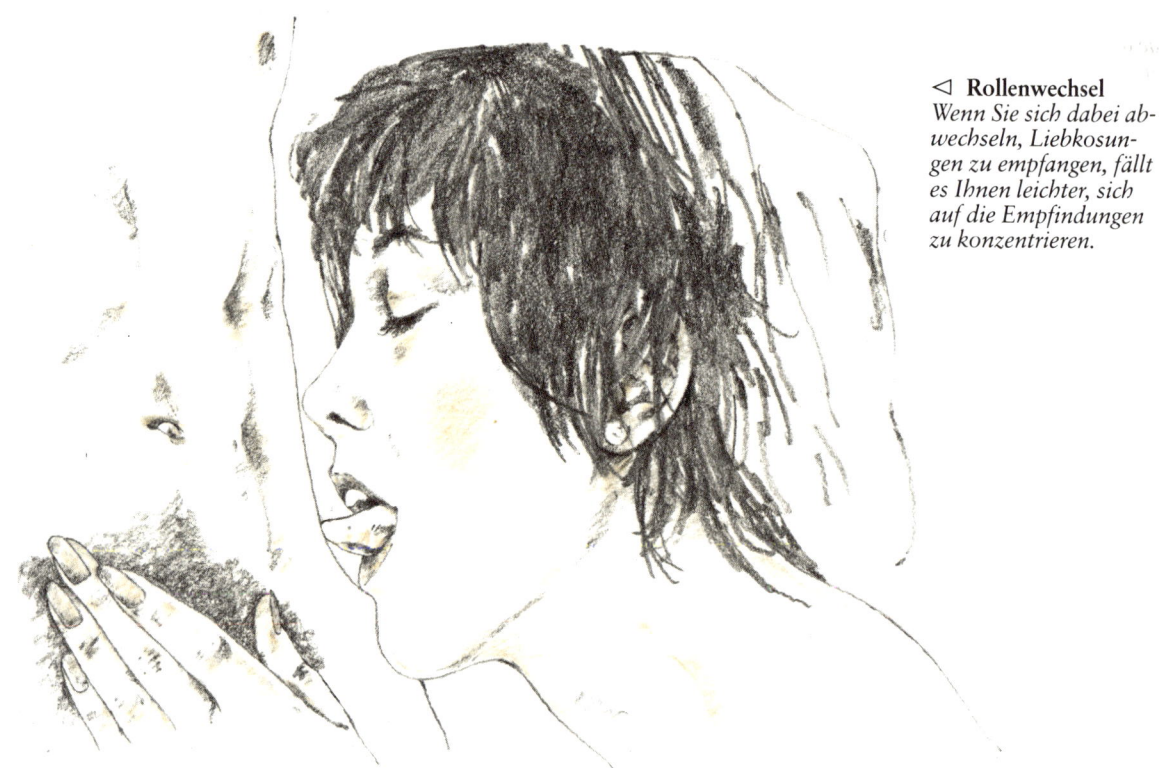

◁ **Rollenwechsel**
*Wenn Sie sich dabei ab-
wechseln, Liebkosun-
gen zu empfangen, fällt
es Ihnen leichter, sich
auf die Empfindungen
zu konzentrieren.*

2 ZÄRTLICHKEITEN EMPFANGEN

Nachdem Sie die oben beschriebenen Übungen zwei oder
drei Wochen lang regelmäßig absolviert haben, können Sie
zur zweiten Stufe übergehen. Es handelt sich um ähnliche
Übungen, aber jetzt kommt es mehr auf die Reaktionen der
Person an, die gestreichelt wird, als auf diejenigen des aktiven Partners. Anstatt die Zuwendungen nur einfach zu
empfangen, übermittelt der passive Partner positive Rückmeldungen, an denen die Partnerin oder der Partner merkt,
was besonders gefällt. Die Verbannung des Geschlechtsverkehrs und jeder Berührung der Genitalien bleibt weiter in
Kraft.

1 Streicheln Sie Ihre Partnerin, die, wie zuvor, zuerst auf
dem Bauch, dann auf dem Rücken liegt, doch versuchen Sie
jetzt, die empfindsamsten Körperzonen herauszufinden,
und achten Sie darauf, welche Stimulationsweise sie am
meisten genießt. So kann es sein, daß sie eine sanftere oder
vielleicht auch kräftigere Berührung bevorzugt, als Ihnen
selbst behagen würde.

2 Jetzt sind Sie an der Reihe, ihr durch Worte oder Gesten
klarzumachen, was Ihnen besonders gut gefällt. Führen
Sie ihre Hand, wenn Sie wollen, und wenn sie Sie küßt — eine bestimmte Stelle Ihres Körpers oder auf eine Weise, die
Ihnen große Lust bereitet —, dann sagen Sie es ihr. Konzentrieren Sie sich auf Ihre eigenen Empfindungen und denken
Sie nicht darüber nach, ob Ihre Partnerin müde wird oder
Langeweile hat. Nach ungefähr 10 Minuten ist sie ja selbst
an der Reihe.

3 Unterhalten Sie sich am Ende der Sitzung über Ihre Empfindungen, und erklären Sie einander, was Sie am meisten
genossen haben.

Bewertung des Erfolgs

Wenn Sie nach einer Übungszeit von zwei oder drei Wochen
entspannt und völlig unbeschwert bei diesen Übungen miteinander umgehen können, dann sind Sie so weit, zur dritten Stufe überzugehen. Dort erlernen Sie, die Genitalien
höchst lustvoll gegenseitig zu berühren. Aber machen Sie
sich keine Sorgen, wenn einer von Ihnen beiden bei diesen
Übungen noch eine gewisse Unsicherheit verspürt. Widmen Sie sich für eine weitere Woche den Übungen der zweiten Stufe, und dann, wenn Sie sich dabei völlig frei und ungehemmt fühlen, versuchen Sie es noch einmal mit den
Übungen der dritten Stufe, die im folgenden beschrieben
werden.

Hindernisse beim Genießen

Falls es Ihnen leichter gefallen ist und auch mehr Freude
gemacht hat, Ihre Partnerin zu streicheln als selbst gestreichelt zu werden, dann liegt das möglicherweise daran, daß
Schuldgefühle Ihre sexuelle Genußbereitschaft stören.
Vielleicht befürchten Sie auch, daß Ihre Partnerin Sie nicht
attraktiv genug findet oder daß die Übungen sie langweilen. In beiden Fällen können Sie sich nicht genügend auf Ihre eigenen Empfindungen konzentrieren. Versuchen Sie
während der nächsten vier Sitzungen, Ihre Partnerin sehr
genau um das zu bitten, was Ihnen behagt, und lassen Sie
sie nur tun, was Sie sich wünschen. Einigen Männern fällt

es leichter, sich hinzulegen und sich liebkosen zu lassen, anstatt die aktive Rolle zu übernehmen. Wenn das für Sie zutrifft, dann sollten Sie Ihre Gefühle einmal einer genauen Prüfung unterziehen. Möglicherweise haben Sie irgendwelche Aggressionen gegenüber Ihrer Partnerin oder Sie zweifeln am Sinn Ihrer Beziehung. Beides macht es schwierig für Sie, Zärtlichkeit und Zuneigung deutlich zu zeigen. Die Fragebögen PASSEN SIE ZUEINANDER?, S. 260, und SIND SIE MIT IHREM SEXUALLEBEN ZUFRIEDEN?, S. 265, sowie die Problemanalyse WAS STIMMT NICHT IN IHRER BEZIEHUNG?, S. 268, helfen Ihnen, sich mit dieser Möglichkeit auseinanderzusetzen.

Die beschriebenen Übungen sollen ein Gefühl der Nähe erzeugen und festigen. Sollten Sie in sich selbst eine unüberwindliche Abneigung gegen die Übungen verspüren, dann liegt das möglicherweise daran, daß Sie sich von der Vorstellung einer engen Beziehung bedroht fühlen. In diesem Fall (und auch dann, wenn Sie nicht richtig dabei sind, überhaupt nichts empfinden, vielleicht gelangweilt sind), brauchen Sie wahrscheinlich fachmännischen Rat, um Ihre Abwehrhaltung abzubauen und für emotionales Engagement zugänglich zu werden.

3 BERÜHRUNG DER GENITALIEN

Sie und Ihre Partnerin sind jetzt so weit, daß Sie sich abwechselnd gegenseitig erregen können, indem Sie neben dem ganzen Körper auch die Genitalien liebkosen. Noch einmal jedoch: Stop vor dem Geschlechtsakt! Ziel der Übungen ist: Voller Genuß der Genitalberührungen.

1 Während Ihre Partnerin auf dem Rücken liegt, streicheln Sie ihre Brüste und umschließen sie mit den Händen so, daß Sie sie küssen und an den Brustwarzen saugen können. Falls Ihre Partnerin daran Gefallen findet, werden Sie feststellen, daß ihre Brustwarzen sich verhärten.

2 Streicheln Sie mit den Händen über ihren Bauch und den Genitalbereich. Fahren Sie mit den Fingern durch ihre Schamhaare. Legen Sie eine Pause ein, falls Ihre Partnerin sich verkrampft oder unruhig wird, doch setzen Sie die Übung noch einige Minuten lang fort.

3 Reiben Sie Ihre Finger mit einem Gleitmittel ein und streicheln Sie sanft rund um die Öffnung der Vagina. Dringen Sie aber nicht ein. Dann berühren Sie die Klitoris, die sich ganz einfach lokalisieren läßt: Sie ist ein kleines hartes Knötchen, bedeckt von einer Hautfalte, und befindet sich an der Stelle, wo die inneren Schamlippen vorn zusammentreffen. Reiben Sie nicht und üben Sie keinen direkten Druck aus, sondern machen Sie sanfte Streichelbewegungen. Die Klitoris ist ein hochempfindliches Organ mit einer Vielzahl von Nervenendungen.

4 Nun sind Sie an der Reihe, liebkost zu weden. Ihre Partnerin sollte Ihre Brust und Ihren Bauch streicheln, mit den Fingern durch Ihre Schamhaare fahren und die Innenseite Ihrer Oberschenkel streicheln, dabei mit den Händen bis zu Ihren Hoden hochwandern und diese liebkosen und sanft drücken.

5 Konzentrieren Sie sich auf Ihren Körper und auf die Reaktionen, die durch die Berührung hervorgerufen werden. Erklären Sie Ihrer Partnerin, welche Art der Stimulation Ihnen am angenehmsten ist. Wenn Sie merken, daß Sie sich verkrampfen, bitten Sie Ihre Partnerin, eine Pause zu machen. Es ist gleichgültig, ob Sie eine Erektion haben oder nicht. Genießen Sie einfach das Gefühl der sanften Berührung Ihrer Genitalien.

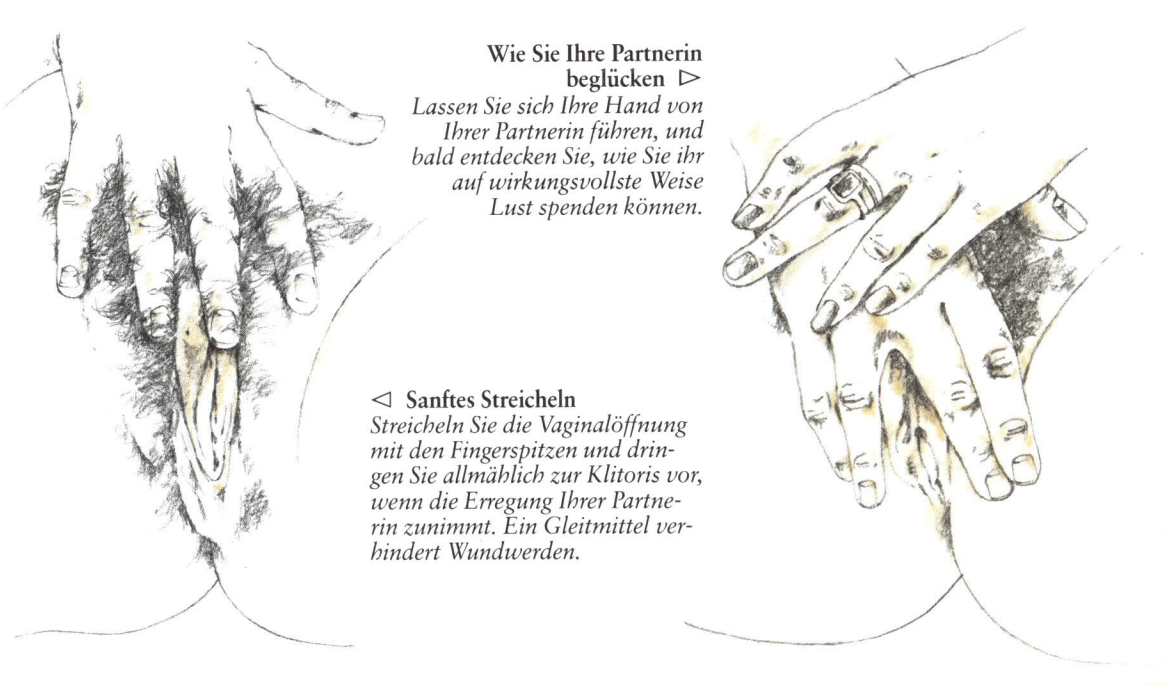

Wie Sie Ihre Partnerin beglücken ▷
Lassen Sie sich Ihre Hand von Ihrer Partnerin führen, und bald entdecken Sie, wie Sie ihr auf wirkungsvollste Weise Lust spenden können.

◁ **Sanftes Streicheln**
Streicheln Sie die Vaginalöffnung mit den Fingerspitzen und dringen Sie allmählich zur Klitoris vor, wenn die Erregung Ihrer Partnerin zunimmt. Ein Gleitmittel verhindert Wundwerden.

6 Als nächstes setzen Sie sich möglichst bequem aufs Bett. Nehmen Sie ein Kissen oder eine sonstige Stütze, wenn Sie wollen. Ihre Partnerin sollte zurückgelehnt zwischen Ihren Beinen liegen. Sie führt nur Ihre Finger, um Ihnen zu zeigen, wie sie die Klitoris am liebsten reizt. Denken Sie daran, daß die Klitoris sich viel weiter ausdehnt, als Sie sehen können. Anstatt sich auf die sichtbare Spitze zu konzentrieren, vermitteln Sie Ihrer Partnerin vermutlich das angenehmste Lustgefühl, wenn Sie über die Schamlippen einen seitlichen indirekten Druck ausüben. Nehmen Sie Speichel oder ein anderes Gleitmittel zu Hilfe und experimentieren Sie, indem Sie Druck und Tempo variieren. Vernachlässigen Sie dabei nicht den übrigen Körper, sondern streicheln Sie ihn mit der anderen freien Hand.

7 Tauschen Sie die Plätze, so daß sie sitzt und Sie zwischen ihren Beinen liegen. Zeigen Sie ihr, indem Sie ihre Hand an Ihren Penis führen, welche Stimulation für Sie besonders lustvoll ist, und erklären Sie ihr genau, wie Sie es finden. Sie werden mit ziemlicher Sicherheit eine Erektion bekommen, jedoch, es ist nicht schlimm, wenn es nicht dazu kommt, es genügt, wenn Sie ein starkes Lustgefühl spüren.

8 Falls Sie eine Erektion haben, sollte Ihre Partnerin noch für eine Weile mit Ihrem Penis spielen, dann führen Sie ihre Hand zu einem anderen Körperteil, und wenn die Erektion abgeklungen ist, widmet sie sich wieder zärtlich dem Penis.

9 Das Ziel dieser Übung ist nicht der Orgasmus. Sollte jedoch einer von Ihnen allzu stark erregt sein, können Sie die manuelle Stimulation bis zum Höhepunkt fortsetzen.

10 Fühlen Sie sich beim Absolvieren der Übung richtig wohl und entspannt, dann können Sie, wenn Sie wollen,

sich mit Lippen und Zunge gegenseitig erregen (siehe **Oraler Sex**, S. 208). Ihre Partnerin soll es Ihnen sagen oder Sie sanft wegdrücken, wenn sie für derartige Praktiken noch nicht bereit ist.

Bewertung des Erfolgs

Wenn Sie die vorstehenden Übungen genossen haben, ohne sich zu verkrampfen oder Angstgefühle zu entwickeln, dann können sie in Ihr sexuelles Spielrepertoire aufgenommen werden. Sicher gibt es auch bei Ihnen Zeiten, in denen Sie keine Lust auf Geschlechtsverkehr haben, aber gern die zärtlichen Berührungen bei genitalen Spielen genießen.

Sollten Ihnen die Übungen jedoch Unbehagen bereiten oder sollten Sie sich dabei ertappen, daß Sie geistig weggetreten sind, indem Sie an etwas ganz anderes denken, anstatt sich auf Ihre Empfindungen zu konzentrieren, dann versuchen Sie, sich eine Weile zu entspannen, ehe Sie beginnen. Ein leichtes Gefühl der Unsicherheit ist vor Beginn der Übung durchaus normal. Vielleicht werden Sie nur dann unsicher, wenn Sie an die Reihe sind, gestreichelt und liebkost zu werden. Wenn es so ist, dann bleiben Sie das nächste Mal bei der Übung einfach dabei, Ihre Partnerin zu streicheln, und verzichten Sie, wenn Sie an die Reihe kommen. Auf diese Weise gewinnen Sie im Laufe der Zeit mehr Selbstvertrauen. Sollten Sie — Ihre Partnerin oder auch Sie selbst — sich während der Übungen an genitalen Ausscheidungen oder Gerüchen gestört haben, informieren Sie sich unter **Angst vor sexuellen Gerüchen und Ausscheidungen**, S. 226.

Falls Sie diese Übungen über einen Zeitraum von 4 bis 6 Wochen regelmäßig gemacht haben, jedoch keinerlei Verbesserung feststellen und immer noch mit Unbehagen reagieren, dann wird Ihnen wahrscheinlich der Rat eines Therapeuten weiterhelfen (siehe ANHANG).

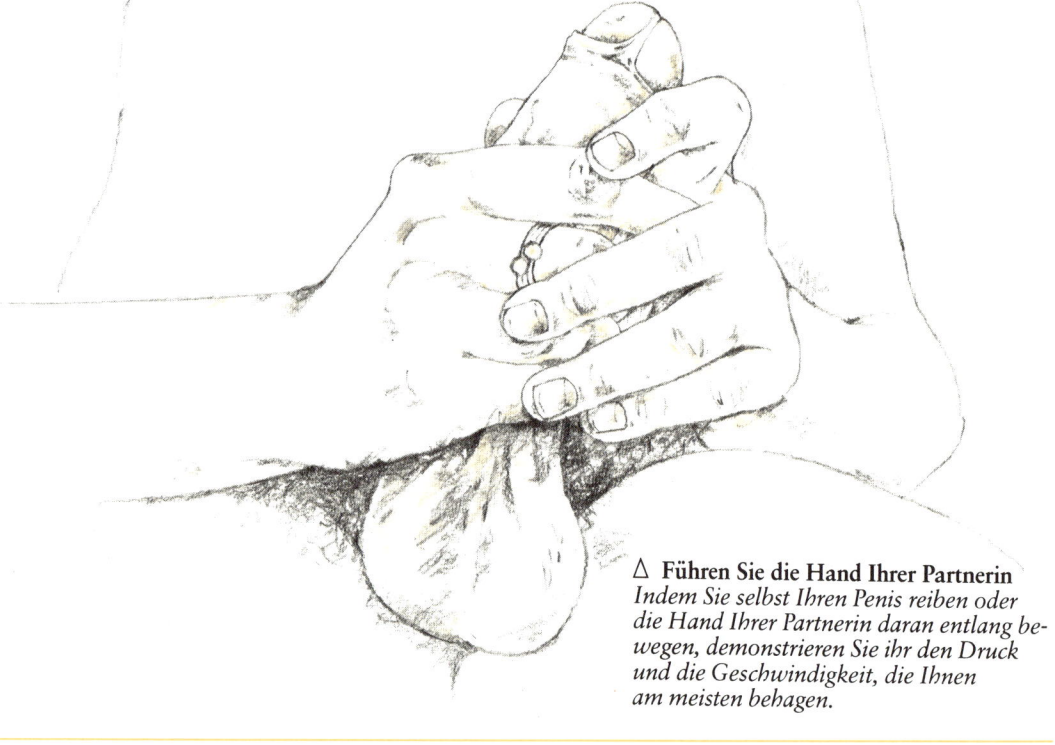

△ **Führen Sie die Hand Ihrer Partnerin**
Indem Sie selbst Ihren Penis reiben oder die Hand Ihrer Partnerin daran entlang bewegen, demonstrieren Sie ihr den Druck und die Geschwindigkeit, die Ihnen am meisten behagen.

ÜBERWINDUNG VON EREKTIONSPROBLEMEN

Die Unfähigkeit, eine Erektion zu erreichen oder zu halten, ist vermutlich das sexuelle Problem, das einen Mann am stärksten quält. Der altmodische Begriff für diesen Zustand — Impotenz — beschreibt genau die Gefühle, die ein solches Versagen im Manne weckt. Unter dem Aspekt der sexuellen Funktion ist dieser Begriff jedoch nahezu nutzlos, denn er bezeichnet jeden Grad von Erektionsversagen, von der einmaligen Erscheinung aus ganz trivialen Gründen bis zur ständigen Unfähigkeit, jemals eine Erektion zu erreichen, und dabei bleiben wiederum die Ursachen unberücksichtigt.

Schwierigkeiten beim Erlangen einer Erektion

Manchmal wird es Ihnen vermutlich passieren, daß Sie eine Erektion weder erreichen noch lange halten können, vor allem nach ausgedehnten Trinkgelagen oder wenn Sie müde und abgespannt sind. Dies ist kein ernstes Problem, und die meisten Männer erleben solche Momente. Sollten solche Vorkommnisse jedoch eher die Regel als die Ausnahme sein, dann konsultieren Sie Ihren Arzt, da es für dieses Problem medizinische Ursachen geben könnte. Ebenso sollten Sie Ihren Arzt aufsuchen, wenn Sie noch niemals eine Erektion gehabt haben. Mit Sicherheit hat dieses Versagen körperliche Ursachen.

Allerdings sind physische und hormonelle Gründe für Erektionsschwierigkeiten verhältnismäßig selten. In den meisten Fällen ist ein ständiges Versagen psychologisch begründet. Das Problem kann als Folge von Schuldgefühlen entstehen, die in der Kindheit oder Jugend eingepflanzt wurden, oder es läßt sich aus der Langeweile mit einer schon lang andauernden Partnerschaft erklären (siehe WIE MAN SEXUELLE LANGEWEILE VERMEIDET, S. 278). Oder — und dies ist wahrscheinlich der am weitesten verbreitete Grund — es ergibt sich daraus, daß zwei oder drei an und für sich bedeutungslose Episoden zu einer übertriebenen Angst vor sexuellem Versagen ausgewachsen sind. Dieser Bewußtseinszustand, auch als »Versagensangst« bezeichnet, schränkt die Fähigkeit, eine Erektion zu erlangen oder zu halten, entscheidend ein.

Gelegentliches Erektionsversagen

Ganz bestimmt ist es Ihnen irgendwann einmal passiert, daß Sie die gewünschte Erektion nicht bekommen oder nur eine teilweise Erektion zustande gebracht haben oder daß die Erektion im entscheidenden Moment abgeklungen ist. Das kann vorkommen, wenn Sie zum Sex nicht richtig in Stimmung sind oder die Person, mit der Sie zusammen sind, zu wenig anziehend finden und sich dennoch in eine sexuelle Situation gedrängt fühlen. Manchmal kann auch eine ganz natürliche Angst Ihre Erektion negativ beeinflussen. Nervosität in einer neuen Beziehung oder Schuldgefühle in einer unerlaubten Beziehung können zum Beispiel die Auslöser sein. Ein gelegentliches Versagen dieser Art gewinnt nur dann an Bedeu-

tung, wenn Sie sich sofort als »impotent« abstempeln und Ängste vor einem weiteren Versagen entwickeln.

Mittel gegen Erektionsversagen

Sollte ein solches Versagen häufiger auftreten, dann liegt es wahrscheinlich daran, daß Sie von sich selbst zu viel erwarten oder daß Sie versuchen, unter ungeeigneten Bedingungen sexuell aktiv zu sein. Die unten beschriebenen Selbsthilfe-Maßnahmen sollen helfen, die Momente des Versagens so gering wie möglich zu halten. Sie sollen außerdem — und das ist viel wichtiger — dazu beitragen, daß Angstgefühle, die zu einem ernsten, langanhaltenden Problem werden können, gar nicht erst aufkommen.

☐ Seien Sie sexuell aktiv nur dann, wenn Sie dazu in Stimmung sind.

☐ Akzeptieren Sie, daß Sie ein Mensch, keine Maschine sind. Es gibt keinen Grund, warum Ihre Gefühle oder Ihre sexuelle Leistungsfähigkeit immer gleich sein sollten. Manchmal sind Sie mehr in Stimmung, manchmal weniger, und gelegentlich brauchen Sie zusätzliche Reize. Haben Sie eine feste Partnerin, merkt sie wahrscheinlich gar nichts, wenn Sie es ihr nicht sagen.

☐ Vermeiden Sie Zufallsbekanntschaften — zumindest so lange, bis Sie ein starkes sexuelles Selbstvertrauen haben. Ihre Unsicherheit läßt nach, und Sie funktionieren besser, wenn Sie eine feste Beziehung aufbauen mit einer Partnerin, deren Reaktionen Sie kennen und auf die Sie sich verlassen können.

☐ Beurteilen Sie Ihre Leistungsfähigkeit niemals ausschließlich nach Ihrem Penis und seinen Reaktionen. Gegenseitige Befriedigung ist oft auch ohne den eigentlichen Geschlechtsakt zu erreichen, allerdings kann körperliche Nähe eine Erektion auch ohne Ihre bewußte Anstrengung hervorrufen.

☐ Falls Sie keine Erektion bekommen oder diese kurz vor oder während des Geschlechtsverkehrs zurückgeht, dann vermeiden Sie jede Überreaktion. Erklären Sie einfach, was passiert ist: »Ich glaube, ich bin heute abend zu müde (ich habe zuviel getrunken etc.). Versuchen wir es lieber morgen«, und entwickeln Sie deshalb keine Schuldgefühle. Aber versichern Sie Ihrer Partnerin, daß es nicht an ihr liegt. Und — dies vor allem — ziehen Sie sich auf keinen Fall körperlich oder geistig zurück, nur weil ein Geschlechtsverkehr einstweilen nicht in Frage kommt. Bewahren Sie eine intime Nähe zu Ihrer Partnerin, auf jede Weise, die Ihnen beiden gefällt und den Geschlechtsverkehr vermeidet. Wenn Sie das Zusammensein genießen, ob mit, ob ohne Erektion, dann sind Sie beim nächsten Mal wegen eines möglichen Versagens weniger besorgt.

DIE BEHANDLUNG VON EREKTIONSPROBLEMEN

Falls das Erektionsversagen so häufig auftritt, daß Ihr Sexualleben dadurch entscheidend beeinträchtigt wird, und falls die auf S. 243 beschriebenen Maßnahmen nicht geholfen haben, versuchen Sie die folgenden Übungen. Sie sollen Ihre Angst beseitigen, indem Sie Ihnen bewußt machen, daß selbst im Falle eines Nachlassens der Erektion sanfte Stimulation sie wieder neu entstehen lassen kann. Außerdem sollen die Übungen alle Besorgnisse wegen Ihrer sexuellen Funktionsfähigkeit beseitigen, denn von Ihnen ist nicht gefordert — es ist sogar verboten! —, den Geschlechtsverkehr zu vollziehen, ohne das notwendige sexuelle Selbstvertrauen zu besitzen.

Die erste Stufe dieser Übungen kann ohne Partnerin ausgeführt werden. Danach brauchen Sie jedoch die Kooperation einer sympathischen Frau, die Sie so sehr mag, daß sie mit Geduld und, idealerweise, mit Vergnügen alle Schritte mitgeht, aus denen die Behandlung zusammengesetzt ist. Falls Ihnen zur Zeit eine solche Partnerin fehlt oder falls die Angst vor »Impotenz« Sie bisher alle sexuellen Beziehungen hat meiden lassen, dann finden Sie möglicherweise unter **Kleines Rendezvous-Programm,** S. 225, Empfehlungen, wie sich eine Beziehung mit einer sympathischen Partnerin aufbauen läßt, wie Sie sie brauchen.

Die folgenden Übungen sollten Sie nur ausführen, wenn Sie ausgesprochen viel Lust auf Sex haben.

1 Reizen Sie Ihren Penis zuerst mit der Hand, und stellen Sie sich dabei eine besonders erregende Situation vor, bis Sie eine vollständige Erektion haben. (Wenn Sie auf diesem Weg nicht zu einer Erektion gelangen, wiederholen Sie diese Prozedur täglich, bis sie die erhoffte Wirkung hat.) Nun unterbrechen Sie die Stimulation und lassen die Erektion vollkommen abklingen. Dieser Vorgang läßt sich dadurch beschleunigen, daß Sie sich auf nicht sexuelle Dinge konzentrieren.

2 Sobald Ihr Penis erschlafft ist, fangen Sie erneut an zu masturbieren. Sobald Sie auch diesmal eine Erektion haben, lassen Sie sie bewußt wieder abklingen. Dann stimulieren Sie sich ein drittes Mal und machen jetzt weiter, bis Sie ejakulieren, falls Ihnen danach ist. Haben Sie Schwierigkeiten, nach dem Abklingen zu einer neuen Erektion zu gelangen (oder wenn Sie gleich zu Beginn keine zustande bringen), benutzen Sie ein Gleitmittel. Sie werden feststellen, daß die Reizempfindungen beträchtlich intensiver werden.

Wiederholen Sie diese Übung, bis Sie merken, daß Sie es schaffen, zumindest wenn Sie allein sind, eine Erektion zu erreichen, sie willentlich wieder abklingen zu lassen und erneut herzustellen. Das Vertrauen in diese Fähigkeit dürfte sich nach einer dritten oder vierten erfolgreichen Wiederholung der gesamten Übung einstellen.

Sie brauchen nun eine kooperationsbereite Partnerin, mit der zusammen Sie die nächste Stufe des Programms durchlesen und besprechen sollten. Machen Sie sich beide klar, daß Sie dabei egoistisch sein und Ihren eigenen Wünschen absoluten Vorrang einräumen müssen, soll die Behandlung erfolgreich verlaufen. Ihre Partnerin muß auf ein gewisses Maß an

Frustration vorbereitet sein, da Sie auf dieser Stufe keinen richtigen Geschlechtsverkehr haben werden, obgleich Sie beide wahrscheinlich aufs Höchste erregt sind. Aber Sie können Ihr natürlich am Ende jeder Sitzung manuell oder oral zu einem Orgasmus verhelfen.

1 Führen Sie gemeinsam die unter LUST ZU ZWEIT, S. 235, beschriebenen Sensibilisierungsübungen aus. Entspannen Sie sich und genießen Sie ganz einfach, von Ihrer Partnerin gestreichelt zu werden. Machen Sie sich keine Sorgen darüber, ob Sie eine Erektion bekommen oder nicht.

2 Nun versucht Ihre Partnerin, Sie manuell zur Erektion zu bringen, aber nicht zum Orgasmus. Ein Gleitmittel intensiviert die Empfindungen und erleichtert somit das Zustandekommen der Erektion. Am besten führt man diese Übung zu einer Tageszeit aus, in der Sie für erotische Reize am empfänglichsten sind.

3 Wenn Sie eine Erektion erreicht haben, hält Ihre Partnerin inne und läßt sie völlig abklingen, danach fängt sie von neuem an, Sie zu stimulieren. Falls sie bereit ist, Sie oral zu stimulieren, werden Sie feststellen, daß dies der sicherste Weg ist, erneut zu einer Erektion zu gelangen (oder überhaupt eine zu bekommen, wenn sich dies zu Beginn der Übung als schwierig erwiesen haben sollte). Dieser Übungsschritt beweist Ihnen, daß eine Erektion, die einmal abgeklungen ist, neu erreicht werden kann. Wenn Sie selbstsicher genug sind, daß Sie in Anwesenheit Ihrer Partnerin eine mehrmalige Erektion bekommen können, dann lassen Sie sich von ihr zum Orgasmus bringen.

Führen Sie diese Übungen drei bis viermal in der Woche über einen Zeitraum von drei bis vier Wochen aus, ehe Sie sich der nächsten Stufe zuwenden; dort sollen Sie lernen, sich zu entspannen, während Ihr Glied in der Scheide Ihrer Partnerin ist.

1 Rittlings auf Ihnen hockend, liebkost Ihre Partnerin Ihren Penis, bis Sie eine vollständige Erektion haben.

2 Ihre Partnerin führt Ihren Penis nun in ihre Vagina ein. Konzentrieren Sie sich darauf, wie sich das anfühlt, dann bitten Sie sie, sich sanft zu bewegen. Sie können sachte Stöße ausführen, aber wenn Sie spüren, daß Sie einem Orgasmus entgegenstreben, bitten Sie Ihre Partnerin, sich zurückzuziehen. Ejakulieren Sie auf dieser Stufe noch nicht in ihrer Vagina. Falls Sie Angst bekommen und Ihre Erektion verlieren, dann vermeiden Sie es beim nächsten Mal, ganz in sie einzudringen; reiben Sie Ihren Penis lediglich zwischen den Schamlippen.

3 Wenn Sie das Umschlossensein durch die Vagina mit Wohlgefühl wahrnehmen können, dann stoßen Sie heftiger, und suchen Sie sich einen Rhythmus, von dem Sie meinen, daß er richtig für Sie ist. Ihre Partnerin kann Ihren Erregungsgrad noch steigern, indem sie Ihre Hoden streichelt oder mit Hilfe ihrer vaginalen Muskulatur Druck auf Ihren Penis aus-

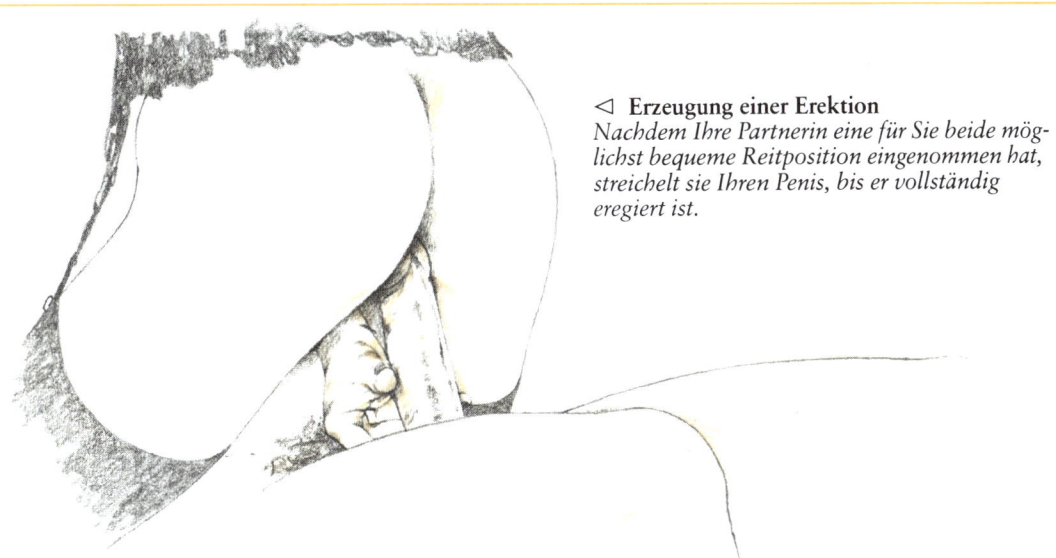

◁ **Erzeugung einer Erektion**
*Nachdem Ihre Partnerin eine für Sie beide mög-
lichst bequeme Reitposition eingenommen hat,
streichelt sie Ihren Penis, bis er vollständig
eregiert ist.*

▽ **Von der Vagina umschlossen**
*Nachdem Ihre Partnerin Ihren Penis bei sich ein-
geführt hat, sollten Sie bewußt das Gefühl des
Umschlossenseins genießen, ehe Sie anfangen,
Stoßbewegungen auszuführen.*

▽ **Streicheln der Hoden**
*Während Sie einen für Sie optimalen Stoßrhyth-
mus finden, kann Ihre Partnerin Ihre Erregung noch steigern, indem sie nach unten greift
und Ihre Hoden streichelt.*

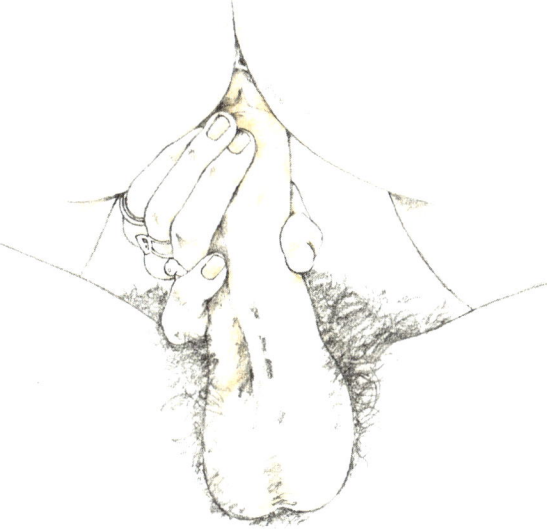

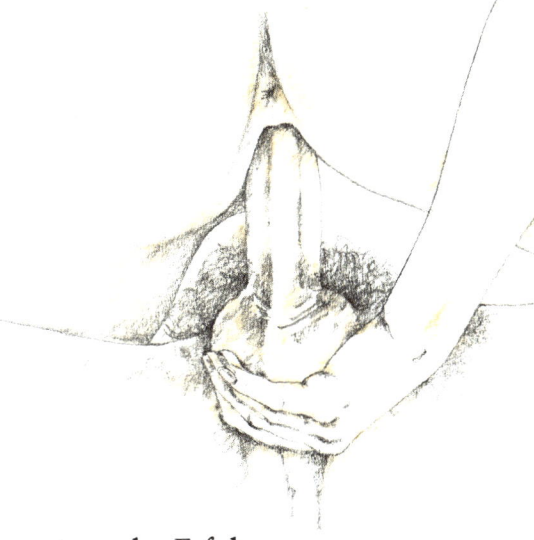

übt; falls nötig, können Sie sich auch völlig aus ihr zurückziehen, damit sie Sie manuell stimulieren kann. Wenn Sie wollen,
ejakulieren Sie in der Vagina, aber ziehen Sie sich zurück, falls
Sie noch Angst davor haben sollten.

4 Falls Ihnen eine Ejakulation schwerfällt, während Ihre
Partnerin auf Ihnen sitzt, sollten Sie bei Ihrer nächsten Sitzung
eine Stellung wählen, bei der Sie sich oben befinden. Mit zunehmendem Selbstvertrauen können Sie andere Stellungen
und heftigere Stoßbewegungen ausprobieren. Aber halten Sie
stets inne und genießen Sie einfach, von der Vagina um-
schmiegt zu werden, sobald Sie fühlen, daß Ihre Erektion
nachläßt.

Bewertung des Erfolgs

Vorausgesetzt, Sie absolvieren das Programm Schritt für
Schritt, ohne allzu hastig zur nächsten Stufe weiterzueilen, ehe
Sie innerlich dazu bereit sind, sollte Ihre sexuelle Leistungsfähigkeit innerhalb weniger Monate deutlich zunehmen. Sicher
wird es immer noch vorkommen — zum Beispiel in einer neu-
en sexuellen Beziehung —, daß Sie gewisse Angstgefühle entwickeln. Jedoch werden Sie auch dann keinen Grund mehr haben, sich auch nur leicht »impotent« zu fühlen. Um einem ernsten Problem vorzubeugen, sollten Sie sich jedoch bei allen sexuellen Kontakten in der Zukunft an die Ratschläge halten,
die in dem Abschnitt **Mittel gegen Erektionsversagen**, S. 243,
gegeben werden.

VERZÖGERUNG DER EJAKULATION

Die Ejakulation ist die Folge einer reflexartigen Muskelkontraktion, und bei der sexuellen Erregung des Mannes kommt irgendwann der Zeitpunkt, an dem die Ejakulation unvermeidlich wird. Viele Männer werden von der Vorstellung gequält, daß bei Ihnen dieser Zeitpunkt zu früh erreicht wird, oft stellen sie sich vor, daß sie und ihre Partnerin weitaus mehr vom Geschlechtsverkehr haben könnten und daß es der Frau viel leichter fallen würde, den Orgasmus zu erreichen, wenn sie die Ejakulation nur für wenige Minuten zurückhalten könnten.

Es gibt jedoch kein absolutes Maß dafür, wie lange Sie »durchhalten« sollten. Möglicherweise hegen Sie unrealistische Erwartungen, daher sollten Sie sich erst einmal mit den folgenden Empfehlungen auseinandersetzen, ehe Sie sich den im weiteren beschriebenen Stop-Start- oder Druck-Techniken zuwenden.

Zurückhalten will gelernt sein

Überzeugen Sie sich, daß Ihre Partnerin voll erregt ist, ehe Sie mit dem Geschlechtsverkehr beginnen. Das Vorspiel sollte mindestens 20 Minuten dauern, so daß, auch wenn der Geschlechtsakt selbst kurz ist, das Liebesspiel insgesamt lange dauert. Wenn Sie den Geschlechtsakt beginnen, versuchen Sie anfangs Bewegungen, die nicht so stimulieren wie das Stoßen; lassen Sie zum Beispiel Ihre Hüften kreisen, um den Penis in der Vagina zu bewegen. Eine noch einfachere Methode besteht darin, nach einer Ejakulation 15—30 Minuten zu warten und dann, falls Sie erneut zur Erektion gelangen können, wieder einen Geschlechtsakt zu vollziehen. Diesmal ist Ihr Erregungsgrad nicht mehr so stark, so daß Sie wahrscheinlich länger durchhalten können. Diese Methode ist vor allem dann erfolgreich, wenn Sie jung und sexuell unerfahren sind (mit zunehmendem Alter werden Sie ohnehin kontrollierter). Einige Anfänger stellen fest, daß auch häufigeres Masturbieren ihre sexuelle Spannung mindert und sie so in die Lage versetzt, die Ejakulation während des Geschlechtsverkehrs hinauszuzögern.

Es gibt jedoch auch Männer, die unter einem »Schnellschuß«-Problem leiden: Einige schaffen es, einige Stöße auszuführen, spüren jedoch, daß sie die Kontrolle über sich verlieren, sobald sie den Höhepunkt erreichen, während andere schon ejakulieren, ehe sie ihre Partnerin überhaupt berührt haben. Wenn Sie zu einer dieser Gruppen gehören, dann werden die im folgenden beschriebenen Übungen sicher dazu beitragen, daß Sie eine bessere Kontrolle erreichen.

DIE STOP-START-TECHNIK

Anhand der von Dr. James Semans entwickelten Übungsreihe sollen Sie lernen, Ihren Erregungsgrad bis kurz unterhalb der Schwelle zu halten, an der die Ejakulation unvermeidlich wird. Das geschieht, indem Sie gradweise lernen, die körperlichen Empfindungen zu identifizieren, die einem Höhepunkt vorausgehen, und Ihre Bewegungen beim Geschlechtsverkehr entsprechend abzustimmen. Die Stop-Start-Technik kann, so stellte Semans fest, allen Männern von großem Nutzen sein, die so frühzeitig ejakulieren, daß der Sex sowohl für sie selbst als auch für ihre Partnerinnen zur Enttäuschung wird.

Die meisten Männer, die diese Übungen regelmäßig ausführen, gewinnen innerhalb von 2 bis 10 Wochen eine recht gute Kontrolle. Vielleicht stellen Sie aber auch fest, daß eine andere Methode, die von Masters und Johnson entwickelte Druck-Technik (siehe Seite 249), Ihnen mehr Erfolg bringt. In beiden Fällen brauchen Sie die Kooperation mit einer verständnisvollen Partnerin. Alleinstehende Männer, gleich ob hetero- oder homosexuell, erlangen eine ausreichende Kontrolle, indem sie die ersten drei Schritte der Stop-Start-Technik üben. Diese bestehen ausschließlich aus manueller Stimulation, die Mithilfe einer anderen Person ist nicht erforderlich.

1 Masturbieren Sie mit einer trockenen Hand und konzentrieren Sie Ihre Aufmerksamkeit ausschließlich auf die angenehmen Empfindungen in Ihrem Penis und nicht auf die sexuellen Phantasien, die die Masturbation normalerweise begleiten. Wenn Sie das Gefühl haben, jeden Moment ejakulieren zu müssen, halten Sie inne und entspannen Sie sich. Fangen Sie von neuem an, wenn Sie merken, daß der Orgasmus nicht mehr nahe ist. Wiederholen Sie diese Stop-Start-Prozedur für mindestens 15 Minuten und strengen Sie sich bewußt an, eine Ejakulation zu unterdrücken. Wahrscheinlich haben Sie am Anfang keinen Erfolg, aber setzen Sie diese Vorübung fort, bis Sie drei 15minütige Sitzungen ohne vorzeitige Ejakulation geschafft haben. Die ersten Male werden Sie wahrscheinlich recht häufig abstoppen und wieder starten müssen, Sie werden jedoch allmählich lernen, Ihre Körpersignale genauer zu deuten, und dann brauchen Sie nicht mehr so oft zu pausieren.

2 Der nächste Schritt besteht darin, die gleiche Übung mit einem Gleitmittel auszuführen. Da die auf diese Weise erzeugten Empfindungen weitaus intensiver sind, dürfte Ihnen eine Kontrolle des Orgasmus um einiges schwererfallen. Auch diesmal sollte Ihr Ziel darin bestehen, bei drei aufeinanderfolgenden 15-Minuten-Sitzungen die Ejakulation zu verzögern.

3 Sie haben jetzt genügend Kontrolle über sich, um Ihre Erregung zu dämpfen, ohne mit der Massage Ihres Penis innezuhalten. Masturbieren Sie mit trockener Hand, aber sobald die Erregung ansteigt, ändern Sie die Streichelbewegungen so,

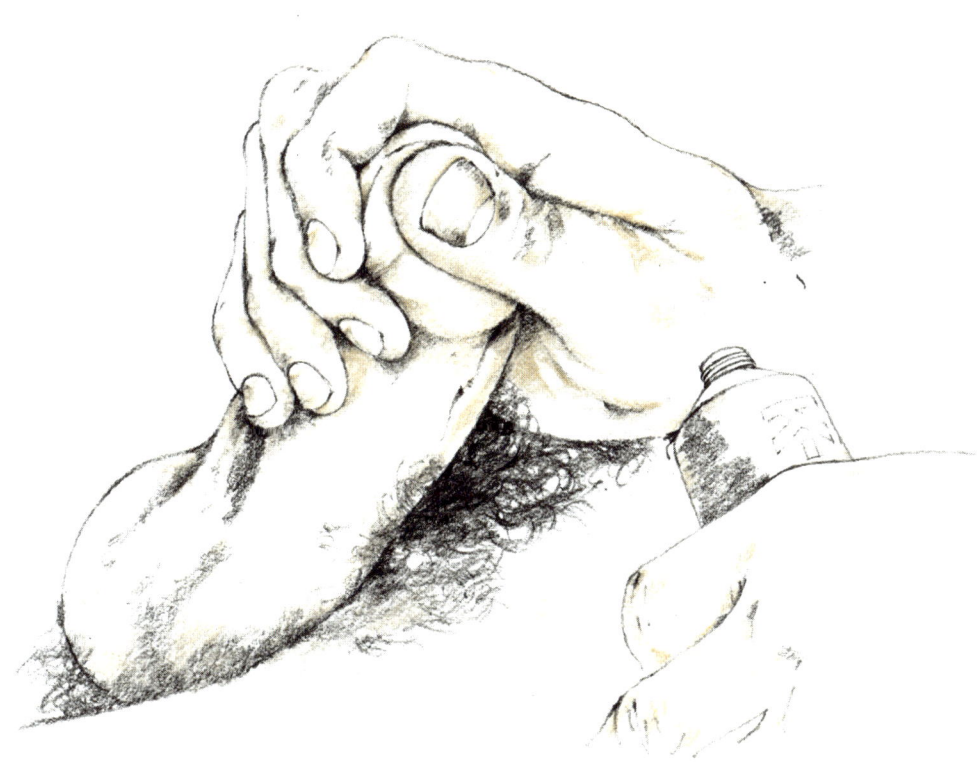

△ **Intensivierung der Empfindungen**
Wenn Sie bei der Masturbation mit trockener Hand Ihre
Ejakulation gut unter Kontrolle haben, versuchen Sie
das gleiche mit einem Gleitmittel, wodurch die Empfin-
dungen intensiviert werden. Ihre Erregung ist dabei stär-
ker, jedoch erlaubt Ihnen die Stop-Start-Technik auch in
diesem Fall eine sichere Kontrolle.

daß die Erregung gedämpft wird. Dazu können Sie entweder das Tempo verlangsamen, Bewegung und Druck verändern oder sich auf weniger sensible Bereiche Ihres Penis konzentrieren. Halten Sie jedoch niemals vollständig inne, wie Sie es bei Schritt 1 und 2 getan haben. Probieren Sie, welche Methode bei Ihnen am besten funktioniert. Das Ziel ist, dreimal 15 Minuten hintereinander durchzuhalten — diesmal ohne zu stoppen.

---

4 Ab jetzt ist Ihre Partnerin beteiligt. Erklären Sie ihr zunächst, welche Übungen Sie ausgeführt haben. Dann stimuliert sie mit trockener Hand Ihren Penis, während Sie entspannt daliegen, die Augen geschlossen, und Sie konzentrieren sich wie bei der ersten Übungsstufe ganz auf Ihre Empfindungen. Sobald Sie spüren, daß Sie jeden Moment ejakulieren müssen, bitten Sie Ihre Partnerin, eini-

ge Augenblicke innezuhalten, um die Erregung abklingen zu lassen. Auch jetzt sollten Sie drei aufeinanderfolgende 15-Minuten-Sitzungen ohne Ejakulation durchstehen. Erst dann wenden Sie sich der nächsten Übungsstufe zu.

---

5 Wiederholen Sie den vierten Übungsteil, diesmal jedoch mit einem Gleitmittel. Sie werden feststellen, daß dies außerordentlich erregend ist. Genießen Sie die Empfindung zunehmender Lust, und lassen Sie sich durch nichts ablenken. Sollte sich jedoch ein Orgasmus zu frühzeitig ankündigen, bitten Sie Ihre Partnerin innezuhalten, bis die Erregung nachgelassen hat.

---

6 Drei hintereinander erfolgreiche Versuche von Schritt 5 zeigen an, daß Sie nun genügend Kontrolle gewonnen haben, um

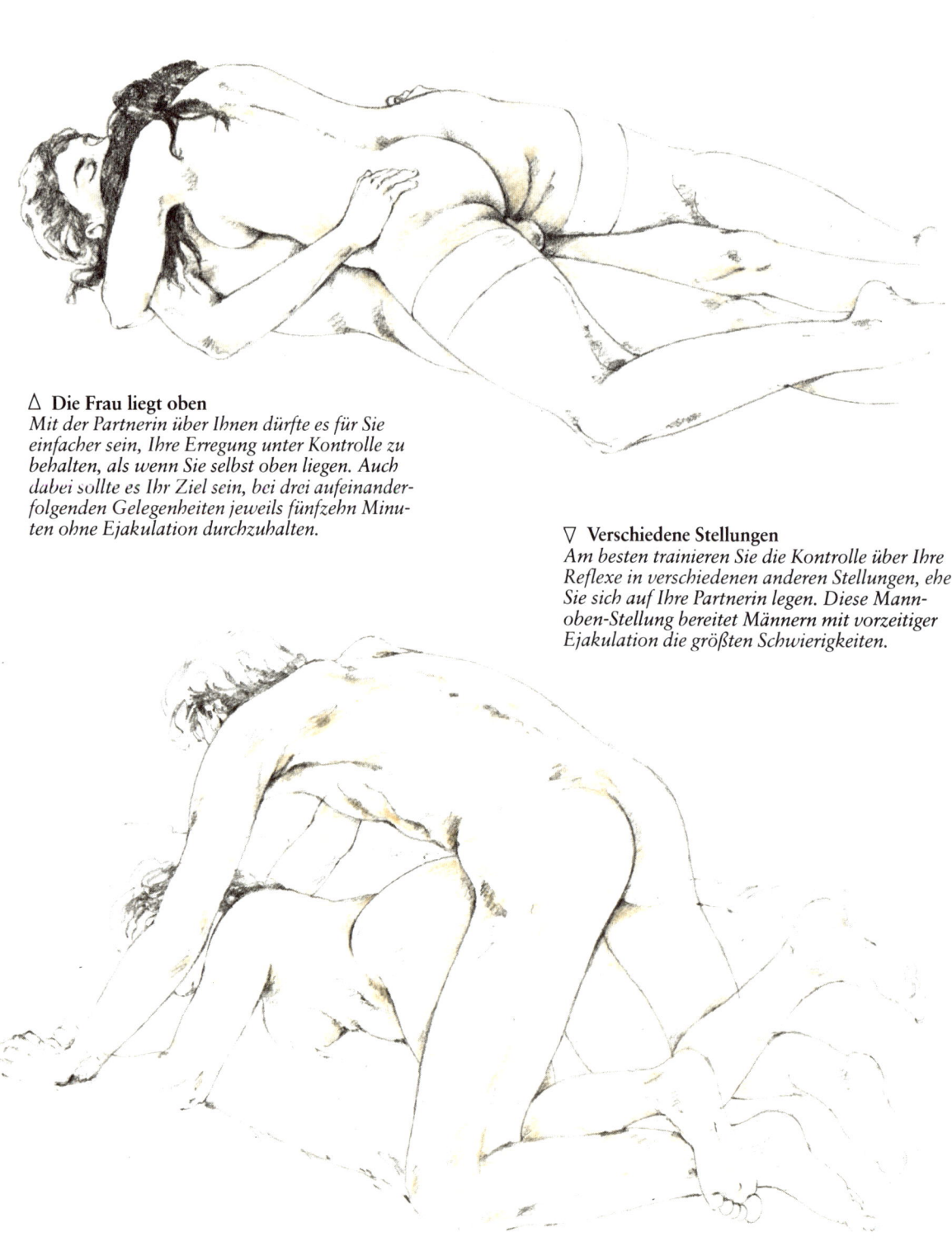

△ Die Frau liegt oben
*Mit der Partnerin über Ihnen dürfte es für Sie
einfacher sein, Ihre Erregung unter Kontrolle zu
behalten, als wenn Sie selbst oben liegen. Auch
dabei sollte es Ihr Ziel sein, bei drei aufeinanderfolgenden Gelegenheiten jeweils fünfzehn Minuten ohne Ejakulation durchzuhalten.*

▽ Verschiedene Stellungen
*Am besten trainieren Sie die Kontrolle über Ihre
Reflexe in verschiedenen anderen Stellungen, ehe
Sie sich auf Ihre Partnerin legen. Diese Mann-
oben-Stellung bereitet Männern mit vorzeitiger
Ejakulation die größten Schwierigkeiten.*

die Stop-Start-Technik während des Geschlechtsverkehrs auszuprobieren. Für den Anfang ist die beste Stellung die, bei der Ihre Partnerin bequem auf Ihnen liegt (siehe STELLUNGEN BEIM GESCHLECHTSVERKEHR, S. 211). Sobald Ihr Penis eingeführt ist, legen Sie ihr die Hände auf die Hüften, um sie zu führen, und bitten sie, sich langsam auf und nieder zu bewegen. Stoppen Sie sie sofort, sobald Sie einen Ejakulationsdrang spüren, und machen Sie weiter, sobald der Drang nachgelassen hat. Führen Sie keine Stoßbewegungen aus; spüren Sie nur die Bewegungen und konzentrieren Sie sich auf die Empfindungen. Versuchen Sie, 15 Minuten lang durchzuhalten, ehe Sie stoßen und ejakulieren. Wiederholen Sie diese Art von entspanntem Geschlechtsverkehr drei- oder viermal, und stoßen Sie jedesmal häufiger und entschlossener, halten Sie jedoch sofort inne, wenn Sie sich dem Orgasmus vor Ablauf von 15 Minuten nähern. Falls Sie zu früh ejakulieren, betrachten Sie dies nicht als das Ende der Übung: Entspannen Sie sich einfach mindestens 15 Minuten lang, und beginnen Sie dann erneut mit dem Geschlechtsverkehr.

7 Praktizieren Sie den Geschlechtsverkehr in verschiedenen Stellungen, wie zum Beispiel in der Seitenlage oder in einer Stellung von hinten, ehe Sie schließlich in die Position mit dem Mann in der Oberlage übergehen. In dieser Stellung ist ein Zurückhalten der Ejakulation am schwierigsten.

Bewertung des Erfolgs

Falls nach einem mindestens fünfwöchigen Üben der Stop-Start-Technik Ihre Kontrolle sich nicht verbessert hat, versuchen Sie es mit der unten beschriebenen Druck-Technik. Einige Männer empfinden diese Technik als wirkungsvoller, jedoch können sich Probleme deshalb ergeben, weil sie langweilig erscheint oder weil Ihre Partnerin enttäuscht ist oder sich vernachlässigt fühlt. Jedoch ist es wichtig, daß Sie sich in dieser Übungszeit ausschließlich auf Ihre eigenen Empfindungen konzentrieren. Und da diese Übung normalerweise gute Ergebnisse erbringt, sollten Sie eine zeitlich befristete Periode sexueller Langeweile durchaus in Kauf nehmen. Ihre Partnerin braucht am Ende einer Sitzung nicht frustriert zu sein, da Sie sie nach der Ejakulation manuell oder oral zum Orgasmus bringen können (siehe STIMULATIONSTECHNIKEN, S. 206).

Falls es Ihnen unangenehm ist, bei den Übungen die Hilfe Ihrer Partnerin in Anspruch zu nehmen, so liegt das möglicherweise daran, daß Sie ein Gefühl der Unsicherheit, sei es Ihretwegen, sei es wegen Ihrer Partnerschaft, nicht loswerden. Es hilft sicherlich, mit Ihrer Partnerin über alles zu reden, doch falls Ihnen auch das bisher immer schwergefallen ist, dann lesen Sie das Kapitel WIE MAN SICH DEM PARTNER MITTEILT, S. 270, wo Ihnen Wege gewiesen werden, Gespräche über Sex zu führen.

DIE DRUCK-TECHNIK

Diese Technik zur Behandlung der vorzeitigen Ejakulation ist etwas komplizierter als die Stop-Start-Methode. Sie erfordert, daß Ihre Partnerin in einer Weise Druck ausübt, die eine Ejakulation verhindert, sobald Sie spüren, daß dies nötig ist. Sie soll kräftig zufassen, wobei sie zwei Finger und den Daumen einer Hand benutzt. Ihr Daumen sollte auf dem Frenulum liegen, d. h. an der Stelle auf der Unterseite des Penis, wo Kopf und Schaft aufeinandertreffen. Ihr Zeigefinger sollte sich dem Daumen gegenüber befinden, und die anderen sollten sich um den Schaft legen. Sie sollte recht kräftig zudrücken, ohne ihre Finger zu bewegen, denn ein zu sanft ausgeübter Druck würde Sie eher erregen, statt Ihren Ejakulationsdrang zu bremsen.

1 Ihre Partnerin masturbiert Sie in der Stop-Start-Technik, wie in den Schritten 4 (trockene Hand) und 5 (mit Gleitmittel) beschrieben. Doch anstatt loszulassen, wenn Sie ihr andeuten, daß Sie kurz vor der Ejakulation stehen, drückt sie Ihren Penis für 15—20 Sekunden, was ein Nachlassen Ihrer Erektion zur Folge hat. Danach beginnt sie erneut, Sie zu stimulieren. Wiederholen Sie diese Prozedur zwei- oder dreimal, ehe Sie es zur Ejakulation kommen lassen.

2 Sobald Sie auf diese Art und Weise einen gewissen Grad von Kontrolle erlangt haben, sind Sie bereit für den Geschlechtsverkehr, aber er sollte in einer ganz bestimmten Art erfolgen. Ihre Partnerin hockt rittlings auf Ihnen und führt Ihren eregierten Penis in ihre Vagina ein. Dort verharrt er, ohne daß einer von Ihnen beiden sich bewegt, bis

Sie sie (rechtzeitig) warnen, daß Sie sich einem Orgasmus nähern. Augenblicklich trennt Ihre Partnerin sich von Ihnen und wendet den Druck-Griff an. Wiederholen Sie diese Übung zwei- oder dreimal, ehe Sie sich zum Höhepunkt kommen lassen.

3 Wenn Sie ganz sicher sind, daß sich Ihre Kontrollfähigkeit verbessert hat (dies wird der Fall sein, nachdem Sie Schritt 2 drei- oder viermal geübt haben), sollten Sie es mit sanften Bewegungen während des Geschlechtsakts versuchen. Wählen Sie wieder die Reitposition der Frau, fangen Sie leicht an zu stoßen, und ermutigen Sie Ihre Partnerin, die Hüften leicht kreisen zu lassen. Sie sollte jedoch jederzeit bereit sein, sich zurückzuziehen und Ihren Penis zu drücken, wenn Sie ihr das entsprechende Zeichen geben. Nach ein paar Wochen sollten Sie in der Lage sein, diese Pause-und-Druck-Variante beim Geschlechtsverkehr 15 bis 20 Minuten lang durchzustehen, ohne zu ejakulieren.

4 Nun versuchen Sie den Geschlechtsverkehr in anderen Stellungen. Sicherlich werden Sie feststellen, daß die Kontrolle in der klassischen Stellung mit dem Mann oben immer noch recht schwierig ist. Aber wenn Sie Schritt 1 der Druck-Technik während der nächsten drei Monate mindestens einmal pro Woche üben, sollten Sie am Ende dieser Periode eine Kontrolle über Ihre Ejakulation erworben haben, die sich bei sämtlichen Spielarten sexueller Aktivitäten bewährt.

249

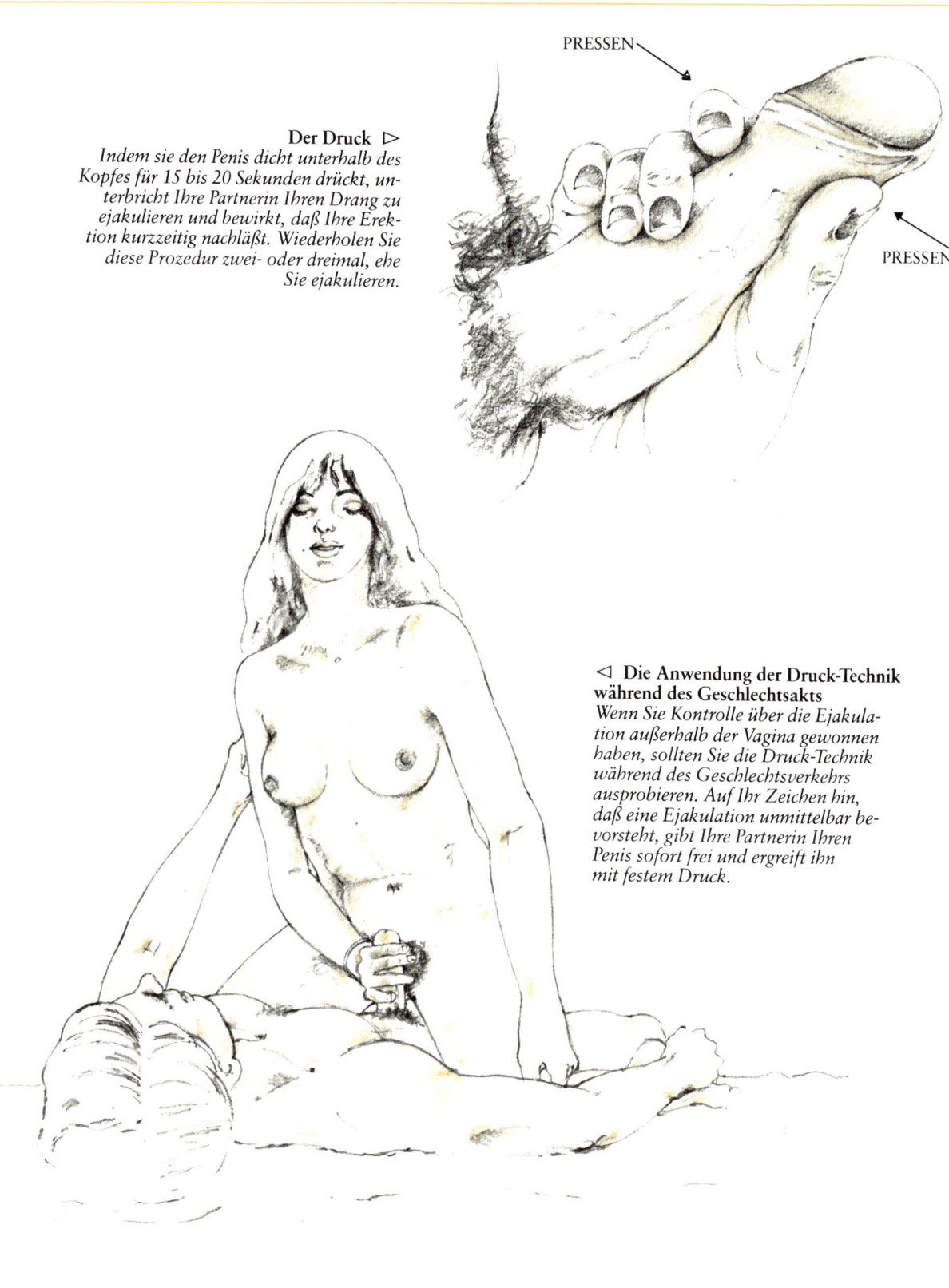

Der Druck ▷
*Indem sie den Penis dicht unterhalb des
Kopfes für 15 bis 20 Sekunden drückt, un-
terbricht Ihre Partnerin Ihren Drang zu
ejakulieren und bewirkt, daß Ihre Erektion kurzzeitig nachläßt. Wiederholen Sie
diese Prozedur zwei- oder dreimal, ehe
Sie ejakulieren.*

PRESSEN

PRESSEN

◁ **Die Anwendung der Druck-Technik
während des Geschlechtsakts**
*Wenn Sie Kontrolle über die Ejakula-
tion außerhalb der Vagina gewonnen
haben, sollten Sie die Druck-Technik
während des Geschlechtsverkehrs
ausprobieren. Auf Ihr Zeichen hin,
daß eine Ejakulation unmittelbar bevorsteht, gibt Ihre Partnerin Ihren
Penis sofort frei und ergreift ihn
mit festem Druck.*

BESCHLEUNIGUNG DER EJAKULATION

Die meisten Männer besitzen eine gewisse Kontrollfähigkeit, die ihnen erlaubt, ihren Ejakulationszeitpunkt selbst zu bestimmen. Durch die Praxis haben sie gelernt, ihre Erregung zu steuern und den Orgasmus bis zum gewünschten Moment hinauszuzögern.

Übersteigerte Selbstkontrolle

Manche Männer neigen jedoch zu einem Übermaß an Kontrolle. Trotz sexueller Erregung und starker Erektion sind sie unfähig, sich einfach »gehen zu lassen«, so daß ihr normaler Ejakulationsreflex gehemmt ist. Bisweilen liegen hier physische Ursachen zugrunde, die mit Drogen oder mit gesundheitlichen Problemen zusammenhängen (siehe **Die Nebenwirkungen von Drogen auf das Sexualleben,** S. 309, bzw. KRANKHEIT UND SEX, S. 308). Darum sollten Sie Ihren Arzt konsultieren, falls sich das Problem erst kürzlich bei Ihnen bemerkbar gemacht hat.

Mit zunehmendem Alter werden Sie feststellen, daß Sie längere und stärkere Stimulierungen brauchen, bis Sie eja-

kulieren können, und manchmal wird der Höhepunkt beim Geschlechtsverkehr sogar ganz ausbleiben. Ihre Partnerin dürfte das allerdings eher begrüßen als bedauern, da die Fähigkeit, länger beieinander zu verweilen, einer der Vorteile des mittleren und späteren Alters ist. Jedenfalls sollten Sie sich darauf einstellen, daß ab einem gewissen Alter nicht jeder Geschlechtsakt mit einer Ejakulation endet.

Manche Männer haben ihre Kontrollmechanismen so sehr verinnerlicht, daß sie, selbst beim Masturbieren, unter einer regelrechten Ejakulationsunfähigkeit leiden. Wer mit diesem — eher seltenen — Phänomen zu tun hat, sollte sich besser in sexualtherapeutische Behandlung begeben. Wenn Sie den Eindruck haben, Sie konnten nur wegen Ihrer zu starken Selbstkontrolle nicht ejakulieren, dann besteht die Chance, daß Ihr Problem sehr viel leichter zu behandeln ist: Vielleicht haben Sie beispielsweise Schwierigkeiten, in der Vagina Ihrer Partnerin zu ejakulieren, nicht aber, wenn sie Ihren Penis mit der Hand stimuliert.

PROGRAMM ZUR BESCHLEUNIGUNG DER EJAKULATION

Das Ziel der folgenden Übungen besteht darin, Ihnen zu einer intensiveren körperlichen Stimulation mit zunehmend engerem Kontakt zu Ihrer Partnerin zu verhelfen, Sie jedoch gleichzeitig in einer Weise abzulenken, daß Sie etwas von Ihrer Kontrolle über die Ejakulation aufgeben. Praktizieren Sie jeden Schritt dieser Behandlung so oft wie nötig, um vollkommenes Selbstvertrauen zu gewinnen, und benutzen Sie auf jeder Stufe Ihre Phantasie oder Ihre Erinnerung an erlebte sexuelle Genüsse, um Ihre Erregung zu steigern.

Sicherlich werden Ihnen die ersten zwei oder drei Schritte des Programms sehr einfach vorkommen, aber absolvieren Sie sie alle möglichst schnell, bis Sie an Ihren »kritischen Punkt« gelangen. Die Hilfe Ihrer Partnerin ist ein wesentlicher Teil der Behandlung, daher ist es wichtig, daß sie sich die Übungsanleitungen vorher mit Ihnen gemeinsam durchliest, um zu verstehen, was sie dabei zu tun hat.

1 Der erste Schritt besteht darin, in Anwesenheit Ihrer Partnerin entspannt zu ejakulieren. Sitzen Sie dicht beieinander, aber Rücken an Rücken. Masturbieren Sie, bis Sie ejakulieren. Benutzen Sie dabei ein Gleitmittel. Wiederholen Sie diesen Schritt mehrere Male, bis Sie sich dabei richtig gut fühlen.

2 Nun beziehen Sie Ihre Partnerin mit ein. Drücken Sie sie an sich, während Sie masturbieren. Wiederholen Sie diese Übung so oft wie nötig, bis Sie problemlos ejakulieren können, während sie Ihnen dabei zuschaut.

3 Ihre Partnerin ist Ihnen nun behilflich, zur Ejakulation zu gelangen, indem sie Sie manuell oder — wenn Sie beide es bevorzugen — oral stimuliert. Führen Sie ihre Hand, um ihr zu demonstrieren, wie heftig sie Sie reizen muß, da sie wahrscheinlich zu zaghaft zu Werke gehen wird. Sie sollte dabei reichlich Gleitmittel verwenden.

4 Fangen Sie bei der nächsten Sitzung an zu lernen, in größerer Nähe zur Vagina Ihrer Partnerin zu ejakulieren, jedoch nicht in ihr selbst. Ihre Partnerin sollte Sie nun weniger heftig stimulieren, um Sie auf die zartere Empfindung vorzubereiten, die Sie im Innern der Vagina verspüren werden.

5 Wenn Ihre Partnerin Sie problemlos durch entsprechende Stimulation zum Ejakulieren bringen kann, dann können Sie zum Geschlechtsverkehr ohne Ejakulation übergehen. Ihre Partnerin stimuliert Sie, bis Sie kurz vor der Ejakulation stehen, dann dringen Sie in sie ein, wählen aber dabei eine Stellung, in der sie Ihren Penis erreichen und Sie mit der Hand weiter reizen kann, während Sie Stoßbewegungen ausführen. Bitten Sie sie aufzuhören, sobald der Orgasmus sich ankündigt, und lösen Sie allein durch Ihre Stoßbewegungen die Ejakulation aus.

6 Der letzte Schritt besteht darin, den Höhepunkt allein durch den Geschlechtsverkehr ohne zusätzliche manuelle Stimulation zu erreichen. Allerdings sollte Ihre Partnerin Sie anfangs manuell reizen, damit Sie sich im höchsten Er-

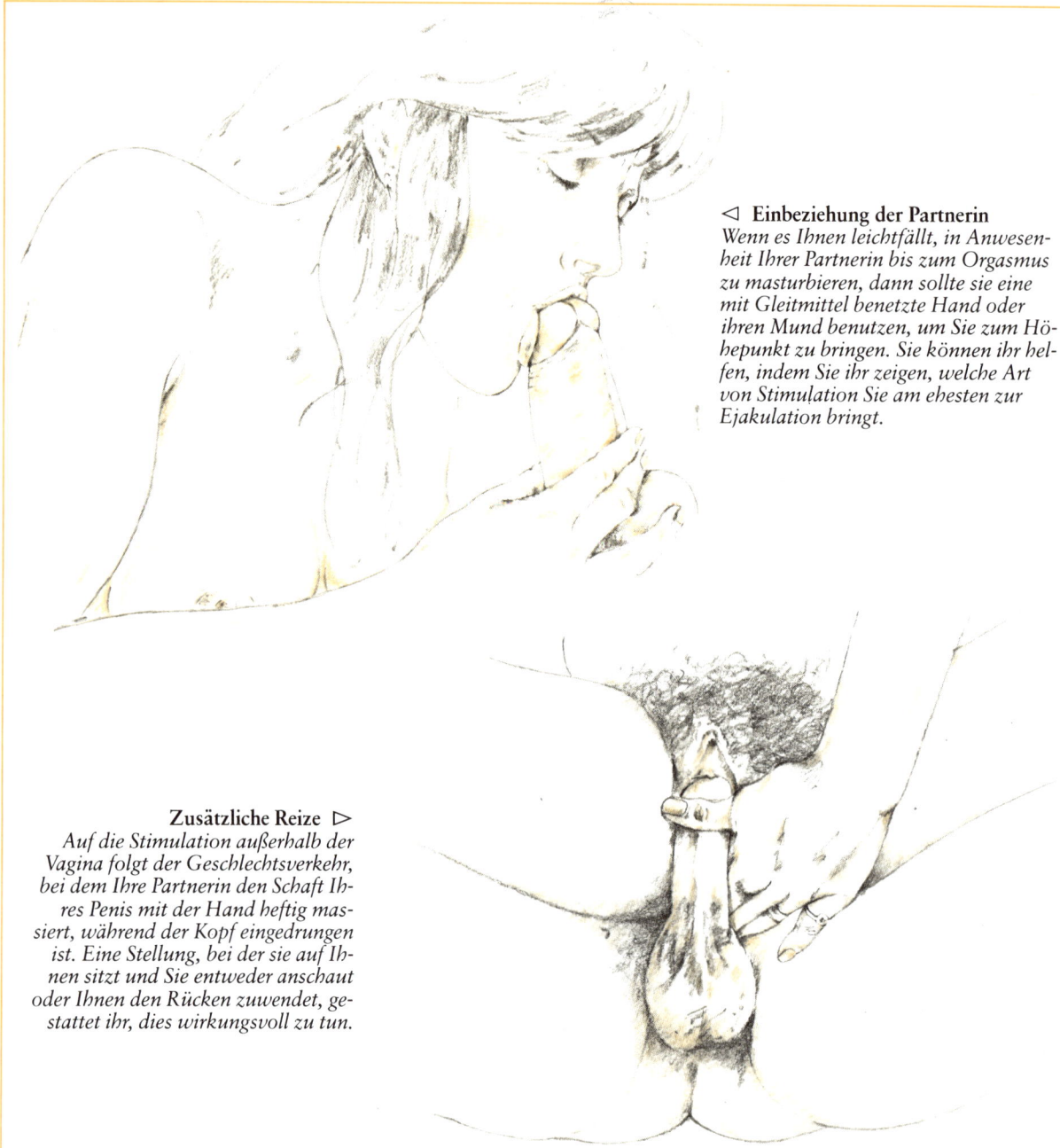

◁ Einbeziehung der Partnerin
Wenn es Ihnen leichtfällt, in Anwesenheit Ihrer Partnerin bis zum Orgasmus zu masturbieren, dann sollte sie eine mit Gleitmittel benetzte Hand oder ihren Mund benutzen, um Sie zum Höhepunkt zu bringen. Sie können ihr helfen, indem Sie ihr zeigen, welche Art von Stimulation Sie am ehesten zur Ejakulation bringt.

Zusätzliche Reize ▷
Auf die Stimulation außerhalb der Vagina folgt der Geschlechtsverkehr, bei dem Ihre Partnerin den Schaft Ihres Penis mit der Hand heftig massiert, während der Kopf eingedrungen ist. Eine Stellung, bei der sie auf Ihnen sitzt und Sie entweder anschaut oder Ihnen den Rücken zuwendet, gestattet ihr, dies wirkungsvoll zu tun.

regungszustand befinden, ehe Sie in sie eindringen. Eine Stellung, bei der der Mann oben liegt und die Frau die Beine zusammenpreßt, ist dabei besonders wirkungsvoll, da auf diese Weise die Reibung des Penis verstärkt wird.

Bewertung des Erfolgs

Falls Sie auf irgendeiner Stufe dieses Programms »blockiert« sind, so daß weitere Erfolge unmöglich erscheinen, dann vermutlich deshalb, weil Sie aus irgendeinem Grund sowohl geistig als auch körperlich zu Ihrer Partnerin auf Distanz gehen. Der häufigste Grund ist die Angst vor einer zu engen Beziehung mit Frauen, wenngleich es auch in Ihrer Partnerschaft einen besonderen Konflikt geben könnte, der gelöst werden muß, ehe die Selbsthilfe-Therapie wirksam werden kann. Informieren Sie sich unter ÜBERWINDUNG DER ANGST VOR INTIMITÄT, S. 226, und anhand der Problemanalyse im fünften Teil des Buchs, DER ALLEINSTEHENDE MANN, wo einige Schwierigkeiten untersucht werden, die beim Aufbau und Erhalten von Beziehungen auftauchen können.

BEJAHUNG DER HOMOSEXUALITÄT

Für sexuelle wie für die meisten anderen Minderheiten ist das Leben oft schwieriger, als es unbedingt sein müßte. Die beiden folgenden Kapitel untersuchen einige Probleme von Männern, die wegen ihrer sexuellen Vorlieben ein Leben führen, das nicht mit der Lebensweise übereinstimmt, die ihre Familien und Freunde von ihnen erwarten. Überdies sind diese Männer mit den Verhaltenserwartungen der Gesellschaft konfrontiert.

Wenn Sie wissen, daß Sie schwul sind, wollen Sie dann lieber sich selbst akzeptieren und glücklicher sein als jetzt und von denen akzeptiert werden, die für Sie wirklich wichtig sind? Wollen Sie Ihre Neigungen so weit ändern, daß Sie mehr den Erwartungen gerecht werden, die an Sie gestellt werden? Entscheiden Sie sich für ein »Coming out« (offenes Bekennen), so daß Ihre Familie, Ihre Freunde und Arbeitskollegen erfahren, daß Sie schwul sind, oder wollen Sie lieber die heterosexuellen Anteile Ihrer Persönlichkeit verstärken? Welche Entscheidung Sie treffen, hängt allein von der Stärke Ihrer Gefühle ab, von der Lebensform, die Sie wählen wollen, und von den Beziehungen, die Sie haben oder nach denen Sie sich sehnen.

Die Entscheidung

Der heterosexuelle Mann stellt seine sexuellen Neigungen nur selten in Frage, und er ist glücklich, daß seine Vorlieben mit den gesellschaftlichen Normen übereinstimmen. Falls Sie jedoch Grund zu der Annahme haben, daß Ihre sexuellen Neigungen auf andere Männer gerichtet sind, dann stellen Sie wahrscheinlich Ihre eigenen Gefühle manchmal in Frage und überlegen sogar, wie es ist, ein heterosexuelles Leben zu führen, ehe Sie Ihre Neigungen ganz akzeptieren können. Der Fragebogen SEXUELLE ORIENTIERUNG, S. 175, wird Ihnen helfen, Ihre wahren Neigungen herauszufinden, doch falls Sie weiterhin Schwierigkeiten haben, sich über sich selbst klarzuwerden, sollten Sie die folgenden Punkte überdenken:

☐ Falls Sie jünger sind als 21, brauchen Sie nicht anzunehmen, daß bisherige homosexuelle Gefühle oder Erlebnisse Sie endgültig für Ihr Leben als Erwachsener geprägt haben. Die meisten Männer haben im Laufe ihres Lebens, vorwiegend in der Jugend, homosexuelle Kontakte. Wenn Sie mehr Gelegenheiten haben, Frauen kennenzulernen und im Umgang mit ihnen selbstsicherer zu werden, merken Sie vielleicht, daß Sie stärker zu ihnen hingezogen werden.

☐ Möglicherweise müssen Sie versuchen, Beziehungen mit Vertretern beiderlei Geschlechts einzugehen, um zu entdecken, was Ihnen am meisten liegt. Lassen Sie sich auf keinen Fall von schwulen oder »normalen« Freunden in irgendeine Richtung drängen, bevor Sie ganz sicher sind, was Sie wirklich wollen.

☐ Ausschlaggebend für Ihre Entscheidung über Ihre sexuellen Neigungen ist allein, wer Sie erregt. Wenn Sie überhaupt kein sexuelles Interesse an Frauen oder eine starke Abneigung gegen heterosexuelle Aktivitäten haben, wird sich an dieser Situation nichts ändern. Gleichgültig, wie rational erstrebenswert, gleichgültig, wieviel einfacher ein heterosexuelles Leben erscheint — Sie tun besser daran, Ihre homosexuelle Orientierung zu akzeptieren.

☐ Falls Sie jedoch wegen Ihrer Neigungen weiterhin unsicher sind oder falls es Ihnen schwerfällt, die Tatsache Ihres Schwulseins zu akzeptieren, dann sollten Sie sich um einen Termin bei einer Beratungsstelle bemühen.

Wenn in Ihrem Persönlichkeitsbild ein deutlicher heterosexueller Anteil erkennbar ist (dem würde eine C-E-Antwort im Fragebogen SEXUELLE ORIENTIERUNG entsprechen), sind Sie möglicherweise in der Lage, falls Sie es wünschen, die heterosexuelle Seite Ihrer Persönlichkeit zu verstärken (siehe Seite 254). Ein Leben als Homosexueller ist nicht einfach, und etwa 20 Prozent aller schwulen Männer heiraten in der Absicht, ihre wahre Orientierung zu verschleiern, sie vor sich selbst zu verleugnen oder ihre homosexuellen Regungen loszuwerden. Solche Beziehungen sind jedoch gewöhnlich sehr gestört und kurzlebig, es sei denn, sie basieren auf einem im Kern heterosexuellen Gefühl. Falls Frauen Sie überhaupt nicht erregen, ist es am besten für Sie, zu versuchen, diese Tatsache zu akzeptieren und ein Leben als Homosexueller zu führen, anstatt sich selbst und eine Frau unglücklich zu machen.

Die Probleme des Schwulseins

Wenn Sie homosexuell sind, begegnen Ihnen die gleichen Probleme (zum Beispiel Erektionsschwierigkeiten oder vorzeitige Ejakulation) wie anderen Männern, jedoch gibt es auch einige, die schwule Männer besonders betreffen. Die wichtigsten darunter sind die gesellschaftlichen Probleme, die sich aus der Frage ergeben, ob Sie sich und in welchem Maße Ihrer Umgebung gegenüber bekennen sollen. Wahrscheinlich die Hälfte aller Homosexuellen informiert ihre Familien, doch nur ein Drittel offenbart sich ihren Arbeitgebern, Arbeitskollegen oder Freunden.

Das »Coming out« kann offensichtlich Ihr Leben einfacher machen, weil keine Geheimnistuerei oder Tarnung mehr nötig ist. Gleichzeitig kann es jedoch auch Schwierigkeiten zur Folge haben, da vielleicht Ihr Arbeitsplatz in Gefahr gerät oder Ihre Familie oder Freunde mit Ablehnung reagieren. Diese Entscheidung können nur Sie treffen, doch es ist sehr wahrscheinlich, daß die Menschen, die Ihnen am meisten bedeuten, Verständnis für Sie haben, und Sie fühlen sich sehr viel wohler, nicht nur in Ihrer eigenen Haut, sondern auch im Zusammensein mit anderen.

Ob Sie nun zum »Coming out« entschlossen sind oder nicht, auf jeden Fall wird Ihnen die Unterstützung einer Schwulen-Organisation helfen, durch die Sie homosexuelle Freunde kennenlernen können (siehe ANHANG). Haben Sie erst einmal eine homosexuelle Lebensweise angenommen, dann ist es für Sie vielleicht gar nicht mehr so wichtig, sie vor den Ihnen nahestehenden Personen zu verheimlichen. Dennoch: Sie müssen keinerlei Erklärungen abgeben, wenn Sie nicht wollen. Enge Freunde werden sowieso ihre eigenen Schlüsse ziehen, wenn Sie sich nicht besonders darum bemühen, Ihre Lebensweise zu verbergen.

Sexuell übertragbare Krankheiten

Als Homosexueller sind Sie unter Umständen gefährdeter, sich mit sexuell übertragbaren Krankheiten zu infizieren. Vor allem ist die Gefahr größer als bei heterosexuellen Männern, sich mit AIDS (Acquired Immune Deficiency Syndrome) anzustecken (siehe SEXUELL ÜBERTRAGBARE KRANKHEITEN, S. 310). Alleinstehende homosexuelle Männer sind nicht unbedingt häufiger promisk als alleinstehende heterosexuelle Männer, jedoch ermöglicht die homosexuelle Lebensweise einen leichteren Partnerkontakt, so daß die Gefahr einer Infektion größer ist. Die männlichen sexuellen Wünsche und Absichten werden im heterosexuellen Bereich von der eher monogamen Grundhaltung der Frauen eingeschränkt. Angesichts der Gefahr, sich mit AIDS oder anderen sexuell übertragbaren Krankheiten zu infizieren, reduzieren immer mehr Schwule die Zahl ihrer Sexualpartner.

Die Suche nach einer festen Beziehung

Am glücklichsten und zufriedensten sind Homosexuelle, die einen festen Partner haben und ihre emotionale und sexuelle Befriedigung bei diesem Partner erreichen. Offensichtlich ist es bei schwulen Männern genauso wie bei »normalen«: Eine enge, von Liebe bestimmte und stabile Beziehung ist die Voraussetzung für ein glückliches Leben.

Unglücklicherweise haben homosexuelle Beziehungen jedoch die Tendenz, zahlreicher, zufälliger und flüchtiger zu sein als heterosexuelle. Weil Männer gewöhnlich für andere Männer und ihren Wunsch nach Abwechslung Verständnis haben, können gelegentliche »Seitensprünge« eine im Grunde gute Beziehung nicht so leicht gefährden. Doch je mehr Zufallsbekanntschaften ein Mann hat, desto größer ist auch die Chance, daß ein solcher Kontakt sich zu einer festen Beziehung entwickelt. Und damit ist die Stabilität einer homosexuellen Beziehung ebenso gefährdet wie die eines heterosexuellen Paares.

Sichern Sie Ihre Beziehung

Viele schwule Männer schaffen es trotz aller Schwierigkeiten, miteinander starke und dauerhafte Beziehungen aufzubauen. Da sie dem gleichen Geschlecht angehören, sind sie oft viel verständnisvoller und toleranter gegenüber den Wünschen und Bedürfnissen ihres Gefährten, als das bei geschlechtsungleichen Paaren der Fall ist. Was können *Sie* tun, um Ihre Chancen auf eine dauerhafte Partnerschaft zu erhöhen? Hier sind einige Tips:

☐ Legen Sie bei Ihrer Partnerwahl vernünftige Kriterien an, so daß mehr als nur Sex Sie aneinander bindet. Die unter WIE MAN EINE DAUERHAFTE BEZIEHUNG AUFBAUT, S. 300, nachzulesenden Ratschläge gelten für jeden, der Sicherheit sucht, ganz gleich, wie er sexuell orientiert ist.

☐ Entscheiden Sie, wie »offen« Ihre Beziehung sein soll. Ganz gleich, wieviel Freiheit Sie sich gegenseitig erlauben, in der Praxis bewährt es sich, wenn Sie bestimmte Regeln vereinbaren. Zum Beispiel können Sie einen Seitensprung Ihres Partners vielleicht ertragen, wenn er Sie darüber informiert, oder gerade umgekehrt, es ist Ihnen lieber, überhaupt nichts zu erfahren. Sie können übereinkommen, daß Sex mit Freunden tabu ist und daß Sie Gelegenheitspartnern niemals Ihre Telefonnummer geben. Sie könnten sich auch gegenseitig versprechen, während einer Party zusammenzubleiben, so daß der andere nicht allein nach Hause gehen muß, oder daß Sie, mag kommen was will, die Nacht unter allen Umständen gemeinsam verbringen.

☐ Bleiben Sie möglichst der promisken Schwulenszene fern. Verbringen Sie so viel Freizeit wie möglich zusammen und konzentrieren Sie Ihr geselliges Leben auf Ihr Zuhause und auf gemeinsame Freunde, seien sie nun schwul oder »normal«.

☐ Bedenken Sie, daß die Qualität einer Beziehung nicht vom Geschlecht der Beteiligten abhängt. Falls Ihre Beziehung Ihnen nur wenig Glück und Zufriedenheit beschert, schlagen Sie nach unter PASSEN SIE ZUEINANDER?, S. 260. Dieser Fragebogen kann, entsprechend modifiziert, auch von jedem schwulen Paar benutzt werden, um die Gründe für Unzufriedenheit zu analysieren.

☐ Gewinnen Sie zu Ihrer Homosexualität eine positive Einstellung. Wenn Sie Ihre Neigung als falsch ansehen, fällt es Ihnen schwer, gute Beziehungen aufzubauen. Das Schlimmste, was Sie tun können, wäre, Ihre Beziehungen bewußt zu sabotieren, weil Sie glauben, daß Sie es nicht verdienen, glücklich zu sein.

Betonung der heterosexuellen Seite

Vielleicht wollen Sie die heterosexuellen Anteile Ihrer Persönlichkeit verstärken, sind jedoch überzeugt, daß Sie keine erfolgreiche »normale« Beziehung eingehen können, ohne vorher Ihre homosexuellen Empfindungen zu überwinden. Das ist nicht unbedingt richtig, außerdem ist es höchst unwahrscheinlich, daß Ihre schwulen Neigungen vollständig verschwinden. Aber vielleicht sind Sie fähig, sie so zu steuern, daß sie an Bedeutung für Sie verlieren, und dann ist nicht einzusehen, warum sie eine heterosexuelle Beziehung stören sollen. Vielleicht hilft es Ihnen, wenn Sie bedenken, daß ein vollkommen heterosexueller Mann, der sich neben seiner Partnerin gelegentlich auch für andere Frauen begeistert, seine Wünsche nicht unbedingt in die Tat umsetzt. Die folgenden Ratschläge sollen Ihnen helfen, Ihre heterosexuellen Neigungen zu verstärken:

☐ Masturbieren Sie zu heterosexuellen Phantasien, um Ihre Reaktionsbereitschaft auf Frauen zu steigern. Anfangs übernehmen Sie in diesen Phantasievorstellungen lediglich die Rolle eines Beobachters, um einen gewissen Abstand zu wahren. Zum Beispiel können Sie sich vorstellen, wie ein anderer Mann mit einer Frau sexuell aktiv ist. Vermutlich werden Sie sich dabei zunächst eher auf den Mann konzentrieren, doch sollten Sie in Ihrer Phantasie die Aufmerksamkeit mehr und mehr auf die Frau richten, bis Sie am Ende in Ihren Vorstellungen selbst die männliche Rolle spielen. Vergleichen Sie Ihre Reaktion mit dem Geschehen in Ihrer Phantasie. So erfahren Sie, was Sie am meisten erregt. Möglicherweise bekommen Sie dabei auch Klarheit über Ängste vor heterosexueller Aktivität, etwa Angst vor Zurückweisung oder Abneigung gegen weibliche Genitalien. Der Abschnitt **Sexuelle Phobien,** S. 183, dürfte Ihnen im letzteren Fall Hilfe bieten.

☐ Sollten Sie bei Ihren ersten sexuellen Kontakten mit Frauen kaum erregt werden, dann suchen Sie sich in Ihrer Phantasie männliche Bilder, die Sie entsprechend reizen.

☐ Wenn Sie heterosexuelle Beziehungen (wieder)entdecken, dann lassen Sie sich durch Fehlschläge nicht entmutigen. Geben Sie nicht auf und reden Sie sich nach einem Ausbleiben erster Erfolge nicht ein, Sie hätten sich ein zu hohes Ziel gesetzt. Lassen Sie sich Zeit und bedenken Sie eines: Falls es Ihnen wirklich nicht gelingen sollte, Ihre heterosexuellen Anteile derart zu stärken, daß Sie mit einer Frau eine dauerhafte Beziehung eingehen können, haben Sie immer noch Ihre homosexuellen Neigungen, auf denen Sie Beziehungen aufbauen können. Im Grunde haben Sie also nichts zu verlieren.

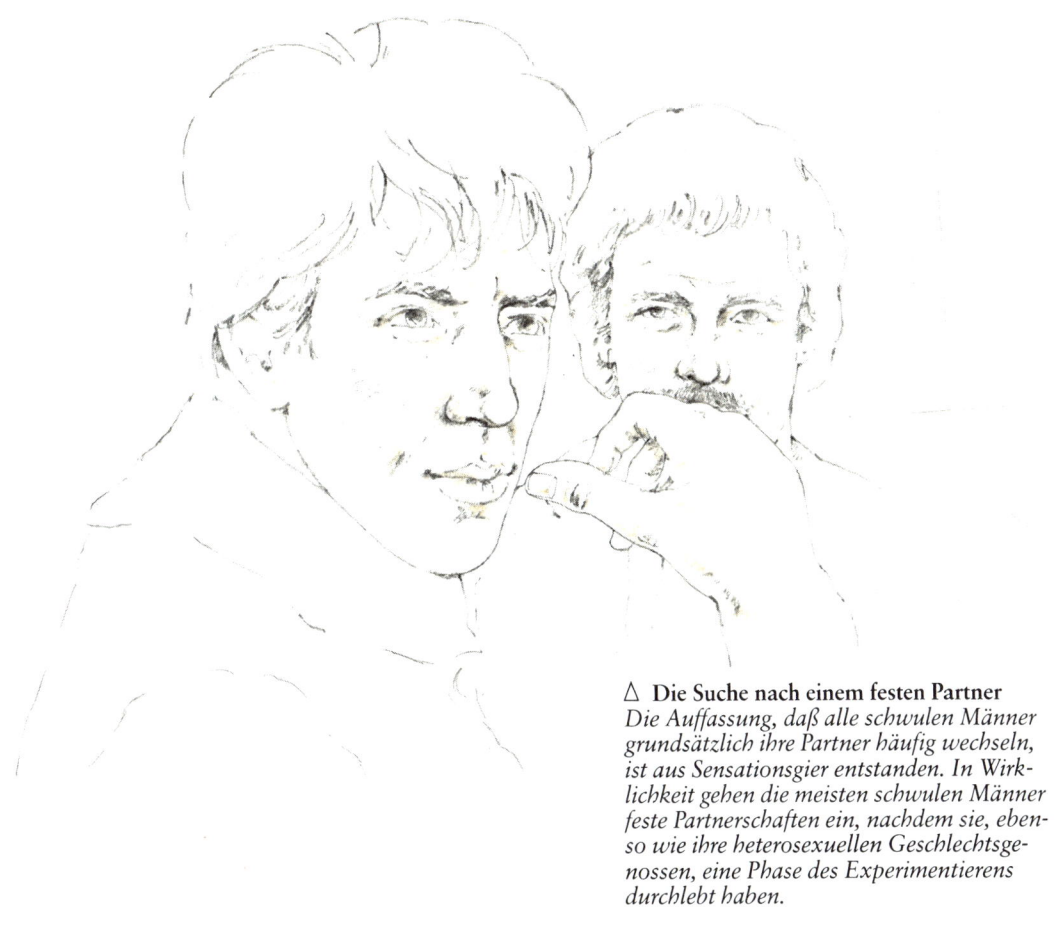

△ **Die Suche nach einem festen Partner**
Die Auffassung, daß alle schwulen Männer grundsätzlich ihre Partner häufig wechseln, ist aus Sensationsgier entstanden. In Wirklichkeit gehen die meisten schwulen Männer feste Partnerschaften ein, nachdem sie, ebenso wie ihre heterosexuellen Geschlechtsgenossen, eine Phase des Experimentierens durchlebt haben.

ORIENTIERUNGSPROBLEME

Die meisten Männer sind sich ihrer Männlichkeit deutlich bewußt und haben keine Schwierigkeiten, der allgemeinen Vorstellung von Maskulinität gerecht zu werden. Aber diese Sicht des Mannes als aktiver, aggressiver, dominanter Partner innerhalb einer Beziehung verliert sowohl bei Männern als auch bei Frauen zunehmend an Bedeutung. Für beide Geschlechter bietet der gelegentliche Rollentausch im Zusammenleben große Vorteile, denn so wird es auch dem bewußt maskulinen Mann ermöglicht, »feminine« Qualitäten wie Fürsorge und Zärtlichkeit zu entwickeln und auszuleben, anstatt sich an ein aufgezwungenes »Macho«-Image zu klammern.

Rollenprobleme

Einige Männer haben Probleme, weil ihnen ein Bewußtsein ihrer eigenen Männlichkeit fehlt. Sie haben daher Schwierigkeiten, der männlichen Rolle gerecht zu werden. Es ergibt sich ein Konflikt zwischen ihrem »Kern«-Geschlecht — dem Geschlecht, dem sie sich zugehörig fühlen — und ihrer offensichtlich gelebten Männlichkeit. Sie fühlen sich oft nur dann wohl und vollständig, wenn sie sich kleiden und benehmen wie eine Frau.

Transvestitismus

Die Praktik, sich zu kleiden wie ein Angehöriger des anderen Geschlechts, bezeichnet man als Transvestitismus. Wahrscheinlich ist dies keine seltene Erscheinung, doch weil sie meist verborgen bleibt, gibt es keine zuverlässigen Schätzungen darüber, wie viele Männer den Transvestitismus praktizieren. Viele Männer, man bezeichnet sie als Transvestiten, wählen die weibliche Kleidung, weil sie dadurch sexuell erregt werden. Sie bietet ihnen wohl die besondere zusätzliche Stimulation, die sie brauchen, oder sie verschafft ihnen als Reiz an sich eine sexuelle Befriedigung, ganz gleich ob mit oder ohne Partner.

In vielen Fällen verkleidet der Transvestit sich aber auch nur deshalb, weil er sich in Frauenkleidung wohler, mehr als ganz er selbst fühlt. Es ist durchaus möglich, daß er sich lediglich in der Ungestörtheit seiner eigenen vier Wände verkleidet. Es kommt aber auch vor, daß er versucht, sich in der Öffentlichkeit als Frau zu präsentieren, und er zieht dann eine besondere Befriedigung aus dem Erfolg, den er damit hat. Oft kann ein Transvestit ein Doppelleben führen, mit genau voneinander getrennter weiblicher und männlicher Persönlichkeit, und zwar über Jahre hinweg. Manchmal ist jedoch der Wunsch eines Mannes, eine Frau zu sein, so stark, daß er sich nicht nur als Frau verkleiden will (siehe **Transsexualität**, gegenüber).

Homosexueller Transvestitismus

Die meisten Transvestiten sind heterosexuell, etwa drei Viertel von ihnen heiraten und haben Kinder. Einige wenige Homosexuelle sind jedoch in Erscheinung und Auftreten ausgesprochen feminin und verkleiden sich, um diese Eigenart zu verstärken. Während aber der echte Transvestit keine Mühe scheut, so perfekt wie möglich als echte Frau zu erscheinen, übertreibt die homosexuelle »Tunte« ihr Rollenspiel und schafft eher eine Karikatur als ein wahrheitsgetreues Abbild der Weiblichkeit.

Mit dem Transvestitismus leben

Nur wenige Transvestiten sehen in ihrem Hang zum Verkleiden eine »Krankheit«; sie wollen auch keine Behandlung, es sei denn, sie werden von Familie und Verwandtschaft dazu gedrängt. Es gibt allerdings auch keine spezielle Therapie, um diesen Zustand zu ändern. (Sollten Sie in dieser Richtung eine Lösung suchen, dann wenden Sie sich am besten an Psychoanalytiker oder Verhaltenstherapeuten.) In jedem Fall finden Transvestiten in Beratungsstellen Hilfe, wenn es darum geht, Partnerschafts- und Eheprobleme zu lösen.

Ehe und Transvestitismus

Viele Frauen finden sich gut mit dem Verkleidungsbedürfnis ihres Partners ab, vor allem dann, wenn es nur gelegentlich und heimlich ausgelebt wird. Je stärker jedoch Ihr Wunsch ist, Ihre weiblichen Anteile zu entwickeln und zu betonen, desto größer werden die Belastungen, denen Ihre Beziehung ausgesetzt ist. Wenn Ihnen an Ihrer Partnerin etwas liegt, dann sollten Sie sich bemühen, Ihren Verkleidungsdrang zu einem weniger wichtigen Teil Ihres Lebens zu machen.

Falls Sie noch keine feste Beziehung aufgebaut haben, sich dies aber in absehbarer Zeit wünschen, sollten Sie sich über die Auswirkungen im klaren sein, die Ihr Verkleidungsdrang auf Ihr Leben mit einer Partnerin haben kann. Die folgenden Schritte sind zu empfehlen, falls Sie entschlossen sind, sich mit dem Problem auseinanderzusetzen. Gestehen Sie Ihrer Partnerin Ihren Verkleidungsdrang, ehe sich Ihre Beziehung gefestigt hat. Wenn Sie nicht frühzeitig sagen, wie es um Sie steht, fühlt sie sich wahrscheinlich hintergangen, wenn sie es später mitbekommt, und es fällt ihr viel schwerer, Sie zu akzeptieren, nachdem sie sich an Sie als einen »normalen« Mann gewöhnt hat.

Wenn Ihre Partnerin akzeptiert, was Sie ihr gesagt haben, dann sollten Sie bereit sein, Ihrem Verkleidungsdrang Grenzen zu setzen, und vielleicht gelingt es Ihnen dann mit der Zeit, Ihre Gewohnheit immer weiter einzuschränken. Die Alternative wäre, daß Ihre Partnerin mit Ihnen zurechtkommt, vorausgesetzt, sie bleibt unbeteiligt und Sie schirmen diesen Teil Ihres Lebens vor ihr ab. Schließlich können Sie sich aber auch damit einverstanden erklären, daß Sie sich nur zu Hause verkleiden und niemals in der Öffentlichkeit oder in Gesellschaft. Besonders glücklich können Sie sich schätzen, wenn Ihre Partnerin in ihrer Toleranz so weit geht, Sie in Kleider- und Make-up-Fragen zu beraten, und zuzulassen, daß Sie Ihre weibliche Rolle wenigstens manchmal spielen können.

In vielen Ländern gibt es Organisationen (siehe ANHANG), welche Transvestiten nicht nur mit Rat und Tat zur Seite stehen, sondern ihnen auch Gelegenheit bieten, sich mit anderen Transvestiten zu treffen und sich gemeinsam zu verkleiden, ohne daß die Öffentlichkeit auf sie aufmerksam wird und an ihnen Anstoß nimmt.

Transsexualität

Für eine sehr kleine Zahl von Männern reicht die Verkleidung nicht aus. Diese Männer wollen nicht nur so aussehen und sich benehmen wie Frauen, sondern sie wollen tatsächlich eine Frau sein. Der Transsexuelle, so wie wir ihn bisher kennen, ist davon überzeugt, daß er trotz seiner männlichen Genitalien in Wirklichkeit eine Frau ist. Manchmal schafft er es, ein einigermaßen zufriedenstellendes Doppelleben zu führen, doch häufig sucht er die Hilfe eines Chirurgen, um so weiblich wie möglich sein zu können.

Die Behandlung des Transsexuellen

Das wichtigste Ziel für einen Transsexuellen ist eine Geschlechtsumwandlung. Wenn er einen Arzt aufsucht, wird dieser ihm jedoch anfangs andere Lösungen seines Problems nahelegen, anstatt ihm eine nicht rückgängig zu machende Operation zu empfehlen. Er kann ihm zum Beispiel vorschlagen, einstweilen sein Doppelleben als Transvestit fortzusetzen. Oder — falls er im Hinblick auf eine bevorstehende Operation bereits einen männlichen Partner hat — er rät dem Patienten zu prüfen, ob er und sein Partner sich nicht mit ihrer jetzigen Situation abfinden und wie in einer homosexuellen Beziehung leben können.

Vorbereitung auf die Geschlechtsumwandlung

Falls eine Geschlechtsumwandlung für Sie unumgänglich ist, müssen Sie zunächst die Voraussetzungen erfüllen, die das »Transsexuellengesetz« vorschreibt. Dazu gehört, daß Sie einen weiblichen Vornamen beantragen und so weitgehend wie möglich als Frau leben. Mit Sicherheit werden viele Probleme auf Sie zukommen, die durch eine Operation allein nicht gelöst werden können; Sie brauchen eine »Vorbereitungszeit« unter Ernstbedingungen, auch therapeutische Hilfe, um zu erproben, ob Sie diese Probleme bewältigen können oder nicht. Es ist durchaus möglich, daß Ihre Erfahrungen Sie dazu bringen, von einer Operation Abstand zu nehmen. Im folgenden erhalten Sie einige Ratschläge, die Ihnen dabei helfen sollen, sich vor einer Entscheidung zur Operation in die weibliche Rolle hineinzufinden.

☐ Widerstehen Sie der Versuchung, sich in Kleidung und Make-up übertrieben weiblich zu geben. Schaumstoffpolster und Korsetts können vielleicht eine Figur erzeugen, die Ihnen weiblich erscheint, aber für andere kann sie auch nur eine Karikatur sein. Sie tun besser daran, sich eher zurückhaltend zu geben. Bedenken Sie außerdem, daß die meisten Frauen sich tagsüber eher unauffällig kleiden und Make-up nur sehr sparsam benutzen. Die Wirkung, die Sie sich für sich selbst vorstellen, darf doch nicht die sein, daß Sie aus jedem sozialen Rahmen herausfallen und allenfalls noch in ein Filmstudio passen.

☐ Sicherlich werden Sie sich auch einer Hormontherapie unterziehen, aber eine solche kann keine Wunder vollbringen. Ihre Hüften und Oberschenkel werden weiblicher und gerundeter, Ihr Gesicht voller, und Ihre Haut weicher. Aber Ihre Brust wird sich nicht entscheidend vergrößern. Ebensowenig wird sich Ihre Stimme verändern oder die männliche Behaarung Ihres Körpers.

☐ Mittels der Elektrolyse läßt sich die Gesichtsbehaarung vollständig und auf Dauer entfernen, jedoch sind dazu zahlreiche Behandlungen über einen Zeitraum von fünf Jahren erforderlich.

☐ Übungen unter Anleitung eines Therapeuten werden Ihnen helfen, die gesellschaftlichen Verhaltensweisen zu erlernen, die zum Frausein gehören. Wenn Sie ernsthaft an eine Geschlechtsumwandlung denken, sollten Sie sich bald einen Termin in einer Sexualberatungsstelle geben lassen (siehe ANHANG).

BISEXUALITÄT

Schwule Männer unterhalten manchmal zugleich heterosexuelle Beziehungen, und einige heiraten sogar. Nicht gerade wenige »normale« Männer haben in ihrer Jugend homosexuelle Erlebnisse, und einige andere suchen homosexuelle Kontakte, wenn sie eheliche Schwierigkeiten haben oder ihre Partnerin schwanger ist. Aber es gibt auch einige Männer, die auf beide Geschlechter gleich stark reagieren und die als bisexuell bezeichnet werden können und wollen. Regelrechte Bisexuelle neigen manchmal dazu, aus Angst vor gesellschaftlicher Ablehnung ihre heterosexuelle Seite in der Öffentlichkeit mehr hervorzukehren. Sie müssen sich mit dem Vorwurf vieler Homosexueller abfinden, daß Bisexualität nichts anderes sei, als Ausdruck der Unfähigkeit, sich eindeutig zu entscheiden.

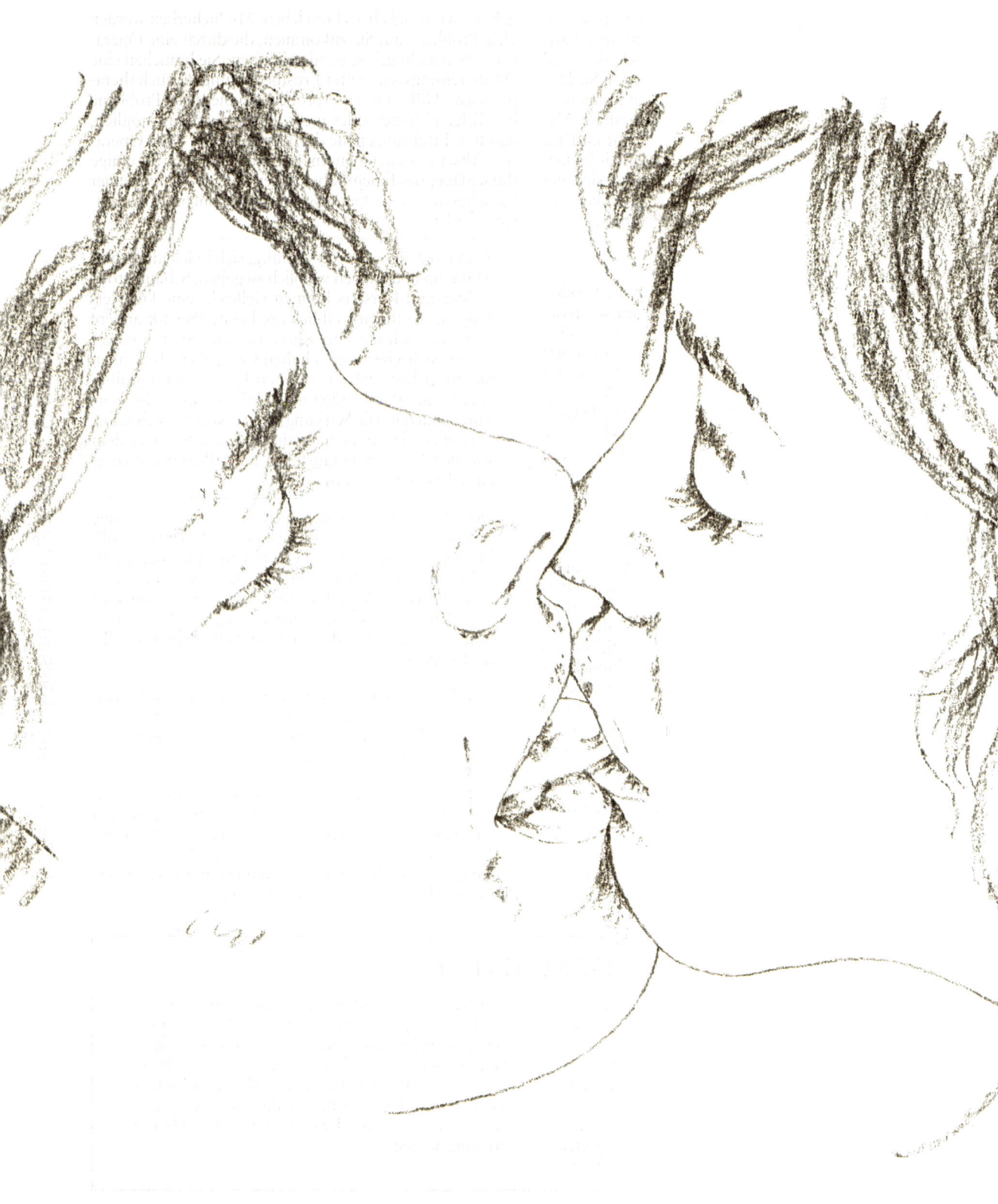

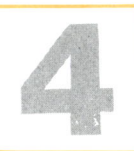

DIE FESTE PARTNER-BEZIEHUNG

Partner in einer Zweierbeziehung zu sein, heißt, sowohl
emotional als auch sexuell gebunden zu sein, und die meisten Paare schließen sexuelle Kontakte mit anderen Partnern aus.
Monogamie ist nach wie vor das Ideal, das die meisten Menschen
anstreben, auch wenn sie es nicht immer erreichen. Sie erhoffen sich davon emotionale Sicherheit und körperliche Befriedigung. Viele Probleme, mit denen Sie in einer Paarbeziehung
zu tun bekommen und die in diesem Teil des Buches behandelt
werden, entstehen aus diesem Anspruch auf Monogamie;
sie scheinen unausweichlich zu jedem gemeinsamen Leben zu gehören. Nur wenige langjährige Partner empfinden nicht
hin und wieder Überdruß, und daraus kann ein Gefühl der Langeweile oder zumindest die Sehnsucht nach sexueller Abwechslung entstehen. Viele erleben Eifersucht oder sie belastet die
Sorge, ihr Partner könnte ihnen untreu werden.
Die letzten Kapitel befassen sich mit Empfängnisverhütung und
mit den Problemen von Paaren, die sich Kinder wünschen,
aber bisher keine bekommen haben; sie enthalten Ratschläge für
den Mann, dessen Partnerin schwanger ist oder kürzlich
entbunden hat.

PASSEN SIE ZUEINANDER?

Sich gut vertragen — darunter verstehen die meisten Paare, daß sie gemeinsam ein angenehmes und befriedigendes Leben führen. Dazu ist es nötig, daß Persönlichkeit und Ansichten beider Partner sich einigermaßen ähnlich sind oder sich so gut ergänzen, daß nur selten ernste Konflikte entstehen. Das verlangt von beiden Partnern einige Qualitäten, auf die im Kapitel WIE MAN EINE DAUERHAFTE BEZIEHUNG AUFBAUT, S. 148, ausführlich eingegangen wird.

Aber es ist sehr wohl möglich, auch dann glücklich miteinander zu leben, wenn es theoretisch so aussieht, als paßten die beiden Partner nicht besonders gut zueinander. Tatsächlich ist es doch so, daß kein Paar, das längere Zeit zusammenlebt, immer vollkommen einer Meinung ist oder immer dieselben Bedürfnisse zur selben Zeit hat. Ebenso wichtig und wertvoll wie eine gute Verträglichkeit der Temperamente ist die Fähigkeit, auf strittige Probleme sofort einzugehen, wenn sie entstehen, und sie zu lösen, indem jeder seine eigene Einstellung überprüft und womöglich ändert, ehe die ganze Partnerschaft gefährdet ist.

Wenn Ihnen das gelingt, hat sowohl Ihr Sexualleben wie Ihr allgemeines Lebensglück etwas davon. Zwei Menschen, die in allem gut miteinander auskommen, die sich lieben und sich vertrauen, lassen es wohl kaum zu, daß sexuelle Differenzen oder Schwierigkeiten ihre Partnerschaft beeinträchtigen. Auch Sexualtherapeuten haben die Erfahrung gemacht, daß die meisten sexuellen Probleme gelöst werden können, wenn die Partnerschaft im allgemeinen eng und liebevoll ist, jedoch jede Therapie weitaus weniger erfolgreich ist, wenn zwischen den beiden Feindseligkeit herrscht.

Bestimmte Bereiche des gemeinsamen Lebens sind besonders wichtig für eine gesunde Partnerschaft, sie sind aber auch gerade darum besonders gefährdet. Der folgende Fragebogen befaßt sich mit diesen kritischen Bereichen. Hier können Sie sehen, wie gut Sie sich an die gegenseitigen Bedürfnisse angepaßt haben. Sie können die Fragen allein für sich beantworten, besser ist es jedoch, wenn Sie das zusammen mit Ihrem Partner tun, wobei jeder für sich seine Punktzahl notiert.

WIE GUT PASSEN SIE ZUEINANDER?

1 Wieviel Freizeit verbringen Sie zusammen mit Ihrer Partnerin?

Den größten Teil 2

Einen Teil 1

Wenig oder gar keine 0

2 Wieviele Ihrer Freunde sind gemeinsame Freunde, mit denen jeder von Ihnen gern zusammen ist?

Wenige oder keiner 0

Die meisten 2

Einige 1

3 Ihre Partnerin möchte einen gemütlichen Abend mit Ihnen zu Hause verbringen. Wie reagieren Sie?

Sie begrüßen es und freuen sich 2

Sie haben nichts dagegen 1

Sie finden es langweilig 0

4 Sie essen nur mit Ihrer Partnerin zusammen in einem Restaurant. Finden Sie:

Das ist eine gute Gelegenheit, miteinander zu reden? . 2

Sie haben sich sehr wenig zu sagen? 0

Es ist ganz angenehm, aber nicht besonders aufregend? 1

5 Wenn Ihre Arbeit Ihre gemeinsame Freizeit erheblich einschränken würde, fänden Sie:

Der Terminplan müßte geändert werden? 2

Daran wäre kaum etwas zu ändern? 1

Das wäre ganz gut so? 0

6 Wieviele Ihrer drei Hauptinteressen hat auch Ihre Partnerin?

Ein oder zwei 1

Alle drei 2

Keine 0

7 Wie oft machen Sie gemeinsam Urlaub?

Immer 2

Meist 1

Selten 0

8 Wenn Ihre Partnerin Sorgen hat, wie verhält sie sich im allgemeinen?

Sie weigert sich, darüber zu sprechen 0

Sie spricht von sich aus mit Ihnen darüber 2

Sie spricht darüber, wenn Sie sie dazu drängen 1

9 Wenn Sie über Ihre Arbeit, Ihre Gedanken oder Gefühle sprechen, wie oft zeigt sich Ihre Partnerin daran interessiert?

Manchmal 1

Immer 2

Selten 0

---

10 Führen Meinungsverschiedenheiten mit Ihrer Partnerin im allgemeinen:

Zum klärenden Gespräch? 2

Zu einer lebhaften Auseinandersetzung? 1

Zu ernster oder dauernder Feindseligkeit? 0

---

11 Wie oft streiten Sie heftig über Nebensächlichkeiten?

Oft 0

Selten oder nie 2

Gelegentlich 1

---

12 Stört es Sie, daß Ihre Partnerin verschwenderischer (oder sparsamer) mit Geld umgeht als Sie?

Nie 2

Gelegentlich 1

Ständig 0

---

13 Wenn eine teure Anschaffung zum gemeinsamen Gebrauch (etwa ein Auto oder ein Möbelstück) fällig wird, wie oft haben Sie dabei ein wirkliches Mitspracherecht?

Manchmal 1

Immer 2

Selten oder nie 0

---

14 Glauben Sie, Sie hätten weniger mitzuentscheiden als Sie wollen, wenn es um die Verwendung von Ersparnissen geht?

Nein, nie 2

Manchmal 1

Meine Wünsche werden selten berücksichtigt 0

---

15 Sind Sie sich über die Haushaltsausgaben einig?

Überhaupt nicht 0

Voll und ganz 2

Bis zu einem gewissen Grade 1

---

16 Fühlen Sie sich einsam oder nehmen Sie es Ihrer Partnerin übel, weil sie ein größeres Bedürfnis nach Alleinsein hat als Sie?

Selten oder nie 2

Manchmal 1

Häufig 0

---

17 Muß Ihre Partnerin Sie immer um sich haben, so daß Ihnen wenig oder keine Zeit für sich selbst bleibt?

Fast immer 0

Selten oder nie 2

Manchmal 1

---

18 Würden Sie gerne mehr Zeit haben, um etwas ohne Ihre Partnerin zu unternehmen?

Nein, überhaupt nicht 2

Etwas mehr 1

Ja, viel mehr 0

---

19 Wie oft gibt es Meinungsverschiedenheiten, weil es Ihre Partnerin stört, daß Sie andere Leute treffen oder etwas ohne sie unternehmen?

Gelegentlich 1

Selten oder nie 2

Häufig 0

---

20 Wie oft ist Eifersucht die Ursache Ihrer Probleme?

Selten oder nie 2

Gelegentlich 1

Häufig 0

---

21 Finden Sie, daß Sie zuviel Zeit mit den Eltern Ihrer Partnerin verbringen oder daß sie sich in den Ansichten über Dinge, die nur Sie beide angehen, zu sehr von ihren Eltern beeinflussen läßt?

Überhaupt nicht 2

Etwas 1

Viel zuviel 0

---

22 Wünschten Sie, Ihre Partnerin wäre bei ihrer Arbeit:

Ehrgeiziger? 0

Weniger ehrgeizig? 1

Keines von beiden? 2

23 Wird Ihre gemeinsame Zeit ständig durch Ihre Arbeit gestört?		**26** Falls Sie keine Kinder haben, sind Sie sich darin einig, ob und wann Sie eine Familie gründen wollen?	
Selten	2	*Nicht so ganz*	1
Oft	0	*Keineswegs*	0
Manchmal	1	*Vollkommen*	2
24 Wird Ihre gemeinsame Zeit durch die Arbeit Ihrer Partnerin ständig gestört?		**27** Falls Sie Kinder haben, wie beurteilen Sie die Erziehungsmethoden Ihrer Partnerin?	
Manchmal	1	*Ganz in Ordnung*	2
Oft	0	*Zu streng*	0
Selten	2	*Sie macht es sich zu leicht*	0
25 Sind Sie und Ihre Partnerin sich darin einig, daß eine Frau das Recht hat, arbeiten zu gehen, wenn sie möchte?		**28** Haben Sie jemals ernsthaft daran gedacht, Ihre Beziehung zu beenden?	
Vollkommen	2	*Häufig*	0
Mit Einschränkungen	1	*Nie*	2
Ganz und gar nicht	0	*Ein- oder zweimal*	1

AUSWERTUNG

Hohe Punktzahl (36—56)

Sie fühlen sich in Ihrer Beziehung rundum wohl, und sie befriedigt die meisten, wenn nicht alle Ihre emotionalen Bedürfnisse. Bestimmt finden Sie auch genug Freiraum für Ihre eigene Entwicklung, und dennoch gibt Ihnen Ihre Partnerschaft auch den Rückhalt und die Sicherheit, die Sie ständig brauchen.

Mittlere Punktzahl (25—35)

Ernste Probleme scheint es in Ihrer Partnerschaft nicht zu geben, so daß sie gute Chancen hat, von Dauer zu sein. Sollten Sie jedoch in einem bestimmten Fragenkomplex ein auffallend niedriges Ergebnis erzielt haben, dann studieren Sie die nachstehende gründliche Fragenanalyse.

Niedrige Punktzahl (0—24)

Die Tatsache, daß Sie ein wenig befriedigendes Alltagsleben führen, wirkt sich sehr wahrscheinlich auch auf Ihr Sexualleben aus. Paare, die sich häufig streiten, führen meist ein weniger aktives oder befriedigendes Sexualleben. Überprüfen Sie Ihre Antworten, um festzustellen, wo Ihre Hauptschwierigkeiten liegen. Hat Ihre Partnerin bei denselben Fragen ebenfalls niedrige Ergebnisse? Wenn ja, müssen Sie beide in diesen Bereichen für Abhilfe sorgen. Falls Ihre Ergebnisse in kleinen Details voneinander abweichen, kann das daran liegen, daß allein der eine Partner sich um Anpassung bemüht. In diesem Fall sollte der Partner mit der niedrigen Punktzahl mehr Geltung bekommen, wenn Ihnen daran liegt, daß Ihre Beziehung ausgeglichener und befriedigender wird.

ANALYSE DER FRAGEN

Die Fragen 1—7 beschäftigen sich mit Ihren gemeinsamen Aktivitäten.

Gemeinsame Erlebnisse sind das Wichtigste, das Sie sich gegenseitig geben können. Eine amerikanische Untersuchung aus dem Jahr 1983 ergab, daß Paare, die weniger Zeit miteinander verbringen, weniger zufrieden sind und mehr dazu neigen, sich zu trennen, als Paare mit vielen gemeinsamen Aktivitäten.

Es gelingt Ihnen eher, glücklich zu sein und eine gute Partnerschaft zu entwickeln, wenn Sie gemeinsame Freunde und Interessen haben. Wenn Sie zu oft voneinander ge-

trennt sind, riskieren Sie, daß die Bande der Vertrautheit sich auflösen. Die Hauptgefahr für ein Paar, das sehr wenig gemeinsam unternimmt, besteht darin, daß die beiden Partner das bißchen gemeinsame Freizeit hauptsächlich damit verbringen, häusliche Probleme zu lösen, vor allem solche, bei denen es um Geld geht. Da dies sicherlich die unerfreulichsten Seiten des gemeinsamen Lebens sind, kühlt ihre Beziehung nach und nach ab, bis sie irgendwann nicht mehr einsehen, warum sie sich darum bemühen sollen, sie zu erhalten.

Im gemeinsamen Tun erzielen homosexuelle Paare oft

bessere Ergebnisse als heterosexuelle. Homosexuelle Paare haben viel häufiger gemeinsame Interessen und Freizeitaktivitäten als heterosexuelle Paare. Es lohnt sich in jedem Fall für ein heterosexuelles Paar, nach Aktivitäten zu suchen, die beide interessieren, und zu versuchen, mehr Freizeit gemeinsam zu verbringen.

Die Fragen 8—11 beschäftigen sich mit Kommunikationsproblemen.
Bei vielen Paaren kommt es zu Problemen aus dem einfachen Grund, weil die Partner nicht genug miteinander reden, oder sie reden, aber sie verstehen sich nicht wirklich. Emotional gehen sie auf Distanz — Gefühle werden nur selten mitgeteilt, und so sind Mißverständnisse unvermeidlich. Manche Menschen setzen bei ihrem Partner geradezu telepathische Fähigkeiten voraus, denn das, was sie sagen, hat nur wenig mit dem zu tun, was sie eigentlich mitteilen wollen. Schwerwiegende Klagen werden dann in der Form von nebensächlichen Beschwerden vorgebracht (zum Beispiel: »Du läßt nie die Katze raus, wenn du dran bist!«), weil es ungleich schwieriger ist, den wahren Grund für die eigene Unzufriedenheit zu erkennen und in Worte zu fassen (»Du bist nicht so lieb zu mir, wie ich es gern hätte!«). Wenn Sie sich oft über Nebensächlichkeiten heftig streiten, die dabei zu großen Problemen aufgebauscht werden, dann ist das ein Zeichen für eine tiefsitzende Unzufriedenheit — etwa mangelnde Liebe, Unsicherheitsgefühle, fehlende Gemeinsamkeit —, und mit der müssen Sie beide sich auseinandersetzen.

Bei einigen Paaren entstehen die meisten Probleme aus Verärgerungen. Aus Angst, ihre Partnerschaft zu gefährden, halten viele Menschen ihren Ärger zurück. Eheberater stellen immer wieder fest, daß Ärger häufig die Liste der Beschwerden anführt, die ein Partner gegen den anderen vorbringt. Aber dadurch wird auch nichts besser, wenn Sie nie Ihren Ärger offen zeigen, denn die Probleme, die ihn verursachten, können dann nie erkannt und gelöst werden. Die Spannungen und Verstimmungen, die daraus entstehen, wirken nicht weniger zerstörerisch. Die in dem Abschnitt **Umgang mit Ärger**, S. 271, gegebenen Ratschläge sollen Ihnen helfen, Streitsituationen zu entschärfen, ehe sie zuviel Schaden anrichten.

Die Fragen 12—15 behandeln Geldprobleme.
Die meisten Untersuchungen kommen zu dem Ergebnis, daß ein Viertel bis ein Drittel aller Paare sich mehr um Geld als alles andere streitet. Dabei stört nicht nur Geldmangel den Frieden einer Beziehung (obwohl Geld wichtig ist, denn je weniger Geld den Partnern zur Verfügung steht, desto häufiger geraten sie darüber in Streit), sondern auch die Frage, wer es verdienen und wie es ausgegeben werden soll. Bei Auseinandersetzungen um Geld geht es immer auch um Vertrauen, die Bindung in einer Partnerschaft, um gegenseitige Abhängigkeit und Gleichheit. Sollten Sie sich also besonders häufig um Geld streiten, dann versuchen Sie herauszufinden, welches die wahren Ursachen sind und setzen Sie sich mit ihnen auseinander.

Verheiratete Paare werfen ihre Einkünfte gewöhnlich in einen Topf. Sie haben ein gemeinsames Bankkonto und zeigen sich so ihr gegenseitiges Vertrauen und ihr Zusammengehörigkeitsgefühl. Paare, die ohne Trauschein zusammenleben, achten — zumindest am Anfang ihrer Beziehung — oft auf getrennte Finanzen und räumen so einen möglichen Streitpunkt von vornherein aus. Allerdings sorgen sie damit, sicher unbewußt, auch dafür, daß die Bindungen zwischen ihnen viel einfacher zu lösen sind, falls das nötig werden sollte.

Aus einer gemeinsamen Kasse zu leben, dokumentiert den Glauben an eine gemeinsame Zukunft, und tatsächlich tut das fast jedes Paar, ob hetero- oder homosexuell, das längere Zeit zusammenlebt, wenn das gegenseitige Vertrauen wächst und auch die finanziellen Abhängigkeiten ihr Leben stärker aneinander binden. Probleme entstehen jedoch meist dann, wenn die Partner unterschiedliche Einstellungen zum Geld haben. Wenn zum Beispiel ein Partner nach dem Grundsatz handelt, wie's gekommen, so zerronnen, während der andere klug für schlechtere Zeiten spart, dann sind die Schwierigkeiten bereits vorprogrammiert. Ähnlich ist es, wenn ein Partner viel mehr als der andere oder sogar als einziger verdient und dann für sich das Recht in Anspruch nimmt, größere oder totale Kontrolle über die Ausgaben zu haben.

Die Fragen 16—21 betreffen persönlichen Freiraum und Unabhängigkeit.
Wie nahe Sie sich auch stehen, wahrscheinlich haben Sie doch hin und wieder das Bedürfnis nach etwas Distanz zu Ihrem Partner. Dieses Bedürfnis scheint bei Frauen stärker zu sein als bei Männern. Paare, die unverheiratet zusammenleben, achten gewöhnlich mehr darauf, daß ihnen genügend selbstverfügbare Zeit und ein persönlicher Freiraum bleiben, als verheiratete, weil sie ein Gefühl dafür haben, daß Unabhängigkeit wesentlich für eine Partnerschaft ist. Jedes Paar muß das rechte Maß zwischen Unabhängigkeit und Getrenntsein für sich finden.

Probleme treten dann auf, wenn einer der beiden Partner ein besonders ausgeprägtes Bedürfnis nach Alleinsein oder Unabhängigkeit hat, denn das wirkt sich auf die Zeit, die sie zusammensein können, aus, und damit ist eine der wesentlichen Grundlagen betroffen, die ihre Beziehung zusammenhält. Andererseits kann ein Zuviel an Gemeinsamkeit jede Beziehung ersticken. Unbefriedigend für beide kann das Leben werden, wenn ein Partner so abhängig von der emotionalen Zuwendung und ständigen Nähe des anderen ist, daß ihr oder ihm keine Luft mehr zum Atmen bleibt.

Streitigkeiten wegen der Schwiegereltern drehen sich meist um das Problem der Abhängigkeit; es geht darum, ob jeder der beiden Partner die notwendige emotionale Trennung von den Eltern vollzogen hat und sich wirklich voll in die Beziehung einbringt. Oft besteht ein Partner darauf, möglichst nahe bei den Eltern zu wohnen, er besucht sie häufig ohne jeden Grund, ergreift ihre Partei bei Meinungsverschiedenheiten mit seinem Partner und fragt sie bei allen für das Paar wichtigen Entscheidungen um Rat.

Die Fragen 22—25 untersuchen den Einfluß Ihrer Berufstätigkeit auf die Beziehung.

Unzufriedenheit entsteht hier oft, wenn die berufliche Tätigkeit eines der Partner immer mehr von der Zeit, die gemeinsam verbracht werden kann, beansprucht. Aber besonders ernste Meinungsverschiedenheiten tragen die Paare aus, die sich nicht darüber einig sind, ob auch die Frau das Recht hat, berufstätig zu sein, oder wieviel Zeit sie für ihre Arbeit aufwenden darf. Dies ist eines der häufigsten Probleme, an denen eine Partnerschaft zerbrechen kann.

Ehrgeiz beeinflußt besonders stark die gegenseitigen Gefühlsbeziehungen. Während Frauen gern ehrgeizige und erfolgreiche Partner haben, sind Männer — falls sie nicht selbst besonders selbstbewußt und erfolgsgewohnt sind — nicht allzu glücklich, wenn sie eine ehrgeizige Partnerin haben.

Die Fragen 26 und 27 behandeln Ihre Einstellung zur Elternschaft.

Die meisten Untersuchungen stellen fest, daß Kinder für das Glück eines Paares nicht unerläßlich sind und daß das gemeinsame Leben eines kinderlosen Paares sogar noch erfüllter sein kann. Wo Kinder vorhanden sind, kommt es ganz erwartungsgemäß über die Grundzüge ihrer Erziehung und die besonders schwierige Frage der Disziplin zu Meinungsverschiedenheiten. Wenn es Ihnen also gelingt, eine gemeinsame Linie in Ihren Auffassungen zu entwickeln oder wenigstens gegenüber den Kindern zu vertreten, dann schalten Sie eine Vielzahl von Konfliktmöglichkeiten aus.

Die Frage 28 betrifft die grundsätzliche Stabilität Ihrer Beziehung.

Nahezu jeder Mensch denkt manchmal daran, seinen Partner oder seine Partnerin zu verlassen. Aber wenn Sie diesen Gedanken schon öfter in die Tat umgesetzt haben, nur um wieder zurückzukehren, oder wenn Sie auch nur solche Überlegungen erwogen haben, dann ist in Ihrer Beziehung ganz bestimmt etwas nicht in Ordnung. Warum Sie an Trennung denken, finden Sie ziemlich zuverlässig aus Ihren Antworten auf den Rest dieses Fragebogens heraus. Lesen Sie noch einmal selbstkritisch die Analyse der übrigen Fragen.

Verträglichkeit ▷
Der Wille, sich in einer Beziehung mit Problemen auseinanderzusetzen und sie gemeinsam zu lösen, ist unverzichtbar, wenn sich Paare gut vertragen wollen.

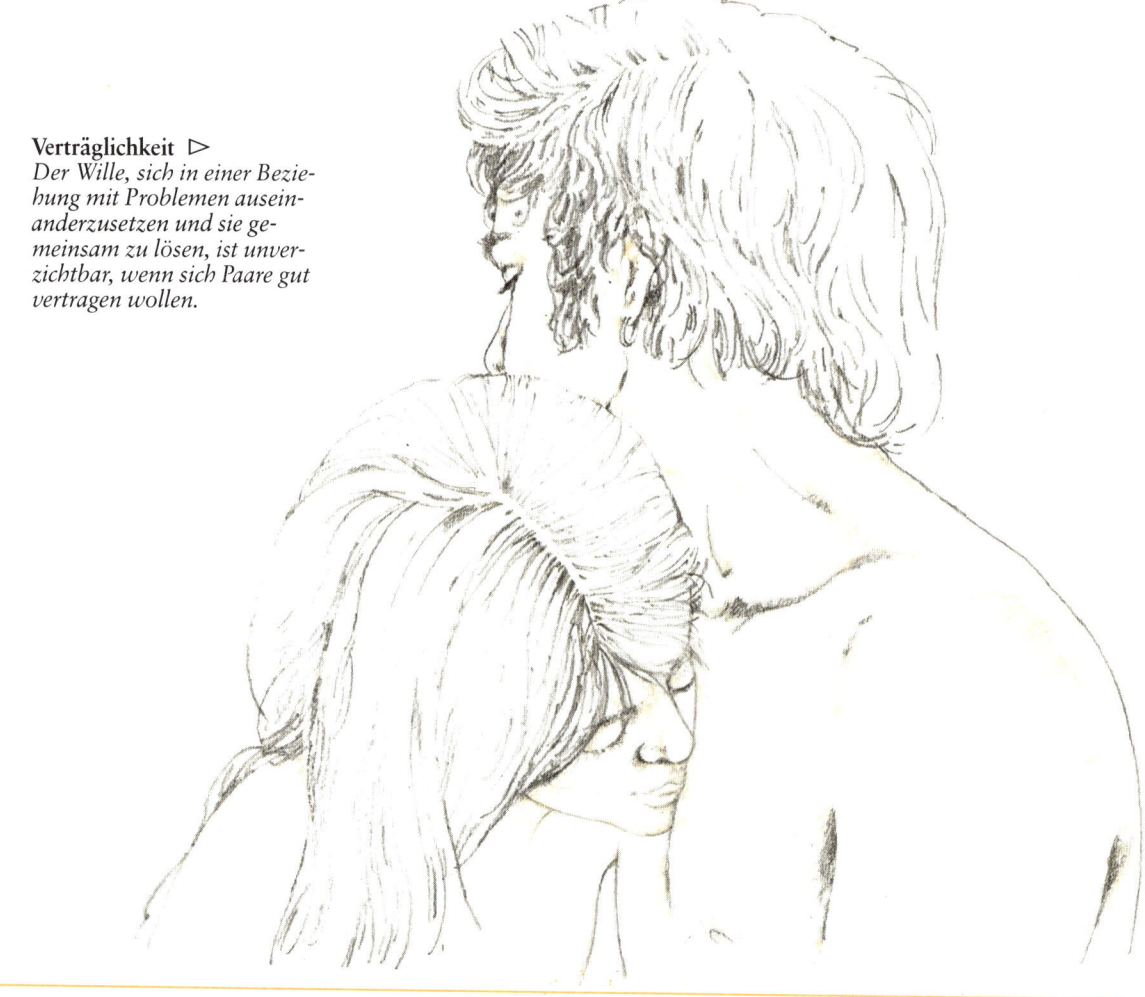

SIND SIE MIT IHREM SEXUALLEBEN ZUFRIEDEN?

Sex ist eine der stärksten Fesseln, die zwei Menschen zusammenhalten, und Sie können sie pflegen und festigen, indem Sie sicherstellen, daß für Sie beide Ihr Sexualleben so befriedigend wie irgend möglich ist. Der folgende Fragebogen behandelt einige der wichtigsten Elemente sexueller Befriedigung und gibt Ihnen Anhaltspunkte, um festzustellen, inwieweit Sie in diesem Bereich Ihrer Beziehung zufrieden sind. Sie können die Fragen allein beantworten oder auch, was bestimmt besser ist, gemeinsam mit Ihrer Partnerin (dann errechnen Sie allerdings die Ergebnisse Ihrer Antworten getrennt). Die Ergebnisse geben Aufschluß darüber, wie gut Sie sexuell zueinander passen, und weisen auf besondere Problembereiche hin.

KÖNNEN SIE SICH GEGENSEITIG SEXUELL ZUFRIEDENSTELLEN?

1 Haben Sie Sex:

So oft Sie wollen? 2

Nicht oft genug? 0

Zu oft nach Ihrem Geschmack? 0

2 Finden Sie Ihre Partnerin anziehend?

Sehr 2

Einigermaßen 1

Nicht besonders 0

3 Wer animiert im allgemeinen zum Sex?

Der männliche Partner 1

Der weibliche Partner 0

Mal der eine, mal der andere 2

4 Ist die »Ablehnungsrate« (wenn ein Partner Sex vorschlägt):

Ungefähr gleich? 2

Sehr ungleich? 0

5 Wie reagieren Sie, wenn Ihre Partnerin keine Lust zum Sex hat?

Sie fühlen sich abgewiesen, verletzt oder verärgert und merken sich das für die Zukunft 0

Sie sind vorübergehend gereizt oder enttäuscht . . . 1

Sie akzeptieren, daß sie nicht in Stimmung ist 2

6 Sie selbst wollen keinen Sex. Wie reagiert Ihre Partnerin?

Wütend oder beleidigt 0

Vorübergehend enttäuscht oder verärgert 1

Sie hat Verständnis dafür, daß Sie nicht in Stimmung sind 2

7 Wie wünschen Sie sich Ihre Partnerin beim Sex?

Weniger prüde oder gehemmt 0

Weniger experimentierfreudig 0

So, wie sie ist 2

8 Bekommen Sie beim Sex genug Zärtlichkeit?

Immer 2

Meistens 1

Nie 0

9 Bekommen Sie, auch wenn es nicht um Sex geht, genug Zärtlichkeit?

Immer 2

Meistens 1

Nie 0

10 Wie oft verlangt Ihre Partnerin von Ihnen, eine sexuelle Praktik auszuprobieren, die Sie nicht mögen?

Selten oder nie 2

Manchmal 1

Oft 0

11 Haben Sie Erektionsschwierigkeiten (oder hat Ihre Partnerin vaginale Probleme), die den Sex erschweren oder ganz unmöglich machen?

Selten oder nie 2

Manchmal 1

Oft 0

12 Ist Sex für Sie unbefriedigend, weil es Ihnen (oder Ihrer Partnerin) nicht gelingt, zum Orgasmus zu kommen?

Manchmal 1

Nie 0

Selten oder nie 2

13 Wie oft ist Sex für Sie unbefriedigend, weil Sie (oder Ihre Partnerin) den Orgasmus zu schnell erreichen? *Selten oder nie* . . . . 2 *Manchmal* . . . . 1 *Oft* 0	**17** Wie oft fangen Sie (oder Ihre Partnerin) kurz vor dem Zubettgehen einen Streit an? *Oft* . . . . 0 *Gelegentlich* . . . . 1 *Selten oder nie* 2
14 Wie oft ist Sex für Sie unbefriedigend, weil Ihre Partnerin nur wenig Interesse zeigt? *Selten oder nie* . . . . 2 *Manchmal* . . . . 1 *Oft* 0	**18** Wie oft gehen Sie lange vor oder lange nach Ihrer Partnerin zu Bett? *Immer* . . . . 0 *Manchmal* . . . . 1 *Selten oder nie* 2
15 Ist einer von Ihnen einmal fremd-gegangen? *Im letzten Jahr* . . . . 0 *Seit Beginn der Partnerschaft* . . . . 1 *Nie* 2	**19** Wie oft animieren Sie zum Sex, wenn Ihre Partnerin nur schwer darauf eingehen kann, weil sie etwas Unaufschiebbares zu erledigen hat? *Oft* . . . . 0 *Manchmal* . . . . 1 *Selten oder nie* 2
16 Ist Sex mit Ihrer Partnerin so abwechslungs-reich, wie Sie es sich wünschen? *Ja* . . . . 2 *Nicht ganz so abwechslungsreich* . . . . 1 *Überhaupt nicht* 0	**20** Wie oft erinnern Sie sich unmittelbar vor sexuellen Aktivitäten an frühere Unstimmigkeiten, so daß Sie auf Ihre Partnerin schlecht zu sprechen sind? *Oft* . . . . 0 *Selten oder nie* . . . . 2 *Manchmal* 1

25

AUSWERTUNG

Hohe Punktzahl (26—40)

Ihre derzeitige Beziehung wird Ihren sexuellen Bedürfnissen vollauf gerecht. Wahrscheinlich kommen Sie mit Ihrer Partnerin auch in anderen Bereichen gut aus, denn sexuelle Zufriedenheit ist ein zuverlässiger Indikator für die Qualität einer Beziehung.

Mittlere Punktzahl (16—25)

Sie haben eine sexuelle Beziehung aufgebaut, die für beide Partner befriedigend ist. Wahrscheinlich geben Sie jedoch beide zu, daß hier noch manches verbesserungswürdig ist. Ziehen Sie dazu die folgende ausführliche Analyse der Fragen zu Rate, und beachten Sie vor allem die Fragen, die Ihnen niedrige Werte einbrachten.

Niedrige Punktzahl (0—15)

Sie sind mit der Qualität oder mit der Quantität Ihres Sexuallebens, oder mit beidem, unzufrieden. Die folgende ausführliche Fragenanalyse zeigt Ihnen die wichtigsten Ursachen für diese Unzufriedenheit auf, so daß Sie etwas dagegen unternehmen können. Sollten Sie bei den Fragen 17—20 und vor allem beim vorausgegangenen Fragebogen schlecht abgeschnitten haben, dann könnte Ihre sexuelle Unzufriedenheit auf Unstimmigkeiten in anderen Bereichen Ihrer Partnerschaft hindeuten. Wenn Sie die Differenzen in Ihrem gemeinsamen Alltagsleben beseitigen, wird für Sie beide das Sexualleben wieder befriedigender.

ANALYSE DER FRAGEN

Frage 1 erfaßt die Häufigkeit sexueller Aktivitäten.
Die meisten Paare verstehen unter gutem Sex häufigen Sex. Paare, die nur selten sexuell aktiv sind, sind öfter mit ihrer gesamten Beziehung unzufrieden als Paare, die häufig Geschlechtsverkehr haben. Es kann leicht geschehen, daß sich Ihr Sexualleben verschlechtert, ohne daß Sie oder Ihre Partnerin es sogleich bemerken. Sie können sich zum Beispiel angewöhnen, immer dann auf Sex zu verzichten, wenn einer von Ihnen müde ist oder angestrengt arbeiten muß, und es zeigt sich dann, daß es nicht leicht ist, diese Gewohnheit aufzugeben und ein neues Verhaltensmuster zu entwickeln, zu dem sexuelle Wünsche und genug Zeit für Sex gehören. Sollte einer von Ihnen bei dieser Frage zu einem Null-Ergebnis kommen, dann könnten Unterschiede im sexuellen Verlangen die Ursache sein (siehe UNTERSCHIEDLICH STARKER GESCHLECHTSTRIEB, S. 272). Vielleicht haben Sie aber auch nur aufgehört, dem Sex die Vorrangstellung in Ihrem Leben einzuräumen, die ihm zukommt.

Frage 2 befaßt sich mit der sexuellen Anziehungskraft.
Dafür gibt es keine allgemeingültige Erklärung, aber auch nichts, das sie ersetzen kann. Wenn Sie eine Partnerin haben, die Sie attraktiv finden, ist eine der wichtigsten Voraussetzungen für ein befriedigendes Sexualleben erfüllt. Fehlt diese »sexuelle Chemie«, dann kann sie von Ihnen nicht erzeugt werden. Aber wenn das gewisse Etwas da ist, können Sie es hegen und pflegen, indem Sie Ihre gegenseitige Liebe nie als etwas Selbstverständliches ansehen und indem Sie nie aufhören, alle Kräfte dafür einzusetzen, daß Sie für Ihre Partnerin so attraktiv wie möglich bleiben.

Die Fragen 3—6 behandeln die gemeinsame sexuelle Verantwortung.
Nach der Tradition schlägt der Mann sexuelle Aktivitäten vor, und die Frau ist entweder einverstanden oder zurückweisend. Also bestimmt üblicherweise der Mann, wie oft das Paar sexuell aktiv ist. Am glücklichsten und sexuell aktivsten sind aber die Paare, bei denen beide Partner sich gleichermaßen berechtigt fühlen, sexuelle Aktivitäten vorzuschlagen und abzulehnen und dies auch gleich häufig tun. Wenn Sie sich so die Kontrolle Ihres Sexuallebens teilen, dann dürfte es kaum zu Frustrationen oder Gewissensbissen kommen, nur weil der eine Lust zum Sex hat, der andere aber gerade nicht, Gefühle der Mißstimmung oder Zurücksetzung aufkommen, wenn Sie Sex möchten, Ihr Partner aber nicht, oder Schuldgefühle, wenn ihm nach Sex zumute ist, Ihnen aber nicht.

Zuneigung und nicht Pflicht bestimmen dann, wie oft Sie sich lieben.

Die Fragen 7—10, 14 und 16 betreffen Ihre sexuelle Harmonie.
Wie in den meisten anderen Bereichen Ihres gemeinsamen Lebens gilt auch hier: Je ähnlicher Ihre sexuellen Vorlieben und Abneigungen sind, desto weniger Spannungen und Reibungen gibt es zwischen Ihnen und Ihrer Partnerin. Falls Sie oder Ihre Partnerin hier nur ein niedriges Ergebnis erreichen, sollten Sie nachsehen unter BEREICHERUNG DES SEXUALLEBENS, S. 204, und DIE GEFÜHLSWELT DER FRAU, S. 273.

Die Fragen 11—13 sprechen besondere Sexualprobleme an.
Einzelne Sexualprobleme können unweigerlich die Gesamtqualität einer sexuellen Beziehung beeinflussen. Wenn das Problem bei Ihnen liegt, bieten Ihnen die entsprechenden Passagen des Buchs Möglichkeiten zur Abhilfe an. Falls Ihre Partnerin unter einer sexuellen Schwierigkeit leidet, dürfte sich die gemeinsame Lektüre des Abschnitts **Der weibliche Orgasmus**, S. 274, als hilfreich für Sie beide erweisen.

Die Frage 15 beschäftigt sich mit Untreue.
Untreue ist sehr viel eher ein Symptom als eine Ursache für eine tiefe Unzufriedenheit mit Ihrer Partnerschaft. Im Kapitel UNTREUE, S. 280, werden Wege aufgezeigt, wie Sie die schädlichen Auswirkungen auf Ihre Beziehung, die aus einer solchen Situation unweigerlich entstehen, so gering wie möglich halten können.

Die Fragen 17—20 behandeln »sexuelle Sabotage«.
Niedrige Ergebnisse in diesem Bereich legen den Schluß nahe, daß Sex für Sie eine Waffe im Kampf einer gegen den anderen geworden ist, statt eine Quelle gemeinsamen Vergnügens. Vielleicht benutzen Sie Sex zur Bestrafung: Sie verweigern sich, um einen Streit fortzusetzen und sich für frühere Niederlagen zu rächen. Oder Sie impfen Ihrer Partnerin Gefühle der Unzulänglichkeit und der Schuld ein, indem Sie ausgerechnet immer dann sexuelle Aktivitäten vorschlagen, wenn Sie ganz genau wissen, daß Ihre Partnerin jetzt auf keinen Fall dazu bereit sein kann. Wenn Sie Ihr Sexualleben mit derartigen Sabotageakten auf ein Minimum reduziert haben, dann können Sie sicher sein, daß in Ihrer Beziehung sehr viel mehr nicht in Ordnung ist als nur der Sex. Vielleicht entdecken Sie die Ursachen dafür in Ihren Antworten zu dem Fragebogen, der untersuchte, wie gut Sie und Ihre Partnerin zueinander passen.

WAS STIMMT NICHT IN IHRER BEZIEHUNG?

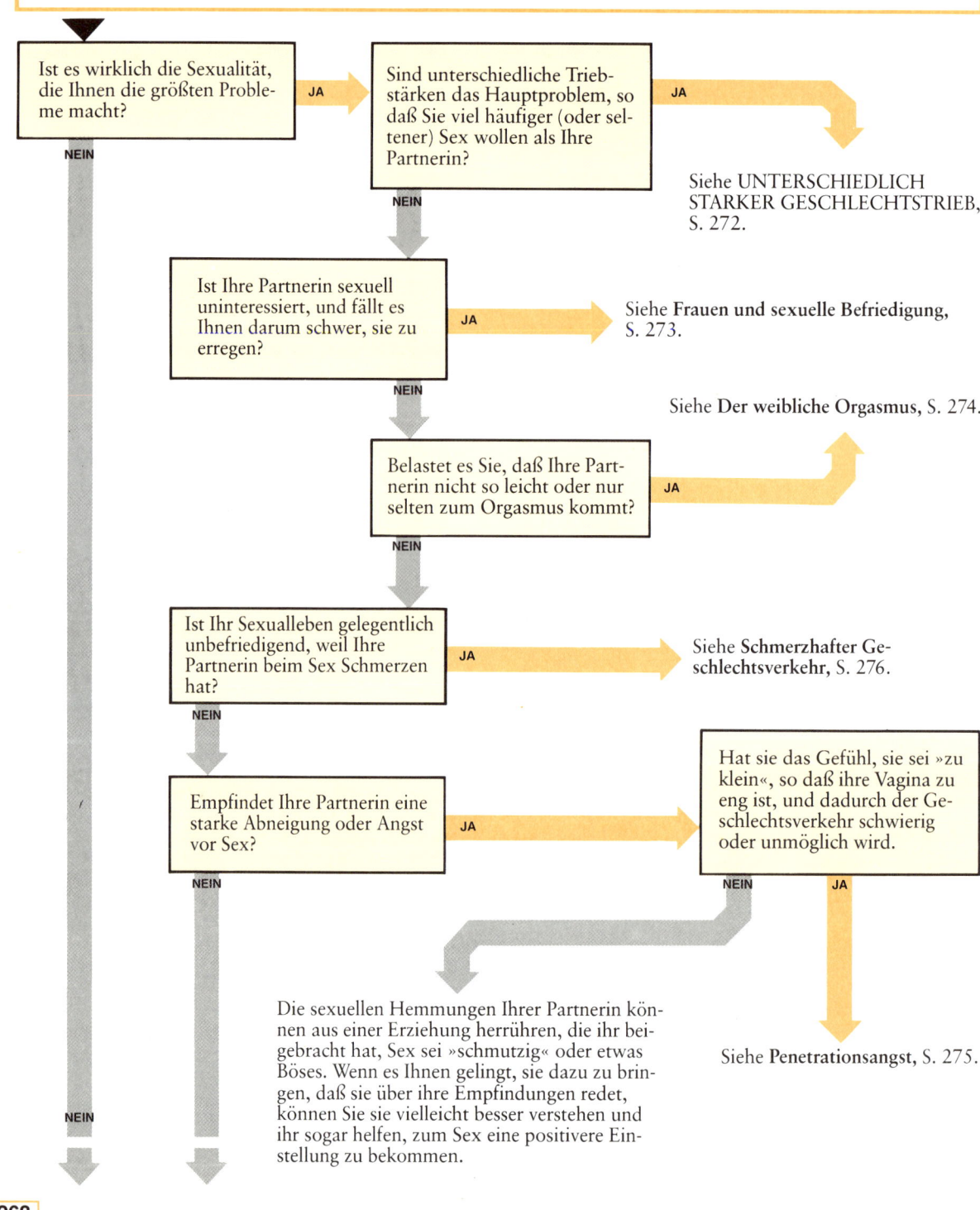

Ist es wirklich die Sexualität, die Ihnen die größten Probleme macht?

JA → Sind unterschiedliche Trieb-stärken das Hauptproblem, so daß Sie viel häufiger (oder sel-tener) Sex wollen als Ihre Partnerin?

JA → Siehe UNTERSCHIEDLICH STARKER GESCHLECHTSTRIEB, S. 272.

NEIN ↓

Ist Ihre Partnerin sexuell uninteressiert, und fällt es Ihnen darum schwer, sie zu erregen?

JA → Siehe **Frauen und sexuelle Befriedigung**, S. 273.

NEIN ↓

Siehe **Der weibliche Orgasmus**, S. 274.

Belastet es Sie, daß Ihre Part-nerin nicht so leicht oder nur selten zum Orgasmus kommt?

JA ↑

NEIN ↓

Ist Ihr Sexualleben gelegentlich unbefriedigend, weil Ihre Partnerin beim Sex Schmerzen hat?

JA → Siehe **Schmerzhafter Ge-schlechtsverkehr**, S. 276.

NEIN ↓

Empfindet Ihre Partnerin eine starke Abneigung oder Angst vor Sex?

JA → Hat sie das Gefühl, sie sei »zu klein«, so daß ihre Vagina zu eng ist, und dadurch der Ge-schlechtsverkehr schwierig oder unmöglich wird.

NEIN ↓   **NEIN**   **JA** ↓

Die sexuellen Hemmungen Ihrer Partnerin kön-nen aus einer Erziehung herrühren, die ihr bei-gebracht hat, Sex sei »schmutzig« oder etwas Böses. Wenn es Ihnen gelingt, sie dazu zu brin-gen, daß sie über ihre Empfindungen redet, können Sie sie vielleicht besser verstehen und ihr sogar helfen, zum Sex eine positivere Ein-stellung zu bekommen.

Siehe **Penetrationsangst**, S. 275.

NEIN

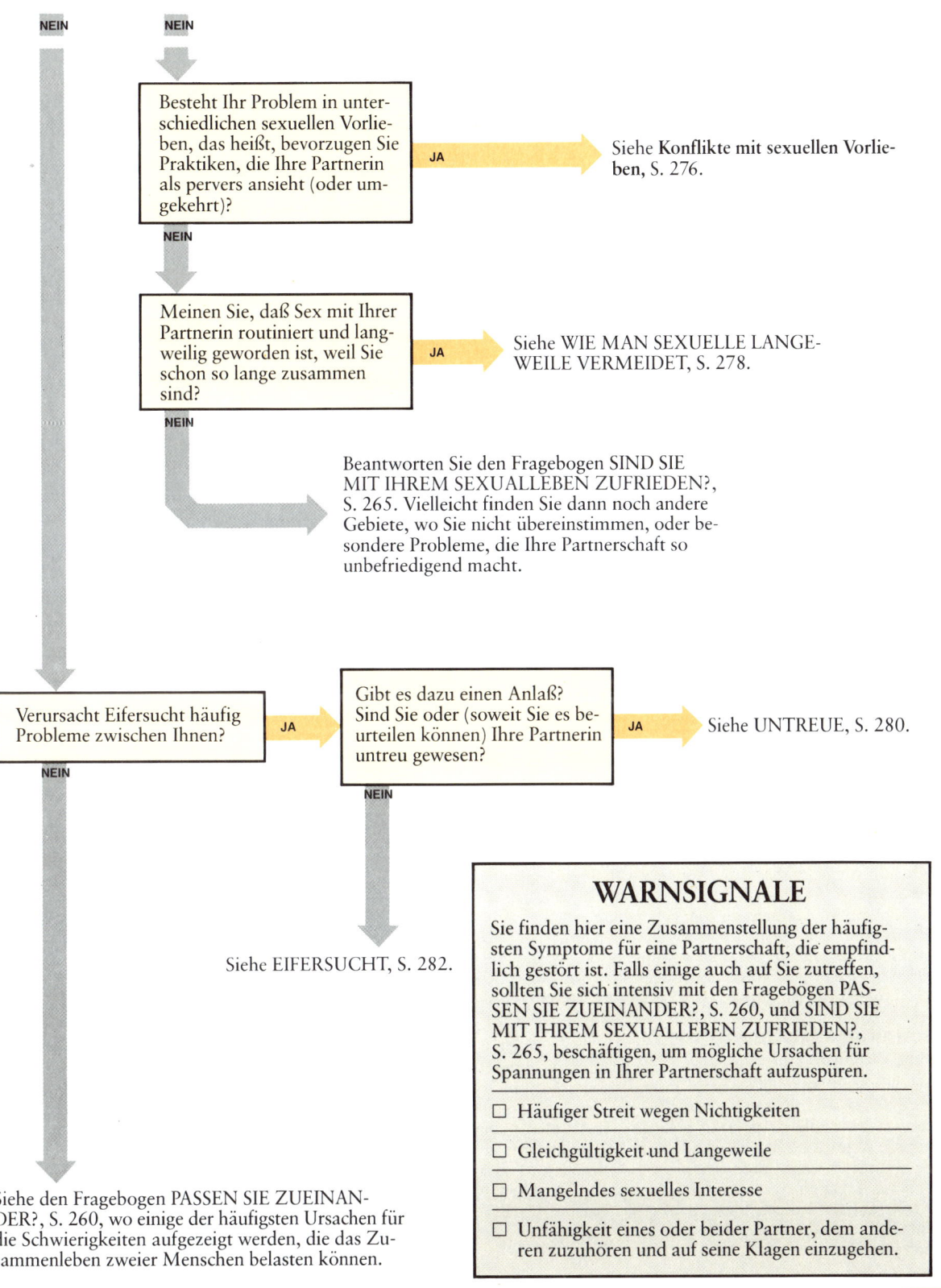

NEIN   NEIN

Besteht Ihr Problem in unterschiedlichen sexuellen Vorlieben, das heißt, bevorzugen Sie Praktiken, die Ihre Partnerin als pervers ansieht (oder umgekehrt)?

JA → Siehe **Konflikte mit sexuellen Vorlieben**, S. 276.

NEIN

Meinen Sie, daß Sex mit Ihrer Partnerin routiniert und langweilig geworden ist, weil Sie schon so lange zusammen sind?

JA → Siehe WIE MAN SEXUELLE LANGEWEILE VERMEIDET, S. 278.

NEIN

Beantworten Sie den Fragebogen SIND SIE MIT IHREM SEXUALLEBEN ZUFRIEDEN?, S. 265. Vielleicht finden Sie dann noch andere Gebiete, wo Sie nicht übereinstimmen, oder besondere Probleme, die Ihre Partnerschaft so unbefriedigend macht.

Verursacht Eifersucht häufig Probleme zwischen Ihnen?

JA → Gibt es dazu einen Anlaß? Sind Sie oder (soweit Sie es beurteilen können) Ihre Partnerin untreu gewesen?

JA → Siehe UNTREUE, S. 280.

NEIN

NEIN

Siehe EIFERSUCHT, S. 282.

WARNSIGNALE

Sie finden hier eine Zusammenstellung der häufigsten Symptome für eine Partnerschaft, die empfindlich gestört ist. Falls einige auch auf Sie zutreffen, sollten Sie sich intensiv mit den Fragebögen PASSEN SIE ZUEINANDER?, S. 260, und SIND SIE MIT IHREM SEXUALLEBEN ZUFRIEDEN?, S. 265, beschäftigen, um mögliche Ursachen für Spannungen in Ihrer Partnerschaft aufzuspüren.

☐ Häufiger Streit wegen Nichtigkeiten

☐ Gleichgültigkeit und Langeweile

☐ Mangelndes sexuelles Interesse

☐ Unfähigkeit eines oder beider Partner, dem anderen zuzuhören und auf seine Klagen einzugehen.

Siehe den Fragebogen PASSEN SIE ZUEINANDER?, S. 260, wo einige der häufigsten Ursachen für die Schwierigkeiten aufgezeigt werden, die das Zusammenleben zweier Menschen belasten können.

WIE MAN SICH DEM PARTNER MITTEILT

Fast jeder findet es ganz interessant, wenn allgemein über Sex diskutiert wird, aber wenigen Menschen fällt es leicht, ihre persönlichen Empfindungen und sexuellen Vorlieben zu offenbaren. Einer Partnerin intime Empfindungen mitzuteilen, bedeutet sehr private Bereiche der eigenen Persönlichkeit aufzudecken, und das bereitet vielen Männern unnötigerweise Unbehagen.

Über Sex reden

Gesten — zum Beispiel eine innige Umarmung zur rechten Zeit und am rechten Ort — können sehr viel ausdrücken, doch ohne Worte können sie auch mißverstanden werden. Erwarten Sie nicht, daß Ihre Partnerin Ihre Gedanken lesen kann, denn es ist ein Irrtum zu glauben, daß sie, wenn ihr an Ihnen etwas liegt, genau weiß, was Sie wollen. Es gibt keinen Ersatz für ein offenes Gespräch, um festzustellen, was Sie beide brauchen.

Nutzen Sie den Vorteil einer neuen Beziehung und sprechen Sie gleich von Anfang an, wenn Sie zum ersten Mal mit Ihrer Partnerin schlafen, über Ihre Vorlieben, und ermutigen Sie sie dazu, daß sie auch ihre Vorlieben zur Diskussion stellt. Es ist oft weitaus einfacher, mit jemandem, den man noch nicht so gut kennt, intime Gespräche zu führen, als alte Gewohnheiten zu durchbrechen und sich einem altvertrauten geliebten Menschen zu eröffnen, mit dem über Sex zu reden schon immer schwierig für Sie war.

Äußern Sie sich ohne Umschweife und drücken Sie sich so genau wie möglich aus. Fragen Sie nicht nur »Wie war es?«, sondern »Habe ich richtig gedrückt?« oder »Hab' ich dich an der richtigen Stelle gestreichelt?« oder »War ich zu schnell für dich?«. Genauso direkt und deutlich sollten Sie sagen, was Sie gern tun würden und was nicht, was Sie wünschen und was nicht. Wenn Sie sich damit begnügen, die Vorlieben und Abneigungen Ihrer Partnerin zu erraten und sich so verhalten, wie Sie glauben, daß sie es gern hätte, können Sie möglicherweise einem Irrtum unterliegen. Und wenn Sie beide dieses Spiel treiben, bekommt wahrscheinlich keiner von Ihnen, was er möchte. Seien Sie also ganz offen und direkt und ermutigen Sie auch Ihre Partnerin dazu.

Ermutigen Sie Ihre Partnerin

Geben Sie Rückhalt und machen Sie Mut, wann immer Sie können. Solange Sie sich Ihrer Partnerschaft nicht ganz sicher sind, sollten Sie betonen, was sie gern mögen, statt sich ständig darüber zu beklagen, was Ihnen nicht gefällt. Sagen Sie »Das ist wunderbar« und nicht »Was du da gerade machst, mag ich nicht«. Bemerkungen wie »Niemals tust du …« oder »Du hast immer …« enthalten Kritik an der Geschicklichkeit, die ein Partner im Bett entwickelt, und führen meist zu einem gespannten Verhältnis.

Besonders taktvoll sollten Sie sein, wenn es um ein heikles Thema geht, zum Beispiel um die persönliche Hygiene. Sie können sich an das Thema herantasten, indem Sie andeuten, daß Sie sich auch mit diesem Problem herumschlagen. Bitten Sie zum Beispiel Ihre Partnerin, Ihren Atem zu überprüfen und Ihnen zu sagen, ob Sie einen üblen Mundgeruch haben. Anschließend ist es völlig logisch, wenn Sie das gleiche tun. Oder gestehen Sie ihr, daß Sie tagelang nicht gebadet haben und schlagen Sie ein gemeinsames Duschen vor, ehe Sie zu Bett gehen.

Eine völlige Selbstentblößung auf einen Schlag kann Ihre Partnerin, wenn sie nicht darauf gefaßt ist, vor den Kopf stoßen. Stellen Sie nie eine Frage, die Sie selbst nicht bereit wären, zu beantworten oder bei der Sie sicher sind, daß sie Ihre Partnerin sehr peinlich berührt.

Der richtige Zeitpunkt

Den meisten Männern fällt es am leichtesten, über Sex zu reden, wenn sie sich gerade lieben. Versuchen Sie, Ihre Dankbarkeit zu zeigen, indem Sie Ihre Partnerin wissen lassen, was Ihnen besonders gefällt, während Sie sich gerade erleben. Versuchen Sie außerdem, indirekt mehr über die Vorlieben Ihrer Partnerin zu erfahren. Fragen Sie »Gefällt dir das?« oder »Soll ich so weitermachen?«. Geben Sie ihr das Gefühl, daß Sie jedem Wink folgen, den sie Ihnen gibt. Dabei können Sie gelegentlich auch Ihre eigenen Wünsche anklingen lassen.

Anderen Männern ist es jedoch lieber, wenn sie das Thema ihrer sexuellen Vorlieben bei anderen Gelegenheiten ansprechen können. Das kann vor allem in einer langjährigen Beziehung so sein, wenn Sie und Ihre Partnerin nicht daran gewöhnt sind, sich über Sex zu unterhalten. Versuchen Sie, das Thema einzubringen, wenn Sie sich beide auf neutralem Boden befinden — zum Beispiel bei einem Drink oder einem guten Essen, wenn Sie beide gut gelaunt und entspannt sind. Fallen Sie nicht gleich mit der Tür ins Haus — suchen Sie sich einen Aufhänger: etwas, das Sie gelesen haben, eine Fernsehsendung oder berichten Sie das Erlebnis eines Freundes.

Erinnerung an angenehme Erlebnisse

Meistens ist es einfacher, über Vergangenes zu reden als über Gegenwärtiges. Wenn Sie gern eine bestimmte sexuelle Praktik, die Sie einmal sehr befriedigend fanden, wiederholen möchten, dann erinnern Sie daran, wie angenehm diese Erfahrung war, und dann regen Sie an, daß Sie beide eine Wiederholung versuchen. Sie können vorher einstudieren, was Sie sagen wollen. Wenn Sie sich die Worte zurechtlegen und sie laut aufsagen, steigt Ihr Selbstvertrauen, und Sie können dann bei Ihrer Partnerin leicht auf Ihr Thema zu sprechen kommen.

Nein sagen

Eines der schwierigsten Kommunikationsprobleme vieler Männer besteht darin, daß sie nach einem Weg suchen, wie sie ihrer Partnerin sagen können, daß ihnen gerade nicht nach Sex zumute ist, ohne daß sie sich abgelehnt fühlt. Sie wissen unzweifelhaft aus eigener Erfahrung, wie verletzt und zurückgesetzt man sich fühlt, wenn man sich eine sexuelle Abfuhr holt. Man muß lernen, wie man das Angebot, aber nicht den Menschen ablehnt. Sie können zum Beispiel sagen: »Viel lieber würde ich noch gemütlich mit dir zusammensitzen und mich unterhalten, aber auf Sex habe ich diese Nacht nicht die rechte Lust.« Oder Sie neigen sich zärtlich über sie und sagen: »Laß uns doch einfach noch ein bißchen kuscheln.«

Viele Paare, denen Offenheit und Direktheit schwerfällt, machen eine Art Code aus, um sich gegenseitig ihre sexuelle Bereitschaft zu signalisieren. Sie können um Beispiel eine Skala von 0 bis 10 einführen. Wenn Sie dann sagen: »Tut mir leid, aber ich bin heute abend auf dem Nullpunkt«, dann weiß Ihr Gegenüber, daß absolut nichts zu machen ist. Eine 3 oder 4 kann bedeuten: »Das könnte heute schon was werden, wenn du wirklich scharf drauf bist.« Sie können auch einen Code wählen, der auf Appetit-Rängen beruht, etwa von »Ich hab einen Bärenhunger« bis zu »Mir reicht heute eine Tasse schwarzer Kaffee«.

Ein solches Code-System beugt spannungsgeladenen Situationen vor, die aus Mißverständnissen entstehen, und es macht deutlich, daß lediglich von einer vorübergehenden Stimmung die Rede ist. Besonders der Zahlencode läßt auch Raum für Verhandlungen. Wenn einer von Ihnen beispielsweise auf 8 ist und der andere sein gerade aufflackerndes Interesse mit einer 3 anzeigt, dann ist der Partner mit dem niedrigeren Rang vielleicht bereit, um des Partners willen, der stärker erregt ist, eine besondere Anstrengung zu unternehmen. Solange Sie sich einig sind, was die Code-Wörter bedeuten sollen, ist das zweite Codesystem genauso gut zu gebrauchen.

Nichtverbale Signale

Achten Sie besonders auf alles, was Ihre Partnerin während Ihrer sexuellen Begegnung tut. Sie können gewöhnlich davon ausgehen, daß sie, wenn sie bestimmte Handlungen betont, den Wunsch ausdrückt, das gleiche erleben zu wollen. Für einige Leute sind solche nonverbalen Hinweise die einfachste Methode, ihrem Partner ihre sexuellen Wünsche mitzuteilen. Wenn sie daher an Ihren Brustwarzen saugt oder Ihre Genitalien oder Ihren Anus streichelt, ist die Wahrscheinlichkeit sehr groß, daß ihr eine Gegenseitigkeit hoch willkommen wäre.

Umgang mit Ärger

Fast alle Menschen finden, daß Verstimmungen und befriedigender Sex unvereinbar sind. In jeder Partnerschaft, besonders in einer lang dauernden, sollten Streitigkeiten und verletzte Gefühle immer dann angesprochen werden, wenn sie aufkommen, nicht erst, wenn sie sich verfestigt haben. Unterdrückte Feindseligkeit schafft sexuelle Probleme und erschwert ihre Lösung.

Für alle Paare, besonders für solche mit sexuellen Problemen, ist es sehr wichtig, daß sie versuchen, Verstimmungen zu überwinden, daß sie fähig sind, mit ihnen vernünftig umzugehen. Gelegentliche Unstimmigkeiten gibt es in jeder Partnerschaft, aber sie lassen sich bereinigen, ohne bleibende Bitterkeit zurückzulassen, wenn die Partner ohne Umschweife über den wahren Grund ihres Konfliktes miteinander reden können. Nachstehend einige Tips zur Bewältigung einer solchen Situation:

☐ Sagen Sie Ihrer Partnerin ganz deutlich, was Sie verärgert hat, und zwar gleich, nicht erst nach einer Woche.

☐ Beschreiben Sie Ihre eigenen Gefühle und interpretieren Sie nicht das Verhalten Ihrer Partnerin. Sagen Sie: »Eigentlich will ich es gar nicht, aber es ärgert mich, daß …« und nicht »Du bist so egoistisch, daß du niemals …«

☐ Bleiben Sie bei der Sache und suchen Sie eine Lösung. Benutzen Sie die augenblickliche Auseinandersetzung niemals dazu, sich frühere Verstimmungen von der Seele zu schaffen.

☐ Üben Sie Selbstkontrolle, auch wenn es schwerfällt. Argumente sollten niemand schaden oder gar zerstören. Wenn Ihnen also danach zumute ist, Ihre Partnerin zu beleidigen oder zu schlagen, dann warten Sie ab, bis der schlimmste Zorn verraucht ist, ehe Sie sich an den strittigen Sachverhalt heranmachen.

☐ Führen Sie keine verletzenden Angriffe gegen körperliche oder geistige Unterlegenheiten Ihrer Partnerin, denn das wird nicht leicht vergessen und vergeben.

☐ Wenn Sie merken, daß eine Meinungsverschiedenheit in einen Vernichtungskampf auszuarten droht, geben Sie auf und schlagen Sie vor, daß Sie später eine Lösung suchen, wenn Sie beide sich etwas beruhigt haben.

☐ Vertragen Sie sich vor der Schlafenszeit oder wenn Sie zu Bett gehen, aber benutzen Sie niemals den Sex als Versöhnungsmittel nach einem Streit. Die meisten Frauen stößt das ab.

UNTERSCHIEDLICH STARKER GESCHLECHTSTRIEB

Manche Paare machen sich darüber Gedanken, wie oft sie Geschlechtsverkehr haben sollten. Sie glauben offenbar, sie machten etwas falsch, wenn sie nicht auf die durchschnittliche Frequenz von ungefähr 2,5mal in der Woche kommen. Aber es ist witzlos, sich an statistische Maßstäbe zu halten, denn es kommt allein darauf an, daß Sie beide sich so oft und so wenig lieben, wie Sie beide wollen.

Zum weitverbreiteten »Macho«-Ideal gehört es, daß ein Mann stets an Sex interessiert und zum Sex bereit sein muß. So gesehen, müßten Sie eigentlich allmählich Zweifel an Ihrer eigenen Männlichkeit bekommen, wenn Sex für Sie niemals so wichtig war, oder wenn Sie plötzlich feststellen, daß Ihr sexuelles Verlangen nachgelassen hat.

Einige Männer glauben sogar an den von Sporttrainern vielfach verbreiteten Mythos, wonach sexuelle Abstinenz die sportliche Leistungsfähigkeit auf magische Weise erhöht und »zuviel« Sex einen Mann schwächt. Das ist falsch. Lassen Sie sich nie von der Vorstellung beeinflussen, Sex sei ein Leistungssport.

Schwankende sexuelle Bedürfnisse

Mit sexuellen ist es wie mit anderen Bedürfnissen: Manchmal sind sie stärker, manchmal schwächer, und aus verschiedenen Gründen ist es vollkommen natürlich, wenn das sexuelle Verlangen manchmal ganz fehlt. Die entscheidende Rolle spielen dabei Ihre Gefühle für Ihre Partnerin. Wenn Sie sie nicht mehr begehren oder mit ihr in einer Beziehung leben, die von Verärgerung oder Abneigung unterhöhlt ist, dann dürfte Ihr sexuelles Verlangen sehr niedrig sein oder sogar völlig fehlen.

Auch wenn Sie niedergeschlagen und deprimiert sind, haben Sie wenig Lust auf Sex. Und es ist ganz natürlich, daß Ihr Sexualtrieb bei Krankheit oder auch mit zunehmendem Alter nachläßt.

Hemmungen und sexuelles Verlangen

Wenn Sie schon immer einen schwachen Sexualtrieb hatten, liegt das möglicherweise an der Art Ihrer Erziehung oder an einem traumatischen sexuellen Erlebnis in Ihrer Jugend; dadurch können Sie so stark gehemmt sein, daß Sie diesen Bereich Ihrer Gefühlswelt vernachlässigt und die Sexualität sogar völlig ausgeschaltet haben. In diesem Fall finden Sie im Kapitel ABBAU VON HEMMUNGEN, S. 224, Rat und Hilfe.

Ein starker oder schwacher Sexualtrieb wird erst zum Problem, wenn sich ein deutlicher Unterschied zum Sexualtrieb Ihrer Partnerin ergibt. Sie geraten dann in eine Schwierigkeit, die besonders ernstzunehmen ist, wenn Ihr eigenes Verlangen sehr viel geringer als das Ihrer Partnerin ist: Einerseits widerspricht das der verbreiteten Auffassung, nach der die sexuelle Initiative von Männern auszugehen hat, andererseits fällt es einer Frau, körperlich gesehen, viel leichter als einem Mann, Geschlechtsverkehr zu haben, ohne sexuell erregt zu sein.

Vorschläge zur Überbrückung

Große Unterschiede in der Stärke der Sexualtriebe müssen nicht unbedingt zur Folge haben, daß ein Partner dauernd unbefriedigt bleibt. Die folgenden Ratschläge haben sich bewährt, wenn es darum geht, eine enge und liebevolle sexuelle Beziehung zu unterhalten, obwohl es nicht so häufig zum Geschlechtsverkehr kommt, wie es der mit einem stärkeren Verlangen ausgestattete Partner sich wünscht.

☐ Bedenken Sie, daß sexuelle Aktivitäten nicht unbedingt auch den Geschlechtsverkehr einschließen müssen. Auch wenn Sie selbst nicht erregt sind, können Sie Ihre Partnerin manuell oder oral stimulieren und befriedigen (siehe STIMULIERUNGSTECHNIKEN, S. 206.) Sie können sich auch gegenseitig mit geschickten Zärtlichkeiten entspannungsvolle Lust bereiten (siehe LUST ZU ZWEIT, S. 235).

☐ Viele Männer meinen, daß die Begierde sich spontan einstellen muß und daß Sie keine direkte Stimulation brauchen, um erregt zu werden. Dies ist jedoch nicht der Fall und trifft um so weniger zu, je älter Sie werden. Lassen Sie sich also ruhig von Ihrer Partnerin erregen.

☐ Benutzen Sie zur sexuellen Anregung erotische Bücher, Magazine, Videofilme oder eigene Phantasien.

☐ Es gibt eine gute Möglichkeit, um das Bedürfnis sowohl nach sexueller Befriedigung wie nach der Nähe zu stillen, wenn der triebschwächere Partner keine Lust auf Geschlechtsverkehr hat: Während der triebstärkere Partner masturbiert, hält der andere ihn zärtlich in seinen Armen. Allerdings ist diese Praktik keine Dauerlösung.

☐ Falls Sie der Partner mit dem schwachen Sexualtrieb sind, dann stellen Sie sich, wenn Sie allein masturbieren, Ihre Partnerin vor, so daß eine enge Verbindung zwischen diesem Phantasiebild und Ihren Empfindungen der sexuellen Erregung entsteht. Dabei gehen Sie am besten so vor: Ihre bisherigen Lieblingsphantasien gestalten Sie allmählich so um, daß Ihre Partnerin darin immer deutlicher vorkommt; wenn Ihnen das bei zunehmender Erregung immer besser gelingt, besteht die Chance, daß Ihre Partnerin schließlich Ihr Hauptstimulus wird.

☐ Hören Sie nie auf, zu Ihrer Partnerin zärtlich zu sein, vor allem dann nicht, wenn Ihr mangelndes sexuelles Interesse zu einem Streitthema zwischen Ihnen geworden ist. Möglicherweise sind Sie versucht, jeden Körperkontakt mit ihr zu vermeiden, weil Sie befürchten, daß sie Ihre Gesten der Zuneigung als sexuelle Initiative mißverstehen könnte. Doch wenn Sie das tun, fühlt sie sich nicht mehr nur körperlich, sondern auch emotional abgewiesen.

DIE GEFÜHLSWELT DER FRAU

Am meisten kann ein Mann zum Gelingen einer Beziehung mit einer Frau beisteuern, wenn er zu verstehen versucht, was eine Frau empfindet und fühlt, wenn es um Sexuelles geht, wie sie auf Sex reagiert, und wenn er sich bemüht, sexuelle Probleme auch von ihrem Standpunkt aus zu betrachten. Da Sex ein sehr intimer Lebensbereich ist, neigen wir dazu, Probleme unseres Partners sehr persönlich zu nehmen. Wenn Sie zum Beispiel vorübergehende Erektionsprobleme haben, weil Sie müde oder durch andere Dinge abgelenkt sind, braucht Ihre Partnerin — es sei denn, sie versteht Sie wirklich gut — eine Erklärung, daß sie keine Schuld an Ihrer ausbleibenden Körperreaktion hat und daß auch Ihre Gefühle für sie nichts damit zu tun haben. Auch das Umgekehrte trifft zu: Sie helfen ihr gern bei jedem Problem, das sie hat, wenn Sie verstehen können, daß es nicht aus ihren Gefühlen für Sie entstanden ist. (Gelegentlich wird das bei einem Problem so sein, und dann ist es wichtig, daß Sie das begreifen.)

Frauen und sexuelle Befriedigung

Der Mangel an Einfühlungsvermögen zwischen den Geschlechtern ist oft die Folge unterschiedlicher Einstellungen von Männern und Frauen zur Sexualität. Die meisten Männer glauben, daß Erektion und Orgasmus zur vollen sexuellen Befriedigung unbedingt nötig sind, während Frauen die Gefühle der Nähe und der Zärtlichkeit genauso hoch bewerten wie die sexuelle Erregtheit. Daher kann ein Mann sehr leicht (und so ist es üblich), seine sexuellen Ziele erreichen, ohne den Bedürfnissen seiner Partnerin auch nur annähernd gerecht zu werden. Dieser Unterschied in den Erwartungen hat großen Einfluß auf andere Bereiche Ihrer Beziehung und wird in dem Abschnitt **Was zeichnet einen guten Liebhaber aus?**, S. 204, ausführlicher behandelt. So erklärt sich zum Beispiel, warum Monogamie den Frauen sehr viel wichtiger ist als den Männern. Sie wissen nämlich, daß aus einem sexuellen Kontakt sehr wohl ein emotionales Engagement entstehen kann, und damit ist die eigentliche, feste Beziehung bedroht. Wenn sie »fremdgeht«, dann sucht sie wahrscheinlich vor allem eine besonders geartete Beziehung und nicht nur Abwechslung. Wahrscheinlich werden Sie Ihre Partnerin kaum davon überzeugen können, daß eine gelegentliche sexuelle Affäre »nur so und nichts Besonderes« war, denn für sie ist die gefühlsmäßige Bindung eine überaus wichtige Komponente jeder sexuellen Beziehung.

Was ist Frigidität?

Der Begriff »Frigidität« wird oft abwertend benutzt, um auszudrücken, daß eine »frigide« Frau nicht nur keinen Sex mag, sondern darüber hinaus alle Männer ablehnt. Ein Mann, dem es nicht gelungen ist, auf eine Frau in-teressant oder erregend zu wirken, kann sich mit dem Vorwurf, sie sei frigide leicht herausreden — damit reicht er nur seine Schuld an sie weiter.

Abgesehen davon, daß eine solche Zuschreibung unfair ist: Der Begriff »frigide« ist ungenau, denn er differenziert überhaupt nicht zwischen den verschiedenen sexuellen Problemen, mit denen eine Frau zu tun hat. So kann eine Frau zeitweise ihr Interesse am Sex verlieren, so daß sie nur schwer zu erregen ist. Oder sie hat Gefallen an Sex, erreicht aber den Orgasmus nur selten, oder sie hat eine so tiefverwurzelte Angst vor der Penetration, daß sie zum Geschlechtsverkehr unfähig ist. Nur sehr selten entsteht das Problem aus einer totalen Ablehnung der Sexualität, aus jener emotionalen Kälte, die das Wort »frigide« meint. Doch wenn es erst einmal so weit ist, vertieft sich oft das Problem noch, oder es bleibt zumindest ungelöst, weil der Partner kaum etwas darüber weiß, wie sich die weibliche Sexualität von seiner eigenen unterscheidet.

Eine Frau muß erregt werden

Der Hauptunterschied zwischen einer Frau, die sexuell nicht erregt ist, und einem Mann mit einem Erektionsproblem besteht darin, daß eine Frau, auch ohne selbst erregt zu sein, zum Geschlechtsakt fähig ist, während ein Mann ihn nicht durchführen kann, wenn bei ihm durch die sexuelle Erregung keine Erektion ausgelöst wurde. Aber Sex, ohne die richtige Erregung, ist für eine Frau nicht befriedigend, unter Umständen sogar schmerzhaft, weil ihre Vagina nicht genügend feucht und schlüpfrig ist. Wenn sie dann trotzdem zum Geschlechtsverkehr gezwungen wird, muß sie sich benutzt vorkommen.

Oft wird es Ihnen gelingen, Ihre Partnerin zu erregen, obwohl sie zunächst keine Lust auf Sex hat, doch manchmal wird sie auch völlig lustlos bleiben. Die sexuelle Reaktionsbereitschaft einer Frau (genau wie die des Mannes) unterliegt zeitlich bedingten Schwankungen.

Zum Beispiel ist bei vielen Frauen das sexuelle Verlangen während der Menstruation am stärksten. Der Geschlechtsakt ist zu diesem Zeitpunkt, entgegen einem weit verbreiteten Irrglauben, völlig unschädlich. Ihre Partnerin kann, wenn der Blutfluß sehr stark ist, ein Diaphragma tragen (sofern sie eines benutzt), und ein Handtuch im Bett beugt möglichen Blutflecken vor. Viele Dinge, die Ihr sexuelles Interesse steigern oder Ihre Erektionsfähigkeit beeinflussen, wirken sich auch auf Ihre Partnerin aus. Dazu gehören physische und psychische Störungen, Alkohol und Drogen (siehe die Problemanalysen MANGELNDES INTERESSE, S. 180, und EREKTIONSPROBLEME, S. 192, sowie **Die Nebenwirkungen von Drogen auf das Sexualleben,** S. 309). Auf der folgenden Seite sind weitere Faktoren aufgelistet, die die sexuelle Erregung einer Frau beeinträchtigen können.

☐ Es liegt nahe, daß eine ungeschickte Stimulation der Hauptgrund ist, daß eine Frau nicht in sexuelle Erregung kommt. Wenn Sie es mit dem Geschlechtsverkehr sehr eilig haben, reicht die Stimulierung, die Sie dem Körper, den Brüsten und den Genitalien Ihrer Partnerin angedeihen lassen, nicht aus, um sie zu erregen. Wenn ihre Erregung zunimmt, richten ihre Brustwarzen sich auf, die Schamlippen und die »Haube« der Klitoris schwellen an, ihre Scheide wird feucht, und wenn sie voll erregt ist, schwillt der hintere Teil der Scheide an und weitet sich.

☐ Die Angst vor Schwangerschaft kann das Verlangen einer Frau nach Sex abschwächen. Sie können diese Angst nehmen, indem Sie eine Verhütungsmethode anwenden, von deren Zuverlässigkeit beide überzeugt sind (siehe EMPFÄNGNISVERHÜTUNG, S. 283).

☐ Negative Empfindungen gegenüber dem Partner haben eine nachhaltige Wirkung auf die sexuelle Reaktion einer Frau. Die meisten Frauen brauchen das Gefühl, daß sie ihrem Partner emotional nahe sind, um in sexuelle Erregung zu geraten; Verstimmung, Verletztheit oder ein nicht beigelegter Streit mindern normalerweise ihre Reaktionsbereitschaft.

☐ Erschöpfung führt häufig zum Verlust jedes sexuellen Interesses. Eine Frau, die den Anforderungen des Haushalts und der Kindererziehung ausgesetzt ist und vielleicht auch noch eine Berufstätigkeit ausübt, hat wahrscheinlich ganz einfach nicht die Zeit und die Energie für befriedigenden Sex.

☐ Schmerzen beim Geschlechtsverkehr machen es einer Frau zwangsläufig schwer, noch zu hoffen, daß Sex mit Lust zu tun haben könnte (siehe **Schmerzhafter Geschlechtsverkehr**, S. 276).

☐ Übersehen Sie nicht die Möglichkeit, daß das fehlende Interesse Ihrer Partnerin, vor allem, wenn es schon lange dauert, Folge eines Problems sein kann, das an Ihnen selbst liegt. Wenn Sex für sie niemals besonders befriedigend war, weil Sie vielleicht zu schnell den Orgasmus erreichen und danach gleich einschlafen, kann ihre Enttäuschung sich im Laufe der Zeit zu Interesselosigkeit ausgewachsen haben.

Der weibliche Orgasmus

Sowohl Männer wie Frauen haben vom weiblichen Orgasmus zu wenig Ahnung. Ihre Partnerin ist sich vielleicht nicht sicher, ob sie überhaupt einen Orgasmus hat und ob das, was sie dabei empfindet, dem entspricht, was man vor ihr an Empfindungen erwartet. Wenn sie sich so unsicher ist, meinen Sie vielleicht, es läge an Ihnen, während sie glaubt, daß sie versagt hat. Was eigentlich eine Quelle der Lust sein sollte, gibt leicht und oft unnötigerweise Anlaß zur Sorge.

Die folgenden Angaben über den weiblichen Orgasmus können für Sie und Ihre Partnerin eine Hilfe sein, wenn Sie in diesem Bereich Probleme oder Wissenslücken haben.

☐ Der weibliche Orgasmus ist eine Serie intensiver rhythmisch pulsierender Bewegungen in der Vagina. Nur wenige Frauen erreichen den Orgasmus allein durch die Penetration. Wenn eine Frau nicht durch die klitorale Stimulation aufs höchste erregt wurde, fällt es ihr schwer, während des Geschlechtsverkehrs einen Höhepunkt zu erreichen.

☐ Die Intensität des Orgasmus und die Leichtigkeit, mit der er erreicht wird, variieren von Frau zu Frau und bei jeder Frau von Zeit zu Zeit. Zu gewissen Zeiten eines Menstruationszyklus oder in bestimmten Stellungen kann Ihre Partnerin Sinneseindrücke aufnehmen, die weitaus intensiver sind als sonst.

☐ Der Orgasmus ist für die sexuelle Befriedigung einer Frau nicht unbedingt notwendig. Manchmal oder sogar immer kann Ihre Partnerin sich nach dem Sex glücklich und zufrieden fühlen, ohne einen einzigen Orgasmus erlebt zu haben. Wenn das wirklich so ist, dann brauchen Sie sich keine Sorgen zu machen.

☐ Wenn Ihre Partnerin vorher nur selten aktiv war, dann hat sie möglicherweise noch nie einen Orgasmus gehabt. Die meisten Frauen müssen das Orgasmuserleben erst erlernen, indem sie sich mehr und mehr entspannen und mit ihrer eigenen Sexualität vertraut werden.

☐ Ihre Partnerin braucht eine ständige Stimulation, um den Höhepunkt zu erreichen. Ganz gleich, wie nahe der Orgasmus bevorsteht: Ihre lustvollen Empfindungen klingen sofort ab, wenn Sie aufhören, sie zu erregen.

☐ Erfahrungsgemäß erreichen Frauen den Orgasmus am einfachsten durch Masturbation, und er ist dann besonders intensiv. Jedoch meinten viele Frauen, die für den einflußreichen Hite Report zur weiblichen Sexualität befragt wurden, daß sie, obgleich die Intensität des auf diese Weise erreichten Höhepunkts am größten war, das Gefühl einer »vaginalen Leere« hatten; das Verlangen, einen Penis zu spüren, könnte durch Geschlechtsverkehr besser befriedigt werden.

☐ Während Männer nach einer Ejakulation im allgemeinen eine Erholungszeit brauchen, während der sie keine weitere Erektion erreichen können, mögen sie auch noch so sehr stimuliert werden, können Frauen einen weiteren Orgasmus erreichen, und manchmal sogar eine ganze Reihe von Orgasmen in rascher Folge hintereinander, wenn sie entsprechend stimuliert werden. Das heißt jedoch nicht, daß sie auch unbedingt mehrfache Orgasmen wünschen, und genausowenig ist daraus zu folgern, daß Sie ein Sexualathlet sein müssen, um Ihre Partnerin zu befriedigen. Wenn sie mehr als einen Orgasmus haben möchte, können Sie den ersten Höhepunkt mit Hand oder Zunge auslösen und anschließend den Geschlechtsverkehr vollziehen mit oder ohne gleichzeitiger Stimulation der Klitoris (das hängt davon ab, wie stark Ihre Partnerin erregt ist).

Mit Ihrer Hilfe zum Höhepunkt

Die klitorale Stimulation ist der Schlüssel zum Orgasmus der Frau. Wenn Ihre Partnerin noch nie einen Höhepunkt erlebt hat, ermutigen Sie sie zu masturbieren. Fast jede Frau erreicht den Orgasmus mittels Masturbation, und auf diese Weise erlernt sie die wirkungsvollsten Techniken, um die Klitoris zu reizen. Diese Techniken können Sie dann ebenfalls beim Liebesspiel anwenden. Viel wahrscheinlicher ist es jedoch, daß sie zwar durch Masturbation zum Höhepunkt kommt, daß ihr das aber viel schwerer beim Geschlechtsverkehr gelingt, vielleicht sogar unmöglich ist. Vielleicht gelingt es Ihnen dann aber doch, ihr den Orgasmus mit einer der folgenden Techniken zu ermöglichen. Ganz gleich, welche Methode Sie anwenden, auf jeden Fall müssen Sie sich davon überzeugen, ehe Sie eindringen, daß Ihre Partnerin sich in höchster Erregung befindet.

Minimales Eindringen

In einer Mann-oben-Stellung stutzen Sie sich mit den Händen ab (Liegestützhaltung) und bewegen nun den Kopf Ihres Penis innen und außen an den Schamlippen, so daß sie zart betupft und gezupft werden. Diese Technik ist sicher nicht die Stimulierung, die Sie brauchen, doch wenn Sie sie zwischen Perioden tieferer Stöße anwenden, kann sie für Ihre Partnerin überaus erregend sein.

Maximales Zurückziehen

Ziehen Sie den Penis nach jedem Stoß so weit wie möglich zurück. Die meisten Frauen empfinden das als besonders angenehm, da in etwa die gleichen Empfindungen ausgelöst werden wie bei der oben beschriebenen Technik. Die Schamlippen werden von den Bewegungen mitgezogen und die hochempfindliche Scheidenöffnung wird optimal stimuliert.

Wie beim Masturbieren

Wenn Ihre Partnerin vorwiegend mit geschlossenen Beinen masturbiert, dann wählen Sie eine Beischlafstellung, die ihr dies gestattet. Wenn sie lieber mit gespreizten Beinen masturbiert, dann wählen Sie eine entsprechende Position, damit sie sich völlig entspannen und auf ihre Empfindungen konzentrieren kann (siehe STELLUNGEN BEIM GESCHLECHTSVERKEHR, S. 211).

Doppelte Stimulation

Wählen Sie eine Stellung, in der Sie ohne Schwierigkeiten die Klitoris Ihrer Partnerin mit der Hand erreichen können (siehe STELLUNGEN BEIM GESCHLECHTSVERKEHR, S. 211), und stimulieren Sie sie zusätzlich manuell. Als Alternative können Sie vorschlagen, daß sie sich selbst manuell stimuliert, während Sie mit dem Penis in sie eingedrungen sind.

Abbau von Leistungsdruck

Ebenso wie bei Männern wird manchmal auch bei Frauen die sexuelle Leistungsfähigkeit durch Angst und Unsicherheit gemindert. So kann etwa Ihre Partnerin sich so stark darauf konzentrieren, daß sie für Sie alles gut macht oder daß Sie nur ja nicht ungeduldig werden, weil sie nicht so schnell kommt, wie sie will, daß sie ihre eigenen Empfindungen völlig vernachlässigt. Bestärken Sie sie darin, daß Sex kein Leistungssport ist und daß sie einfach ihre Empfindungen und Gefühle genießen soll.

Penetrationsangst

Manchmal haben Frauen so starke Ängste vor der Penetration oder auch vor Berührungen ihrer Genitalien, daß sie auf jeden sexuellen Annäherungsversuch mit einer von ihnen nicht kontrollierbaren Verkrampfung der Muskulatur am Scheideneingang reagieren. Selbstverständlich ist dann keine Penetration mehr möglich. Dieses Problem entsteht meist nach einem schmerzhaften oder traumatischen Erlebnis beim Geschlechtsverkehr, aber im Hintergrund steht fast stets eine restriktive und prüde Erziehung, die irrationale sexuelle Ängste erzeugt hat. In Ausnahmefällen sind auch körperliche Ursachen für diesen Zustand zu finden. Es handelt sich dabei um den sogenannten »Vaginismus«, und es ist immer angeraten, daß eine Frau, die darunter leidet, sich von einem Arzt untersuchen läßt. Beseitigt werden kann die Störung eigentlich immer durch besonders liebevolle und geduldige Behandlung. Sie können also entscheidend dazu beitragen, daß Ihre Partnerin ihr Leiden überwindet. Das folgende Übungsprogramm geht von Ihrer Mithilfe bei der Lösung des Problems aus.

1 Versichern Sie Ihrer Partnerin, daß ihre Furcht, sie habe eine zu kleine Scheide — es ist so gut wie sicher, daß sie diese Furcht hat —, auf Einbildung und nicht auf Tatsachen beruht. Erklären Sie ihr, daß die Scheidenwände außerordentlich dehnfähig sind. Wenn sie bei der Geburt ein Baby durchlassen, dann können sie Ihren Penis mit Leichtigkeit aufnehmen.

2 Raten Sie ihr, ihren Vaginalbereich einmal mit Hilfe eines Spiegels genau zu betrachten, damit sie erfährt, wie ihre Geschlechtsorgane aufgebaut sind.

3 Dieser Schritt wird wahrscheinlich der schwierigste für sie sein, doch wenn sie ihn erst einmal geschafft hat, wird alles weitere fast von selbst gehen. Sie soll einen ausreichend gleitfähig gemachten Finger bis zum ersten Glied in die Vagina einführen. Anfangs schafft sie es vielleicht gerade, die Öffnung zu berühren, aber es kommt nur darauf an, daß sie bei jedem weiteren Versuch den Finger etwas tiefer hineinschiebt. Sobald sie spürt, daß ihre Vaginalmuskeln sich zusammenziehen, soll sie innehalten, ihre Muskeln um ihren Finger bewußt noch stärker zusammenziehen und wieder entspannen. Nach einiger Übung merkt sie, daß sie eine gute Kontrolle über ihre Scheidenmuskeln hat.

4 Wenn sie einen Finger ohne Schwierigkeiten so tief wie möglich in ihre Scheide einführen kann, soll sie das gleiche mit zwei Fingern versuchen.

5 Nun sollte sie sich sicher genug fühlen, um Ihnen zu gestatten, auf die gleiche Weise einen Ihrer Finger einzuführen (nachdem Sie sich überzeugt haben, daß der Fingernagel keine scharfen Kanten aufweist). Fordern Sie sie auf, ihre Muskeln um Ihren Finger zu entspannen und zusammenzuziehen.

6 Nachdem Sie diese »Fingerübungen« einige Wochen lang praktiziert haben, sollte sie soweit sein, auch den Geschlechtsverkehr auszuprobieren. Dabei müssen Sie unbedingt darauf achten, daß sie erstens durch und durch erregt ist (falls nötig, verwenden Sie zusätzlich Gleitmittel) und daß sie zweitens eine Frau-oben-Stellung wählt, damit sie sich so langsam und sanft auf Ihren Penis niederlassen kann, wie sie mag. Stoßen Sie zunächst nicht, damit sie sich in aller Ruhe an die Empfindungen gewöhnen kann, die Ihr Penis in ihrer Vagina auslöst.

Vergessen Sie während dieser Übung nicht, daß es bei ihr darum geht, tiefverwurzelte Ängste zu überwinden, und daß das nichts mit Ihnen zu tun hat, wohl aber mit dem Geschlechtsverkehr. Sie müssen begreifen, daß Ihrer Partnerin die Reaktionen ihres Körpers genauso unangenehm sind wie Ihnen, denn sie sind völlig dem entgegengesetzt, wie sie reagieren möchte.

Schmerzhafter Geschlechtsverkehr

Sex ist für Männer nur selten mit Schmerzen verbunden (siehe SCHMERZEN BEIM GESCHLECHTSVERKEHR, S. 191), doch es gibt eine Reihe von Umständen, einige sind ziemlich verbreitet, die bei Frauen Schmerzen beim Geschlechtsverkehr verursachen können. Falls Ihre Partnerin solche Probleme hat, raten Sie ihr, einen Arzt aufzusuchen, und warten Sie, bis dieses Problem geklärt ist, ehe Sie erneut versuchen, den Geschlechtsverkehr zu vollziehen.

Schmerzen beim Geschlechtsverkehr ergeben sich gewöhnlich aus einem oder mehreren der folgenden Faktoren:

☐ Infektionen der Scheide oder der Blase (die wohl häufigste Ursache)

☐ Eine allergische Reaktion auf Deodorants, Intimduschen oder Badezusätze

☐ Sehr tiefe Stöße des Mannes, durch die eine bestehende Bauchhöhleninfektion verschlimmert werden kann

☐ Druck auf einen Eierstock, bedingt durch einen Gebärmutterknick (selten und nur in bestimmten Stellungen schmerzhaft)

Schmerzen können auch nach einer Geburt auftreten, beispielsweise wenn Dammschnittnarben noch nicht völlig ausgeheilt sind. Sie können auch eine Folge mangelhafter Sekretbildung in der Vagina sein, was gewöhnlich dann eintritt, wenn die Frau nicht ausreichend erregt wurde, oder wenn die Vagina altersbedingte Veränderungen durchmacht (siehe unten).

Sex und Alter

Viele Frauen stellen fest, daß ihr sexuelles Verlangen um die späten Dreißig und Vierzig herum intensiver wird. Die normalerweise zwischen 45 und 55 Jahren einsetzende Menopause beendet zwar das reproduktive Leben der Frau, keinesfalls jedoch — oder nur selten — ihre sexuellen Aktivitäten. Nach den Wechseljahren wird die Schleimhaut der Vagina manchmal dünner, und die Sekret-

bildung verringert sich, was zu Schmerzen beim Geschlechtsverkehr führen kann.

Falls Ihre Partnerin dieses Problem hat, kann ein Arzt mit einer Hormontherapie Abhilfe schaffen, aber gewöhnlich reichen Wasser oder Speichel zum Schlüpfrigmachen völlig aus. Es wirkt sich außerdem sehr positiv aus, wenn ein aktives Sexualleben beibehalten wird, denn dadurch bleibt die Vagina stark durchblutet und die Alterserscheinungen werden zurückgehalten. Ebenso wie Sie wird Ihre Partnerin mit zunehmendem Alter wahrscheinlich mehr Zeit brauchen, um den höchsten Erregungsgrad zu erreichen. Daher wird der Sex zu einer weniger heftigen, eher beschaulichen Angelegenheit. Der Orgasmus ist nicht mehr ein so vordringliches Ziel, viel wichtiger werden jetzt Intimität und Wohlbefinden in einer Beziehung, die von Liebe geprägt ist.

Konflikte mit sexuellen Vorlieben

Es gibt eine Vielzahl von Aktivitäten, die eine gleichförmige und langweilige sexuelle Routine reizvoller und abwechslungsreicher machen können. Wenn Sie beide daran Gefallen finden, können sie Ihre Lust steigern und das sexuelle Band zwischen Ihnen festigen. Sollte jedoch ein Partner etwas ablehnen, was dem anderen gefällt, oder sollte eine Praktik für einen von Ihnen so wichtig werden, daß sie einen Ersatzcharakter bekommt, anstatt Ihre üblichen sexuellen Aktivitäten zu bereichern, dann geraten Sie in einen Interessenkonflikt. Eine solche Situation tritt häufig ein, denn die Interessen und Vorlieben von Männern und Frauen liegen oft weit auseinander.

Bei der Anwendung ausgefallener oder ungewohnter sexueller Praktiken sollte man drei Grundregeln beachten:

☐ Tun Sie nichts, was nicht Ihnen beiden behagt.

☐ Tun Sie nichts, was einem Partner Schaden zufügen könnte.

☐ Drängen Sie Ihre Partnerin niemals, etwas zu tun, was sie deutlich ablehnt.

Oraler und analer Sex

Die meisten Untersuchungen ergeben, daß Frauen weniger häufig als Männer oralen Sex zu ihren bevorzugten sexuellen Aktivitäten zählen. Wenn so etwas für Ihre Partnerin neu ist, reagiert sie zunächst einmal ablehnend. Das liegt zum Teil sicher daran, daß sie nicht weiß, was von ihr erwartet wird. Bereiten Sie sich daher darauf vor, sie genau aufzuklären. Erwarten Sie nicht, daß Ihre Partnerin Sie oral erregt, wenn Sie nicht selbst das gleiche bei ihr genauso gerne tun. Ob sie Ihren Samen schluckt oder nicht, sollte allein sie entscheiden. Geben Sie ihr nicht das Gefühl, sie begehe einen Fehler, wenn sie nicht dazu bereit ist.

Nur wenige Frauen schlagen von sich aus anale Sexpraktiken vor. Die meisten glauben, sie seien schmerzhaft oder unhygienisch, und wenn Sie nicht sehr behutsam sind und Ihren Penis nicht gründlich waschen, bevor Sie anschließend vaginalen Geschlechtsverkehr haben, dann geben Sie Ihrer Partnerin recht (siehe **Oraler Sex,** S. 208, und **Analverkehr,** S. 210).

Sadomasochismus

Die Praktiken des Sadomasochismus beruhen auf Lustgewinn durch Schmerz bereiten und erdulden. In den meisten sadomasochistischen Beziehungen gibt es einen beherrschenden, dominanten und einen unterwürfigen, gehorsamen Partner, und diese Rollen werden oft bis ins Extrem ausgespielt.

Die harmloseste Form des Sadomasochismus ist die »Bondage«, die Fesselung, bei der zur Steigerung der sexuellen Erregung beider Beteiligten der Herr den Untertan fesselt oder ankettet. Auch Schlagen ist eine weitverbreitete sadomasochistische Praktik. Viele Frauen haben gegen eine sanfte Form der Fesselung nichts einzuwenden — falls Ihre Partnerin zu einem Versuch bereit ist, bringen Sie die Fesseln niemals am Hals oder am Kopf an. Fügen Sie sich gegenseitig nie mehr Schmerzen zu, als der Empfangende wünscht. Falls die Frau, mit der Sie zusammen sind, jedoch nicht auf den rechten Geschmack kommt, liegt das wahrscheinlich daran, daß sie befürchtet, diese Form des Liebesspiels könnte außer Kontrolle geraten. Wahrscheinlich fällt es ihr auch schwer zu begreifen — es sei denn, ihre eigenen Empfindungen liegen in dieser Richtung —, wie Liebesempfindungen in schmerzhafte oder erniedrigende Aktionen umgesetzt werden können.

Sadomasochistische Spiele werden von Ihrer Partnerin wohl eher nur toleriert, und zwar nicht, weil sie daran Spaß hat, sondern weil sie merkt, was sie Ihnen bedeuten. Der echte Sadomasoschist ist fast immer männlichen Geschlechts, und ein Mann, der keine feste Partnerin mit entsprechenden Neigungen hat, muß sein Bedürfnis nach Fesselung, Auspeitschung oder ähnlichen Praktiken bei darauf spezialisierten Prostituierten ausleben.

Fetischismus

Eine leichte Form von Fetischismus — zum Beispiel die Vorliebe für Frauen in Netzstrümpfen oder besonders erotischer Unterwäsche — spielt im Sexualleben der meisten Männer eine Rolle. Fetischobjekte wie diese Kleidungsstücke steigern ihre sexuelle Erregung, doch die meisten Männer sind nicht von ihnen abhängig, um erregt zu werden. Wenn Sie jedoch ein echter Fetischist sind, brauchen Sie einen bestimmten Gegenstand oder bestimmte Umstände, um erregt zu werden. Zum Beispiel können Sie sexuelle Befriedigung nur finden, wenn Sie Gummikleidung tragen. Für den extremen Fetischisten reicht es schon aus, Kleidung aus Gummi, Leder oder Plastik oder Pelz zu tragen, um erregt zu werden und einen Orgasmus zu erreichen. In solchen Fällen übernimmt der Fetisch völlig die Bedeutung eines Partners und ersetzt ihn.

Fetischismus ist selten, wenn überhaupt, bei Frauen anzutreffen, daher ist es eher unwahrscheinlich, daß Sie eine Partnerin finden, die Ihre Neigungen teilt. Vielleicht finden Sie eine Frau, die gegen Vorlieben dieser Art nichts einzuwenden hat, solange sie nicht völlig ausgeschaltet ist, und vielleicht akzeptiert sie gern, daß Sie es aufregend finden, sie in jeder Verkleidung zu sehen, die Sie anmacht. Aber es stört sie bestimmt ganz empfindlich, wenn Sie einen Orgasmus nur erreichen, wenn Sie ein bestimmtes Kleidungsstück tragen. Ohne Zweifel leidet Ihr Sexualleben darunter, wenn Ihr Fetischismus Ihre sexuelle Beziehung zu ersetzen, statt zu bereichern droht.

Einige Männer haben einen besonders eigenartigen Fetisch: Sie werden nur erregt, wenn sie Frauenkleider tragen. Diese Praktik, bekannt als fetischistischer Transvestitismus, und ihr möglicher Einfluß auf Ihre Beziehung werden ausführlich im Abschnitt **Transvestitismus**, S. 256, behandelt.

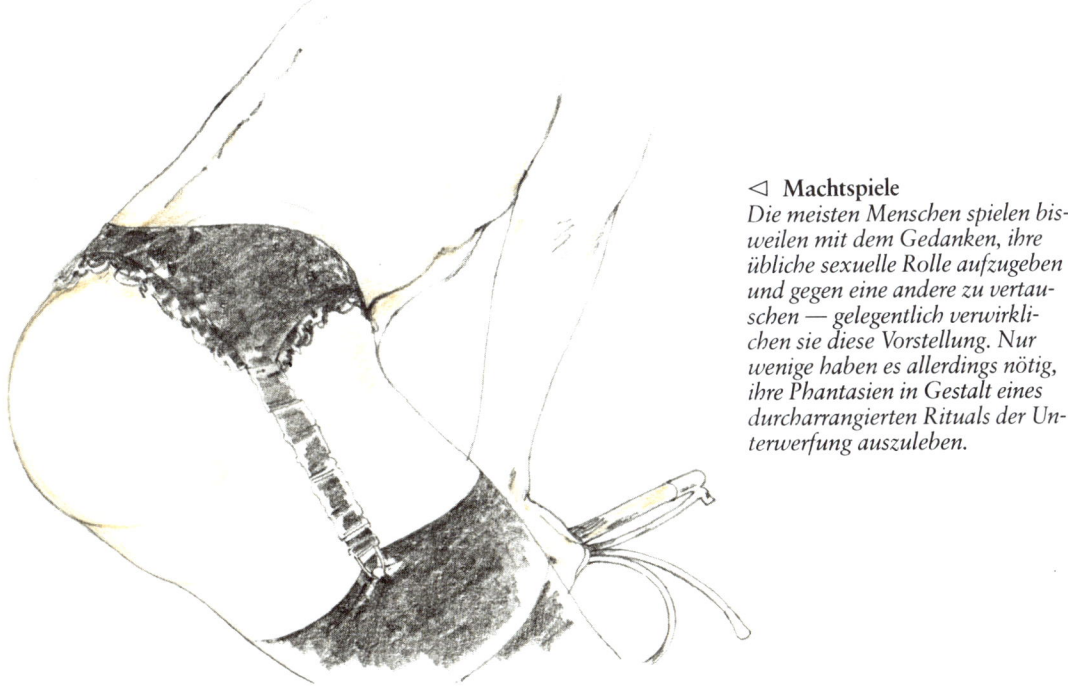

◁ **Machtspiele**
Die meisten Menschen spielen bisweilen mit dem Gedanken, ihre übliche sexuelle Rolle aufzugeben und gegen eine andere zu vertauschen — gelegentlich verwirklichen sie diese Vorstellung. Nur wenige haben es allerdings nötig, ihre Phantasien in Gestalt eines durcharrangierten Rituals der Unterwerfung auszuleben.

WIE MAN SEXUELLE LANGEWEILE VERMEIDET

Langeweile ist nach Meinung vieler Paare das Schicksal jeder Partnerschaft. Sie argumentieren so: Eine Zweierbeziehung hat eigentlich nur dann Überlebenschancen, wenn sie monogam bleibt, aber dreißig Jahre oder noch länger Sex mit demselben Partner muß unweigerlich langweilig werden, und wenn nicht einfach die Freude an der Beziehung verlorengeht, dann kommt es doch zumindest zur Untreue, und die belastet die Beziehung noch mehr.

Die Annahme, Sex ohne einen gelegentlichen Partnerwechsel müsse zwangsläufig langweilig werden, übersieht, wie bedeutsam die Sexualität für den Zusammenhalt und das Erstarken einer langjährigen Beziehung ist; sie unterschätzt außerdem die Fähigkeit eines Paares, sich zu verändern und im Lauf der Jahre immer wieder einander anzupassen.

Die unvermeidbare Veränderung

Langeweile mag zwar vermeidbar sein, Veränderung aber gibt es immer. Die übermächtige Leidenschaft, die für die ersten Monate einer Liebesbeziehung so charakteristisch ist, flaut sicher einmal ab. Dafür stellt sich aber bei den meisten Menschen ein durchaus ebenbürtiges Wohlgefühl ein, das aus der Verbundenheit mit einem geliebten Menschen entsteht, dessen Körper einem vertraut ist, dessen Sexualleben sich dem eigenen angepaßt hat und dem das eigene Sexualleben ähnlich geworden ist. Liebespartner, die lange zusammen sind, kennen die Bedürfnisse und Vorlieben des anderen, haben herausgefunden, was ihnen gemeinsam die größte Befriedigung verschafft, und sie akzeptieren und vertrauen sich gegenseitig, so daß alle Sorgen um die sexuelle Leistungsfähigkeit überflüssig sind. Diese Vorteile sind zu einem großen Teil mit dafür verantwortlich, daß viele Paare den gemeinsamen Sex auch noch nach vielen Jahren befriedigend finden und einige sogar meinen, sie würden ihre sexuellen Gemeinsamkeiten immer mehr genießen. All das ist in einer neuen Partnerschaft nicht möglich, auch wenn sie leidenschaftlicher ist.

Veränderte Einstellungen zum Sex

Warum erleben aber dann nicht alle Paare eine Vertiefung ihres gemeinsamen Sexuallebens? Zunächst muß man sich vergegenwärtigen, daß die sexuellen Vorgänge immer die gleichen bleiben; nur unsere Einstellung zu ihnen verändert sich. Außerdem müssen Sie die Sexualität im größeren Zusammenhang Ihres gemeinsamen Lebens sehen, wenn Sie die wahren Ursachen für Routine und Langeweile ausmachen wollen.

Wenn sich in Ihr Liebesleben lähmende Monotonie eingeschlichen hat und Ihnen gemeinsame Aktivitäten keine Freude mehr bereiten, wäre es sicher unrealistisch, zu erwarten, daß mit der Sexualität alles anders ist. In diesem Fall ist die sexuelle Langeweile nur ein Teil eines viel umfassenderen Problems. Sex kann nicht aufblühen, hat nicht einmal eine Überlebenschance, wenn sogar die Grundele-mente, Anziehungskraft und Zuneigung, fehlen. Ist Ihre Partnerschaft in zunehmendem Maße eintönig geworden, müssen Sie das Übel an der Wurzel packen und herausfinden, was zwischen Ihnen beiden falsch gelaufen ist und möglicherweise sogar die Hilfe einer regelrechten Beratung in Anspruch nehmen. Gelingt es Ihnen, einige der verlorengegangenen oder abgestumpften Gefühle wieder füreinander zu regenerieren, bestehen gute Chancen, auch Ihr Sexualleben wieder lebendig zu gestalten.

Gegen die Langeweile im Sex

Wenn Sie im allgemeinen mit Ihrer Partnerbeziehung zufrieden sind, haben Sie um so mehr Grund, die Ursachen der sexuellen Langeweile zu erforschen. Vielleicht ödet es Sie an, daß Sex immer nach den gleichen Regeln abläuft. Wenn Sie eine starre Routine entwickelt haben oder Ihr sexuelles Repertoire sehr begrenzt ist, dann wundert es kaum, daß Sie das Gefühl beschleicht, alles sei nur noch eine Wiederholung des immer Gleichen.

Wenn Sie jedoch das Liebesleben langweilt, obwohl Sie neuen Varianten gegenüber immer aufgeschlossen waren und alle sexuellen Möglichkeiten ausprobiert haben, dann ist Ihr Problem vielleicht in Ihren unrealisierbaren sexuellen Phantasien begründet. Wenn dem so ist, müssen Sie Ihre Erwartungen überdenken. Lesen Sie den Absatz über **Sexuelle Realität**, S. 279. Das wird Ihnen helfen, mehr Freude an Ihrer sexuellen Beziehung zu finden.

Schluß mit der Eintönigkeit in der Liebe

Eine seit langem eingefahrene sexuelle Routine kann nicht von heute auf morgen abgeschafft werden. Nachdem Sie Jahr für Jahr die Missionarsstellung gewöhnt waren, kommt der Vorschlag, Ihre Partnerin könnte doch auch einmal ausprobieren, wie die Liebe von oben aussieht, einer Revolution gleich — es ist ausgeschlossen, daß Sie den Vorschlag machen oder daß Ihre Partnerin ihn annimmt. Zuerst müssen Sie beide sich darüber klar werden, daß eine Veränderung überhaupt stattfinden muß, denn solange Sie glauben, daß Sie alles so machen, wie es sich gehört, solange geht alles weiter wie bisher. Danach sollten Sie sehr behutsam kleine Änderungen in Ihre Routine bringen, indem Sie zum Beispiel eines Tages das Licht brennen lassen, wenn Sie sich bisher nur im Dunkeln geliebt haben. Im Kapitel BEREICHERUNG DES SEXUALLEBENS, S. 204, werden solche Veränderungen vorgeschlagen und Stellungen für den Geschlechtsverkehr beschrieben, die Ihnen vielleicht fremd erscheinen, aber überaus lohnend sein können.

Wenn Sie mit Ihrer Partnerin über solche Veränderungen reden, dann achten Sie darauf, daß es nicht so klingt, als übten Sie an ihr Kritik. Der langweilige Trott, in den Sie beide verfallen sind, ist niemals nur einem Partner anzulasten, denn schließlich haben bisher weder Sie noch Ihre Partnerin irgendwelche Veränderungen vorgeschlagen. Es ist natürlich immer am einfachsten, alles so hinzunehmen, wie es ist. Aber jetzt müssen Sie Wege finden, wie Sie Ihre Gewohnheiten durchbrechen können, so daß Ihnen Sex wieder mehr Spaß macht.

Bedürfnisse ausdrücken

Ihre eigene Phantasie und Tagträume bieten Ihnen eine gute Gelegenheit herauszufinden, welche Arten sexueller Aktivität Sie gerne einmal ausprobieren würden. Das gleiche gilt für bestimmte sexuelle Erlebnisse in der Vergangenheit, die Sie besonders befriedigt haben. Es ist eine gute Idee, mit Ihrer Partnerin in der Theorie etwas durchzusprechen, ehe Sie es praktisch versuchen. Sie gewinnt dadurch Zeit, sich innerlich auf diese neue Erfahrung vorzubereiten und vielleicht vorhandene Hemmungen abzulegen. Das ist vor allem dann wichtig, wenn Sie etwas vorschlagen, das ihr sehr ausgefallen vorkommt.

Wenn Sie den Wunsch haben, daß Ihre Partnerin etwas Bestimmtes mit Ihnen tun soll, dann können Sie ihr das mitteilen, indem Sie mit ihr das gleiche oder etwas ähnliches tun. Diese Form wortloser Kommunikation ist dann sehr nützlich, wenn es Ihnen schwerfällt, Ihre sexuellen Wünsche in Worte zu fassen. Am wichtigsten ist jedoch eines: Wenn Ihre Partnerin der Idee einer Veränderung sehr skeptisch und zurückhaltend gegenübersteht, dann drängen Sie sie nicht, zumindest vorerst nicht. Machen Sie ihr klar, daß Ihnen der Sex mit ihr Spaß macht und daß Ihnen die Beziehung mit ihr überaus wichtig ist, weshalb Sie die Sexualität so abwechslungsreich und aufregend wie möglich gestalten wollen.

Die sexuelle Realität

Einige Menschen werden schon bald desillusioniert, weil die Qualitäten, die sie im Anfangsstadium der Beziehung besonders geschätzt haben — Leidenschaft, Aufregung und Intensität der Gefühle — sehr schnell dahinschwinden. Nur wenn Sie nicht realistisch genug sind, um zu erkennen, daß diese Entwicklung irgendwann unweigerlich einsetzen muß, und wenn Sie das nicht zu schätzen lernen, was sich statt dessen entwickelt, können Sie die nun einsetzende ruhigere, weniger hektische Phase Ihrer Beziehung als langweilig ansehen.

Ein ähnliches Gefühl der Unzufriedenheit kann sich einstellen, nicht weil die Dinge nicht so sind, wie sie früher einmal waren, sondern weil die Realität nicht an Ihre Erwartungen heranreicht. Mit ziemlicher Sicherheit liegt das daran, daß Ihre Erwartungen völlig unrealistisch sind und daß Ihre Auffassung von Sexualität reine Phantasie ist. Wenn Sie dauernd der totalen Ekstase nachjagen, dann können Ihnen die einfachen Freuden nichts bedeuten.

Genießen Sie die Gegenwart

Das Mittel gegen eine tief verwurzelte Langeweile darf nicht in neuen Erregungsdimensionen gesucht werden, wie sie zum Beispiel bisher unbekannte sexuelle Aktivitäten, eine Liebesaffäre, erotische Bücher oder Filme zu bieten haben. Dieses Vorgehen fügt etwas Würze hinzu, wenn die Partnerschaft schal geworden ist, aber nur, wenn man nicht zuviel nimmt. Wird es als Notlösung eingesetzt, dann kommt ein neuer Gewöhnungsprozeß in Gang, der unweigerlich zu einer weiteren Desillusionierung führt. Versuchen Sie statt dessen, die Dinge mit neuen Augen zu sehen. Ihre Einstellung zur Gegenwart entscheidet über die Größe Ihres zukünftigen sexuellen Glücks. Sie finden hier nun einige Vorschläge, wie Sie das Beste aus dem herausholen können, was Ihnen im Augenblick zur Verfügung steht.

☐ Untersuchen Sie, was alles am Sex mit Ihrer Partnerin positiv ist. Vielleicht ist Sex nicht mehr so aufregend wie früher, aber zumindest ist er etwas Zuverlässiges. Wahrscheinlich können Sie Ihre gegenseitigen Reaktionen recht gut einschätzen, und Sie wissen auch, welche Aktivitäten Sie beide am meisten mögen. Da Sie unangestrengt miteinander umgehen, können Sie Ihr Liebesspiel viel leichter ausdehnen, als es Ihnen in der Aufgeregtheit einer neuen Beziehung möglich wäre.

☐ Beim Liebesakt sollten Sie sich intensiv auf Ihre körperlichen Empfindungen konzentrieren. Sie sind die gleichen wie früher, und wenn Sie sie weniger intensiv spüren, dann liegt das wahrscheinlich daran, daß Sie ihnen immer weniger Aufmerksamkeit geschenkt haben. Wenn Sie Ort und Stärke eines Schmerzes feststellen wollen, dann müssen Sie Ihre Aufmerksamkeit darauf konzentrieren. Dieses Prinzip gilt auch für die Lust.

☐ Leben Sie im Hier und Jetzt: Vermeiden Sie Vergleiche mit früheren Erlebnissen, und träumen Sie nicht von denen, die Sie sich in der Zukunft wünschen.

☐ Vergessen Sie nie, daß auch hier das Prinzip der Wechselwirkung gilt. Sie erhalten etwas von der Lust zurück, die Sie Ihrer Partnerin schenken, denn je mehr sie die Sexualität mit Ihnen genießt, desto stärker wünscht sie, Ihnen zur gleichen Lust zu verhelfen, und so weiter.

UNTREUE

Einer ernsthaften Liebesaffäre geht fast immer eine bewußte Entscheidung voraus, auch wenn Sie sich vorzumachen versuchen, daß alles ganz spontan und unerwartet kam. Sie lassen sich darauf ein, weil Ihre feste Beziehung Sie nicht völlig zufriedenstellt, und weil Sie glauben, daß diese Affäre unerfüllte Sehnsüchte stillt.

Seitensprünge sind oft nichts weiter als günstige Gelegenheiten. Das beginnt vielleicht damit, daß Sie von Ihrer Partnerin getrennt sind und zufällig einer attraktiven Frau begegnen. Lassen Sie sich niemals von Ihrem schlechten Gewissen wegen eines solchen Verhältnisses zu einem Geständnis verleiten. Vorausgesetzt, Ihre Untreue ist nicht aus wirklichen Schwierigkeiten in Ihrer Partnerschaft entstanden, dann ist sie doch allein Ihr Problem und nicht ein Problem Ihrer Partnerin.

Warum eine Affäre?

Wenn eine Liebesaffäre so bedeutsam wird, daß Sie einen Bruch mit Ihrer ständigen Partnerin ernsthaft in Erwägung ziehen, dann kommt alles darauf an, daß Sie sich über die Gründe klarwerden, warum Sie Ihr »Seitensprung-Verhältnis« fortsetzen wollen, wenn Sie sich nicht bald wiederum in einer Partnerschaft, die Sie nicht befriedigt, wiederfinden wollen.

Hier sind einige der hauptsächlichen Ursachen für Seitensprünge.

☐ *Ein Bedürfnis nach sexueller Abwechslung oder Befriedigung von Neugier.* Solche Motivationen sind typisch für Männer, die bisher nur wenige Partnerinnen hatten. Verhältnisse, die hauptsächlich auf sexueller Anziehung basieren, dauern gewöhnlich nur kurz und sind kaum ein ausreichender Anlaß, Ihre feste Partnerschaft aufzugeben.

☐ *Faszination.* Dies ist für manche Männer der wichtigste Grund. Der Gedanke, in einer unerlaubten Beziehung zu leben, kann viel faszinierender sein als eine ganz legitime Partnerschaft, und oft genug ruiniert ein Mann eine wertvolle Partnerschaft durch eine oder mehrere Affären. Manchmal scheint eine gut eingespielte Partnerschaft keine Herausforderung mehr darzustellen, während ein Seitensprung sie wieder lebendig und jung machen kann.

☐ *Sexuelle Unzufriedenheit mit einer Partnerin.* Ein Seitensprung kann Ihnen die Augen dafür öffnen, was zwischen Ihnen und Ihrer Partnerin sexuell nicht stimmt, und er kann sogar dazu beitragen, daß sich vieles bessert. Allerdings besteht auch die Gefahr, daß in Ihrer Liebesaffäre alles wunderbar leicht geht, so daß es Ihnen überflüssig erscheint, die Probleme mit Ihrer Partnerin anzupacken; Sie umgehen dann Ihre Schwierigkeiten, statt sie zu lösen.

☐ *Befriedigung emotionaler Bedürfnisse.* Der Wunsch, sich geliebt zu fühlen und auf ganz neue Weise begehrt zu werden, ist oft das auslösende Motiv für einen Seitensprung.

☐ *In einer Partnerschaft, die unbefriedigend ist, eine Krise heraufbeschwören.* Das muß ja nicht unbedingt heißen, daß Sie Ihre Liebesaffäre zu einer Dauerbeziehung umgestalten wollen. Warten Sie ab, bis die anfängliche Leidenschaft sich gelegt hat, dann werden Sie erkennen, was Sie wirklich wollen.

☐ *Zur Stimmungsaufbesserung.* Manchmal dient ein Seitensprung dazu, nach einem Rückschlag im Beruf die Selbstachtung zu heben, oder er passiert einfach nach der Devise »Wie du mir, so ich dir«, nachdem die Untreue der Partnerin entdeckt wurde.

☐ *Suche nach der perfekten Geliebten.* Diese Entschuldigung wird von solchen Männern vorgebracht, die behaupten, sie seien in ihrem Herzen ganz und gar monogam, wenn sie nur die vollkommene Lebensgefährtin fänden. Das ist fast stets Selbstbetrug. Wenn Sie schon häufig Seitensprünge gemacht haben, dann besteht die Chance, daß sich daran auch nichts ändert. Es fällt leicht, keine Bindung einzugehen, nicht an der Verbesserung einer Beziehung zu arbeiten, solange Sie daran glauben, daß immer noch etwas Besseres auf Sie zukommen wird.

Auswirkungen auf Ihre Beziehung

Die meisten Männer sind der Ansicht, sie könnten Sex haben ohne jede Verpflichtung. Affären sind in ihrer Vorstellungswelt ebenso heftig wie kurzlebig, sie gehen vorbei und belasten die ursprüngliche Partnerschaft nicht. Doch Sie mögen noch so fest entschlossen sein, die Affäre auf einen lockeren und freundschaftlichen Rahmen zu beschränken, dennoch können Gefühle außer Kontrolle geraten, und das geschieht gar nicht so selten. Meistens entsteht eine Liebesaffäre, um unbefriedigten Bedürfnissen gerecht zu werden. Wenn sie glücklich verläuft, kann sie immer mehr Bedeutung gewinnen und schließlich Ihre ernsthafte Bindung an Ihre ständige Partnerin beeinflussen, auch wenn Sie das auf keinen Fall wollen.

Wenn sie entdeckt, was vorgeht, entsteht zwangsläufig ein Schaden, und er kann so schwer sein, daß Ihre Partnerschaft zerstört wird.

Für Paare, die unverheiratet zusammenleben, kann die Entdeckung eines Seitensprungs besonders ernsthafte Folgen haben, weil der betrogene Partner in der Affäre eine mögliche Alternative zur bisherigen Form des Zusammenlebens sehen kann. Verheiratete Paare haben einen Stabilisator eingebaut — Alltagsgewohnheiten, finanzielle und soziale Bindungen —, wodurch eine Trennung erschwert wird, und so ist es eher möglich, daß sie den Sturm überstehen.

Haben Sie sich, aus welchen Gründen auch immer, zu einem Geständnis entschlossen (oder wenn alles herausgekommen ist), dann hängt die Reaktion Ihrer Partnerin weitgehend von der Länge und Intensität der Angelegenheit ab. Eine kurze und zufällige Affäre ist leichter zu verstehen und zu verzeihen als eine länger dauernde. In letzterem Fall muß Ihre Partnerin auf einen gewichtigen Abschnitt Ihres gemeinsamen Lebens zurückschauen, sie muß damit zurechtkommen, daß die Realität ihrer Beziehung in dieser ganzen Zeit ganz anders aussah, als sie angenommen hatte.

Schwierigkeiten einer Affäre

Eine gelegentliche Affäre nimmt wahrscheinlich immer dann einen günstigen Verlauf, wenn sie für beide Partner einfach die Erfüllung eines sexuellen Bedürfnisses bedeutet und darüber hinaus an keinen der beiden weitere Anforderungen stellt. Aber die wenigsten Beziehungen sind derart einfach. Verletzte Gefühle, zumindest bei einem der Beteiligten, sind fast unvermeidbar. Um die Schäden so gering wie möglich zu halten, sollten Sie folgende Grundsätze beherzigen:

☐ Lernen Sie, Ihr Leben und Ihre Gefühle in einzelne Bereiche aufzugliedern. Nur so kann es Ihnen gelingen, beide Beziehungen für Sie so verbindlich zu machen, daß sie Bestand haben.

☐ Versuchen Sie nicht, Ihr Tun zu rechtfertigen, indem Sie die Unzulänglichkeiten Ihrer ständigen Partnerin überbetonen.

☐ Vernachlässigen Sie Ihre häuslichen Alltagspflichten nicht, und sorgen Sie dafür, daß sich zu Hause keine emotionalen und handgreiflichen Auseinandersetzungen zusammenballen.

☐ Verschwenden Sie die notwendigerweise begrenzte Zeit mit Ihrer neuen Liebhaberin nicht damit, daß Sie ihr vorjammern, wie wenig Sie voneinander haben, und kommen Sie nicht in den letzten paar Minuten des Beisammenseins mit kniffligen Problemen, die nicht so leicht zu lösen sind. Nahezu alle Liebesaffären werden vom Blick auf die Uhr diktiert, und dadurch fällt es so schwer, den Gefühlen freien Lauf zu lassen.

☐ Achten Sie darauf, daß die Lust den Schmerz überwiegt, der durch das Schuldgefühl, die Unbequemlichkeit und den oft in die Verzweiflung treibenden Zwang zur Geheimhaltung entstehen kann.

☐ Wenn Sie den Eindruck haben, daß Ihre ständige Partnerin Ihren Seitensprung stillschweigend duldet und Ih-

nen alles ein bißchen zu einfach macht, dann lassen Sie alles besser fallen, falls Ihnen an ihr gelegen ist. Vielleicht hat sie ihre eigenen Gründe, warum sie nichts gegen Ihre Affäre unternimmt. Auf jeden Fall sollten Sie mit ihr sehr genau Ihre Partnerschaft untersuchen, um herauszufinden, was mit Ihnen beiden los ist.

Auseinandersetzungen um Seitensprünge

Die Seitensprünge einer Frau sind meistens sehr viel weniger zufallsbedingt als die eines Mannes, und oft spielen dabei emotionale Faktoren eine größere Rolle. Während Frauen oft die Bedeutung der Untreue ihres Partners überbewerten, besteht die Chance, daß Männer ein Verhältnis ihrer Partnerin herunterspielen.

Verlangen Sie keine Bestätigung von Ihrer Partnerin, daß sie fremdgegangen ist, bevor Sie sich nicht völlig darüber klar sind, daß Sie es wirklich wissen wollen und auch alle Auswirkungen genau überdacht haben. Kommt es schließlich zur großen Auseinandersetzung, dann vergessen Sie nicht, daß verletzter Stolz die denkbar schlechteste Voraussetzung für eine vernünftig geführte Diskussion ist, mit der Sie Ihre Beziehung doch schließlich retten wollen. Ein verbitterter und emotionsgeladener Wortschwall, mag er noch so gerechtfertigt sein, blockiert jede gleichberechtigte Kommunikation und nimmt Ihrer Partnerin die Möglichkeit der Erwiderung. Es mag Einzelheiten geben, die für Sie im Augenblick überaus wichtig sind: wann und wo es passiert ist zum Beispiel, und ob Sex mit dem anderen Mann besser war.

Die Lösung des Konflikts

Die Liebesaffäre Ihrer Partnerin ist Ausdruck eines Bedürfnisses, das sie hat. Vielleicht ist es ein Bedürfnis, das Sie nicht anerkennen und für das Sie kein Verständnis haben, aber Sie haben eine größere Chance herauszufinden, was falsch gelaufen ist, wenn Sie das Bedürfnis anerkennen. Die erste konstruktive Tat hat darin zu bestehen: Sie nehmen sich Zeit, um zusammen über alles zu reden, ausführlich und ohne Unterbrechungen.

Es geht zunächst wirklich nur um zwei Dinge: Warum kam es dazu, und wie ist Ihrer Partnerin jetzt zumute? Ihre eigenen Gefühle sind Ihnen beiden so schmerzlich gegenwärtig, daß sie jetzt wirklich nicht im Mittelpunkt der Diskussion stehen sollten. Kaum einer ist vor den Verletzungen geschützt, die entstehen, wenn ein Seitensprung entdeckt wird. Aber wenn Sie Ihre Beziehung retten wollen, dann denken Sie daran, daß Sie, ganz gleich, was Sie fühlen, in Ihrem eigenen Interesse handeln, wenn Sie nicht zu oft sagen, daß es nicht zu vergeben und zu vergessen ist. Es ist wichtig, daß Sie einsehen: Ein Augenblick der Untreue bedeutet nicht, daß Ihre Partnerin eine endlose Reihe von Affären angefangen hat. Viele Paare überleben die Entdeckung eines Seitensprungs und setzen ihre Partnerschaft fort, die unzweifelhaft anders geworden ist, aber trotz allem auch erstarkt ist, weil sich beide besser verstehen.

EIFERSUCHT

Eifersucht ist eine der stärksten, zerstörerischsten und schmerzvollsten Gefühlsregungen. Oft hält man sie für das Maß der Liebe, die ein Mensch für einen anderen empfindet. Dementsprechend meint man, fehlende Eifersucht sei ein Zeichen für Interesselosigkeit, und ein Partner, der sich der Zuneigung seines Gegenübers nicht sicher ist, testet womöglich die Liebe des anderen, indem er ihn eifersüchtig zu machen versucht.

Richtiger wäre es, wenn man sagte, Eifersucht sei vor allem Furcht vor dem Verlust, weniger ein Beweis der Liebe. Unbegründete und häufige Eifersucht deutet nicht so sehr darauf hin, daß Sie Ihrer Partnerin mißtrauen, sie bezeugt vielmehr, daß Sie sich selbst nicht zutrauen, Ihre Partnerschaft auch nur gegen harmlose Konkurrenz zu verteidigen. Da die Eifersucht so tief sitzt, ist es unmöglich, daß Ihre Partnerin Ihnen je absolute Sicherheit geben kann. Ihre Gefühle der Unsicherheit und der Unterlegenheit haben zur Folge, daß Sie nichts glauben, außer jene Antwort, vor der Sie gleichzeitig Angst haben: daß es einen anderen Mann gibt.

Wann ist Eifersucht angebracht?

Eifersucht ist die Angst, etwas Wertvolles zu verlieren, und es gibt Zeiten, in denen eine Partnerschaft bedroht ist und nur ein Übermensch vom Gefühl der Eifersucht verschont bliebe. Wieviel Eifersucht Sie offen zeigen, hängt von Ihrem Urteilsvermögen und Ihrer Selbstkontrolle ab. Die folgenden Hinweise sollen Ihnen helfen, zu beurteilen, ob Ihre Eifersucht (oder die Ihrer Partnerin) gerechtfertigt ist, und sie sollen Ihnen helfen, damit umzugehen.

☐ Sie reagieren zu Recht eifersüchtig, wenn Ihre Partnerin ein verdächtiges Verhalten an den Tag legt. Wenn plötzlich unübersehbare, aber unerklärbare Veränderungen in den Gewohnheiten des bisher sorgfältig organisierten Lebens Ihrer Partnerin vorkommen, ist ein gewisses Mißtrauen durchaus gerechtfertigt. Sie werden dann vermutlich Beweise zusammentragen wollen, bis Ihr Mißtrauen sich als gerechtfertigt oder als unbegründet erweist. Es ist durchaus natürlich, Eifersuchtsanwandlungen zu bekommen, wenn Ihr Mißtrauen erregt wurde und Ihrer Partnerin eine Warnung zu signalisieren, die ihr klarmacht, daß Sie beunruhigt sind.

☐ Sie reagieren zu Recht eifersüchtig, wenn Ihre Partnerin in Ihrer Gegenwart mit einem anderen Mann betont heftig flirtet. Sie beweist damit schlechten Stil, und Sie haben recht, sich darüber zu beklagen. Vielleicht wollte sie Sie gar nicht bewußt verletzen, oder sie hat bewußt einen Ausbruch provozieren wollen, weil sie eine Bestätigung braucht, daß Sie sie lieben; es kann schließlich auch sein, daß sie einer Verärgerung Luft schaffen wollte. Was immer ihre Motive gewesen sein mögen, Sie können Ihre Eifersucht positiv einsetzen, indem Sie sich nicht scheuen, Ihre Gefühle offen zu zeigen.

☐ Eifersucht ist nicht gerechtfertigt, wenn sie nur aus Ihren eigenen Gefühlen der Unterlegenheit und Unsicherheit entsteht. Wenn Sie Ihre Partnerin ständig ausfragen, was sie treibt, wenn sie von Ihnen getrennt ist, weil es Sie beunruhigt, daß sie außerhalb Ihrer Beziehung noch ein Eigenleben führt, dann wirken Sie ganz einfach zerstörerisch, und Ihre Partnerin muß verärgert reagieren. Ebenso unvernünftig ist es, wenn Sie ihre Handtasche durchsuchen oder in ihren Sachen herumwühlen, weil Sie dort Beweise für ihre Untreue zu finden hoffen, es sei denn, Sie haben einen handfesten Grund, um zu argwöhnen, daß sie Sie betrügt.

☐ Eifersucht ist unsinnig, wenn sie sich auf Vergangenes bezieht. Sie sollten niemals auf Leute eifersüchtig sein, die ihre Partnerin früher gekannt und geliebt hat, ehe Sie zusammenkamen. Die Tatsache, daß sie nun mit Ihnen zusammen ist, sollte Ihnen als Garantie genügen, daß sie Sie liebt. Wenn Sie auf ihre Vergangenheit eifersüchtig sind, dann behalten Sie das für sich.

Wenn Sie niemals Ihre Eifersucht zeigen, dann sind Sie wahrscheinlich ein ausgesprochener Vernunftmensch. Aber halten Sie sich auf keinen Fall so extrem unter Kontrolle, daß Sie es Ihrer Partnerin widerspruchslos durchgehen lassen, wenn sie Sie verletzt oder Ihre Beziehung durch ihr Verhalten in Gefahr bringt. Wenn Sie niemals eifersüchtig sind, dann haben Sie entweder das Glück, über außerordentliches Selbstvertrauen zu verfügen oder sich Ihrer Beziehung absolut sicher sein zu können, oder Ihnen liegt an Ihrer Partnerin nicht so viel, daß es Ihnen etwas ausmachte, sie zu verlieren.

EMPFÄNGNISVERHÜTUNG

Die Angst vor einer ungewollten Schwangerschaft kann auch die beste sexuelle Beziehung beeinträchtigen. Das Für und Wider der verschiedenen Methoden der Empfängnisverhütung wird nachfolgend ausführlich dargestellt, und es wird der jeweilige Unsicherheitsfaktor angegeben. Die Versagerraten sind in Prozentzahlen angegeben und folgendermaßen zu verstehen: Die Versagerrate ist gleich der Anzahl der Schwangerschaften, die entstehen, wenn 100 Frauen eine Verhütungsmethode ein Jahr lang benutzen (eine Versagerrate von zum Beispiel 5 Prozent besagt, daß mit fünf Schwangerschaften zu rechnen ist).

Die meisten der beschriebenen Methoden sind hinreichend wirkungsvoll. Bedenken Sie jedoch, daß die Wirksamkeit jeder Verhütungsmethode auch vom Können derer abhängt, die sie anwenden. Ihre Methodenwahl sollten Sie gemeinsam treffen, wobei wohl auch noch andere Faktoren als nur ihre Wirkungsweise und Zuverlässigkeit bedacht werden müssen. Es ist wichtig, daß Sie sich für eine Methode entscheiden, mit der Sie beide sich wohlfühlen, denn schon das allein trägt wesentlich zum Erfolg bei. Die meisten der beschriebenen Methoden verlangen mehr von der Frau als vom Mann, daher kann Ihre Partnerin durchaus gute Gründe haben, warum sie eine bestimmte Methode ablehnt, ganz gleich wie zuverläsig sie auch sein mag.

Die Pille

Die empfängnisverhütende Pille, gewöhnlich einfach als Pille bezeichnet, enthält synthetisch hergestellte weibliche Hormone, und zwar meist Östrogene und Gestagene in unterschiedlichen Mischungsverhältnissen. Die kombinierte Ein-Phasen-Pille enthält beide Hormone und ist am sichersten. Die Mini-Pille enthält nur Gestagen, hat weniger Nebenwirkungen, ist aber nicht ganz so sicher.

Wenn eine Verhütungsmethode versagt hat oder ein ungeschützter Geschlechtsverkehr stattgefunden hat, gibt es Mittel für diesen Notfall, wenn sie innerhalb der nächsten drei Tage eingenommen werden können (»Morgen danach«-Methoden).

Die heutigen Pillentypen bedeuten kein ernsthaftes Gesundheitsrisiko, unangenehme Nebenwirkungen sind nicht üblich, und es gibt sogar einige gesundheitliche Vorzüge. Frauen über 35, die Raucherinnen sind, sollten zumindest die kombinierte Ein-Phasen-Pille nicht nehmen. Es ist außerdem stets wichtig, daß der Arzt, der die Pille verschreibt, ein vollständiges Wissen von der Krankheitsgeschichte der Frau hat, damit er sagen kann, welche Pillensorte am besten verträglich sein wird.

Versagerrate: kombinierte Ein-Phasen-Pille weniger als 1 Prozent, Mini-Pille 2—3 Prozent

Die Spirale (Intrauterinpessar)

Die Spirale, auch einfach IUP (Intrauterinpessar) genannt, besteht aus gewebefreundlichem Weichplastikmaterial. Die neueren Typen (zum Beispiel Multiload und Nova-T) sind mit feinstem Kupferdraht umwickelt, und die allerneuesten (zum Beispiel Biograviplan-Progestasert) enthalten Gestagene, die langsam an die Umgebung abgegeben werden. Wie die Spirale genau wirkt, ist immer noch nicht geklärt.

Ein IUP muß unbedingt von einem Gynäkologen eingesetzt werden. Die Spirale kann — vor allem in der ersten Zeit nach dem Einsetzen — unangenehme Nebenwirkungen haben: krampfartige Schmerzen wie bei der Menstruation, Schmierblutungen, starkere und länger anhaltende Regelblutungen. Vor allem in den ersten drei Monaten sind daher ärztliche Untersuchungen unbedingt nötig. Die Kontrolltermine sollten genau eingehalten werden. Vor allem wenn Fieber auftritt, aber auch wenn starke Schmerzen oder stärkere Blutungen vorkommen, muß sofort der Arzt aufgesucht werden. Die Neigung zu Unterleibsinfektionen ist bei IUP-Trägerinnen deutlich erhöht. Frauen, die ihre Sexualpartner häufig wechseln, und Frauen, die sicher sein wollen, daß sie nicht als Folge von Infektionen unfruchtbar werden, sollten andere Verhütungsmittel anwenden.

Versagerrate: 2 Prozent

Diaphragma und Muttermundkappe

Das Diaphragma besteht aus einer weichen Gummimembran, die kuppelartig über einen elastischen Gummiring gespannt ist. Es gibt verschiedene Größen. Das Anpassen der richtigen Größe und das richtige Einsetzen sollte entweder bei einem Arzt, in einer Beratungsstelle oder bei einer erfahrenen Freundin gelernt werden. Unbedingt muß ein Diaphragma zusammen mit einem samenabtötenden Gel oder einer samenabtötenden Creme benutzt werden, denn nur unter dieser Bedingung ist die große Sicherheit gewährleistet. Überhaupt hängt die Zuverlässigkeit ganz entscheidend davon ab, ob das Diaphragma richtig gebraucht wird. Es wirkt wie ein Zwischenboden mit einem oberen Bereich für den Gebärmutterhals und einem unteren Bereich, in dem der Penis Platz hat, und reicht vom Scheidengewölbe hinter dem Gebärmutterhals (hinteres Scheidengewölbe) bis vorne in die Schambeinnische. Auf den richtigen und »fugendichten« Sitz kommt es also an.

Ein Diaphragma sollte möglichst nicht länger als zwei Stunden vor dem Geschlechtsverkehr eingesetzt werden, und es muß nach dem Samenerguß mindestens sechs Stunden in der Scheide bleiben. Ob die Größe noch stimmt, sollte ab und an überprüft werden, zumindest aber nach einer Geburt oder nach einer Scheidenoperation oder nach Gewichtszu- und -abnahmen von mehr als fünf Kilogramm.

Die Muttermundkappe hat den gleichen Wirkungsmechanismus wie das Diaphragma, ist aber viel kleiner, und das Einsetzen ist etwas schwerer zu erlernen. Es besteht die Gefahr, daß die Muttermundkappe abkippt. Auch die Muttermundkappe muß unbedingt zusammen mit samenabtötenden Mitteln benutzt werden.

Versagerrate (nur Diaphragma zusammen mit einem samenabtötenden Mittel und bei richtigem Gebrauch): 2 Prozent

Das Kondom (Präservativ)

Neben dem Koitus interruptus (siehe unten) ist das Kondom die einzige Methode der Empfängnisverhütung, die vom Mann eingesetzt werden kann. Das Kondom, heute meist aus sehr feinem »gefühlsfreundlichem« Latex, wird über den erigierten Penis gerollt, ehe dieser in die Vagina eingeführt wird. Beim Überstülpen muß sorgfältig darauf geachtet werden, daß sich in der Spitze keine Luft mehr befindet. Außerdem muß genügend Platz für die Aufnahme des Samenergusses gelassen werden, darum sind Kondome mit »Überlaufventil« besonders praktisch. Beim Zurückziehen nach dem Geschlechtsverkehr muß der Rand des Kondoms an der Peniswurzel mit der Hand festgehalten werden, damit das Kondom nicht herunterrutscht und die Samenflüssigkeit nicht ausläuft. Ähnlich wie beim Diaphragma, so hängt auch die Zuverlässigkeit des Kondoms entscheidend vom richtigen Gebrauch ab. Umstritten ist die Frage, ob mit zusätzlichen samenabtötenden Mitteln die Sicherheit erhöht werden kann (auf jeden Fall sind bei richtiger Anwendung solche Zusätze überflüssig).

Kondome sind ideal für jeden, der zu ungeplanten sexuellen Aktivitäten neigt. Sie sind einfach anzuwenden und überall zu erhalten (Vorsicht ist allerdings bei Kondomen aus Automaten geboten, weil man nicht weiß, wie alt sie sind). Kondome sind sicher, bequem und zuverlässig, aber manche Männer klagen, ihre Empfindungen würden beeinträchtigt. Manche Paare stört, daß sie den Liebesakt unterbrechen müssen, bis das Kondom übergezogen ist.

Versagerrate: 3 Prozent (bei richtiger Anwendung)

Samenabtötende Mittel

Die samenabtötenden chemischen Substanzen sind in vielen Formen im Handel, unter anderem als Cremes, Gelees, Schaum oder als Zäpfchen und Tabletten zur vaginalen Anwendung. Sie werden kurz vor dem Geschlechtsverkehr in die Scheide eingeführt, und da sie, wenn man sie allein anwendet, nur bedingt wirksam sind, werden sie meist in Verbindung mit einem Kondom, einer Muttermundkappe oder einem Diaphragma benutzt.

Versagerrate: 5 Prozent (Verhütungszäpfchen) bis 10 Prozent (Schaumspray) und 25 Prozent (Tabletten)

Koitus interruptus (»Rückzieher«)

Das Herausziehen des Penis aus der Scheide vor dem Samenerguß ist die älteste Verhütungsmethode und weltweit gesehen die am weitesten verbreitete. Sie ist aber auch die Methode mit der höchsten Versagerrate, und sie hat nur den Vorteil, daß sie jederzeit verfügbar ist. Die Methode funktioniert so, daß der Mann seine Partnerin durch Geschlechtsverkehr zum Orgasmus bringt, dann zieht er den Penis zurück und ejakuliert außerhalb der Scheide. Der Mann, der sexuell erfahren ist und sich gut unter Kontrolle hat, kann diese Methode zverlässig anwenden — manchmal. Wenn Sie diese Methode wählen, bedenken Sie folgendes:

☐ Wenden Sie sie nicht an, wenn Sie den Zeitpunkt Ihrer Ejakulation nicht genau bestimmen und steuern können. Es ist für Ihre Partnerin frustrierend, wenn Sie sich zurückziehen müssen, ehe sie ihren Höhepunkt erreicht hat und sich befriedigt fühlt.

☐ Wenden Sie sie nicht an, wenn Sie irgendwelche sexuellen Probleme haben, vor allem dann nicht, wenn Sie unter Versagensangst leiden. Sie beide müssen entspannt sein und vertrauensvoll miteinander umgehen, um die Methode erfolgreich anwenden zu können. Andernfalls wird diese Methode nur zum Anlaß von Ärger und Zerwürfnissen.

☐ Wenden Sie sie nicht nach Alkoholgenuß an, da Ihre Kontrollfähigkeit dann beeinträchtigt wird.

☐ Wenden Sie sie nicht an, wenn Sie mehrmals nacheinander den Geschlechtsakt ausüben wollen. Von der ersten Ejakulation kann sich noch genügend Sperma in der vorejakulatorischen Flüssigkeit befinden, um eine Schwangerschaft zu verursachen.

Unsicherheitsfaktor: 25 Prozent

Natürliche Empfängnisverhütung

Manche Menschen lehnen aus religiösen, moralischen, gesundheitlichen oder ästhetischen Gründen alle künstlichen Verhütungsmethoden ab. Mit den natürlichen Methoden versuchen sie, die Tage etwa in der Mitte des weiblichen Zyklus zu ermitteln, an denen eine Empfängnis wohl am wahrscheinlichsten ist, und in dieser Zeit darf dann kein Geschlechtsverkehr stattfinden.

Natürliche Verhütungsmethoden werden am besten von Erfahrenen gelernt (Kontakte vermitteln manche Beratungsstellen). Am zuverlässigsten ist die sympto-thermale Methode. Dazu gehört, daß die Frau über ihre frühmorgendliche Körpertemperatur (die kurz nach der Ovulation leicht ansteigt) genau Buch führt und den Schleimausfluß ihrer Scheide genau untersucht (der sich im Verlauf des Monatszyklus auf bestimmte Weise verändert). Die Frau muß sich also sehr genau und regelmäßig beobachten, und sie muß darüber genau Buch führen. Wenn beide Partner ein starkes sexuelles Verlangen haben, empfinden sie diese Methode wahrscheinlich als sehr mühsam und einengend. Sie hilft der Frau, sich mit ihrem Körper und seinen Funktionen zu befreunden.

Versagerrate: 2 Prozent (bei Anwendung aller möglichen, sich gegenseitig kontrollierenden Methoden und bei erfahrenen Partnern) bis 20 Prozent

▽ **Wahl der Verhütungsmethode**

Reden Sie mit Ihrer Partnerin über die Empfängnisverhütung und gehen Sie nicht davon aus, daß die Frau allein die Verantwortung hat. Leider stellen die meisten Methoden nur an die Frauen Anforderungen. Aber das ist kein Grund, ihr allein die Entscheidung zu überlassen. In der Abbildung sind auch einige empfängnisverhütende Mittel dargestellt, die nur im Ausland zu erhalten sind.

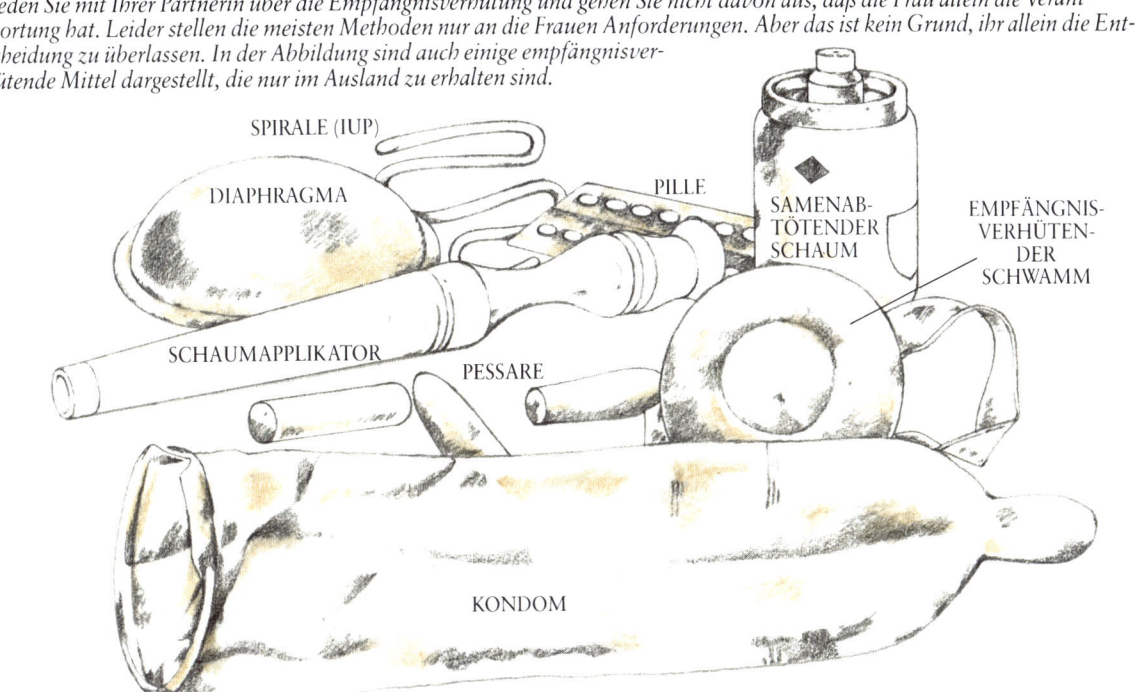

SPIRALE (IUP)

DIAPHRAGMA

PILLE

SAMENAB-
TÖTENDER
SCHAUM

EMPFÄNGNIS-
VERHÜTEN-
DER
SCHWAMM

SCHAUMAPPLIKATOR

PESSARE

KONDOM

VASEKTOMIE

Sowohl die Sterilisation des Mannes wie auch die der Frau sind hundertprozentig zuverlässige empfängnisverhütende Techniken, die das sexuelle Verlangen in keiner Weise beeinflussen. Beim Mann ist diese Operation, bekannt unter der Bezeichnung Vasektomie, eine sehr einfache und sichere Prozedur, die noch nicht einmal eine Narkose erforderlich macht. Durch zwei kleine Einschnitte am Hodensack werden die beiden Samenleiter durchgetrennt und ihre Enden abgebunden. Der gesamte Eingriff dauert etwa 20 Minuten. Obwohl die Samenleiter wieder miteinander verbunden werden können, ist das keine Garantie für die Wiederherstellung der Zeugungsfähigkeit, da der Samen weniger Sperma enthält. Man sollte die Operation daher als endgültig ansehen. Entgegen landläufiger Meinung verringert die Vasektomie den männlichen Sexualtrieb nicht.

Gewöhnlich wird dem Patienten geraten, einige Tage nach dem Eingriff eng sitzende Unterhosen oder ein Suspensorium zu tragen, um ein unangenehm ziehendes Gefühl in den Hoden zu mindern. Manchmal entstehen auch Blutergüsse am Hodensack in der Leistengegend. Ungefähr noch 16 Wochen nach dem Eingriff ist zusätzliche Empfängnisverhütung notwendig, da die Samenflüssigkeit noch Spermien enthalten kann, die sich im Samenleiter aufhalten.

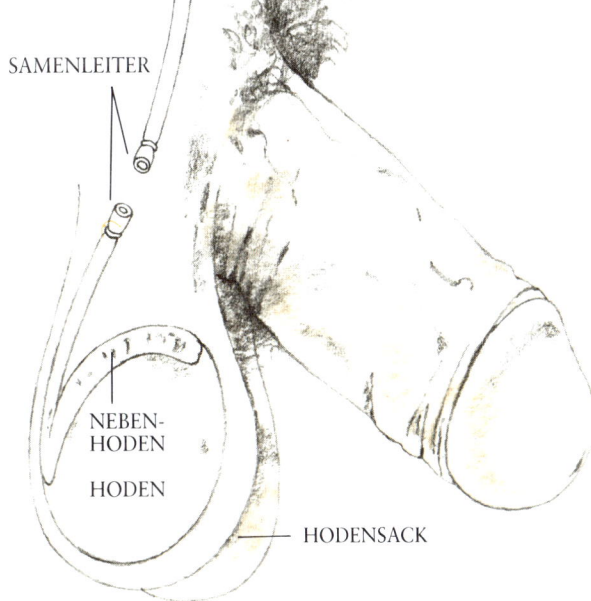

SAMENLEITER

NEBEN-
HODEN

HODEN

HODENSACK

△ **Der Zweck der Vasektomie**
Das Durchtrennen der Samenleiter und das Verschließen der Schnittstellen verhindert, daß Sperma in die Harnröhre gelangt. Infolgedessen besteht das Ejakulat nach der Vasektomie lediglich aus Flüssigkeit ohne Samen.

UNFRUCHTBARKEIT

Ein Paar mit normaler Fruchtbarkeit mit einem einigermaßen typischen Sexualleben — ungefähr zwei- oder dreimal in der Woche Geschlechtsverkehr — könnte ein Kind pro Jahr bekommen. Von 100 Paaren sind jedoch 10 Paare unfähig, Kinder zu bekommen, und 15 Paare haben weniger Kinder, als sie gern hätten.

Ein Mann, der Geschlechtsverkehr haben und ejakulieren kann, ist meist davon überzeugt, daß er, weil er potent ist, auch zeugungsfähig ist, aber das ist nicht immer der Fall. Unfruchtbarkeit kann in einigen Fällen allein an der Frau, in einigen Fällen allein am Mann, und in einigen Fällen an beiden Partnern liegen. Nur eine mikroskopische Untersuchung kann mit Sicherheit darüber Aufschluß geben, ob der Samen eines Mannes auch zeugungsfähig ist. Keines der Gerüchte über einen Zusammenhang zwischen behaarter Brust und Zeugungsfähigkeit ist wahr.

Wenn Sie ein Jahr lang probiert haben, eine Schwangerschaft zu erreichen, sollten Sie zusammen einen Arzt aufsuchen. Er nimmt spezielle Tests vor, um die Ursache der Unfruchtbarkeit festzustellen, aber zunächst wird er wissen wollen, ob Sie regelmäßig Geschlechtsverkehr haben, und ob keiner von Ihnen mit einem sexuellen Problem belastet ist (Vaginismus oder Erektionsschwierigkeiten zum Beispiel), das den Geschlechtsakt schwierig macht. Er schlägt dann sicher vor, daß Sie Ihre sexuellen Aktivitäten auf die fruchtbarsten Tage (zwei Wochen vor der Periode) konzentrieren. Dabei ist es wichtig zu wissen, ob Ihre Partnerin ihre Periode regelmäßig oder unregelmäßig hat, denn in letzterem Fall sinken die Empfängnischancen.

Männliche Unfruchtbarkeit

Die weitaus häufigsten Ursachen für die männliche Zeugungsunfähigkeit bestehen darin, daß die Samenflüssigkeit zu wenig Spermien enthält oder daß die Spermien mißgebildet oder nicht genügend beweglich sind. Gewöhnlich werden bei jeder Ejakulation zwischen zwei und fünf Milliliter Samenflüssigkeit produziert, eine Empfängnis ist aber nur dann wahrscheinlich, wenn die Konzentration der Spermien in der Samenflüssigkeit größer ist als 60 Millionen je Milliliter. Wenn die Konzentration unter 20 Millionen je Milliliter liegt, muß der Mann als unfruchtbar bezeichnet werden, wenn auch eine Empfängnis durchaus möglich sein kann.

Die Zeugungsunfähigkeit des Mannes ist leicht zu diagnostizieren, jedoch schwierig zu behandeln, da die wahren Ursachen oft nicht aufzuklären sind. Überanstrengung, Müdigkeit und starker Alkoholgenuß können vorübergehend die Spermienmenge verringern, so daß Sie gut daran tun, Ihren Lebenswandel zu ändern, wenn Ihre Partnerin nicht schwanger wird. Manche verordneten Medikamente können ebenfalls die Zeugungsfähigkeit beeinträchtigen. Ihr Arzt klärt Sie darüber auf.

Oft kann eine Phase der Abstinenz vor den fruchtbarsten Tagen Ihrer Partnerin die Qualität des Samenergusses so erhöhen, daß die Zeugungschance verbessert wird. In einigen Fällen können Medikamente oder eine Hormonbehandlung die Samenproduktion fördern, und manchmal ist es möglich, Samenflüssigkeit zu sammeln, durch Zentrifugieren zu konzentrieren und dann durch künstliche Befruchtung in die Gebärmutter einzuführen. Ist die Zeugungsunfähigkeit durch eine Blockade der Samenleiter entstanden, so kann ein chirurgischer Eingriff helfen, enthält aber die Samenflüssigkeit nur sehr wenige oder vorwiegend abnorme Spermien, dann ist kaum etwas zu machen.

Weibliche Unfruchtbarkeit

Diese ist schwieriger zu diagnostizieren, jedoch viel einfacher zu behandeln als die männliche Zeugungsunfähigkeit. Falls die Untersuchungen ergeben, daß Ihre Partnerin nur selten einen Eisprung hat, dann kann ihr unter Umständen mit Hormoninjektionen geholfen werden. Manchmal besteht das Problem in verklebten Eileitern, so daß das Ei nicht mehr vom Eierstock in die Gebärmutter transportiert werden kann. Dieses Problem kann häufig durch eine Operation gelöst werden, doch falls dies nicht möglich ist, könnte eine Befruchtung *in vitro* die Lösung sein, aus der ein »Retorten-Baby« hervorgeht. Bei dieser erst seit kurzem und noch nicht allgemein verfügbaren Technik wird dem weiblichen Eierstock ein ausgereiftes Ei entnommen, mit dem Sperma des Partners befruchtet und dann in die Gebärmutter eingesetzt, wo es sich normal weiterentwickelt.

Wenn Sie schon seit längerer Zeit mit Ihrer Partnerin ein regelmäßiges Sexualleben führen und sie bisher nicht schwanger geworden ist, dann stehen Sie wahrscheinlich unter starken seelischen Spannungen, und zwar nicht nur, weil Sie sich ein Kind wünschen, sondern auch, weil von der Familie und aus Ihrem Bekanntenkreis meist ein starker Druck auf das kinderlose Paar ausgeübt wird. Wissenschaftliche Beweise fehlen zwar, aber emotionale Gegebenheiten scheinen auf die Fähigkeit, eine Familie zu gründen, einen nicht unerheblichen Einfluß zu haben. Darum hilft Ihnen mehr als alles andere, wenn Sie daran denken, daß die Chancen, Kinder zu bekommenm, um so besser stehen, je gelassener Sie beide an das Problem der Fruchtbarkeit herangehen.

SEX UND SCHWANGERSCHAFT

Wenn Ihre Partnerin noch keine Fehlgeburt gehabt hat und auch während der augenblicklich bestehenden Schwangerschaft keine Fehlgeburt droht, gibt es keinen medizinischen Grund, warum nicht auch während einer normalen Schwangerschaft der Geschlechtsverkehr ausgeübt werden könnte. Jedoch stellen viele Männer fest, daß ihre Angst, dem Baby während des Geschlechtsverkehrs vielleicht Schaden zuzufügen, sie derart hemmt, daß sie Erektionsschwierigkeiten haben. Dabei liegt der Fötus wohlgeschützt im Fruchtwasser, während der fest verschlossene Gebärmuttermund einen sicheren Schutz vor der Außenwelt bietet.

Körperliche Nähe ist wichtig

Oft macht die Tatsache, nicht mehr über Methoden der Empfängnisverhütung nachdenken zu müssen oder die Erleichterung über die erfolgte Empfängnis, falls es in diesem Bereich Probleme gab, den Sex gerade während der Schwangerschaft zu einem besonders befriedigenden Erlebnis. Allerdings wird Ihre Partnerin vor allem während der ersten drei Schwangerschaftsmonate an Sex weniger Interesse haben als sonst. Die hormonellen Veränderungen, die bei ihr häufig Übelkeit, Müdigkeit und Depressionen hervorrufen, können ihr die Energie und die Lust auf Sex rauben, und es kann in dieser Zeit schwierig sein, sie zu erregen. Meiden Sie in diesem Fall den Geschlechtsverkehr für einige Zeit, aber pflegen Sie weiterhin die körperliche Nähe. Wenn sie Lust auf Sex bekundet, denken Sie daran, daß ihre Brüste auch schon in der Anfangsphase der Schwangerschaft sehr empfindlich sind.

Die bequemste Stellung

Bei fortschreitender Schwangerschaft wird Ihre Partnerin feststellen, daß Stellungen, durch die auf ihren Bauch ein Druck ausgeübt wird, zunehmend unangenehmer werden. Wenn Sie oben liegen, müssen Sie sich noch mehr als vorher mit den Armen abstützen; daher werden ihnen Stellungen im Sitzen oder Seite an Seite oder die Penetration von hinten mehr entgegenkommen (siehe STELLUNGEN BEIM GESCHLECHTSVERKEHR, S. 211). Eine kniende Stellung kann am besten sein, wenn Ihre Partnerin über Rückenschmerzen klagt; sie wird außerdem für das letzte Stadium der Schwangerschaft empfohlen, da hierbei auf die Gebärmutter der geringste Druck ausgeübt wird. Verdauungsstörungen und Sodbrennen verursachen Ihrer Partnerin wahrscheinlich einiges Unbehagen, wenn sie auf dem Rücken liegt, auch schon während der frühen Schwangerschaft. Sicher bevorzugen Sie jetzt eine sitzende Stellung, oder Sie benutzen einige Kissen als Stütze und richten sich halb auf.

Sex nach der Geburt

Einige Wochen lang — mindestens sechs nach der ersten Schwangerschaft — fühlt sich Ihre Partnerin noch nicht recht wohl, zumal dann, wenn sie genäht wurde. Ihre Haut spannt und brennt leicht, auch wenn sie schon lange verheilt zu sein scheint, und möglicherweise gibt es auch eine besonders empfindliche Stelle, meist zwischen Scheide und Anus.

Eine Stellung, bei der Ihre Partnerin oben oder Sie beide nebeneinander liegen und sich gegenseitig anschauen, verhindert, daß die empfindliche Stelle einem zu starken Druck ausgesetzt wird. Am besten ist es, Sie warten mit dem Sex noch bis zur Kontrolluntersuchung, bei der Ihre Partnerin Gewißheit erhält, daß alles wieder in den Normalzustand zurückgekehrt ist.

Auch wenn zu Ihrem Liebesspiel in den ersten Wochen kein regelrechter Geschlechtsverkehr gehört, sollten Sie den sexuellen Kontakt doch aufrechterhalten, indem sich gegenseitig manuell oder oral stimulieren und dadurch ihre Zuneigung zeigen. Zu leicht kann man sein ganzes Interesse auf sein Baby konzentrieren und darüber den Partner vergessen.

Bedenken Sie, daß Sie, auch wenn Ihre Partnerin sich noch in der Stillphase befindet, eine Verhütungsmethode anwenden müssen, und daß die Technik, auf die Sie sich früher geeinigt hatten, nicht unbedingt die beste sein muß. Einige Pillenfabrikate sollten Sie in diesem Stadium nicht einnehmen, und falls Ihre Partnerin ein Diaphragma benutzt, braucht sie jetzt vielleicht ein etwas größeres oder kleineres (siehe EMPFÄNGNISVERHÜTUNG, S. 283).

Vaginal-Training

Durch die Geburt wird die Vagina nicht, wie viele Männer befürchten, auf Dauer geweitet. Die Öffnung ist vielleicht nicht mehr ganz so eng wie vorher, und sicher sind die Muskeln auch etwas erschlafft, doch werden die postnatalen Übungen, zu denen Ihre Partnerin geraten wurde, den Muskeltonus wiederherstellen. Anfangs empfiehlt es sich vielleicht, eine Stellung zu wählen, bei der Ihre Partnerin die Beine geschlossen hat, so daß Ihr Penis fester umschlossen wird.

Einige Frauen verlieren nach der Geburt für einige Zeit jegliches Interesse an Sex, weil Überanstrengung und Sorge um das Baby alle anderen Empfindungen überlagern. Wenn dieses Desinteresse länger anhält, könnte es ein Indiz für einen Depressionszustand sein, wie er manchmal nach der Geburt einsetzt. In solchen Fällen ist ärztliche Behandlung erforderlich.

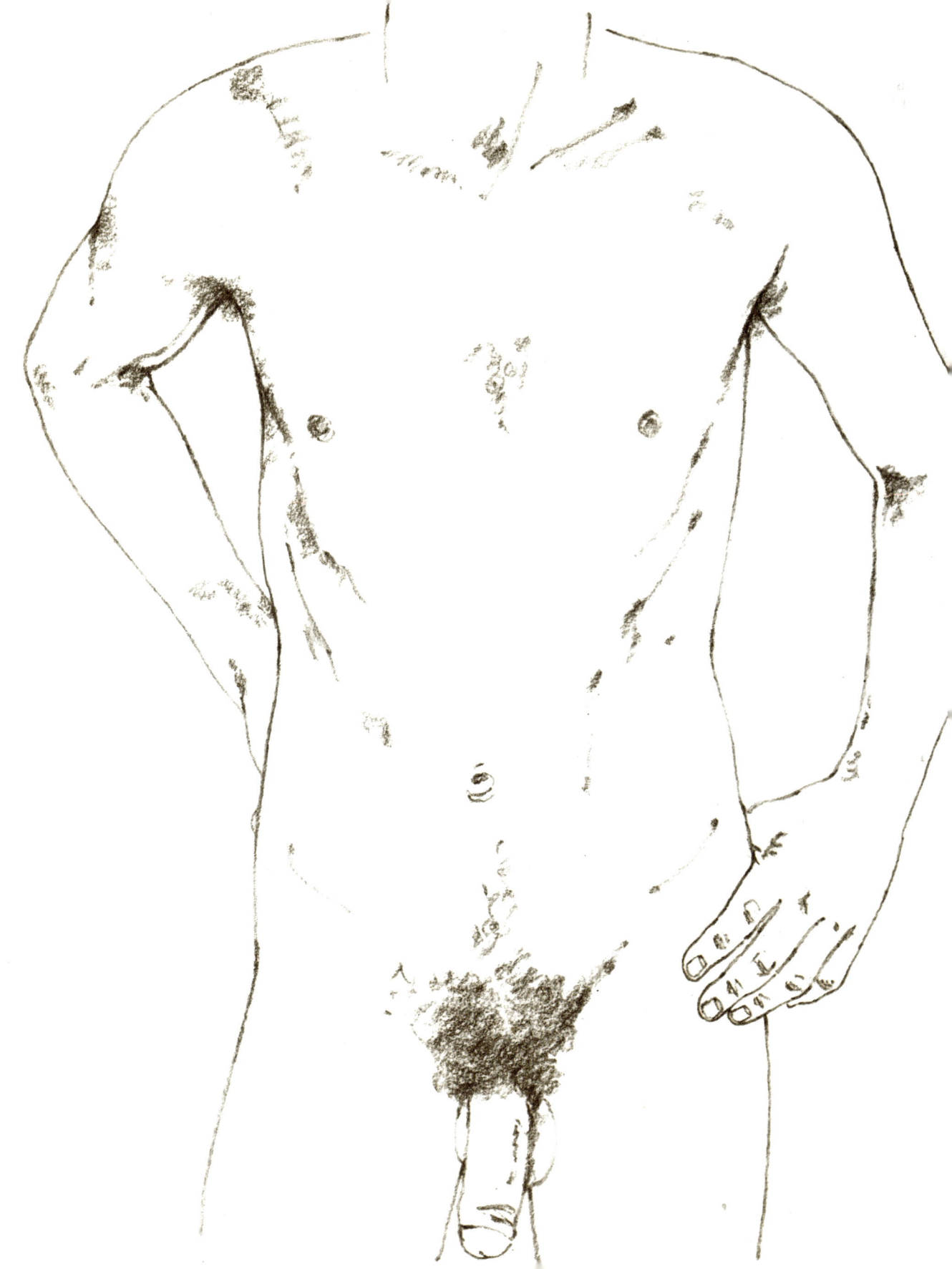

DER ALLEINSTEHENDE MANN

Einige Männer leben bewußt für sich: Entweder wollen sie sich noch nicht an eine einzige Partnerin binden, oder sie haben noch nicht die Frau gefunden, an die sie sich ausschließlich binden wollen. Für sich zu leben ist für sie eine Übergangsphase, die sie genießen, kein Problem, das eine rasche Lösung fordert. Doch viele Männer haben mit dem Alleinsein tatsächlich ein Problem. Sie wissen, daß sie glücklicher wären, wenn sie eine enge Beziehung aufbauen könnten, aber sie halten sich für unfähig, eine Bindung einzugehen — und schon gar nicht auf Dauer.

Dieser Teil des Buches will den Entscheidungsspielraum des alleinstehenden Mannes erweitern, so daß er, wenn er ungebunden bleibt, aus freien Stücken so lebt, und nicht deshalb, weil er keine Partnerin finden oder zu einer einzigen Frau keine enge Bindung herstellen kann. Der Aufbau wertvoller Beziehungen soll ihm erleichtert werden, auch wenn sich daraus keine längerfristigen, engen Partnerschaften entwickeln sollten. Außerdem soll er lernen, überhaupt seine Kontakte mit anderen Menschen auszudehnen und zu vertiefen, denn davon hängt es schließlich ab, welche sexuellen Kontakte er findet.

Die folgenden Seiten enthalten darüber hinaus Ratschläge für den Mann, der darüber unglücklich ist, daß er nicht gebunden ist. Vielleicht sind Sie nur deshalb allein, weil Sie nie jemandem begegnen, der Ihnen als Partner geeignet erscheint, oder weil Sie, wenn Sie endlich eine Frau näher kennenlernen, sich schwertun, eine gute Beziehung anzubahnen. Diese Schwierigkeiten werden in der Problemanalyse WARUM LEBEN SIE ALLEIN?, S. 290, behandelt. Es kann auch sein, daß Ihre Schwierigkeiten nicht in einer Unfähigkeit begründet sind, Leute kennenzulernen oder sich Freunde zu machen, sondern darin, daß Sie nicht wissen, wie Sie aus einer zufälligen oder freundschaftlichen Beziehung eine sexuelle machen sollen. Die Problemanalyse SCHWIERIGKEITEN BEIM AUFBAU VON SEXUELLEN BEZIEHUNGEN, S. 294, analysiert einige der Gründe für diese Unfähigkeit.

Es gibt einige Männer, die zwar sexuell sehr aktiv sind, aber feststellen müssen, daß ihre Affären stets nur kurzlebig sind. Feste Partnerschaften kommen bei ihnen nicht vor, und auf ihrer Suche nach Dauer erleben sie eine Enttäuschung nach der anderen. Wenn das Ihre Situation ist, bietet Ihnen die Problemanalyse SCHWIERIGKEITEN, EINE BEZIEHUNG AUFRECHTZUERHALTEN, S. 296, Hilfe an.

WARUM LEBEN SIE ALLEIN?

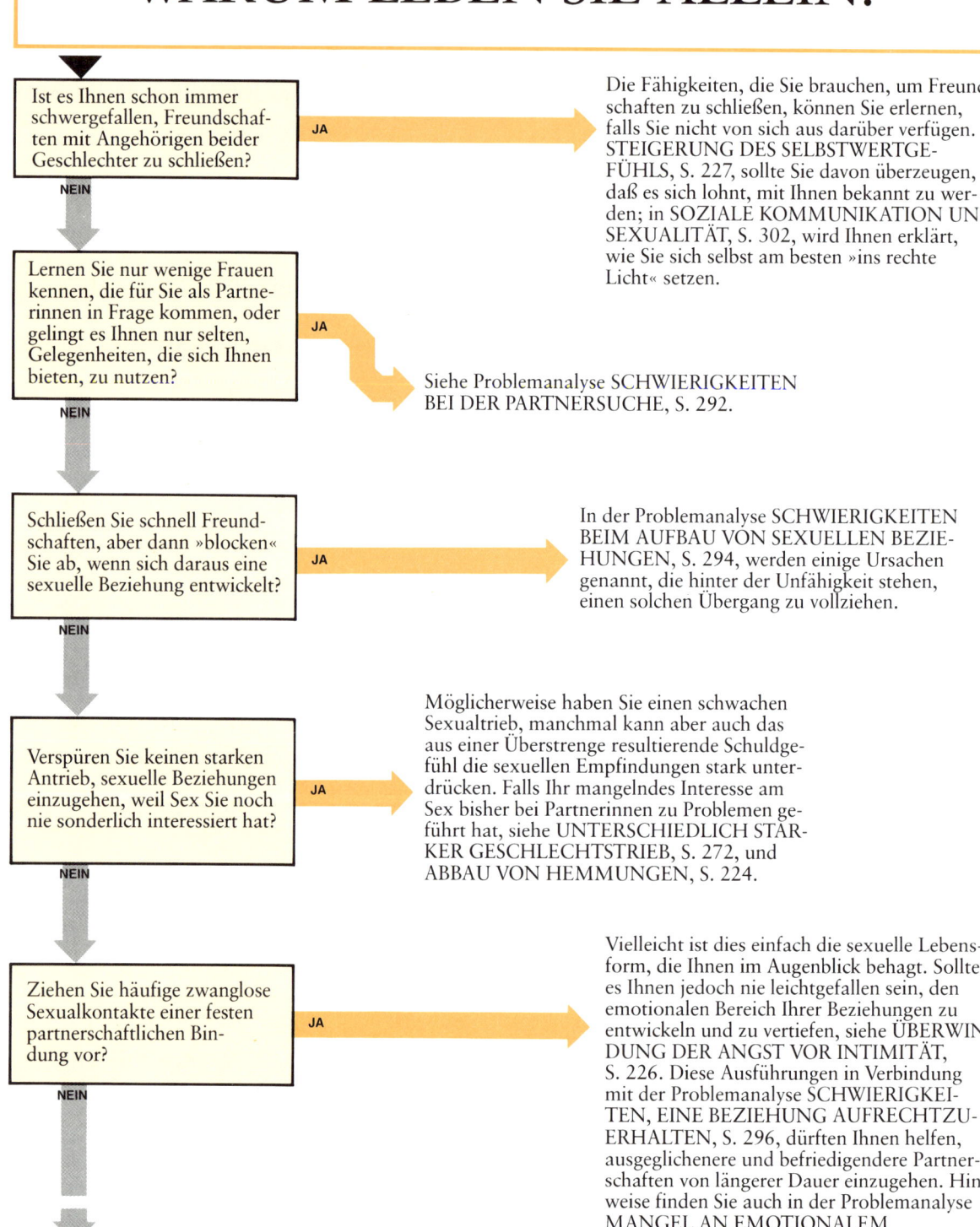

Ist es Ihnen schon immer schwergefallen, Freundschaften mit Angehörigen beider Geschlechter zu schließen?

JA → Die Fähigkeiten, die Sie brauchen, um Freundschaften zu schließen, können Sie erlernen, falls Sie nicht von sich aus darüber verfügen. STEIGERUNG DES SELBSTWERTGEFÜHLS, S. 227, sollte Sie davon überzeugen, daß es sich lohnt, mit Ihnen bekannt zu werden; in SOZIALE KOMMUNIKATION UND SEXUALITÄT, S. 302, wird Ihnen erklärt, wie Sie sich selbst am besten »ins rechte Licht« setzen.

NEIN ↓

Lernen Sie nur wenige Frauen kennen, die für Sie als Partnerinnen in Frage kommen, oder gelingt es Ihnen nur selten, Gelegenheiten, die sich Ihnen bieten, zu nutzen?

JA → Siehe Problemanalyse SCHWIERIGKEITEN BEI DER PARTNERSUCHE, S. 292.

NEIN ↓

Schließen Sie schnell Freundschaften, aber dann »blocken« Sie ab, wenn sich daraus eine sexuelle Beziehung entwickelt?

JA → In der Problemanalyse SCHWIERIGKEITEN BEIM AUFBAU VON SEXUELLEN BEZIEHUNGEN, S. 294, werden einige Ursachen genannt, die hinter der Unfähigkeit stehen, einen solchen Übergang zu vollziehen.

NEIN ↓

Verspüren Sie keinen starken Antrieb, sexuelle Beziehungen einzugehen, weil Sex Sie noch nie sonderlich interessiert hat?

JA → Möglicherweise haben Sie einen schwachen Sexualtrieb, manchmal kann aber auch das aus einer Überstrenge resultierende Schuldgefühl die sexuellen Empfindungen stark unterdrücken. Falls Ihr mangelndes Interesse am Sex bisher bei Partnerinnen zu Problemen geführt hat, siehe UNTERSCHIEDLICH STÄRKER GESCHLECHTSTRIEB, S. 272, und ABBAU VON HEMMUNGEN, S. 224.

NEIN ↓

Ziehen Sie häufige zwanglose Sexualkontakte einer festen partnerschaftlichen Bindung vor?

JA → Vielleicht ist dies einfach die sexuelle Lebensform, die Ihnen im Augenblick behagt. Sollte es Ihnen jedoch nie leichtgefallen sein, den emotionalen Bereich Ihrer Beziehungen zu entwickeln und zu vertiefen, siehe ÜBERWINDUNG DER ANGST VOR INTIMITÄT, S. 226. Diese Ausführungen in Verbindung mit der Problemanalyse SCHWIERIGKEITEN, EINE BEZIEHUNG AUFRECHTZUERHALTEN, S. 296, dürften Ihnen helfen, ausgeglichenere und befriedigendere Partnerschaften von längerer Dauer einzugehen. Hinweise finden Sie auch in der Problemanalyse MANGEL AN EMOTIONALEM ENGAGEMENT, S. 184.

NEIN ↓

NEIN

Haben Sie gerade eine gutlaufende Beziehung, bei der Sie zögern, ob Sie sich endgültig binden sollen?

JA

Eine Garantie auf ewiges Glück kann niemand Ihnen geben. Die Übersicht **Positive und negative Faktoren in einer Beziehung,** S. 301, listet die wichtigsten Kriterien für Erfolg oder Mißerfolg auf, so daß Sie zumindest sehen können, wie Ihre Chancen stehen.

NEIN

Fangen Ihre Beziehungen meist recht vielversprechend an, um dann jedesmal in einer Katastrophe zu enden?

JA

Wenn Sie keine länger dauernde Beziehung zustande bringen, dann treffen Sie womöglich nicht die richtige Wahl, oder aber Sie sind sich überhaupt noch nicht recht darüber im klaren, worauf es in einer Partnerschaft ankommt. Ziehen Sie die Problemanalyse SCHWIERIGKEITEN, EINE BEZIEHUNG AUFRECHTZUERHALTEN, S. 296, zu Rate.

NEIN

Haben Sie eine sehr klare Vorstellung davon, wie Ihre Wunschpartnerin aussehen soll, so daß Sie Frauen im wesentlichen nach ihrem Erscheinungsbild beurteilen, und kommen nur wenige Frauen Ihrem Ideal nahe?

JA

Je genauer Ihre Vorstellungen von einer zukünftigen Partnerin sind, desto unwahrscheinlicher ist es, daß Sie eine Frau finden, die Ihnen gefällt. In WAS FÜR EINE PARTNERIN SUCHEN SIE?, S. 298, erfahren Sie, ob Sie Ihre Chancen durch Ihre Starrheit nicht selbst einschränken.

NEIN

Sind die meisten Frauen, zu denen Sie sich hingezogen fühlen, bereits anderweitig gebunden?

JA

Wenn sich dies häuft, dann ist das ein Zeichen dafür, daß Sie sich noch nicht fest binden wollen. So wie Sie vorgehen, haben Sie die zuverlässigste Methode gewählt, mit der Sie immer als jemand dastehen, der sucht, aber nie Erfolg hat. Außerdem wollen Sie anderen Menschen emotional nicht zu nahe kommen. Sie müssen diese Haltung ändern, wenn Sie in einer dauerhaften Beziehung leben wollen. Siehe ÜBERWINDUNG DER ANGST VOR INTIMITÄT, S. 226.

NEIN

ZÖLIBAT

Viele Männer erleben Perioden, in denen sie aus verschiedenen Gründen allein und frei von sexuellen Verwicklungen sein wollen. Solche Phasen der Enthaltsamkeit können sich sehr positiv auswirken, und Sie stellen möglicherweise fest, daß Sie die Wärme und die Nähe einer Partnerin mehr vermissen als Sex. Allerdings legt eine selbstgewählte Abstinenz, die länger als nur ein paar Monate dauert, den Schluß nahe, daß Ihr mangelndes Interesse an Sex andere Gründe hat (siehe Problemanalyse MANGELNDES INTERESSE, S. 180) oder daß Sie Ihr Zölibat dazu benutzen, sich aus zu engen Beziehungen zurückzuziehen (siehe Problemanalyse MANGEL AN EMOTIONALEM ENGAGEMENT, S. 184).

Sie leben wahrscheinlich als ein alleinstehender Mann, weil diese Lebensform Ihnen im Augenblick am besten entspricht. Vielleicht wollen Sie nach einigen Beziehungen einfach etwas Ruhe haben, oder Sie verwenden gerade viel Zeit und Energie auf etwas anderes — zum Beispiel Ihre Arbeit —, so daß Sie zu einer engen Partnerschaft gar nicht fähig wären. An die Einsamkeit kann man sich allerdings gewöhnen. Wenn Sie also doch Ihr Leben irgendwann mit einem anderen Menschen teilen wollen, dann verzichten Sie nicht zu lange auf jede engere Bindung.

SCHWIERIGKEITEN BEI DER PARTNERSUCHE

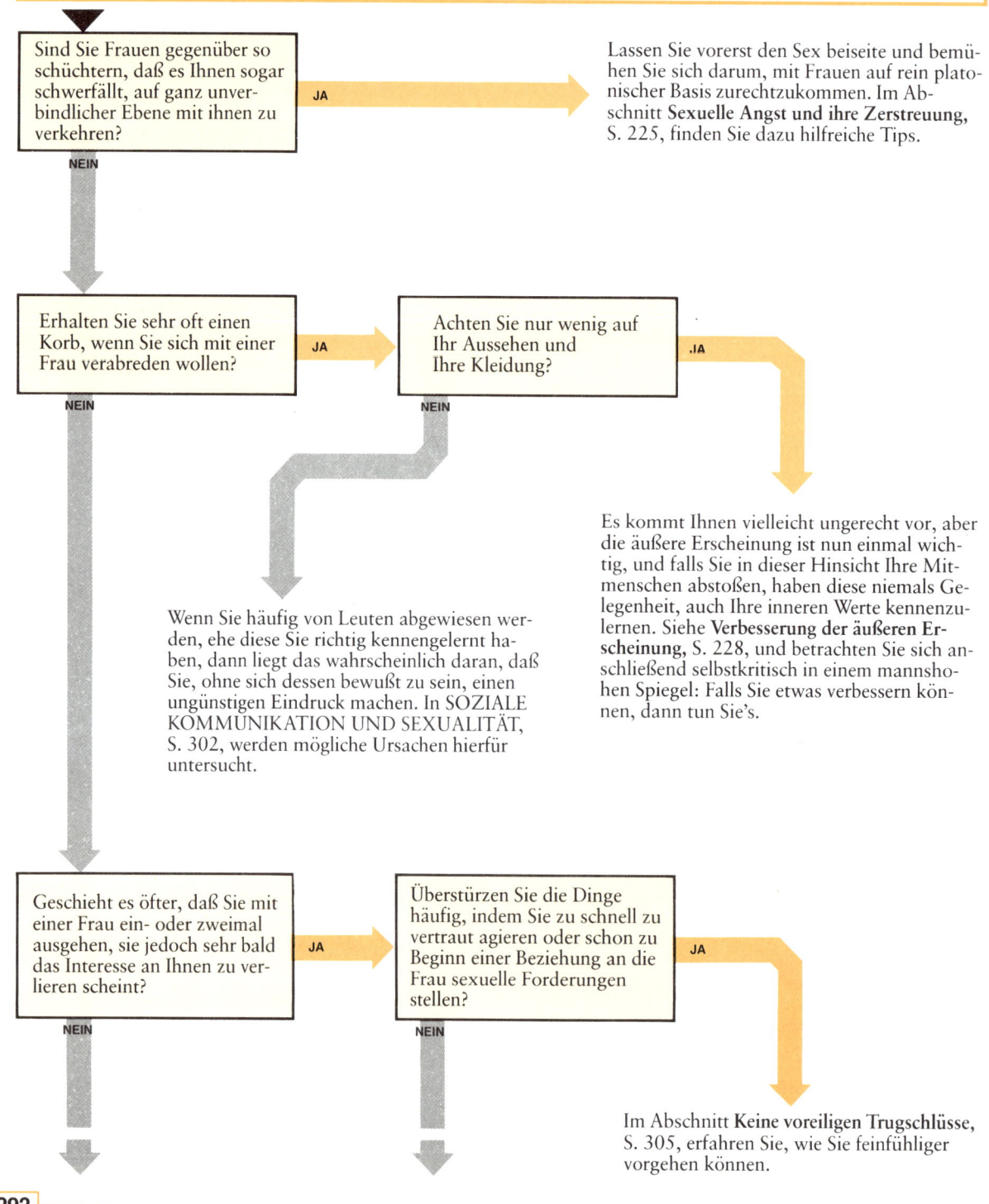

Sind Sie Frauen gegenüber so schüchtern, daß es Ihnen sogar schwerfällt, auf ganz unverbindlicher Ebene mit ihnen zu verkehren?

JA → Lassen Sie vorerst den Sex beiseite und bemühen Sie sich darum, mit Frauen auf rein platonischer Basis zurechtzukommen. Im Abschnitt **Sexuelle Angst und ihre Zerstreuung,** S. 225, finden Sie dazu hilfreiche Tips.

NEIN

Erhalten Sie sehr oft einen Korb, wenn Sie sich mit einer Frau verabreden wollen?

JA → Achten Sie nur wenig auf Ihr Aussehen und Ihre Kleidung?

JA → Es kommt Ihnen vielleicht ungerecht vor, aber die äußere Erscheinung ist nun einmal wichtig, und falls Sie in dieser Hinsicht Ihre Mitmenschen abstoßen, haben diese niemals Gelegenheit, auch Ihre inneren Werte kennenzulernen. Siehe **Verbesserung der äußeren Erscheinung,** S. 228, und betrachten Sie sich anschließend selbstkritisch in einem mannshohen Spiegel: Falls Sie etwas verbessern können, dann tun Sie's.

NEIN (Korb) / **NEIN** (Aussehen)

Wenn Sie häufig von Leuten abgewiesen werden, ehe diese Sie richtig kennengelernt haben, dann liegt das wahrscheinlich daran, daß Sie, ohne sich dessen bewußt zu sein, einen ungünstigen Eindruck machen. In SOZIALE KOMMUNIKATION UND SEXUALITÄT, S. 302, werden mögliche Ursachen hierfür untersucht.

Geschieht es öfter, daß Sie mit einer Frau ein- oder zweimal ausgehen, sie jedoch sehr bald das Interesse an Ihnen zu verlieren scheint?

JA → Überstürzen Sie die Dinge häufig, indem Sie zu schnell zu vertraut agieren oder schon zu Beginn einer Beziehung an die Frau sexuelle Forderungen stellen?

JA → Im Abschnitt **Keine voreiligen Trugschlüsse,** S. 305, erfahren Sie, wie Sie feinfühliger vorgehen können.

NEIN **NEIN**

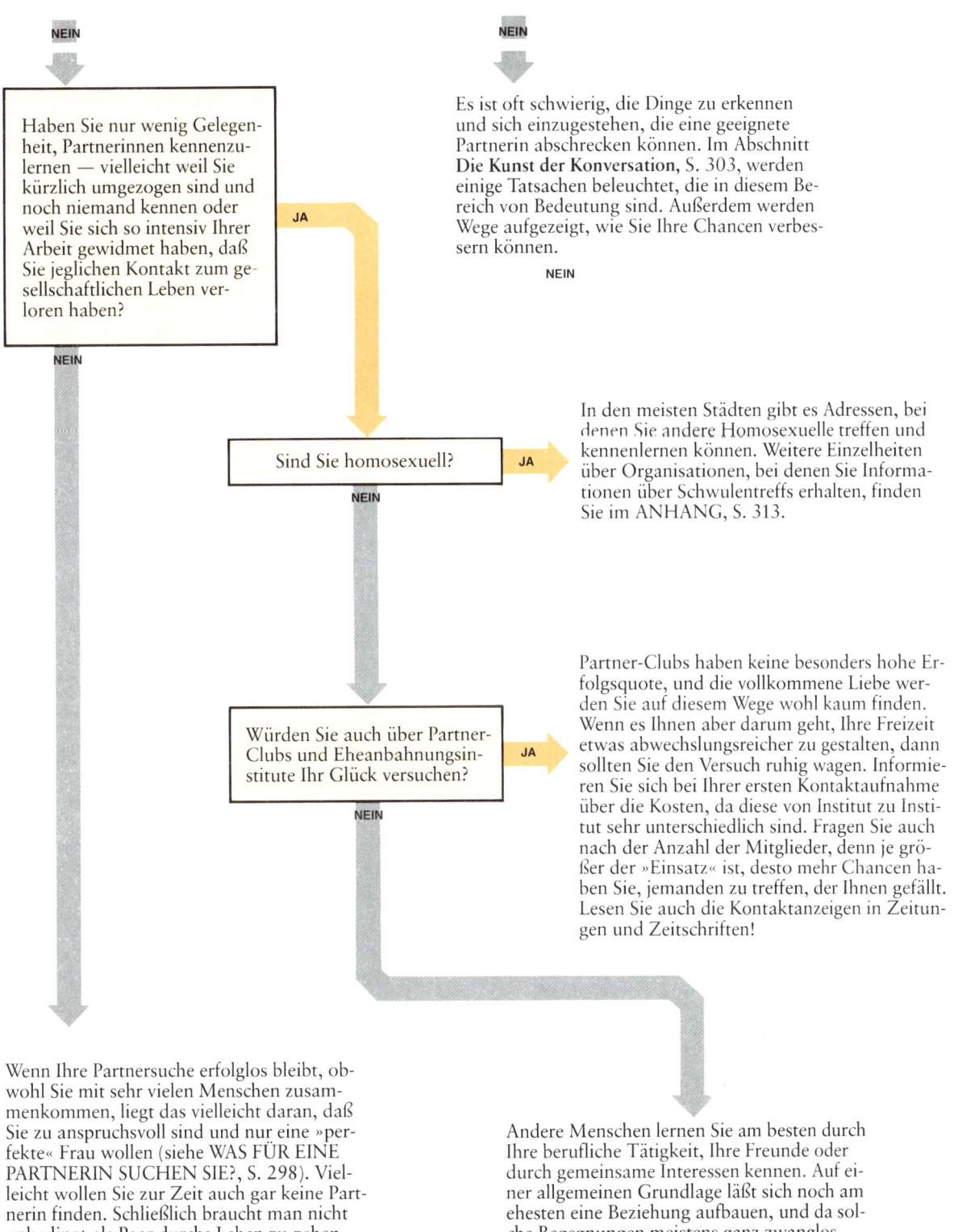

NEIN

Haben Sie nur wenig Gelegenheit, Partnerinnen kennenzulernen — vielleicht weil Sie kürzlich umgezogen sind und noch niemand kennen oder weil Sie sich so intensiv Ihrer Arbeit gewidmet haben, daß Sie jeglichen Kontakt zum gesellschaftlichen Leben verloren haben?

NEIN

JA

NEIN

Es ist oft schwierig, die Dinge zu erkennen und sich einzugestehen, die eine geeignete Partnerin abschrecken können. Im Abschnitt **Die Kunst der Konversation,** S. 303, werden einige Tatsachen beleuchtet, die in diesem Bereich von Bedeutung sind. Außerdem werden Wege aufgezeigt, wie Sie Ihre Chancen verbessern können.

NEIN

Sind Sie homosexuell?

JA

NEIN

In den meisten Städten gibt es Adressen, bei denen Sie andere Homosexuelle treffen und kennenlernen können. Weitere Einzelheiten über Organisationen, bei denen Sie Informationen über Schwulentreffs erhalten, finden Sie im ANHANG, S. 313.

Würden Sie auch über Partner-Clubs und Eheanbahnungsinstitute Ihr Glück versuchen?

JA

NEIN

Partner-Clubs haben keine besonders hohe Erfolgsquote, und die vollkommene Liebe werden Sie auf diesem Wege wohl kaum finden. Wenn es Ihnen aber darum geht, Ihre Freizeit etwas abwechslungsreicher zu gestalten, dann sollten Sie den Versuch ruhig wagen. Informieren Sie sich bei Ihrer ersten Kontaktaufnahme über die Kosten, da diese von Institut zu Institut sehr unterschiedlich sind. Fragen Sie auch nach der Anzahl der Mitglieder, denn je größer der »Einsatz« ist, desto mehr Chancen haben Sie, jemanden zu treffen, der Ihnen gefällt. Lesen Sie auch die Kontaktanzeigen in Zeitungen und Zeitschriften!

Wenn Ihre Partnersuche erfolglos bleibt, obwohl Sie mit sehr vielen Menschen zusammenkommen, liegt das vielleicht daran, daß Sie zu anspruchsvoll sind und nur eine »perfekte« Frau wollen (siehe WAS FÜR EINE PARTNERIN SUCHEN SIE?, S. 298). Vielleicht wollen Sie zur Zeit auch gar keine Partnerin finden. Schließlich braucht man nicht unbedingt als Paar durchs Leben zu gehen. Genießen Sie also Ihr Alleinsein und lassen Sie sich nicht in eine Zweierbeziehung drängen.

Andere Menschen lernen Sie am besten durch Ihre berufliche Tätigkeit, Ihre Freunde oder durch gemeinsame Interessen kennen. Auf einer allgemeinen Grundlage läßt sich noch am ehesten eine Beziehung aufbauen, und da solche Begegnungen meistens ganz zwanglos sind, dürfte es Ihnen nicht schwerfallen, sie nach Ihrem Gutdünken weiterzuentwickeln.

SCHWIERIGKEITEN BEIM AUFBAU VON SEXUELLEN BEZIEHUNGEN

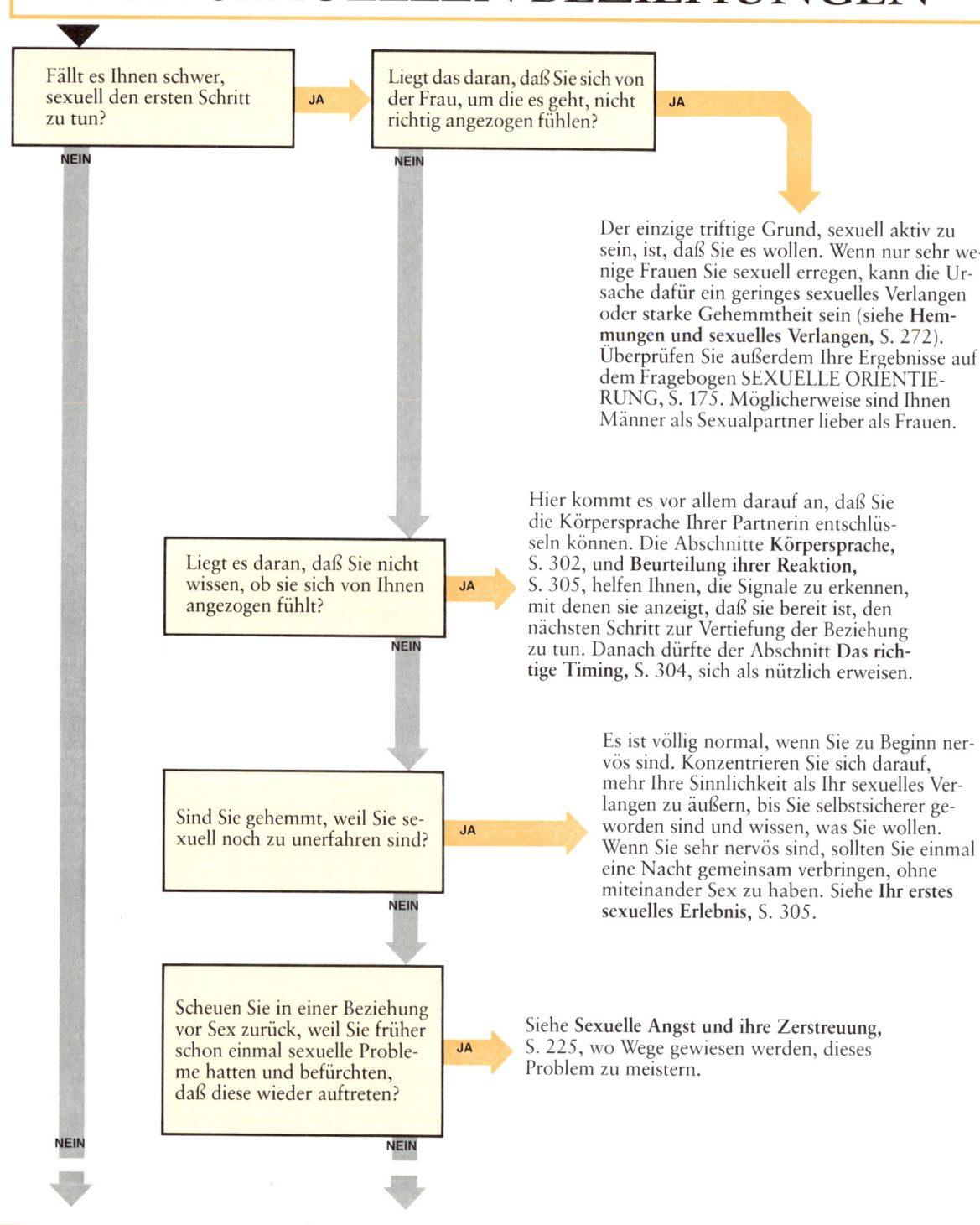

Fällt es Ihnen schwer, sexuell den ersten Schritt zu tun?

JA →

NEIN

Liegt das daran, daß Sie sich von der Frau, um die es geht, nicht richtig angezogen fühlen?

JA →

NEIN

Der einzige triftige Grund, sexuell aktiv zu sein, ist, daß Sie es wollen. Wenn nur sehr wenige Frauen Sie sexuell erregen, kann die Ursache dafür ein geringes sexuelles Verlangen oder starke Gehemmtheit sein (siehe **Hemmungen und sexuelles Verlangen,** S. 272). Überprüfen Sie außerdem Ihre Ergebnisse auf dem Fragebogen SEXUELLE ORIENTIERUNG, S. 175. Möglicherweise sind Ihnen Männer als Sexualpartner lieber als Frauen.

Liegt es daran, daß Sie nicht wissen, ob sie sich von Ihnen angezogen fühlt?

JA →

NEIN

Hier kommt es vor allem darauf an, daß Sie die Körpersprache Ihrer Partnerin entschlüsseln können. Die Abschnitte **Körpersprache,** S. 302, und **Beurteilung ihrer Reaktion,** S. 305, helfen Ihnen, die Signale zu erkennen, mit denen sie anzeigt, daß sie bereit ist, den nächsten Schritt zur Vertiefung der Beziehung zu tun. Danach dürfte der Abschnitt **Das richtige Timing,** S. 304, sich als nützlich erweisen.

Sind Sie gehemmt, weil Sie sexuell noch zu unerfahren sind?

JA →

NEIN

Es ist völlig normal, wenn Sie zu Beginn nervös sind. Konzentrieren Sie sich darauf, mehr Ihre Sinnlichkeit als Ihr sexuelles Verlangen zu äußern, bis Sie selbstsicherer geworden sind und wissen, was Sie wollen. Wenn Sie sehr nervös sind, sollten Sie einmal eine Nacht gemeinsam verbringen, ohne miteinander Sex zu haben. Siehe **Ihr erstes sexuelles Erlebnis,** S. 305.

Scheuen Sie in einer Beziehung vor Sex zurück, weil Sie früher schon einmal sexuelle Probleme hatten und befürchten, daß diese wieder auftreten?

JA →

NEIN

Siehe **Sexuelle Angst und ihre Zerstreuung,** S. 225, wo Wege gewiesen werden, dieses Problem zu meistern.

NEIN

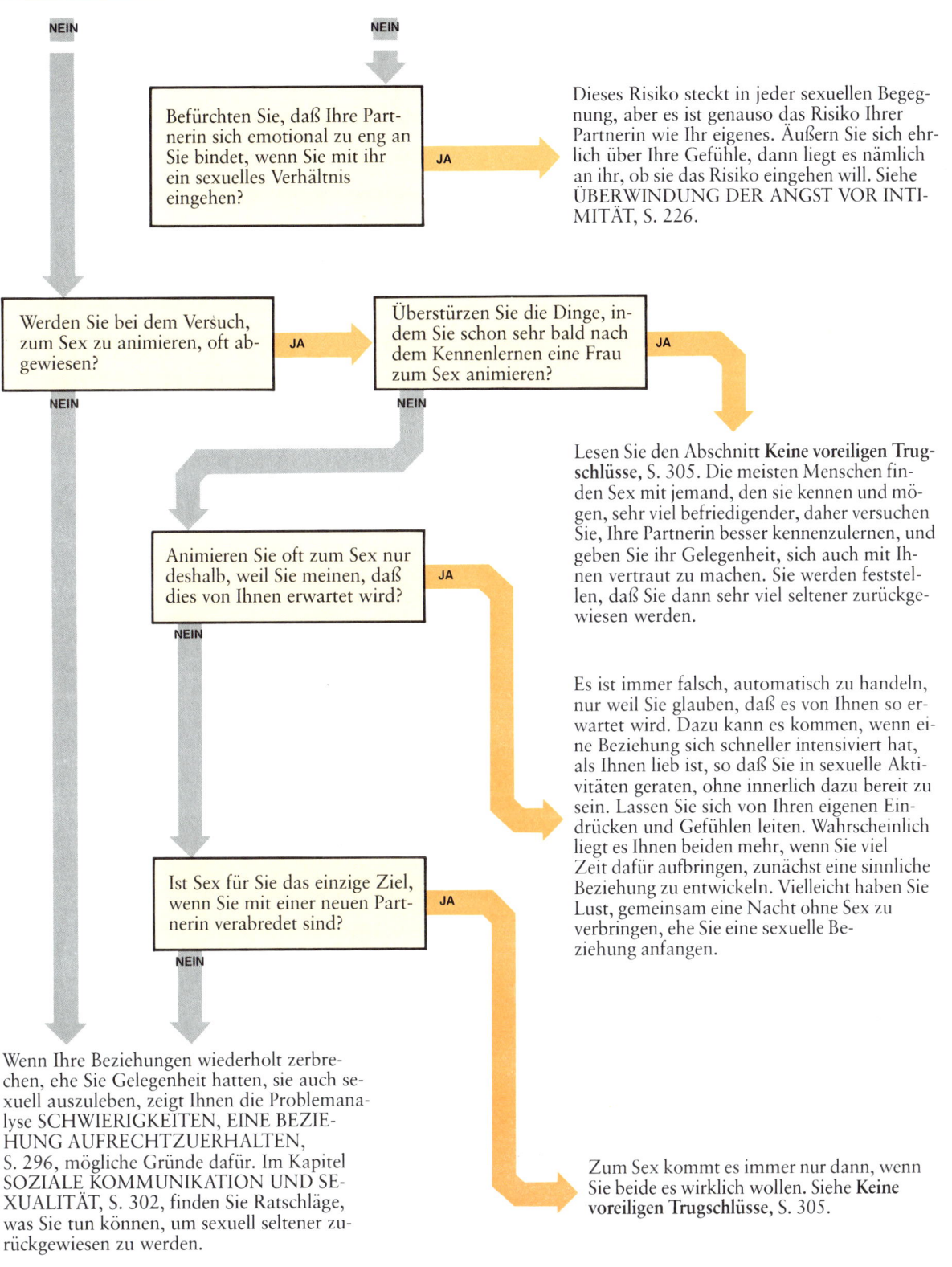

NEIN

NEIN

Befürchten Sie, daß Ihre Partnerin sich emotional zu eng an Sie bindet, wenn Sie mit ihr ein sexuelles Verhältnis eingehen?

JA

Dieses Risiko steckt in jeder sexuellen Begegnung, aber es ist genauso das Risiko Ihrer Partnerin wie Ihr eigenes. Äußern Sie sich ehrlich über Ihre Gefühle, dann liegt es nämlich an ihr, ob sie das Risiko eingehen will. Siehe ÜBERWINDUNG DER ANGST VOR INTIMITÄT, S. 226.

Werden Sie bei dem Versuch, zum Sex zu animieren, oft abgewiesen?

JA

Überstürzen Sie die Dinge, indem Sie schon sehr bald nach dem Kennenlernen eine Frau zum Sex animieren?

JA

NEIN

NEIN

Lesen Sie den Abschnitt **Keine voreiligen Trugschlüsse**, S. 305. Die meisten Menschen finden Sex mit jemand, den sie kennen und mögen, sehr viel befriedigender, daher versuchen Sie, Ihre Partnerin besser kennenzulernen, und geben Sie ihr Gelegenheit, sich auch mit Ihnen vertraut zu machen. Sie werden feststellen, daß Sie dann sehr viel seltener zurückgewiesen werden.

Animieren Sie oft zum Sex nur deshalb, weil Sie meinen, daß dies von Ihnen erwartet wird?

JA

NEIN

Es ist immer falsch, automatisch zu handeln, nur weil Sie glauben, daß es von Ihnen so erwartet wird. Dazu kann es kommen, wenn eine Beziehung sich schneller intensiviert hat, als Ihnen lieb ist, so daß Sie in sexuelle Aktivitäten geraten, ohne innerlich dazu bereit zu sein. Lassen Sie sich von Ihren eigenen Eindrücken und Gefühlen leiten. Wahrscheinlich liegt es Ihnen beiden mehr, wenn Sie viel Zeit dafür aufbringen, zunächst eine sinnliche Beziehung zu entwickeln. Vielleicht haben Sie Lust, gemeinsam eine Nacht ohne Sex zu verbringen, ehe Sie eine sexuelle Beziehung anfangen.

Ist Sex für Sie das einzige Ziel, wenn Sie mit einer neuen Partnerin verabredet sind?

JA

NEIN

Wenn Ihre Beziehungen wiederholt zerbrechen, ehe Sie Gelegenheit hatten, sie auch sexuell auszuleben, zeigt Ihnen die Problemanalyse SCHWIERIGKEITEN, EINE BEZIEHUNG AUFRECHTZUERHALTEN, S. 296, mögliche Gründe dafür. Im Kapitel SOZIALE KOMMUNIKATION UND SEXUALITÄT, S. 302, finden Sie Ratschläge, was Sie tun können, um sexuell seltener zurückgewiesen zu werden.

Zum Sex kommt es immer nur dann, wenn Sie beide es wirklich wollen. Siehe **Keine voreiligen Trugschlüsse**, S. 305.

SCHWIERIGKEITEN, EINE BEZIEHUNG AUFRECHTZUERHALTEN

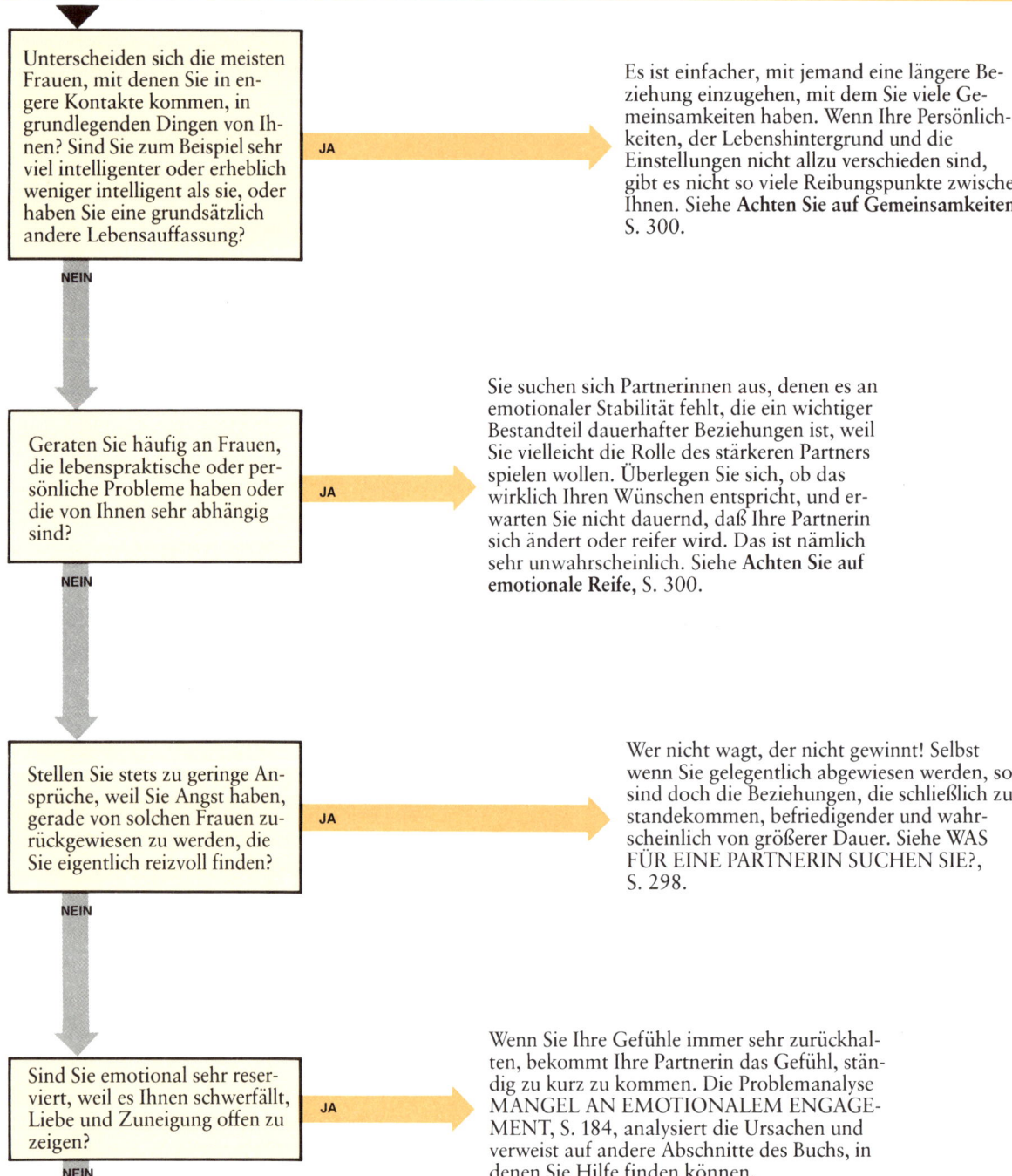

Unterscheiden sich die meisten Frauen, mit denen Sie in engere Kontakte kommen, in grundlegenden Dingen von Ihnen? Sind Sie zum Beispiel sehr viel intelligenter oder erheblich weniger intelligent als sie, oder haben Sie eine grundsätzlich andere Lebensauffassung?

JA

Es ist einfacher, mit jemand eine längere Beziehung einzugehen, mit dem Sie viele Gemeinsamkeiten haben. Wenn Ihre Persönlichkeiten, der Lebenshintergrund und die Einstellungen nicht allzu verschieden sind, gibt es nicht so viele Reibungspunkte zwischen Ihnen. Siehe **Achten Sie auf Gemeinsamkeiten**, S. 300.

NEIN

Geraten Sie häufig an Frauen, die lebenspraktische oder persönliche Probleme haben oder die von Ihnen sehr abhängig sind?

JA

Sie suchen sich Partnerinnen aus, denen es an emotionaler Stabilität fehlt, die ein wichtiger Bestandteil dauerhafter Beziehungen ist, weil Sie vielleicht die Rolle des stärkeren Partners spielen wollen. Überlegen Sie sich, ob das wirklich Ihren Wünschen entspricht, und erwarten Sie nicht dauernd, daß Ihre Partnerin sich ändert oder reifer wird. Das ist nämlich sehr unwahrscheinlich. Siehe **Achten Sie auf emotionale Reife**, S. 300.

NEIN

Stellen Sie stets zu geringe Ansprüche, weil Sie Angst haben, gerade von solchen Frauen zurückgewiesen zu werden, die Sie eigentlich reizvoll finden?

JA

Wer nicht wagt, der nicht gewinnt! Selbst wenn Sie gelegentlich abgewiesen werden, so sind doch die Beziehungen, die schließlich zustandekommen, befriedigender und wahrscheinlich von größerer Dauer. Siehe WAS FÜR EINE PARTNERIN SUCHEN SIE?, S. 298.

NEIN

Sind Sie emotional sehr reserviert, weil es Ihnen schwerfällt, Liebe und Zuneigung offen zu zeigen?

JA

Wenn Sie Ihre Gefühle immer sehr zurückhalten, bekommt Ihre Partnerin das Gefühl, ständig zu kurz zu kommen. Die Problemanalyse MANGEL AN EMOTIONALEM ENGAGEMENT, S. 184, analysiert die Ursachen und verweist auf andere Abschnitte des Buchs, in denen Sie Hilfe finden können.

NEIN

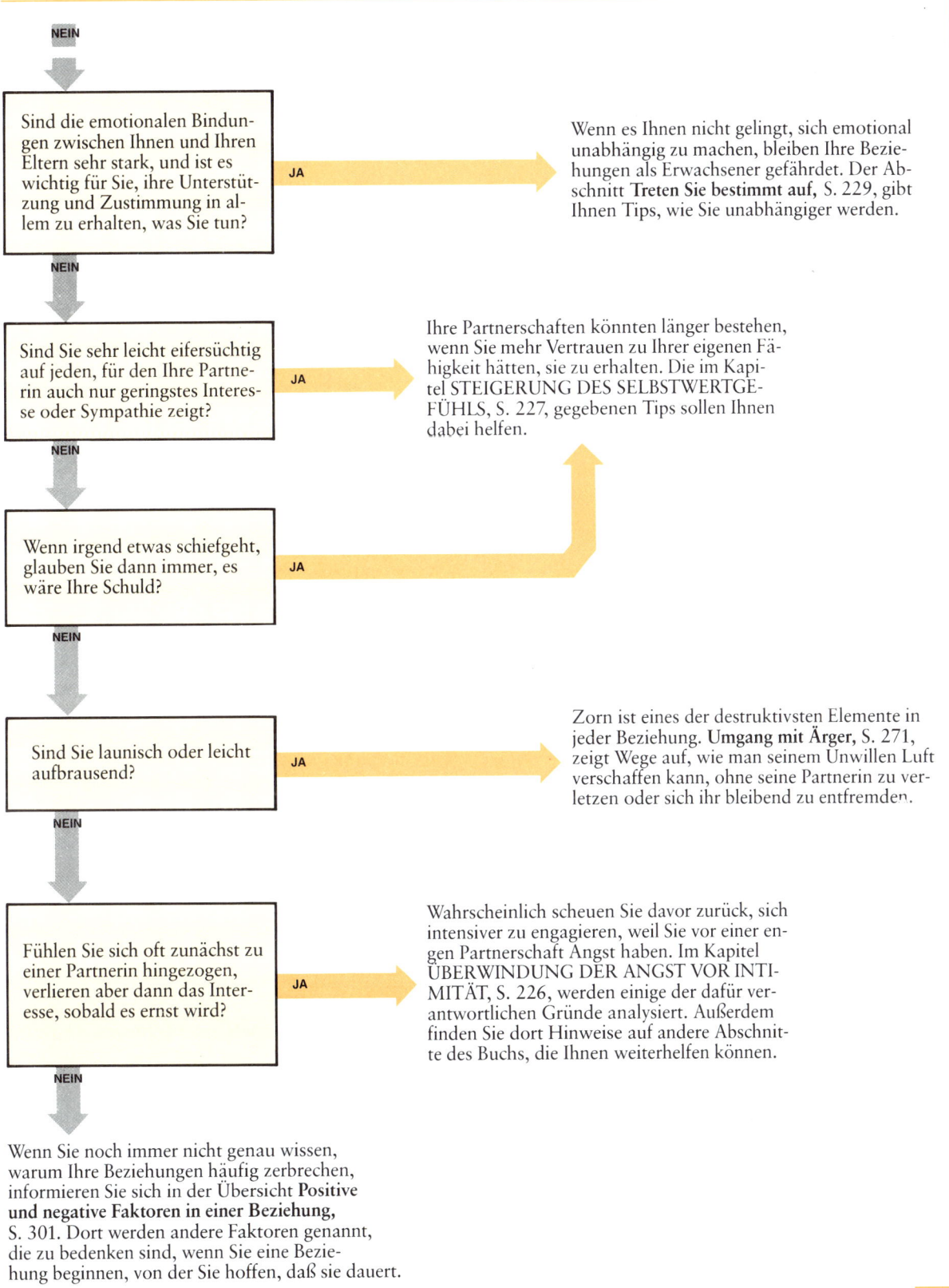

NEIN

Sind die emotionalen Bindungen zwischen Ihnen und Ihren Eltern sehr stark, und ist es wichtig für Sie, ihre Unterstützung und Zustimmung in allem zu erhalten, was Sie tun?

JA → Wenn es Ihnen nicht gelingt, sich emotional unabhängig zu machen, bleiben Ihre Beziehungen als Erwachsener gefährdet. Der Abschnitt **Treten Sie bestimmt auf,** S. 229, gibt Ihnen Tips, wie Sie unabhängiger werden.

NEIN

Sind Sie sehr leicht eifersüchtig auf jeden, für den Ihre Partnerin auch nur geringstes Interesse oder Sympathie zeigt?

JA → Ihre Partnerschaften könnten länger bestehen, wenn Sie mehr Vertrauen zu Ihrer eigenen Fähigkeit hätten, sie zu erhalten. Die im Kapitel STEIGERUNG DES SELBSTWERTGEFÜHLS, S. 227, gegebenen Tips sollen Ihnen dabei helfen.

NEIN

Wenn irgend etwas schiefgeht, glauben Sie dann immer, es wäre Ihre Schuld?

JA →

NEIN

Sind Sie launisch oder leicht aufbrausend?

JA → Zorn ist eines der destruktivsten Elemente in jeder Beziehung. **Umgang mit Ärger,** S. 271, zeigt Wege auf, wie man seinem Unwillen Luft verschaffen kann, ohne seine Partnerin zu verletzen oder sich ihr bleibend zu entfremden.

NEIN

Fühlen Sie sich oft zunächst zu einer Partnerin hingezogen, verlieren aber dann das Interesse, sobald es ernst wird?

JA → Wahrscheinlich scheuen Sie davor zurück, sich intensiver zu engagieren, weil Sie vor einer engen Partnerschaft Angst haben. Im Kapitel ÜBERWINDUNG DER ANGST VOR INTIMITÄT, S. 226, werden einige der dafür verantwortlichen Gründe analysiert. Außerdem finden Sie dort Hinweise auf andere Abschnitte des Buchs, die Ihnen weiterhelfen können.

NEIN

Wenn Sie noch immer nicht genau wissen, warum Ihre Beziehungen häufig zerbrechen, informieren Sie sich in der Übersicht **Positive und negative Faktoren in einer Beziehung,** S. 301. Dort werden andere Faktoren genannt, die zu bedenken sind, wenn Sie eine Beziehung beginnen, von der Sie hoffen, daß sie dauert.

WAS FÜR EINE PARTNERIN SUCHEN SIE?

Bei einigen Männern ist das sexuelle Interesse so schnell zu wecken, daß sie sich zu vielen Frauen hingezogen fühlen, und für sie ist es überhaupt kein Problem, eine begehrenswerte Partnerin zu finden. Im krassen Gegensatz dazu suchen einige wenige jahrelang die ideale Frau und haben dabei den gleichen Erfolg, wie wenn sie das legendäre Einhorn ausfindig machen wollten.

Das Aussehen ist für einige Männer von ungeheurer Wichtigkeit, damit sie eine Frau attraktiv finden können. Für andere hingegen ist die Persönlichkeit der Prüfstein. Bei den meisten jedoch wird das sexuelle Interesse durch die körperliche Erscheinung einer Partnerin angeregt, und entweder intensiviert es sich dann oder es stirbt ab, wenn die Persönlichkeit offenbar wird. Wahrscheinlich haben also auch Sie bestimmte Vorlieben — Blonde sind Ihnen lieber als Brünette zum Beispiel, vollschlanke Frauen lieber als hagere. Vielleicht haben Sie im Geiste sogar ein genaues Bild von Ihrer Traumpartnerin, doch selbst wenn — selten genug — Wirklichkeit und Wunschvorstellung sich flüchtig begegnen, so können Sie nicht erwarten, daß es oft geschieht. Weitaus häufiger kommt es vor, daß Sie sich zu einer Frau hingezogen fühlen, die nur eine entfernte Ähnlichkeit mit Ihrer Traumfrau hat.

Flexibilität ist wichtig

Probleme können dann entstehen, wenn Sie so starre Vorstellungen davon haben, wie Ihre Partnerin beschaffen sein sollte, daß Sie sich zu niemanden hingezogen fühlen können, der diesem Wunschbild nicht entspricht. Je festgelegter Sie sind, desto weniger Chancen haben Sie, jemand zu finden, der zu Ihnen paßt. Mangelnde Flexibilität ist auch in Dauerbeziehungen ein Nachteil. Die Menschen verändern sich, Ihre Partnerin wird älter, möglicherweise fülliger, mit Sicherheit aber wird ihr Haar grau. Wenn all dies Ihnen sehr viel ausmacht, dann kann Ihre Partnerschaft in Gefahr geraten. Auch die Persönlichkeit ist Veränderungen unterworfen, und das wird vor allem dann offensichtlich, wenn Sie sich in sehr jungen Jahren gefunden haben und gemeinsam älter geworden sind.

Wer ständig auf die perfekte Partnerin wartet — so es sie denn überhaupt gibt —, der beraubt sich selbst der Möglichkeit, aus seinen real existierenden Beziehungen das Beste zu machen. Sie kommen nie dahin, eine Bindung einzugehen und sich in eine Partnerschaft voll und ganz einzubringen, wenn Sie immer nur darauf lauern, »ob sich nicht noch was Besseres findet«.

WIE FLEXIBEL SIND SIE?

Im folgenden sollen Sie feststellen, ob Sie sich selbst und Ihre sexuellen Chancen nicht dadurch einschränken, daß Sie in Ihren Wunschvorstellungen zu festgelegt und zu anspruchsvoll sind.

1 ÄUSSERE ERSCHEINUNG

Die erste Übung soll Ihnen darüber Aufschluß geben, welche körperlichen Merkmale Sie bei der Wahl einer Partnerin beeinflussen und wie wichtig sie Ihnen sind.

1 Erstellen Sie eine Liste mit zehn Frauen, die Sie körperlich attraktiv finden. Es brauchen keine Frauen zu sein, die Sie persönlich gut kennen oder die eine starke sexuelle Anziehungskraft auf Sie ausüben, sondern einfach Frauen, deren Aussehen Sie bewundern.

2 Danach erstellen Sie eine Liste mit zehn Frauen, die Sie nicht attraktiv finden. (Zur Erinnerung: Bei diesen beiden Listen geht es ausschließlich um die körperliche Erscheinung.)

3 Versuchen Sie nun, für jede der Frauen der ersten Liste eine Eigenschaft zu finden, die Ihnen an ihr gefällt. Notieren Sie diese Eigenschaften unter der Überschrift »Positiv«. Danach nehmen Sie sich die Liste mit den unattraktiven Frauen vor und machen eine »Negativ«-Liste mit zehn körperlichen Attributen, die Sie bei diesen Frauen als besonders unattraktiv ansehen. Es kann vorkommen, daß Sie hier das Gegenteil zu einer Eigenschaft in der vorigen Liste aufführen. Zum Beispiel notieren Sie in der »Negativ«-Liste »dick« und in der ersten Liste mit den positiven Attributen »schlank«. Das spielt keine Rolle.

4 Lesen Sie beide Listen aufmerksam durch, und entscheiden Sie, wie wichtig Ihnen jedes der einzelnen Attribute wirklich ist. Markieren Sie diejenigen Eigenschaften, gleich ob positiv oder negativ, die Ihr sexuelles Interesse entscheidend bestimmen. Wenn Ihnen zum Beispiel große Frauen besonders zusagen, dann bringen Sie ein entsprechendes Zeichen an. Wenn Sie Rothaarige absolut nicht ausstehen können, dann kennzeichnen Sie das ebenfalls entsprechend. Kennzeichnen Sie keine Attribute, die Sie zwar für wichtig, nicht aber für entscheidend halten.

Treffen Sie jetzt im zweiten Teil der Übung eine entsprechende Auswahl der Persönlichkeitsmerkmale.

2 CHARAKTEREIGENSCHAFTEN

Selbst wenn Sie eine Frau kennenlernen, die Sie für attraktiv halten, muß das nicht unbedingt heißen, daß sie Sie auch sexuell anspricht. Fast immer ist es eine ganz bestimmte Persönlichkeit, die dann den Ausschlag gibt. Sie können analysieren, welche dieser »Einschalt-« und »Ausschalt-Knöpfe« für Ihre sexuelle Ansprechbarkeit besonders wichtig sind. Verfahren Sie dabei genauso wie vorhin bei den körperlichen Attributen.

1 Gehen Sie in Gedanken die Frauen durch, die Sie einigermaßen gut kennen und die Sie für körperlich attraktiv halten.

2 Nun suchen Sie aus diesen Frauen jeweils zehn aus, die Sie sexuell ansprechen und Sie vielleicht sogar schon einmal erregt haben, und stellen Sie dann in einer zweiten Liste zehn Frauen zusammen, für die Sie trotz ihres guten Aussehens sexuell noch nie etwas empfunden haben.

3 Nun suchen Sie bei den ersten zehn Frauen Persönlichkeitsmerkmale, die Sie für attraktiv halten, und notieren Sie diese unter der Überschrift »Positiv«. Dementsprechend suchen Sie dann zehn unattraktive Persönlichkeitsmerkmale innerhalb der zweiten Frauengruppe, die Sie unter der Überschrift »Negativ« notieren.

4 Entscheiden Sie, welche dieser positiven und negativen Merkmale so wichtig sind, daß sie sich direkt auf Ihr sexuelles Interesse auswirken, und kennzeichnen Sie diese entsprechend.

Aus dieser Auflistung der Ihrer Meinung nach positiven und negativen körperlichen und charakterlichen Eigenschaften ergibt sich Ihr Bauplan für alles, was Sie sexuell anspricht. Alle diese Qualitäten müssen vorhanden sein (und natürlich noch einiges mehr), damit Sie sexuell von einer Frau angezogen werden können. Die Anzahl der gekennzeichneten Eigenschaften macht deutlich, wie rigide dieser Bauplan ist. Auch nur eine oder zwei besonders hervorgehobene Präferenzen auf jeder Liste lassen darauf schließen, daß Sie bis zu einem gewissen Grad Ihre Auswahlmöglichkeiten geeigneter Partnerinnen einschränken. Die meisten Männer können sich von einer Frau angezogen fühlen, wenn sie wenigstens einige der verlangten »Einschaltknöpfe« hat, und solange diese die »Ausschaltknöpfe« überwiegen, bleibt ein gewisses sexuelles Interesse bestehen. Je weniger Attribute Sie gekennzeichnet haben, desto flexibler sind Sie und desto mehr Frauen werden Ihnen als mögliche Sexualpartner gefallen.

Wie werden Sie flexibler?

Wenn Ihr Bauplan sehr festgelegt ist, dann sollten Sie versuchen, Ihre Erwartungen zu ändern. Am besten tun Sie das, indem Sie Ihre Aufmerksamkeit auf die positiven Eigenschaften Ihrer derzeitigen Partnerin (oder derjenigen Frau, an der Sie zur Zeit interessiert sind) lenken. Sie werden sehr wahrscheinlich feststellen, daß Sie diese Qualitäten auf den vorhergehenden Listen als wichtig, aber als nicht ausschlaggebend für Ihr sexuelles Interesse eingestuft haben. Vielleicht finden Sie sogar noch andere Qualitäten, die Sie nicht für wichtig gehalten haben, die aber bei dieser bestimmten Person besonders positiv auffallen. Es kommt darauf an, daß Sie Ihre Aufmerksamkeit immer wieder auf die positiven Aspekte lenken und sie sich, falls nötig, ins Bewußtsein zurückrufen.

Eine Alternative wäre, Ihre Partnerin so zu ändern, daß Sie Ihrem Bauplan entspricht. Ein taktvoller Mann kann eine andere Frisur oder Haarfarbe vorschlagen, er kann zu einer Diät anregen; doch manchmal wird sich einfach nichts ändern lassen, und es wäre ja auch immerhin denkbar, daß Ihre Partnerin sich, so wie sie ist, ganz wohlfühlt. Wenn Sie es dennoch wagen wollen, dann geht es nur nach dem Prinzip Leistung-Gegenleistung. Sie müßten also bereit sein, auch Ihre eigene Erscheinung dahingehend zu ändern, daß sie dem sexuellen Bauplan Ihrer Partnerin (den diese nach der oben beschriebenen Methode erstellen kann) besser entspricht.

WIE MAN EINE DAUERHAFTE BEZIEHUNG AUFBAUT

Eine Voraussage über die Erfolgschancen einer Partnerschaft zu treffen, ist schwierig, denn die unglaublichsten Beziehungen halten manchmal jahrelang, während andere, bei denen alles zu stimmen scheint, schon bald auseinanderbrechen. Trotzdem lassen sich aus Erfahrungen von Eheberatern und Studien über das Scheitern von Ehen bestimmte Faktoren ableiten, die Erfolg oder Mißerfolg einer Beziehung entscheidend beeinflussen können. Falls Sie etwas über Ihre Chancen für eine dauerhafte Partnerschaft erfahren wollen, finden Sie im weiteren einige der wesentlichsten Faktoren, die beachtet werden sollten.

☐ *Binden Sie sich nicht zu frühzeitig.* In der Jugend geschlossene Ehen sind besonders risikovoll. Jede Studie zu diesem Thema zeigt, daß Ehen, die vor dem 19. Lebensjahr geschlossen werden, die geringste Chance haben, länger zu bestehen (vor allem dann, wenn sie wegen einer Schwangerschaft geschlossen wurden). Während des Reifeprozesses machen die meisten jungen Leute eine Reihe von Veränderungen durch, und so ist es sehr wahrscheinlich, daß junge Eheleute bald ganz unterschiedliche Bedürfnisse und Interessen entwickeln. Manchmal schlagen zwei Menschen in ihrer Entwicklung mehr oder weniger die gleiche Richtung ein, und dann kann es ihnen gelingen, gegenseitig ihren Bedürfnissen gerecht zu werden, auch wenn sie sich ändern, aber es ist wohl viel eher davon auszugehen, daß die beiden sich auseinanderentwickeln.

☐ *Binden Sie sich nicht zu schnell.* Sie sollten sich gegenseitig wenigstens neun Monate kennen, ehe Sie ernsthaft über eine feste Bindung nachdenken. Die meisten Menschen brauchen diese Zeitspanne, um sich gegenseitig von ihren besten und ihren schlechtesten Seiten kennenzulernen, und wenn Sie mit jemandem zusammenleben, ist dies der beste Weg herauszufinden, ob Ihre Partnerschaft Chancen hat, den »Zeit-Test« zu bestehen. Eine stürmische Beziehung ist meist ein Gefahrensignal. Wenn Sie sich häufig streiten, und, was noch schlimmer ist, wenn er oder sie die Beziehung mehr als einmal abbricht, dann sieht es für die Zukunft sehr schlecht aus, denn es ist damit zu rechnen, daß daraus eine Gewohnheit wird. Ein schlechtes Zeichen ist auch eine sich lang hinziehende Zeit der Verabredung und Treffen. Wenn Sie schon über die Möglichkeit gesprochen haben, Ihre Beziehung zu intensivieren und sich fest aneinander zu binden, den letzten Schritt aber schon seit zwei oder mehr Jahren vor sich herschieben, sollten Sie selbstkritisch Ihre Motive überprüfen. Wahrscheinlich sind Sie innerlich noch nicht bereit, Ihre Unabhängigkeit aufzugeben.

☐ *Achten Sie auf Gemeinsamkeiten.* Zahlreiche Studien haben herausgefunden, daß vorwiegend Menschen heiraten, die sich in vielen Bereichen ähnlich sind. Zwar können Ehen auch mit gegensätzlichen Partnern durchaus erfolgreich verlaufen, aber im allgemeinen ist ein reibungsloses Zusammenleben offensichtlich doch viel einfacher für ein Paar, das ähnliche Interessen und Einstellungen hat und im großen und ganzen das gleiche vom Leben erwartet. Es ist eine gute Hilfe, wenn man wenigstens ein oder zwei wesentliche Interessen teilt, und es ist sicher auch besonders günstig, wenn der Altersunterschied nicht zu groß ist. Wenn Sie und Ihre Partnerin zehn und mehr Jahre auseinanderliegen, dann gibt es bestimmt so erhebliche Unterschiede in der Lebensauffassung, daß es kaum noch möglich ist, eine einfache, unbelastete Beziehung zu entwickeln.

☐ *Achten Sie auf sexuelle Übereinstimmung.* Die Sexualität wird nicht die bindende Kraft, die sie sein könnte, wenn Ihre sexuellen Einstellungen allzu verschieden sind oder wenn die Sexualität in Ihrem Leben eine wichtigere (oder weniger wichtige) Rolle spielt als im Leben Ihrer Partnerin. Sexuelle Harmonie ist keine Frage der Technik, und die Mechanik praktischer Liebeskunst lernt ein Paar, indem sich die beiden aneinander gewöhnen. Wichtig ist aber, daß Sie sich gegenseitig anziehen und einer vom anderen sexuell erregt wird, denn nur auf dieser Grundlage können sexuelle Bedürfnisse gegenseitig befriedigt werden. Vor dem Hintergrund gegenseitiger Anziehung und Liebe sind fast alle sexuellen Probleme zu lösen; ohne ihn sind die meisten unüberwindlich.

☐ *Achten Sie auf emotionale Reife.* Bestimmte Charaktereigenarten wirken sich auf eine Beziehung, die dauern soll, geradezu krankmachend aus. Häufige Ausbrüche, sei es Jähzorn, der Wunsch, den anderen zu beherrschen, sei es die Neigung zu übertriebener Kritik, signalisieren höchste Gefahr. Eine Partnerschaft überlebt vielleicht, wenn nur ein Partner so ist, wenn aber zwei von dieser Sorte sind, so ist jede Beziehung zum Scheitern verurteilt. Eine geringe Selbstachtung ist ebenfalls ein Warnzeichen, denn aus ihr entstehen Unsicherheit und Eifersucht, die es beinahe unmöglich machen, eine liebe- und vertrauensvolle Beziehung aufrechtzuerhalten.

Übertriebene Abhängigkeit kann eine reife und feste Beziehung unmöglich machen. Eine Partnerin, die noch immer stark auf die Unterstützung und Zustimmung ihrer Eltern angewiesen ist, braucht wahrscheinlich sehr viel mehr Bestätigung durch Sie, als Sie Zeit haben oder tatsächlich bereit sind, ihr zu geben. Und wenn es einmal soweit kommt, daß Sie derjenige sind, der Anlehnung und Unterstützung braucht, dann erweist sie sich womöglich als unfähig, die Verantwortung zu übernehmen.

☐ *Suchen Sie sich eine Partnerin, die Ihnen körperliche Nähe und Zuneigung bieten kann.* Ein Mensch, der emotional isoliert ist und dem es schwerfällt, Zuneigung zu zeigen oder zu empfangen, hat schlechte Aussichten, eine befriedigende Beziehung aufrecht zu erhalten.

☐ *Achten Sie auf Flexibilität.* Die Fähigkeit, sich Veränderungen anzupassen, ist eine der wichtigsten Eigenschaften, auf die man bei einem Partner achten muß. Weder Individuen noch Partnerschaften sind etwas Statisches, und ein Mensch, der nicht kompromißfähig ist, dürfte Schwierigkeiten haben, den veränderten Bedürfnissen und wechselnden Umständen einer dauerhaften Beziehung gerecht zu werden. Es ist ein gutes Zeichen, wenn Ihre Partnerin zum Beispiel bereit ist, über neue Ideen nachzudenken oder neue Aktivitäten auszuprobieren oder wenn sie sich auf Einfälle in letzter Minute oder kurzfristig geänderte Pläne einstellen kann.

□ *Erwarten Sie nicht von Ihrer Partnerin, daß sie sich ändert.* Wenn Sie an Ihrer Beziehung ernsthaft zweifeln, dann lassen Sie es gut sein. Es ist ein Fehler, eine nicht allzuviel versprechende Beziehung einzugehen in der Hoffnung, daß Ihre Partnerin sich ändern wird. Wenn Sie mit ihr zusammenleben können, so wie sie jetzt ist: in Ordnung. Aber wenn Sie die Hoffnung hegen, daß sie unter Ihrem mäßigenden Einfluß vielleicht nicht so schnell wütend, weniger launisch und extravagant oder nicht so anfällig für Eifersucht sein wird, dann gehen Sie ein beträchtliches Risiko ein. Einige Menschen haben eine unerschöpfliche Fähigkeit, sich zu ändern, andere nicht. Wenn also Veränderungsfähigkeit für Sie etwas Wichtiges ist, dann achten Sie auf Anzeichen dafür, bevor Sie sich binden, nicht hinterher.

Ein wesentlicher Faktor für den Bestand einer Beziehung fehlt in der obigen Aufzählung, denn er muß ausführlicher behandelt werden. Es geht um die Frage, inwieweit Sie sich selbst der Beziehung sicher und mithin entschlossen sind, alles zu tun, damit sie funktioniert. Wenn Sie gegenüber Ihrer Partnerin Vorbehalte haben, dann werden diese wahrscheinlich stärker werden und verhindern, daß Sie sich Ihrer Partnerschaft hundertprozentig hingeben, doch gerade das würde mehr als alles andere helfen, anstehende Probleme zu überwinden.

Benutzen Sie die folgende Übersicht, um die Chancen Ihrer Beziehung zu beurteilen. In der linken Spalte finden Sie die positiven Faktoren, die die Erfolgschancen erhöhen. Sie garantieren Ihnen nicht vollkommenes Glück, aber sie besagen, daß Sie in der Lage sind, ein sehr zufriedenes gemeinsames Leben zu führen. In der rechten Spalte befinden sich die Risikofaktoren. Es ist einfacher, Katastrophen vorauszusagen als Zufriedenstellendes, was wahrscheinlich daran liegt, daß sie mehr Aufmerksamkeit auf sich ziehen. Die Gründe für das Zerbrechen einer Beziehung sind weitaus häufiger und gründlicher untersucht worden als die Faktoren, die dazu beitragen, daß Paare glücklich zusammenleben. Daher haben Sie mehr Anlaß, sich wegen Ihrer Punkte auf der Risiko-Liste Gedanken zu machen, statt sich zu sorgen, wenn Sie auf der Positiv-Liste nicht so viele Punkte angekreuzt haben.

POSITIVE UND NEGATIVE FAKTOREN IN EINER BEZIEHUNG

POSITIVE FAKTOREN		RISIKO-FAKTOREN	
□ Gutes Zusammenleben seit mindestens sechs Monaten	□ Emotionale Stabilität	□ Frühehe (vor dem 19. Lebensjahr)	□ Wutausbrüche
□ Vergleichbare Schulbildung und soziale Herkunft	□ Ähnliche sexuelle Bedürfnisse und Aufgeschlossenheit für Sex	□ Voreheliche Schwangerschaft	□ Gefühlskälte
□ Vergleichbare Intelligenz	□ Flexibilität und Anpassungsfähigkeit	□ Heirat als Flucht aus unglücklichem Zuhause	□ Anspruchsloses Selbstbild, begründet in geringem Selbstvertrauen
□ Altersunterschied geringer als zehn Jahre	□ Emotionale Unabhängigkeit	□ Heirat, um eine Enttäuschung zu kompensieren	□ Furcht vor Unabhängigkeit
□ Vergleichbare Ansichten in wichtigen Angelegenheiten	□ Fähigkeit, Zuneigung zu empfangen und zu geben	□ Nur kurze Bekanntschaft (weniger als neun Monate)	□ Besitzansprüche oder extreme Eifersucht
□ Gemeinsame Interessen und Aktivitäten	□ Rücksichtnahme auf andere	□ Häufige Reibereien oder Zerwürfnisse	□ Selbstsucht oder Egozentrik
□ Ähnliche Wünsche und Ziele, ein ähnlicher Lebensstil	□ Vergleichbare körperliche Attraktivität	□ Emotionale Instabilität	□ Gravierende Unterschiede in der äußeren Erscheinung

SOZIALE KOMMUNIKATION UND SEXUALITÄT

Soziale Fertigkeiten besitzt ein Mensch, der mit anderen so umgehen kann, daß sie durch das, was er sagt, und durch die Art und Weise, wie er sich verhält, den Eindruck bekommen: Der mag mich. Dabei erleben ihn die anderen ebenfalls als einen liebenswerten Menschen. Es hängt also von Ihrer sozialen Befähigung ab, welchen Eindruck Sie bei einer ersten Begegnung hinterlassen, und wie leicht es Ihnen gelingt, eine nur gesellige in eine sexuelle Beziehung überzuleiten. Um die zuletzt genannte Aufgabe zu bewältigen, sind noch eine ganze Reihe von Fähigkeiten verlangt, die wir später untersuchen; zunächst aber möchten wir Ihnen Möglichkeiten aufzeigen, wie Sie im gesellschaftlichen Umgang sicherer und ungezwungener werden.

Körpersprache

Eigentlich immer, vor allem aber zu Beginn einer Beziehung, sind Worte ein zu grobes Medium, um die feinen Gefühlsschattierungen, die es zwischen zwei Menschen gibt, angemessen auszudrücken. Wenn Sie sich gegenseitig noch nicht so gut kennen, werden Botschaften wie »Ich mag dich«, »Ich würde dich gern näher kennenlernen«, »Laß uns doch den nächsten Schritt wagen« im wesentlichen mit Körpersprache übermittelt, einem Kommunikationssystem, das mit Körperhaltung, Gestik und Blickkontakten arbeitet. Sie beide wenden diese Kommunikation an, obwohl Sie wahrscheinlich gar nicht merken, daß Sie es tun.

Jeder bedient sich der Körpersprache, aber weil sie sowohl negative als auch positive Botschaften übermitteln kann, benutzt sie nicht jeder zu seinem Vorteil. Schüchterne Menschen senden zum Beispiel oft falsche Signale, ohne sich dessen bewußt zu sein, und rufen dadurch bei anderen falsche Reaktionen hervor. Was in Wirklichkeit lediglich Schüchternheit ist, deuten Freunde und manchmal auch Bekannte als Ausdruck der Langeweile, des Desinteresses oder sogar der Feindseligkeit. Das Erlernen der Körpersprache, so daß sie richtig eingesetzt und verstanden wird, ist einfach nötig, um mit anderen gut auszukommen.

Augenkontakt

Sehen Sie Ihren Gesprächspartner stets an, nicht an ihm vorbei (was den Schluß nahelegt, daß Sie sich langweilen oder nicht aufmerksam zuhören) oder zu Boden (was bedeuten kann, daß Sie schüchtern sind). Wenn Ihr Gegenüber den Blick senkt, starren Sie ihn wahrscheinlich zu intensiv an. Am angenehmsten ist für die meisten Menschen ein zeitweiliger Augenkontakt, etwa fünf Sekunden pro halbe Minute. Dies drückt aus, daß Sie interessiert sind, aber den anderen nicht zu genau mustern.

Wenn Sie an einer Frau sexuell interessiert sind, dann ist der Augenkontakt eine der einfachsten und unmißverständlichsten Möglichkeiten, dies zu zeigen. Schauen Sie sie länger an als sonst üblich, aber übertreiben Sie auch nicht. An ihrer Reaktion können Sie ihre Gefühle einschätzen. Wenn sie Ihren Blick ebenso lange erwidert, könnte das ein Hinweis auf ihr Interesse an Ihnen sein. Wenn sie die Augen senkt oder den Blick abwendet, kann das bedeuten, daß sie an Ihnen nicht interessiert ist, obgleich es auch nur ein Zeichen dafür sein kann, daß sie schüchtern ist und Sie zu schnell vorgehen. Schauen Sie sich Kino- oder Fernsehfilme an, wenn Sie wissen wollen, wie es gemacht wird, denn erfolgreiche Schauspieler haben sich schon immer darauf verstanden, ihr Interesse am anderen Geschlecht durch lange schmachtende Blicke auszudrücken.

Gesichtsausdruck

Leider stimmt es, daß Sie im allgemeinen nach dem ersten Eindruck beurteilt werden. Wenn Sie traurig oder sorgenvoll aussehen, nehmen die Leute an, daß Sie sich auch so fühlen. Wenn Sie oft gefragt werden, ob Sie sich wohlfühlen oder Probleme haben, während es Ihnen in Wirklichkeit gut geht, dann sendet Ihr Gesicht nicht die Botschaft, die Sie übermitteln wollen. Lächeln ist besonders wichtig, denn es ist der direkteste Weg, einer Frau zu sagen, daß Sie sie mögen oder daß Sie sie attraktiv finden. Auf jeden Fall sehen Sie damit freundlicher und entgegenkommender aus, und es eröffnet Ihnen die Möglichkeit, Ihrem Gegenüber näher zu kommen.

Gestik

Gebrauchen Sie auch Ihre Hände, um das, was Sie sagen, zu unterstreichen und interessant zu machen. Das läßt sich oft am leichtesten lernen, indem Sie andere beobachten. Sie müssen keineswegs dramatisch herumfuchteln. Kleine Gesten sind völlig ausreichend. Kopfbewegungen sind wichtig, wenn Sie zuhören, denn Sie ermutigen den Gesprächspartner zum Weitersprechen und zeigen gleichzeitig Ihr Interesse.

Körperhaltung

Sie vermitteln den Eindruck von Selbstsicherheit, ganz gleich wie Sie sich fühlen, wenn Sie gerade stehen und den Kopf hoch halten. Wenn Sie einem Menschen zum erstenmal begegnen, dürfen Sie nicht zu nahe an ihn herantreten, aber auch nicht zu weit weg von ihm stehen. Vielen Leuten ist es unangenehm, wenn ein Unbekannter ihnen zu sehr »auf die Pelle« rückt, weil es ihnen wie ein Eindringen in ihren persönlichen Freiraum vorkommt. Andererseits ist die körperliche Nähe ein Zeichen dafür, daß man sich angezogen fühlt, und darum können Sie diesen Wink ruhig geben, wenn Sie eine Beziehung intimer gestalten wollen. Im Gegensatz dazu vermittelt ein gebührender Abstand den Eindruck von Reserviertheit oder sogar Mißtrauen.

Körperkontakt

Erlauben Sie sich ruhig eine diskrete Berührung, um einer Frau anzudeuten, daß sie Ihnen gefällt. Achten Sie genau auf ihre Reaktion, damit Sie nicht die Grenze zwischen Interessezeigen, das meist willkommen ist, und »Betätscheln«, das nicht gemocht wird, überschreiten. Den Arm oder die Hand einer Frau sanft zu drücken, wenn Sie sie begrüßen oder ihr auf Wiedersehen sagen, ist herzlicher und weniger förmlich als ein einfacher Händedruck, aber weitaus weniger intim als ein Kuß. Haben Sie den ersten Kontakt erst hergestellt, können Sie mit längeren oder häufigeren Berührungen weitergehen. Beginnen Sie mit »unverfänglichen« Gesten, einer kurzen Knieberührung zum Beispiel, um eine Stelle in Ihrem Gespräch zu unterstreichen, ein leichtes Streicheln ihrer Hand mit Ihrer eigenen Hand, wenn Sie ihr etwas reichen, ein längeres Festhalten ihrer Hand beim Verabschieden — und gehen Sie dann zu sexuell Eindeutigerem über. Ergreifen Sie ihre Hand im Kino oder wenn Sie mit ihr spazierengehen. Wenn sie ihre Hand nicht wegzieht und womöglich sogar mit den gleichen Gesten reagiert, dann werden Sie wohl bald weitergehen können, sie umarmen und küssen, was schließlich zum gegenseitigen Streicheln und Ertasten des Körpers führt.

Stimme

Entscheidend für den ersten Eindruck, den Sie auf andere Menschen machen, ist, neben Ihrem Aussehen, Ihre Stimme. Sie können einen Eindruck davon bekommen, wie andere Ihre Stimme hören, wenn Sie eine Tonbandaufnahme von sich machen. Nur wenigen Menschen gefällt anfangs der Klang ihrer eigenen Stimme, aber versuchen Sie die Eigenheiten herauszufinden, an denen es vielleicht liegt, daß sie anderen eigenartig oder störend vorkommt, womöglich ist das zu ändern. Nuscheln Sie zum Beispiel? Nehmen Sie sich vor, deutlicher und lauter zu sprechen, um gut verstanden zu werden, ohne übertrieben zu wirken. Klingt Ihre Stimme schrill oder monoton? Versuchen Sie, Ihre Stimme zu senken oder den Tonfall zu variieren. Legen Sie Ausdruck in das, was Sie sagen, aber überbetonen Sie nicht einzelne Worte. Schließlich brauchen Sie nur Gespräche zu führen, nicht die Redekunst zu beherrschen, um den Anforderungen, die an Sie gestellt werden, zu genügen. Bemühen Sie sich auch, eigenartige Angewohnheiten, wie häufiges Stocken oder nervöses Kichern auszumachen und abzustellen.

Die Kunst der Konversation

Das Gespräch ist der wesentliche Bestandteil des sozialen Erfolgs. Wenn Sie gute Gespräche führen können, machen Sie auf die Menschen, denen Sie begegnen, einen guten Eindruck, und Sie können dann auch zuversichtlich auf eine neue Partnerschaft zugehen. Wenn Sie Schwierigkeiten haben, mit anderen Leuten ins Gespräch zu kommen, wenn niemand auf Sie eingeht oder wenn an weiteren Gesprächen mit Ihnen niemand interessiert ist, dann liegt das vielleicht daran, daß Sie, ohne es zu bemerken, einige schlechte Gewohnheiten entwickelt haben. Beachten Sie dann die folgenden Ratschläge.

☐ Gestalten Sie das Gespräch zu Beginn noch weitgehend neutral, so daß es für Sie oder für Ihre Gesprächspartnerin leicht ist, sich jederzeit zurückzuziehen. Reden Sie über Dinge, die keinen Streit auslösen können und vom anderen keine intimen Geständnisse verlangen, ehe Sie

sich persönlicheren Themen zuwenden. Es ist ein Fehler, zu früh zu viel zur Sprache zu bringen. Wenn Sie gleich beim ersten Gespräch die intimsten Einzelheiten Ihres Lebens preisgeben, können Sie Ihr Gegenüber mit Ihrer Direktheit regelrecht verschrecken.

☐ Wenn Sie jemanden zum erstenmal sehen, sollten Sie sich weder über noch unter Wert verkaufen. Es ist völlig normal, wenn Sie sich in einem möglichst günstigen Licht präsentieren wollen, doch bedenken Sie, daß es sehr schwierig sein kann, einem falschen Bild gerecht zu werden.

☐ Schweifen Sie nicht vom Thema ab, reden Sie nicht zuviel über sich selbst oder unterbrechen Sie nicht dauernd, wenn ein anderer das Wort hat.

☐ Beantworten Sie niemals eine Frage mit einem einfachen Ja oder Nein. Dadurch wird jede Unterhaltung beendet, noch ehe sie richtig in Schwung gekommen ist. Geben Sie ausführlichere Antworten, so daß Ihr Gesprachspartner Anknupfungspunkte findet, um die Diskussion fortzuführen.

☐ Reden Sie über etwas, das Sie wirklich interessiert, und seien Sie in dem, was Sie sagen, überzeugend. Noch besser ist es, wenn Sie etwas Gemeinsames finden — etwa ein Interesse, das Sie beide haben, oder einen Freund, den Sie beide kennen, damit das Gespräch in Gang bleibt.

☐ Achten Sie darauf, daß keine langen Pausen entstehen. Wenn Ihnen kein neues Thema einfällt, beziehen Sie sich auf das, was Ihr Gesprächspartner zuletzt gesagt hat, und setzen Sie die Konversation mit einer Bemerkung oder, noch besser, mit einer Frage fort.

☐ Auch Zuhören ist keineswegs eine rein passive Angelegenheit. Machen Sie hin und wieder eine ermutigende Bemerkung, um so zu bekunden, daß Sie tatsächlich zuhören. Wenn Sie an der Reihe sind, dann versichern Sie Ihrer Partnerin ausdrücklich, daß Sie alles, was sie gesagt hat, verstanden haben, und daß es Ihnen gefallen hat.

☐ Fragen Sie sich, wenn das Gespräch zu Ende ist, wie ausgeglichen es war. Haben Sie die ganze Zeit geredet? Oder haben Sie so gut wie nichts gesagt? Haben Sie das Gefühl, mehr über die andere Person zu wissen, als diese über Sie? Oder ist es genau umgekehrt? Im Idealfall sollten beide Gesprächspartner gleich viel »preisgegeben« haben, so daß keiner das Gefühl hat, der andere würde sich ihm verschließen. Sie sollten auch nicht das Gefühl haben, Ihr Gesprächspartner hätte mehr persönliche Informationen mitgeteilt, als Sie bereit sind, über sich zu erzählen.

☐ Beim ersten Zusammentreffen sollten Sie ein Gespräch nur so lange führen, wie Sie sich dabei wohlfühlen. Bei einer Party oder anderen Zusammenkünften sollten Sie nicht wie eine Klette an dieser einen Gesprächspartnerin hängen. Besser ist es, die Konversation in einem günstigen Augenblick zu beenden. Damit lassen Sie Ihrer neuen Bekannten den Freiraum, auch noch andere Leute kennenzulernen. Sollte sie Ihnen wirklich gut gefallen, dann sagen Sie ihr, daß Sie sich in ihrer Gesellschaft wohlgefühlt haben und sie gerne näher kennenlernen möchten (»Es war angenehm, mit Ihnen zu reden, vielleicht sehen wir uns später noch einmal«).

Der sexuelle Erfolg

Viele Männer sind unglücklich und frustriert, weil sie glauben, sie hätten bei Frauen keinen Erfolg. Dieses Gefühl zu versagen, verschlimmert sich noch dadurch, daß manche anderen Männer überhaupt keine Schwierigkeiten zu haben scheinen, durchaus bereitwillige Partnerinnen zu finden. Doch die Männer, die offensichtlich besonders erfolgreich sind, müssen nicht unbedingt einen regen Umgang mit Frauen pflegen oder ein ausgefülltes Sexualleben haben. Ihr größtes Vergnügen finden sie nicht in einer von Liebe und Gemeinsamkeit bestimmten Sinnlichkeit, sondern darin, aus der Sexualität einen sportlichen Wettkampf zu machen. Diese Männer genießen die Jagd oder die Verführung einer bildschönen neuen Partnerin in der Öffentlichkeit. Haben sie erst einmal ihr Ziel erreicht, schmilzt ihr Vergnügen dahin, denn sie sind unfähig, eine echte Beziehung aufzubauen, und statt sich um ihre Partnerin zu kümmern, steuern sie lieber geschickt auf die nächste Eroberung zu. Dem Außenstehenden mag diese Art der Promiskuität beneidenswert erscheinen, doch in Wirklichkeit ist es kein besonders befriedigender Lebensstil.

Der wahre sexuelle Erfolg hängt ab von solchen Dingen wie Selbstachtung, souveränem Auftreten, der Fähigkeit, sich zu entspannen, und einem aufrichtigen, mitfühlenden Interesse an Frauen. Die folgenden Tips sollen Ihnen in dieser Richtung behilflich sein. Bedenken Sie, auch wenn Sie glauben, Sie seien allzu durchschnittlich oder unauffällig, es gibt einige Frauen, die sich ausgerechnet für Männer wie Sie interessieren. Wenn Sie sich dessen bewußt sind, müssen Sie nicht dauernd einer Partnerin nachjagen.

Die erste Verabredung

Es empfiehlt sich, das erste Rendezvous mit einer Partnerin nicht zu »bedeutungsvoll« zu gestalten. Wahrscheinlich fühlen Sie beide sich viel wohler, wenn es eher zwanglos und nicht so förmlich verläuft. Gehen Sie zusammen mittagessen, oder trinken Sie einmal zusammen eine Tasse Kaffee, so daß Sie sich gegenseitig kennenlernen können, ohne sich insgeheim fragen zu müssen, was anschließend geschehen soll. Erwarten Sie nicht, hereingebeten zu werden, wenn Sie sie an ihrer Haustür abholen, und erscheinen Sie dort weder zu früh noch zu spät. Seien Sie nicht zu geizig, aber geben Sie sich auch nicht zu verschwenderisch. Regen Sie sich nie über die Höhe der Rechnung auf, wenn Sie ein gemeinsames Essen bezahlen. Wenn sie Sie zu einem Drink einladen oder ihren Teil der Rechnung selbst bezahlen will, akzeptieren Sie das. Das macht Sie beide gleichberechtigter, und sie merkt, daß sie bei allem, was Sie tun, frei entscheiden kann. Wenn Sie den Eindruck haben, daß sie ihr Angebot nur aus Höflichkeit gemacht hat, dann nehmen Sie es nicht sofort an. Wenn sie wirklich bezahlen will, dann besteht sie darauf, und dann sollten Sie ihr auch nachgeben.

Sie setzen Geld ein, aber nehmen Sie sich auch genug Zeit und Kraft, wenn Sie planen, wohin Sie gehen, und was Sie tun wollen. Versuchen Sie, sich vorzustellen, was ihr vielleicht besonderen Spaß machen könnte. Bieten Sie ihr an, für sie beide zu kochen, und sorgen Sie für gedämpfte Beleuchtung, gute Musik und eine ordentlich aufgeräumte Wohnung. Finden Sie heraus, welche Musik sie mag, und besorgen Sie die entsprechenden Schallplatten oder Tonbänder. Oder sehen Sie sich zusammen einen guten Film im Fernsehen an. Wenn Sie sie zum Essen ausführen, wählen Sie ein Restaurant mit Atmosphäre. Schlagen Sie ihr jedoch nichts vor, was sie verunsichern könnte. Unter Umständen beunruhigt es sie zum Beispiel, wenn Sie für ein gemeinsames Picknick einen besonders abgelegenen oder einsamen Ort aufsuchen. Seien Sie flexibel mit Ihren Verabredungen — wenn eine Planänderung in letzter Minute unvermeidbar ist, oder wenn sie die Verabredung absagen will, dann reagieren Sie verständnisvoll. Und zeigen Sie niemals, wenn Sie mit ihr zusammen sind, zu starkes Interesse an anderen Frauen, denen Sie begegnen oder die Sie sehen.

Das richtige Timing

Angenommen, Sie treffen sich nach der ersten Verabredung auch weiterhin, so wird früher oder später für Sie die Frage auftauchen, ob Sie den nächsten Schritt zu einer sexuellen Beziehung tun sollen. Die Anfangsstadien einer solchen Beziehung gleichen einem Spiel, in dem jeder von Ihnen seine Spielzüge macht, auf die der andere reagiert, wobei sich im Idealfall die Situation in dem Tempo entwickelt, das Ihnen beiden entspricht. Ein Gefühl für die Wahl des richtigen Zeitpunktes ist ungeheuer wichtig, denn nur dann können Sie beurteilen, wann Sie das Tempo beschleunigen oder verzögern müssen, um so Ihre Position zu festigen.

Wenn Ihr Timing — die Wahl des richtigen Zeitpunkts — sich als falsch erweist, dann wahrscheinlich deshalb, weil Sie versucht haben, nur aus Ihrer Sicht zu handeln. Sie haben die Signale, mit denen Ihre Partnerin Ihnen mitteilen wollte, wann sie für den nächsten Schritt bereit ist, entweder ignoriert oder falsch verstanden. Gehen Sie zu langsam vor, dann wird sie wahrscheinlich ungeduldig, oder sie verliert das Interesse. Gehen Sie zu schnell vor, setzen Sie sie unter einen zu großen Druck. Das könnte sie in eine Lage bringen, in der sie Sie zurückweist oder sich selbst zurückzieht, weil sie noch nicht bereit ist, den nächsten Schritt zu tun, und glaubt, daß Sie der Beziehung nur eine einzige Entwicklung offenhalten wollen.

Wenn Sie sich mit jemand verabreden wollen und einen Korb erhalten, empfinden Sie das sicher oft als persönliche Ablehnung, dabei ist es vielleicht nur die Folge eines schlechten oder unglücklichen Timings. Sie haben vielleicht einen Augenblick erwischt, in dem sie gerade mit einem anderen Mann zu tun hatte, oder Sie haben sie kennengelernt, als sie unter Nachwirkungen einer Beziehung stand und nichts weiter brauchte als Ruhe und Unabhängigkeit, um ihr emotionales Gleichgewicht wiederzufinden. Wenn Sie glauben, daß dies der Fall sein könnte, dann lassen Sie sich nicht so sehr entmutigen. Halten Sie sich alle Möglichkeiten offen, indem Sie auch weiterhin einen zwanglosen Kontakt pflegen und Ihr Glück zu einem späteren Zeitpunkt versuchen. Sollten Sie jedoch beim zweiten Versuch die gleiche Reaktion erleben, dann gestehen Sie sich Ihre Niederlage ein und ziehen sich zurück.

Beurteilung ihrer Reaktion

Vorausgesetzt, Ihr Timing war glücklich, und Ihre Körpersprache sendet die richtigen Signale aus, so sollten Sie eigentlich die Reaktionen Ihrer Partnerin »lesen« und verstehen können und merken, wann sie damit einverstanden ist, daß Sie die Entwicklung beschleunigen. Hochgezogene Augenbrauen, weit geöffnete Augen und geweitete Pupillen sind ermutigende Reaktionen. Wenn Sie sich gegenseitig immer länger und intensiver in die Augen schauen, so ist auch dies ein eindeutiges »Mach-weiter«-Signal. Zeigen Sie ihr, wie angenehm es Ihnen ist, wenn sie Ihre körperliche Nähe sucht oder zumindest nicht abrückt, wenn Sie ihr näherkommen. Es bedeutet ebenfalls eine freundliche Reaktion, wenn Sie etwas sagen und sie mit einem Ausdruck begeisterter Zustimmung mit dem Kopf nickt oder wenn sie Sie gelegentlich berührt, um eine Ausführung, die sie im Gespräch macht, zusätzlich zu unterstreichen.

Keine voreiligen Trugschlüsse

Wenn Ihre sexuellen Angebote immer wieder abgeschmettert werden, dann kann das daran liegen, daß Sie wähnen, sie hätten auf Sex ein Anrecht, und dabei die Entscheidungsfreiheit Ihrer Partnerin so einschränken, daß eine Zurückweisung eigentlich unvermeidlich ist. Die folgenden Ratschläge sollen Ihnen helfen, Ihre Situation neu zu überdenken und dadurch Ihre Erfolgschancen bei künftigen Sexualpartnerinnen zu verbessern.

☐ Sehen Sie nicht in jeder Frau ein Sexualobjekt oder Beutestück, kaum daß Sie sie kennengelernt haben. Ein Mann, der sagt: »Gehen wir zu mir oder zu dir?«, sobald man ihn vorgestellt hat, mag damit einige Male Glück haben, weitaus häufiger jedoch nicht.

☐ Verwechseln Sie nicht entgegenkommendes Benehmen mit sexueller Ermutigung. Wenn eine Frau höflich oder sogar liebenswürdig zu Ihnen ist, heißt das noch lange nicht, daß sie auch bereit ist, mit Ihnen ins Bett zu gehen — zumindest nicht gleich. Achten Sie auf deutliche Anzeichen von sexuellem Interesse, ehe Sie einen entsprechenden Schritt unternehmen.

☐ Gehen Sie nicht davon aus, daß jede Begegnung, jedes Rendezvous zum Sex führt. Gestalten Sie Ihre ersten Verabredungen ganz zwanglos, so daß Sie sich erst einmal gegenseitig kennenlernen können.

☐ Seien Sie nicht zu schnell vertraut. Zeigen Sie Ihre Bewunderung für eine Frau in der Art und Weise, wie Sie sie anschauen, und in Ihrem Interesse für das, was sie sagt und tut. Solange Sie sich jedoch Ihrer Sache nicht ganz sicher sind, sollten Sie sich mit Liebesgeflüster und körperlichen Zärtlichkeiten bei den ersten Treffen zurückhalten.

Kleiner Sexual-Knigge

Wenn sich herausstellt, daß eine sexuelle Beziehung durchaus »drin« ist, bedenken Sie, daß Einfühlungsvermögen bei

einer neuen Sexualbeziehung eine ebenso große Rolle spielt wie beim Beginn einer jeden anderen Beziehung. Wenn Sie die folgenden Ratschläge annehmen, verstoßen Sie nicht so leicht gegen die sexuelle Etikette, und Sie sichern Ihrer Beziehung eine gute Entwicklung:

☐ Führen Sie stets ein Päckchen Kondome bei sich; falls Ihre Partnerin keine Verhütungsmethode anwendet (Sie sollten sie stets ausdrücklich danach fragen), können Sie Ängste vor einer Schwangerschaft beschwichtigen.

☐ Denken Sie daran, Ihr Bett frisch zu beziehen, wenn der Abend bei Ihnen enden soll. Versichern Sie Ihrer Partnerin, falls sie ihre Periode hat, daß dadurch — jedenfalls von Ihnen aus gesehen — Sex nicht unmöglich wird. Doch drängen Sie sie auch nicht, wenn sie lieber warten möchte, bis die Menstruation vorüber ist. Wenn sie aber einwilligt, dann legen Sie ein sauberes Handtuch zum Unterlegen bereit.

☐ Schlagen Sie ihr vor, erst gemeinsam zu baden, zu duschen oder sich gegenseitig zu massieren, vor allem dann, wenn einer von ihnen verkrampft oder nervös ist.

☐ Fragen Sie sie, wie und wo sie gern gestreichelt wird und versuchen Sie, genau herauszufinden, was sie eigentlich möchte. Vielleicht möchte sie die sexuell aktive Partnerin sein, oder sie möchte, ganz im Gegenteil, sich beim ersten Mal nur an Sie kuscheln und an Ihrer Seite einschlafen, anstatt mit Ihnen Sex zu haben.

☐ Greifen Sie unter keinen Umständen zum letzten Mittel der sexuellen Erpressung, indem Sie ihr sagen, daß Sie sie lieben, obwohl dies nicht der Fall ist, oder indem Sie ihr das Gefühl geben, weil Sie erregt sind, sei sie verpflichtet, etwas dagegen zu tun.

☐ Verwenden Sie keine der sogenannten Aphrodisiaka. Sie sind wirkungslos, und einige sind sogar gefährlich. Das stärkste Aphrodisiakum besteht darin, daß Sie ihr das Gefühl geben, unwiderstehlich und begehrenswert zu sein. Sagen Sie Ihrer Partnerin daher, wie sehr Sie sie bewundern und begehren, und üben Sie niemals Kritik an irgendwelchen Unzulänglichkeiten ihres Aussehens oder ihrer Figur.

Ihr erstes sexuelles Erlebnis

Selbst wenn Sie sexuell erfahren sind, können Sie anfangs mit einer neuen Partnerin Probleme haben. Sie wollen um jeden Preis einen guten Eindruck machen und sind vielleicht so angespannt und nervös, daß Sie keine Erektion zustande bekommen, auch wenn Sie das noch so sehr möchten. Wenn Sie eine Erektion bekommen, dann kann es sein, daß sie gleich wieder erschlafft, oder Sie erreichen in Ihrer Übererregtheit viel zu früh den Höhepunkt. Ähnlich ist die Situation, wenn es sich um Ihr allererstes sexuelles Erlebnis überhaupt handelt, allerdings können in diesem Fall die Probleme dadurch noch ungleich größer werden, daß Ihre Partnerin genauso unerfahren und nervös ist; was immer auch geschieht, steigern Sie sich nicht in das Gefühl hinein, daß Sie versagt haben, wenn alles nicht ganz so ist, wie Sie es erhofft haben, und nehmen Sie es nicht zu ernst, denn die Situation verbessert sich, wenn Sie Selbstvertrauen bekommen.

Die folgenden Vorschläge sollen Ihnen helfen, Ihr erstes sexuelles Erlebnis möglichst befriedigend zu gestalten.

☐ Sorgen Sie dafür, daß Sie Zeit und eine angenehme Umgebung haben, und daß Sie ungestört sind. Ihre sexuelle Unschuld können Sie natürlich innerhalb von fünf Minuten auf dem Rücksitz eines Autos loswerden, immer bedroht, entdeckt zu werden, aber das gibt Ihnen keine rechte Vorstellung davon, wie gut Sex wirklich sein kann.

☐ Überstürzen Sie nichts, vor allem dann nicht, wenn Ihre Partnerin sexuell ähnlich unerfahren ist. Überzeugen Sie sich, daß sie voll erregt ist, indem Sie sie mindestens zehn Minuten lang streicheln und stimulieren, ehe Sie in sie eindringen. Wenn sie voll erregt ist, wird die Penetration durch die vaginale Sekretion leichter. Wenn sie innerlich verkrampft ist, weil es auch bei ihr das erste Mal ist, dann ist es für Sie beide sicher angenehmer, wenn Sie Ihren Speichel oder ein künstliches Gleitmittel zuhilfe nehmen.

☐ Wählen Sie eine Mann-oben-Stellung (siehe STELLUNGEN BEIM GESCHLECHTSVERKEHR, S. 211) und schieben Sie ein Kissen unter die Hüften Ihrer Partnerin, so daß Sie einfacher in sie eindringen können. Spreizen Sie mit den Fingern behutsam die Schamlippen und führen Sie den Penis zwischen ihnen ein.

☐ Drücken Sie sanft, aber stetig. Sicher müssen Sie einigen Druck aufwenden, wenn sie noch Jungfrau ist, aber stoßen Sie nicht zu kräftig zu. Das Hymen ist keine echte Barriere, da es nur eine sehr dünne Membrane ist, die den Scheideneingang nur teilweise bedeckt. Es gibt einen ganz geringen Schmerz und praktisch keinen Blutverlust, wenn das Hymen reißt.

☐ Jetzt beginnen Sie, leichte Stöße auszuführen (aber nicht zu tief, wenn es bei ihr das erste Mal ist). Keiner von Ihnen sollte enttäuscht sein, wenn sie keinen Orgasmus erreicht; nur wenige Frauen schaffen das bei den ersten Malen, und einige schaffen es nur selten, selbst wenn sie regelmäßigen Geschlechtsverkehr haben. Die meisten Frauen, die einen Orgasmus beim Geschlechtsverkehr erleben können, haben das gelernt, denn es geschieht bei ihnen nicht automatisch wie bei Männern.

▽ **Erster Geschlechtsverkehr**
Ihr erster Geschlechtsverkehr wird wahrscheinlich ganz anders sein, als Sie es sich vorgestellt haben. Aber Sie sollten Ihre Enttäuschung nicht zu hoch bewerten, da Sie sehr viel Zeit haben, um die Kunst des Liebesspiels zu erlernen.

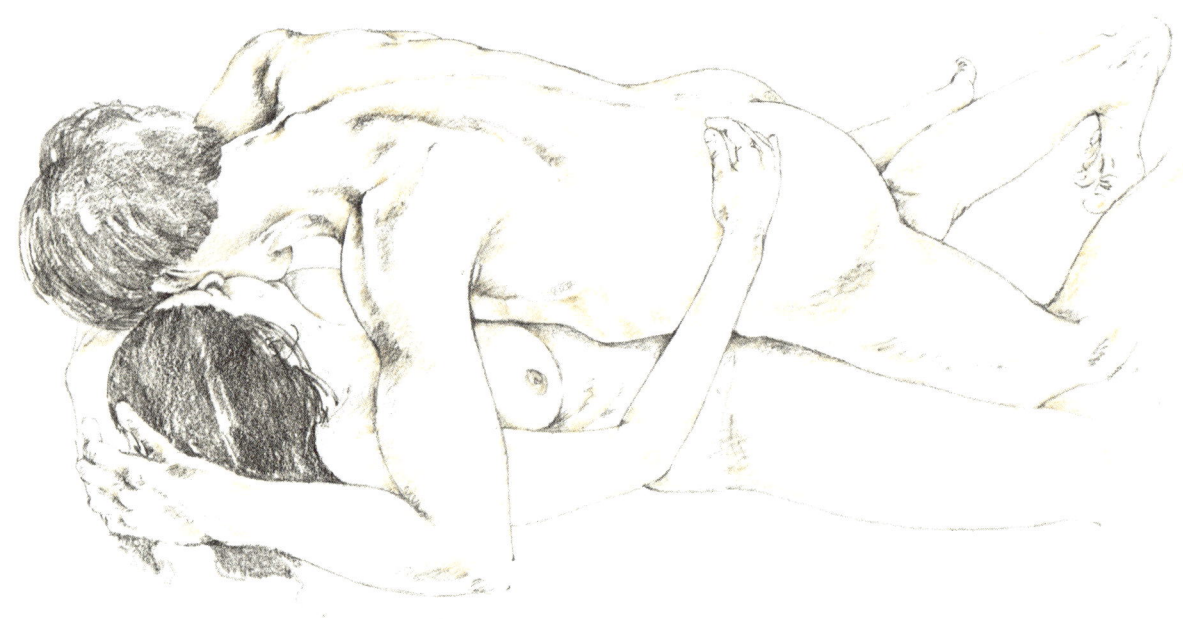

ANHANG
SEX UND GESUNDHEIT

Der folgende Fragebogen hilft Ihnen, aktuelle oder potentielle gesundheitliche Probleme zu erkennen, die Ihr Sexualleben nachteilig beeinflussen können. Gleichzeitig erhalten Sie Ratschläge, wie Sie in der jeweiligen Situation Abhilfe schaffen können, sofern das möglich ist.

1 Sind Sie wegen einer sexuell übertragbaren Krankheit in Behandlung, oder haben Sie eines der folgenden Symptome: Warzen, Entzündungen oder Bläschenbildungen am Penis; Ausfluß aus dem Penis; Schmerzen beim Wasserlassen?

Was Sie tun sollten
Wenn Sie sich in ärztlicher Behandlung befinden, sollten Sie auf Sex verzichten. Falls Sie eines der oben genannten Symptome bei sich beobachten, sollten Sie ebenfalls auf Sex verzichten, bis ein Arzt Sie untersucht hat, da Sie eventuell unter einer sexuell übertragbaren Krankheit leiden können. Siehe SEXUELL ÜBERTRAGBARE KRANKHEITEN, S. 310.

2 Sind Sie in letzter Zeit ernsthaft krank gewesen?

Was Sie tun sollten
Krankheiten jeglicher Art können ein vorübergehendes Nachlassen Ihres sexuellen Verlangens bewirken. Lassen Sie sich ausreichend Zeit, sich zu erholen, und Ihr Verlangen, Ihre Leistungsfähigkeit und Ihr Vergnügen am Sex werden nach und nach zurückkehren. Falls Ihre Lustlosigkeit länger anhält, sollten Sie Ihren Arzt zu Rate ziehen.

3 Haben Sie ein Herzleiden, oder haben Sie in jüngster Vergangenheit einen Herzanfall erlitten?

Was Sie tun sollten
Ihr Arzt wird mit Ihnen über die Auswirkungen eines Herzanfalls auf Ihr Sexualleben sprechen und Ihnen wahrscheinlich empfehlen, vier oder fünf Wochen lang nach dem Herzanfall auf Geschlechtsverkehr zu verzichten. Danach gibt es normalerweise keinen Grund mehr, Sex zu meiden. Siehe auch die Informationen zum Herzanfall unter KRANKHEIT UND SEX, S. 308.

4 Leiden Sie unter Diabetes?

Was Sie tun sollten
Wenn Sie seit mehr als fünf Jahren unter Diabetes leiden, und vor allem dann, wenn Sie stets Schwierigkeiten hatten, Ihren Blutzuckerspiegel unter Kontrolle zu halten, haben Sie wahrscheinlich Erektionsprobleme. Da Zuckerkranke über diese Erscheinung informiert werden, kommt es manchmal zu übertriebenen Ängsten, so daß es eher die Angst vor dem Versagen als die Krankheit selbst ist, die Probleme entstehen läßt. Siehe die Ratschläge zur Diabetes unter KRANKHEIT UND SEX, S. 308.

5 Leiden Sie unter einer anderen chronischen oder schmerzhaften Krankheit?

Was Sie tun sollten
Ungeachtet der Ursache mindern Schmerzen gewöhnlich Ihre Leistungsfähigkeit und Ihr Verlangen nach Sex. Siehe KRANKHEIT UND SEX, S. 308.

6 Nehmen Sie regelmäßig Medikamente ein?

Was Sie tun sollten
Einige Medikamente — zum Beispiel solche, die gegen hohen Blutdruck verabreicht werden — können den Sexualtrieb und die Leistungsfähigkeit beeinträchtigen. Möglicherweise kann Ihr Arzt Ihnen statt dessen ein Medikament mit geringeren Nebenwirkungen verschreiben. Siehe **Die Nebenwirkungen von Drogen auf das Sexualleben,** S. 309.

7 Sind Sie daran gewöhnt, täglich mehr als drei Flaschen Bier zu trinken oder drei harte Drinks zu nehmen?

Was Sie tun sollten
Sie sollten wissen, daß starker Alkoholkonsum Ihr sexuelles Verlangen und Ihre Leistungsfähigkeit stark beeinträchtigen kann. Starke Trinker unterliegen außerdem dem Risiko chronischer Erektionsprobleme.

8 Sind Sie erheblich übergewichtig (mehr als 25 Pfund über Ihrem Idealgewicht)? Ziehen Sie Ihren Arzt zu Rate.

Was Sie tun sollten
Versuchen Sie abzunehmen. Abgesehen davon, daß Sie viele potentielle Sexualpartnerinnen abschrecken, macht Sie die Fettleibigkeit kurzatmig, unbeweglich, und daher wird auch Ihre sexuelle Leistungsfähigkeit geschwächt.

9 Befinden Sie sich wegen Depressionen in ärztlicher Behandlung?

Was Sie tun sollten
Starke Depressionen beeinträchtigen gewöhnlich Ihre Selbstachtung und mindern infolgedessen auch Ihr sexuelles Selbstvertrauen. Außerdem nimmt Ihre Liebesfähigkeit ab, und es entstehen Erektionsprobleme. Ihr Interesse am Sex dürfte wieder zunehmen, wenn die Krankheit geheilt ist.

10 Sind Sie starker Raucher?

Was Sie tun sollten
Versuchen Sie, den Tabakkonsum einzuschränken, vor allem wenn Sie mittleren Alters sind. Da Nikotin nach jüngsten Untersuchungen die Blutzufuhr zum Penis beeinträchtigen kann, kann starker Tabakkonsum zu Erektionsversagen führen.

KRANKHEIT UND SEX

Unten folgt eine Liste ernster Krankheiten, die die sexuelle Funktionsfähigkeit beeinträchtigen. Dieser Zustand ist in vielen Fällen medikamentös zu lindern, und Ihr Arzt kann Ihnen sicherlich weitere praktische Ratschläge geben.

Diabetes mellitus

Dieses Leiden kann zu Erektionsproblemen führen, die um so schwerwiegender sind, je älter Sie sind und je länger Sie unter dieser Krankheit leiden. Falls die Diabetes allein durch eine Diät behandelt wird, ist die Wahrscheinlichkeit sehr viel geringer, daß dieses Problem auftaucht.

Was Sie tun sollten
Zerbrechen Sie sich nicht den Kopf über mögliche Folgen — oft genug ist das Problem gar nicht so schlimm, aber das Kopfzerbrechen darüber kann über kurz oder lang zu einem Verlust des sexuellen Interesses führen.

Herzanfall

Erektionsprobleme sind kurz vor oder für einige Zeit nach einem Herzanfall durchaus üblich. Die Ursache ist wahrscheinlich eine verminderte Blutversorgung des erektilen Gewebes. Das Hauptproblem ist jedoch die Angst, daß sexuelle Aktivitäten zu weiteren Herzanfällen führen können.

Was Sie tun sollten
☐ Wenn Ihr Arzt Ihnen mitteilt, Sie könnten sich wieder leichtere Anstrengungen zumuten, können Sie davon ausgehen, daß Sex nicht gefährlich ist.

☐ Gewöhnen Sie sich daran, wieder zu masturbieren, ehe Sie den Sex mit einer Partnerin erneut aufnehmen.

☐ Gestalten Sie Ihre sexuellen Kontakte so streßfrei wie möglich. Neue Partnerinnen oder unerlaubte Beziehungen können bei Ihnen innere Spannungen auslösen, was bei einer vertrauten Partnerin in einer bekannten Umgebung nicht der Fall ist.

☐ Nehmen Sie zunächst alles nicht so schwer, mit gelegentlichen Ruhepausen und ohne Sex-Gymnastik. Nach ungefähr sechs Monaten sollte sich Ihre sexuelle Aktivität wieder normalisiert haben.

Multiple Sklerose

Erektionsschwierigkeiten sind durchaus üblich, und die Sensibilität des Penis und die Ejakulationsfähigkeit können verlorengegangen sein. In einigen Fällen kann allerdings aufgrund einer gesteigerten Empfindlichkeit ein Orgasmus oder auch nur eine Berührung als unangenehm empfunden werden.

Was Sie tun sollten
Erzeugen Sie eine Erektion durch direkte Stimulierung, denn das wirkt häufig, wenn die Phantasie versagt.

Arthritis

Eine geringere Beweglichkeit und die Einschränkung sexueller Aktivitäten sind gewöhnlich Begleiterscheinungen dieser und anderer Krankheiten, zu deren Symptomen versteifte oder schmerzende Gelenke gehören.

Was Sie tun sollten
☐ Wählen Sie zum Liebesspiel die Tageszeit, in der Sie die geringsten Schmerzen haben.

☐ Falls sie Ihnen verordnet wurden, nehmen Sie Schmerzmittel etwa eine halbe Stunde vor Beginn Ihrer sexuellen Aktivitäten ein.

☐ Ruhen Sie sich vorher aus, und nehmen Sie ein warmes Bad.

☐ Experimentieren Sie, um die bequemste Stellung zu finden. Falls Bewegungen Ihnen schwerfallen, entscheiden Sie sich für eine Stellung, in der Ihre Partnerin den wesentlichen Teil der notwendigen Sex-Aktionen übernehmen kann. Aber wenn Sie ihr Gewicht nicht tragen können, dann wählen Sie eine Stellung, bei der Sie von hinten eindringen, oder eine, bei der Sie nebeneinander liegen (siehe STELLUNGEN BEIM GESCHLECHTSVERKEHR, S. 211).

Ileostomie/Kolostomie (Anlegung künstlicher Darmausgänge)

Erektionsschwierigkeiten und gelegentlich Ejakulationsprobleme oder retrograde Ejakulation (in die Blase) sind mögliche Folgen dieser Operationen, speziell bei älteren Männern, deren Mastdarm zum Teil oder ganz entfernt wurde. Schamgefühle und die Angst vor einem Auslaufen des Beutels können das sexuelle Vergnügen beeinträchtigen.

Was Sie tun sollten
☐ Überzeugen Sie sich zuerst, daß Ihr Beutel fest sitzt und dicht ist.

☐ Lernen Sie es abzuschätzen, wann Ihr Beutel voll ist, und stellen Sie Ihr Liebesspiel darauf ein. Wahrscheinlich ist es für Sie am günstigsten, erst eine oder zwei Stunden nach einer Mahlzeit abzuwarten, ehe Sie sexuell aktiv werden.

☐ Falls Ihnen der Beutel im Weg ist, versuchen Sie eine andere Stellung. Zum Beispiel ist er sehr viel weniger lästig, wenn Ihre Partnerin auf Ihnen sitzt.

☐ Erklären Sie einer neuen Partnerin bereits vor dem ersten sexuellen Kontakt Ihre Krankheit. Versichern Sie ihr, daß Sex dem Stoma (künstlicher Darmausgang) keinen Schaden zufügen oder andere medizinische Probleme hervorrufen kann.

- Wenn Sie mit einer neuen Partnerin zusammen sind oder wenn Sie sich noch nicht so vollkommen an den Beutel gewöhnt haben, daß Sie ihn nicht mehr als störend empfinden, fühlen Sie sich vielleicht wohler, wenn Sie ihn anfangs unter einem Kleidungsstück verstecken.

Rückenmarksverletzungen

Die Erektionsfähigkeit kann gestört sein — wie stark, hängt vom Ort und der Schwere der Verletzung ab. Jedoch kann eine Erektion oft mittels physischer oder psychischer (mentaler) Stimulation erreicht werden. Die Ejakulationsfähigkeit ist häufig nicht mehr vorhanden, und bei den Männern, die zur Ejakulation noch fähig sind, hat die Fruchtbarkeit meistens drastisch abgenommen.

Was Sie tun sollten
Falls Sie eine Teilerektion haben:
- Wenden Sie jede Methode an, die erfolgreich ist. Im Falle der direkten Stimulation sollten Sie Ihrer Partnerin klarmachen, daß sie Ihren Penis ständig reizen muß, um die Erektion zu erhalten.

- Experimentieren Sie, um die Stellung herauszufinden, in der eine Erektion am standhaftesten ist. Häufig ist eine Stellung, in der die Frau rittlings auf dem Mann sitzt, die geeignetste.

- Mit Unterstützung durch Ihre Partnerin dürfte es Ihnen möglich sein, Ihren Penis in ihre Scheide einzuführen. Danach fassen Sie die Peniswurzel an und bewegen den Penis mit der Hand in der Scheide.

Falls Sie keine Erektion haben:
- Bedenken Sie, daß Sie und Ihre Partnerin zu sexueller Liebe fähig sind, indem Sie die Hände und den Mund gebrauchen (siehe STIMULIERUNGSTECHNIKEN, S. 206). Möglicherweise stellen Sie fest, daß die Empfindlichkeit anderer Partien Ihres Körpers, besonders der Bereich oberhalb Ihrer Genitalien, deutlich zugenommen hat.

- Künstliche Hilfsmittel wie zum Beispiel Vibratoren können hilfreich sein. Wenn Ihnen beiden die Vorstellung zusagt, versuchen Sie es mit einem künstlichen Penis. Dieser wird an Ihren Körper geschnallt, und ist entweder massiv oder hohl, so daß Ihr Penis darin Platz findet.

- In manchen Fällen können mechanische Hilfen verwendet werden, um den Penis zu stützen. Diese bewirken entweder eine permanente Erektion, oder sie sind knickbar, so daß der Penis herabhängt, wenn keine Erektion gewünscht wird.

DIE NEBENWIRKUNGEN VON DROGEN AUF DAS SEXUALLEBEN

Nur wenige Drogen und Medikamente bereichern das sexuelle Erleben, die meisten haben gegenteilige Wirkungen, und diese sind oft von der Dosis abhängig. Drogen, die einen Einfluß auf die Sexualfunktionen haben, führen bei Frauen und Männern zu den gleichen Wirkungen, allerdings ist die Variationsbreite der Reaktionen individuell sehr unterschiedlich.

DROGE	NEBENWIRKUNG		DROGE	NEBENWIRKUNG	
	sexuelles Verlangen	Reaktion/Orgasmus		sexuelles Verlangen	Reaktion/Orgasmus
ALKOHOL	↑	↓	MARIHUANA	↑	—
AMPHETAMINE, WECKAMINE	↑	↓	OPIATE	↓	↓
ANTIDEPRESSIVA	—	↓	TABAK (NIKOTIN)	↓	↓
BLUTDRUCK-SENKENDE MITTEL	↓	↓			
KOKAIN	↑	↓			
HALLUZINOGENE	—	↓			

SEXUELL ÜBERTRAGBARE KRANKHEITEN

Sexuell übertragbare Krankheiten (sogenannte »Geschlechtskrankheiten«) werden fast immer durch vaginalen oder analen Geschlechtsverkehr oder durch oral-genitalen Kontakt von einer Person zur anderen weitergegeben. Die meisten Organismen, die solche Krankheiten verursachen, gedeihen ausschließlich in einem warmen, feuchten Milieu und können außerhalb des Körpers nicht länger als nur wenige Minuten überleben. Daher ist es praktisch unmöglich, sich durch Kontakt zum Beispiel mit einer Toilettenbrille eine Geschlechtskrankheit zuzuziehen, obgleich eine Infektion mit einem Handtuch durchaus möglich ist, wenn man es unmittelbar nach einer infizierten Person benutzt.

Es ist unbedingt erforderlich, sich an einen Arzt oder an eine darauf spezialisierte Klinik zu wenden, wenn Sie annehmen, daß Sie sich mit einer Geschlechtskrankheit infiziert haben. Die Behandlung ist einfach und fast immer erfolgreich, vorausgesetzt, sie beginnt früh genug. Sie sollen keinerlei sexuelle Beziehungen unterhalten, bis Sie vollkommen geheilt sind, und es ist wichtig, daß Ihre Sexualpartnerinnen ebenfalls einen Arzt aufsuchen, da Sie während der Inkubationszeit weitere Personen infiziert haben können, ohne irgendwelche Symptome für eine Infektion an sich selbst festgestellt zu haben.

Unspezifische Urethritis (Harnröhrenentzündung)

Dies ist die häufigste sexuell übertragbare Krankheit, und 80 Prozent aller Erkrankten sind männlichen Geschlechts. In etwa 45 Prozent aller Fälle wird diese Krankheit wahrscheinlich durch eine Bakterie namens Chlamidia ausgelöst, jedoch können vermutlich auch andere Mikroben diese Krankheit verursachen.

Symptome: Juckreiz an der vorderen Penisspitze, manchmal verbunden mit einem geringen, klaren Ausfluß. Diese Symptome sind am ehesten morgens zu beobachten und treten etwa 1—5 Wochen nach erfolgter Infektion auf.

Behandlung: Mit Antibiotika. Ihre Partnerin sollte diese Behandlung mitmachen, auch wenn sich bei ihr keine Symptome zeigen. Sie sollten bis zum Ende der Behandlung auf den Geschlechtsverkehr verzichten.

Gonorrhö

Jährlich infiziert sich eine von 100 Personen mit Gonorrhö (allgemein bekannt unter der Bezeichnung »Tripper«). Sie tritt gehäuft bei Personen auf, die zahlreiche Sexualpartner haben, und etwa zwei Drittel aller Erkrankten sind männlichen Geschlechts. Ausgelöst wird diese Krankheit durch eine Bakterie, die durch vaginalen oder analen Geschlechtsverkehr oder durch oralen Sex weitergegeben wird.

Symptome: Schmerzen beim Wasserlassen und ein leichter Eiterausfluß. Die Symptome tauchen innerhalb von 2—10 Tagen nach der Infektion auf. Unbehandelt breitet die Krankheit sich in den Geschlechtsorganen aus, wobei eine der Folgen eine Blockade des Urinflusses sein kann. Sie kann auch zur Sterilität führen. Eine anale Infektion ruft Nässe und Schmerzen am After hervor; eine orale Infektion kann zu Mundgeschwüren und Eiterherden in der Speiseröhre führen.

Behandlung: Mit Antibiotika. Bis zum Abklingen aller Symptome ist jeglicher sexueller Kontakt zu vermeiden, und ratsam ist außerdem, während der Behandlung auf jeglichen Alkoholgenuß zu verzichten.

Herpes im Genitalbereich

Eine Viruserkrankung, die durch direkten Körperkontakt übertragen wird. Nicht jeder, der mit Herpes in Berührung kommt, erkrankt auch, und viele Leute haben symptomfreie Attacken und entwickeln eine Immunität. Der erste Herpes-Schub kann 2—3 Wochen dauern. Etwa die Hälfte aller Erkrankten leidet unter unregelmäßig auftauchenden Schüben, jedoch werden diese im Laufe der Zeit immer kürzer und weniger heftig. Die Schübe treten gehäuft auf, wenn der Erkrankte körperlich erschöpft ist oder unter Streß steht.

Symptome: Ein Ausschlag an den Genitalien, der aus roten Flecken mit kleinen weißen Bläschen besteht, die aufplatzen und zu flachen, schmerzhaften Geschwüren führen können. Außerdem kann es zu erhöhter Empfindlichkeit und Schwellungen in der Schrittbeuge kommen sowie zu Schmerzen oder einem Brennen beim Wasserlassen, auch zu Fieber und einem allgemeinen Unwohlsein. Die Symptome zeigen sich etwa 12—20 Tage nach erfolgter Infektion.

Behandlung: Zur Zeit gibt es keine erfolgversprechende Behandlungsmethode, obgleich ein Medikament entwickelt wurde, das die Phase verkürzt, in der Sie infektiös sind. Ein Schmerzmittel wie Aspirin oder ein Lokalanästhetikum kann heftige Schmerzen lindern. Kalte Umschläge und Eispackungen lindern das allgemeine Unwohlsein, und hilfreich kann auch ein Bepinseln der erkrankten Fläche mit Enziantinktur sein. Tragen Sie weitgeschnittene Boxer-Shorts und nicht zu enge Hosen. Verzichten Sie, solange Sie die Symptome haben, auf jeglichen Sex, und benutzen Sie bis zu vier Wochen nach Abklingen der Symptome ein Kondom. Bedenken Sie jedoch, daß ein Kondom Ihre Partnerin nur dann schützt, wenn es die infizierte Hautfläche völlig abdeckt.

Genitale Warzen

Diese zeigen sich als kleine blumenkohlähnliche Schwellungen an den Genitalien oder im Bereich des Afters. Ausgelöst wird ihre Bildung durch einen Virus, der durch direkten Körperkontakt übertragen wird, und sie können innerhalb von 1—6 Monaten nach erfolgter Infektion entstehen.

Behandlung: Bepinselung mit einer ätzenden Tinktur oder durch Kälte oder elektrisches Ausbrennen.

Filzläuse

Diese winzigen blutsaugenden Insekten sind etwa 1—2 mm groß und kommen in der Schambehaarung bis hin zum Analbereich vor. Das weibliche Tier legt helle, glänzende Eier, die so fest an den Haaren kleben, daß sie durch einfaches Waschen nicht abzulösen sind. Die Läuse zeigen sich in größerer Zahl erst einige Wochen nach dem Kontakt mit der davon befallenen Person.

Symptome: Einige Leute haben überhaupt keine, während andere unter starkem Juckreiz leiden, der vor allem nachts auftritt.

Behandlung: Einreiben mit einer speziellen Salbe oder Lösung, welche die Läuse und ihre Eier abtötet.

Syphilis

Eine eher seltene Krankheit, die nur einen kleinen Prozentsatz aller Menschen befällt. Neunzig Prozent der Erkrankten sind männlichen Geschlechts, und die meisten davon sind homosexuell. Die Krankheit wird durch eine Bakterie ausgelöst, die durch die Schleimhäute der Genitalien, des Afters oder des Mundes in den Körper eindringt. Infizieren kann man sich aber auch über winzige Hautrisse oder Abschürfungen am ganzen Körper.

Symptome: Das erste Anzeichen ist eine offene Hautstelle, die sich hart anfühlt, ansonsten aber schmerzlos ist. Sie erscheint an der Infektionsstelle (gewöhnlich am Penis oder After), braucht bis zu ihrer Bildung etwa 9—90 Tage und ist hochinfektiös. Die wunde Stelle kann durchaus unbemerkt bleiben und verschwindet nach ein paar Wochen spurlos. Einige Wochen später kann sich am gesamten Körper ein nicht juckender Ausschlag bilden, begleitet von schmerzlosen Schwellungen der Lymphknoten und feuchten, warzenhaften und hochinfektiösen Knoten im Bereich des Afters, falls dies nicht der Infektionsort war. Nach einigen Wochen verschwindet der Ausschlag, und die Krankheit geht in ein symptomfreies Stadium über, das einige Jahre dauern kann. Ein Drittel aller Personen, die diese Krankheit nicht behandeln lassen, müssen unter ernsten Folgen der Krankheit leiden. Dazu gehören Blindheit, Paralyse und Irrsinn. In diesem Stadium endet die Krankheit tödlich.

Behandlung: Mit Antibiotika. Um zu gewährleisten, daß es nicht zu einem Rückfall kommt, müssen Sie sich für die Dauer von zwei Jahren nach abgeschlossener Behandlung regelmäßigen Bluttests unterziehen. Sie müssen natürlich bis zum Ende der Behandlung jeglichen sexuellen Kontakt vermeiden.

AIDS

AIDS (Abkürzung der englischen Bezeichnung »*A*cquired *I*mmune *D*eficiency *S*yndrome«) ist eine neue sexuell übertragbare Krankheit, die sich seit 1983 (6 bekannte Fälle) bis heute (1986: 826 bekannte Fälle) auch in der Bundesrepublik rasch ausbreitet. Sie wird durch das Virus HIV (*H*umanes *I*mmundefekt-*V*irus) verursacht. Die Inkubationszeit (Zeitspanne von der Ansteckung bis zum Ausbruch der Krankheit) kann 6 Jahre betragen; in dieser Zeit fühlt sich der Infizierte völlig gesund, er kann aber andere anstecken. Viele Virusträger erkranken selbst nie. Es gibt noch keinen Test, mit dem das HIV direkt nachzuweisen ist. Etwa 6 bis 12 Wochen nach der Ansteckung entstehen aber besondere Antikörper, die durch Blutuntersuchungen nachweisbar sind (HIV-Antikörper-Test). Das Testergebnis »AK-positiv« muß nicht bedeuten, daß der Untersuchte bereits an AIDS erkrankt ist oder einmal erkranken wird.

Das HIV tritt in Blut, Sperma und Vaginalsekret hoch konzentriert auf und kann nur übertragen werden, wenn es in die Blutbahn gelangt. Dazu reichen allerdings kleinste, unsichtbare und nicht spürbare Verletzungen der Schleimhaut aus. Eine Ansteckung ist nicht möglich durch: Händeschütteln, Umarmen, Streicheln; Anhusten, Anniesen usw.; Benutzen der gleichen Teller, Gläser und Bestecke; Benutzen von Toiletten, Bädern, Saunen; Zusammenarbeiten, Zusammenwohnen mit AK-positiven Personen oder mit AIDS-Kranken; Pflege von AIDS-Kranken.

Symptome: Das HIV schwächt die körpereigene Immunabwehr. Der Abwehrmechanismus kann schließlich zusammenbrechen, so daß der Organismus verschiedenen, an und für sich nicht besonders gefährlichen Krankheitserregern hilflos ausgeliefert ist. Die Symptome für eine AIDS-Erkrankung gelten daher für viele Infektionskrankheiten. Ein AIDS-Verdacht besteht nur, wenn mindestens zwei der folgenden Erscheinungen länger als 4 bis 6 Wochen bestehen oder wiederholt auftreten und nicht durch bekannte Faktoren zu erklären sind: 1. Leistungsabfall und leichte Ermüdbarkeit; 2. stärkerer, rascher Gewichtsverlust; 3. Fieber oder wiederkehrende Fieberschübe ohne erkennbare Ursache; 4. stärkeres Schwitzen, Nachtschweiß; 5. Lymphknotenschwellungen an mindestens zwei Körperstellen, besonders an Hals und Nacken und in den Achselhöhlen; 6. hartnäckiger, unerklärlicher trockener Husten (nicht Raucherhusten!), Kurzatmigkeit; 7. weiße Beläge und Entzündungen in der Mundhöhle, auf der Zunge und im Rachen; 8. wäßrige Durchfälle, Darmkrämpfe, manchmal im Wechsel mit Verstopfungen.

Behandlung: AIDS kann noch nicht behandelt werden. Das wirksamste Mittel gegen eine Ansteckung ist »Safer Sex« (sicherer Sex): Geschlechtsverkehr nur mit Personen, die keine anderen Sexualbeziehungen haben; wer das nicht kann oder will, sollte unbedingt Kondome (Präservative) gebrauchen, die das Eindringen von virushaltigem Sperma oder Vaginalsekret in den Blutkreislauf der Partnerin oder des Partners verhindern.

Weitere Informationen und Beratung gibt die Deutsche AIDS-Hilfe (siehe Adressen).

HELFEN SIE SICH SELBST

WEITERFÜHRENDE LITERATUR

Überblicke — Grundlagen

J. Bancroft: Grundlagen und Probleme menschlicher Sexualität, Stuttgart, 1985.

T. Brocher: Psychosexuelle Grundlagen der Entwicklung, Leverkusen 1971.

S. Keen: Die Lust an der Liebe. Leidenschaft als Lebensform, München 1986.

H. Kentler u.a.: Taschenlexikon Sexualität, Düsseldorf 1982.

H. Kentler (Hg.): Sexualwesen Mensch. Texte zur Erforschung der Sexualität, Hamburg 1984.

E. Kloehn: Typisch weiblich? Typisch männlich? Geschlechterkrieg oder neues Verständnis von Mann und Frau, Reinbek 1982.

G. Schmidt: Das große DERDIEDAS. Über das Sexuelle, Herbstein 1986.

H. Schreiber: Singles. Alleinleben — besser als zu zweit?, Darmstadt 1980.

V. Sigusch: Therapie sexueller Störungen, Stuttgart 1980.

V. Sigusch: Vom Trieb und von der Liebe, Frankfurt — New York 1984.

W. Wickler, U. Seibt: männlich — weiblich. Der große Unterschied und seine Folgen, München — Zürich 1984.

Ch. Wolff: Bisexualität, Frankfurt 1981.

Zur Sexualität des Mannes

M. Dannecker: Der Homosexuelle und die Homosexualität, Frankfurt, 1986.

H. Dierichs, M. Mitscherlich: Männer. Zehn exemplarische Geschichten, Frankfurt a. M. 1986.

R. Jokisch (Hg.): Mann-Sein. Identitätskrise und Rollenfindung des Mannes in der heutigen Zeit, Reinbek 1982.

S. Metz-Göckel, U. Müller: Der Mann, Die Brigitte-Studie. Weinheim — Basel 1986.

E. Schorsch, N. Becker: Angst, Lust, Zerstörung. Sadismus als soziales und kriminelles Handeln, Reinbek 1977.

E. Schorsch u.a.: Perversion als Straftat. Dynamik und Psychotherapie, Berlin — Heidelberg — New York 1985.

R. J. Stoller: Perversion. Die erotische Form von Haß, Reinbek 1979.

B. Zilbergeld: Männliche Sexualität. Was nicht alle schon immer über Männer wußten …, Tübingen 1986.

Empfängnisverhütung

G. K. Döring: Empfängnisverhütung, Stuttgart — New York 1986.

J. Rötzer: Natürliche Geburtenregelung. Der partnerschaftliche Weg, Wien 1985.

Ältere Menschen

J. Hohmeier, H.-J. Pohl (Hg.): Alter als Stigma oder Wie man alt gemacht wird, Frankfurt 1978.

H.-D. Schneider: Sexualverhalten in der zweiten Lebenshälfte, Stuttgart 1980.

Junge Leute

B. H. Claësson: Vom Lieben und vom Kinderkriegen, Sexualinformation für Kinder, Frankfurt 1974.

B. H. Claësson: Sexualinformation für Jugendliche, Frankfurt 1984.

J. Cousins: Make it happy. Das Buch über Liebe, Lust und Sexualität für Anfänger, Ratlose, Draufgänger, Reinbek 1980.

A. Nordhoff in Zusammenarbeit mit Pro Familia: Wenn Mädchen die Pille wollen … Alles über Liebe, Sexualität, Verhütung, Reinbek 1986.

Sexualerziehung

S. Fricke u.a.: Sexualerziehung in der Praxis. Ein Handbuch für Pädagogen, Berater, Eltern und andere, Reinbek 1983.

H. Kentler: Eltern lernen Sexualerziehung, Reinbek 1981.

Behinderte

B. Dechesne u.a.: … aber nicht aus Stein. Medizinische und psychologische Aspekte von körperlicher Behinderung und Sexualität, Weinheim — Basel 1981.

P. Sporken u.a.: Die Sexualität im Leben geistig Behinderter, Düsseldorf 1980.

Wichtige Adressen

Die Männerbewegung steht immer noch in den Anfängen, und sie droht auch immer wieder, in den Anfängen steckenzubleiben. Immerhin gibt es aber in zahlreichen Städten Emanzipationsgruppen von Männern. Einen Überblick und ein Adressenverzeichnis auf neuestem Stand bietet alljährlich der *»Männerkalender«* (Vertrieb: Prolit-Buchvertrieb GmbH., Siemensstr. 18a, Postfach 111008, 6300 Gießen).

Adressen sind auch zu erfragen bei der Telefonseelsorge und der Telefonberatung. Diese Stellen sind überall im Bundesgebiet unter folgenden Rufnummern zu erreichen:

Evangelische Telefonseelsorge: 11101
Katholische Telefonseelsorge: 11102
Allgemeines Sorgentelefon: 11103 (Hier vor allem können Anruferinnen und Anrufer ihr Problem nennen und erfahren dann Adressen, wo ihnen weitergeholfen wird).

Über die *Selbsthilfegruppen* informiert: *F. Vilmar, B. Runge:* Auf dem Weg zur Selbsthilfegesellschaft? 40.000 Selbsthilfegruppen: Gesamtüberblick, politische Theorie und Handlungsvorschläge. Essen (Klartext) 1986.

Es gibt zwei *Tagungsstätten,* in denen ausschließlich Veranstaltungen zu Männerproblemen durchgeführt werden:

Freies Tagungshaus Waldschlößchen
3407 Gleichen-Reinhausen
Telefon: 0 55 92/12 40

Heimvolks-Hochschule »Alte Molkerei Frille«
Freithof 16
4953 Petershagen 1
Telefon: 0 57 02/97 71 (9.00—17.00 Uhr)

Einzelne Adressen

Vereinigungen

Deutsche Gesellschaft für Sexualforschung e. V. Die älteste Vereinigung von Wissenschaftlerinnen und Wissenschaftlern, die an Sexualproblemen interessiert sind; die Gesellschaft verfügt über zwei Forschungsinstitute, über die sie auch erreichbar ist: *Institut für Sexualforschung,* Abteilung für Sexualwissenschaft, Klinikum der Universität (Leitung: Prof. Dr. Volkmar Sigusch), Theodor-Stern-Kai 7, 6000 Frankfurt 70; *Institut für Sexualforschung* an der Universität Hamburg (Leitung: Prof. Dr. Eberhard Schorsch), Martinistr. 52, 2000 Hamburg.

Arbeitskreis Humane Sexualität e. V., Großbeerenstr. 13a, 1000 Berlin 61. Vereinigung von Frauen und Männern, die eine menschenwürdige Sexualität anstreben; Fach- und Regionalgruppen, Workshops, Seminare, Tagungen; Informationsmaterial.

Sexualberatung

Pro Familia — Deutsche Gesellschaft für Sexualberatung und Familienplanung e. V., Bundesverband, Cronsettenstr. 30, 6000 Frankfurt 1. 10 Landesverbände mit insgesamt derzeit 142 Beratungsstellen. Religiös und weltanschaulich nicht gebunden. Fachleute beraten Frauen, Männer und Jugendliche in allen das Sexualleben betreffenden Fragen. Die meisten Stellen sind anerkannt nach § 218 (Schwangerschaftsabbruch-Beratung).

Deutsche AIDS-Hilfe e. V., Berliner Str. 37, 1000 Berlin 31.

Männeremanzipation

Verband alleinstehender Mütter und Väter (VAMV), Schlüterstr. 39, 1000 Berlin 12.

Männer gegen Männergewalt, c/o Michael Baurmann, Große Fischergasse 26, 6505 Nierstein. Anlaufstelle für Einzelne und Gruppen, die sich mit den Themen Männergewalt, Männerleben, Mann-Sein usw. beschäftigen.

Hilfen für Behinderte

Lebenshilfe für geistig Behinderte und *Lebenshilfe für das geistig behinderte Kind,* Bundesvereinigung, Raiffeisenstr. 18, 3550 Marburg/Lahn 7. Eine der ältesten Selbsthilfe-Initiativen. Die praktische Arbeit geschieht in zahlreichen Einrichtungen.

Bundesverband Selbsthilfe Körperbehinderter, 7109 Krautheim/Jagst 1.

Bundesverband der Hausnotrufzentralen, Kaiserstr. 6, 6000 Frankfurt.

Minderheiten

Transsexuellengemeinschaft (Tsg), Pohlemannstr. 7, 5000 Köln 60.

Selbsthilfe-Gruppen von Homosexuellen gibt es in fast allen größeren Orten.

Anschriften, Informationen, Beratung durch:
Bundesverband Homosexualität (BVH), Postfach 120630, 5300 Bonn 12. Über die Schwulenbewegung informieren zwei Zeitschriften:

Rosa Flieder, Postfach 910480, 8500 Nürnberg 91,
Siegessäule, Bleibtreustr. 52, 1000 Berlin 12.

Die älteste überregionale Vereinigung mit Gruppen überall im Bundesgebiet ist eine Selbsthilfe-Gruppe lesbischer und schwuler Christen:
Ökumenische Arbeitsgruppe Homosexuelle und Kirche (HuK) e. V., c/o Michael Wörner, Postfach 910206, 8500 Nürnberg 90.

Siehe auch die Hinweise im Frauenteil, S. 161.

NAME: GEBURTSDATUM: DATUM:

Ihr persönliches Sexualprofil

Tragen Sie bitte Ihre persönlichen Ergebnisse ein, und zeichnen Sie die Kurve entsprechend den Anweisungen auf S. 176—177.

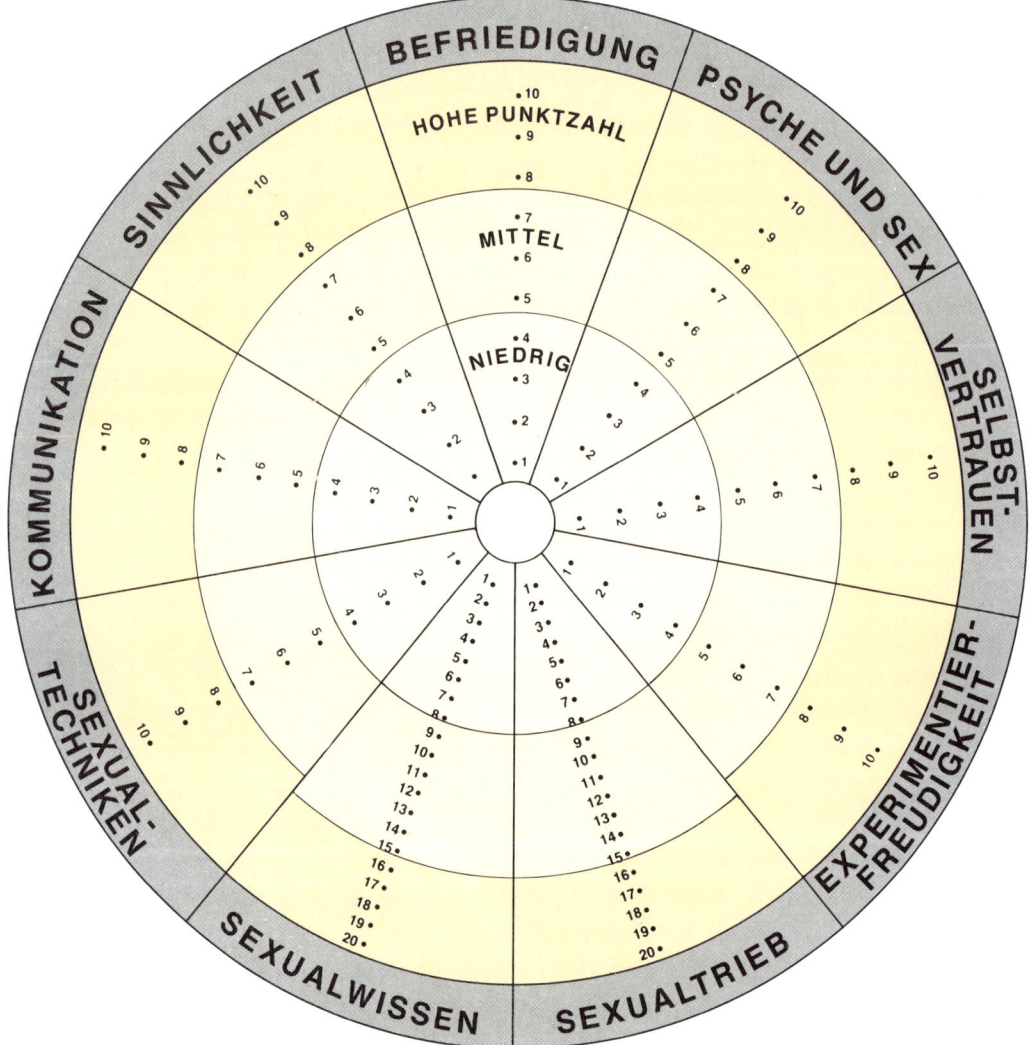

SCHLÜSSEL ZUM FRAGEBOGEN SEXUELLE ORIENTIERUNG (S. 175)

☐ **A** Sie sind ausschließlich heterosexuell orientiert.

☐ **B** Sie sind hauptsächlich heterosexuell orientiert, können aber gelegentlich auch homosexuelle Neigungen entwickeln.

☐ **C** Sie sind hauptsächlich heterosexuell orientiert, haben aber auch stark ausgeprägte homosexuelle Neigungen.

☐ **D** Sie sind bisexuell.

☐ **E** Sie sind vornehmlich homosexuell orientiert, aber mit gelegentlichen heterosexuellen Neigungen.

☐ **F** Sie sind hauptsächlich homosexuell orientiert.

☐ **G** Sie sind ausschließlich homosexuell orientiert.

REGISTER

Die *kursiven* Seitenzahlen beziehen sich auf Abbildungen und Bildlegenden.

T

U

V

W

Z

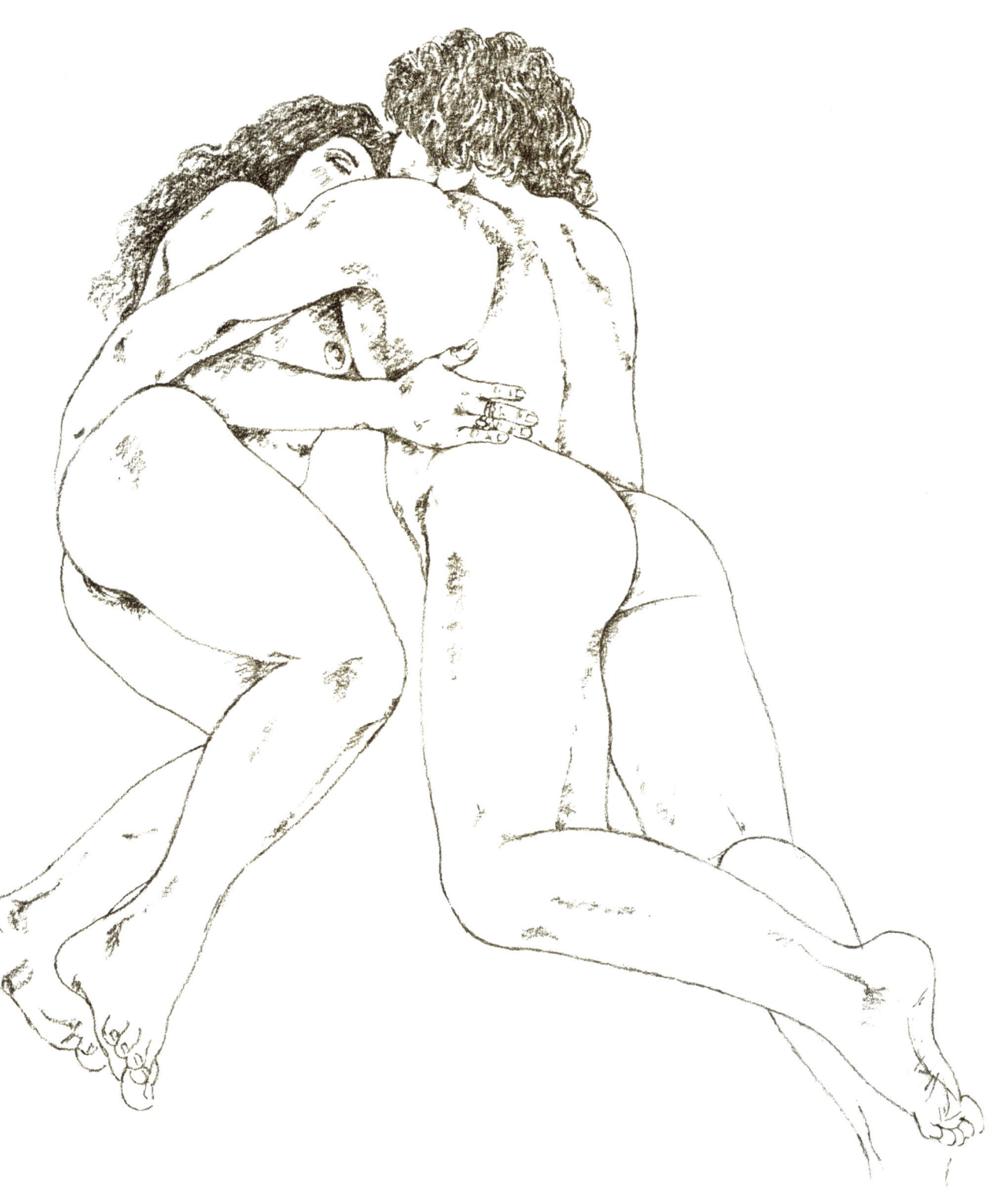